本书获 2021 年贵州省出版传媒事业发展专项资金资助

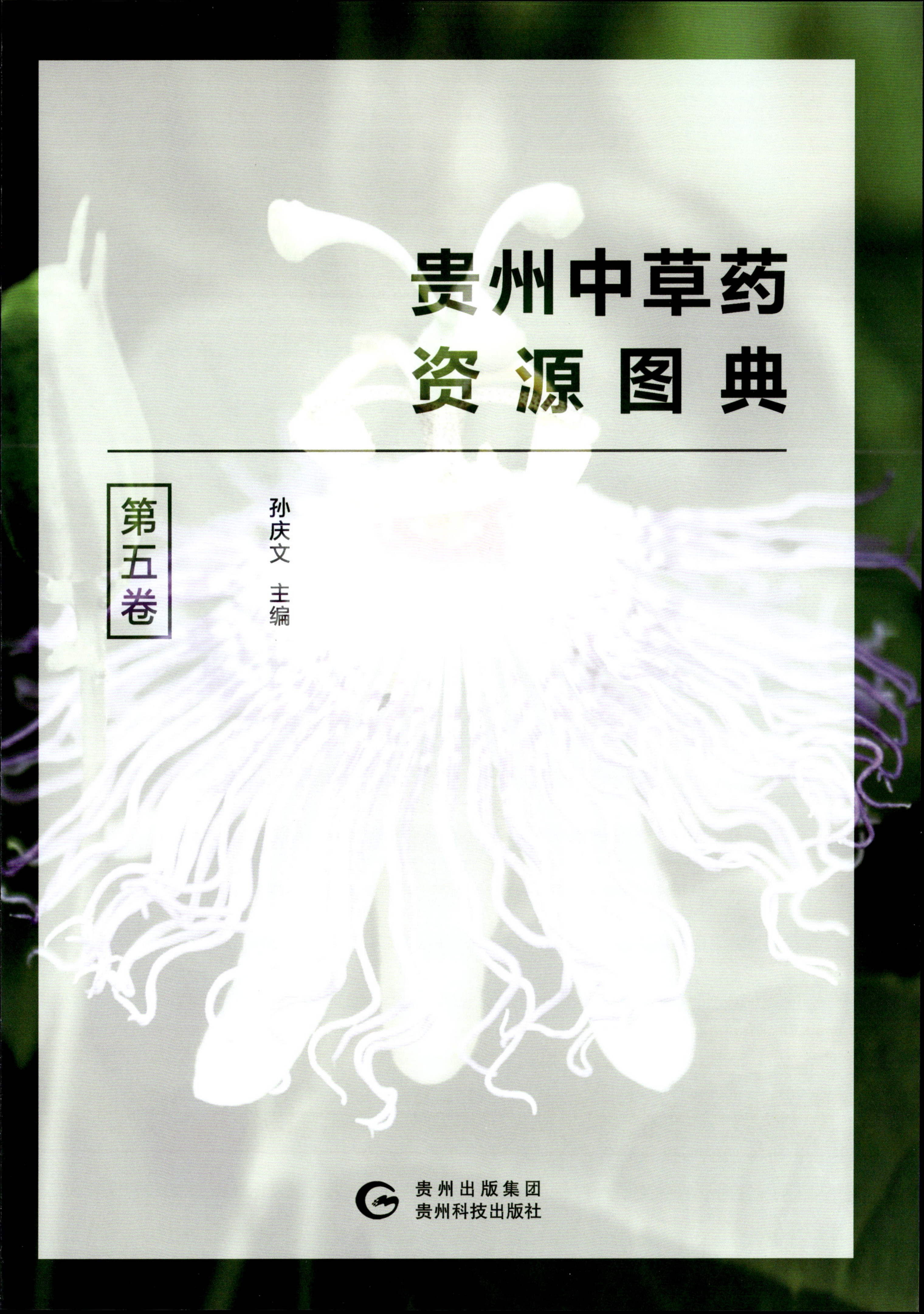

贵州中草药资源图典

第五卷

孙庆文 主编

贵州出版集团
贵州科技出版社

图书在版编目(CIP)数据

贵州中草药资源图典 . 第五卷 / 孙庆文主编 . -- 贵阳 : 贵州科技出版社 , 2022.6

ISBN 978-7-5532-1044-5

Ⅰ . ①贵… Ⅱ . ①孙… Ⅲ . ①中草药—自然资源—贵州—图谱 Ⅳ . ① R281.473-64

中国版本图书馆 CIP 数据核字 (2022) 第 049583 号

出版发行	贵州出版集团　贵州科技出版社
地　　址	贵阳市中天会展城会展东路 A 座(邮政编码:550081)
网　　址	http://www.gzstph.com
出 版 人	朱文迅
经　　销	全国各地新华书店
印　　刷	深圳市新联美术印刷有限公司
版　　次	2022 年 6 月第 1 版
印　　次	2022 年 6 月第 1 次
字　　数	790 千字
印　　张	30.75
开　　本	889 mm × 1194 mm　1/16
书　　号	ISBN 978-7-5532-1044-5
定　　价	298.00 元

天猫旗舰店:http://gzkjcbs.tmall.com

京东专营店:https://mall.jd.com/index-10293347.html?from=pc

主编简介

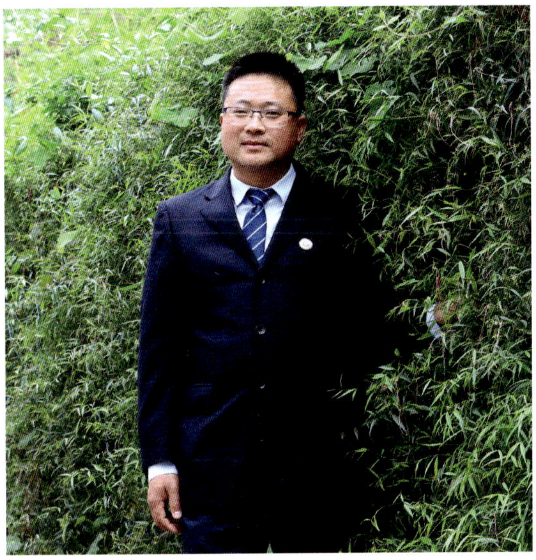

孙庆文，男，1978年8月出生，三级教授，贵州省青年科技奖获得者，贵州省优秀青年科技人才，贵州省科技特派员。现任贵州中医药大学药学院副院长、中药资源与开发专业负责人、中药生药学省级重点学科学术带头人。目前兼任中华中医药学会中药资源学分会委员会常务委员，中国植物学会药用植物及植物药专业委员会委员，国家基本药物中药原料资源动态监测和信息服务体系技术专家委员会委员，贵州省药学会中药民族药资源专业委员会副主任委员，中国民族医药学会苗医药分会理事，中国民族医药学会药用资源分会理事，贵州省民族医药学会理事，贵州省中医药学会理事。

孙庆文教授自2002年工作以来，主要从事中药资源和药用植物栽培方面的教学和科研工作，尤其热爱研究中草药资源，曾到贵州省70多个县（市、区）开展中药、民族药资源调查研究，并赴云南、四川、湖南、重庆、广西、广东、福建、台湾、新疆、西藏、吉林等地进行中药资源考察，近20年来拍摄药用植物照片40余万张。他先后师从何顺志教授学习中药资源研究，师从蕨类植物学家王培善研究员学习蕨类植物，师从魏升华教授学习药用植物栽培，师从周汉华教授、王世清教授学习中药鉴定。主持国家级和省厅级科研项目10余项，作为主要完成人获贵州省科技进步奖一等奖1项、二等奖1项、三等奖2项，获中国民族医药学会学术著作奖一等奖1项、二等奖3项。作为主编出版《贵州民族常用天然药物》《贵州中药资源普查重点品种识别手册》《布依族药物彩色图谱》《贵州中药材种植技术300问》等著作10部，作为副主编出版《贵州石松类和蕨类植物志》《贵州药用蕨类植物》等著作8部，发表学术论文100余篇。

贵州中草药资源图典（第五卷）
编 委 会

前　言

PREFACE

贵州省位于中国西南内陆的云贵高原东部，全省地貌以高原山地、丘陵为主，喀斯特地貌极为典型，区域气候多样性特征十分明显，形成了“一山分四季，十里不同天”的立体气候。其独特的生态、气候环境和物候条件孕育了极为丰富的药用资源，素有“黔地无闲草，夜郎多灵药”之誉称。贵州省作为全国著名的“四大中药材宝库”之一，是我国中草药资源最为丰富的区域之一，具有发展中医药产业得天独厚的资源禀赋。据编者团队2009年出版的《贵州中草药资源研究》所载，贵州省拥有中草药资源4802种，其中药用植物4419种、药用动物301种、药用矿物82种。编者团队当年在编写《贵州中草药资源研究》的时候，考虑到一些栽培物种不一定具有延续性，因此未予收载。近10年来，编者团队继续在何顺志教授的带领下对贵州中草药资源进行深入的调查研究，并在后续的调查研究中，相继发现了上百种贵州地理分布新记录种和数十种药用植物新种。结合后期发现的药用植物新种和新记录种，现可以确定贵州省已知的中草药资源超过5000种，新的《贵州中草药资源名录》正在编撰之中。

丰富的中草药资源有力地支撑了贵州中医药产业的快速发展。党的十八大以来，党中央、国务院把中医药发展上升为国家战略，并作出了一系列重大决策部署，把中医药产业作为调整农业结构、增加农民收入、促进生态文明建设、打赢脱贫攻坚战的重要举措，以及建设健康中国的重要内容，并予以支持推动。中共贵州省委、贵州省人民政府立足贵州省丰富的中草药资源和厚重的民族医药文化，把中药材产业作为全省重点发展的12个特色农业产业之一，中药材产业逐渐成为贵州的扶贫产业、生态产业、大健康产业和富民产业。

飞速发展的中医药产业依赖于厚重的医药文化及其相关科学研究。多年来，许多仁人志士对贵州省的医药文化进行了不懈的探索和研究，并获得了丰硕成果，出版了一系列重要著作，如《贵州中草药资源研究》《黔本草》《苗族医药学》《贵州民族常用天然药物》《贵州药用蕨类植物》《贵州十大苗药研究》等，为贵州中医药产业的健康发展和相关研究奠定了坚实的基础。

虽然有关贵州中草药资源的著作已有不少出版，但都是以文字的形式或仅从某个方面来展现中草药，还缺少一部以图文并茂的形式科学、全面展现贵州省丰富药用资源的著作。鉴于此，我们在《贵州中草药资源研究》的基础上编撰了《贵州中草药资源图典》，以此夯实贵州中草药资源研究的基石，丰富中医药文化宝库，为保护和合理开发利用地方中草药资源，促进经济、社会和生态和谐发展提供科学依据。

《贵州中草药资源图典》共计8卷，其中药用孢子植物1卷、药用被子植物6卷、药用动物和矿物1卷。全书以图文并茂的形式收载贵州中草药资源近3500种，每种以文字的形式记述"植物名称""别称""植物形态""生境及分布""采收加工""功能与主治""附注"等信息，并配以1~4张精美彩色图片，整套书的图片超过12 000张。动物药、植物药部分的编排以分类学的"科""属"为单位。物种的鉴定和名称依据*Flora of China*与《中国植物志》《中国动物志》等权威著作开展。

早在2000年，本书编写团队就开始筹划编撰《贵州中草药资源图典》。近20年来，团队成员几乎踏遍了贵州省的山山水水，野外实地调查行程超过80万公里，采集制作药用动植物标本3万余份，拍摄照片50余万张。通过整理收集的资料，结合已有的文献资料，历经2年的编写与反复修改，《贵州中草药资源图典（第五卷）》于2022年编写完成。该卷收载药用植物418种（涵盖变种和亚种），包括卫矛科（Celastraceae）、槭树科（Aceraceae）、锦葵科（Malvaceae）、梧桐科（Sterculiaceae）、猕猴桃科（Actinidiaceae）、藤黄科（Guttiferae）、堇菜科（Violaceae）、秋海棠科（Begoniaceae）、瑞香科（Thymelaeaceae）、胡颓子科（Elaeagnaceae）、野牡丹科（Melastomataceae）、五加科（Araliaceae）、伞形科（Umbelliferae）等32个科。

在编撰和出版的过程中，承蒙恩师何顺志教授为本书出版奠定了坚实基础，并给予悉心指导和帮助；承蒙贵州中医药大学校领导杨柱教授、刘兴德教授、郭卫东教授、崔瑾教授、田维毅教授、周英教授、俞松教授，以及药学院领导柴慧芳教授、杨武德教授、胡成刚教授、俸婷婷教授、韦伟副书记等同志的大力支持；承蒙贵州出版集团贵州科技出版社的熊兴平同志等的大力支持和帮助；在图片整理过程中，王波、王泽欢、杨成华、田琴、黄江华等同志提供了部分物种的照片。谨此，一并表示衷心感谢！

由于本书涉及的植物类群较多，分类鉴定工作较为复杂，加之我们水平有限，可能存在错误和疏漏之处，衷心欢迎广大读者批评指正！

编　者

2022年4月16日

目 录

CONTENTS

药用被子植物

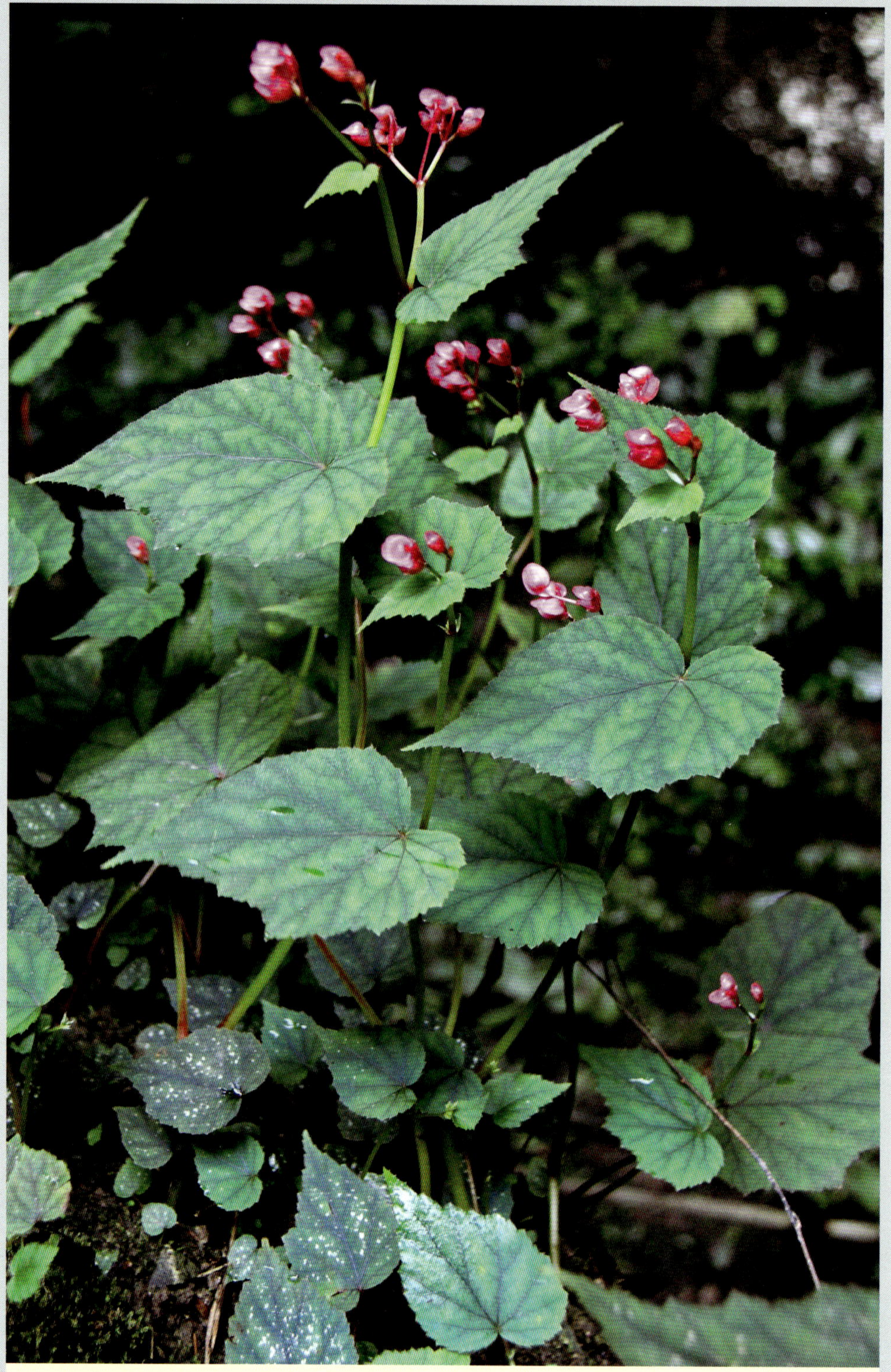

秋海棠 *Begonia grandis* Dryander

药用被子植物

001 ～ 455

卫矛科 Celastraceae

常绿或落叶乔木、灌木或藤本灌木及匍匐小灌木。单叶对生或互生，少为三叶轮生；托叶细小。花两性或单性，杂性同株，少异株；聚伞花序单次至多次分枝；花4～5数；花萼萼片4～5枚；花冠具4～5枚分离花瓣，少为基部贴合，常具明显肥厚花盘；雄蕊与花瓣同数；心皮2～5枚，合生，子房下部常陷入花盘与之合生或与之融合而无明显界线，或仅基部与花盘相连，子房室与心皮同数或退化成不完全室或1室。多为蒴果。种子被肉质假种皮包围，稀无假种皮。

本科约有97属1194种，主要分布于热带、亚热带及温带，少数分布于寒温带。我国有14属192种，全国均有分布。

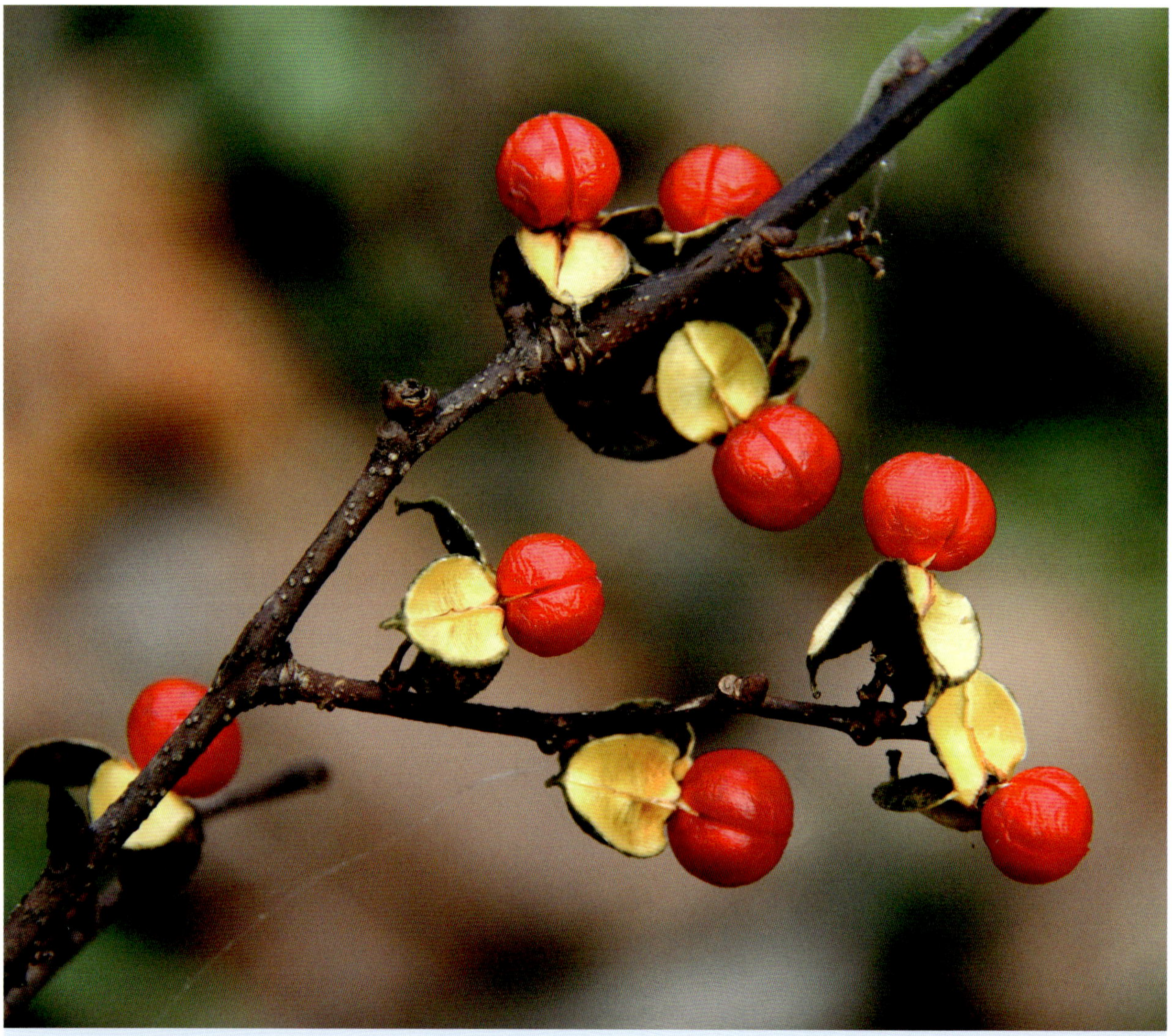

大芽南蛇藤 *Celastrus gemmatus* Loesener

植物名称：苦皮藤 *Celastrus angulatus* Maximowicz

别称：苦树皮、马断肠、老虎麻

植物形态：藤状灌木。小枝皮孔密生，圆形至椭圆形。叶大，近革质，阔椭圆形、阔卵形、圆形，侧脉在上面明显突起，两面光滑或稀下面的主侧脉上具短柔毛。聚伞圆锥花序顶生，下部分枝长于上部分枝，略呈塔锥形，花序轴及小花轴光滑或被锈色短毛；花萼裂片镊合状排列，三角形至卵形，近全缘；花瓣长方形，边缘不整齐；花盘肉质，浅盘状或盘状，5浅裂；雄蕊着生于花盘之下。蒴果近球形，直径8 ~ 10 mm。种子椭圆状，直径1.5 ~ 3 mm。花期5—6月。

生境及分布：生于山坡密林下或灌丛中。分布于印江、江口、松桃、德江、沿河、凯里、黄平、黎平、盘州、安龙、瓮安、独山，以及贵阳、毕节、遵义等地。

采收加工：全年均可采挖，洗净，晒干。

功能与主治：根入药，祛风除湿，活血通经，解毒杀虫。主治风湿痹痛，骨折伤痛，闭经，疮疡溃烂，头痛等。

附注：该种为《贵州省中药材民族药材质量标准》收载品种，是贵州苗族常用药物，分布区域广，产藏量较大，可加以开发利用。

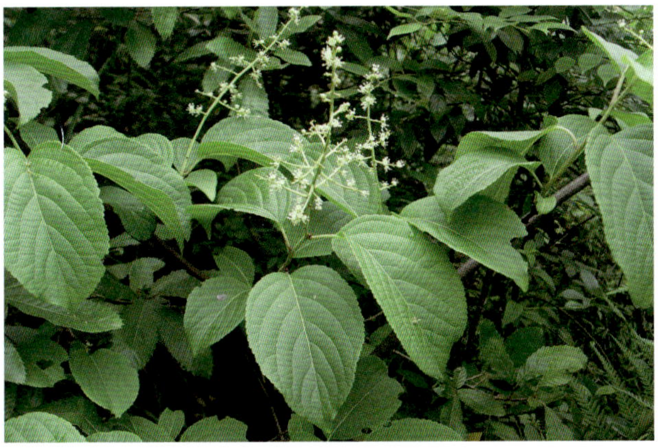
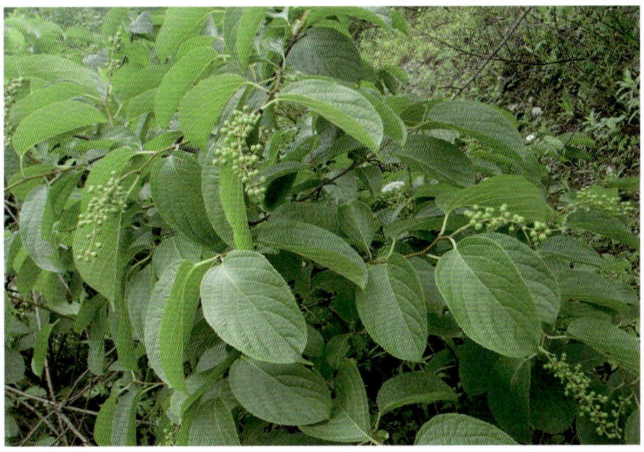
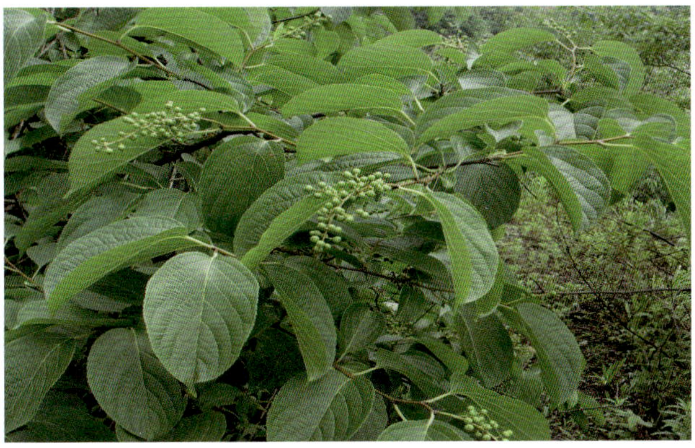
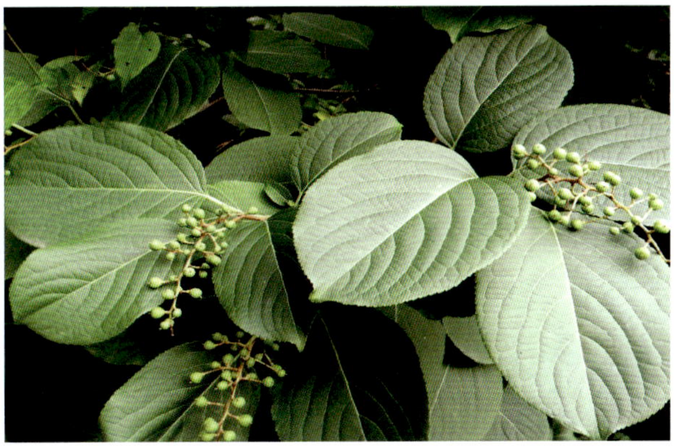

植物名称：大芽南蛇藤 *Celastrus gemmatus* Loesener

别称：霜红藤、哥兰叶

植物形态：小枝具多数皮孔，棕灰白色，突起；冬芽大，长卵形到长圆锥形，长可达12 mm。叶长方形、卵状椭圆形或椭圆形，上面手触有粗糙感，下面光滑或稀脉上具棕色短柔毛。聚伞花序顶生及腋生，顶生花序长约3 cm，侧生花序短而少花；萼片卵圆形，边缘啮蚀状；花瓣长倒卵形；花盘浅杯状，裂片近三角形，在雌花中裂片常较钝。蒴果球形；小果梗具明显突起皮孔。种子阔椭圆形至长椭圆形，两端钝，红棕色，有光泽。花期4—9月，果期8—10月。

生境及分布：生于海拔900 ~ 1900 m的山坡林内、路旁或沟旁灌丛中。分布于江口、印江、德江、雷山、榕江、黎平、纳雍、望谟、普安、兴仁、安龙、独山、荔波、绥阳、凤冈、道真，以及贵阳等地。

采收加工：春季、秋季采挖，切段晒干。

功能与主治：根入药，舒筋活血，散瘀。主治风湿关节痛，月经不调。

附注：该种分布区域广，产藏量较大，可加以开发利用。

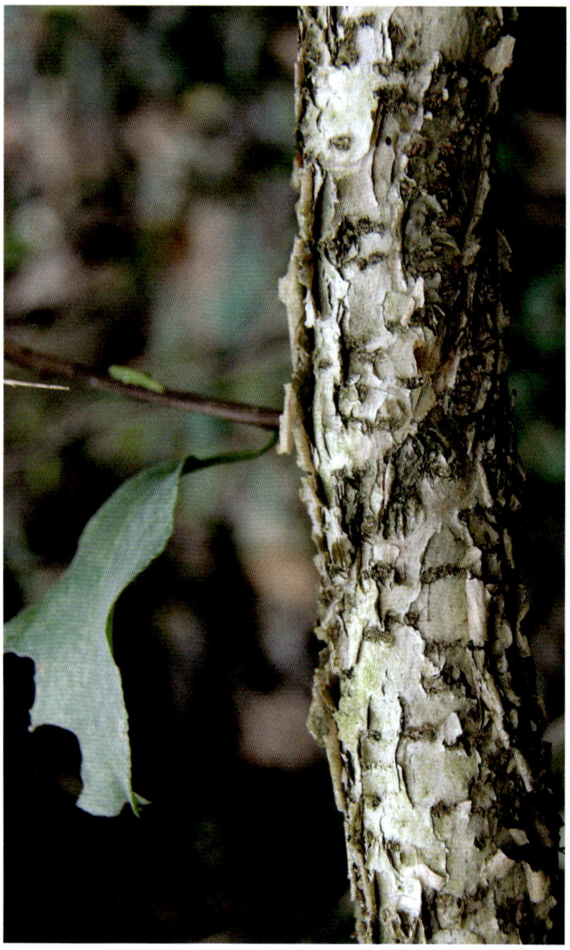

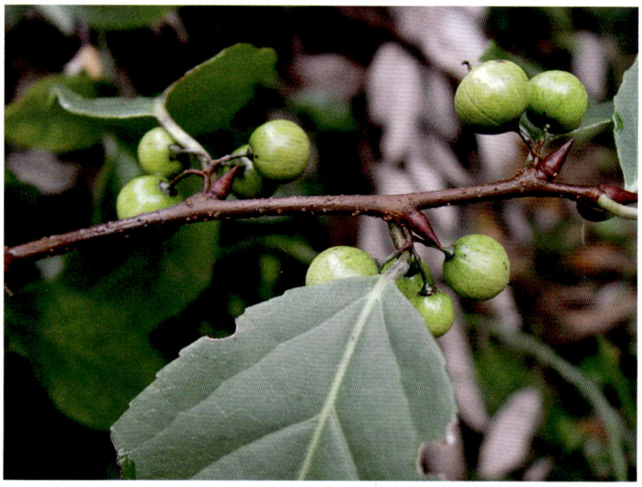

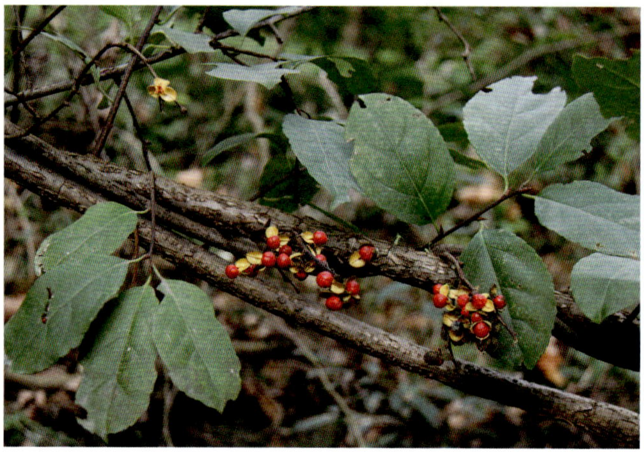

植物名称：灰叶南蛇藤 *Celastrus glaucophyllus* Rehder et E. H. Wilson

别称：霜叶南蛇藤、过山枫藤、麻麻藤

植物形态：小枝具椭圆形至长椭圆形疏散皮孔。叶在果期常半革质，长椭圆形、近倒卵状椭圆形或椭圆形，稀窄椭圆形，边缘具稀疏细锯齿，上面绿色，下面灰白色或苍白色。花序顶生及腋生，顶生者为总状圆锥花序，长3～6 cm，腋生者多具3～5朵花；萼片椭圆形或卵形；花瓣倒卵状长方形或窄倒卵形。果实近球形，直径8～10 mm；果梗长5～9 mm，近黑色。花期3—6月，果期9—10月。

生境及分布：生于海拔500～800 m的山坡密林中。分布于江口、雷山、黎平、普安、瓮安等地。

采收加工：秋后采挖，切片晒干。

功能与主治：根入药，散瘀，止血。主治跌打损伤，刀伤，肠风便血。

附注：该种分布区域狭窄，产藏量小，应加以保护。

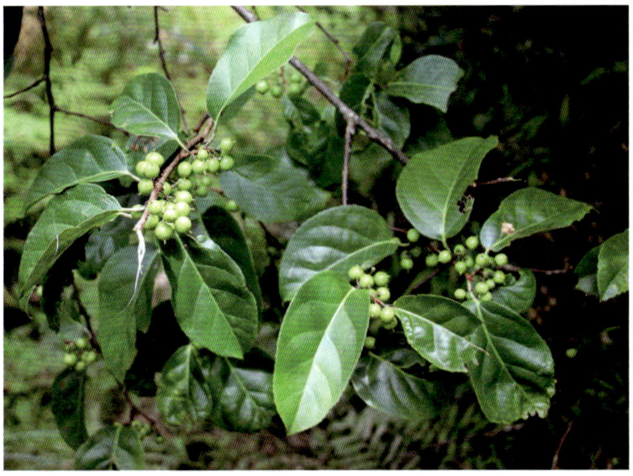

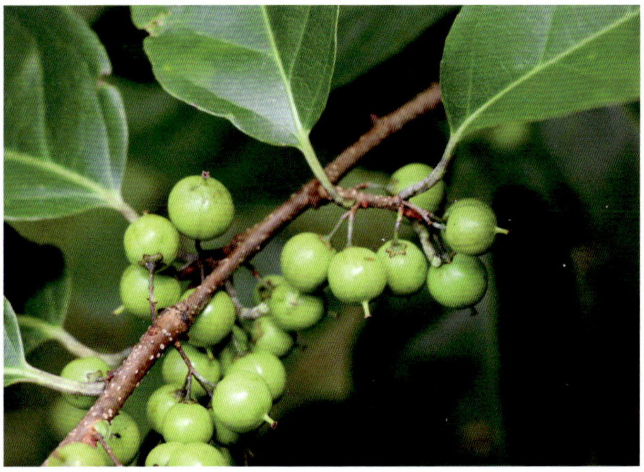

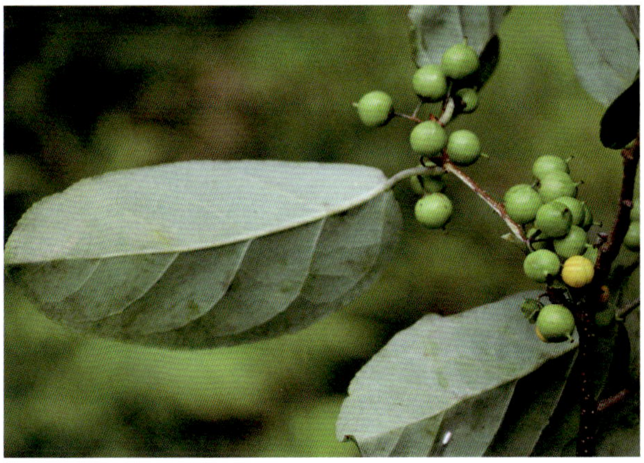

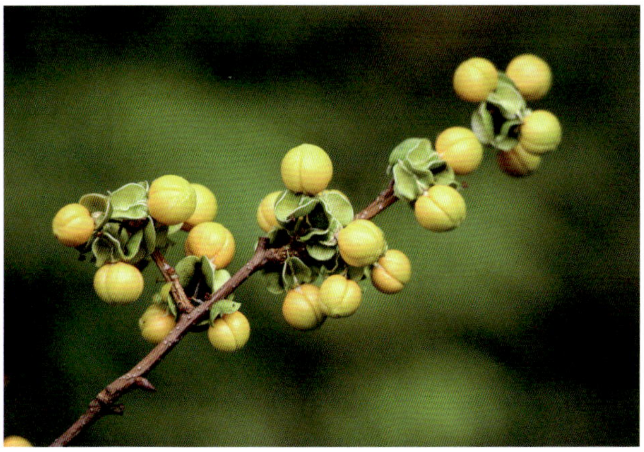

植物名称：青江藤 *Celastrus hindsii* Bentham

别称：夜茶藤、黄果藤

植物形态：常绿藤本。小枝紫色，皮孔较稀少。叶纸质或革质，长椭圆形或卵状窄椭圆形至椭圆状倒披针形，侧脉间小脉密而平行成横格状，两面均突起。顶生花序为聚伞圆锥花序，腋生花序具1～3朵花，稀呈短小聚伞圆锥状；花淡绿色；花萼裂片近半圆形；花瓣长方形，边缘具细短缘毛。果实近球形或稍窄，幼果顶端具明显宿存花柱，长约1.5 mm，裂瓣略皱缩。种子1粒，阔椭圆形至近球形，长5～8 mm；假种皮橙红色。花期5—7月，果期7—10月。

生境及分布：生于海拔800～1700 m的灌丛中。分布于兴仁、安龙、惠水、平塘、独山、荔波，以及贵阳、安顺等地。

采收加工：秋后采挖，切片晒干。

功能与主治：根入药，通经，利尿。主治闭经，小便不利。

附注：该种分布区域广，有一定资源量，可加以开发利用。

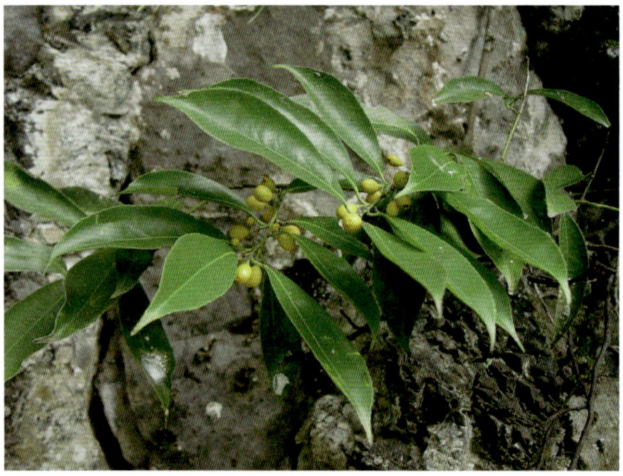

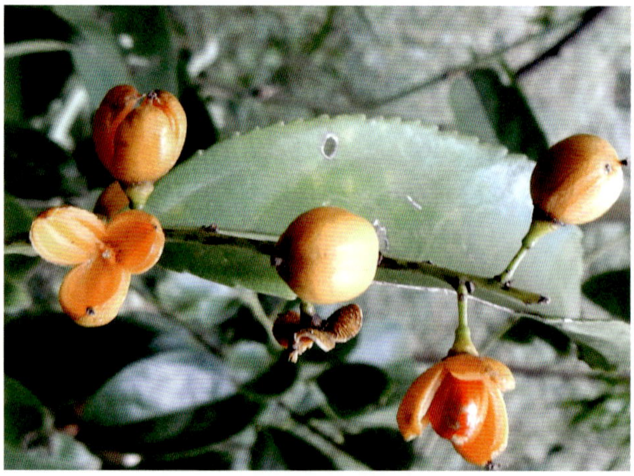

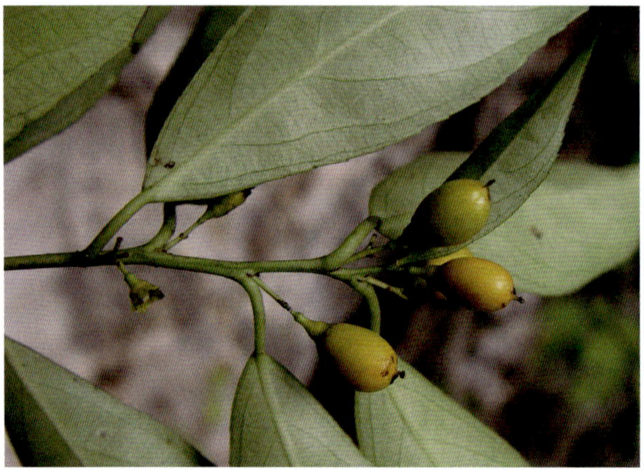

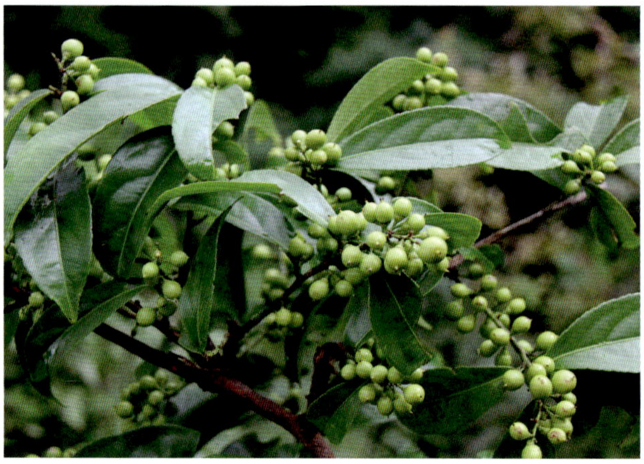

植物名称：粉背南蛇藤 *Celastrus hypoleucus* (Oliver) Warburg ex Loesener

别称：博根藤、落霜红

植物形态：小枝具稀疏阔椭圆形或近圆形皮孔，当年生小枝上无皮孔；腋芽小，三角状，直径约2 mm。叶椭圆形或长椭圆形，上面绿色，下面粉灰色。顶生花序为聚伞圆锥花序，多花，腋生花序短小，具3～7朵花，花后明显伸长；花萼裂片近三角形，顶端钝；花瓣长方形或椭圆形；花盘杯状。果序顶生，长而下垂；蒴果疏生，球形，有细长小果梗；果瓣内侧有棕红色细点。种子平凸到稍新月状，两端较尖，黑色至黑褐色。花期6—8月，果期10月。

生境及分布：生于海拔800～1800 m的山坡、路旁或灌丛中。分布于梵净山、雷公山及石阡、松桃、施秉、黄平、兴义、安龙、惠水、独山、荔波，以及安顺、遵义等地。

采收加工：根秋后采挖，切片晒干。叶春季、夏季采收，晒干。

功能与主治：根入药，化瘀消肿；主治跌打损伤。叶入药，止血生肌；主治刀伤。

附注：该种为《贵州省中药材民族药材质量标准》收载品种，是贵州苗族常用药物，分布区域广，产藏量较大，可加以开发利用。

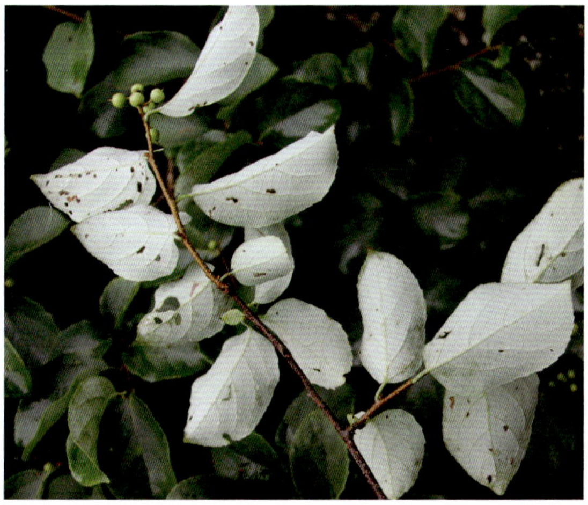

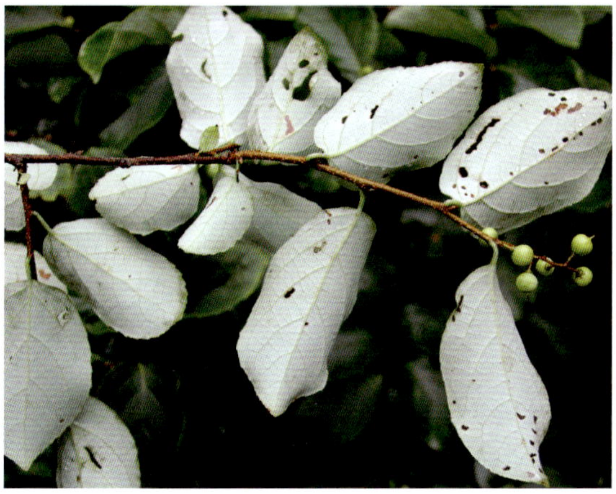

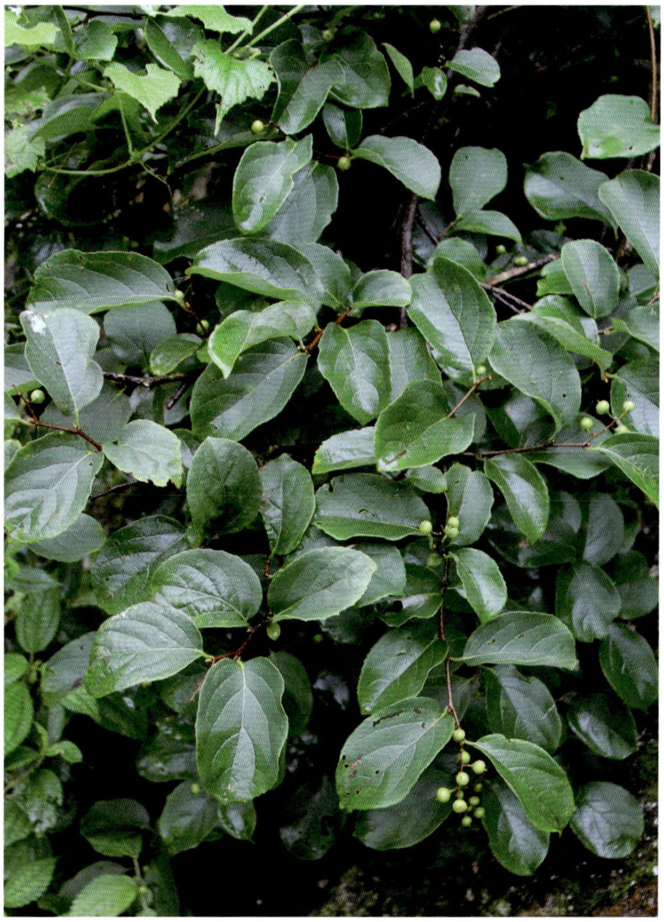

植物名称：南蛇藤 *Celastrus orbiculatus* Thunberg

别称：南蛇风、大南蛇、香龙草

植物形态：小枝光滑无毛，灰棕色或棕褐色，具稀而不明显的皮孔；腋芽小，卵形至卵圆形，长1～3 mm。叶通常阔倒卵形、近圆形或长椭圆形，边缘锯齿状，两面光滑无毛或下面脉上具稀疏短柔毛。聚伞花序腋生，间有顶生；雄花萼片钝三角形；花瓣倒卵状椭圆形或长方形。蒴果近球形，直径8～10 mm。种子椭圆状稍扁，长4～5 mm，直径2.5～3 mm，赤褐色。花期5—6月，果期7—10月。

生境及分布：生于山坡、路旁或灌丛中。分布于黄平，以及毕节、贵阳等地。

采收加工：茎藤春季、秋季采收，鲜用或切段晒干。根8—10月采挖，洗净，鲜用或晒干。叶春季采收，晒干。

功能与主治：茎藤、根、叶入药，祛风除湿，通经止痛，活血解毒。主治风湿关节痛，四肢麻木，瘫痪，头痛，牙痛，疝气，痛经，闭经，小儿惊风，跌打损伤，痢疾，痧症，带状疱疹。

附注：该种分布区域狭窄，产藏量小，应加以保护。

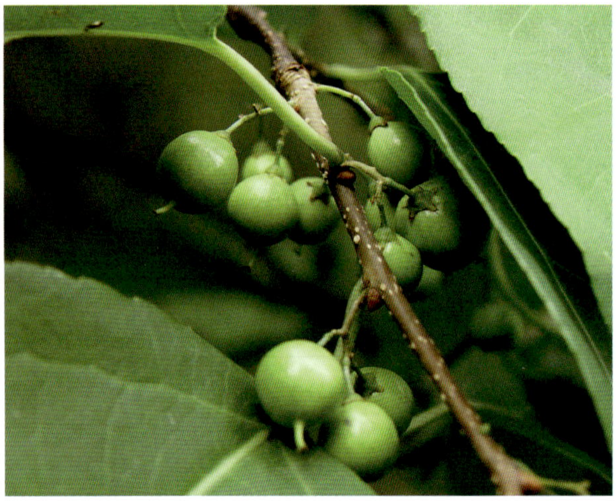

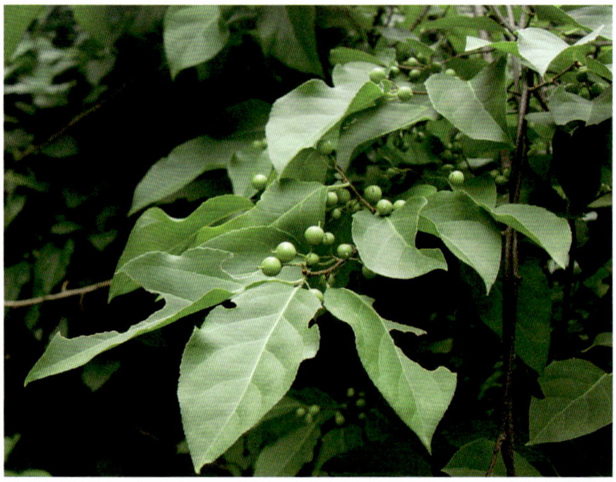

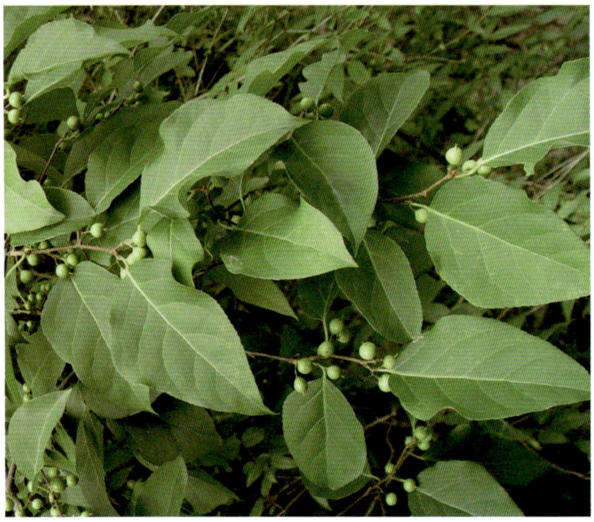

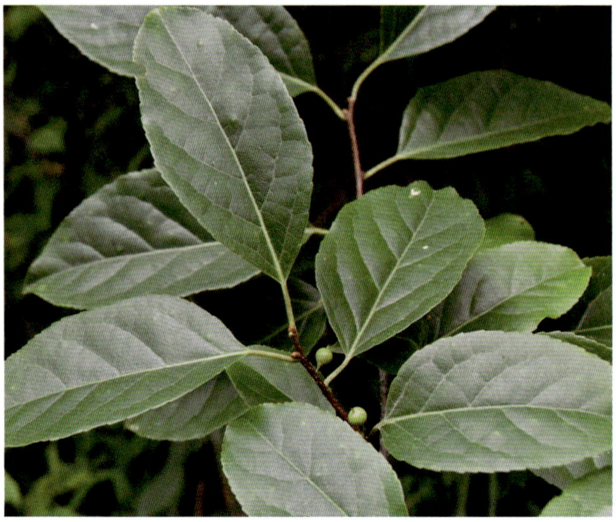

植物名称：短梗南蛇藤 *Celastrus rosthornianus* Loesener

别称：黄绳儿、丛花南蛇藤

植物形态：小枝具稀疏皮孔；腋芽圆锥形或卵形。叶纸质，果期常稍革质，长椭圆形，稀倒卵状椭圆形。花序顶生及腋生，顶生者为总状聚伞花序，腋生者短小，花序梗短；萼片长圆形，边缘啮蚀状；花瓣近长方形；花盘浅裂，裂片顶端近平截形；子房球形，柱头3裂，每裂再2深裂，近丝状。蒴果近球形；小果梗近果处较粗。种子阔椭圆形。花期4—5月，果期8—10月。

生境及分布：生于山坡、路旁或灌丛中。分布于贵州各地。

采收加工：根秋后采挖，洗净，切片晒干。茎叶春季、秋季采收，切段晒干。果实成熟时采收，晒干。

功能与主治：根、茎叶、果实入药，祛风除湿，活血止痛，解毒消肿。主治风湿痹痛，跌打损伤，疝气，疮疡肿痛，带状疱疹，湿疹，毒蛇咬伤。

附注：该种分布区域广，产藏量较大，可加以开发利用。

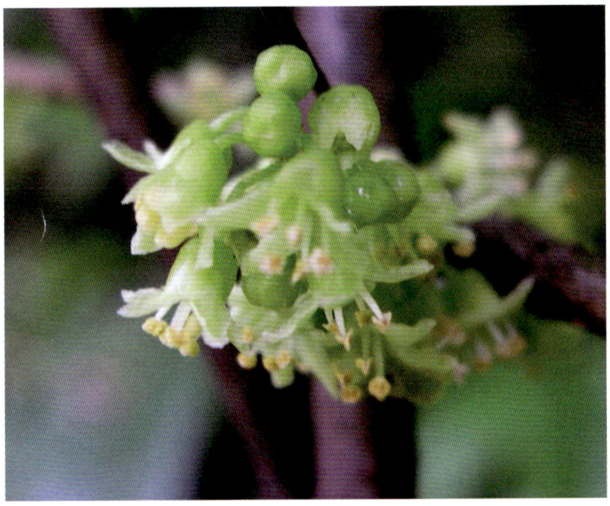
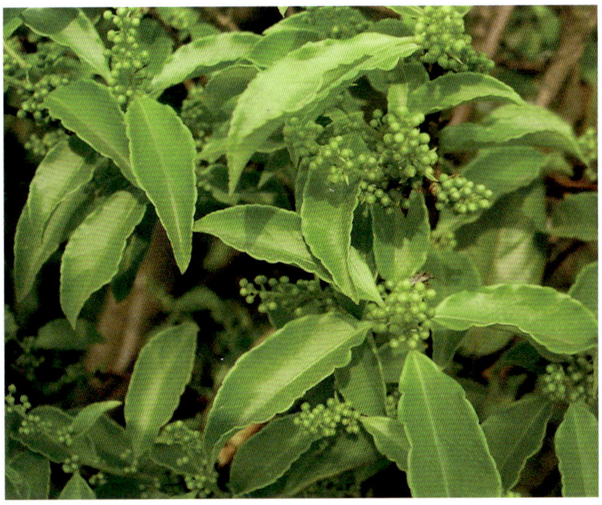
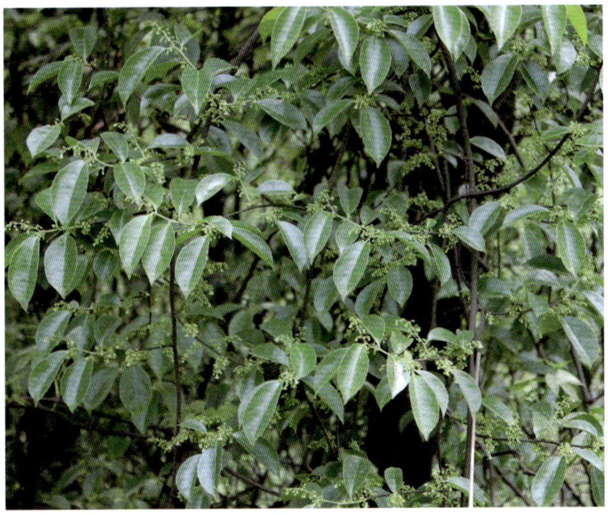
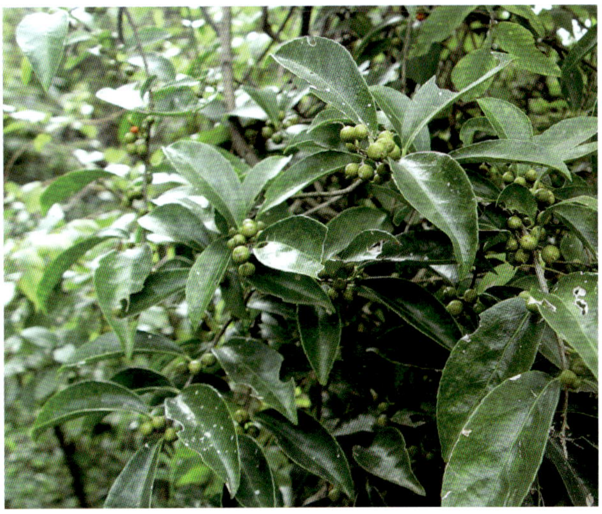

植物名称：皱叶南蛇藤 *Celastrus rugosus* Rehder et E. H. Wilson

植物形态：藤状灌木。小枝紫褐色，光滑；冬芽球形或卵形。叶在花期薄纸质，果期纸质，稀坚纸质，椭圆形、倒卵形或长椭圆形，上面光滑，下面白绿色，脉上被黄白色短柔毛。花序顶生及腋生，腋生花序多具3～5朵花；萼片卵形；花瓣稍倒卵状长方形；花盘浅杯状，稍肉质，裂片近半圆形或稍窄；雌蕊瓶状，子房球形，花柱细长，柱头3浅裂。蒴果球形，直径8～10 mm。种子椭圆形，棕褐色。花期5—6月，果期8—10月。

生境及分布：生于海拔1500～1800 m的山坡密林中。分布于梵净山及望谟等地。

采收加工：秋后采挖，洗净，切片晒干。

功能与主治：根入药，透发麻疹，祛风通络。主治小儿麻疹，风湿痹痛，劳伤。

附注：该种分布区域狭窄，产藏量小，应加以保护。

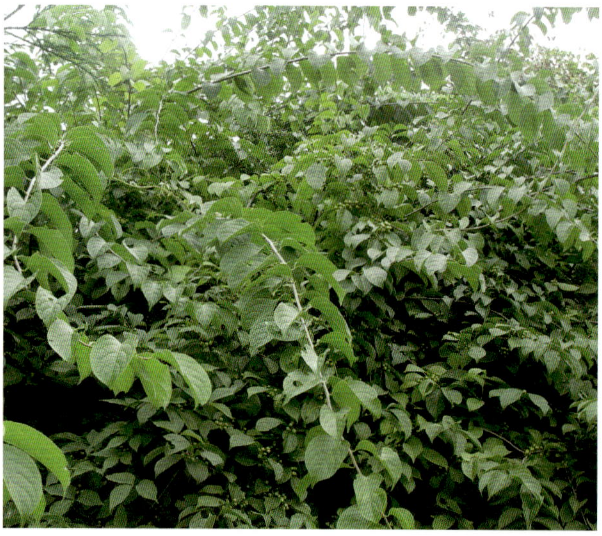

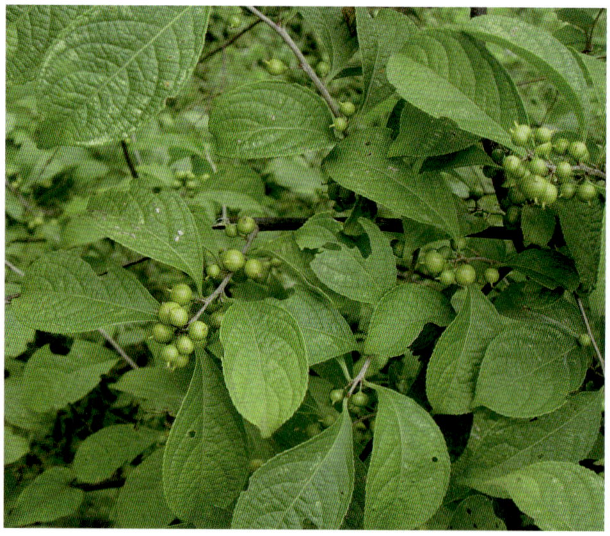

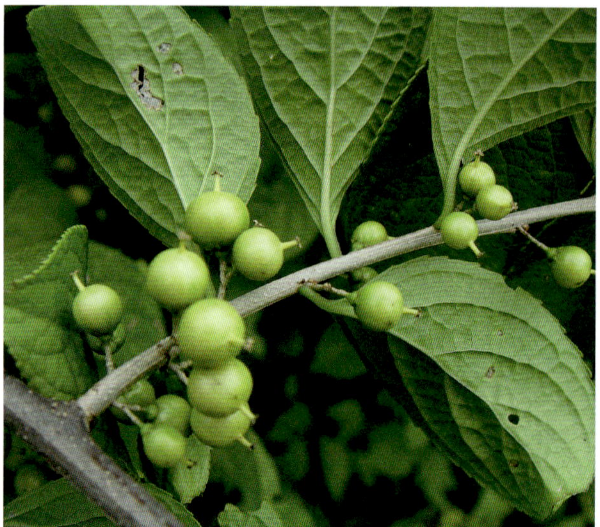

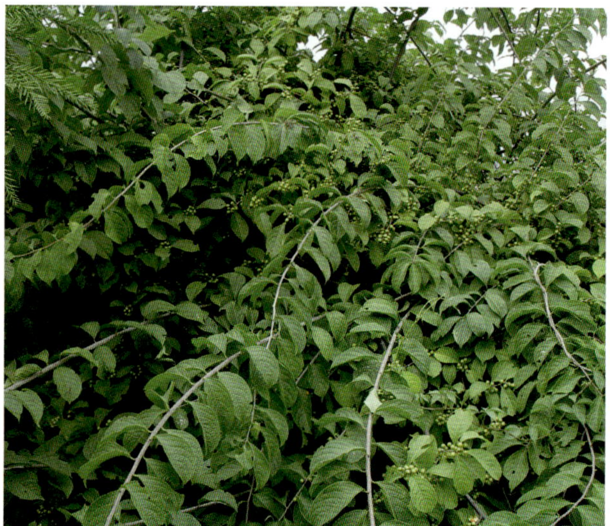

植物名称：显柱南蛇藤 *Celastrus stylosus* Wallich

植物形态：小枝通常光滑，稀具短硬毛；冬芽小，卵圆形。叶在花期常为膜质，至果期常为近革质，长椭圆形或近长倒卵形，两面光滑无毛，下面叶脉上幼时被短毛，干后下面呈浅绿色或淡棕色。聚伞花序腋生及侧生，具花3 ~ 7朵，被极短黄白色短硬毛；花瓣长圆状倒卵形，边缘啮蚀状。蒴果近球形，直径6.5 ~ 8 mm；果序梗及小果梗光滑。种子一侧突起，或呈新月状。花期3—5月，果期8—10月。

生境及分布：生于山坡或路旁灌丛中。分布于松桃、江口、印江、雷山、黄平、榕江、纳雍、贞丰、兴义、安龙、兴仁、普安、罗甸、贵定、习水、绥阳等地。

采收加工：春季、秋季采收，切段晒干。

功能与主治：茎入药，祛风除湿，利尿通淋，活血止痛。主治风湿痹痛，脉管炎，淋证，跌打肿痛。

附注：该种分布区域广，有一定的资源量，可加以开发利用。

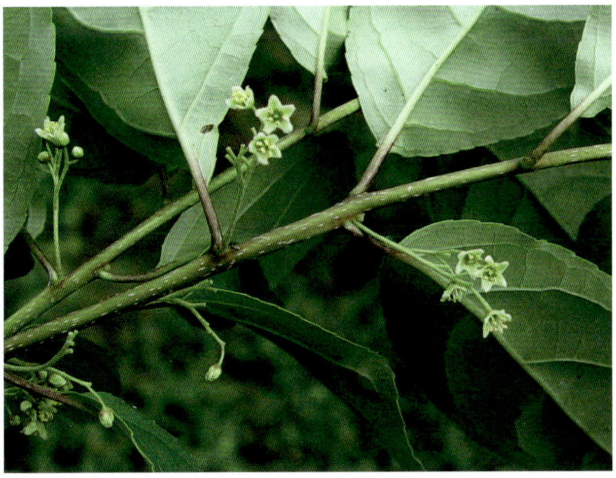
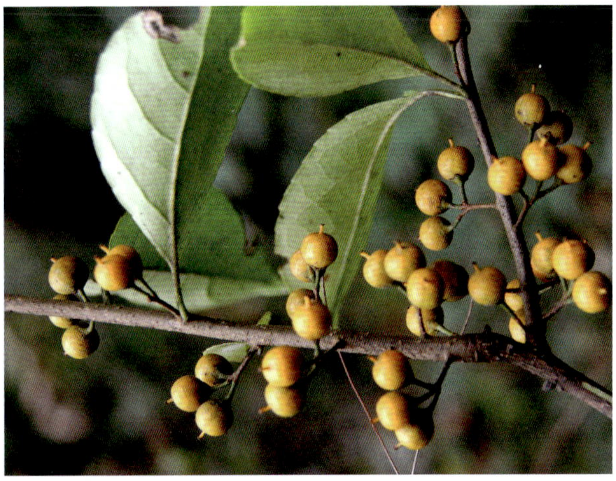
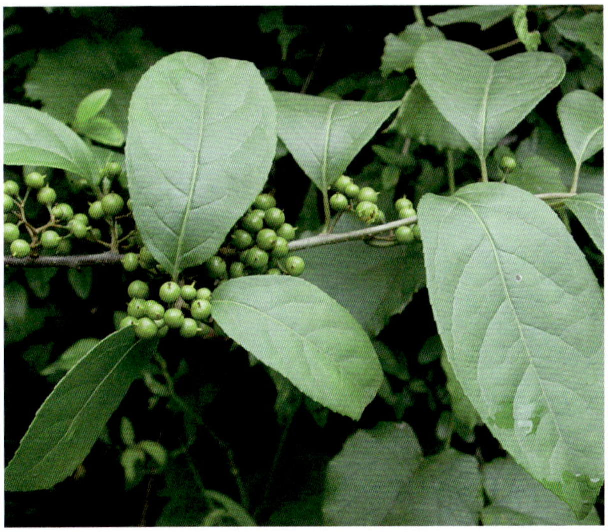
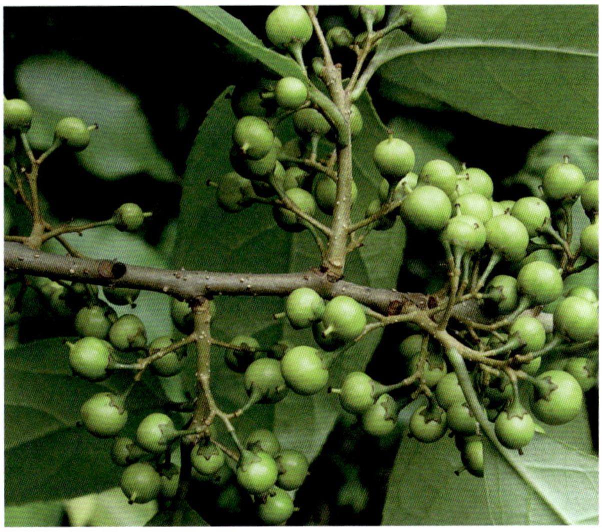

植物名称：刺果卫矛 *Euonymus acanthocarpus* Franchet

别称：腾冲卫矛、长梗刺果卫矛

植物形态：灌木或藤本。小枝密被黄色细疣突。叶革质，长椭圆形、长卵形或窄卵形。聚伞花序较疏大，多为2～3次分枝；花序梗扁宽或具4条棱，第一次分枝较长，通常1～2 cm；花黄绿色，直径6～8 mm；萼片近圆形；花瓣近倒卵形，基部窄缩成短爪；花盘近圆形；雄蕊具明显花丝，基部稍宽；子房有柱状花柱，柱头不膨大。蒴果成熟时棕褐色带红色，近球形，刺密集，基部稍宽，长约1.5 mm。种子外被橙黄色假种皮。

生境及分布：生于海拔700～2500 m的山谷林内阴湿处。分布于梵净山、雷公山及剑河、从江、黎平、威宁、安龙、兴仁、贵定、都匀、绥阳、桐梓，以及贵阳等地。

采收加工：藤秋后采收，鲜用或切段晒干。茎皮秋后剥取，晒干。

功能与主治：藤、茎皮入药，祛风除湿，活血止痛，调经，止血。主治风湿痹痛，跌打损伤，骨折，月经不调，外伤出血。

附注：*Flora of China*将腾冲卫矛的拉丁名*Euonymus tengyuehensis* W.W.Smith处理为刺果卫矛现用拉丁名的异名。

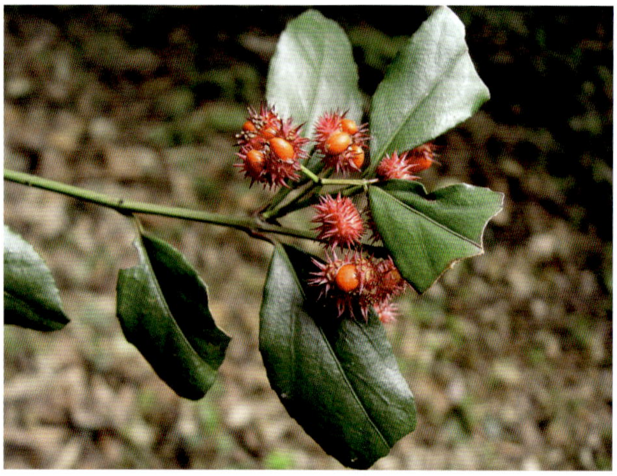
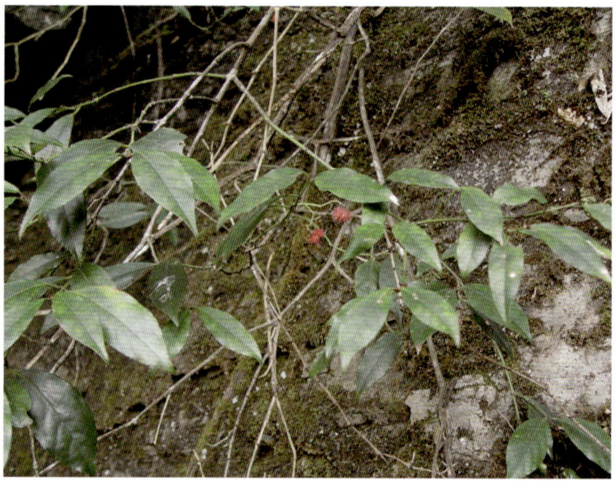
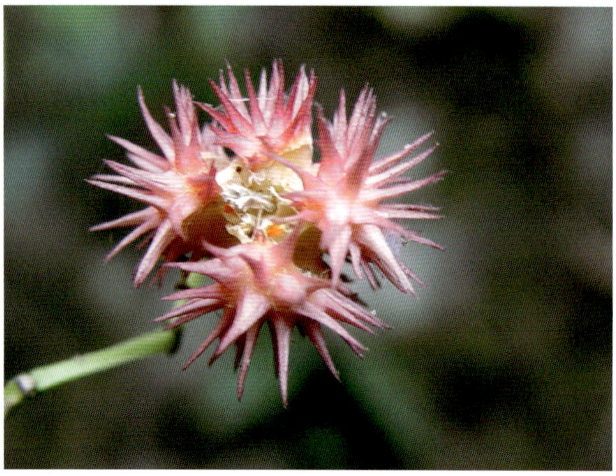
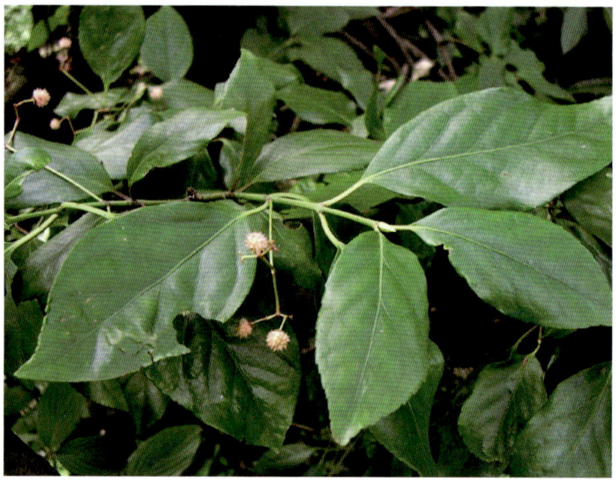

植物名称：卫矛 *Euonymus alatus* (Thunberg) Siebold

别称：鬼箭羽

植物形态：灌木，高1～3 m。小枝常具2～4列宽阔木栓翅；冬芽圆形，长2 mm左右，芽鳞边缘具不整齐的细坚齿。叶卵状椭圆形、窄长椭圆形，偶为倒卵形，边缘具细锯齿，两面光滑无毛。聚伞花序具1～3朵花；花序梗长约1 cm，小花梗长约5 mm；花白绿色，直径约8 mm，4数；萼片半圆形；花瓣近圆形；雄蕊着生于花盘边缘处；花丝极短，开花后稍增长。蒴果1～4深裂，裂瓣椭圆形。种子椭圆形或阔椭圆形；种皮褐色或浅棕色；假种皮橙红色，种子被包于其中。花期5—6月，果期7—10月。

生境及分布：生于向阳的山坡或疏林中。分布于贵州各地。

采收加工：全年均可采收，取其嫩枝，晒干。

功能与主治：枝条入药，破血通经，解毒消肿，杀虫。主治症瘕结块，闭经，痛经，崩漏，产后瘀滞腹痛，恶露不净，疝气，跌打伤痛，虫积腹痛，蛇虫咬伤等。

附注：该种为《贵州省中药材民族药材质量标准》收载品种，是贵州侗族常用药物，分布区域广，产藏量较大，可加以开发利用。

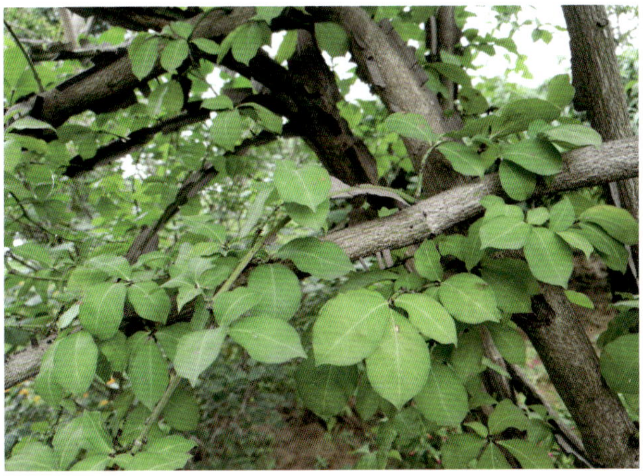
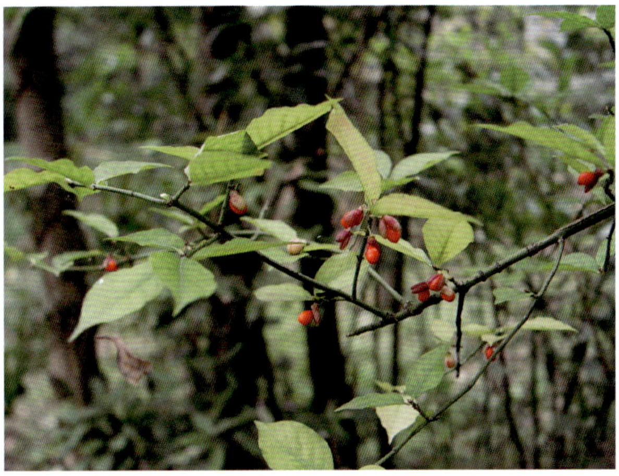
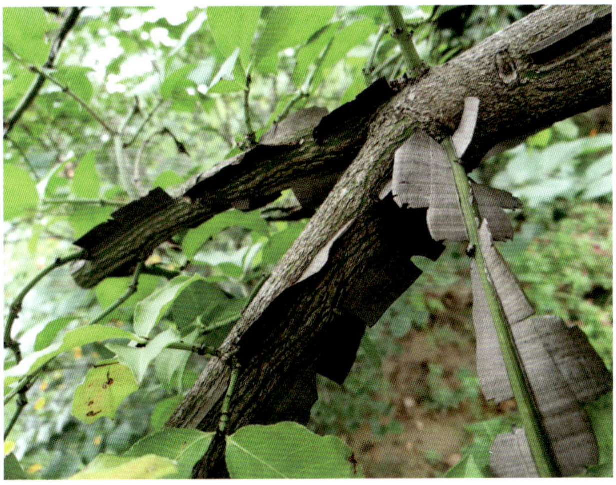
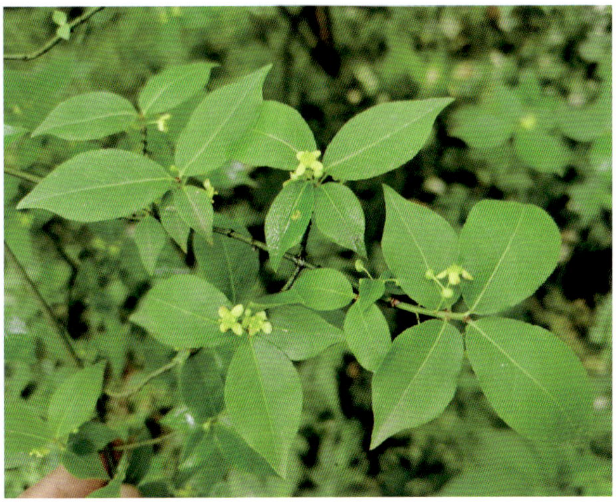

植物名称：角翅卫矛 *Euonymus cornutus* Hemsley

别称：窄叶冷地卫矛

植物形态：灌木，高1～2.5 m。叶厚纸质或薄革质，披针形、窄披针形，偶近线形，侧脉7～11对，在叶缘处常波状折曲，与小脉形成明显特殊脉网。聚伞花序常1次分枝，具3朵花，少为2次分枝，具5～7朵花；花序梗细长，中央花小，花梗稍细长；花紫红色或暗紫色带绿色，花4数及5数并存；萼片肾圆形；花瓣倒卵形或近圆形；花盘近圆形；雄蕊着生于花盘边缘，无花丝；子房无花柱，柱头小，盘状。蒴果具4或5枚翅，近球形，连翅直径2.5～3.5 cm，翅长5～10 mm，向尖端渐窄，常微呈钩状。种子阔椭圆形，被包于橙色假种皮中。

生境及分布：生于海拔1600～2400 m的山谷密林中。分布于梵净山及威宁、绥阳等地。

采收加工：枝条春季、秋季采收，切段晒干。根秋后采挖，洗净，切片晒干。

功能与主治：枝条入药，祛风解毒；主治皮肤痒疮，漆疮。根入药，舒筋活血；主治跌打损伤，劳伤等。

附注：该种分布区域狭窄，产藏量小，应加以保护。

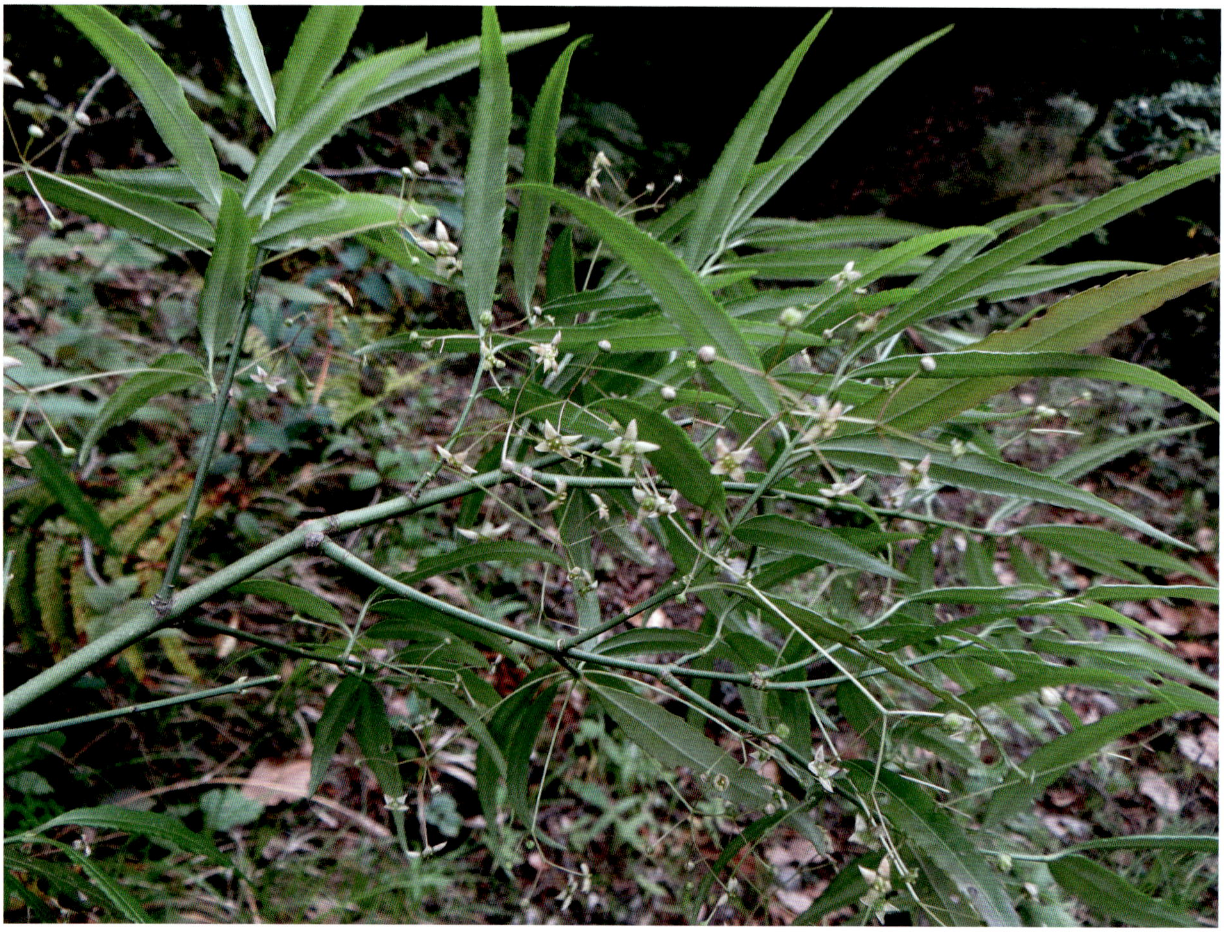

植物名称：棘刺卫矛 *Euonymus echinatus* Wallich

别称：无柄卫矛、爬藤卫矛、卵叶刺果卫矛

植物形态：直立或藤本状灌木，高2～7.5 m。小枝常有较明显的纵棱。叶在花期多为纸质，至果期稍增厚呈半革质，椭圆形、窄椭圆形或长卵形，大小变异颇大，叶缘明显锯齿状，侧脉明显，在老叶上面呈凹入状，小脉有时也呈凹入状。聚伞花序2～3次分枝；花4数，黄绿色，直径约5 mm。蒴果近球形，密被棕红色三角状短尖刺，连刺直径1～1.2 cm；果序梗具4条棱，较粗壮。种子每室1～2枚；假种皮红色。花期5—6月，果期8月以后。

生境及分布：生于海拔400～1500 m的山谷林中或沟旁灌丛中。分布于梵净山及松桃、册亨、兴仁、贞丰、安龙、望谟、荔波、桐梓、习水、赤水，以及安顺、贵阳等地。

采收加工：夏季、秋季剥取，晒干。

功能与主治：茎皮入药，祛风除湿，散瘀续骨。主治风湿痹痛，跌打损伤，骨折。

附注：*Flora of China*将无柄卫矛的拉丁名 *Euonymus subsessilis* Sprague处理为棘刺卫矛现用拉丁名的异名。

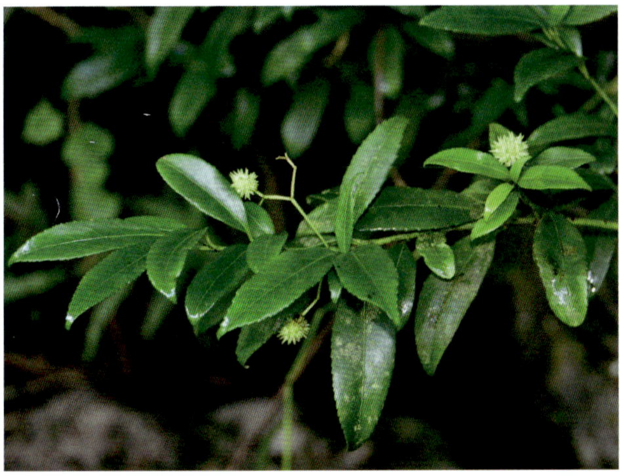
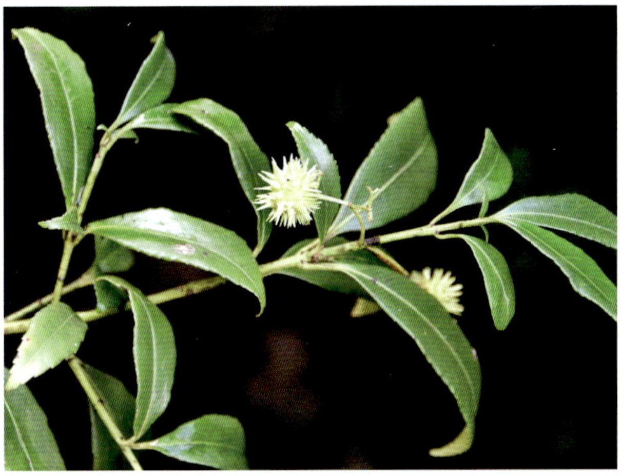
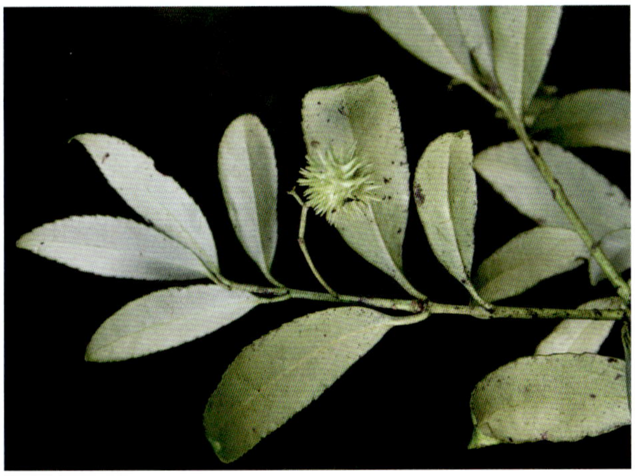
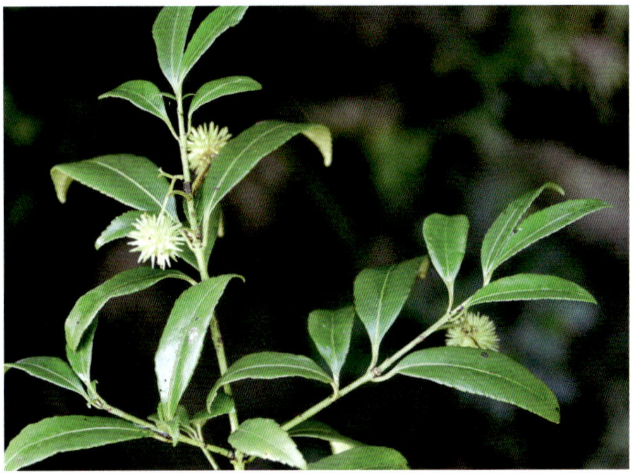

植物名称：扶芳藤 *Euonymus fortunei* (Turczaninow) Handel-Mazzetti

别称：爬行卫矛、常春卫矛

植物形态：常绿藤本灌木。小枝方棱不明显。叶薄革质，椭圆形、长椭圆形或长倒卵形，宽窄变异较大，可窄至近披针形。聚伞花序3～4次分枝；花序梗长1.5～3 cm，第一次分枝长度为5～10 mm，第二次分枝长度在5 mm以下，最终小聚伞花序密集，有花4～7朵；花白绿色，4数，直径约6 mm；子房三角状锥形，具4条棱，粗壮明显；花柱长约1 mm。蒴果粉红色，近球形；果皮光滑。种子长椭圆形，棕褐色；假种皮鲜红色，种子被包于其中。花期6月，果期10月。

生境及分布：生于海拔1000～2200 m的林缘或灌丛中的岩石处。分布于贵州各地。

采收加工：夏季、秋季采收，切段晒干。

功能与主治：枝、叶入药，益肾壮腰，舒筋活络，止血散瘀。主治肾虚，腰膝酸痛，半身不遂，风湿痹痛，小儿惊风，咯血，吐血，崩漏，月经不调，跌打骨折，创伤出血。

附注：*Flora of China*将常春卫矛的拉丁名*Euonymus hederaceus* Champion ex Bentham处理为扶芳藤现用拉丁名的异名。

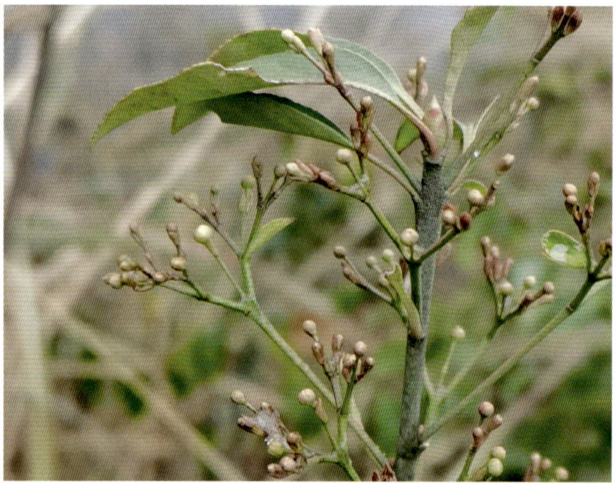

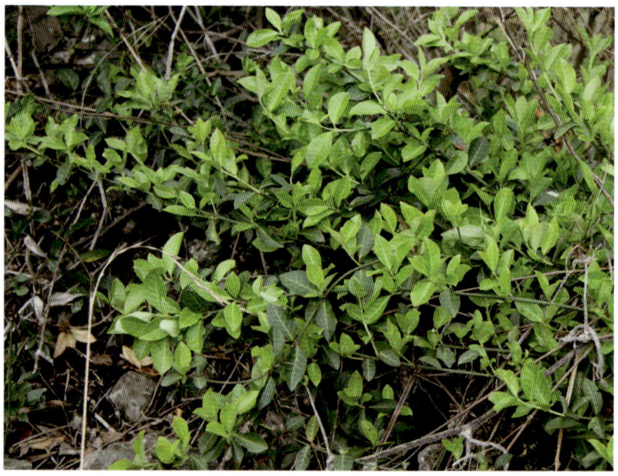

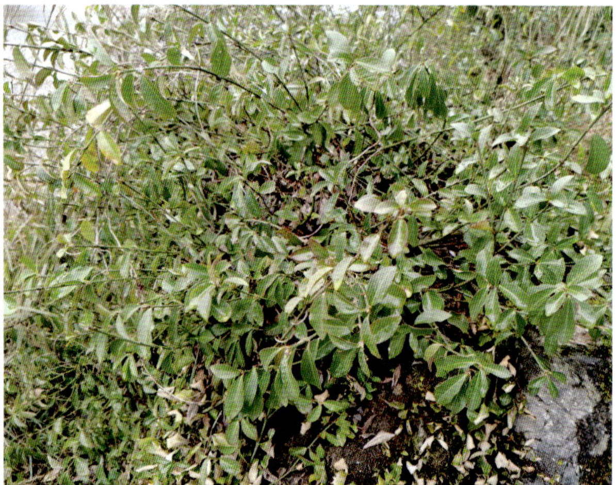

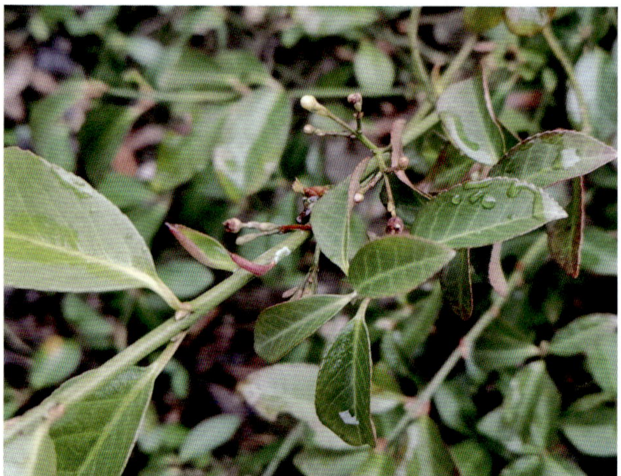

植物名称：西南卫矛 *Euonymus hamiltonianus* Wallich

别称：毛脉西南卫矛

植物形态：小乔木，高5 ~ 6 m。枝条无栓翅，小枝的棱上有时具4条极窄木栓棱。叶较大，卵状椭圆形、长椭圆形或椭圆状披针形，长7 ~ 12 cm，宽7 cm；叶柄较粗长，长可达5 cm。蒴果较大，直径1 ~ 1.5 cm。花期5—6月，果期9—10月。

生境及分布：生于海拔1000 ~ 2600 m的山坡林中。分布于梵净山及黄平、雷山、威宁、大方、盘州、普安、兴义、绥阳、道真等地。

采收加工：根全年均可采挖，洗净，鲜用或晒干。根皮、茎皮全年均可剥取，晒干。

功能与主治：根、根皮、茎皮入药，祛风湿，强筋骨，活血解毒。主治风寒湿痹，腰痛，跌打损伤，血栓闭塞性脉管炎，漆疮，痔疮。

附注：该种分布区域广，有一定的资源量，可加以开发利用。

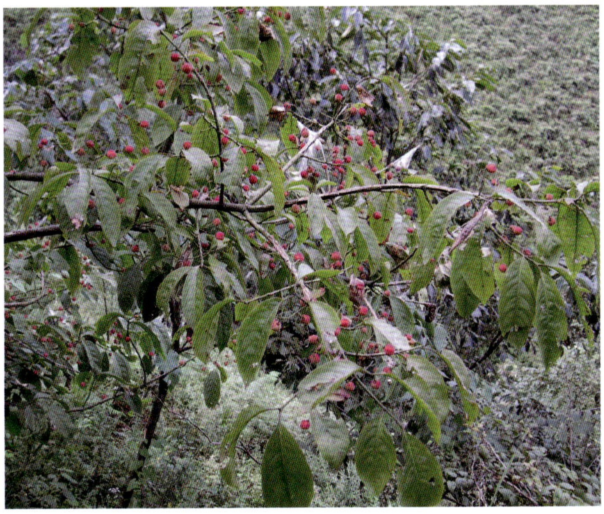

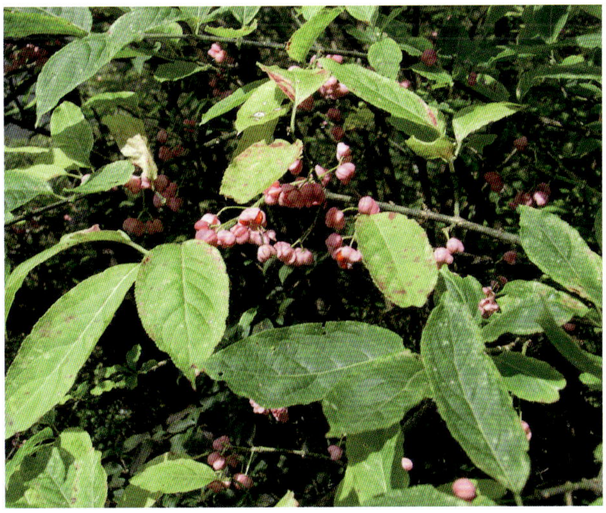

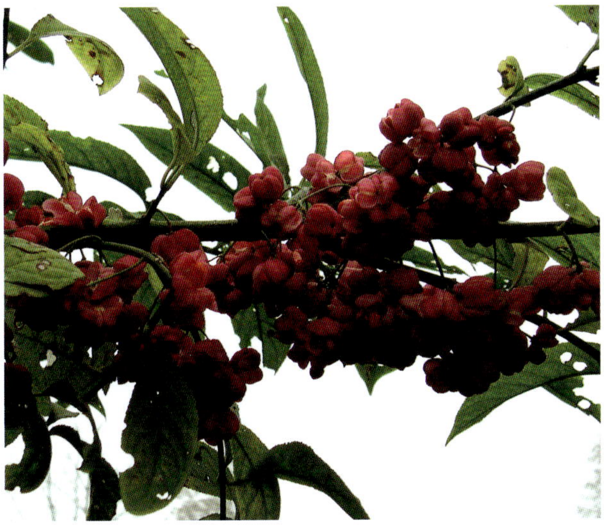

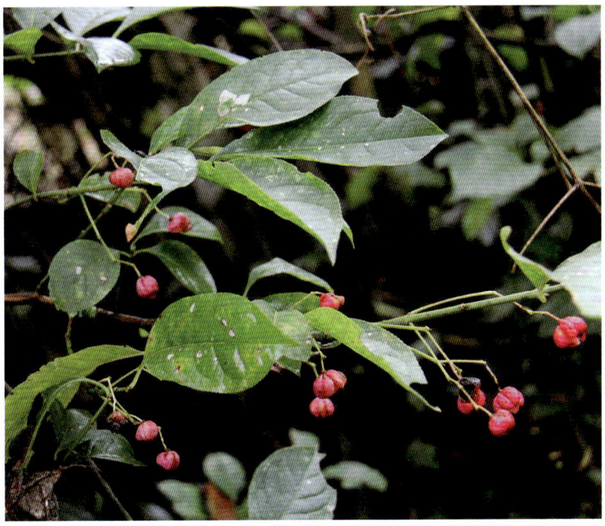

植物名称：冬青卫矛 *Euonymus japonicus* Thunberg

别称：扶芳树、正木、大叶黄杨、万年青

植物形态：灌木，高可达3 m。小枝具4条棱，具细微皱突。叶革质，有光泽，倒卵形或椭圆形，长3～5 cm，宽2～3 cm，先端圆阔或急尖，基部楔形，边缘具浅细的钝齿。聚伞花序具5～12朵花，2～3次分枝，第三次分枝常与小花梗等长或较短；小花梗长3～5 mm；花白绿色；花瓣近卵圆形；子房每室具2枚胚珠，着生于中轴顶部。蒴果近球形，直径约8 mm，淡红色。种子每室1枚，顶生，椭圆形；假种皮橘红色，种子被包于其中。花期6—7月，果熟期9—10月。

生境及分布：贵州各地均有栽培。

采收加工：根冬季采挖，洗净，切片晒干。茎皮、枝、叶全年均可采收，鲜用或晒干。

功能与主治：根、茎皮、枝、叶入药，活血调经，祛风湿。主治月经不调，痛经，风湿痹痛。

附注：该物种多作为观赏植物栽培，有一定资源量，可加以开发利用。

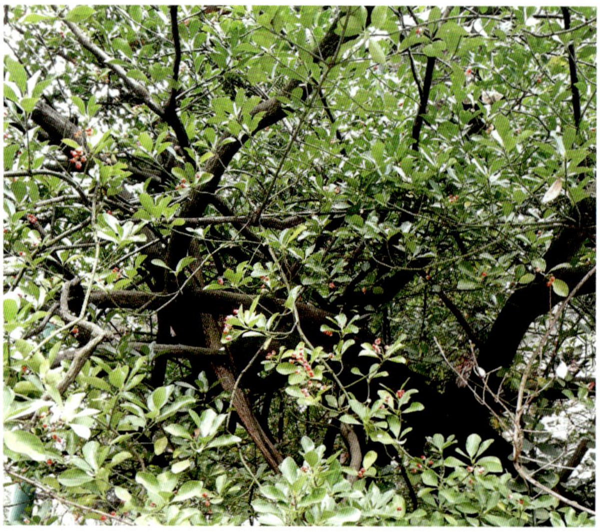
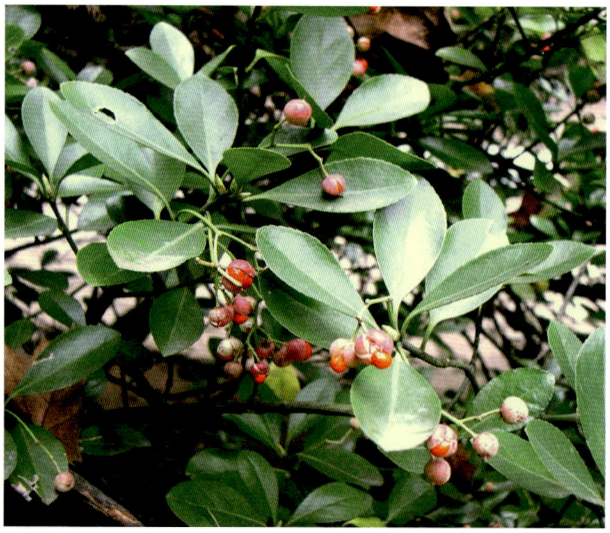
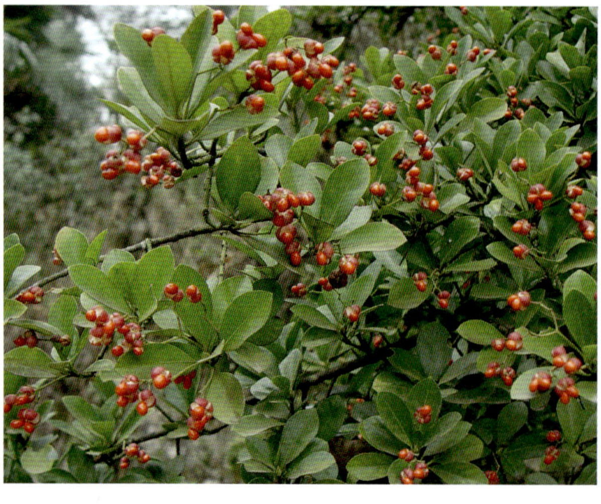
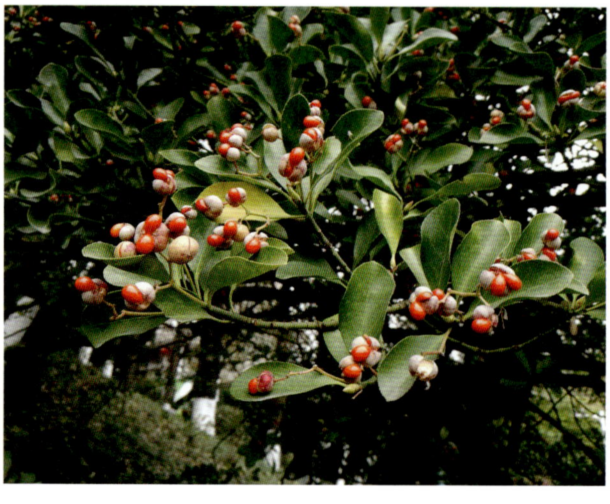

植物名称：疏花卫矛 *Euonymus laxiflorus* Champion ex Bentham

别称：喙果卫矛

植物形态：灌木，高达4 m。叶纸质或近革质，卵状椭圆形、长椭圆形或窄椭圆形，长5 ~ 12 cm，宽2 ~ 6 cm，边缘具不明显的锯齿或全缘，侧脉多不明显。聚伞花序分枝疏松，具5 ~ 9朵花；花淡紫色，5数，直径约8 mm；萼片边缘常具紫色短睫状毛；花瓣长圆形，基部窄；花盘5浅裂，裂片钝；雄蕊无花丝，花药顶裂；子房无花柱，柱头圆形。蒴果紫红色，倒圆锥形，长7 ~ 9 mm，直径约9 mm，先端近平截形。种子长圆形；种皮枣红色；假种皮橙红色，呈浅杯状包围种子基部。花期3—6月，果期7—11月。

生境及分布：生于海拔800 ~ 1600 m的山坡灌丛中。分布于江口、雷山、榕江、黎平、望谟、贵定、三都、平塘、荔波等地。

采收加工：根冬季采挖，切片，晒干。树皮夏季剥取，晒干。

功能与主治：根、树皮入药，祛风湿，强筋骨，活血解毒，利水。主治风湿痹痛，腰膝酸软，跌打损伤，骨折，疮疡肿毒，慢性肝炎，慢性肾炎，水肿。

附注：该种分布区域广，有一定的资源量，可加以开发利用。

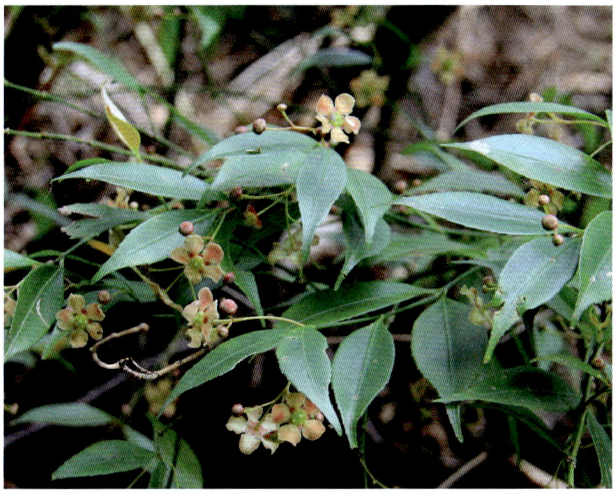
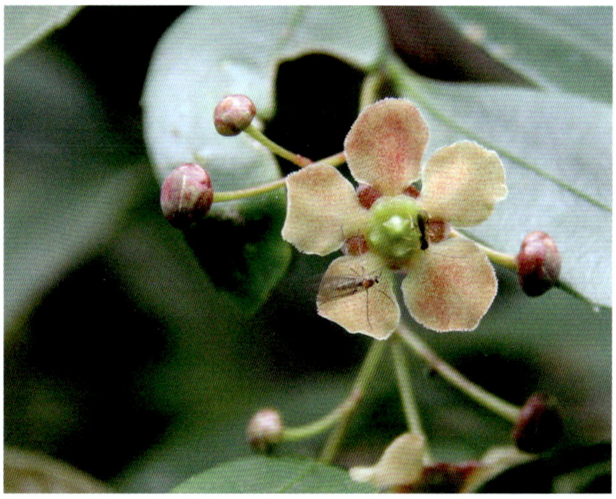
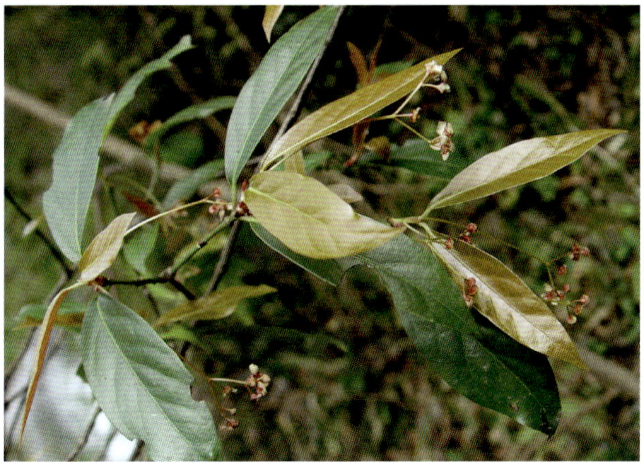
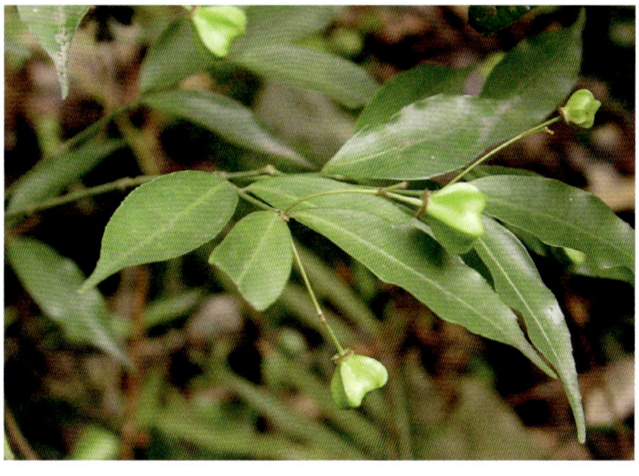

植物名称：白杜 ***Euonymus maackii*** **Ruprecht**

别称：丝绵木、桃叶卫矛、明开夜合

植物形态：小乔木，高达6 m。叶卵状椭圆形、卵圆形或窄椭圆形，长4～8 cm，宽2～5 cm，先端长渐尖，基部阔楔形或近圆形，边缘具细锯齿，有时极深且锐利；叶柄通常细长，常为叶片长的1/4～1/3，但有时较短。聚伞花序具数朵花，花序梗略扁；花4数，直径约8 mm；雄蕊花药紫红色；花丝细长，长1～2 mm。蒴果倒圆心状，4浅裂，长6～8 mm，直径9～10 mm，成熟后果皮粉红色。种子长椭圆形；种皮棕黄色；假种皮橙红色，种子被包于其中，成熟后顶端常有小口。花期5—6月，果期9月。

生境及分布：生于海拔700～1100 m的山坡疏林中。分布于德江、印江、雷山、水城、罗甸、贵定、独山、务川，以及贵阳等地。

采收加工：根秋后采挖，洗净，切片晒干。果实秋后采收，晒干。

功能与主治：根、果实入药，祛风湿，活血，止血，镇痛。主治风湿性关节炎，腰痛，血栓闭塞性脉管炎，漆疮，痔疮。

附注：该种分布区域广，有一定的资源量，可加以开发利用。

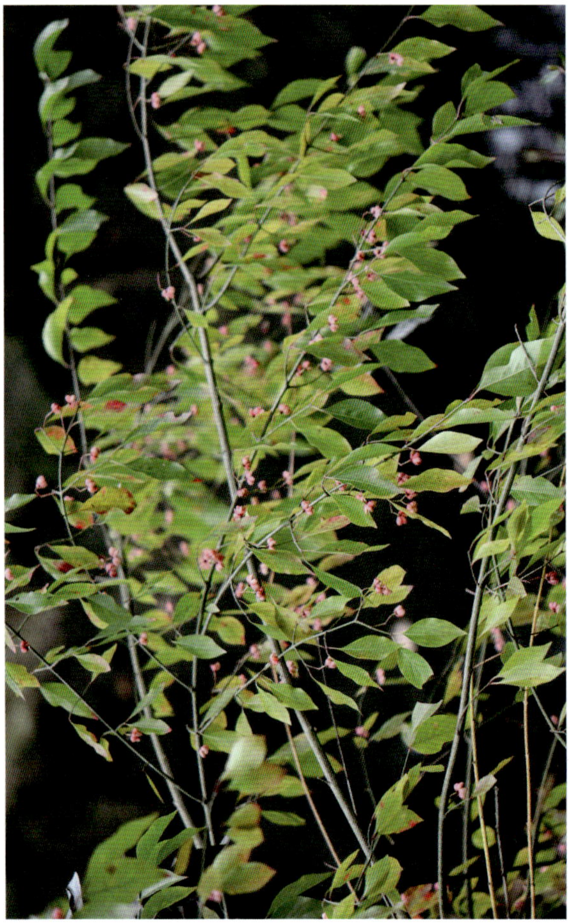

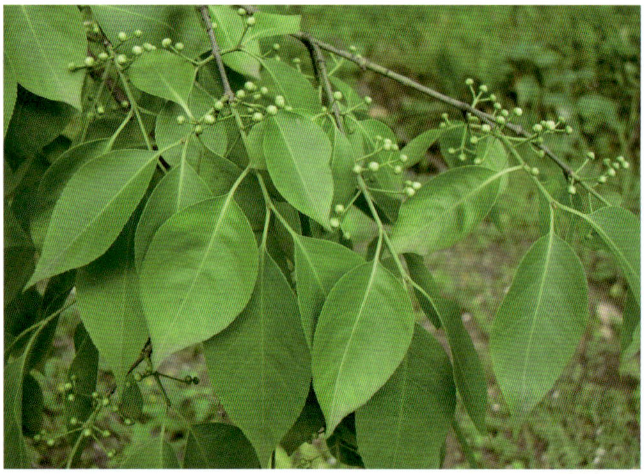

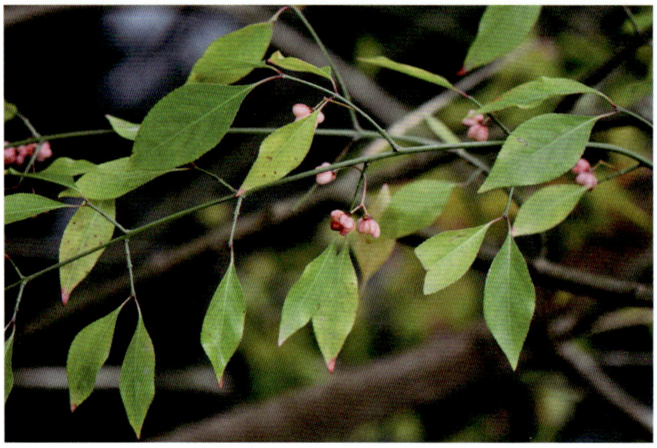

植物名称：大果卫矛 *Euonymus myrianthus* Hemsley

别称：黄褚、梅风

植物形态：常绿灌木，高1～6 m。叶革质，倒卵形、窄倒卵形或窄椭圆形，有时窄至阔披针形，先端渐尖，基部楔形，边缘常呈波状或具明显的钝锯齿，侧脉5～7对。聚伞花序多生于小枝上部，常数个生于新枝顶端，2～4次分枝；花序梗均具4条棱；苞片及小苞片卵状披针形，早落；花黄色；萼片近圆形；花瓣近倒卵形；花盘四角有圆形裂片；雄蕊着生于裂片中央小突起上；花丝极短或无；子房锥形，有短花柱。蒴果黄色，多呈倒卵状。种子2～4枚，假种皮橘黄色。

生境及分布：生于海拔600～1600 m的山谷林中。分布于梵净山及雷山、榕江、从江、黎平、纳雍、兴义、普安、望谟、罗甸、独山，以及遵义等地。

采收加工：根秋后采挖，洗净，切片晒干。茎夏季、秋季采收，切段晒干。

功能与主治：根、茎入药，益肾壮腰，化瘀，利湿。主治肾虚腰痛，胎动不安，慢性肾炎，产后恶露不尽，跌打损伤，骨折，风湿痹痛，带下病。

附注：该种分布区域广，有一定的资源量，可加以开发利用。

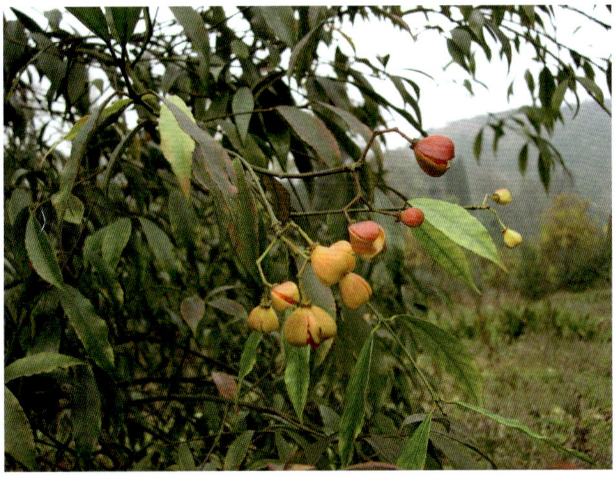
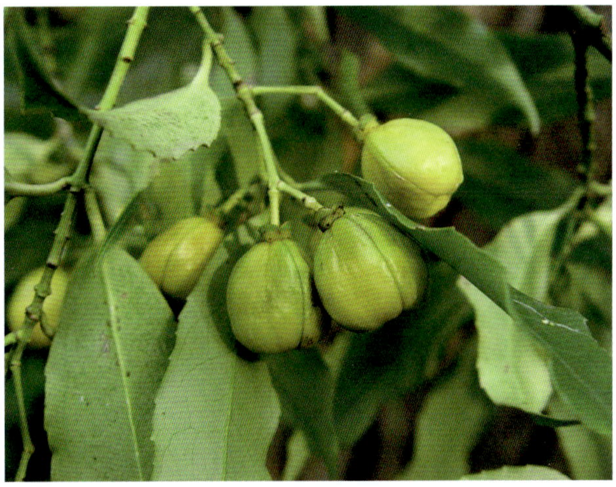
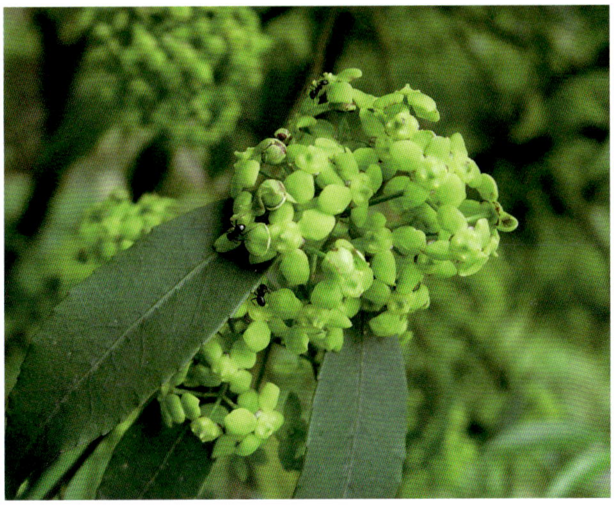
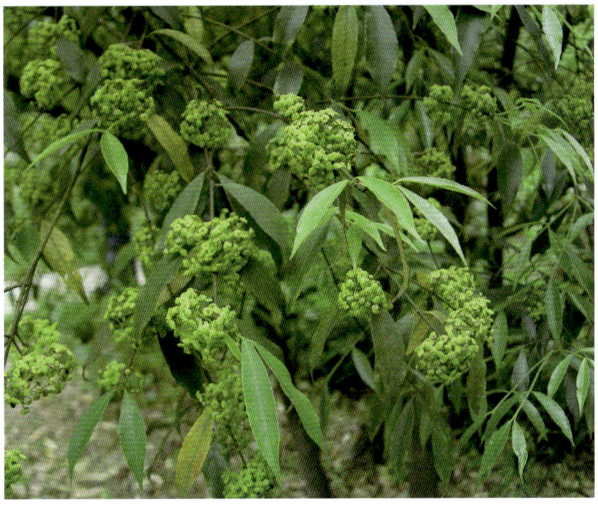

植物名称：游藤卫矛 *Euonymus vagans* Wallich

别称：井冈山卫矛、金佛山卫矛

植物形态：藤本，高1.5～3 m。叶近革质或厚纸质，长椭圆形、椭圆状披针形，偶有窄卵状披针形，边缘具不明显疏浅锯齿，侧脉6～7对。聚伞花序腋生，2～3次分枝；花序梗长1.2～2 cm，中央花小，花梗细长；花白色或黄白色；花萼4浅裂；花瓣近圆形或长圆形，基部微窄缩；雄蕊具花丝，长约1 mm，基部稍宽；花盘近方形；子房具短花柱，受精后伸长呈明显柱状。蒴果近球形。种子每室1～2枚，深棕色；种脊色浅，长约为种子长的2/3。

生境及分布：生于海拔1100～1200 m的岩石山疏林中。分布于兴仁、开阳等地。

采收加工：夏季、秋季剥取，鲜用或晒干。

功能与主治：茎皮入药，祛风湿，强筋骨。主治风湿痹痛，筋骨痿软。

附注：该种是贵州苗族常用药物，分布区域狭窄，产藏量小，应加以保护。

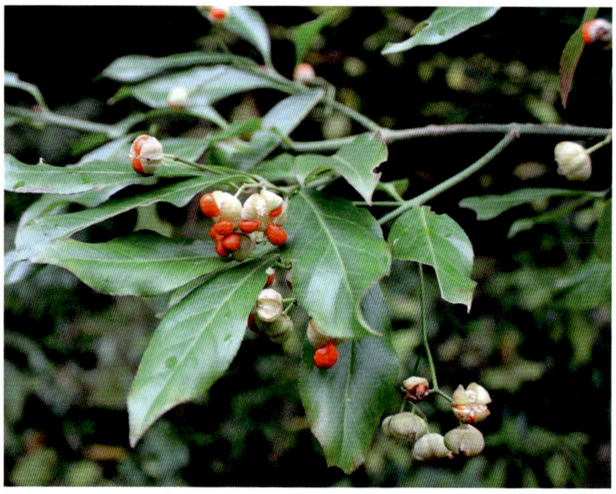

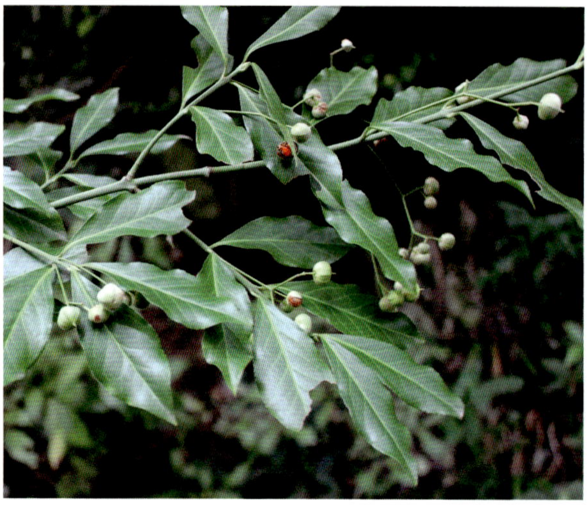

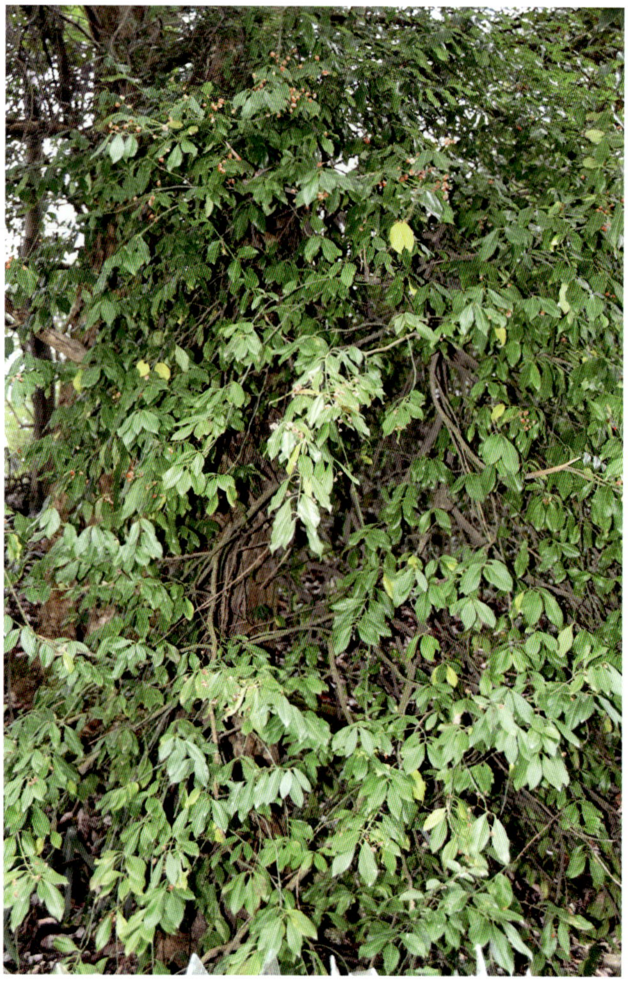

植物名称：长刺卫矛 *Euonymus wilsonii* Sprague

植物形态：藤本灌木，高1～5 m。小枝灰绿色。叶厚纸质或薄革质，干后灰绿色，披针形、长披针形或窄椭圆形，边缘具疏锯齿，侧脉5～8对。聚伞花序较稀疏，2～4次分枝；花序梗长2～4 cm，细韧，棱明显；花白绿色，直径6～8 mm；萼片边缘有短纤毛；花瓣近圆形；花盘近圆形；雄蕊着生于花盘边缘；花丝三角状锥形，长多为1 mm以下；子房有短花柱。蒴果黄绿色或淡黄白色，干后黄色或灰白色，球形，带刺直径约2 cm，刺密而细长。种子长卵形，被橘黄色假种皮。

生境及分布：生于海拔300～1900 m的山坡林中或灌丛中。分布于威宁、纳雍、水城、盘州、兴仁、安龙、三都、独山等地。

采收加工：秋后采挖，洗净，切片晒干。

功能与主治：根入药，祛风除湿，活血止痛，利水消肿。主治风湿痹痛，劳伤，水肿。

附注：该种分布区域广，有一定的资源量，可加以开发利用。

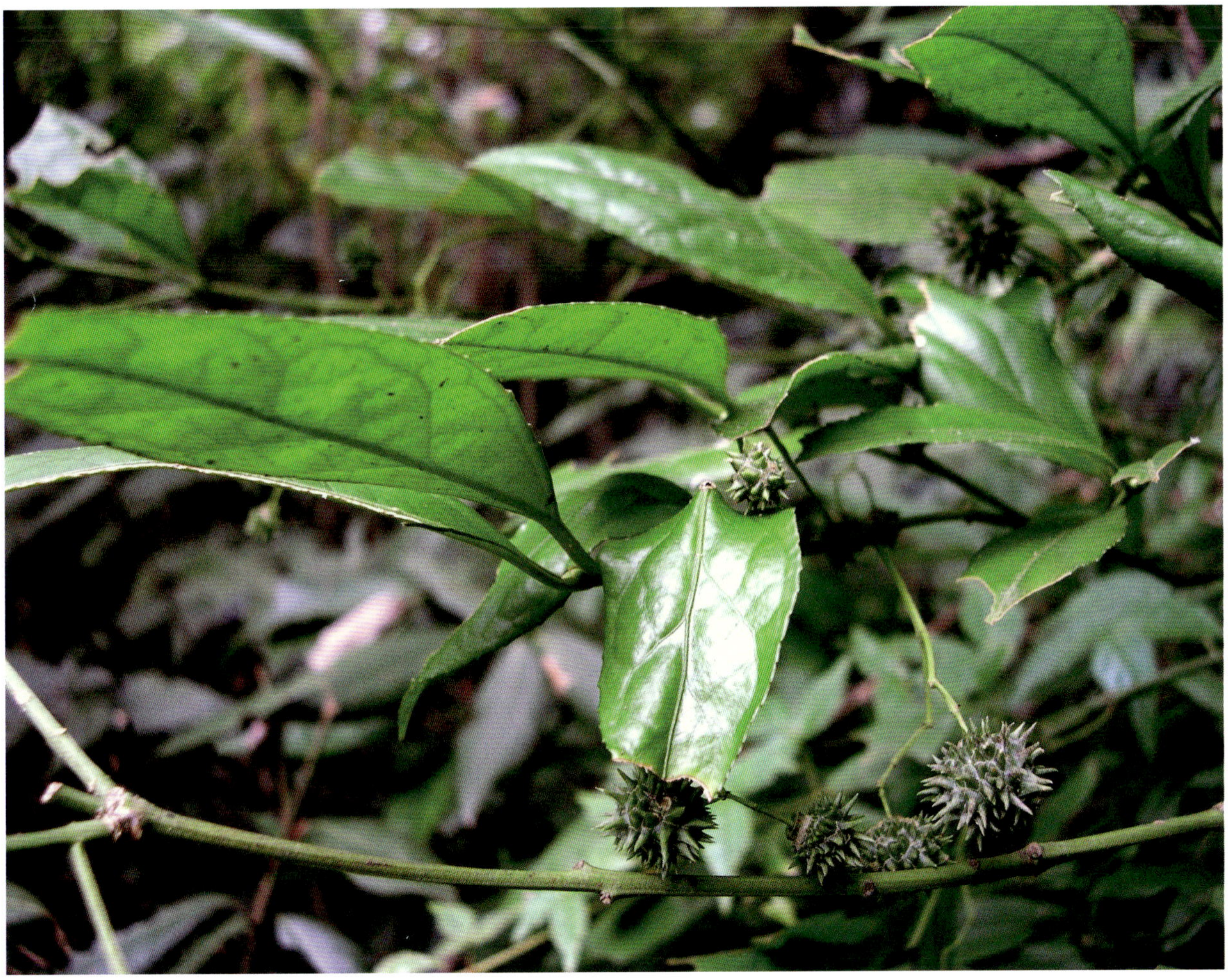

植物名称：刺茶裸实 *Gymnosporia variabilis* (Hemsley) Loesener

别称：刺茶美登木

植物形态：灌木，高达5 m。小枝先端常呈粗壮刺状，腋生刺较细，生于较潮湿环境时小枝刺较少。叶纸质，椭圆形、窄椭圆形或椭圆状披针形，稀为倒披针形，边缘具明显的密浅锯齿，侧脉较细弱。聚伞花序着生于刺状小枝上及非刺状长枝上；花淡黄色；萼片卵形，边缘具细微齿；花瓣长圆形。蒴果三角状宽倒卵形，长1.2 ~ 1.5 cm，红紫色，3室，每室常只有1枚种子成熟。种子倒卵圆形，长约7 mm，直径4 ~ 5 mm，深棕色，平滑有光泽，基部具浅杯状淡黄色假种皮。花期6—10月，果期7—12月。

生境及分布：生于海拔250 ~ 800 m的山地灌丛中。分布于罗甸，以及遵义等地。

采收加工：根皮全年均可剥取，洗净，晒干。果实成熟时采收，洗净，晒干。

功能与主治：根皮入药，祛风除湿，散瘀消肿；主治风湿痹痛，跌打损伤。果实入药，健脾止痢；主治痢疾。

附注：该种分布区域狭窄，产藏量小，应加以保护。

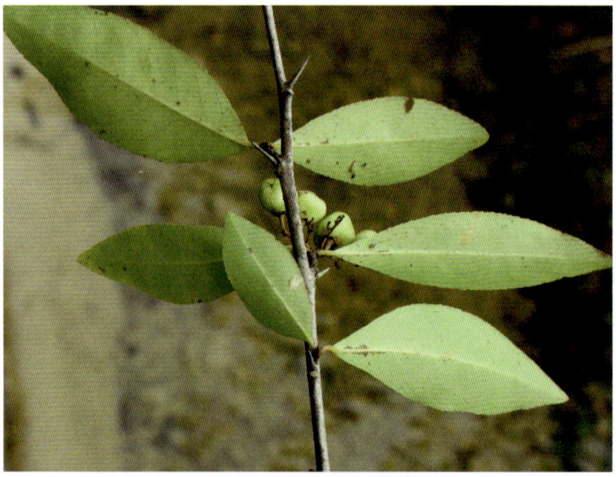

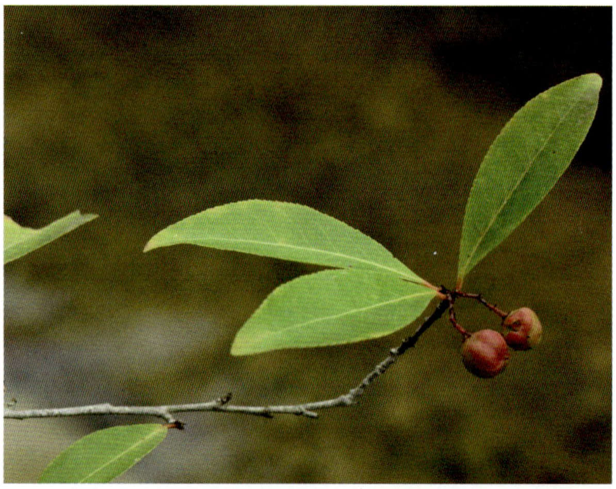

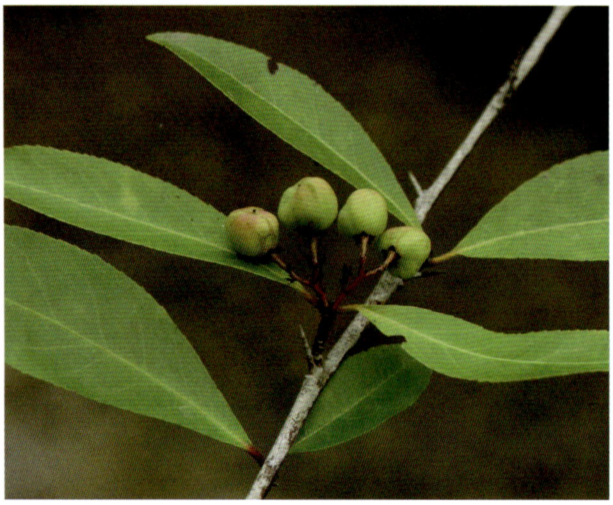

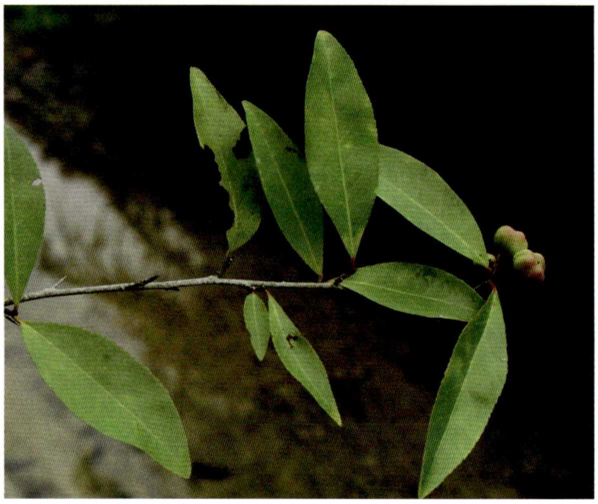

植物名称：无柄五层龙 *Salacia sessiliflora* Handel-Mazzetti

别称：野柑子

植物形态：灌木。叶薄革质，长圆状椭圆形或长圆状披针形，长10 ~ 15 cm，宽3.5 ~ 5 cm，顶端渐尖或钝，基部圆形或阔楔形，边缘具稀疏的细锯齿，侧脉8 ~ 9对，在下面显著突起，网脉横出。花少数，淡绿色，着生于叶腋内的瘤状突起上；萼片卵形，边缘具短纤毛；花瓣长圆形，顶端钝尖；花盘杯状；雄蕊3枚，花丝短，扁平，着生于花盘边缘，花药肾形；子房藏于花盘内，3室；花柱粗壮，圆锥形。浆果橙黄色至橙红色，干后外果皮薄革质。种子3 ~ 4枚。花期6月，果期10月。

生境及分布：生于海拔1000 m左右的山坡灌丛中。分布于望谟、兴义、关岭、罗甸、荔波、惠水等地。

采收加工：果实成熟时采收，晒干。

功能与主治：果实入药，健脾养胃。主治胃脘痛。

附注：该种资源量小，应加以保护。

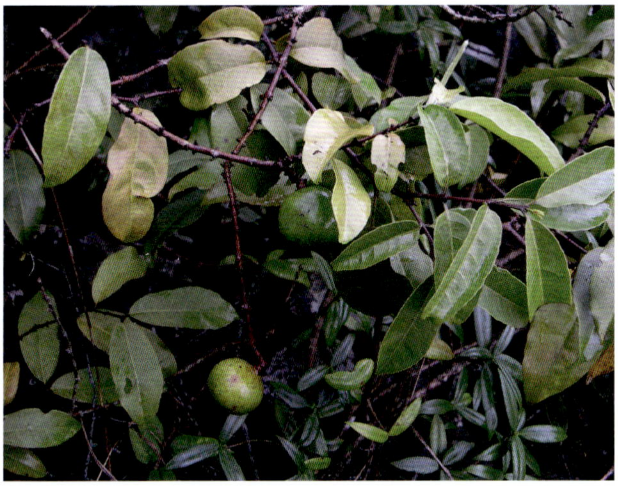
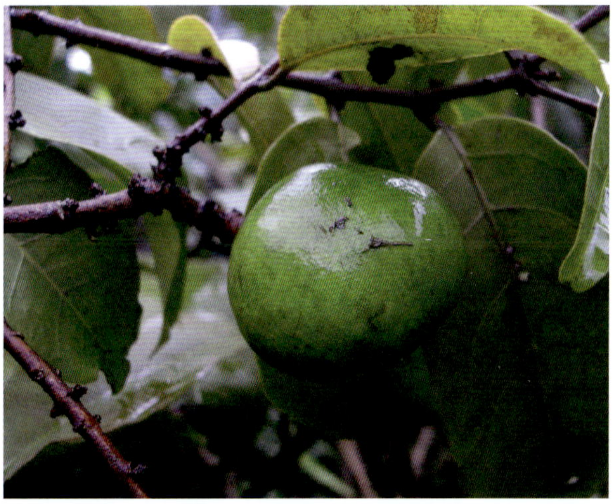
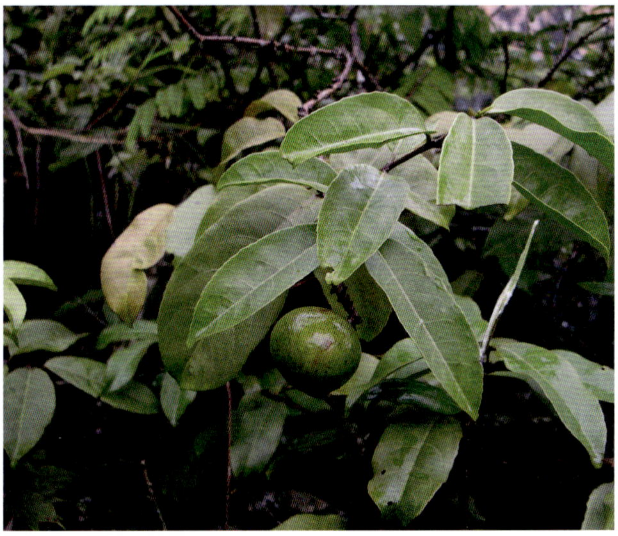
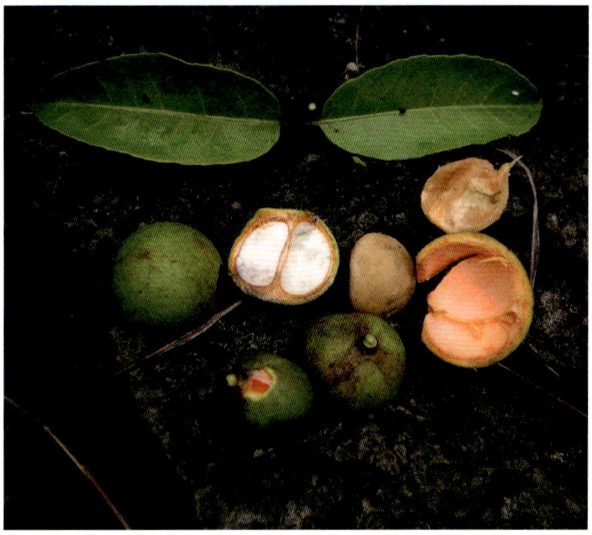

植物名称：雷公藤 *Tripterygium wilfordii* J. D. Hooker

别称：紫金皮、东北雷公藤、昆明山海棠

植物形态：藤状灌木，高1～4 m。小枝常具4～5条棱，密被棕红色毛，老枝无毛。叶薄革质，长卵形、阔椭圆形或窄卵形，边缘具极浅的疏锯齿，稀具密齿，侧脉5～7对，上面绿色偶被厚粉，下面常被白粉而呈灰白色，偶为绿色；叶柄常密被红棕色短毛。聚伞圆锥花序生于小枝上部，呈蝎尾状多次分枝，顶生者最大，有花50朵以上，侧生者较小；花序梗、分枝及小花梗均密被锈色毛；苞片及小苞片细小，被锈色毛；花绿色，直径4～5 mm。翅果长圆形；果翅宽大；中央果体长为翅果总长的1/2~2/3，中央脉占翅宽的2/3。

生境及分布：生于海拔800～1850 m的山坡林中或灌丛中。分布于梵净山、雷公山及兴仁、兴义、龙里、威宁等地。

采收加工：秋后采挖，洗净，切片晒干。

功能与主治：根入药，祛风除湿，活血止血，舒筋接骨，解毒杀虫。主治风湿痹痛，半身不遂，疝气，痛经，月经过多，产后腹痛，出血不止，急性病毒性肝炎，慢性肾炎，红斑狼疮，骨髓炎等。

附注：该种有一定的资源量，可加以开发利用。*Flora of China*将昆明山海棠的拉丁名*Tripterygium hypoglaucum* (H. Léveillé) Hutchinson处理为雷公藤现用拉丁名的异名。

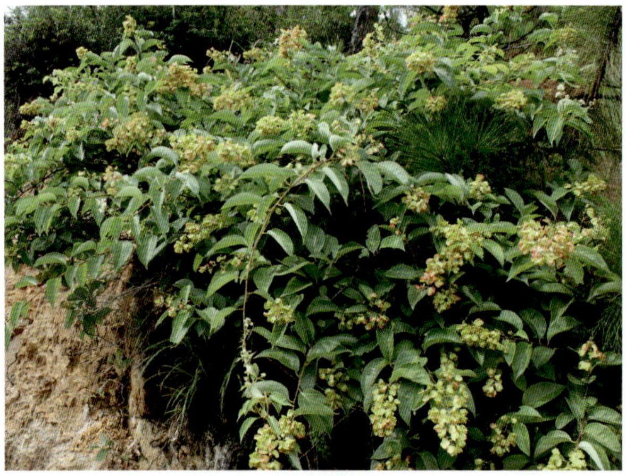
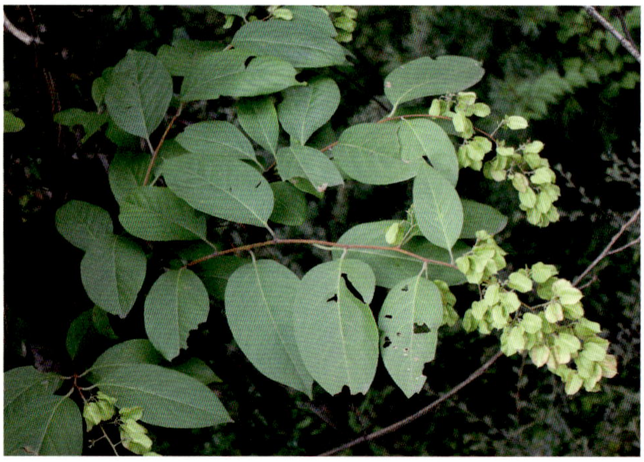
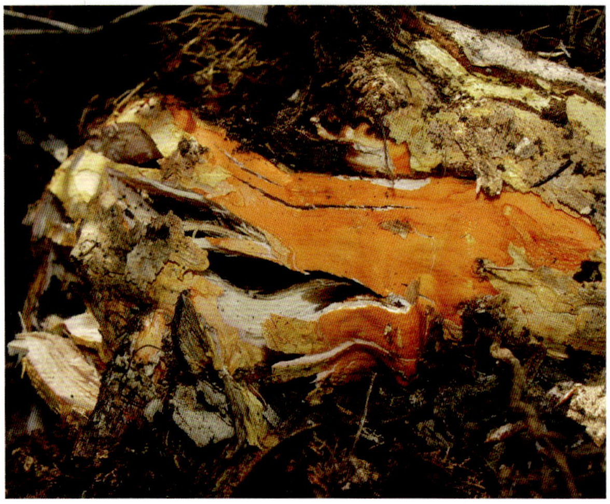
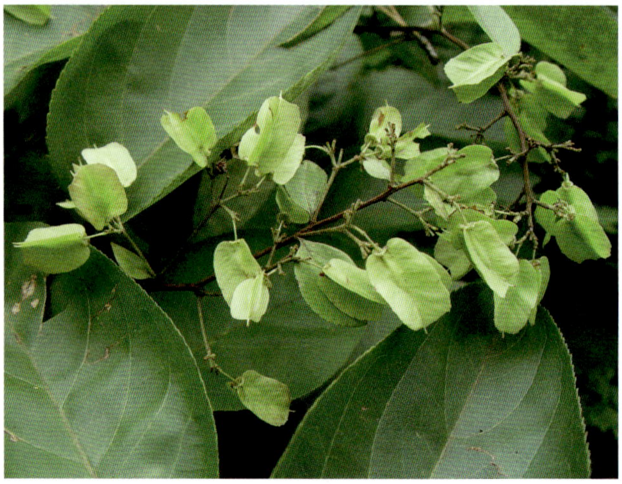

十齿花科 Dipentodontaceae

半常绿或落叶乔木、灌木。托叶小，早落；单叶，互生，具叶柄。两性花，雌雄异株；花序腋生，生于当年生枝条上，聚伞花序形成有花序梗的伞形花序，或聚伞圆锥花序形成总状花序或圆锥花序；花4～7数，辐射对称；萼片和花瓣近无区别，离生；雄蕊着生在花盘上或花盘的边缘；花药内向，纵向开裂；子房上位。蒴果，开裂，具1枚种子；或浆果具2～4枚种子。种子有或无假种皮。

本科有2属约16种，分布于热带。中国有2属3种。

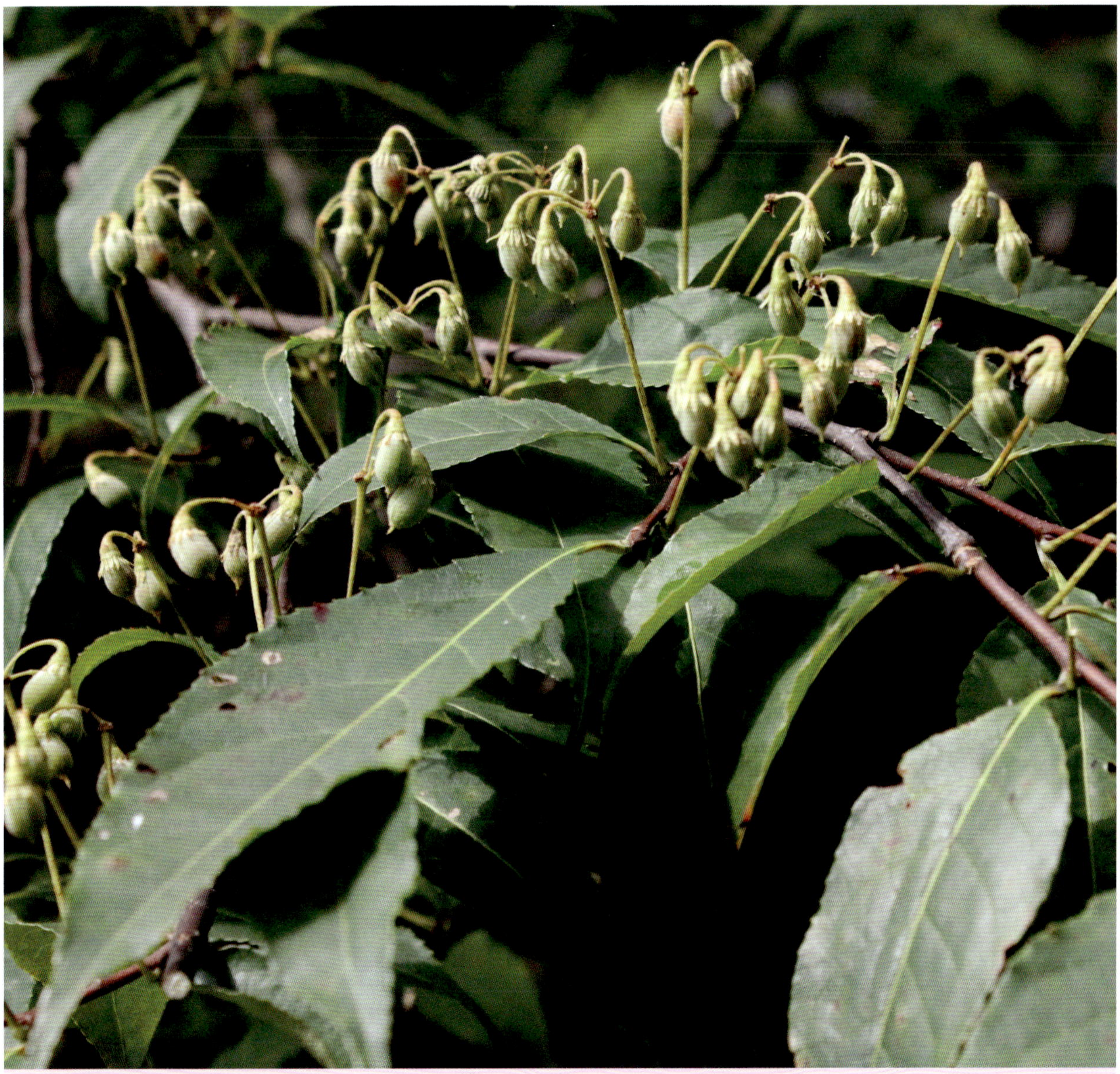

十齿花 *Dipentodon sinicus* Dunn

植物名称：十齿花 *Dipentodon sinicus* Dunn

别称：长梗十齿花

植物形态：灌木或小乔木。叶纸质，卵形或长椭圆形，边缘具整齐的细锯齿，侧脉5 ~ 7对，在离叶缘较远处形成网状。聚伞花序近圆球形；苞片4 ~ 6枚，披针形或线形，早落；花白色，长2 ~ 4 mm，直径2 ~ 3 mm，与小花梗均被短毛；萼片与花瓣均为5 ~ 7枚；花丝长，基部稍扩大；子房密被毛，具较长的无毛花柱。蒴果窄椭圆形，被毛；宿存花萼、花冠呈十齿状，宿存花柱较短壮，长3 ~ 5 mm。种子椭圆形，长4 ~ 5 mm，有长2 ~ 3 mm的粗壮种柄。

生境及分布：生于山坡沟边、溪边或路旁。分布于织金、纳雍、贞丰、安龙、都匀、惠水、龙里等地。

采收加工：春季、秋季采收，切段晒干。

功能与主治：全株入药，止痛，消炎。主治跌打肿痛，风湿痹痛。

附注：该种有一定的资源量，可加以开发利用。

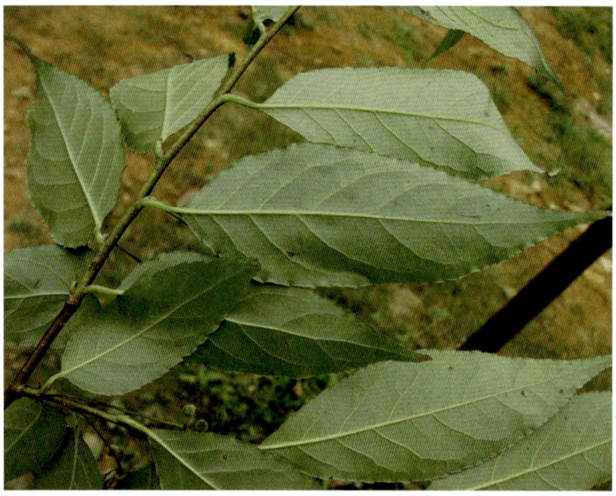

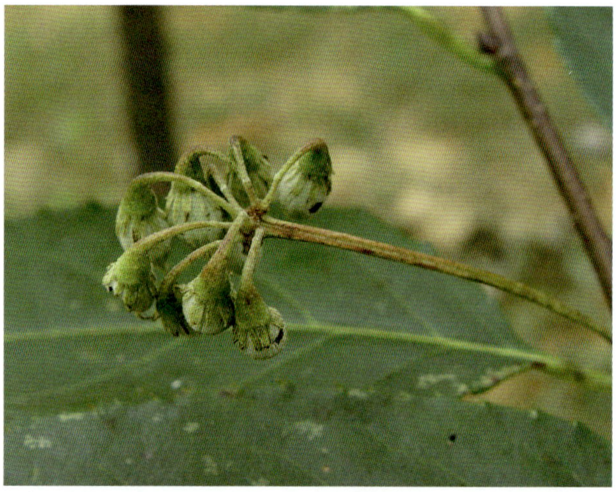

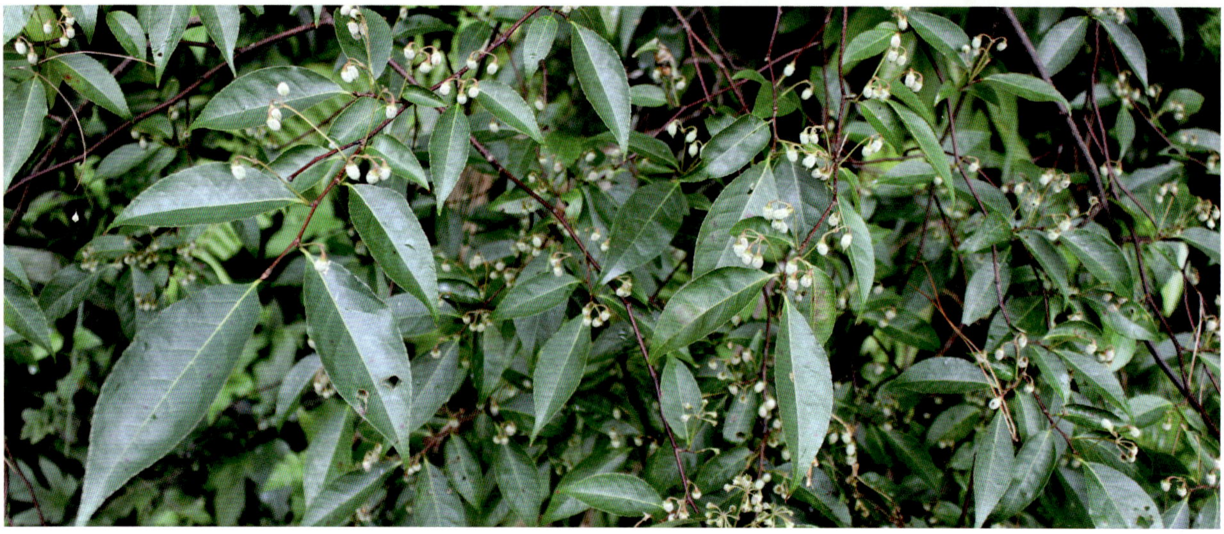

植物名称：核子木 *Perrottetia racemosa* (Oliver) Loesener

别称：大果核子木

植物形态：灌木，高1～4 m。小枝圆，具不明显棱。叶互生，纸质，长椭圆形或窄卵形，先端长渐尖，基部阔楔形或近圆形，边缘具细锯齿或近全缘。花极小，白色，多数组成窄总状聚伞花序；花5数，雌雄异株。雄花直径约3 mm；花萼、花瓣紧密排列，均具缘毛，花瓣稍大；花盘平薄；雄蕊着生于花盘边缘；花丝细长；子房细小不育。果序长穗状，长4～7 cm；浆果红色，近球形，直径约3 mm。种子每室1～2枚，细小。

生境及分布：生于海拔400～1200 m的山坡林中或灌丛中。分布于梵净山及德江、沿河、雷山、紫云、册亨、三都、荔波，以及遵义等地。

采收加工：5—7月采收，切段晒干。

功能与主治：茎叶入药，祛风除湿。主治风湿痹痛。

附注：该种分布区域广，有一定的资源量，可加以开发利用。

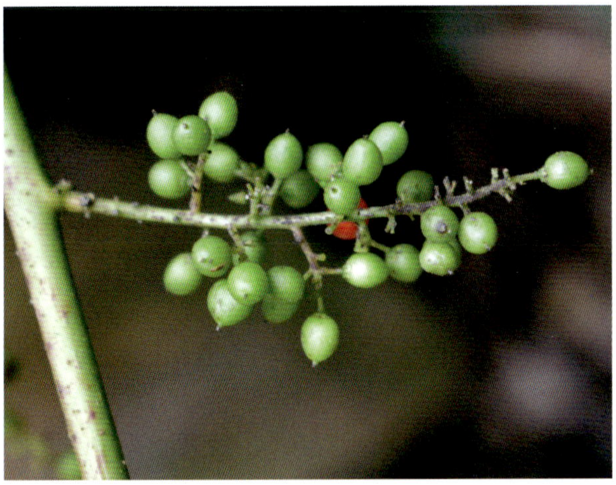
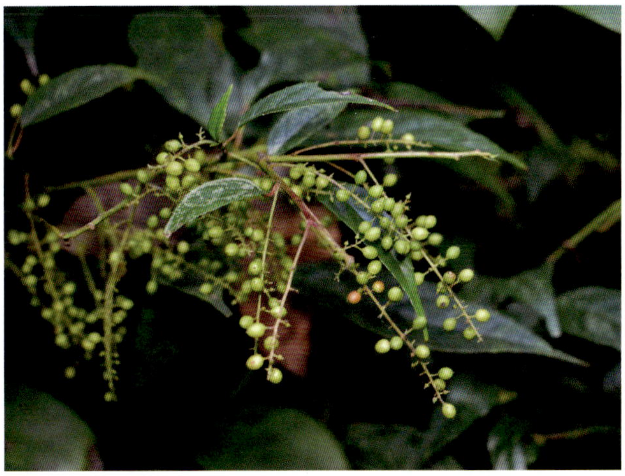
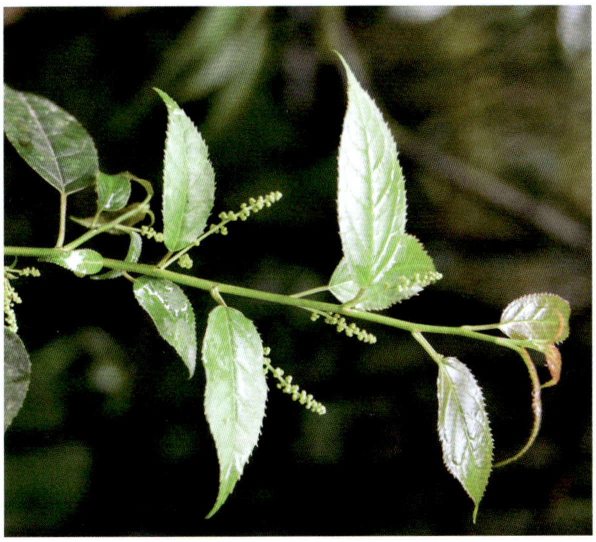
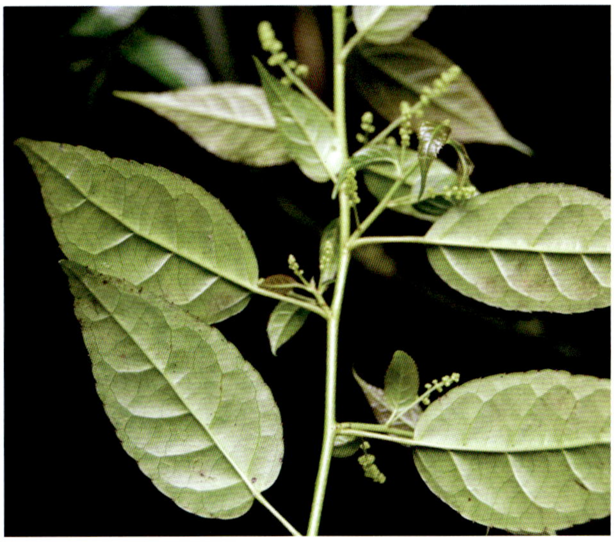

槭树科 Aceraceae

乔木或灌木，落叶，稀常绿。冬芽具多数覆瓦状排列的鳞片，稀具2或4枚对生的鳞片。叶对生，具叶柄，无托叶，单叶，稀羽状或掌状复叶，不裂或掌状分裂。花序伞房状、穗状或聚伞状；花序的下部常有叶；花小，绿色或黄绿色，稀紫色或红色，整齐，两性、杂性或单性，雄花与两性花同株或异株；萼片4或5枚；花瓣4或5枚，稀不发育；花盘环状或褥状或出现裂纹；雄蕊4～12枚，通常8枚；子房上位，2室，花柱2裂仅基部连合，稀大部分连合，柱头常反卷；子房每室具2枚胚珠，每室仅1枚发育。小坚果常有翅。

本科有2属约131种，主要分布于亚洲、欧洲、美洲。中国有2属约101种。

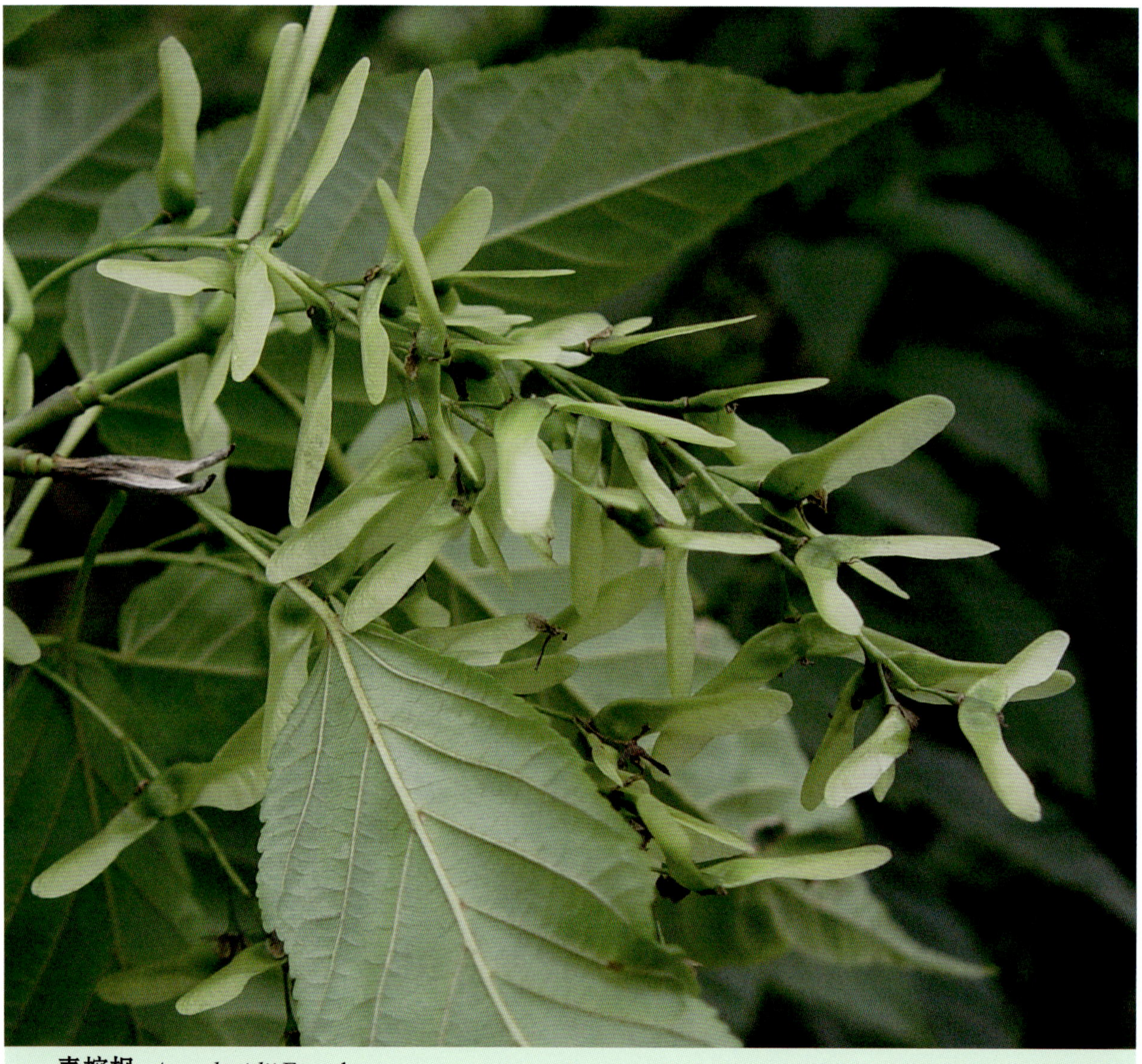

青榨枫 *Acer davidii* Franchet

植物名称：三角枫 *Acer buergerianum* Miquel

别称：三角槭

植物形态：落叶乔木。叶纸质，椭圆形或倒卵形，长6～10 cm，基部近圆形或楔形，上面深绿色，下面黄绿色或淡绿色，被白粉，略被毛，通常3浅裂，裂片向前延伸，稀全缘，裂片间的凹缺钝尖；初生脉3条。花多数，常组成顶生被短柔毛的伞房花序；萼片5枚，黄绿色，卵形，无毛；花瓣5枚，淡黄色，狭窄披针形或匙状披针形，先端钝圆；雄蕊8枚；花盘无毛；子房密被淡黄色长柔毛；花柱2裂。翅果黄褐色；小坚果特别凸起，直径约6 mm；翅与小坚果共长2～2.5 cm，中部最宽，基部狭窄，张开呈锐角或近于直立。花期4月，果期8月。

生境及分布：生于海拔1500 m以下的混交林中。分布于荔波、沿河、福泉、惠水、龙里，以及贵阳等地。

采收加工：根夏季、秋季采挖，洗净，切片鲜用或晒干。树皮夏季、秋季剥取，晒干。

功能与主治：根、树皮入药，祛风除湿，止痛接骨。主治风湿性关节炎，骨折。

附注：该种分布区域较广，有一定产藏量，可加以开发利用。

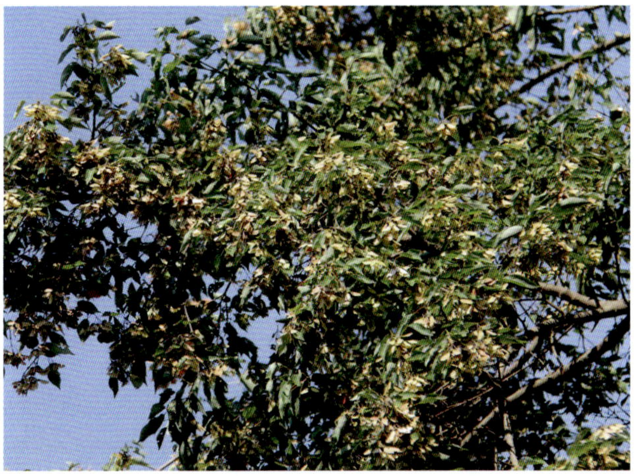

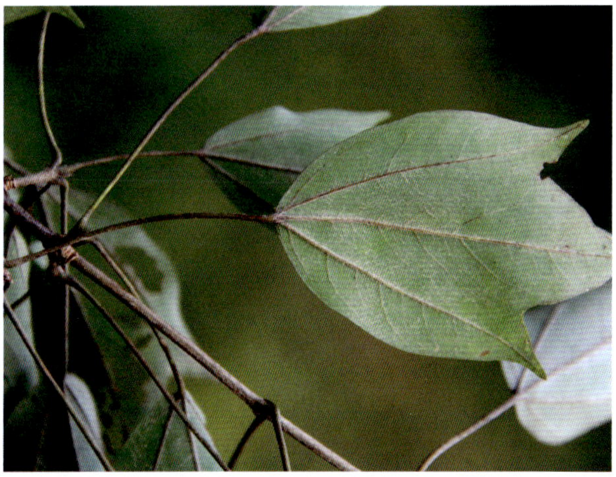

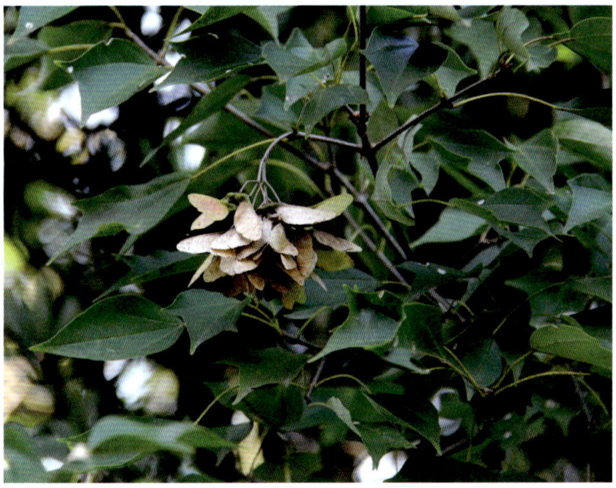

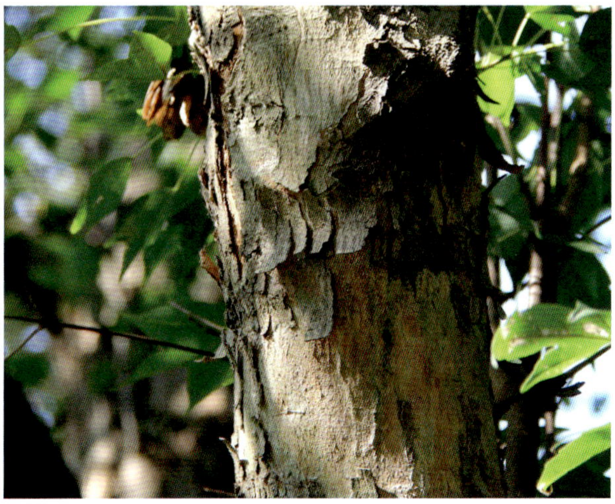

植物名称：樟叶枫 *Acer coriaceifolium* H. Léveillé

别称：樟叶槭

植物形态：常绿乔木，常高10 m左右，稀达20 m。树皮淡黑褐色或淡黑灰色。小枝被浓密的茸毛；多年生枝淡红褐色或褐黑色，近于无毛。叶全缘或近于全缘，上面绿色，无毛，下面淡绿色或淡黄绿色，被白粉和淡褐色茸毛；主脉在上面凹下，在下面凸起；侧脉3～4对，在上面微凹下，最下一对侧脉由叶的基部生出，与中肋在基部共成3条脉；叶柄淡紫色，被茸毛。翅果淡黄褐色，常组成被茸毛的伞房果序；小坚果凸起，长约7 mm，宽约4 mm；翅和小坚果共长2.8～3.2 cm。

生境及分布：生于海拔500～1000 m的阔叶林中。分布于黎平、锦屏、荔波等地。

采收加工：根夏季、秋季采挖，洗净，切片鲜用或晒干。树皮全年均可剥取，洗净，晒干。

功能与主治：根、树皮入药，祛风除湿，止痛接骨。主治风湿关节痛，骨折。

附注：该种分布区域狭窄，产藏量小，应加以保护。

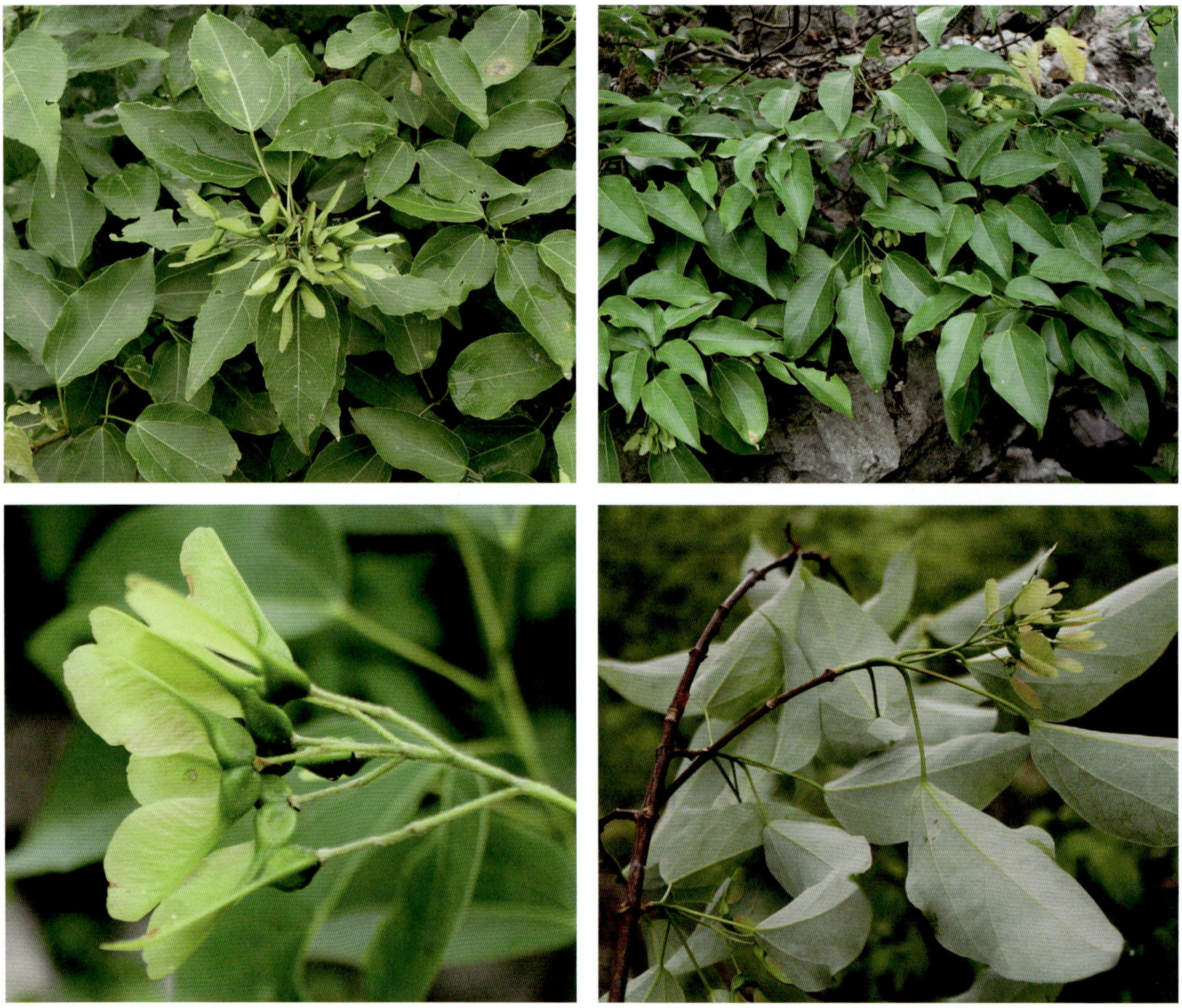

植物名称：青榨枫 *Acer davidii* Franchet

别称：青榨槭、青虾蟆、青蛙腿

植物形态：落叶乔木，常高10～15 m，稀达20 m。树皮黑褐色或灰褐色，常纵裂呈蛇皮状。小枝无毛；冬芽腋生，长卵圆形。叶纸质，长圆状卵形或近长圆形，边缘具不整齐的钝圆齿；叶柄嫩时被红褐色短柔毛，老后脱落。花黄绿色，杂性，雄花与两性花同株，组成下垂的总状花序，通常9～12朵组成长4～7 cm的总状花序。翅果嫩时淡绿色，成熟后黄褐色；翅宽1～1.5 cm，连同小坚果共长2.5～3 cm，开展呈钝角或近水平。花期4月，果期9月。

生境及分布：生于海拔600～1800 m的林中或山脚湿润处稀林中。分布于江口、松桃、锦屏、黎平、从江、榕江、雷山、纳雍、水城、普定、兴义、册亨、望谟、普安、惠水、都匀、正安、赤水、道真、绥阳，以及贵阳等地。

采收加工：根夏季、秋季采挖，洗净，切片鲜用或晒干。树皮全年均可剥取，洗净，晒干。

功能与主治：根、树皮入药，祛风除湿，散瘀止痛，消食健脾。主治风湿痹痛，肢体麻木，关节不利，跌打损伤，泄泻，痢疾，小儿消化不良。

附注：该种分布区域广，产藏量大，可加以开发利用。

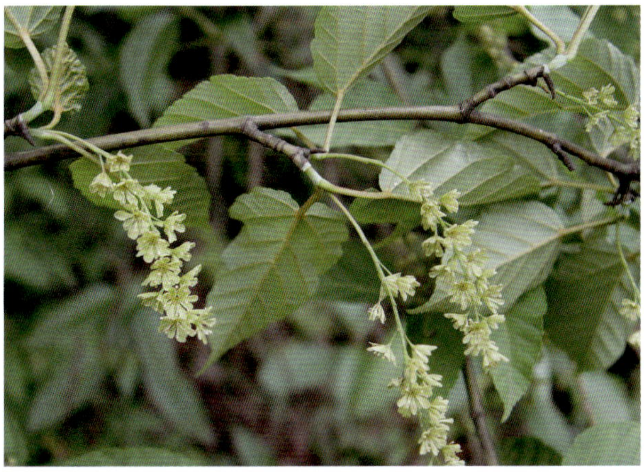
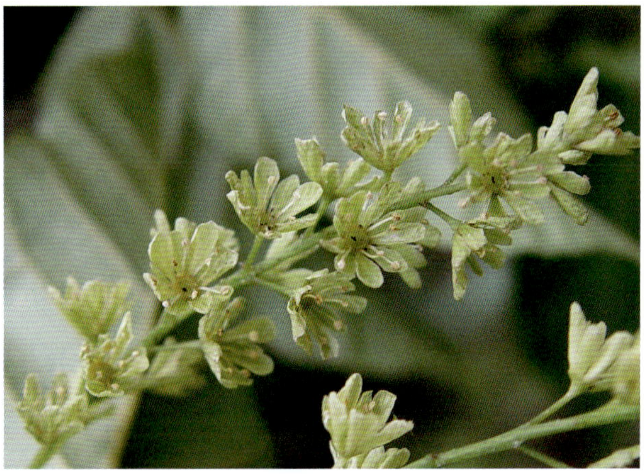
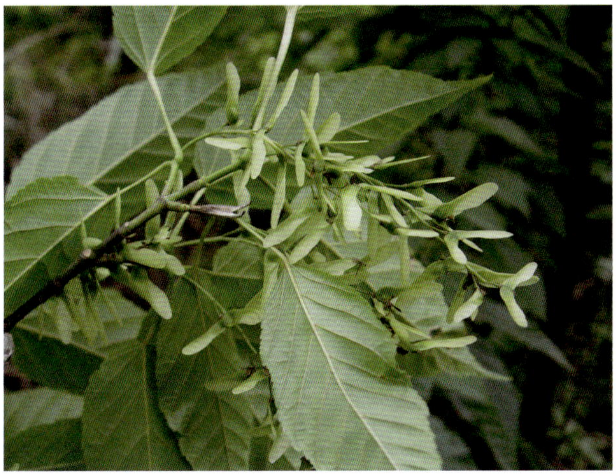
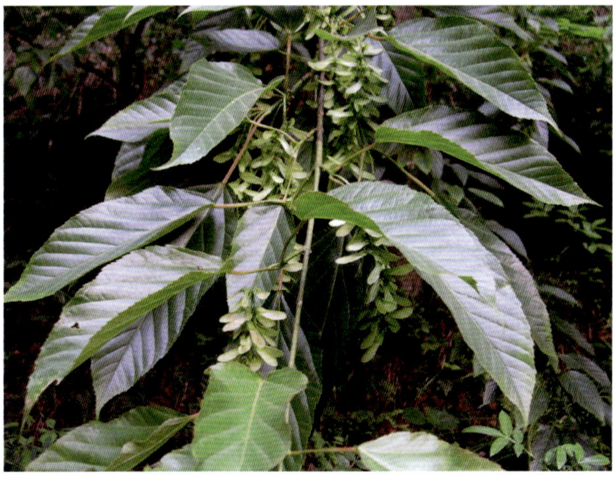

植物名称：毛花枫 *Acer erianthum* Schwerin

别称：阔翅槭

植物形态：落叶乔木，常高8～10 m，稀达15 m。小枝无毛；鳞片6枚，边缘有纤毛。叶纸质，基部近圆形或截形，稀心形，常5裂，稀7裂，裂片卵形或三角状卵形，先端锐尖，边缘具尖锐的锯齿。花单性，多数组成直立而被柔毛或无毛的圆锥花序；萼片5或4枚，黄绿色，卵形或阔卵形，先端钝圆，外侧无毛，内侧被长柔毛，近边缘处密；花梗被疏柔毛或无毛。翅果嫩时紫绿色，成熟时黄褐色；小坚果特别凸起，近球形，脉纹显著，嫩时密被长柔毛，翅和小坚果共长2.5～3 cm。花期5月，果期9月。

生境及分布：生于海拔1100～1550 m的林中。分布于江口、印江、雷山、黎平等地。

采收加工：夏季、秋季采挖，洗净，切片晒干。

功能与主治：根入药，清热解毒，祛风除湿。主治痈疽，丹毒，无名肿毒，湿疹，小儿头疮，风湿痹痛，跌打损伤。

附注：该种有一定的资源量，可加以开发利用。

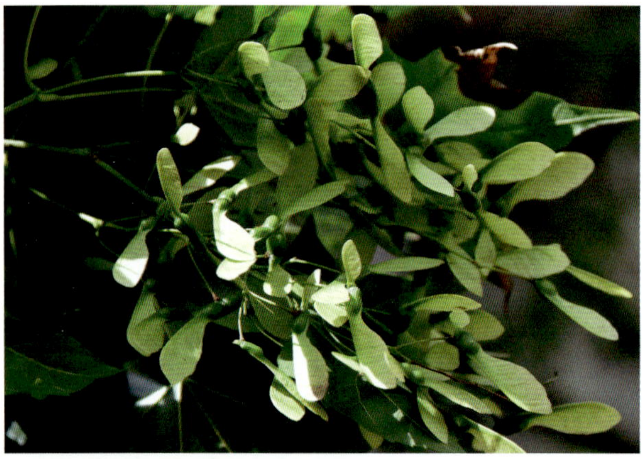
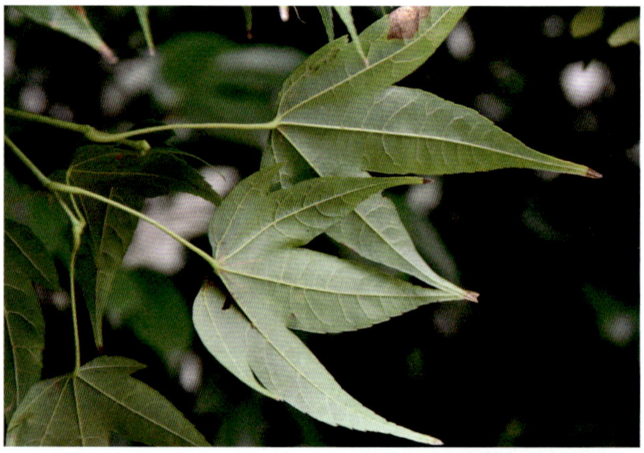
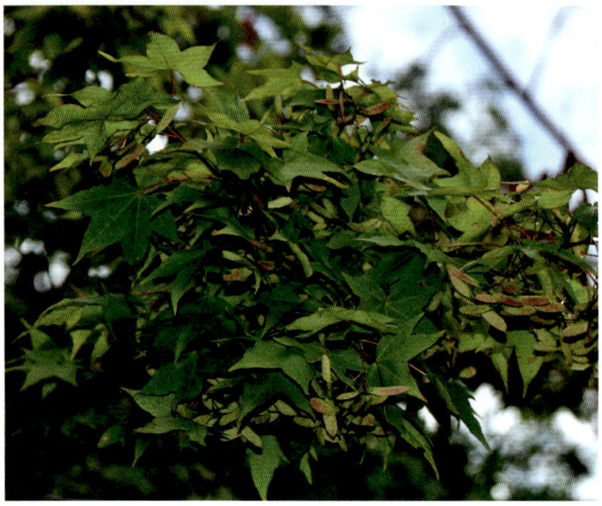
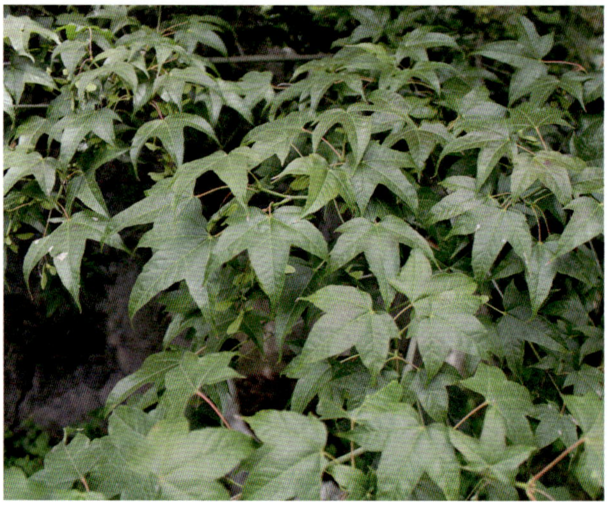

植物名称：罗浮枫 *Acer fabri* Hance

别称：红翅槭、毛梗罗浮槭、红果罗浮槭、大果罗浮槭

植物形态：常绿乔木，常高10 m。树皮灰褐色或灰黑色，小枝无毛。叶革质，披针形、长圆状披针形或长圆状倒披针形，全缘，基部楔形或钝形；叶柄细，无毛。花杂性，雄花与两性花同株，常组成无毛或嫩时被茸毛的紫色伞房花序；萼片5枚，紫色，微被短柔毛；花瓣5枚，白色，倒卵形，略短于萼片；花柱短，柱头平展。翅果嫩时紫色，成熟时黄褐色或淡褐色；小坚果凸起，直径约5 mm；翅与小坚果共长3 ~ 3.4 cm，宽8 ~ 10 mm，张开呈钝角；果梗细长，长1 ~ 1.5 cm，无毛。花期3—4月，果期9月。

生境及分布：生于海拔800 ~ 1500 m的阔叶林边。分布于江口、施秉、锦屏、黎平、纳雍、普定、惠水、平塘、独山、荔波、绥阳、赤水、习水、正安等地。

采收加工：夏季采收，晒干。

功能与主治：果实入药，清热解毒。主治咽喉肿痛，声音嘶哑，肝炎，肺结核。

附注：该种分布区域广，有一定的资源量，可加以开发利用。

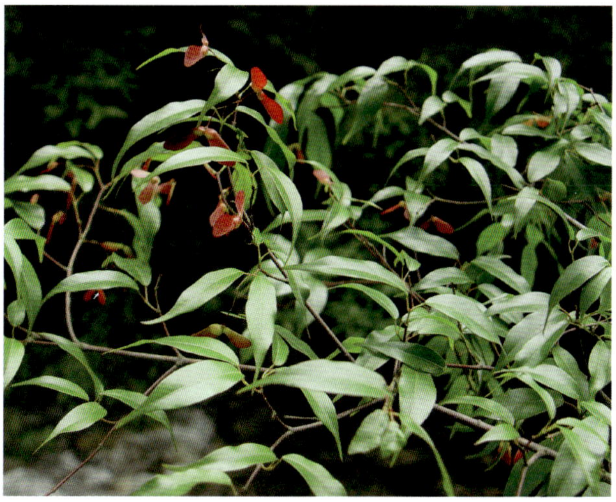

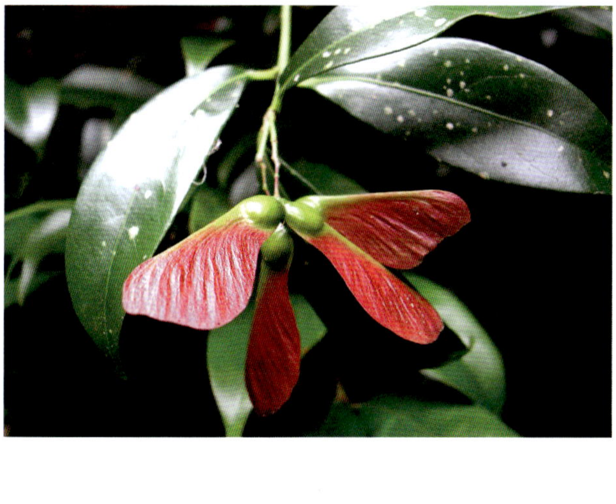

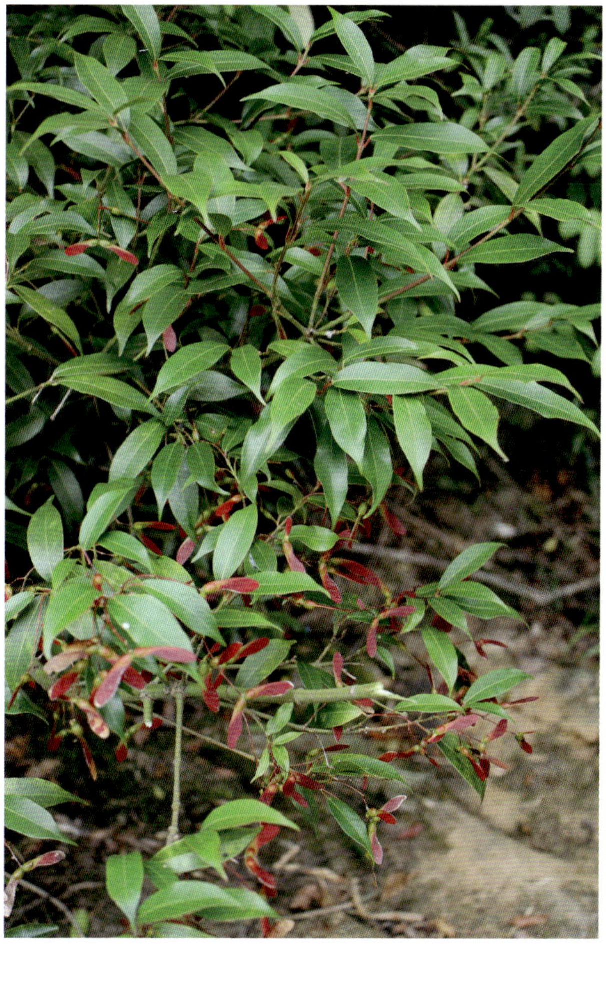

植物名称：三叶枫 *Acer henryi* Pax

别称：建始槭、亨利槭、三叶槭

植物形态：落叶乔木，高约10 m。树皮浅褐色。小枝有短柔毛；冬芽细小；鳞片2枚，卵形。叶纸质，复叶由3枚小叶组成；小叶椭圆形或长圆状椭圆形，全缘或近先端有3～5枚钝锯齿，嫩时两面无毛或有短柔毛。穗状花序，有短柔毛，常从2～3年生的无叶小枝旁边生出；花淡绿色，单性，雄花与雌花异株；萼片5枚，卵形；花瓣5枚，短小或不发育。翅果嫩时淡紫色，成熟后黄褐色；小坚果凸起，翅与小坚果共长2～2.5 cm，张开呈锐角或近直角；果梗长约2 mm。花期4月，果期9月。

生境及分布：生于海拔1000～1200 m的林中。分布于江口、纳雍、赫章、绥阳、习水等地。

采收加工：夏季、秋季采挖，洗净，切片晒干。

功能与主治：根入药，活络止痛。主治关节酸痛，跌打损伤，骨折。

附注：该种有一定的资源量，可加以开发利用。

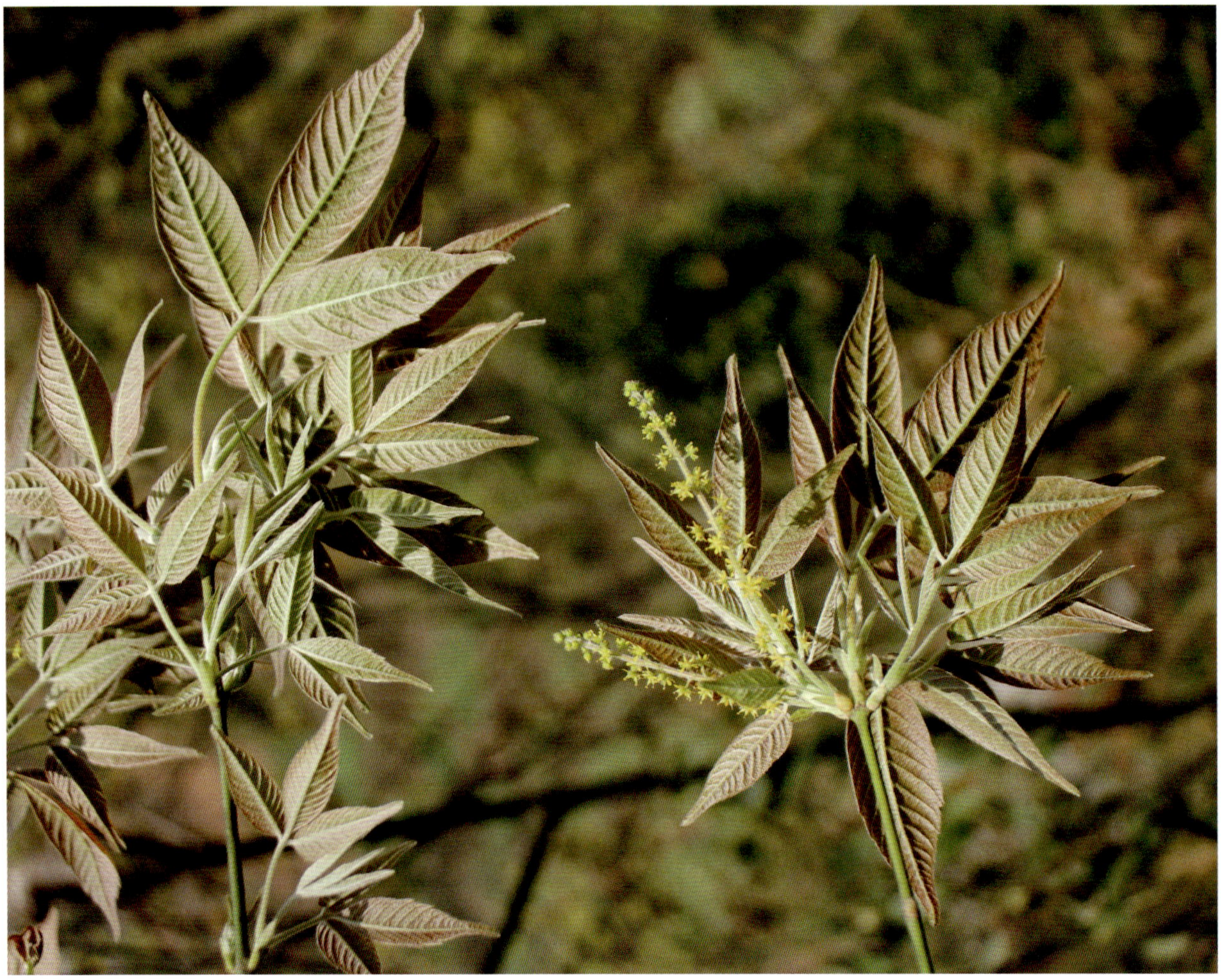

植物名称：光叶枫 *Acer laevigatum* Wallich

别称：光叶槭、网脉槭、海南槭

植物形态：常绿乔木，常高10 m左右，稀达15 m。小枝无毛。叶革质，全缘或近先端具稀疏的细锯齿，披针形或长圆状披针形；主脉在上面显著，在下面稍微凸起，侧脉7～8对；叶柄无毛。花杂性，雄花与两性花同株，组成伞房花序，无毛，顶生于着叶的小枝上；萼片5枚，淡紫绿色，长圆状卵形；花瓣5枚，白色，倒卵形；子房紫色，微被短柔毛；花柱无毛；花梗细，无毛。翅果嫩时绿色，成熟时淡黄褐色；小坚果特别凸起，椭圆形或长椭圆形，直伸或内弯，张开呈锐角至钝角。花期4月，果期8—9月。

生境及分布：生于海拔850～1500 m的常绿阔叶林中。分布于德江、印江、安龙、兴仁、赤水、绥阳等地。

采收加工：根夏季、秋季采挖，洗净，切片晒干。树皮夏季、秋季剥取，晒干。果实夏季采收，晒干。

功能与主治：根、树皮入药，祛风湿，活血；主治劳伤。果实入药，清热利咽；主治咽喉肿痛，声音嘶哑。

附注：该种有一定的资源量，可加以开发利用。

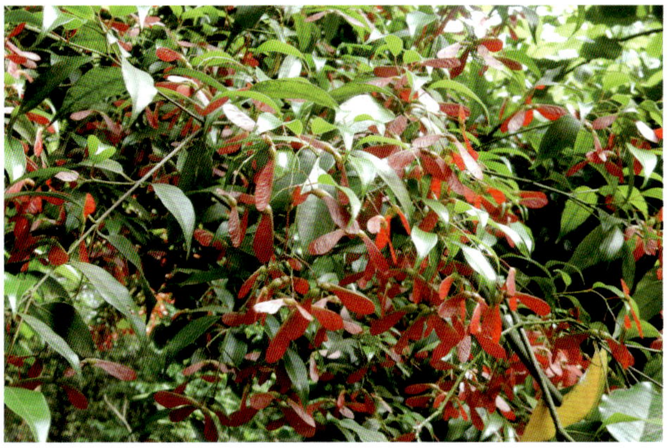

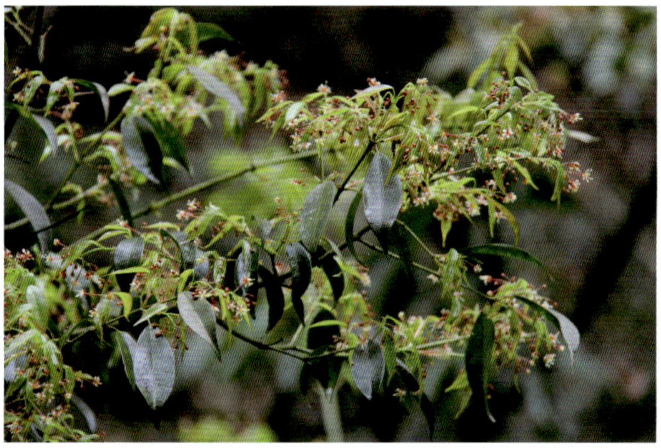

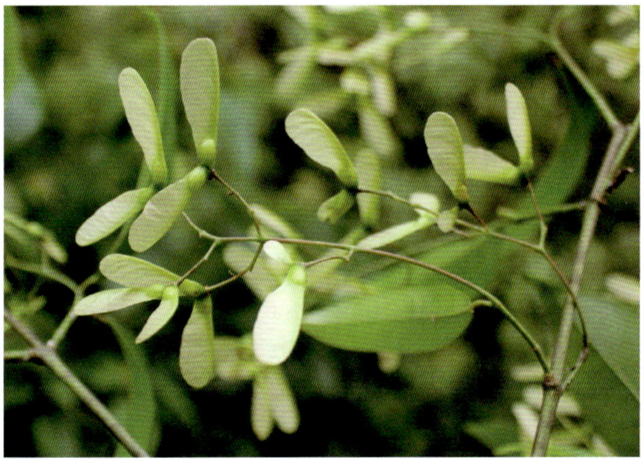

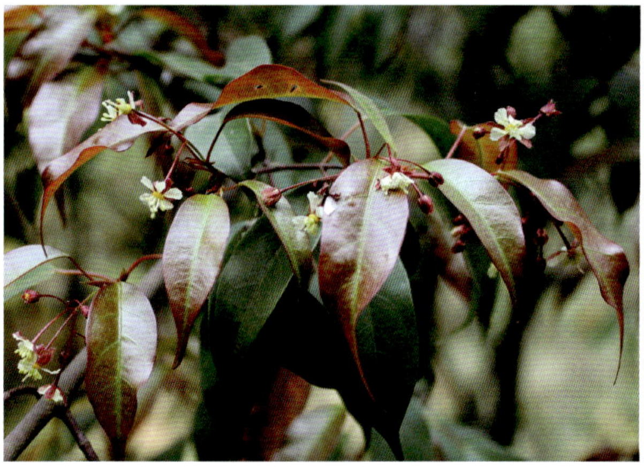

植物名称：飞蛾树 *Acer oblongum* Wallich ex Candolle

别称：飞蛾槭、鄂西飞蛾槭、异色槭

植物形态：常绿乔木，常高10 m左右，稀达20 m。树皮灰色或深灰色，粗糙，呈薄片脱落。当年生嫩枝紫色或紫绿色，近无毛；冬芽小，褐色，近无毛。叶革质，长圆状卵形，全缘，基部钝形或近圆形，先端渐尖或钝尖，下面有白粉。花杂性，绿色或黄绿色，雄花与两性花同株，常组成被短毛的伞房花序；萼片5枚，长圆形；花瓣5枚，倒卵形。翅果嫩时绿色，成熟时淡黄褐色；小坚果凸起呈四棱形；翅与小坚果共长1.8～2.5 cm，宽约8 mm。花期4月，果期9月。

生境及分布：生于常绿阔叶林中。分布于黎平、从江、三都、绥阳、赤水、道真、息烽等地。

采收加工：全年均可剥取，洗净，晒干。

功能与主治：根皮入药，祛风除湿。主治风湿性关节炎，风湿痹痛等。

附注：该种有一定的资源量，可加以开发利用。

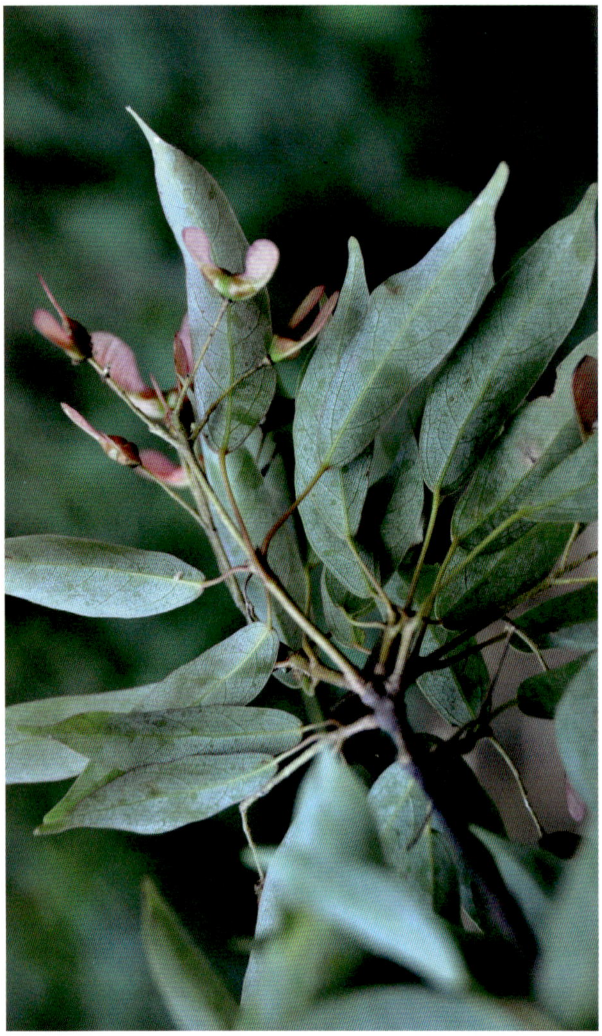

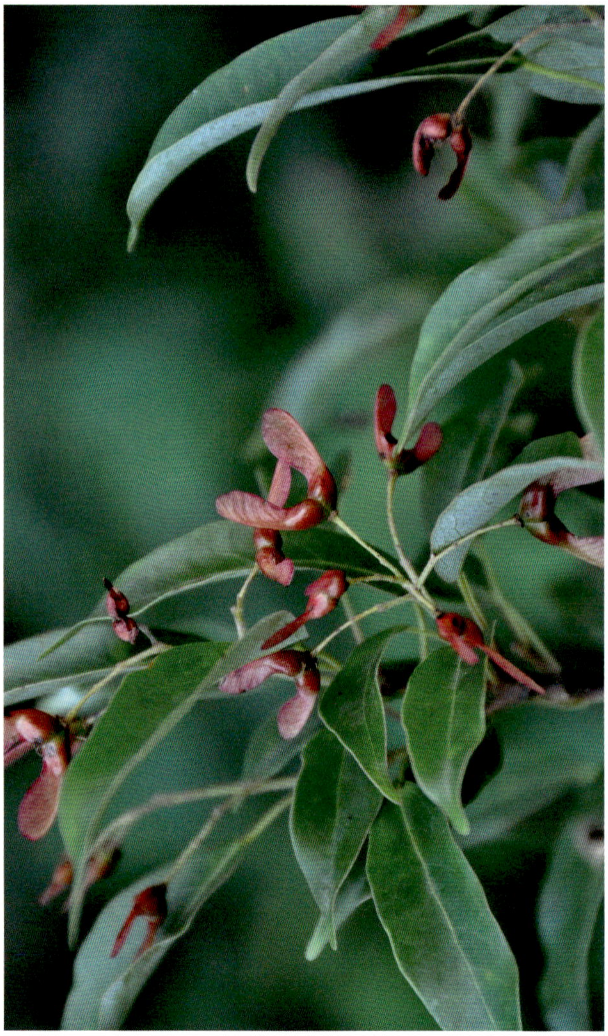

植物名称：五裂枫 *Acer oliverianum* Pax

别称：五裂槭、宁远槭

植物形态：落叶小乔木，高4～7 m。树皮平滑，淡绿色或灰褐色，常被蜡粉。小枝无毛或微被短柔毛，当年生嫩枝紫绿色，多年生老枝淡褐绿色；冬芽卵圆形。叶纸质，先端锐尖，边缘具紧密的细锯齿，裂片间的凹缺锐尖，深达叶片的1/3或1/2处。花杂性，雄花与两性花同株，常组成无毛的伞房花序，花与叶同时生长；萼片5枚，紫绿色，卵形或椭圆状卵形，先端钝圆；花瓣5枚，淡白色，卵形；雄蕊8枚。翅果成熟时黄褐色，镰刀形。花期5月，果期9月。

生境及分布：生于海拔1300～1600 m的阔叶林中。分布于黎平、三都、赤水、习水、正安、绥阳等地。

采收加工：夏季、秋季采收，切段晒干。

功能与主治：枝叶入药，清热解毒，理气止痛。主治疮痈，气滞腹痛。

附注：该种资源量小，应加以保护。

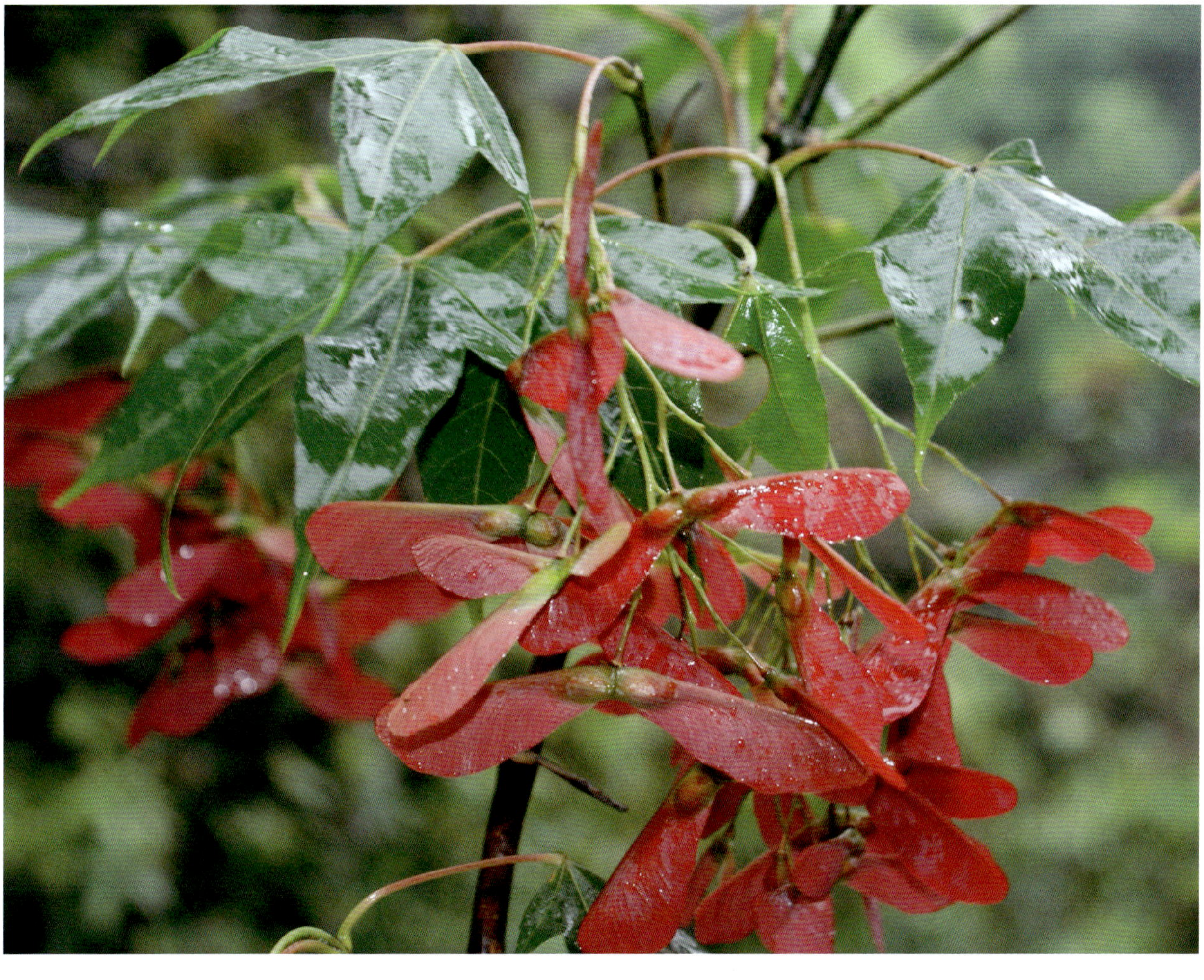

植物名称：鸡爪枫 *Acer palmatum* Thunberg

别称：鸡爪槭、七角枫

植物形态：落叶小乔木。树皮深灰色。当年生枝紫色或淡紫绿色。叶纸质，圆形，直径7～10 cm，基部心形或近心形，稀截形，掌状5～9分裂，通常7裂；上面深绿色，无毛，下面淡绿色；叶脉的脉腋被白色丛毛；叶柄细，无毛。花紫色，杂性，雄花与两性花同株，常组成无毛的伞房花序，花后叶先；萼片5枚，卵状披针形；雄蕊8枚，无毛；子房无毛，花柱长。翅果嫩时紫红色，成熟时淡棕黄色；小坚果球形；翅与小坚果共长2～2.5 cm，宽约1 cm，张开呈钝角。花期5月，果期9月。

生境及分布：生于海拔400～1200 m的林边或疏林中。分布于台江及铜仁等地。

采收加工：夏季、秋季采收，切段晒干。

功能与主治：枝叶入药，解毒消痈，行气止痛。主治痈肿，气滞腹痛。

附注：该种分布区域狭窄，产藏量小，应加以保护。

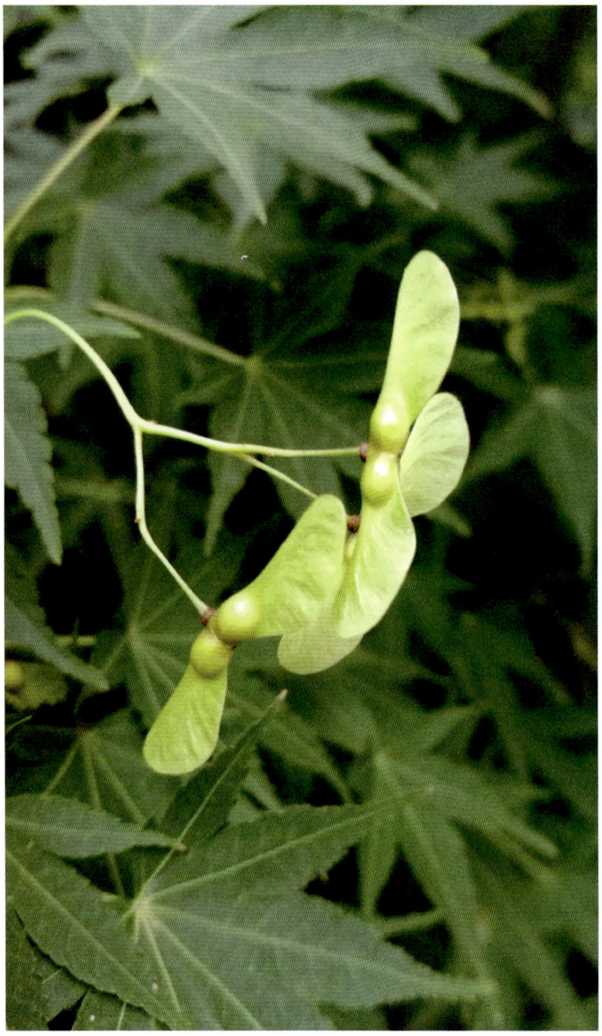

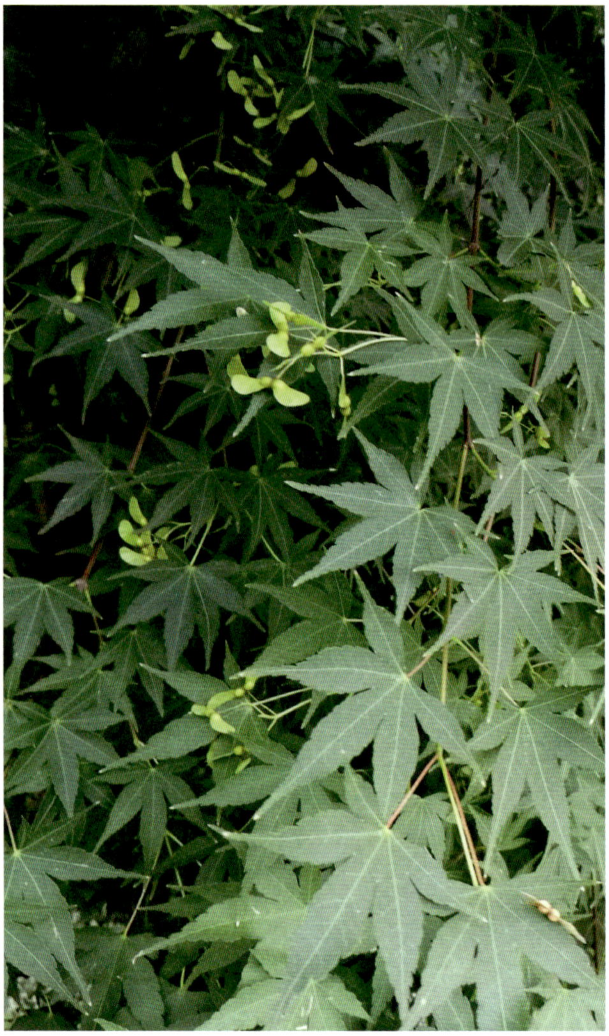

植物名称：中华枫 *Acer sinense* Pax

别称：中华槭、圆齿两色槭、多果槭

植物形态：落叶乔木，高3 ~ 5 m。树皮平滑，淡黄褐色或深黄褐色。小枝无毛，当年生枝淡绿色或淡紫绿色；冬芽小，在叶脱落以前常被膨大的叶柄基部覆盖，鳞片6枚。叶近革质，基部心形或近心形，常5裂，裂片下面有白粉。花杂性，雄花与两性花同株，常组成下垂的顶生圆锥花序；萼片5枚，淡绿色；花瓣5枚，白色。翅果淡黄色，无毛，常组成下垂的圆锥果序；小坚果椭圆形；翅宽约1 cm，翅与小坚果共长3 ~ 3.5 cm。花期5月，果期9月。

生境及分布：生于海拔1200 ~ 1800 m的阔叶林中。分布于梵净山及印江、黎平、雷山、普定、都匀、赤水、习水等地。

采收加工：根夏季、秋季采挖，洗净，鲜用。根皮夏季、秋季剥取，洗净，鲜用。

功能与主治：根、根皮入药，祛风除湿。主治扭伤，骨折，风湿痹痛。

附注：*Flora of China*将圆齿两色槭的拉丁名*Acer bicolor* F. Chun var. *serrulatum* (F. P. Metcalf) W. P. Fang处理为中华枫现用拉丁名的异名。

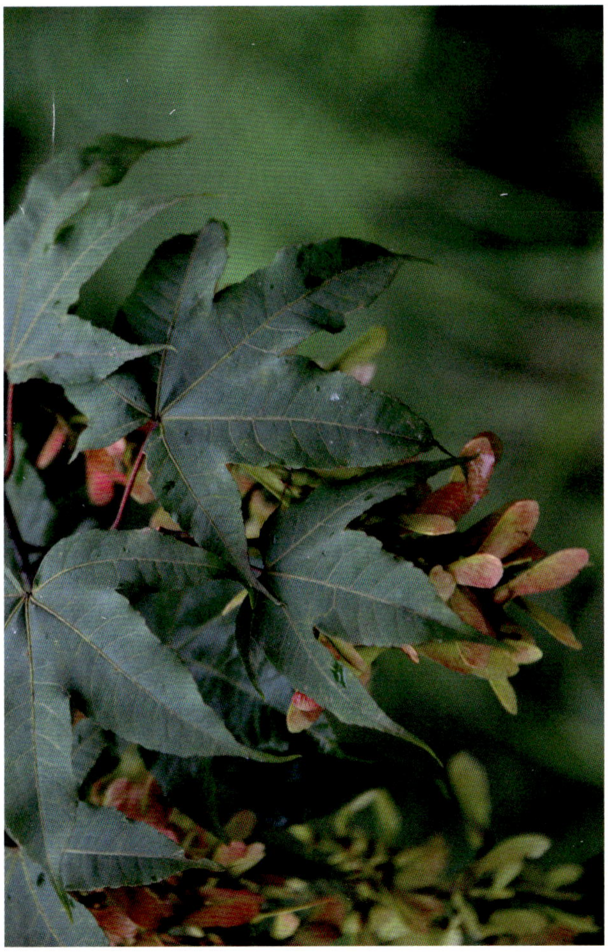

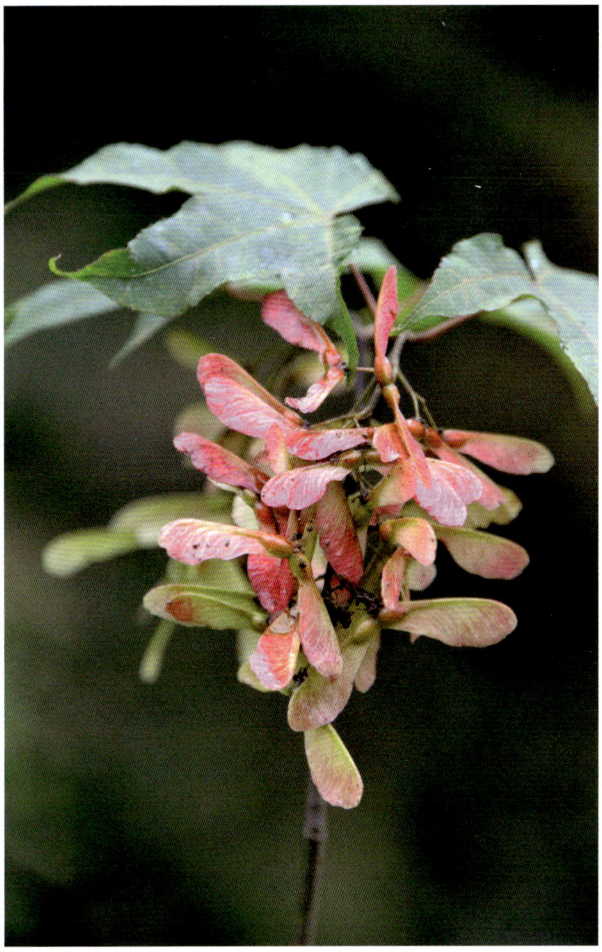

植物名称：房县枫 *Acer sterculiaceum* Wallich subsp. *franchetii* (Pax) A. E. Murray

别称：富氏槭、山枫香树、房县槭

植物形态：落叶乔木。冬芽卵圆形，外部的鳞片紫褐色。叶纸质，稀圆形，通常3裂，稀5裂，边缘有稀疏而不规则的锯齿；叶柄嫩时有短柔毛，老后陆续脱落而呈无毛状。总状花序或圆锥总状花序，自小枝旁边无叶处生出；花黄绿色，单性，雌雄异株；萼片5枚，长卵形；花瓣5枚，与萼片等长；雄蕊8枚。小坚果特别凸起，近于球形；翅镰刀形，连同小坚果共长4～4.5 cm，张开呈锐角；果梗长1～2 cm，有短柔毛，老时脱落。花期5月，果期9月。

生境及分布：生于海拔600～1500 m的林中。分布于梵净山、雷公山及江口、榕江等地。

采收加工：根夏季、秋季采挖，洗净，切片晒干。树皮夏季、秋季剥取，晒干。果实夏季采收，晒干。

功能与主治：根、树皮、果实入药，祛风湿，活血，清热利咽。主治咽喉肿痛，声音嘶哑。

附注：该种在贵州分布区域狭窄，产藏量小，应加以保护。

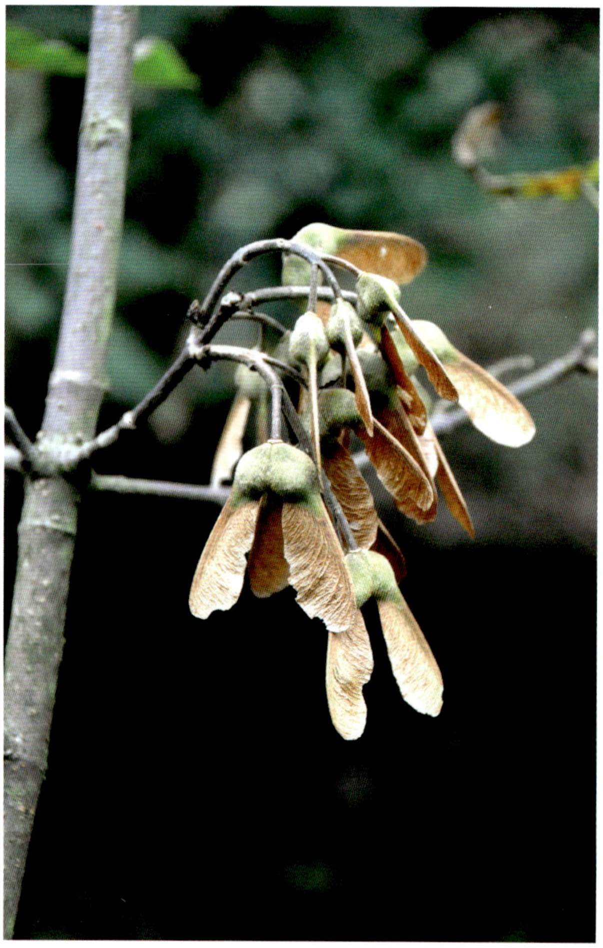

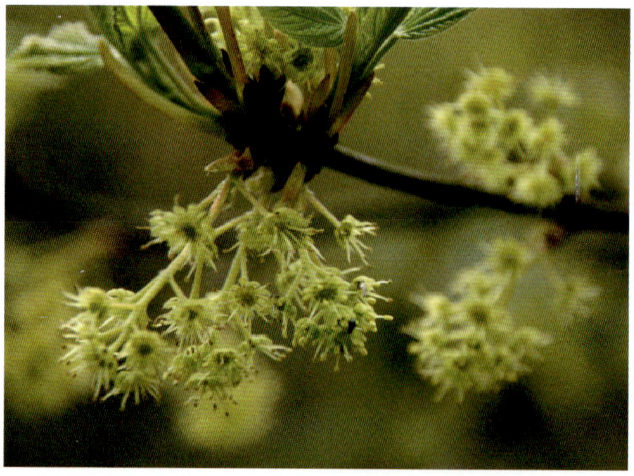

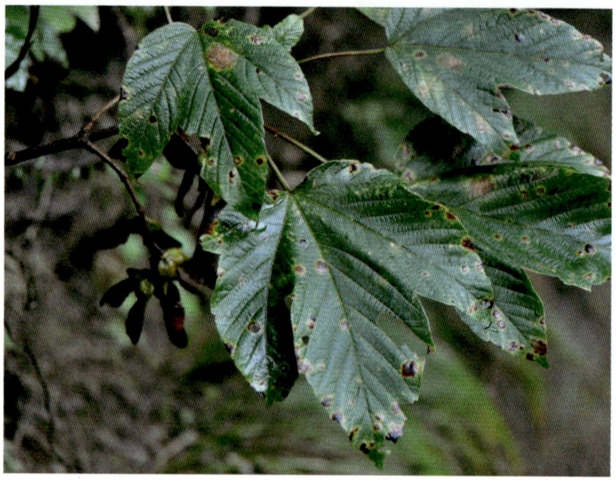

植物名称：角叶枫 *Acer sycopseoides* F. Chun

别称：角叶槭、丝栗槭

植物形态：常绿小乔木，高约6 m。树皮浅灰色；小枝细，当年生嫩枝淡黄褐色，密被黄色茸毛，多年生老枝黑色。叶革质，卵形或三角状卵形，边缘微反卷，先端通常渐尖，基部圆形，通常有2枚发育不良的侧裂片，上面淡黄绿色，无毛，下面被茸毛及白粉；初生脉3条，直伸，在上面微凹下，在下面凸起；叶柄长1 ~ 2.5 cm，粗壮，密被黄色茸毛。翅果常组成伞房果序，被黄色茸毛；小坚果凸起；翅与小坚果共长1.8 ~ 2.2 cm，张开呈钝角；果梗被短柔毛。花期不明，果期9月。

生境及分布：生于海拔600 ~ 1000 m的山坡林中。分布于荔波、独山、平塘等地。

采收加工：根夏季、秋季采挖，洗净，切片鲜用或晒干。树皮夏季、秋季剥取，洗净，晒干。

功能与主治：根、树皮入药，祛风除湿，止痛接骨。主治风湿关节痛，骨折。

附注：该种分布区域狭窄，产藏量小，应加以保护。

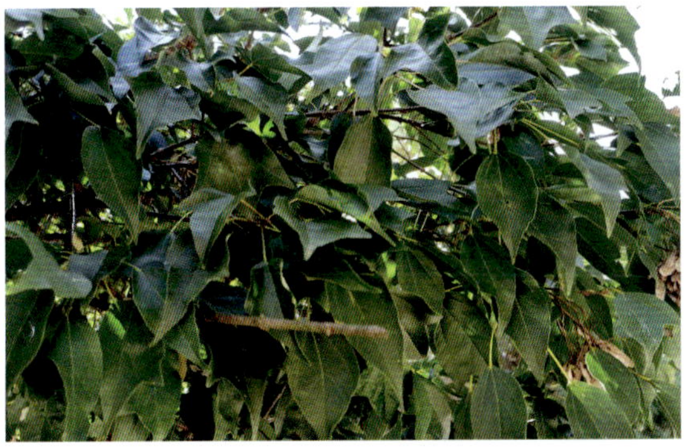

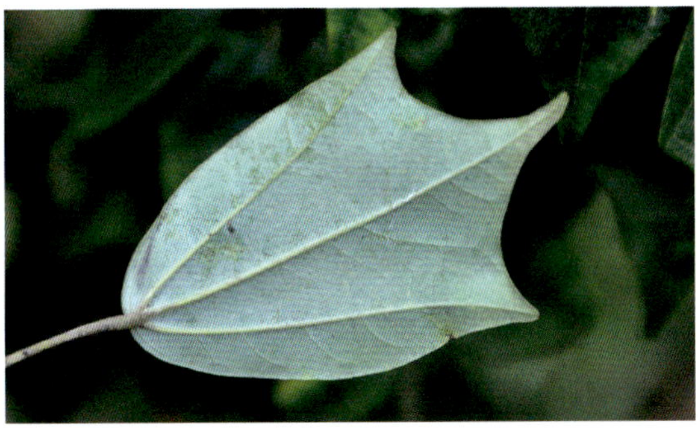

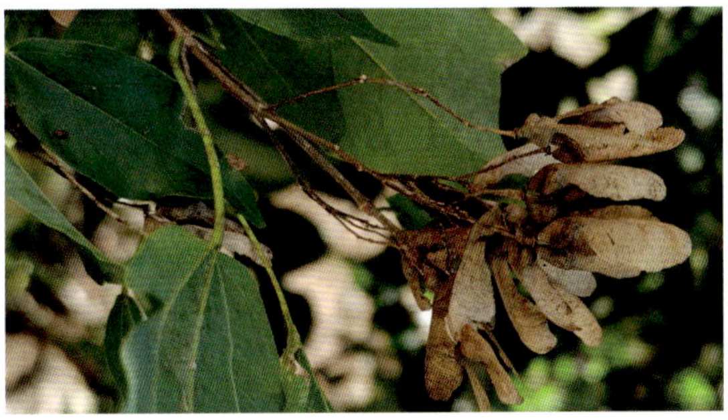

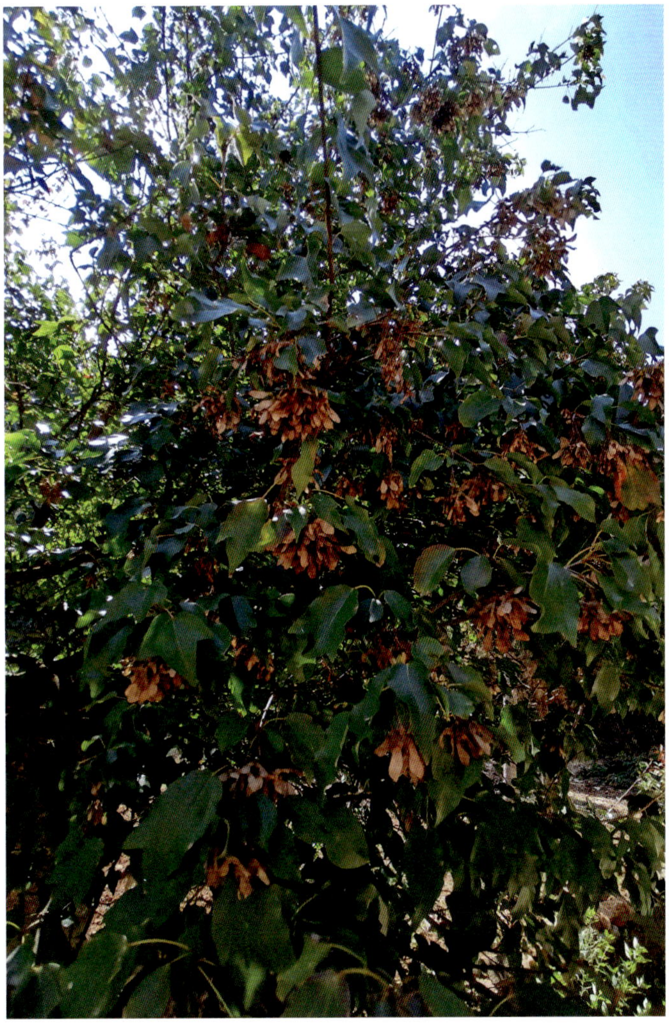

椴树科 Tiliaceae

乔木、灌木或草本。单叶互生，稀对生，具基出脉，有托叶或缺。花两性或单性，雌雄异株，辐射对称，排成聚伞花序或组成圆锥花序；苞片早落，有时大而宿存；萼片常5数；花瓣与萼片同数，分离，有时缺；内侧常有腺体，或有花瓣状退化雄蕊，与花瓣对生；雌雄蕊柄存在或缺；雄蕊多数，稀5数，离生或基部连生成束；子房上位，2~6室，有时更多，每室有胚珠1至数枚，中轴胎座；花柱单生，有时分裂，柱头锥状或盾状，常分裂。果实为核果、蒴果、裂果，有时呈浆果状或翅果状，2~10室。

本科有约52属500种，主要分布于热带、亚热带。我国有11属70种。

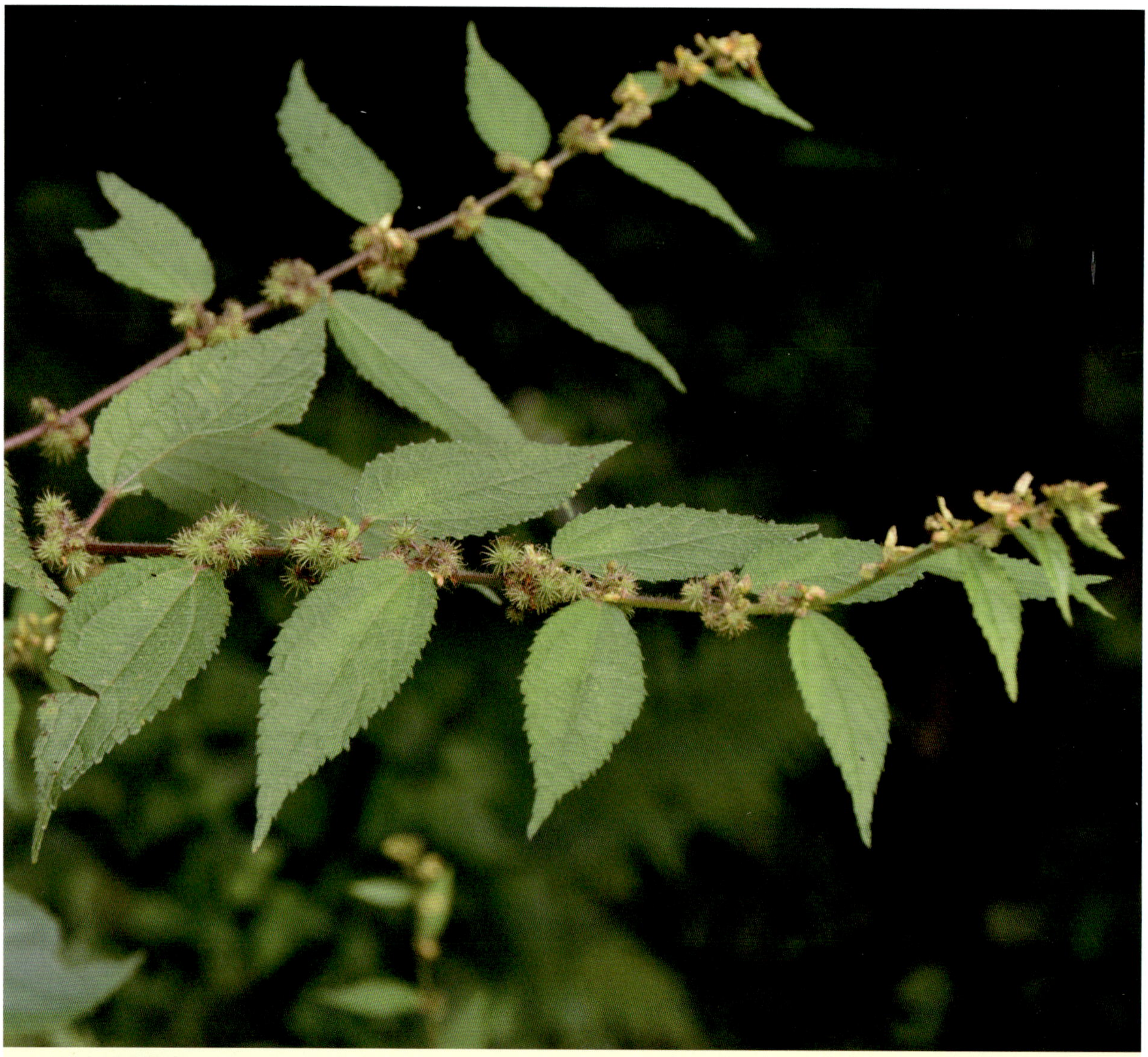

长勾刺蒴麻 *Triumfetta pilosa* Roth

植物名称：甜麻 *Corchorus aestuans* Linnaeus

别称：假黄麻

植物形态：一年生草本，高约1 m。茎红褐色，稍被淡黄色柔毛。叶卵形或阔卵形，基部圆形，两面均有稀疏的长粗毛，边缘有锯齿；基出脉5～7条。花单独或数朵组成聚伞花序生于叶腋；萼片5枚，狭窄长圆形，顶端具角，外面紫红色；花瓣5枚，与萼片近等长，倒卵形，黄色。蒴果长筒形，长约2.5 cm，直径约5 mm，具6条纵棱，其中3～4条棱呈翅状突起，顶端有3～4个向外延伸的角，角二叉，成熟时3～4瓣裂，果瓣有浅横隔。种子多数。花期夏季。

生境及分布：生于海拔450～1000 m的田地、溪边、路旁或草地。分布于镇远、册亨、兴义、荔波等地。

采收加工：9—10月采收，洗净，切段晒干。

功能与主治：全草入药，清热解暑，消肿解毒。主治中暑发热，咽喉肿痛，痢疾，小儿疳积，麻疹，跌打损伤，疥疮。

附注：该种分布区域窄，产藏量小，应加以保护。

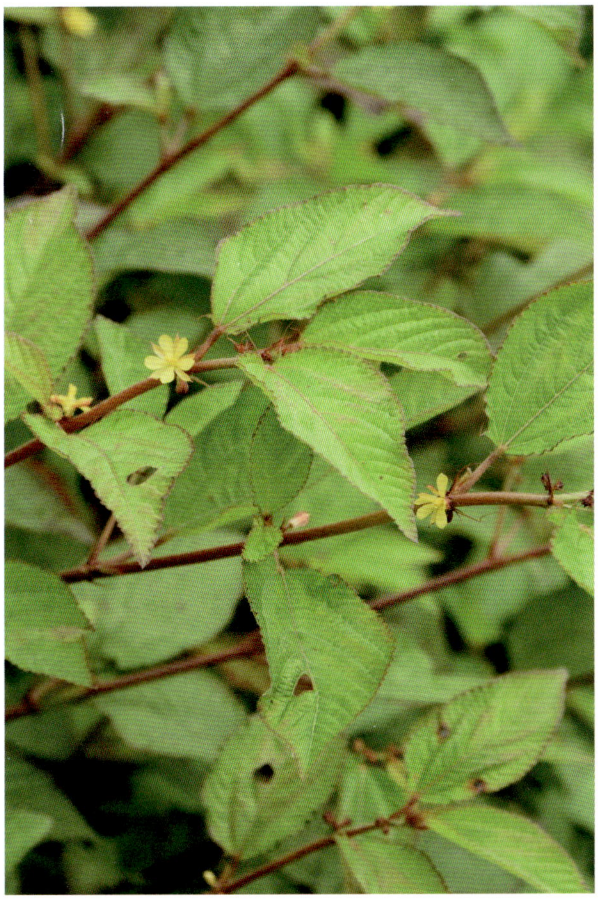

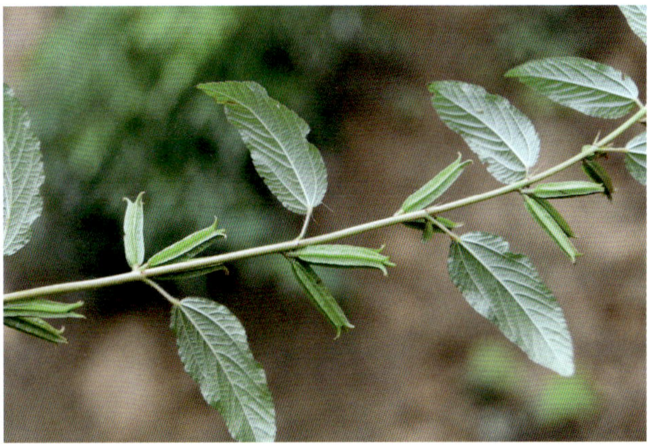

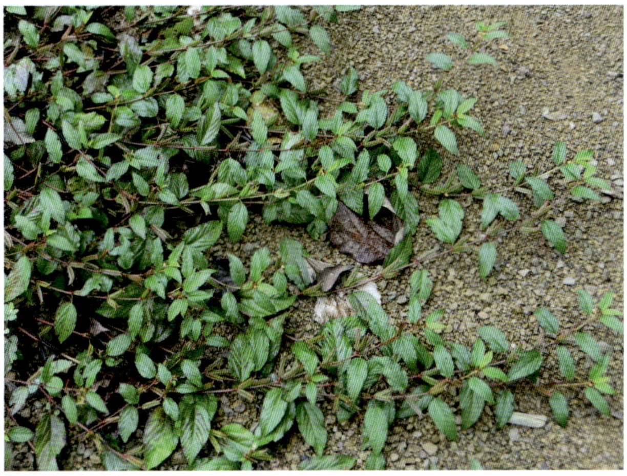

植物名称：小叶扁担杆 *Grewia biloba* G. Don var. *microphylla* (Maximowicz) Handel-Mazzetti

植物形态：灌木或小乔木，高1～4 m，多分枝。嫩枝被粗毛。叶薄革质，近圆形，长1～1.5 cm，下面有稀疏柔毛，边缘有细锯齿；基出脉3条，中脉有侧脉3～5对。聚伞花序腋生，多花；萼片狭长圆形，外面被毛，内面无毛；花瓣长1～1.5 mm；雌雄蕊柄长约0.5 mm，有毛；雄蕊长约2 mm；子房有毛；花柱与萼片齐平，柱头膨大，盘状，有浅裂。核果红色，有2～4枚分核。花期5—7月。

生境及分布：生于海拔300～600 m的山坡灌丛中。分布于印江、赤水、仁怀，以及贵阳等地。

采收加工：春季、夏季采收，晒干。

功能与主治：叶入药，健脾益气，祛风除湿。主治小儿疳积，脘腹胀满，脱肛，崩漏，带下病，风湿痹痛。

附注：该种分布区域窄，产藏量小，应加以保护。

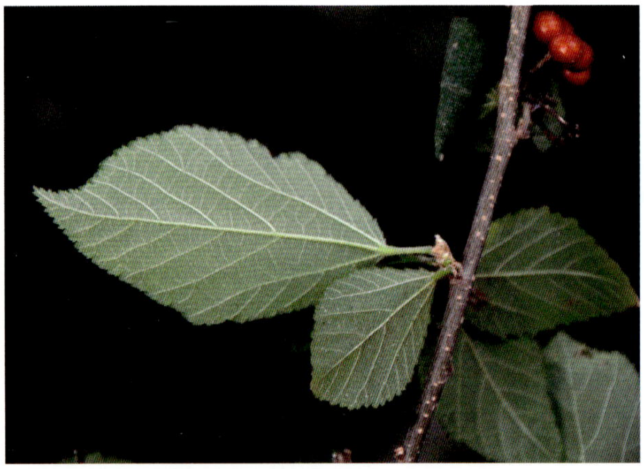
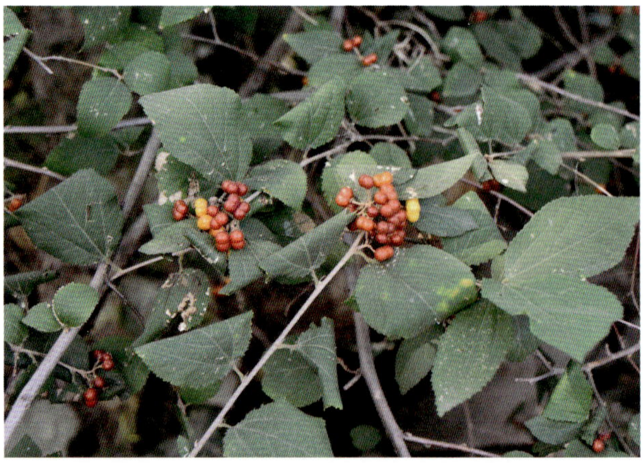
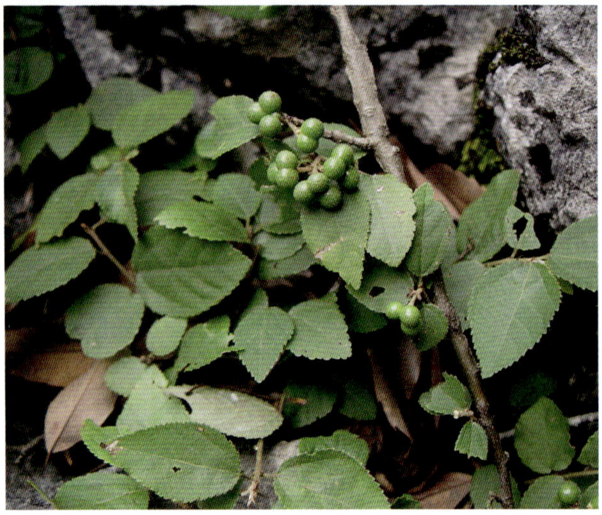
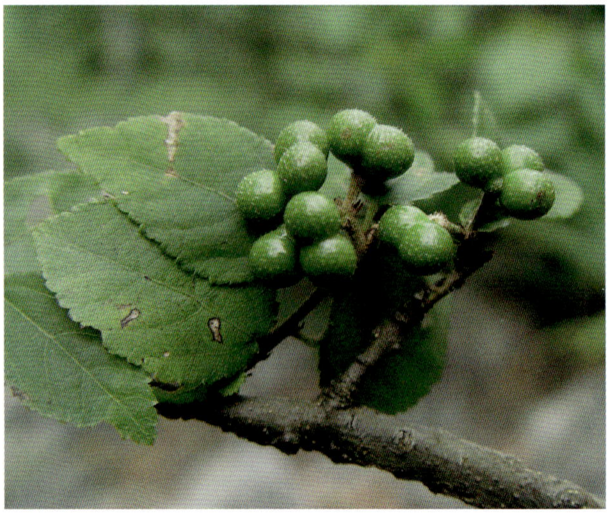

植物名称：小花扁担杆 *Grewia biloba* G. Don var. *parviflora* (Bunge) Handel-Mazzetti

植物形态：灌木或小乔木，高1～4 m，多分枝。嫩枝被粗毛。叶薄革质，椭圆形或倒卵状椭圆形，先端锐尖，基部楔形或钝，边缘有细锯齿；基出脉3条，中脉有侧脉3～5对。聚伞花序腋生，多花；花短小；花瓣长1～1.5 mm；雌雄蕊柄长约0.5 mm，有毛；雄蕊长约2 mm；子房有毛；花柱与萼片齐平，柱头膨大，盘状，有浅裂。核果红色，有2～4枚分核。花期5—7月。

生境及分布：生于海拔850～1100 m的山坡灌丛中。分布于兴义、安龙、望谟，以及铜仁、遵义等地。

采收加工：春季、夏季采收，晒干。

功能与主治：叶入药，健脾益气，祛风除湿。主治小儿疳积，脘腹胀满，脱肛，崩漏，带下病，风湿痹痛。

附注：该种有一定的资源量，可加以开发利用。

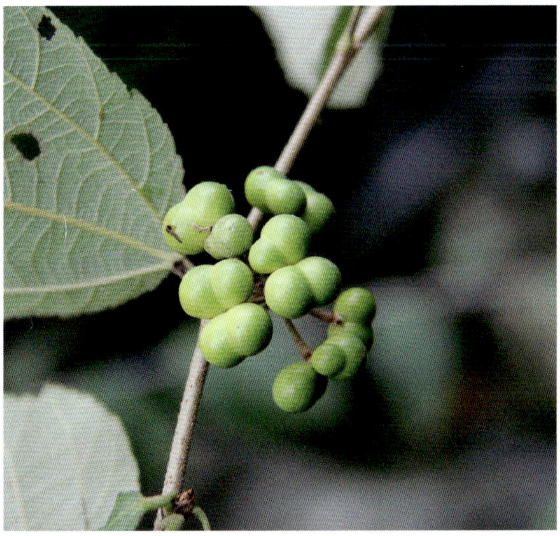

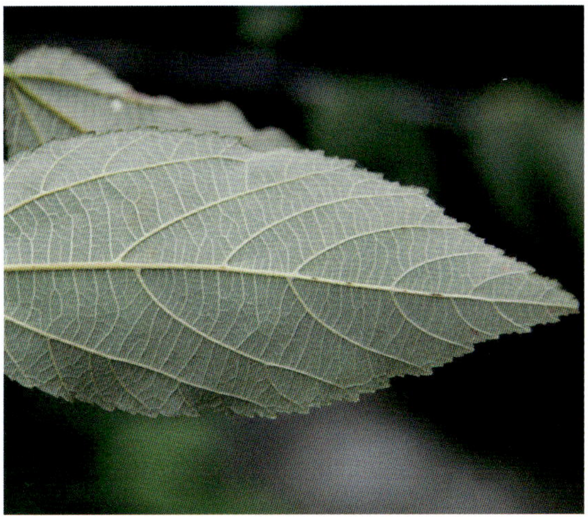

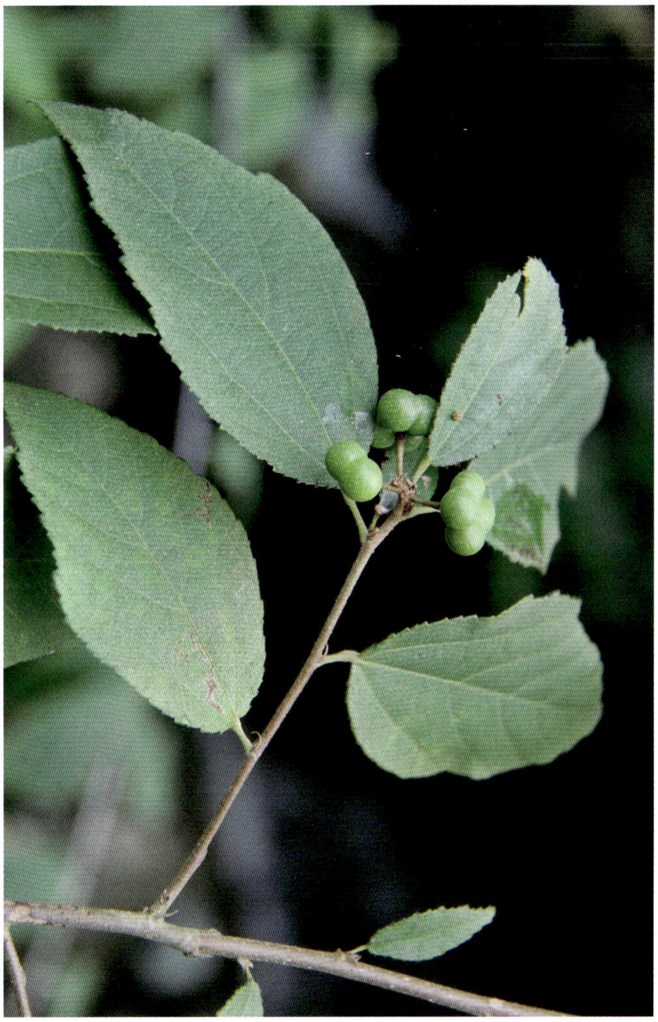

植物名称：单毛刺蒴麻 *Triumfetta annua* Linnaeus

别称：小刺蒴麻

植物形态：草本或亚灌木。叶纸质，卵形或卵状披针形，长5～11 cm，宽3～7 cm，先端尾状渐尖，基部圆形或微心形，两面有稀疏长毛，边缘有锯齿；基出脉3～5条，侧脉向上延伸超过叶片中部。聚伞花序腋生，花序梗极短；花梗长3～6 mm；苞片长2～3 mm，均被长毛；萼片长约5 mm，先端有角；花瓣比萼片稍短，倒披针形；子房被刺毛，3～4室，花柱短，柱头2～3浅裂。蒴果扁球形，有刺；刺长5～7 mm，无毛，先端有勾，基部有毛。花期秋季。

生境及分布：生于山坡路旁或草地。分布于册亨等地。

采收加工：全年均可采收，切段，鲜用或晒干。

功能与主治：全株入药，祛风除湿。主治风湿痹痛，浮肿。

附注：该种分布区域狭窄，产藏量小，应加以保护。

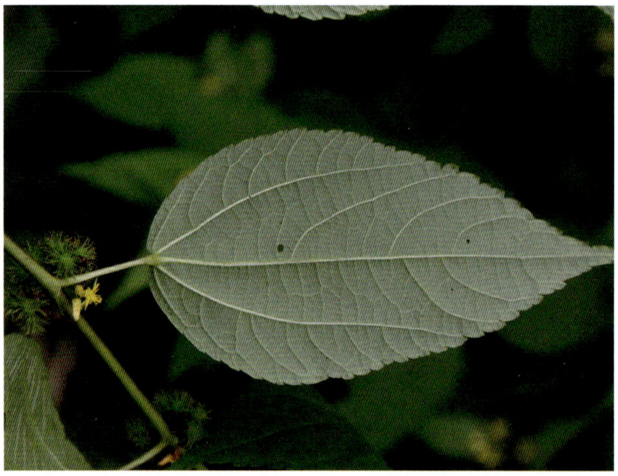
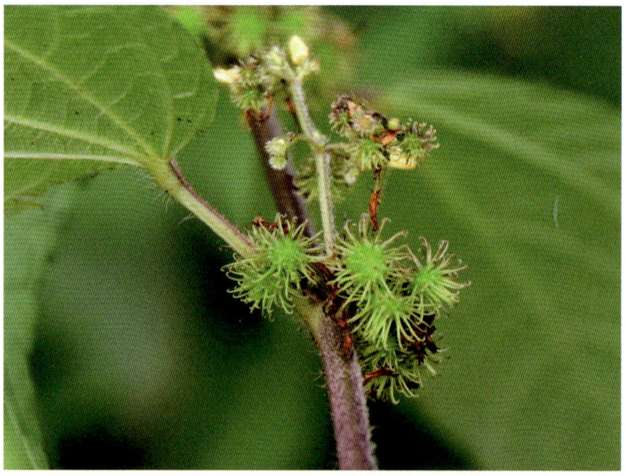
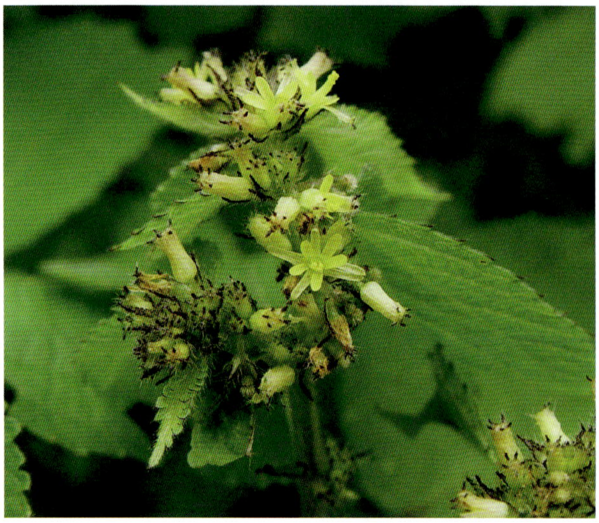
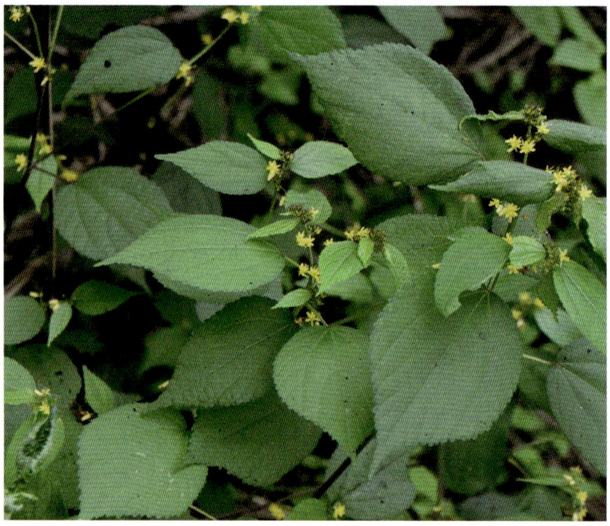

植物名称：毛刺蒴麻 *Triumfetta cana* Blume

植物形态：木质草本。叶卵形或卵状披针形，长4～8 cm，宽2～4 cm，先端渐尖，基部圆形，上面有稀疏星状毛，下面密被星状厚茸毛，边缘有不整齐的锯齿；基出脉3～5条，侧脉向上延伸超过叶片中部；叶柄长1～3 cm。聚伞花序1至数枝腋生；花序梗长约3 mm；花梗长约1.5 mm；萼片狭长圆形，长约7 mm，被茸毛；花瓣比萼片略短，长圆形，基部有短柄，柄上有睫毛；雄蕊8～10枚或稍多；子房有刺毛，4室；柱头3～5裂。蒴果球形，4爿裂开，每室有种子2枚，有刺；刺弯曲，长5～7 mm，被柔毛。花期夏秋间。

生境及分布：生于海拔300 m左右的平地或灌丛中。分布于紫云、兴义、望谟、册亨、罗甸等地。

采收加工：全年均可采收，洗净，切段晒干。

功能与主治：全草入药，祛风除湿，利尿消肿。主治风湿痹痛，浮肿，痢疾，石淋。

附注：该种分布区域狭窄，产藏量小，应加以保护。

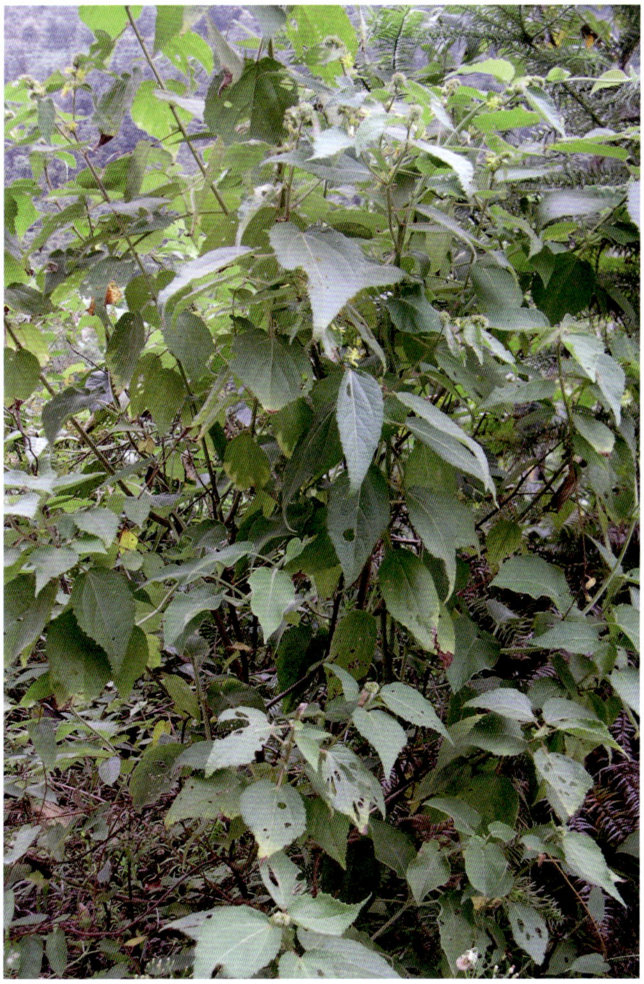

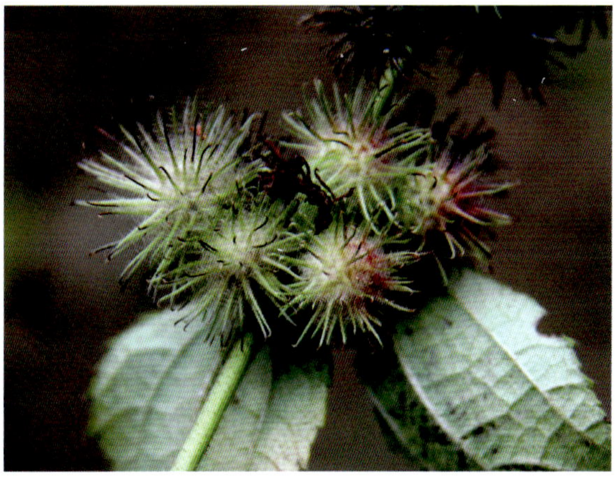

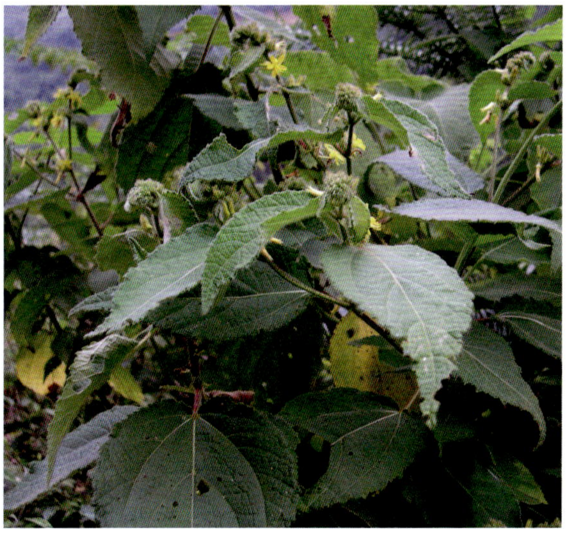

植物名称：长勾刺蒴麻 *Triumfetta pilosa* Roth

植物形态：木质草本或亚灌木。叶厚纸质，卵形或长卵形，长3～7 cm，先端渐尖或锐尖，基部圆形或微心形，上面有稀疏星状茸毛，下面密被黄褐色厚星状茸毛，边缘有不整齐的锯齿；基出脉3条，侧脉向上延伸超过叶片中部；叶柄长1～2 cm。聚伞花序1至数枝腋生，花序梗长5～8 mm；花梗长3～5 mm；苞片披针形，长约1 mm；萼片狭披针形，长约7 mm，先端有角，被毛；花瓣黄色，与萼片等长；雄蕊10枚；子房被毛。蒴果有刺；刺长8～10 mm，被毛，先端有勾。花期夏季。

生境及分布：生于海拔700～1200 m的干燥坡地的灌丛中。分布于册亨、兴义、安龙、普安，以及贵阳等地。

采收加工：根秋季、冬季采挖，洗净切片，晒干。叶春季采收，晒干。

功能与主治：根、叶入药，活血行气，散瘀消肿。主治月经不调，症瘕疼痛，跌打损伤。

附注：该种有一定的资源量，可加以开发利用。

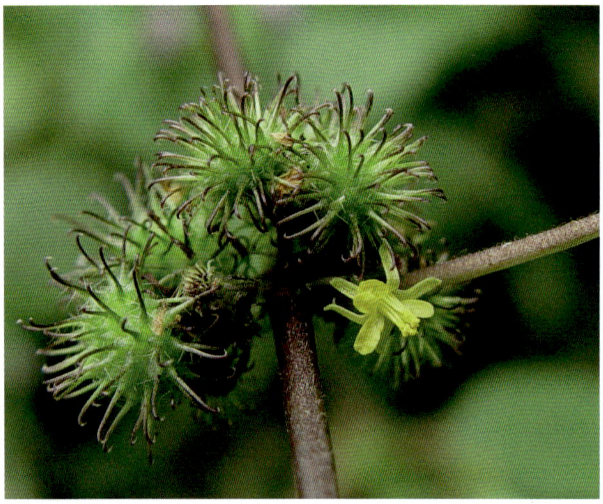
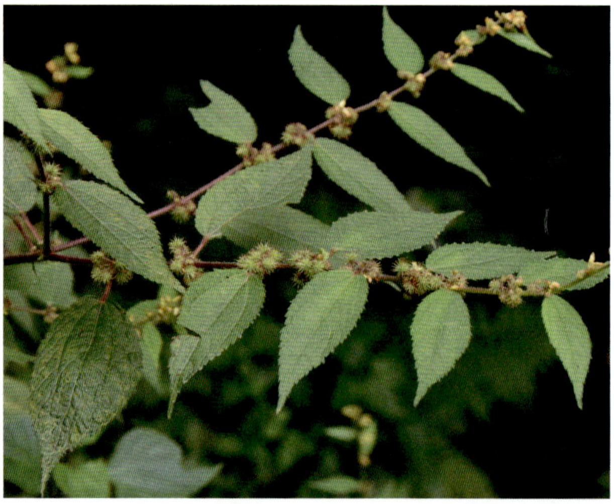
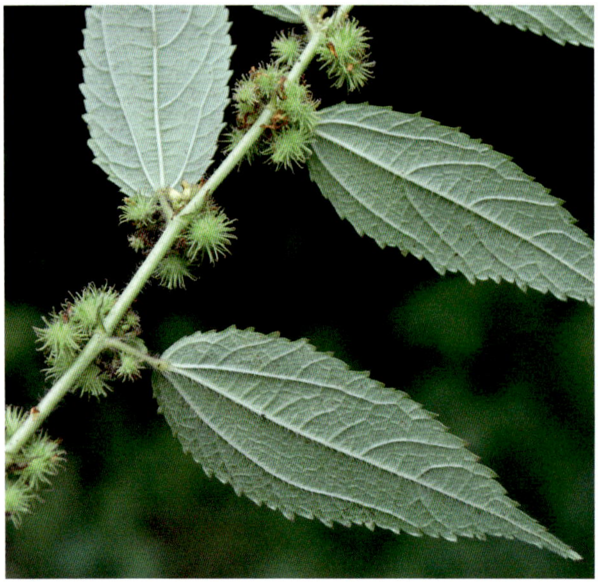
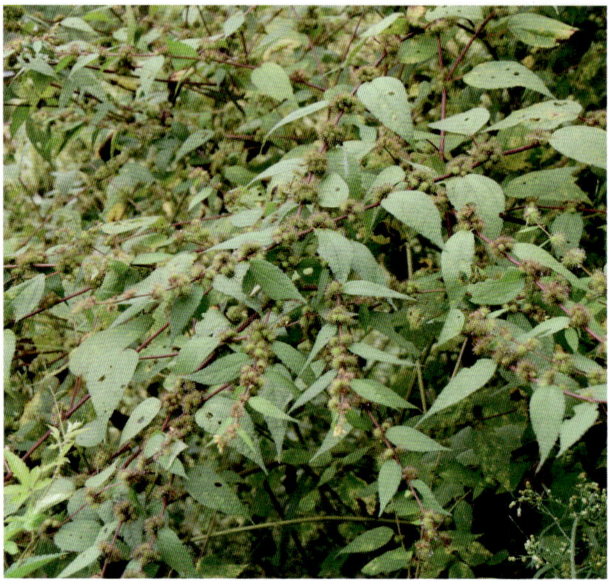

植物名称：刺蒴麻 *Triumfetta rhomboidea* Jacquin

别称：细种苍耳子、细叶痴头猛

植物形态：亚灌木。嫩枝被灰褐色短茸毛。叶纸质，生于茎下部的阔卵圆形，生于茎上部的长圆形，长3～8 cm，宽2～6 cm，先端常3裂，基部圆形，上面有疏毛，下面有星状柔毛，边缘有不规则的粗锯齿；基出脉3～5条，侧脉直达裂片尖端；叶柄长1～5 cm。聚伞花序数枝腋生；花序梗及花梗均极短；萼片狭长圆形，长约5 mm，顶端有角，被长毛；花瓣比萼片略短，边缘有毛；雄蕊10枚；子房有刺毛。果球形，不开裂，被灰黄色柔毛，具长约2 mm的刺。种子2～6枚。花期夏秋季间。

生境及分布：生于海拔600 m左右的村旁、河边或灌丛中。分布于册亨、荔波等地。

采收加工：根冬季采挖，洗净，切片鲜用或晒干。地上部分全年均可采收，切段鲜用或晒干。

功能与主治：根、地上部分入药，清热利湿，通淋化石。主治风热感冒，痢疾，尿路结石，疖疮，毒蛇咬伤。

附注：该种分布区域狭窄，产藏量小，应加以保护。

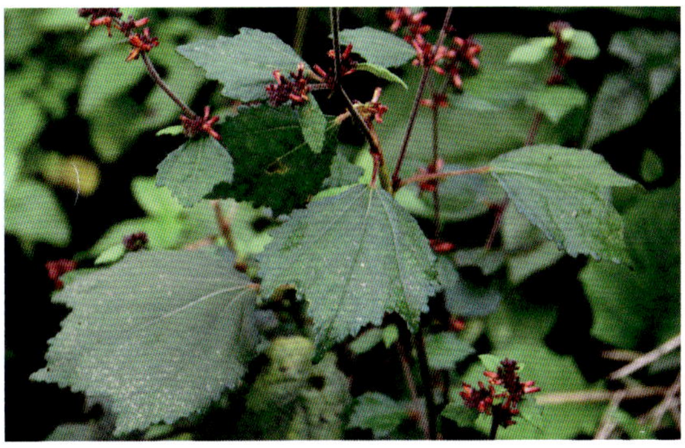

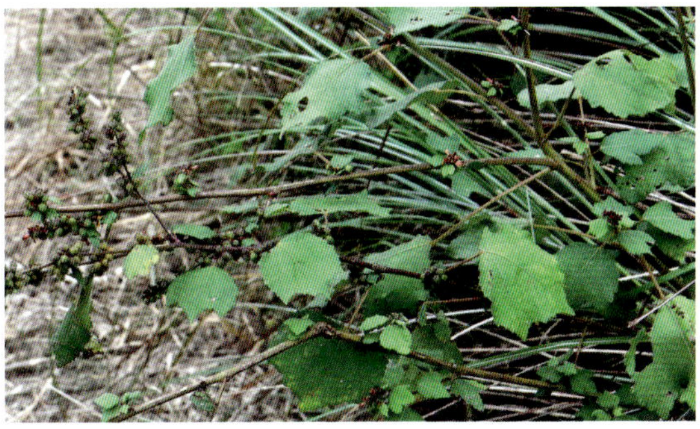

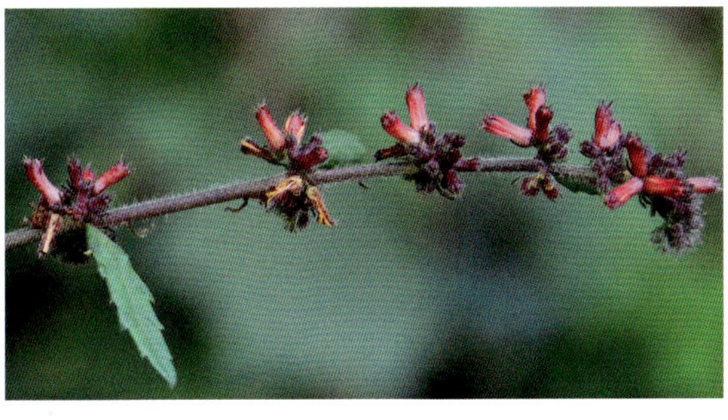

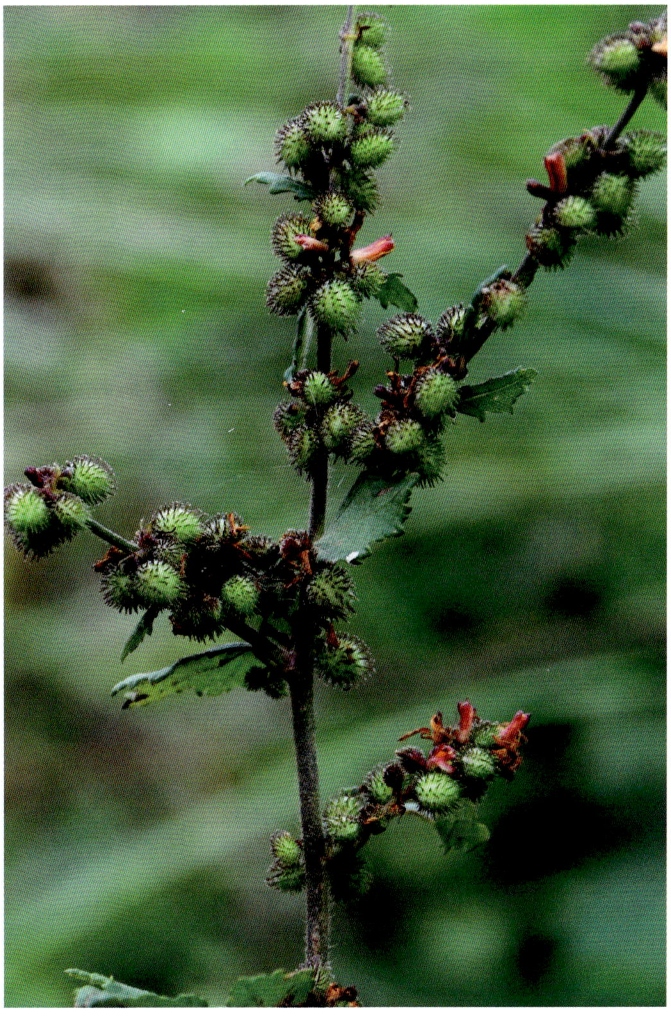

锦葵科 Malvaceae

草本、灌木至乔木。叶互生，单叶或分裂，叶脉通常掌状，具托叶。花腋生或顶生，单生、簇生、聚伞花序至圆锥花序；花两性，辐射对称；萼片3～5枚，其下面附有总苞状的小苞片（又称副萼）多枚；花瓣5枚，彼此分离，但与雄蕊基部合生；雄蕊多数，连合成一管称雄蕊柱；子房上位，多室，常5室，由2～5枚或较多的心皮环绕中轴而成；花柱与心皮同数或为其2倍。蒴果，常几枚果爿分裂，很少呈浆果状。

本科有约100属1000种，分布于热带至温带。我国有19属81种，全国各地均有分布。

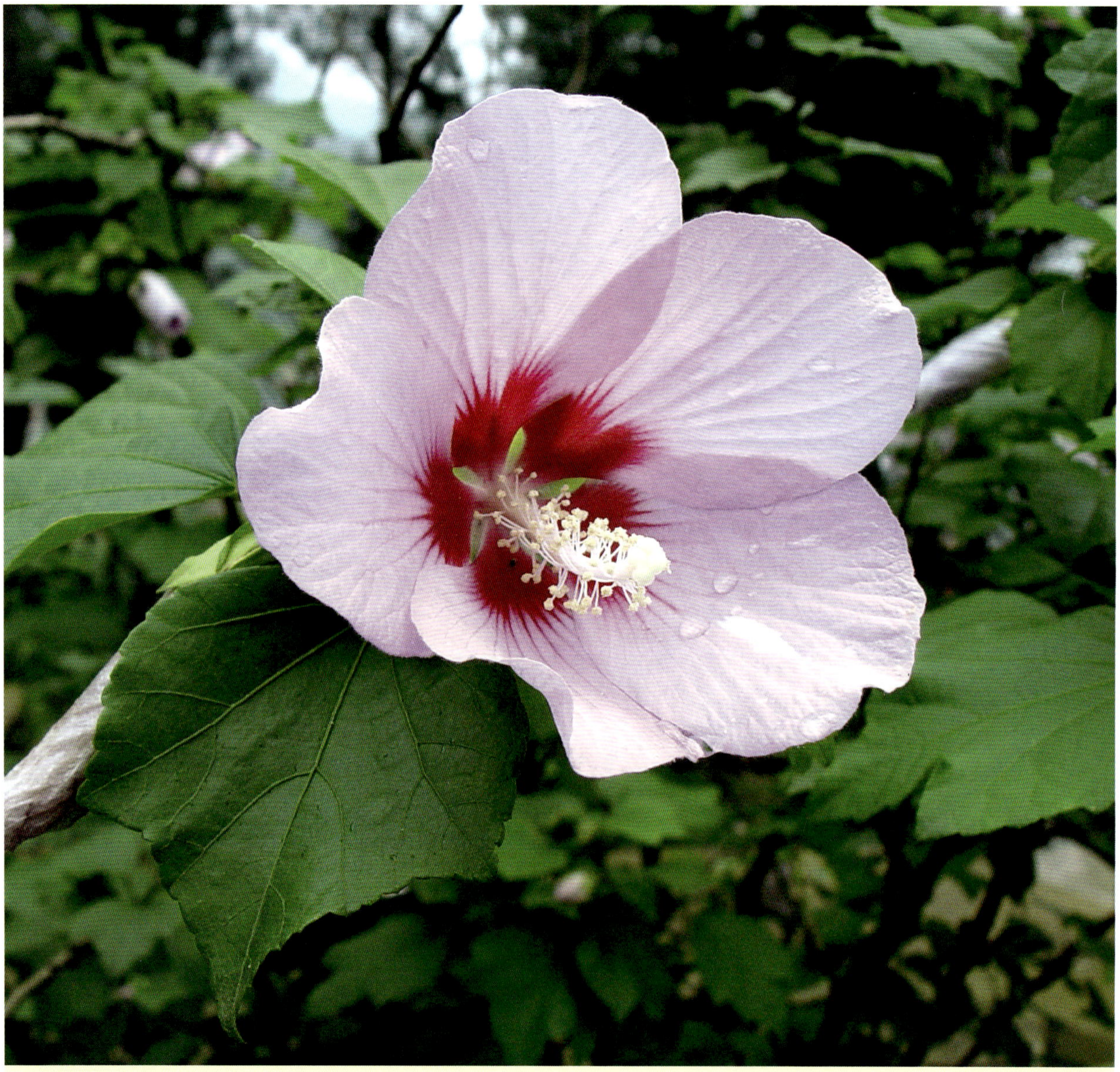

贵州芙蓉 *Hibiscus labordei* H. Léveillé

植物名称：长毛黄葵 *Abelmoschus crinitus* Wallich

别称：黄花马宁、野棉花、山芙蓉

植物形态：多年生草本，高0.5～2 m。全株被黄色长硬毛，毛长5～6 mm。叶生于茎下部的圆形，直径约9 cm，5浅裂；生于茎中部的心形，具粗齿；生于茎上部的箭形；两面均密被长硬毛，沿脉上疏被长刚毛或星状长刚毛；叶柄密被黄色长硬毛；托叶线形，密被黄色长硬毛。花顶生或腋生，3～9朵排列成总状花序，密被黄色长硬毛；花萼佛焰苞状；花黄色，直径约13 cm；花瓣长5～8 cm。蒴果近球形，密被黄色长硬毛。种子多数。花期5—9月。

生境及分布：生于海拔500～900 m的山坡草丛或灌丛中。分布于镇宁、关岭、兴仁、望谟、兴义、罗甸等地。

采收加工：根秋季、冬季采挖，洗净，切片晒干。花7—9月采收，阴干或烘干。

功能与主治：根入药，健脾消食，解毒；主治胸腹胀满，消化不良，便秘，咽喉肿痛，肺热咳嗽，疥疮。花入药，解毒敛疮；主治烧伤、烫伤，皮肤红热灼痛。

附注：该种野生资源量有限，可人工栽培后加以开发利用。

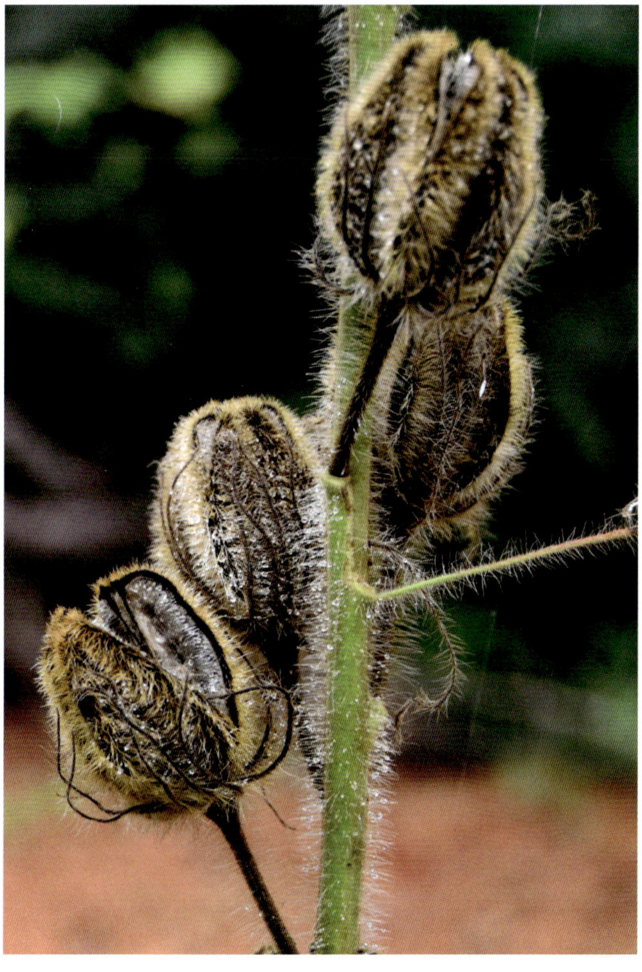

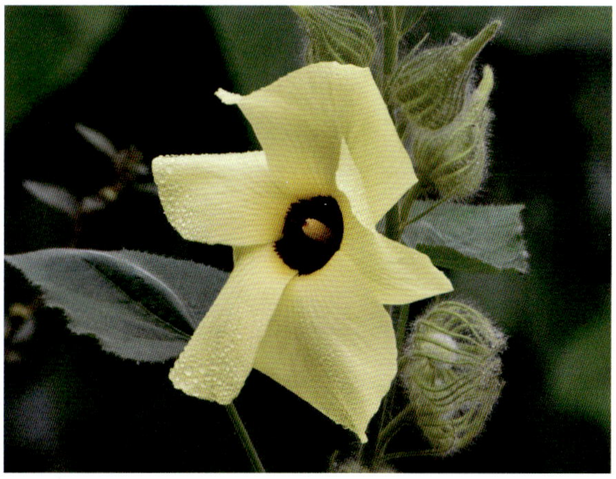

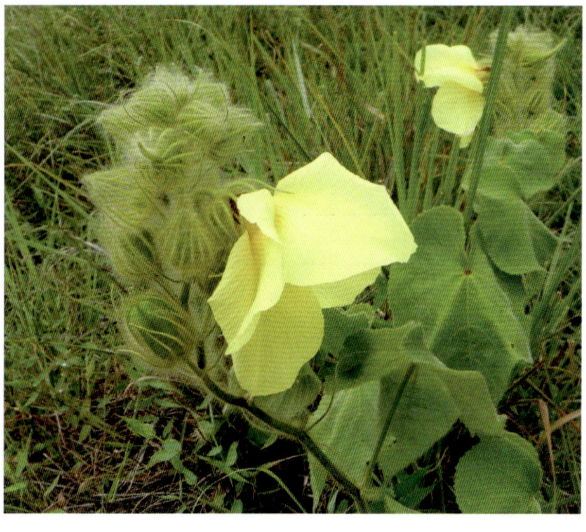

植物名称：咖啡黄葵 *Abelmoschus esculentus* (Linnaeus) Moench

别称：黄秋葵、糊麻、羊角豆

植物形态：一年生草本，高1～2 m。茎圆柱形，疏生散刺。叶掌状3～7裂，边缘具粗齿及凹缺，两面均被疏硬毛；叶柄被长硬毛；托叶线形，长7～10 mm，被疏硬毛。花单生于叶腋；花梗长1～2 cm，疏被糙硬毛；小苞片8～10枚，疏被硬毛；花萼钟形，比小苞片长，密被星状短茸毛；花黄色，内面基部紫色；花瓣倒卵形。蒴果筒状尖塔形，长10～25 cm，直径1～5 cm，顶端具长喙，疏被糙硬毛。种子球形，多数，具毛脉纹。花期5—9月。

生境及分布：生于炎热地带或山坡向阳处，多栽培。分布于兴义、普安、晴隆、兴仁、贞丰、安龙、册亨、望谟等地。

采收加工：根冬季采挖，抖去泥土，晒干或炕干。叶9—10月采收，晒干。花6—8月采收，晒干。种子9—10月果实成熟时采收，脱粒，晒干。

功能与主治：根、叶、花或种子入药，利咽，通淋，下乳，调经。主治咽喉肿痛，小便淋涩，乳汁稀少，月经不调。

附注：该种有一定的资源量，可加以开发利用。

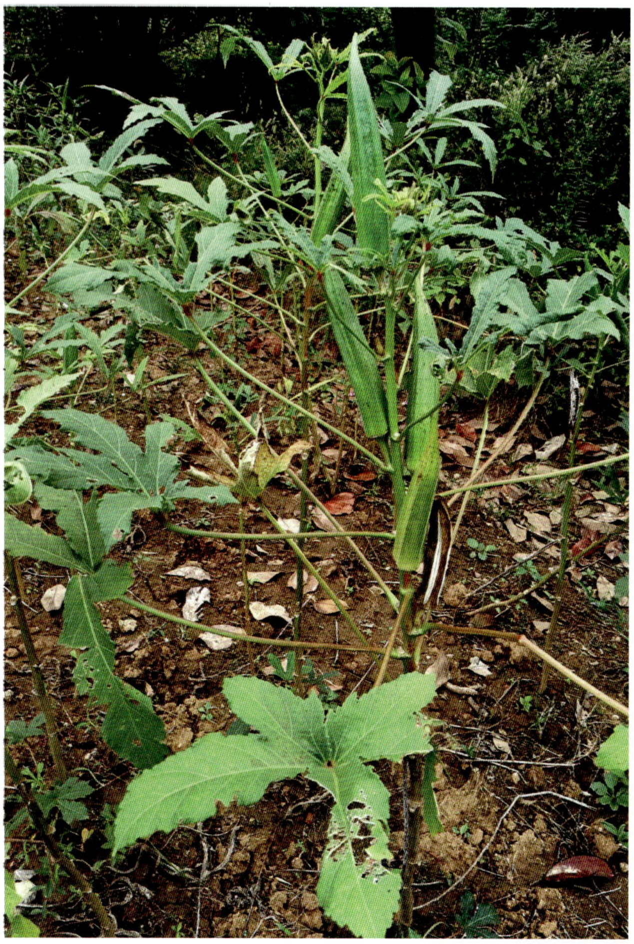

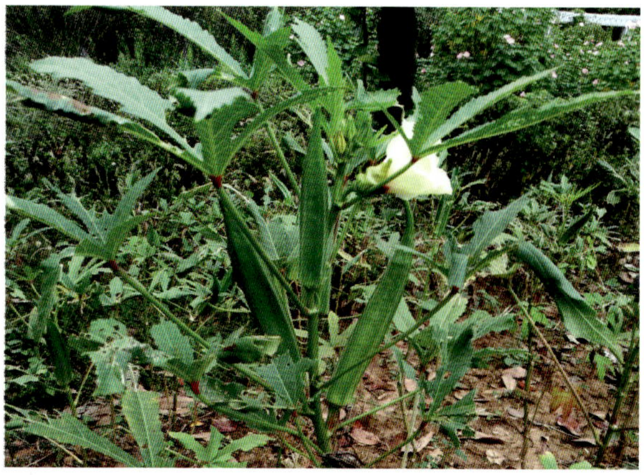

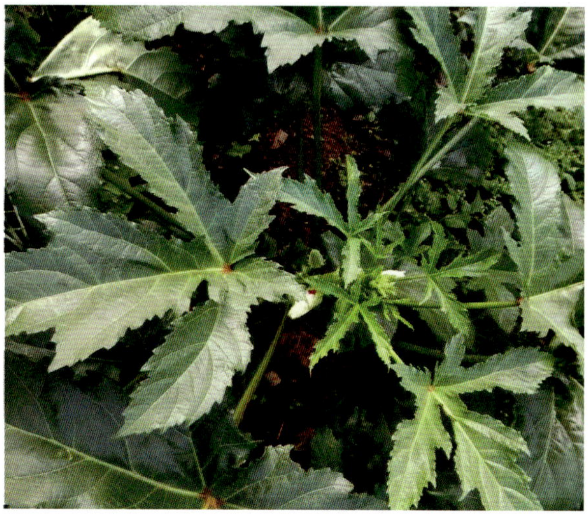

植物名称：黄蜀葵 *Abelmoschus manihot* (Linnaeus) Medikus

别称：养面花、豹子眼睛花、追风药

植物形态：一年生或多年生草本，高1～2 m，疏被长硬毛。叶掌状5～9深裂，直径15～30 cm，裂片长圆状披针形，具粗钝锯齿，两面疏被长硬毛；叶柄疏被长硬毛；托叶披针形。花单生于枝端叶腋；小苞片4～5枚，卵状披针形，疏被长硬毛；花萼佛焰苞状，5裂，近全缘，裂片比小苞片长，被柔毛，果时脱落；花大，淡黄色，内面基部紫色；柱头紫黑色，匙状盘形。蒴果卵状椭圆形，长4～5 cm，直径2.5～3 cm，被硬毛。种子多数，肾形，有多条柔毛组成的条纹。花期8—10月。

生境及分布：贵州各地均有栽培。

采收加工：花蕾7—10月分批采收，晒干。种子9—11月果实成熟时采收，脱粒，晒干。叶春季、夏季采收，鲜用或晒干。

功能与主治：花蕾入药，利尿通淋，活血，止血，消肿解毒；主治淋证，吐血，衄血，崩漏，胎衣不下，痈肿疮毒，水火烫伤。种子入药，利水，通经，消肿解毒；主治淋证，水肿便秘，乳汁不通，痈肿，跌打损伤。叶入药，解毒托疮，排脓生肌；主治痈疽疔疮，痄腮，烫伤，刀伤。

附注：该种在贵州各地有零星栽培，资源量不大，可发展种植。

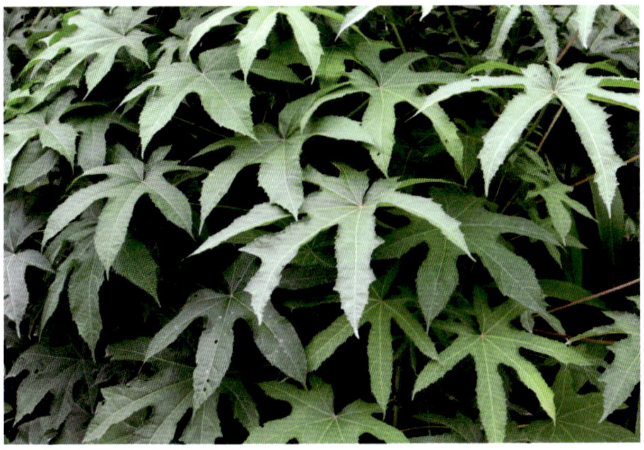
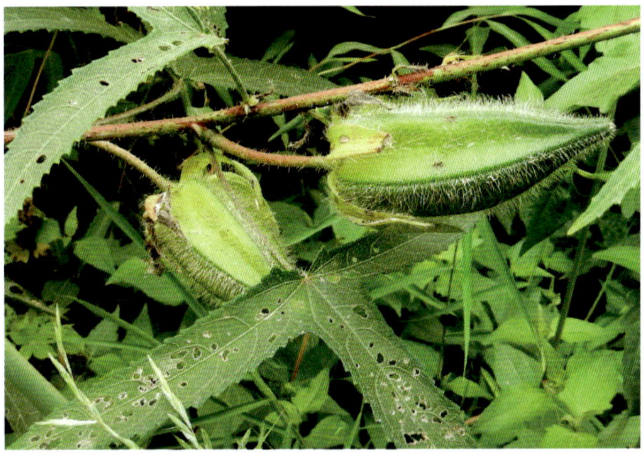
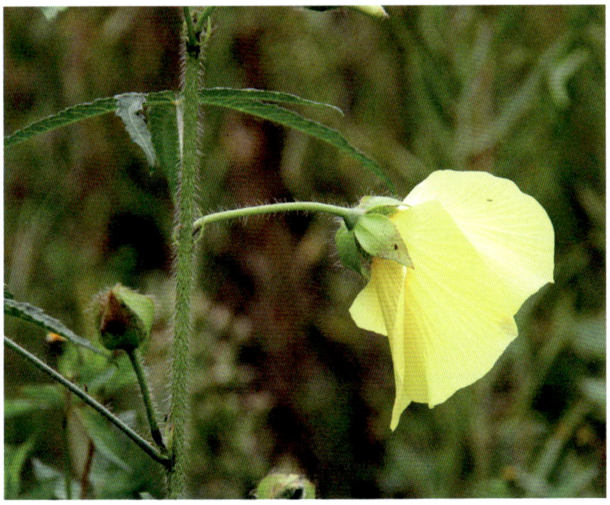
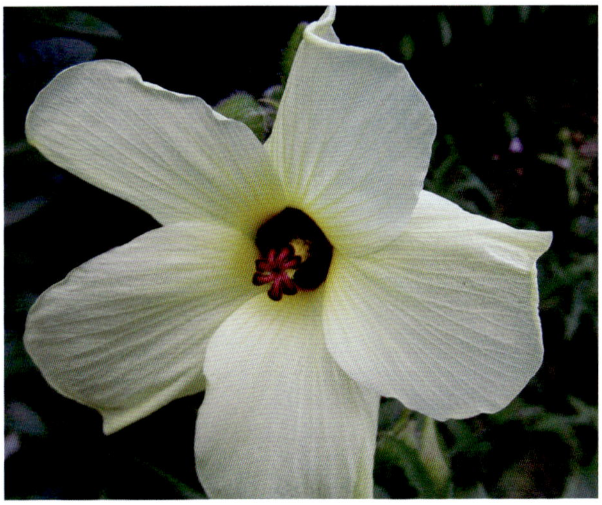

植物名称：刚毛黄蜀葵 *Abelmoschus manihot* (Linnaeus) Medikus var. *pungens* (Roxburgh) Hochreutiner

别称：桐麻

植物形态：本变种与原变种黄蜀葵*Abelmoschus manihot* (Linnaeus) Medikus的区别在于植株全体密被黄色长刚毛。

生境及分布：生于山谷草丛或路旁。分布于紫云、兴义、兴仁、罗甸，以及铜仁、遵义、贵阳等地。

采收加工：花蕾7—10月分批采收，晒干。根秋季采挖，洗净，晒干。

功能与主治：花蕾、根入药，利尿通淋，清热解毒，活血止血，接骨生肌，通经。主治淋证，吐血，衄血，跌打损伤，骨折，乳汁不通。

附注：该种分布区域广，有一定的资源量，可加以开发利用。

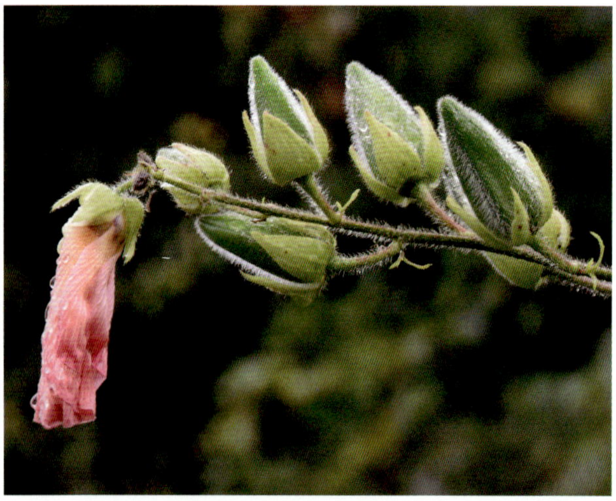

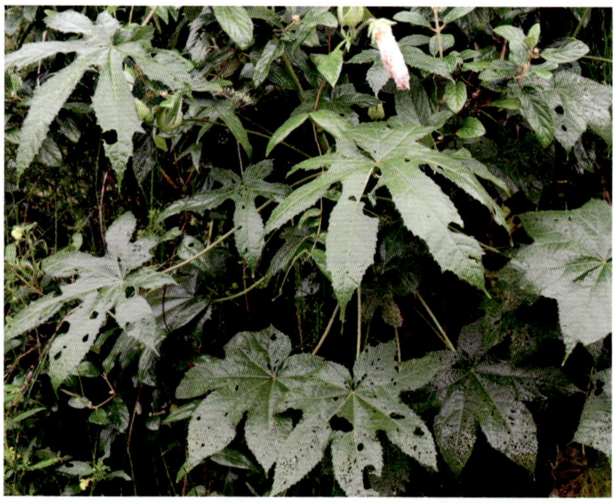

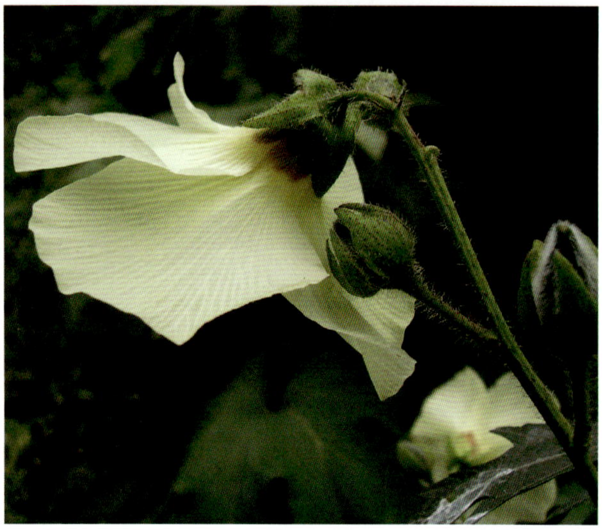

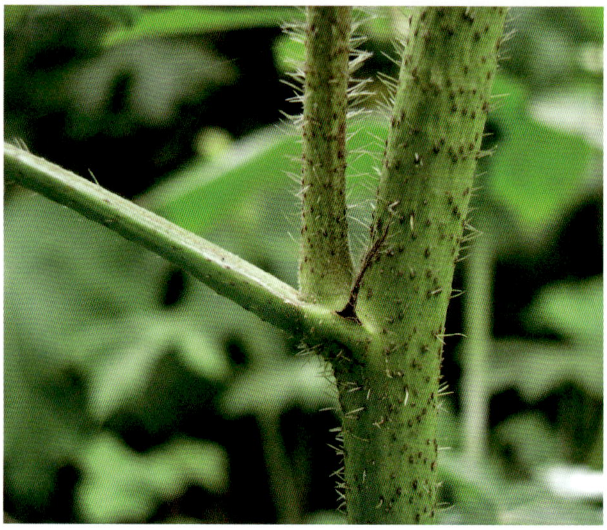

植物名称：黄葵 *Abelmoschus moschatus* Medikus

别称：野油麻

植物形态：一年生或二年生草本。叶通常掌状5～7深裂，直径6～15 cm，裂片披针形至三角形，偶有浅裂似槭叶状，边缘具不规则锯齿，基部心形，两面均疏被硬毛；叶柄长7～15 cm，疏被硬毛；托叶线形。花单生于叶腋，被硬毛；小苞片8～10枚，线形；花萼佛焰苞状，长2～3 cm，5裂，常早落；花黄色，内面基部暗紫色；雄蕊柱长约2.5 cm，平滑无毛；花柱具5条分枝，柱头盘状。蒴果长圆形，顶端尖，被黄色长硬毛。种子肾形，具腺状脉纹，具香味。花期6—10月。

生境及分布：生于山谷、溪涧旁或山坡灌丛中。分布于黎平等地。

采收加工：夏季、秋季采收，洗净，鲜用或晒干。

功能与主治：全草入药，清热解毒，下乳通便。主治高热不退，肺热咳嗽，痢疾，大便秘结，乳汁不通，骨折，疮痈脓肿，无名肿毒、水火烫伤。

附注：该种分布区域狭窄，野生资源量小，应加以保护。

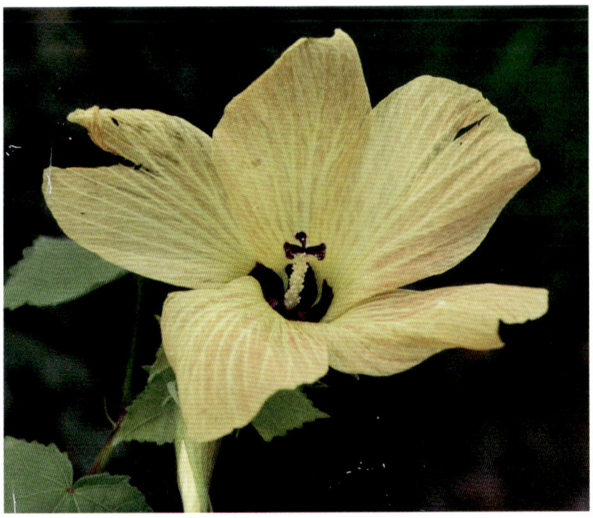

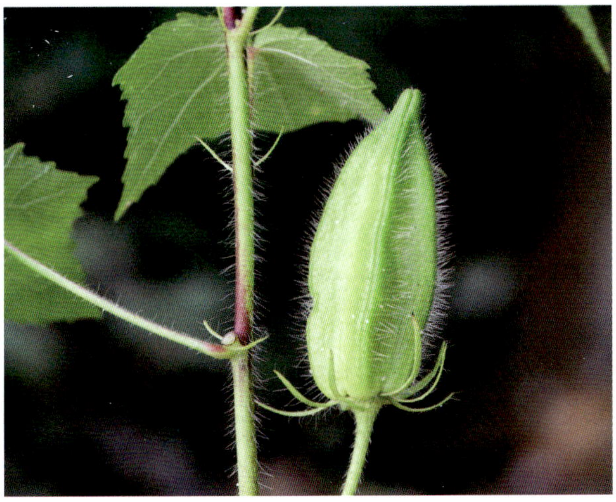

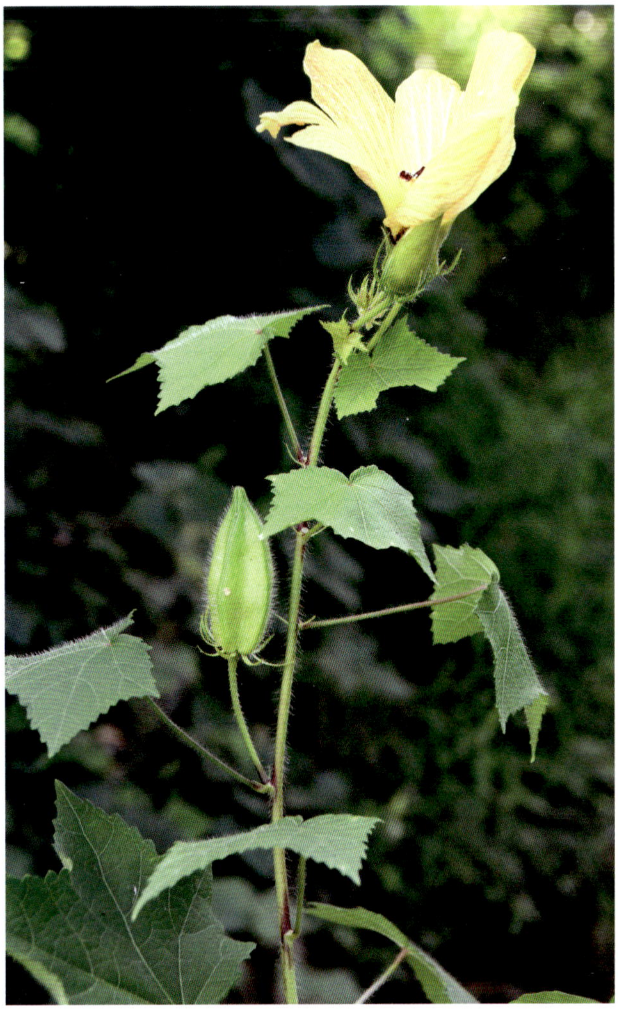

植物名称：剑叶秋葵 *Abelmoschus sagittifolius* (Kurz) Merrill

别称：梓桐花、小红芙蓉、箭叶秋葵

植物形态：多年生草本，高40～100 cm，具萝卜状肉质根。小枝被糙硬长毛。叶形多样，下部的卵形，中部以上的卵状戟形、箭形或掌状3～5浅裂或深裂，上面疏被刺毛。花单生于叶腋，花梗纤细，密被糙硬毛；小苞片6～12枚，线形，疏被长硬毛；花萼佛焰苞状，先端具5枚齿，密被细茸毛；花红色或黄色；花瓣倒卵状长圆形，长3～4 cm；雄蕊柱长约2 cm，平滑无毛；花柱具5条分枝，柱头扁平。蒴果椭圆形，长约3 cm，直径约2 cm，被刺毛，具短喙。种子肾形，具腺状条纹。花期5—9月。

生境及分布：生于海拔400～1000 m的山脚或路边草丛中。分布于册亨、兴仁、罗甸、镇宁、关岭等地。

采收加工：根秋季、冬季采挖，洗净，切片晒干。果实秋季、冬季采收，鲜用或晒干。叶春季、秋季采收，鲜用或晒干。

功能与主治：根入药，滋阴润肺，和胃；主治肺燥咳嗽，肺痨，胃痛，疳积，神经衰弱。果实入药，柔肝补肾，和胃止痛；主治肾虚耳聋，胃痛，疳积，少年白发。叶入药，解毒排脓；主治疮痈肿毒。

附注：该种分布区域狭窄，产藏量小，应加以保护。

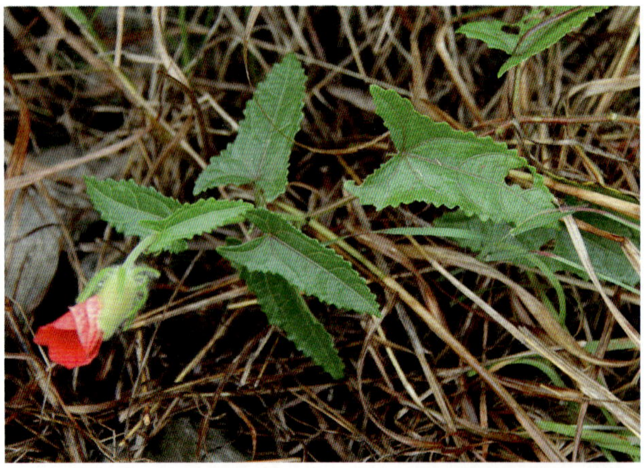

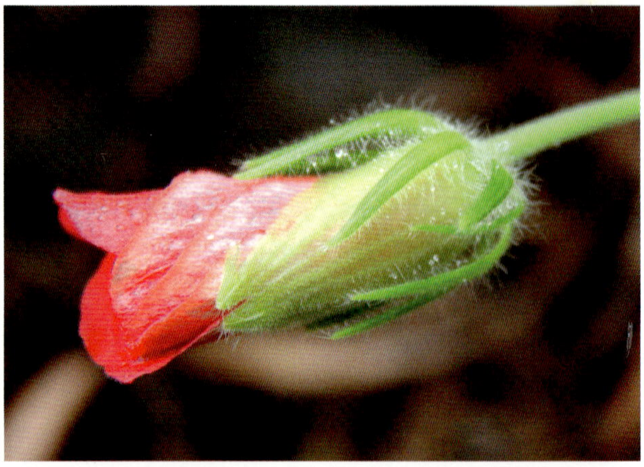

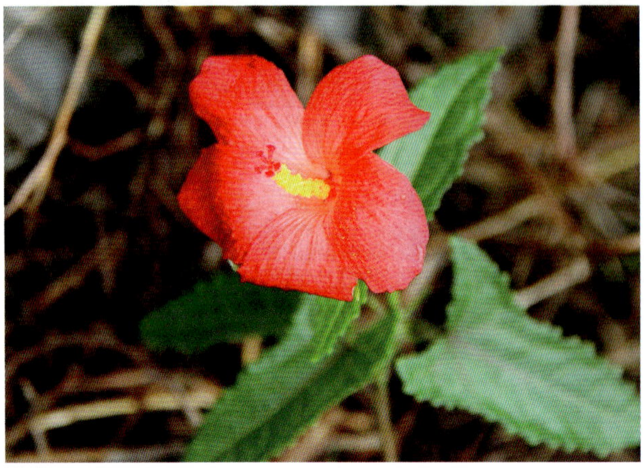

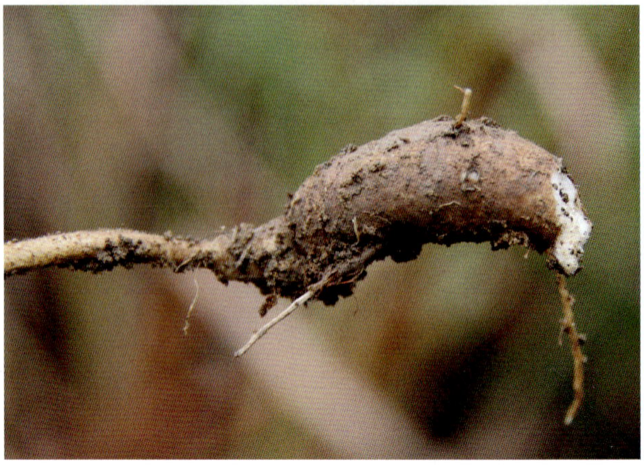

植物名称：磨盘草 *Abutilon indicum* (Linnaeus) Sweet

别称：耳响草、磨挡草、石磨子

植物形态：一年生或多年生直立的亚灌木状草本，高达1～2.5 m，分枝多。全株被灰色短柔毛。叶卵圆形或近圆形，先端短尖或渐尖，基部心形，边缘具不规则的锯齿，两面密被灰色星状柔毛；叶柄被灰色短柔毛和疏丝状长毛。花单生于叶腋；花梗近顶端具节，被灰色星状柔毛；花萼盘状，绿色，密被灰色柔毛；萼片5枚，宽卵形；花黄色；花瓣5枚；雄蕊柱被星状硬毛；心皮15～20枚，呈轮状排列。蒴果倒圆形似磨盘，黑色，果爿15～20枚，被星状长硬毛。种子肾形，被星状疏柔毛。花期7—10月。

生境及分布：生于海拔400～800 m的山坡草丛中。分布于望谟、兴仁、罗甸等地。

采收加工：全草夏季、秋季采收，切段晒干。种子冬季果实成熟时采收，脱粒，晒干。

功能与主治：全草入药，疏风清热，化痰止咳，消肿解毒；主治感冒，发热，咳嗽，泄泻，中耳炎，耳聋，咽炎，腮腺炎，尿路感染，疮痈肿毒，跌打损伤。种子入药，通窍，利水，清热解毒；主治乳汁不通，水肿，便秘，痢疾，痈疽肿毒。

附注：该种分布区域狭窄，产藏量小，应加以保护。

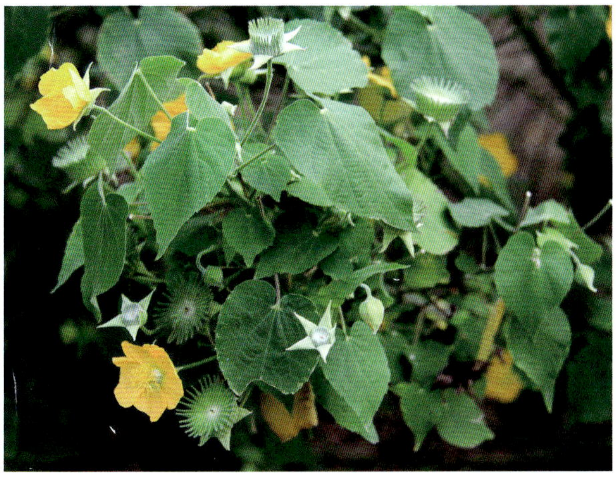
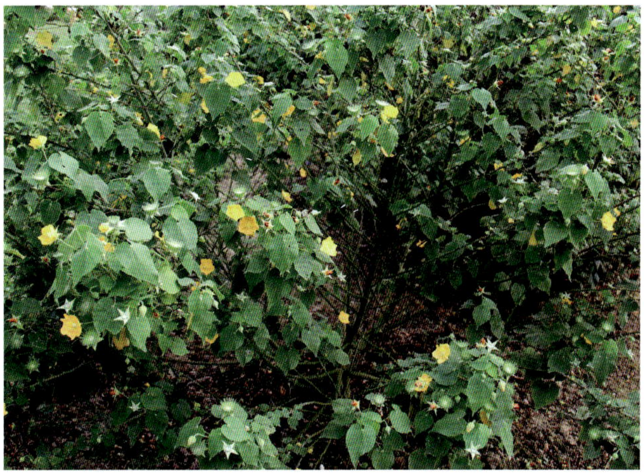
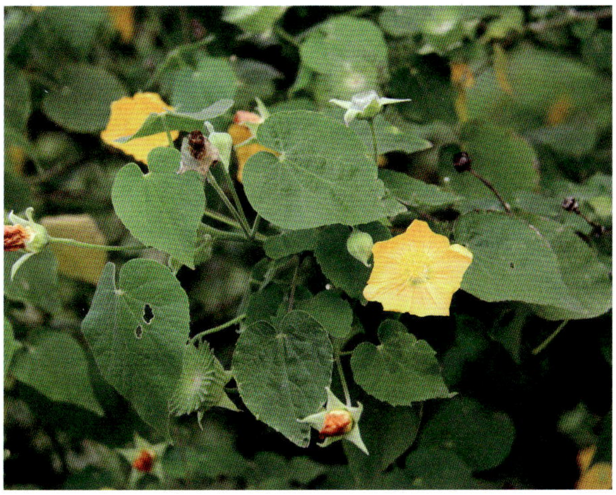
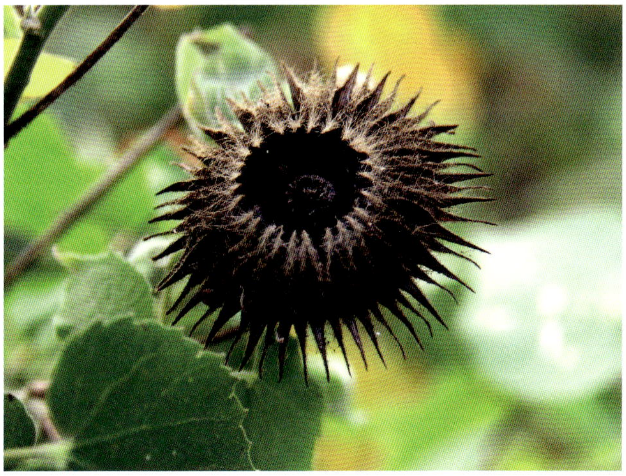

植物名称：金铃花 *Abutilon pictum* (Gillies ex Hooker) Walpers

植物形态：常绿灌木。叶掌状3～5深裂，直径5～8 cm，裂片先端长渐尖，边缘具锯齿或粗齿，两面均无毛或仅下面疏被星状柔毛；叶柄长3～6 cm，无毛；托叶钻形，常早落。花单生于叶腋；花梗下垂，无毛；花萼钟形；萼片5枚，卵状披针形，深裂达花萼长的3/4，密被褐色星状短柔毛；花钟形，橘黄色，具紫色条纹；花瓣5枚，倒卵形，外面疏被柔毛；雄蕊柱长约3.5 cm；花药褐黄色，多数，集生于柱端；子房被毛；花柱分枝10条，紫色，柱头头状，于雄蕊柱顶端突出。花期5—10月。

生境及分布：贵州各地均有栽培。

采收加工：叶全年均可采收，鲜用或晒干。花5—10月采收，晒干或烘干。

功能与主治：叶、花入药，活血散瘀，止痛。主治跌打肿痛，腹痛。

附注：该种在贵州各地均有栽培，有一定产藏量，可加以开发利用。

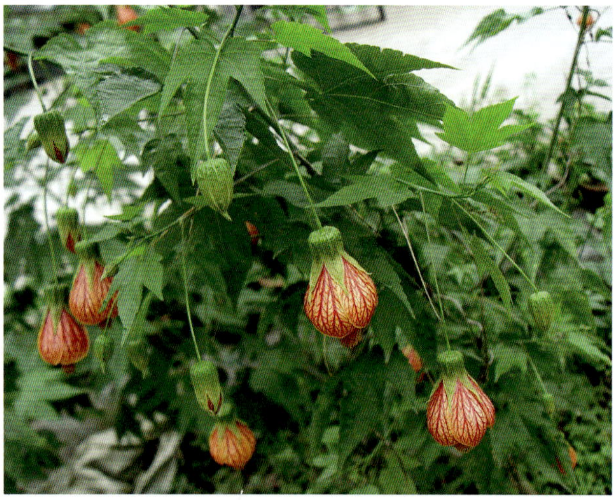

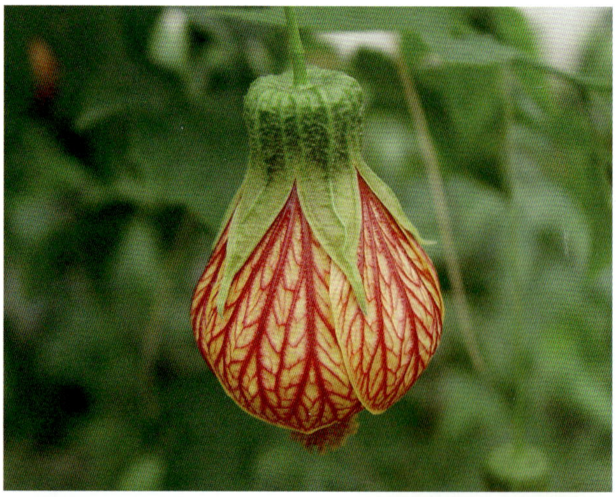

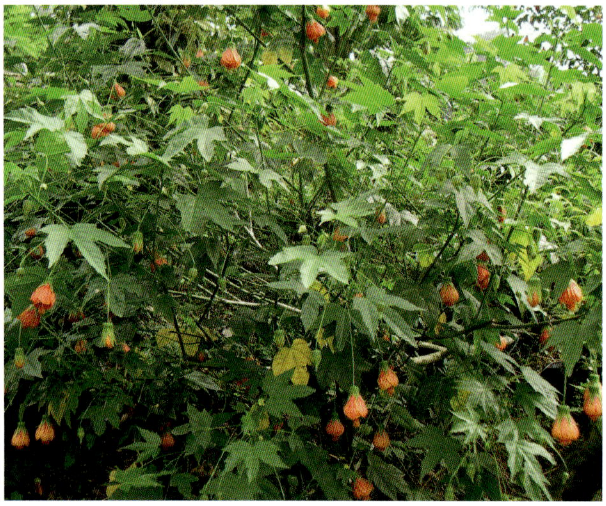

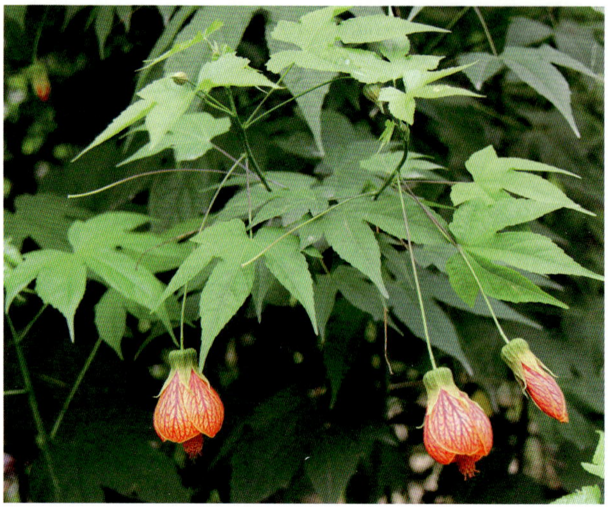

植物名称：华苘麻 *Abutilon sinense* Oliver

植物形态：灌木，高约3.5 m。叶近圆卵形，先端尾状渐尖，基部心形，边缘具粗齿，上面被星状长硬毛，下面被星状细茸毛和长毛。花单生于叶腋；花梗长3～5 cm，密被细茸毛和长毛；萼片披针形，长1.5～2.5 cm，宽5～8 mm，密被星状细茸毛，基部合生；花大，钟形，黄色，内面基部紫红色；花瓣倒卵形，长3.5～5 cm；雄蕊柱长2.5～3 cm，无毛，顶端具多数花丝；花柱分枝8～10条，柱头头状。蒴果长2～3 cm，直径1.5～2.2 cm，果爿8～10枚，顶端尖，被星状毛，内具7～9枚种子。种子肾形，疏被短刚毛。花期1—5月。

生境及分布：生于海拔450～1200 m的山坡路旁灌丛中。分布于兴义、罗甸等地。

采收加工：根皮秋季剥取，鲜用或晒干。

功能与主治：根皮入药，清热解毒，续筋接骨。主治肝炎，淋巴结炎，乳腺炎，疥疮，脚癣，跌打损伤，骨折。

附注：该种分布区域狭窄，产藏量小，应加以保护。

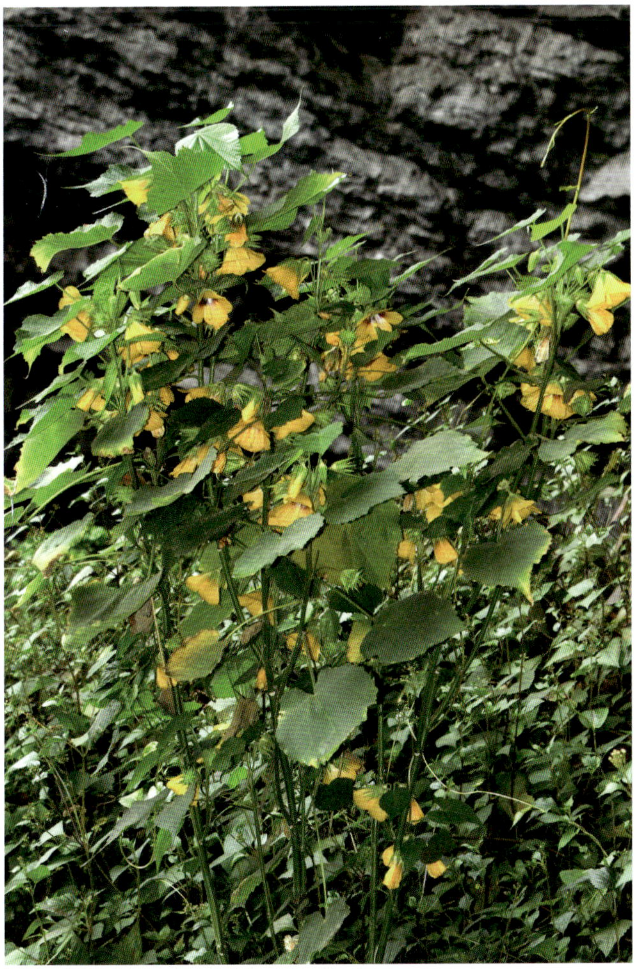
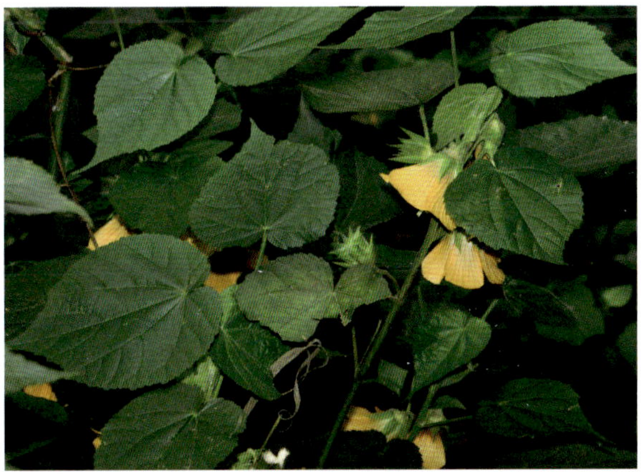
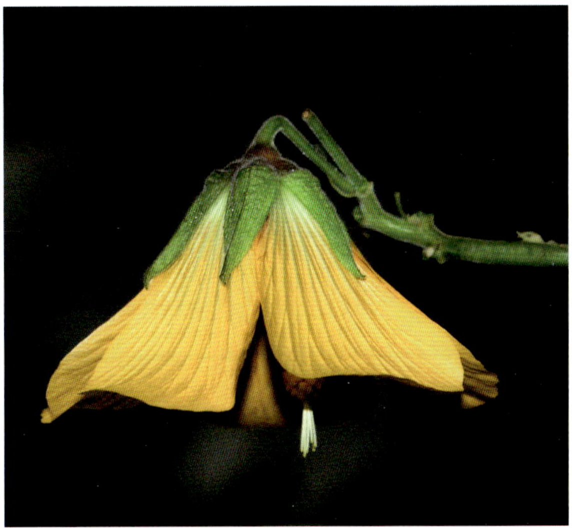

植物名称：苘麻 *Abutilon theophrasti* Medikus

别称：冬葵子、白麻子、车轮草、磨盘草

植物形态：一年生亚灌木状草本，高达1～2 m。茎枝被柔毛。叶互生，心形，长5～10 cm，先端长渐尖，基部心形，两面均密被星状柔毛；叶柄被星状细柔毛。花单生于叶腋；花梗长1～13 cm，被柔毛，近顶端具节；花萼杯状，密被短茸毛；萼片5枚，卵形，长约6 mm；花黄色；花瓣倒卵形，长约1 cm；雄蕊柱平滑无毛；心皮顶端平截形，具被毛的长芒2枚，排列成轮状，密被软毛。蒴果半球形，直径约2 cm，长约1.2 cm，果爿15～20枚，被粗毛，顶端具长芒2枚。种子肾形，褐色，被星状柔毛。花期7—8月。

生境及分布：生于路旁、荒地或田野间。分布于思南、兴仁、安龙、罗甸、望谟、安龙、册亨、清镇、平坝、息烽等地。

采收加工：秋季果实成熟时采收，晒干。

功能与主治：种子入药，清热利湿，解毒消痈，退翳明目。主治赤白痢疾，小便淋痛，乳腺炎，中耳炎，痈疽肿毒，目翳等。

附注：该种为《中华人民共和国药典》收载品种，为水边常见植物，资源量大，可大量开发利用。

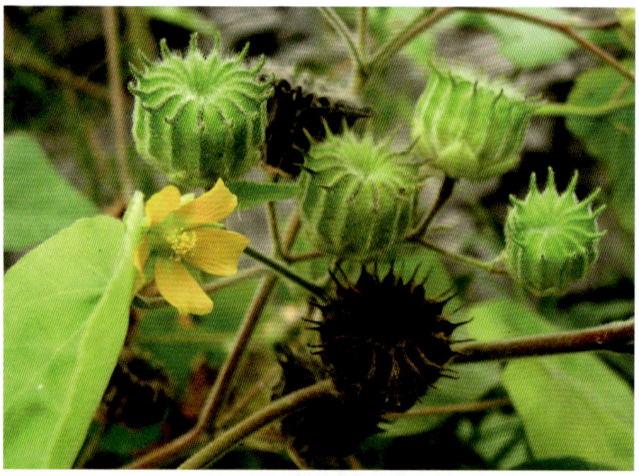

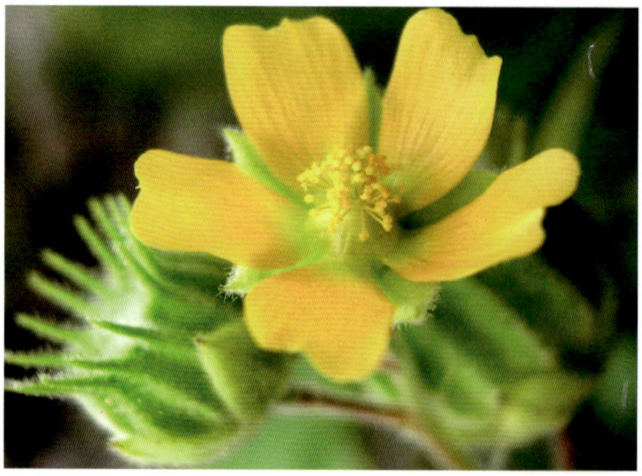

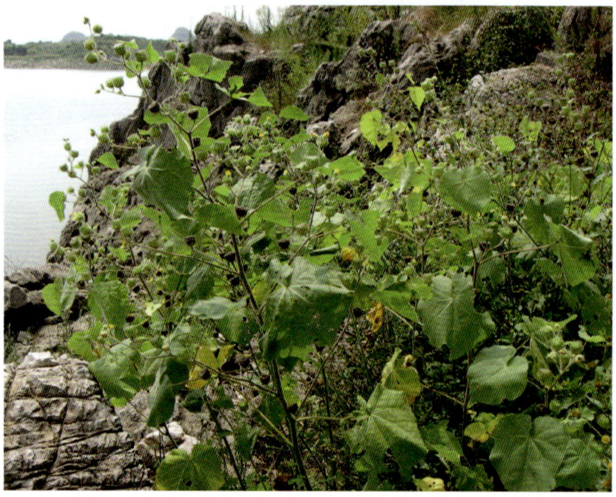

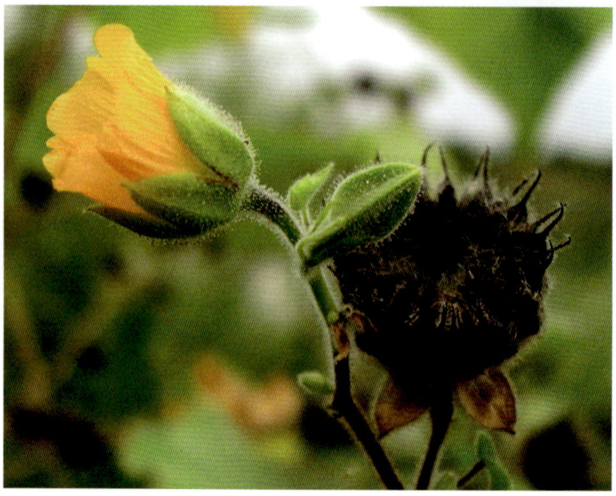

植物名称：蜀葵 *Alcea rosea* Linnaeus

别称：栽秧花、鸡冠花

植物形态：二年生直立草本，高达2 m。茎枝密被刺毛。叶近心形，掌状5～7浅裂，上面疏被星状柔毛，下面被星状长硬毛或茸毛；叶柄被星状长硬毛；裂片三角形或圆形；托叶卵形，先端具3个尖。花腋生、单生或近簇生，排列成总状花序，具叶状苞片；小苞片杯状，常6～7裂，裂片卵状披针形，密被星状粗硬毛；花萼钟状，5齿裂；萼片卵状三角形；花大，直径6～10 cm，有红色、紫色、白色、粉红色、黄色和黑紫色等，单瓣或重瓣；花瓣倒卵状三角形；雄蕊柱无毛，长约2 cm；花丝纤细；花柱分枝多数，微被细毛。蒴果盘状，被短柔毛；果爿近圆形，具纵槽。花期2—8月。

生境及分布：贵州各地均有栽培。

采收加工：花、茎叶夏季、秋季采收，鲜用或晒干。根冬季采挖，去栓皮，洗净，切片晒干。

功能与主治：花入药，活血止血，解毒散结；主治吐血，衄血，月经过多，疟疾，痈疽疖肿等。茎叶入药，解毒排脓；主治疮疡肿毒，烧伤，烫伤。根入药，清热利湿，凉血止血，解毒排脓；主治带下病，淋证，痢疾，崩漏，疮疡肿毒，烫伤，烧伤等。

附注：该种是贵州布依族、侗族常用药物，在贵州各地有零星栽培。

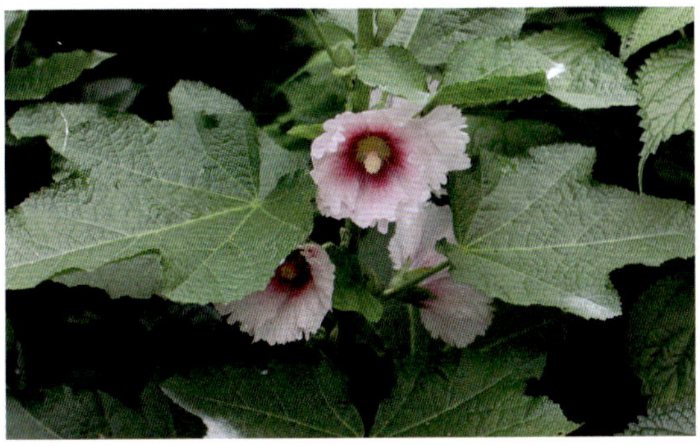

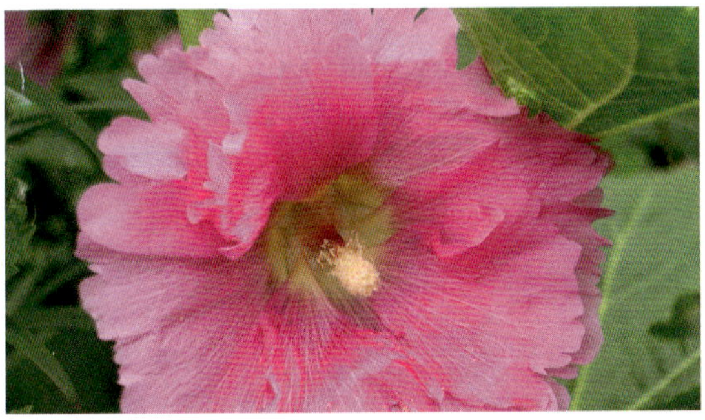

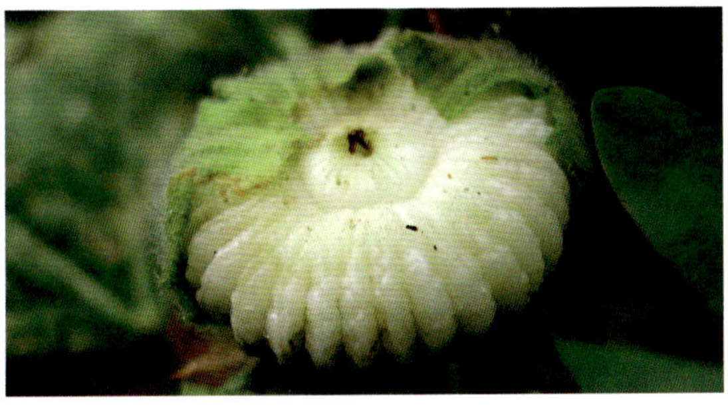

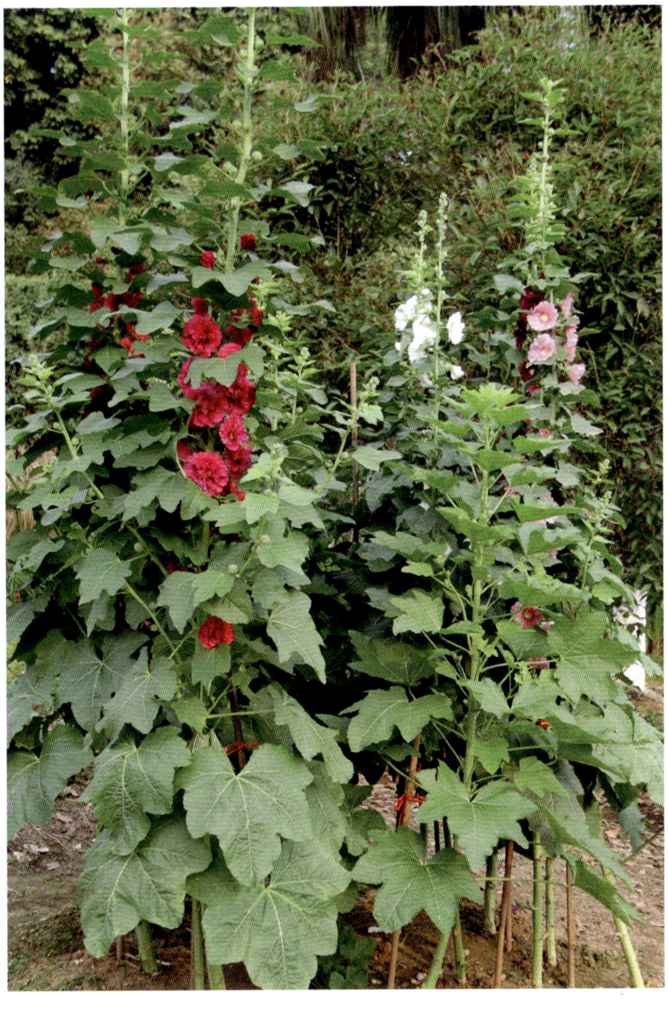

植物名称：草棉 *Gossypium herbaceum* Linnaeus

别称：小棉、阿拉伯棉

植物形态：一年生草本至亚灌木，高达1.5 m。全株疏被柔毛。叶掌状3 ~ 5裂，通常宽大于长，上面被星状长硬毛，下面被细茸毛，沿脉被长柔毛；裂片宽卵形，深裂不到叶片的中部；叶柄被长柔毛。花单生于叶腋，被长柔毛；小苞片阔三角形，宽大于长，先端具6 ~ 8枚齿，沿脉被疏长毛；花萼杯状，5浅裂；花黄色，内面基部紫色，直径5 ~ 7 cm。蒴果卵圆形，长约3 cm，具喙，通常3 ~ 4室。种子大，长约1 cm，分离，斜圆锥形，被白色长棉毛和短棉毛。花期7—9月。

生境及分布：施秉、从江、荔波等地有栽培。

采收加工：根秋季采挖，洗净，切片晒干。种子秋季采收，晒干。

功能与主治：根入药，止咳平喘，通经止痛；主治咳嗽，气喘，月经不调，崩漏。种子入药，温肾，通乳，活血止血；主治阳痿，腰膝冷痛，带下病，遗尿，胃痛，乳汁不通，崩漏，痔疮出血。

附注：该种是贵州布依族常用药物，在贵州有零星栽培，资源量较小。

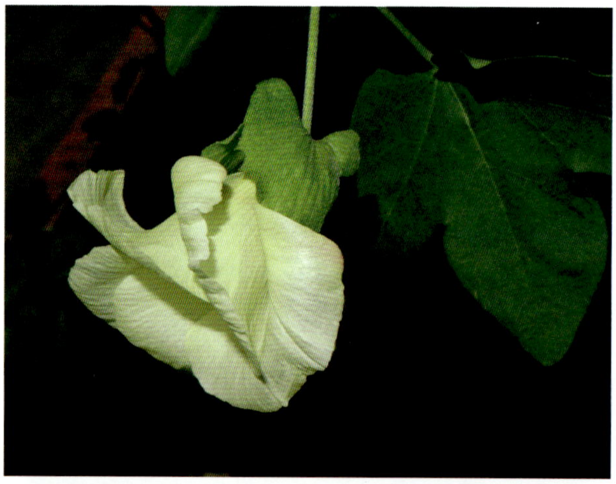
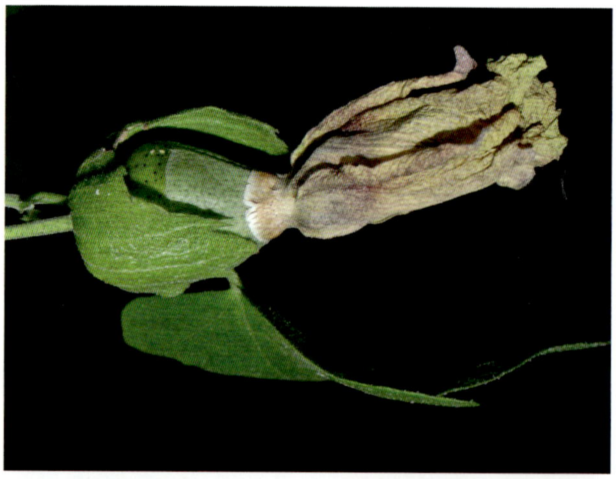
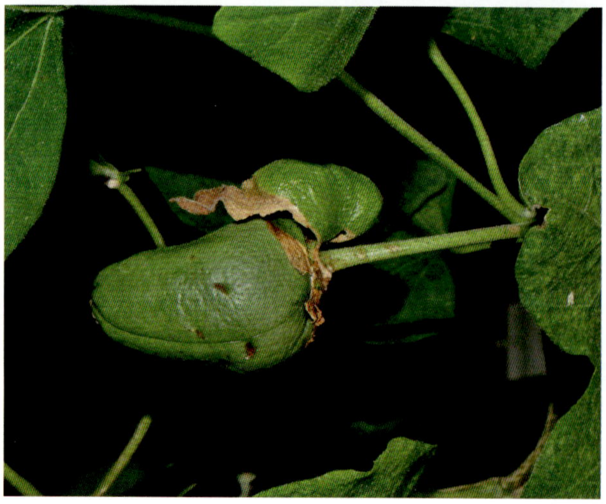
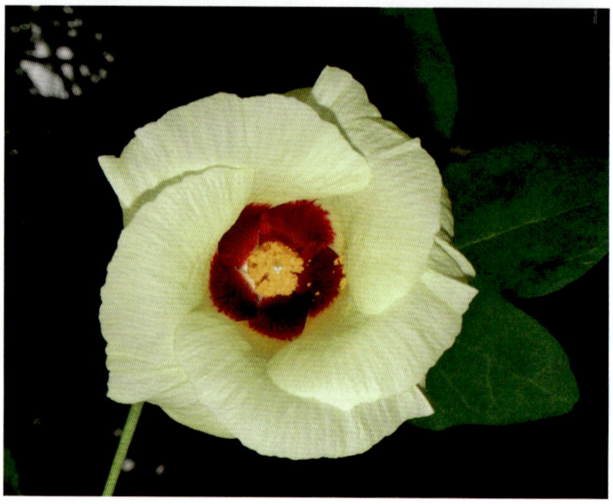

植物名称：陆地棉 *Gossypium hirsutum* Linnaeus

别称：美棉、美洲棉、大陆棉、高地棉、墨西哥棉

植物形态：一年生草本，高0.6 ~ 1.5 m。小枝疏被长毛。叶阔卵形，长、宽近相等，基部心形，常3浅裂，很少为5裂，上面近无毛，沿脉被粗毛，下面疏被长柔毛；托叶卵状镰形，早落。花单生于叶腋；小苞片3枚，分离，基部心形，具腺体1枚，边缘具7 ~ 9枚齿，被长硬毛和纤毛；花萼杯状；萼片5枚，三角形，具缘毛；花白色或淡黄色，后变淡红色或紫色。蒴果卵圆形，长3.5 ~ 5 cm，具喙，具3 ~ 4室。种子分离，卵圆形，具白色长棉毛和灰白色不易剥离的短棉毛。花期夏季、秋季。

生境及分布：黄平、从江、榕江、施秉、望谟等地有栽培。

采收加工：根秋季采挖，洗净，切片，晒干。种子秋季采收，晒干。

功能与主治：根入药，止咳平喘，通经止痛；主治咳嗽，气喘，月经不调，崩漏。种子入药，温肾，通乳，活血止血；主治阳痿，腰膝冷痛，带下病，遗尿，胃痛，乳汁不通，崩漏，痔疮出血。

附注：该种在贵州有零星栽培，资源量不大，可发展种植。

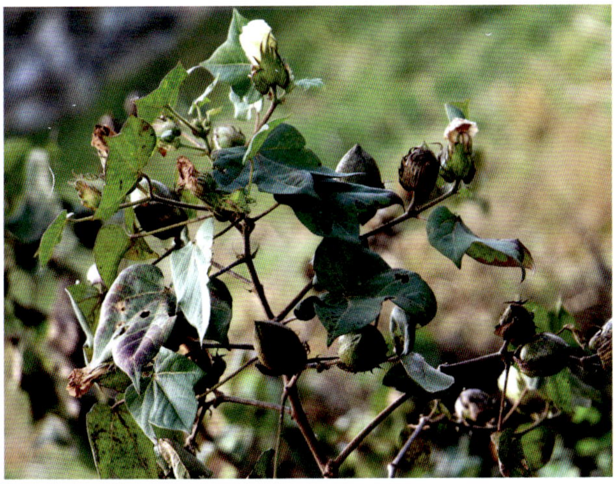
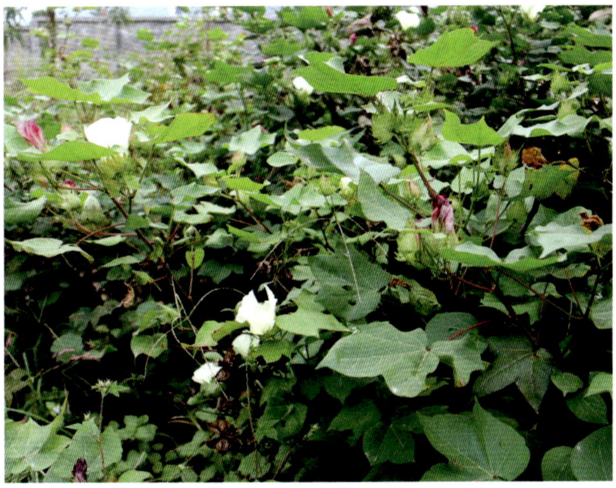
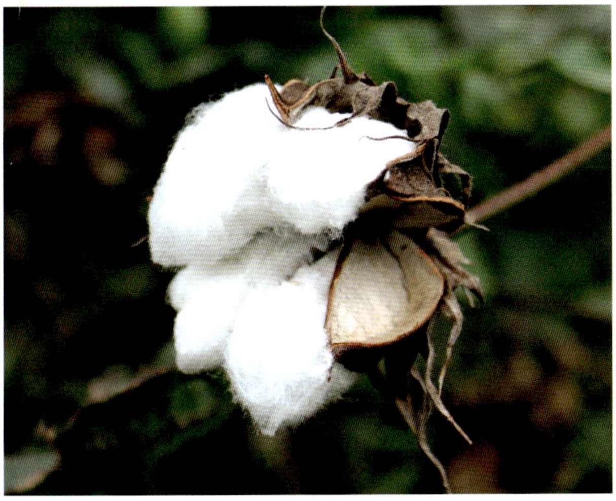
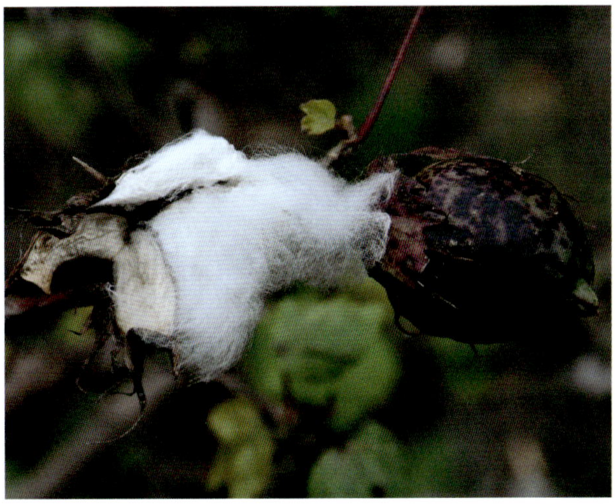

植物名称：美丽芙蓉 *Hibiscus indicus* (N. L. Burman) Hochreutiner

别称：芙蓉木槿、野芙蓉、野槿麻

植物形态：落叶灌木，高达3 m。全株密被星状短柔毛。叶心形；生于茎下部的通常7裂；生于茎上部的通常3～5裂；边缘具不整齐的齿，两面均密被星状短柔毛；叶柄圆柱形，密被星状柔毛；裂片宽三角形；托叶披针形，早落。花单生于叶腋；花梗先端有节，密被星状茸毛；小苞片4或5枚，卵形，基部合生，密被星状茸毛；花萼杯状，近基部1/3处合生；萼片5枚，卵形，渐尖，密被星状茸毛；花粉红色至白色；花瓣倒卵形，基部具髯毛，外面被星状长毛；花柱分枝疏被长毛。蒴果近圆球形，被硬毛，直径约3 cm；果爿5～6枚。种子肾形，长约3 mm，密被锈色柔毛。花期7—12月。

生境及分布：江口及贵阳等地有栽培。

采收加工：叶夏季、秋季采收，阴干或晒干。根秋季采挖，洗净，切片晒干。

功能与主治：叶、根入药，消痈解毒。主治肠痈，疮痈肿毒。

附注：该种在贵州有零星栽培，产藏量较小，可发展种植。

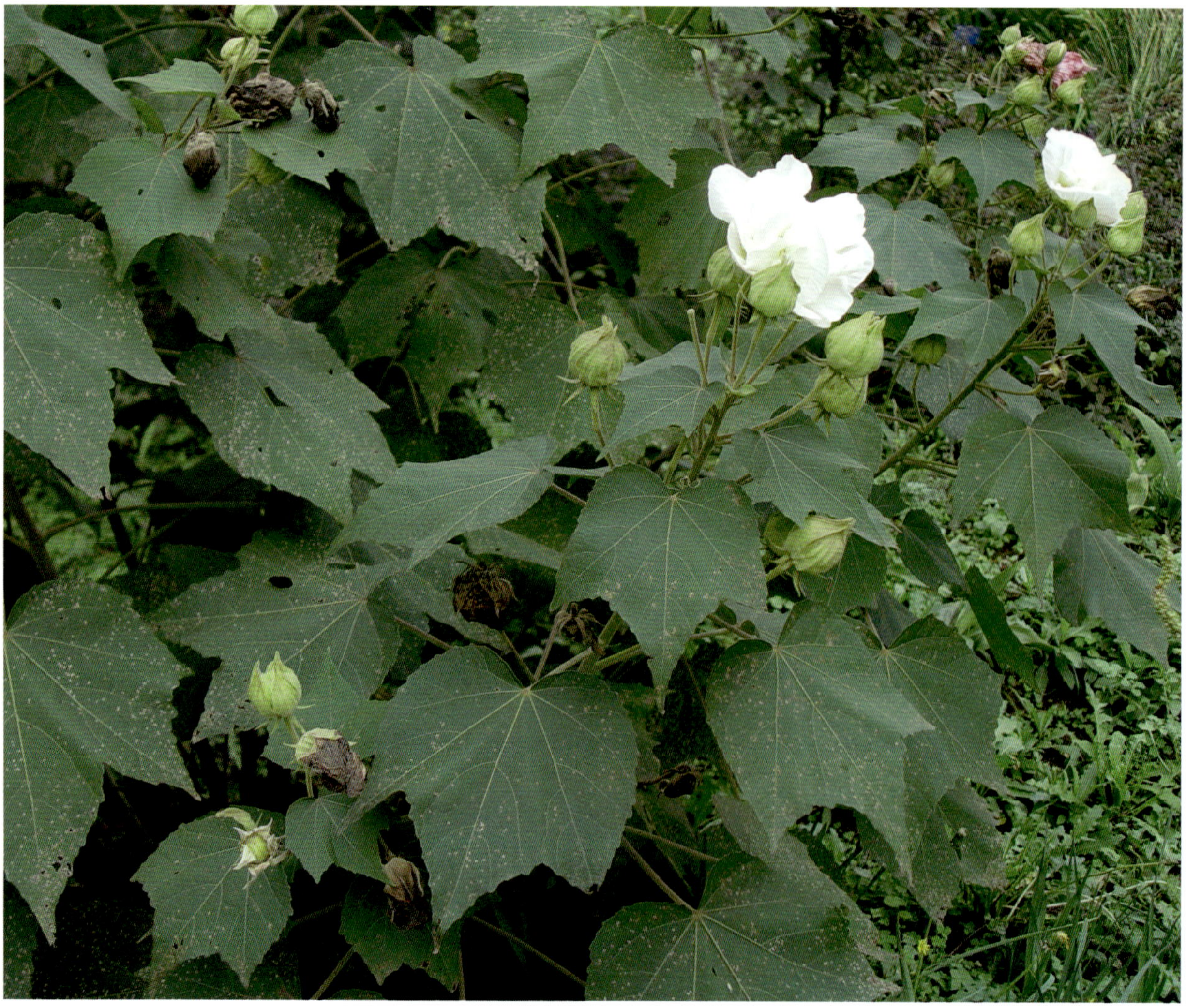

植物名称：贵州芙蓉 *Hibiscus labordei* H. Léveillé

别称：湖榕树

植物形态：落叶灌木，高3～6 m。小枝被星状细绵毛。叶掌状3裂，裂片三角形，边缘具钝圆的锯齿，两面均疏被星状硬毛；主脉5条，密被星状绵毛；托叶线形，早落。花单生于叶腋，密被星状绵毛；小苞片5～6枚，线状披针形，密被星状毛和刚毛；花萼钟形，长约2.2 cm；萼片5枚，卵形，密被金黄色星状茸毛；花钟形，白色至淡粉红色，内面基部紫色，直径6～8 cm；花瓣倒卵形，长约6 cm，外面被星状长硬毛，基部具髯毛；雄蕊柱长约3 cm；花柱分枝被长毛。花期6月。

生境及分布：生于海拔550～800 m的山坡灌丛中。分布于从江、三都、都匀、龙里、贵定等地。

采收加工：叶夏季、秋季采收，阴干或晒干。

功能与主治：叶入药，止痢。主治痢疾。

附注：该种分布区域狭窄，野生资源量小，应加以保护。

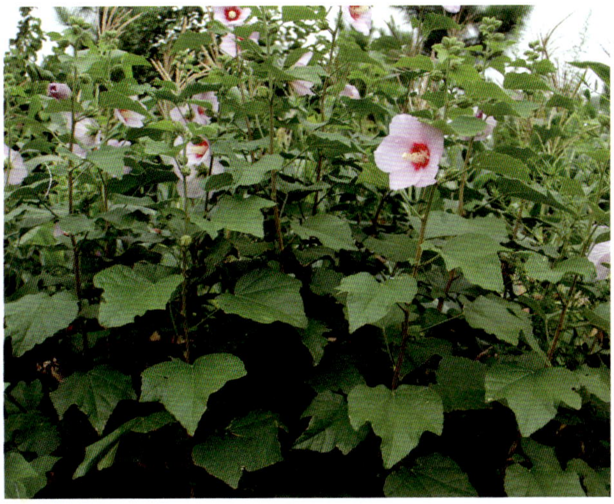

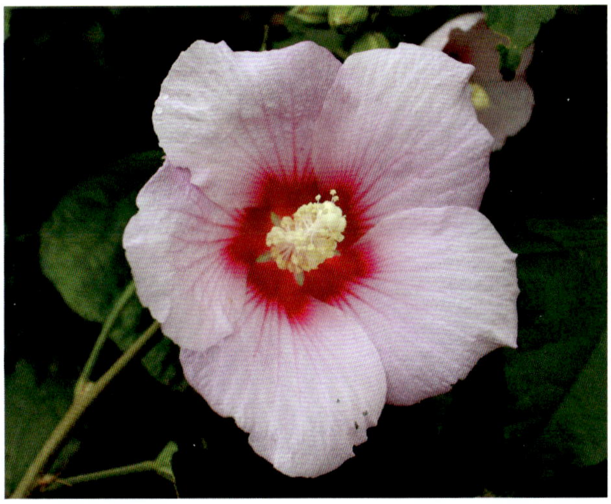

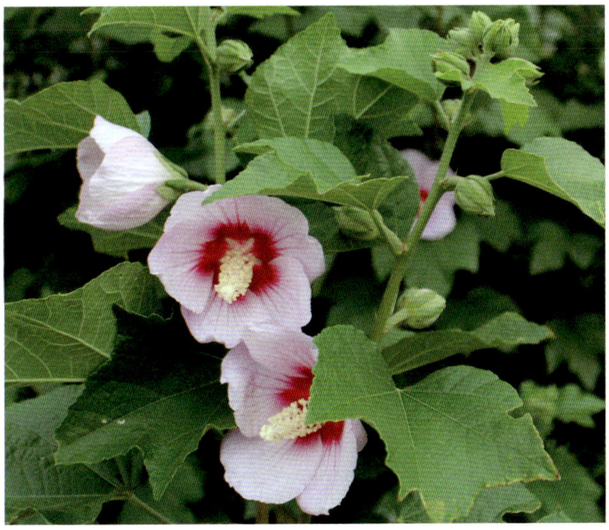

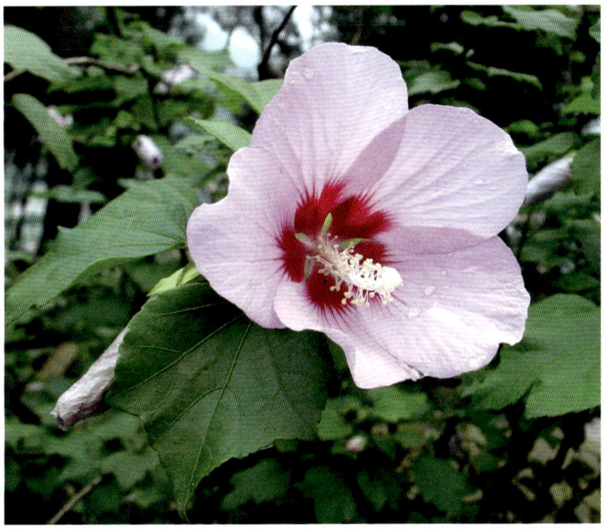

植物名称：木芙蓉 *Hibiscus mutabilis* Linnaeus

别称：酒醉芙蓉、芙蓉花

植物形态：落叶灌木或小乔木，高2～5 m。小枝、叶柄、花梗和花萼均密被星状毛与细绵毛。叶宽卵形至圆卵形或心形，常5～7裂，裂片三角形，先端渐尖，边缘具钝圆的锯齿，上面疏被星状细毛和点，下面密被星状细茸毛；主脉7～11条；托叶披针形，常早落。花单生于叶腋；花梗近顶端具节；小苞片8枚，线形，密被星状绵毛，基部合生；花萼钟形；萼片5枚，卵形，渐尖；花初开时白色或淡红色，后变深红色；花瓣近圆形，外面被毛，基部具髯毛；花柱具5条分枝，疏被毛。蒴果扁球形，被淡黄色刚毛和绵毛；果爿5枚。种子肾形，背面被长柔毛。花期8—10月。

生境及分布：贵州各地均有栽培。

采收加工：花8—10月采收，晒干或烘干。叶夏季、秋季采收，阴干或晒干。根秋季采挖，洗净，切片晒干。

功能与主治：花入药，清热解毒，凉血止血，消肿排脓；主治肺热咳嗽，吐血，目赤肿痛，痈肿，肾盂肾炎，跌打损伤，毒蛇咬伤，水火烫伤。叶入药，清热凉血，解毒消肿，排脓；主治肺热咳嗽，耳胀，痈疖脓肿，目赤肿痛，下焦湿热，水火烫伤，蚊虫咬伤，跌打损伤。根入药，清热解毒，凉血消肿；主治痈疽肿毒，臁疮，目赤肿痛，肺痈，咳喘，赤白痢疾，带下病。

附注：该种为《贵州省中药材民族药材质量标准》收载品种，是贵州苗族、侗族、布依族常用药物。

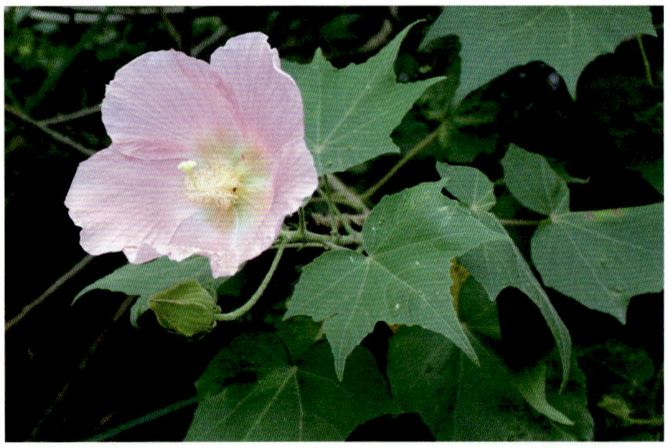
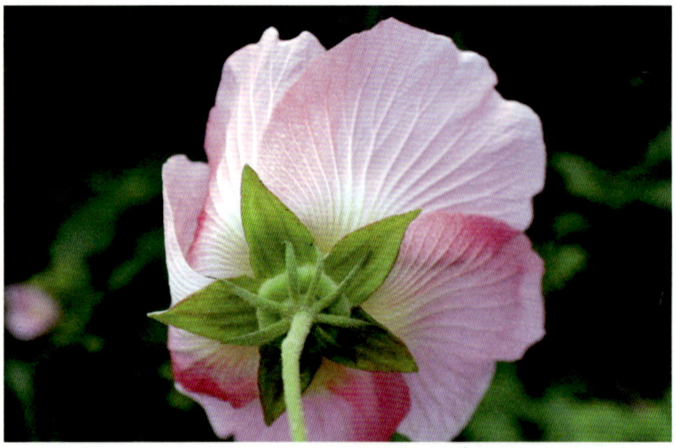
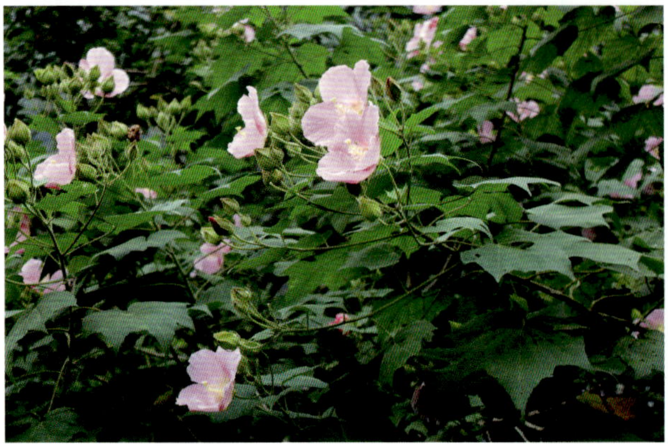
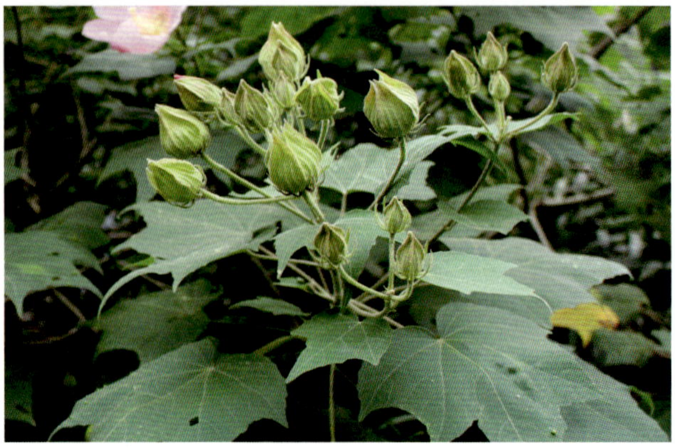

植物名称：朱槿 *Hibiscus rosa-sinensis* Linnaeus

别称：红木槿、扶桑、重瓣朱槿

植物形态：常绿灌木，高约1～3 m。小枝疏被星状柔毛。叶阔卵形或狭卵形，先端渐尖，基部圆形或楔形，边缘具粗齿或缺刻，两面除上面沿脉有少许疏毛外，余均无毛；叶柄上面被长柔毛；托叶线形，被毛。花单生于茎上部叶腋，常下垂，疏被星状柔毛或近平滑无毛；花梗近顶端具节；小苞片6～7枚，线形，疏被星状柔毛，基部合生；花萼钟形，被星状柔毛；萼片5枚，卵形至披针形；花漏斗形，玫瑰色或淡红色、淡黄色等；花瓣倒卵形，先端圆，外面疏被柔毛。蒴果卵形，平滑无毛，有喙。花期全年。

生境及分布：贵州各地均有栽培。

采收加工：花半开时采收，晒干。叶随用随采。根秋末采挖，洗净，晒干。

功能与主治：花、叶入药，清肺凉血，化湿解毒；主治肺热咳嗽，咯血，痢疾，乳腺炎，疮痈肿毒。根入药，调经，利湿解毒；主治月经不调，崩漏，带下病，尿路感染。

附注：该种在贵州大部分地方有栽培，有一定产量，可加以开发利用。

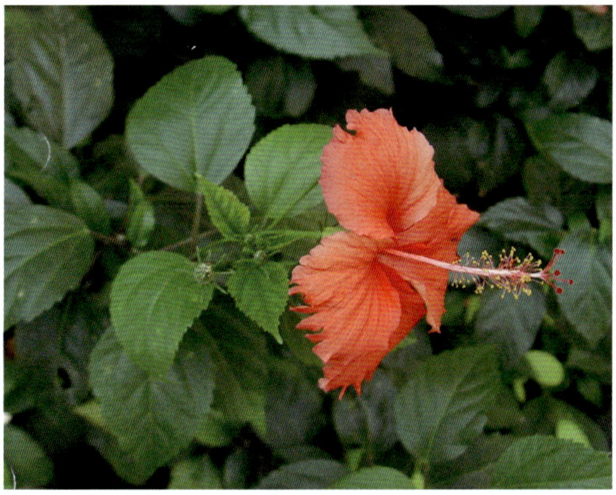

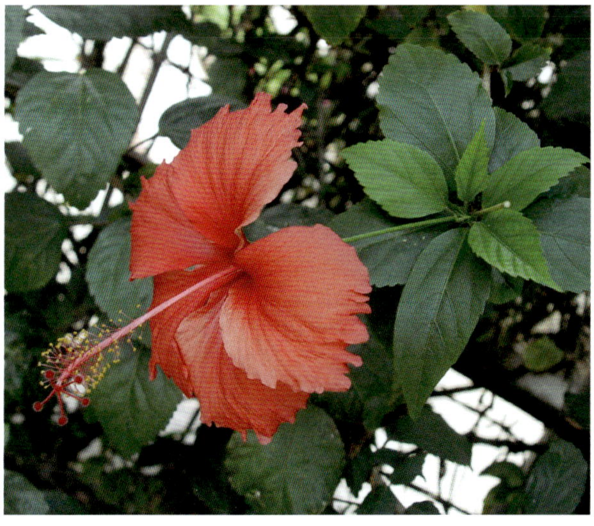

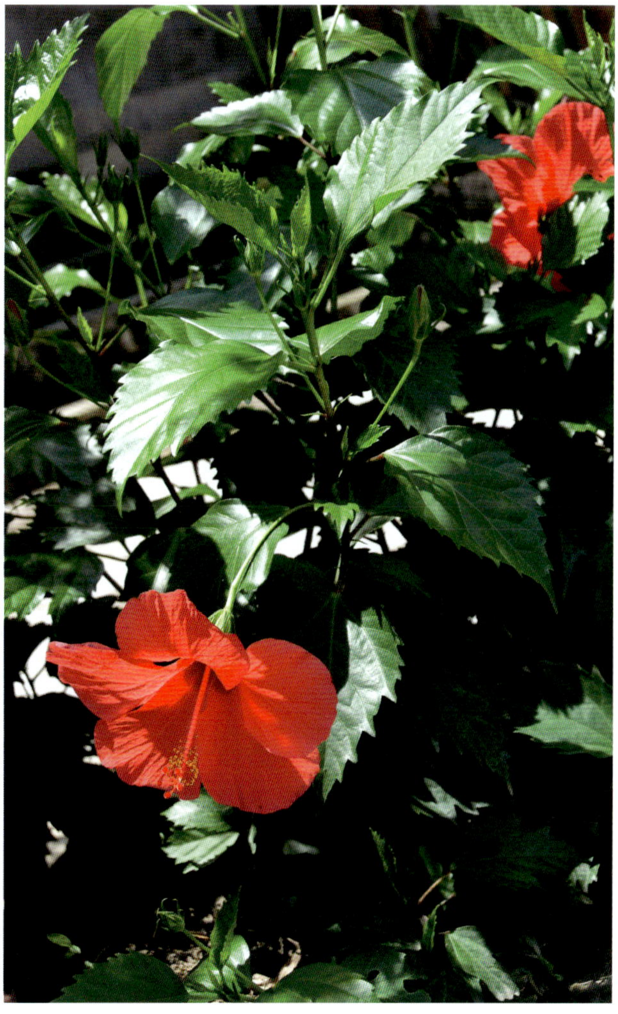

植物名称：吊灯芙桑 *Hibiscus schizopetalus* (Dyer ex Masters) J. D. Hooker

植物形态：常绿直立灌木。小枝细，常下垂，平滑无毛。叶椭圆形或长圆形，长4～7 cm，宽1.5～4 cm，先端短尖或短渐尖，基部钝或宽楔形，边缘具齿缺，两面均无毛；托叶钻形，常早落。花单生于叶腋；小苞片5枚，极小，披针形，被纤毛；花萼管状，疏被细毛，5浅齿裂，常一边开裂；花瓣5枚，红色，深细裂，呈流苏状，向上反卷；雄蕊柱长而突出，下垂，无毛；花柱具5条分枝，无毛。蒴果长圆柱形。花期全年。

生境及分布：栽培种，常见的绿篱植物。

采收加工：全年均可采收，鲜用或晒干。

功能与主治：叶入药，消肿。主治腋下疮疡。

附注：该种在贵州大部分地方有庭院栽培，有一定产量，可加以开发利用。

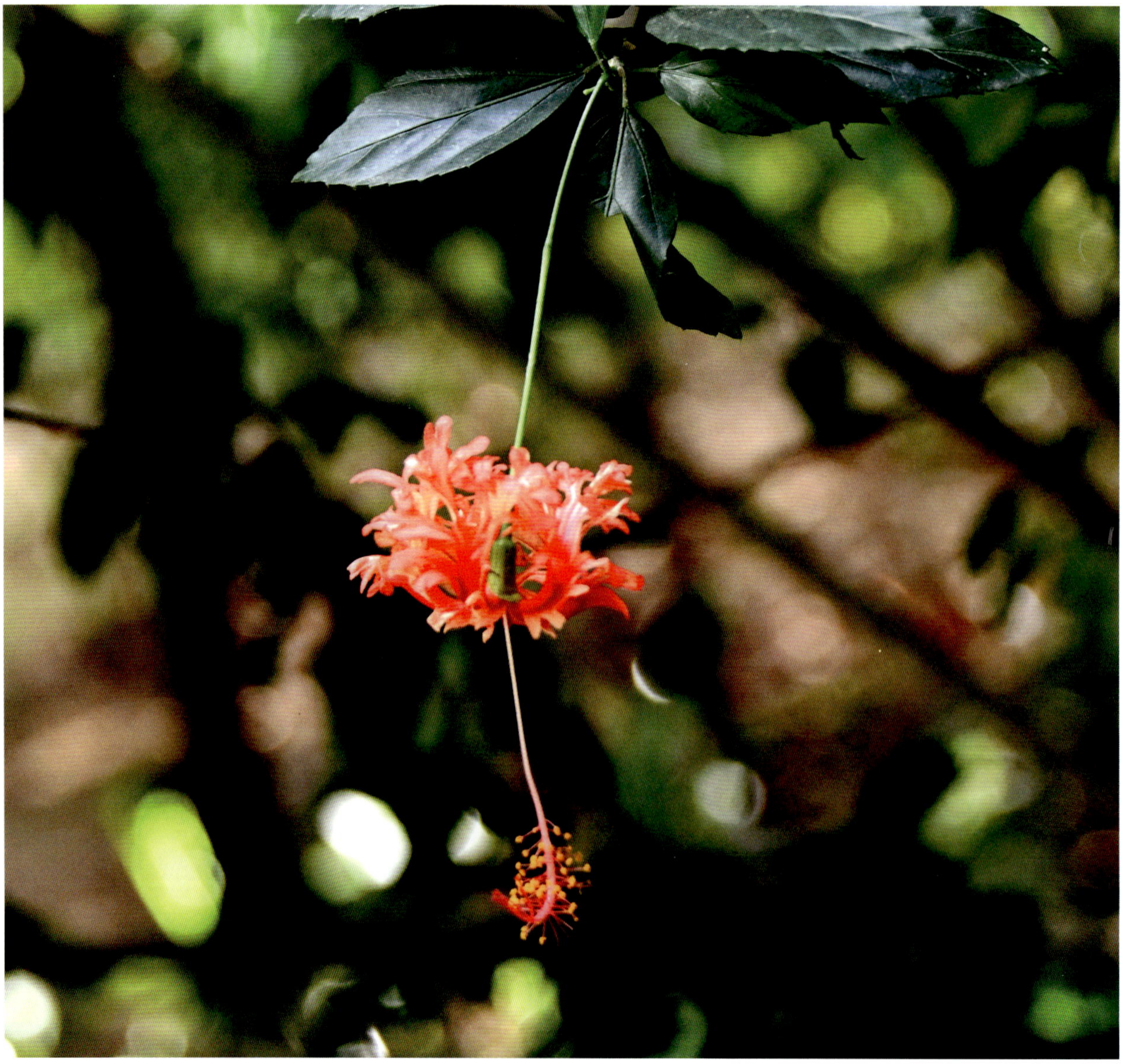

植物名称：木槿 *Hibiscus syriacus* Linnaeus

别称：喇叭花、朝天暮落花

植物形态：落叶灌木，高3～4 m。小枝密被黄色星状茸毛。叶菱形至三角状卵形，长3～10 cm，宽2～4 cm，深浅不一的3裂或不裂，边缘具不整齐的齿缺，下面沿叶脉微被毛或近无毛；叶柄被星状柔毛；托叶线形，疏被柔毛。花单生于叶腋，被星状短茸毛；花萼钟形，密被星状短茸毛；萼片5枚，三角形；花钟形，淡紫色；花瓣倒卵形，外面疏被纤毛和星状长柔毛；雄蕊柱长约3 cm；花柱分枝无毛。蒴果卵圆形，直径约12 mm，密被黄色星状茸毛。种子肾形，背部被黄白色长柔毛。花期7—10月。

生境及分布：贵州各地均有栽培。

采收加工：花夏季、秋季早晨采收，晒干。茎皮或根皮4—5月剥取，晒干。果实9—10月采收，晒干。

功能与主治：花入药，清热利湿，凉血解毒；主治肠风下血，带下病，疥疮痈肿。茎皮或根皮入药，清热利湿，杀虫止痒；主治湿热泄泻，皮肤疥癣等。果实入药，清肺化痰，止痛，解毒；主治痰喘咳嗽，支气管炎，偏头痛。

附注：该种为《贵州省中药材民族药材质量标准》收载品种，是贵州苗族、水族、侗族、布依族常用药物。

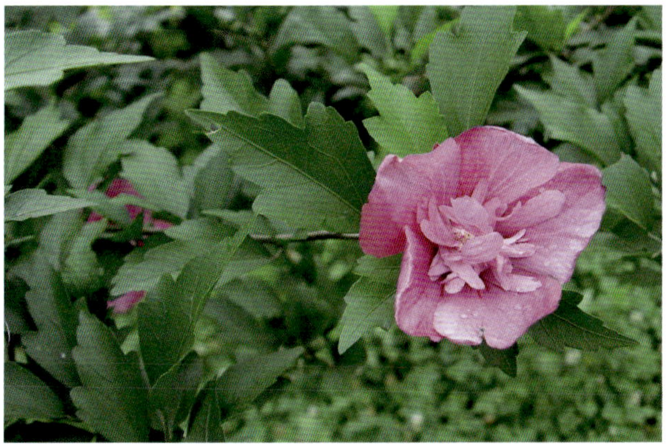
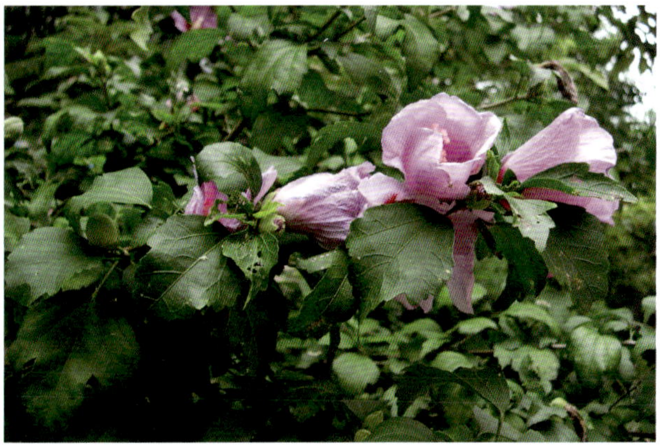
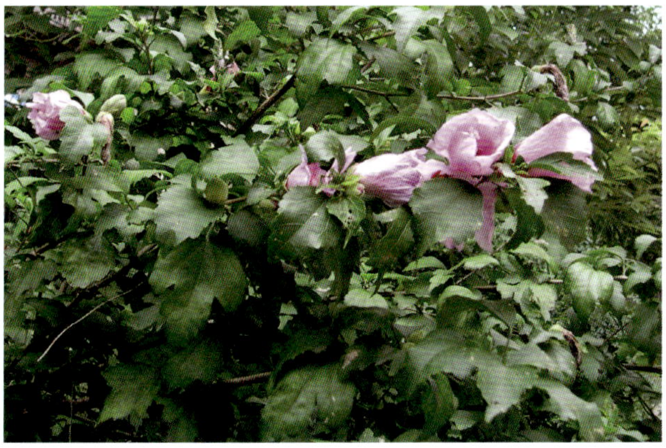
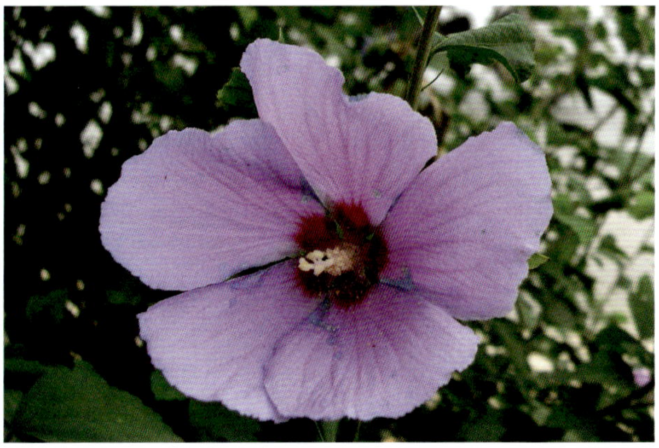

植物名称：野西瓜苗 *Hibiscus trionum* Linnaeus

别称：天泡草、黑芝麻、小秋葵

植物形态：一年生直立或平卧草本。叶二型；生于茎下部的圆形，不分裂；生于茎上部的掌状3～5深裂，中裂片较长，两侧裂片较短，裂片倒卵形至长圆形，通常羽状全裂；托叶线形，被星状粗硬毛。花单生于叶腋；花梗果时延长可达4 cm，被星状粗硬毛；小苞片12枚，线形，被粗长硬毛，基部合生；花萼钟形，淡绿色，被粗长硬毛或星状粗长硬毛；萼片5枚，膜质，三角形，具纵向紫色条纹；花淡黄色，内面基部紫色，直径2～3 cm；花瓣5枚，倒卵形。蒴果长圆状球形，直径约1 cm，被粗硬毛；果爿5枚；果皮薄，黑色。种子肾形，黑色，具腺状突起。花期7—10月。

生境及分布：生于山野、丘陵或田埂。分布于贵州各地。

采收加工：全草或根夏季、秋季采收，洗净，晒干。果实秋季成熟时采收，脱粒，晒干。

功能与主治：全草或根入药，清热解毒，利咽止咳；主治咽喉肿痛，咳嗽，泄泻，疮毒等。种子入药，补肾，润肺；主治肾虚头晕，耳鸣，耳聋，肺痨咳嗽。

附注：该种分布区域广，有一定资源量，可加以开发利用。

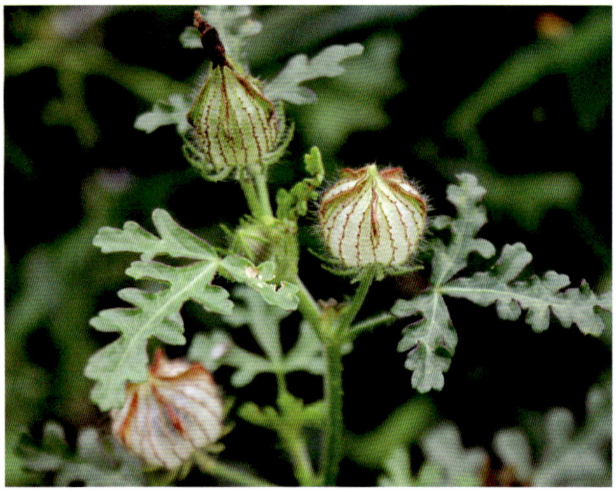
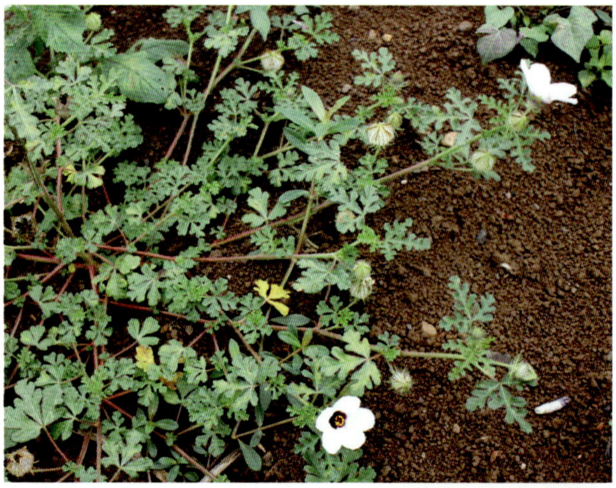
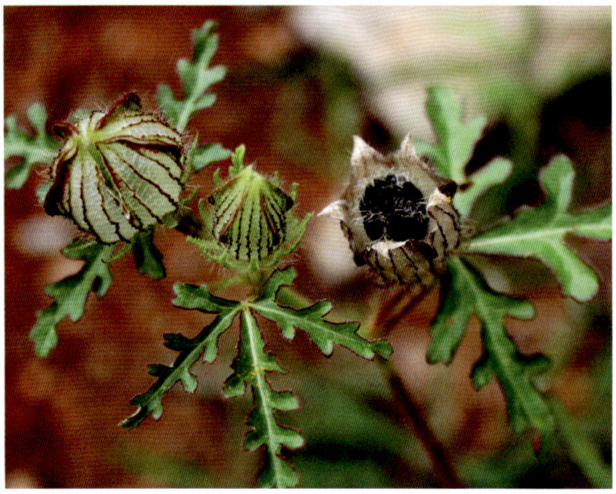
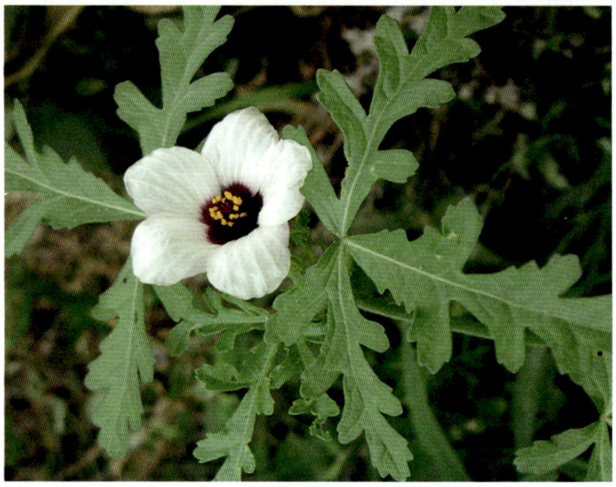

植物名称：锦葵 *Malva cathayensis* M. G. Gilbert

别称：棋盘花、小钱花、金钱紫花葵

植物形态：二年生或多年生直立草本，高50 ~ 90 cm。全株分枝多，疏被粗毛。叶圆心形或肾形，具5 ~ 7枚圆齿状钝裂片，长、宽近相等，基部近心形至圆形，边缘具圆锯齿，两面均无毛或仅脉上疏被短糙伏毛；托叶偏斜，卵形，边缘具锯齿，先端渐尖。花3 ~ 11朵簇生，无毛或疏被粗毛；小苞片3枚，长圆形，疏被柔毛；萼片5枚，宽三角形，两面均被星状疏柔毛；花紫红色或白色；花瓣5枚，匙形，先端微缺，爪具髯毛；花柱具9 ~ 11条分枝，被微细毛。蒴果扁圆形，直径5 ~ 7 mm；果爿9 ~ 11枚，肾形，被柔毛。种子黑褐色，肾形，长约2 mm。花期5—10月。

生境及分布：贵州各地均有栽培。

采收加工：夏季、秋季采收，洗净，晒干。

功能与主治：花、叶和茎入药，利尿通便，清热解毒。主治二便不畅，带下病，淋巴结结核，咽喉肿痛。

附注：该种在贵州有零星栽培，资源量不大，可发展种植。

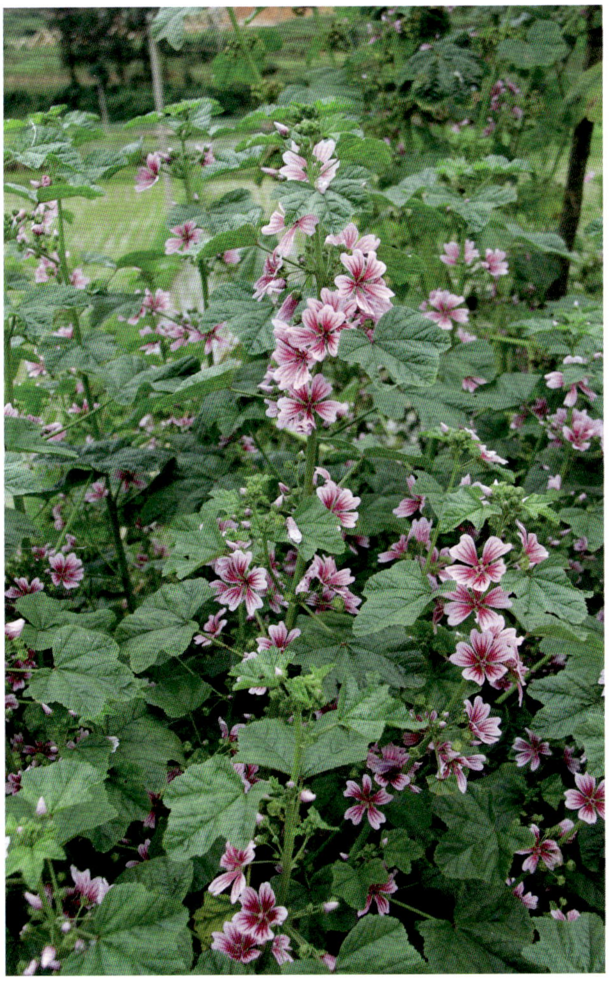

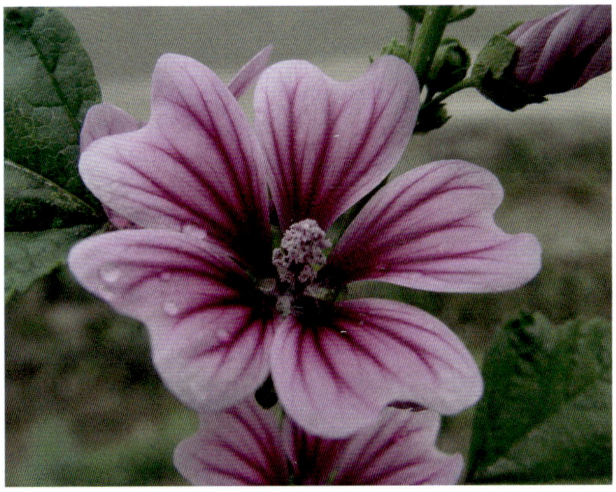

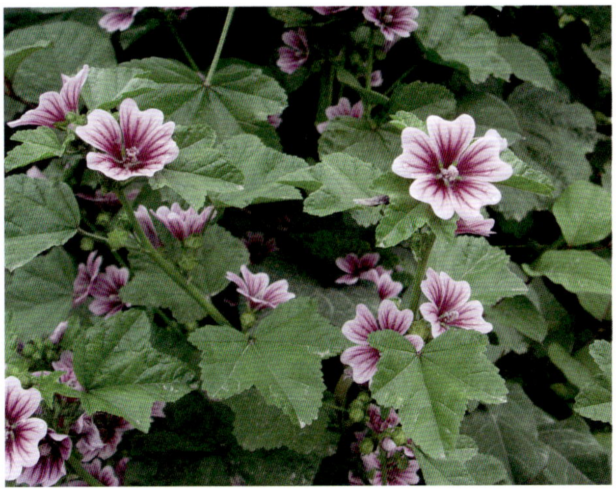

植物名称：圆叶锦葵 *Malva pusilla* Smith

别称：烧饼花、托盘果、金爬齿

植物形态：多年生草本，高25～50 cm。分枝多而常匍生，被粗毛。叶肾形，长1～3 cm，宽1～4 cm，基部心形，边缘具细圆齿，上面疏被长柔毛，下面疏被星状柔毛。花通常3～4朵簇生于叶腋，偶有单生于茎基部的，疏被星状柔毛；花萼钟形，长5～6 mm，被星状柔毛；萼片5枚，三角形，渐尖；花白色至浅粉红色，长10～12 mm；花瓣5枚，倒心形；雄蕊柱被短柔毛；花柱具13～15条分枝。蒴果扁圆形，直径5～6 mm；果爿13～15枚，不为网状，被短柔毛。种子肾形，直径约1 mm，被网纹或无网纹。花期夏季。

生境及分布：生于山坡路旁、田间地头。分布于黎平、从江、兴仁、绥阳、正安，以及安顺等地。

采收加工：夏季、秋季采挖，洗净，切片晒干。

功能与主治：根入药，益气止汗，利水通乳，托疮排脓。主治倦怠乏力，内脏下垂，肺虚咳嗽，自汗，盗汗，水肿，乳汁不足，崩漏，痈疽，疮口难合。

附注：该种有一定的资源量，可加以开发利用。

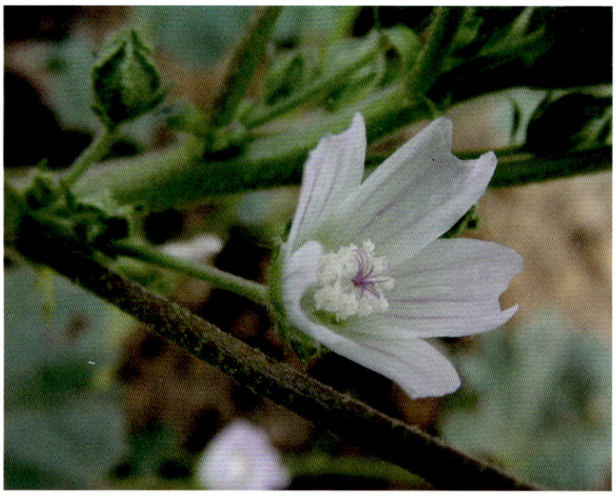

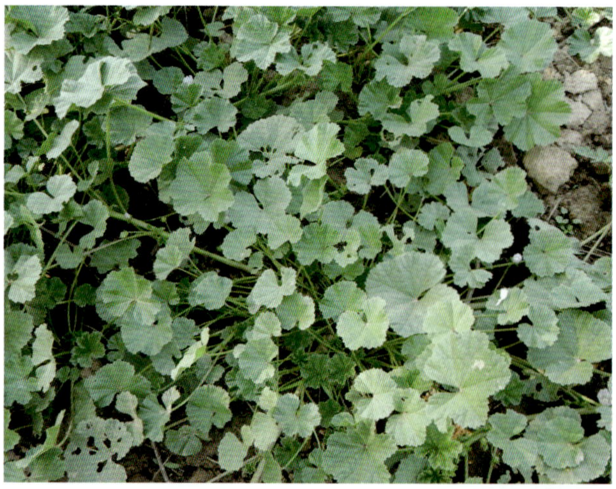

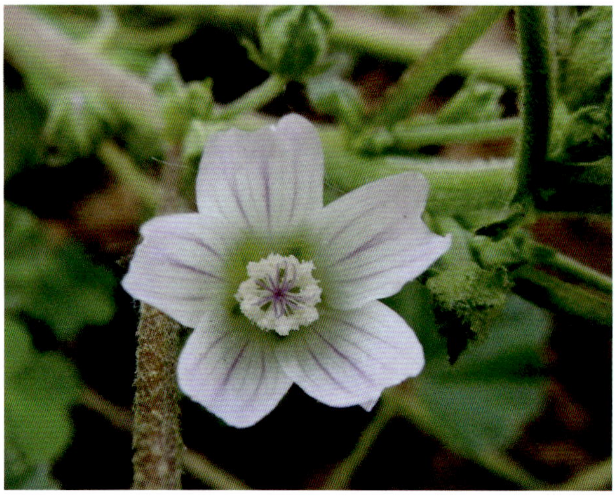

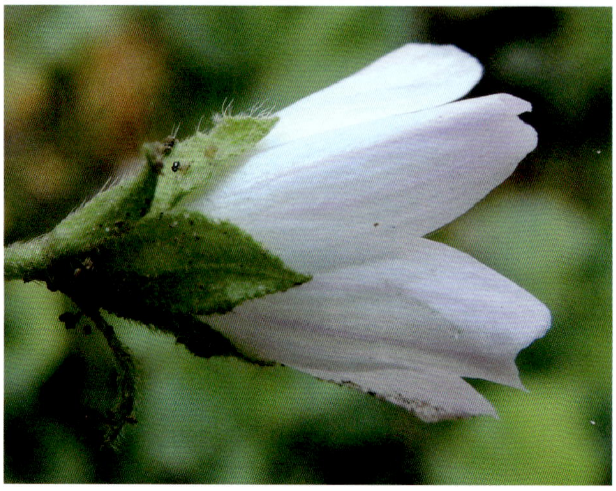

植物名称：野葵 *Malva verticillata* Linnaeus

别称：冬苋菜、棋盘叶、芪菜

植物形态：二年生草本，高50 ~ 100 cm。茎被星状长柔毛。叶肾形或圆形，通常为掌状5 ~ 7裂，裂片三角形，边缘具钝齿，两面被极疏糙伏毛或近无毛；托叶卵状披针形，被星状柔毛。花多朵簇生于叶腋，具极短柄至近无柄；小苞片3枚，线状披针形，被纤毛；花萼杯状；萼片5枚，广三角形，疏被星状长硬毛；花淡白色至淡红色；花瓣5枚，先端凹入，爪无毛或具少数细毛。蒴果扁球形，直径5 ~ 7 mm；果爿10 ~ 11枚，背面平滑，厚约1 mm，两侧具网纹。种子肾形，直径约1.5 mm，无毛，紫褐色。花期3—11月。

生境及分布：生于路旁、田边或山坡湿润处。分布于贵州各地。

采收加工：嫩苗、叶夏季、秋季采收，鲜用。果实夏季、秋季成熟时采收，除去杂质，阴干。根夏季、秋季采挖，洗净，切片晒干。

功能与主治：嫩苗、叶入药，清热利湿，通乳；主治肺热咳嗽，咽喉肿痛，热毒下痢，湿热黄疸，二便不通，乳汁不下，疥疮痈肿，丹毒。果实入药，清热利尿，消肿；主治尿闭，水肿，口渴，尿路感染。根入药，补中益气；主治气虚乏力，腰膝酸软，体虚自汗，脱肛，子宫脱垂，慢性肾炎，糖尿病。

附注：该种有一定的资源量，可加以开发利用。

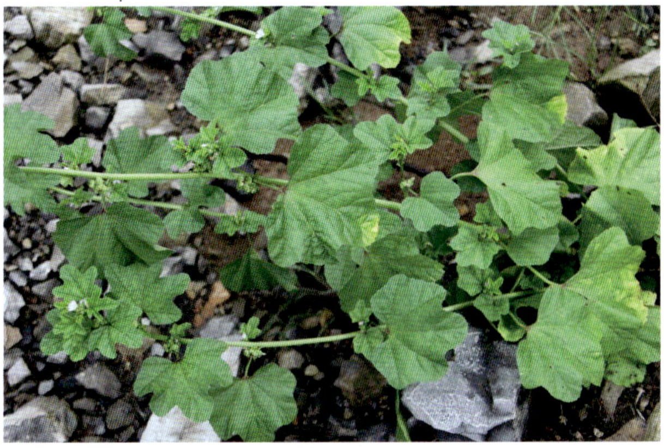
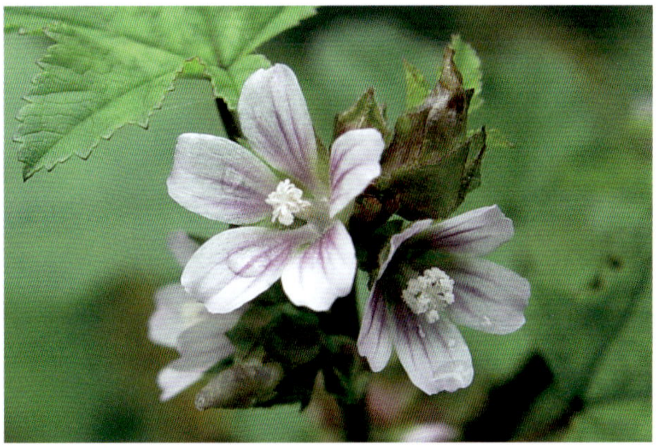
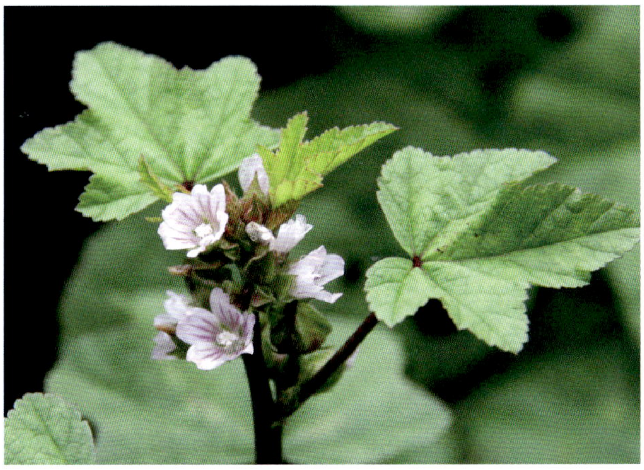
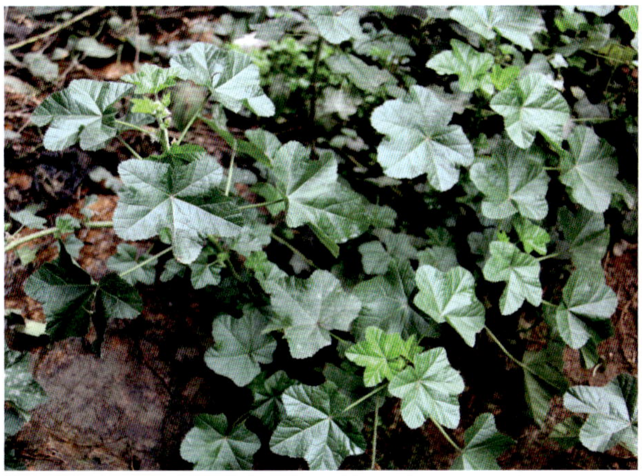

植物名称：冬葵 *Malva verticillata* Linnaeus var. *crispa* Linnaeus

别称：冬苋菜、蕲菜、葵子

植物形态：一年生草本，高约1 m。不分枝，茎被柔毛。叶圆形，常5～7裂或角裂，直径5～8 cm，基部心形，裂片三角状圆形，边缘具细锯齿，且极皱缩扭曲，两面无毛或疏被粗糙伏毛或星状毛。花小，白色，直径约6 mm，单生或几个簇生于叶腋，近无花梗至具极短梗；小苞片3枚，披针形，长4～5 mm，宽约1 mm，疏被粗糙伏毛；花萼浅杯状，5裂，长8～10 mm；萼片三角形，疏被星状柔毛；花瓣5枚，较萼片略长。蒴果扁球形，直径约8 mm；果爿11枚，网状，具细柔毛。种子肾形，直径约1 mm，暗黑色。花期6—9月。

生境及分布：长顺、独山、惠水，以及铜仁、遵义、毕节、安顺、贵阳等地有栽培或逸为野生。

采收加工：嫩苗、叶夏季、秋季采收，鲜用。果实夏季、秋季成熟时采收，除去杂质，阴干。根夏季、秋季采挖，洗净，切片晒干。

功能与主治：嫩苗、叶入药，清热利湿，通乳；主治肺热咳嗽，咽喉肿痛，热毒下痢，湿热黄疸，二便不通，乳汁不下，疖疮痈肿，丹毒。果实入药，清热利尿，消肿；主治尿闭，水肿，口渴，尿路感染。根入药，补中益气；主治气虚乏力，腰膝酸软，体虚自汗，脱肛，子宫脱垂，慢性肾炎，糖尿病。

附注：该种在贵州有一定资源量，可加以开发利用。

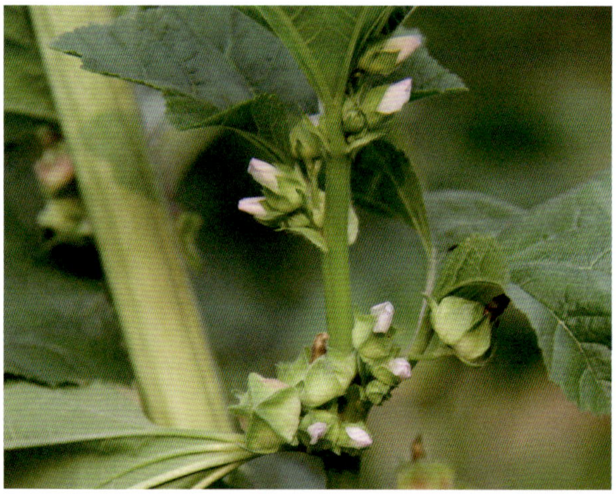

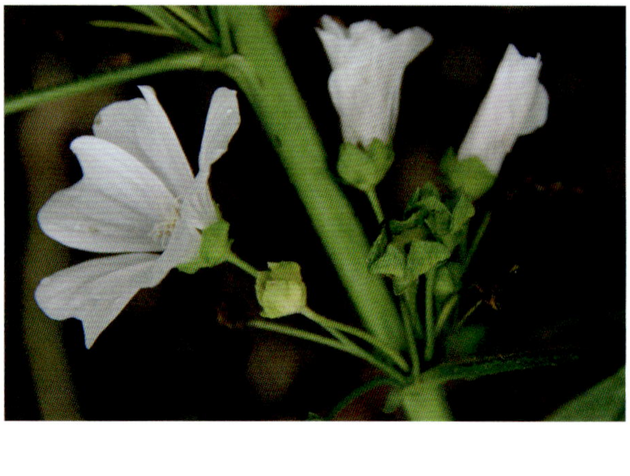

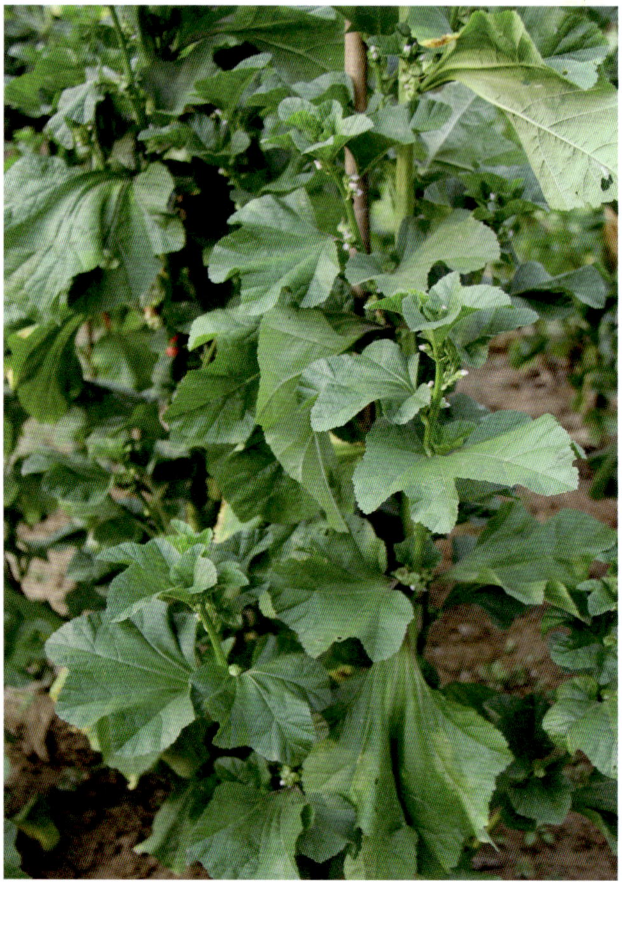

植物名称：赛葵 *Malvastrum coromandelianum* (Linnaeus) Garcke

别称：黄花棉、黄花草

植物形态：亚灌木状草本。叶卵状披针形或卵形，长3～6 cm，宽1～3 cm，先端钝尖，基部宽楔形至圆形，边缘具粗锯齿，上面疏被长毛，下面疏被长毛；托叶披针形，长约5 mm。花单生于叶腋；小苞片线形，长约5 mm，宽约1 mm，疏被长毛；花萼浅杯状，5裂；萼片卵形，渐尖，基部合生，疏被长毛；花黄色，直径约1.5 cm；花瓣5枚，倒卵形，长约8 mm，宽约4 mm；雄蕊柱长约6 mm，无毛。蒴果直径约6 mm；果爿8～12枚，肾形，疏被星状柔毛。

生境及分布：生于丘陵草地上。分布于罗甸、望谟等地。

采收加工：秋季采挖，洗净，晒干。

功能与主治：全草入药，清热利湿，解毒散瘀。主治感冒肠炎，痢疾，黄疸性肝炎，风湿性关节炎，跌打损伤，疔疮，痈肿。

附注：该种为贵州新记录物种，在贵州南部有少量分布。

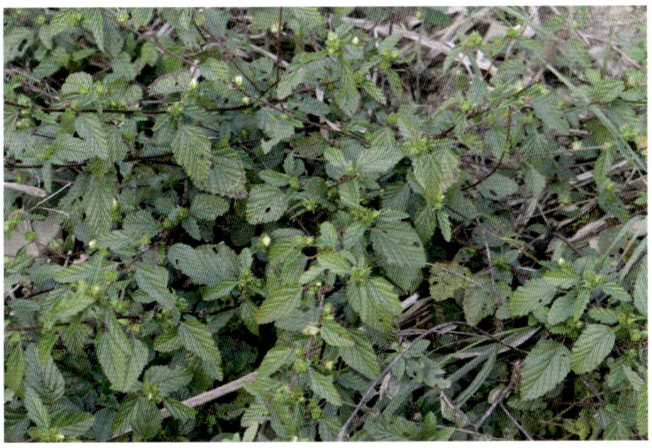
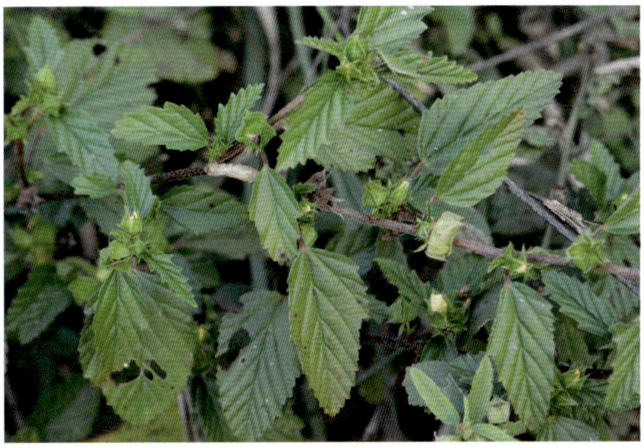
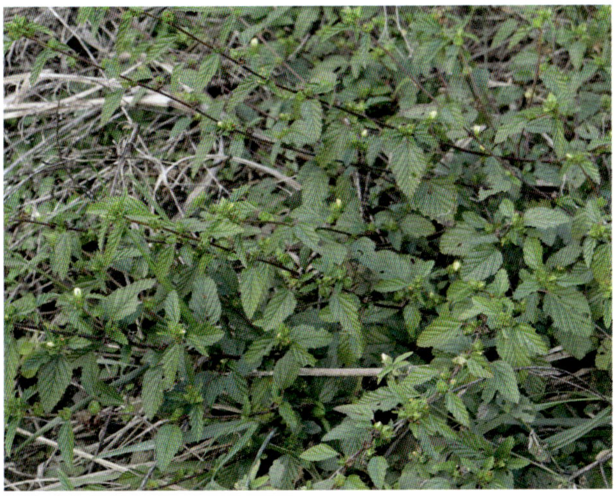
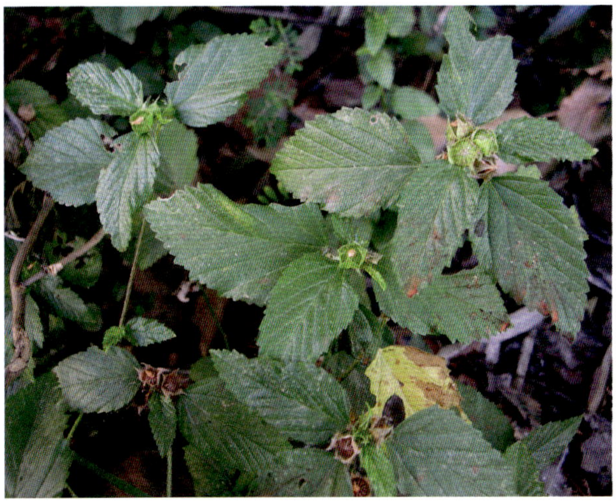

植物名称：黄花稔 *Sida acuta* N. L. Burman

别称：扫把麻

植物形态：直立亚灌木状草本。叶披针形，长2 ~ 5 cm，宽4 ~ 10 mm，先端短尖或渐尖，基部圆或钝，具锯齿，两面均无毛或疏被星状柔毛，上面偶被单毛；托叶线形，与叶柄近等长，常宿存。花单生或成对生于叶腋；花萼浅杯状，无毛，长约6 mm，下半部合生；萼片5枚，尾状渐尖；花黄色；花瓣倒卵形，先端圆，基部长6 ~ 7 mm，被纤毛；雄蕊柱长约4 mm，疏被硬毛。蒴果近圆球形；果爿4 ~ 9枚，但通常5 ~ 6枚，长约3.5 mm，顶端具2枚短芒；果皮具网状皱纹。花期冬季、春季。

生境及分布：生于山坡灌丛中、路旁或荒坡上。分布于罗甸、望谟等地。

采收加工：秋季采收，洗净，切碎，晒干。

功能与主治：全草入药，清热利湿，排脓止痛。主治感冒发热，扁桃体炎，细菌性痢疾，尿路结石，黄疸，痢疾，腹痛，痈疖疔疮。

附注：该种为贵州新纪录物种，分布区域狭窄，产藏量小。

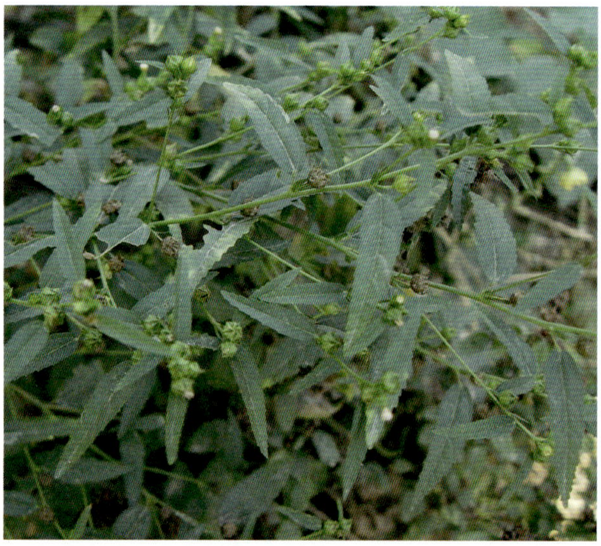

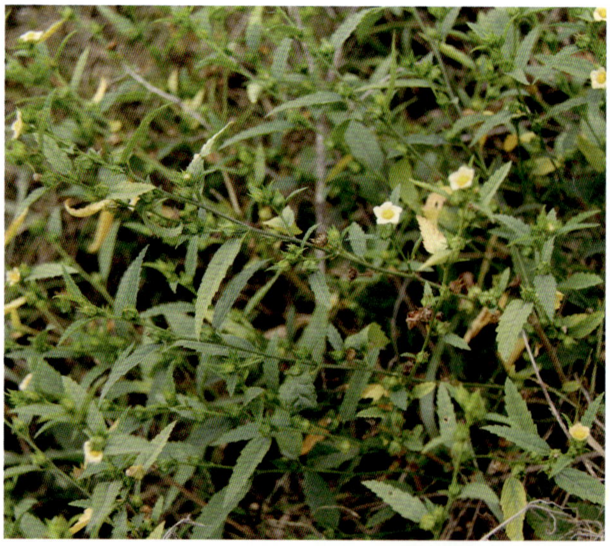

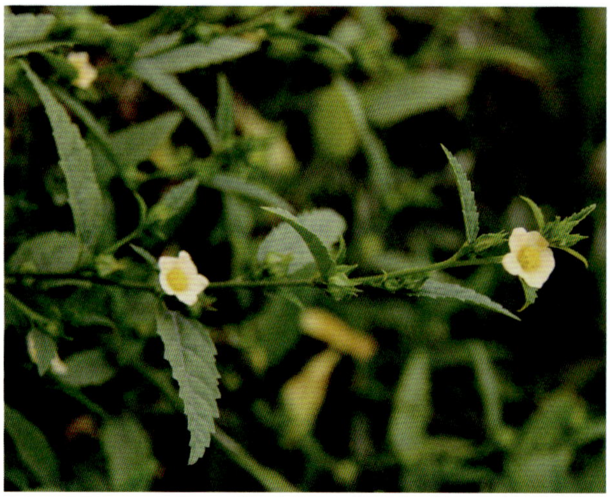

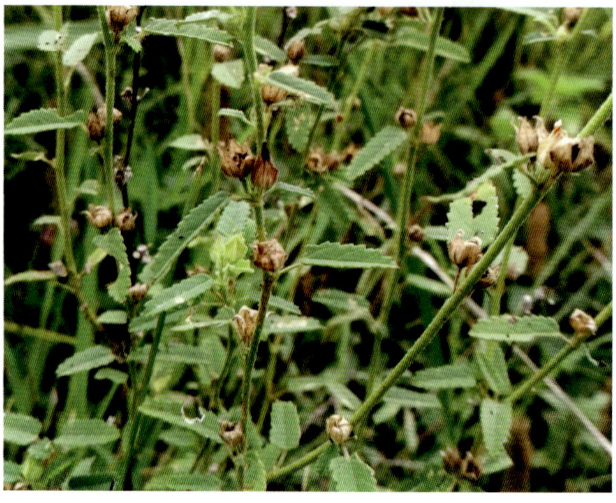

植物名称：白背黄花稔 *Sida rhombifolia* Linnaeus

别称：生扯拢、疔疮药

植物形态：直立亚灌木，高约1 m。分枝多，枝被星状绵毛。叶菱形或长圆状披针形，长25～45 mm，宽6～20 mm，先端浑圆至短尖，基部宽楔形，边缘具锯齿，上面疏被星状柔毛至近无毛，下面被灰白色星状柔毛；叶柄被星状柔毛；托叶纤细，刺毛状。花单生于叶腋，花梗长1～2 cm，密被星状柔毛，中部以上有节；花萼杯形，被星状短绵毛；萼片5枚，三角形；花黄色；花瓣倒卵形，先端圆形，基部狭；雄蕊柱无毛，疏被腺状乳突，长约5 mm，花柱具8～10条分枝。蒴果半球形，直径6～7 mm；果爿8～10枚，被星状柔毛，顶端具2枚短芒。花期秋季、冬季。

生境及分布：生于山坡灌丛中、旷野或沟谷两岸。分布于盘州、兴仁、安龙、罗甸、荔波，以及安顺、贵阳等地。

采收加工：秋季采收，洗净，鲜用或晒干。

功能与主治：全株入药，清热利湿，解毒消肿。主治感冒高热，湿热泄泻，黄疸，痈疽疔疮等。

附注：该种分布区域广，有一定的资源量，可加以开发利用。

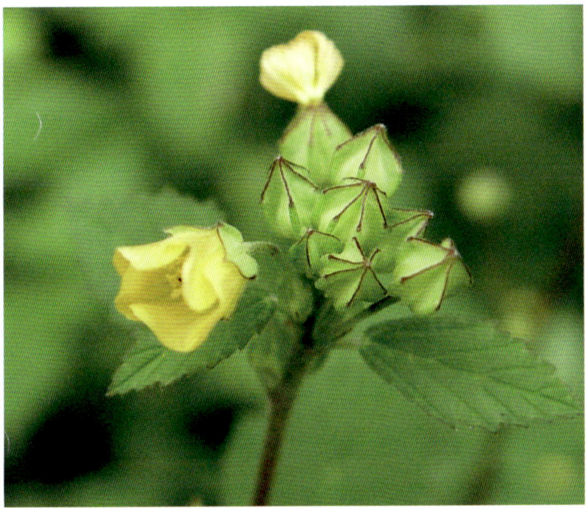

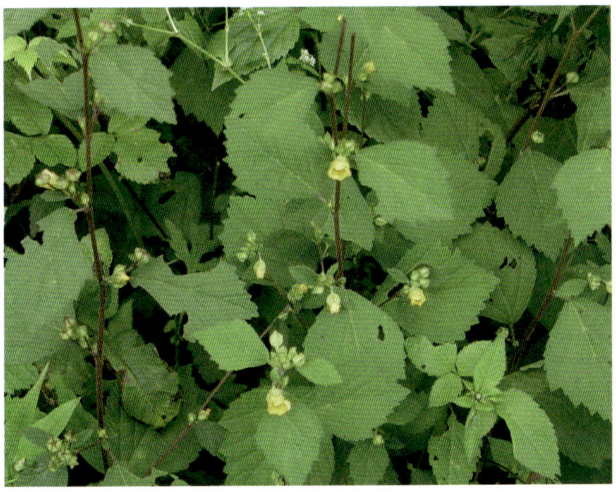

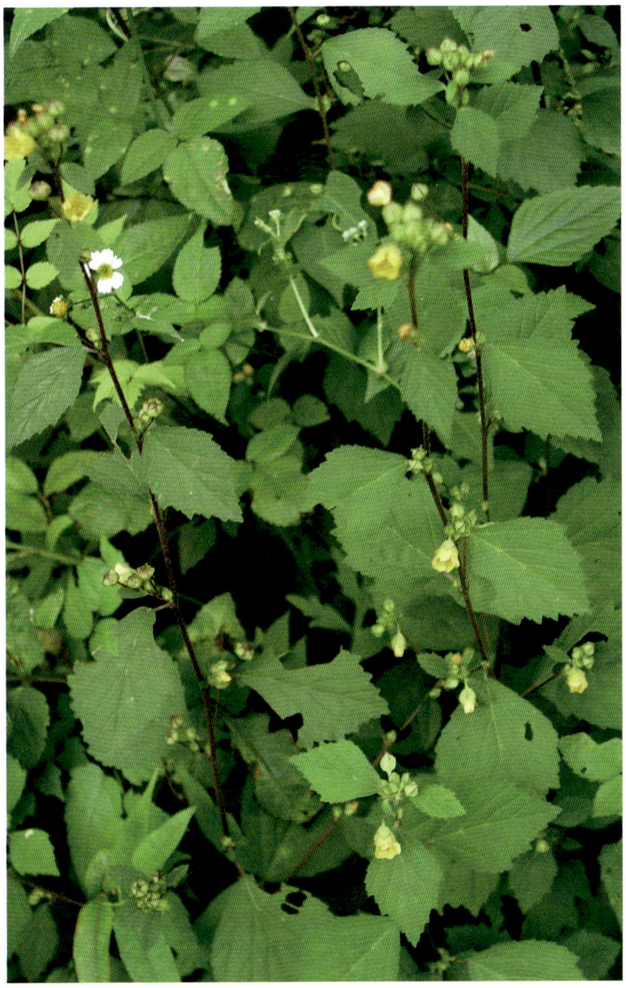

植物名称：拔毒散 *Sida szechuensis* Matsuda

别称：小粘药、王不留行、黄花稔

植物形态：直立亚灌木，高约1 m。小枝被星状长柔毛。叶二型；生于茎下部的宽菱形至扇形，长2.5 ~ 5 cm，先端短尖至浑圆；生于茎上部的长圆状椭圆形至长圆形；上面疏被星状毛或糙伏毛至近无毛，下面密被灰色星状毡毛；叶柄被星状柔毛；托叶钻形，比叶柄短。花单生或簇生于小枝顶端，密被星状粘毛，中部以上具节；花萼杯状；萼片三角形，疏被星状柔毛；花黄色；花瓣倒卵形。蒴果近球形，直径约6 mm；果爿8 ~ 9枚，疏被星状柔毛，具短芒。种子黑褐色；种脐被白色柔毛。花期6—11月。

生境及分布：生于荒坡灌丛中、松林边、路旁或沟谷边。分布于盘州、紫云、望谟、安龙、兴义、册亨、普安、关岭、罗甸、荔波、惠水、清镇等地。

采收加工：秋季采收，鲜用或晒干。

功能与主治：枝叶入药，下乳，活血，利湿，解毒。主治乳汁不下，乳痈，痢疾，闭经，痈肿，跌打损伤，骨折。

附注：该种分布区域广，产藏量大，可大量开发利用。

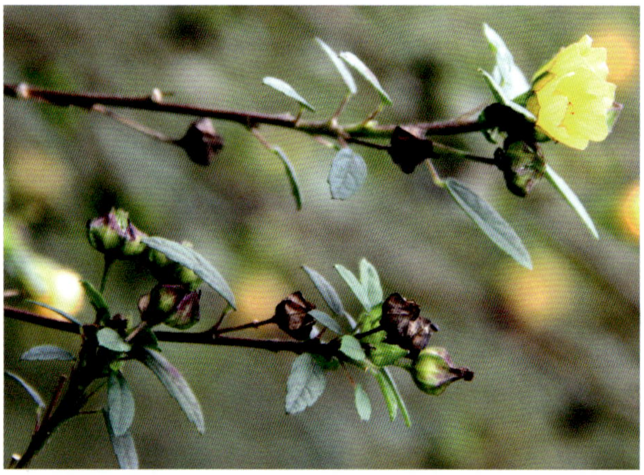
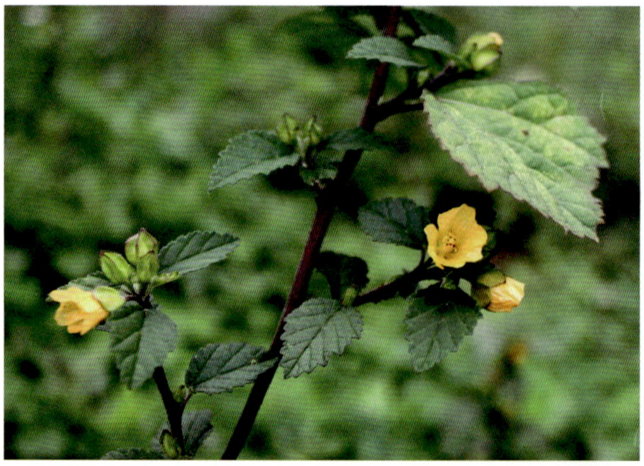
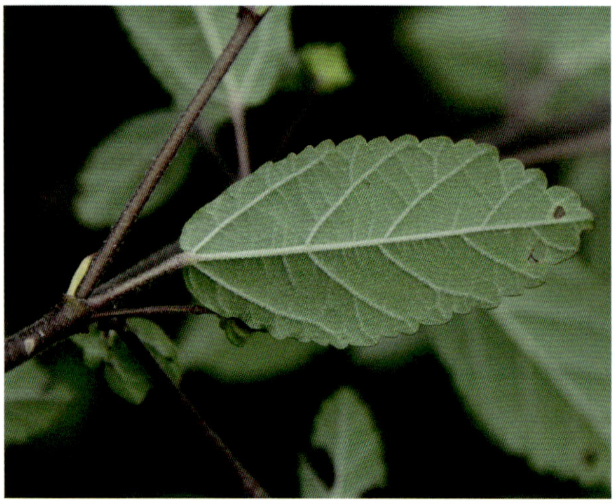
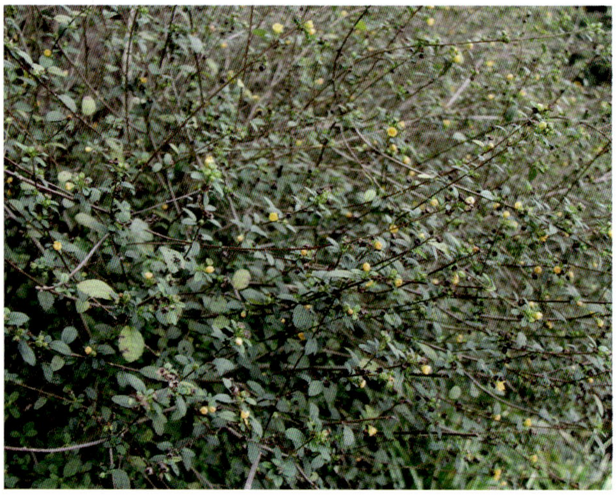

植物名称：云南黄花稔 *Sida yunnanensis* S. Y. Hu

植物形态：直立亚灌木。小枝被星状柔毛。叶椭圆形、长圆形或倒卵形，长1～4 cm，宽5～30 mm，两端钝或圆形，边缘具钝锯齿，上面疏被星状细柔毛或近无毛，下面密被星状毡毛；叶柄长3～7 mm，被星状柔毛；托叶线形。花近簇生于短枝顶端或腋生；花梗长3～4 mm，果时延长达1.5 cm，被星状柔毛，近顶端具节；花萼长约4 mm，被星状柔毛；萼片5枚，三角形；花黄色；花瓣倒卵状楔形；雄蕊柱疏被长硬毛。果爿6～7枚，密被星状柔毛，顶端具2枚芒。花期秋季、冬季。

生境及分布：生于山坡灌丛中或路旁草丛中。分布于兴仁、册亨、兴义等地。

采收加工：秋季采收，洗净，切碎晒干。

功能与主治：全株入药，清热利湿，排脓止痛。主治感冒发热，扁桃体炎，细菌性痢疾，尿路结石，黄疸，痢疾，腹痛，痈疖疔疮。

附注：该种分布区域狭窄，野生资源量小。

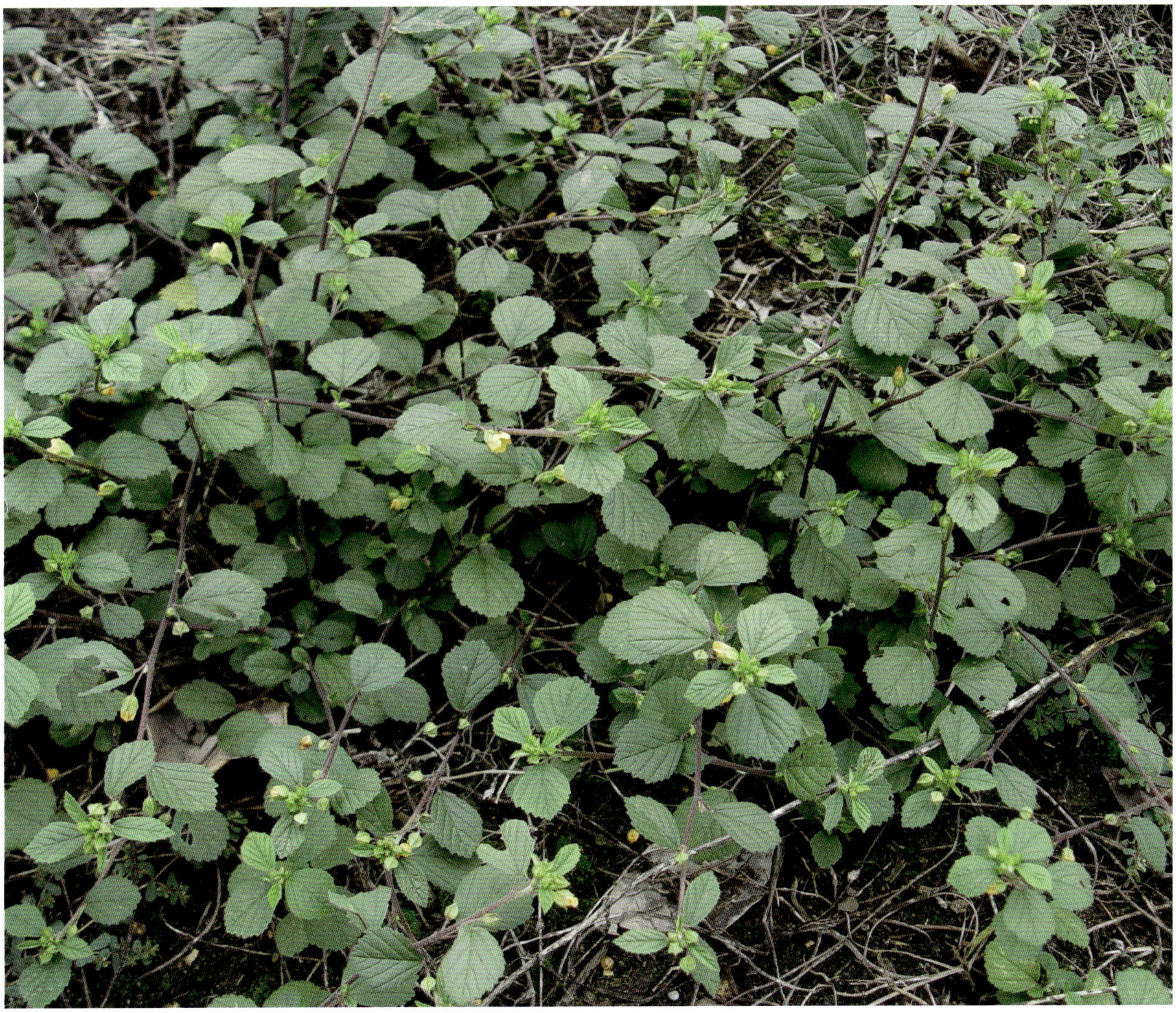

植物名称：地桃花 *Urena lobata* Linnaeus

别称：毛桐子、牛毛七、石松毛

植物形态：直立亚灌木状草本，高约1 m。小枝被星状茸毛。叶生于茎下部的近圆形，先端3浅裂；生于茎上部的长圆形至披针形；边缘具锯齿，上面被柔毛，下面被灰白色星状茸毛；叶柄被灰白色星状毛；托叶线形。花腋生、单生或稍丛生，淡红色；小苞片5枚，基部1/3合生；花萼杯状；萼片5枚，比小苞片略短，两者均被星状柔毛；花瓣5枚，倒卵形，长约15 mm，外面被星状柔毛。蒴果扁球形，直径约1 cm；果爿被星状短柔毛和锚状刺。花期7—10月。

生境及分布：生于海拔500～900 m的灌丛中。分布于江口、松桃、从江、榕江、雷山、兴仁、兴义、安龙、望谟、册亨、罗甸、荔波、独山、龙里、长顺、赤水等地。

采收加工：根冬季采挖，洗净，切片晒干。全草全年均可采收，除去杂质，切段晒干。

功能与主治：根、全草入药，祛风利湿，活血消肿，清热解毒。主治感冒，风湿痹痛，痢疾，泄泻，淋证，带下病，月经不调，跌打损伤，喉痹，乳痈，疥疮，毒蛇咬伤。

附注：该种是贵州侗族常用药物，分布区域广，资源量大，可加以开发利用。

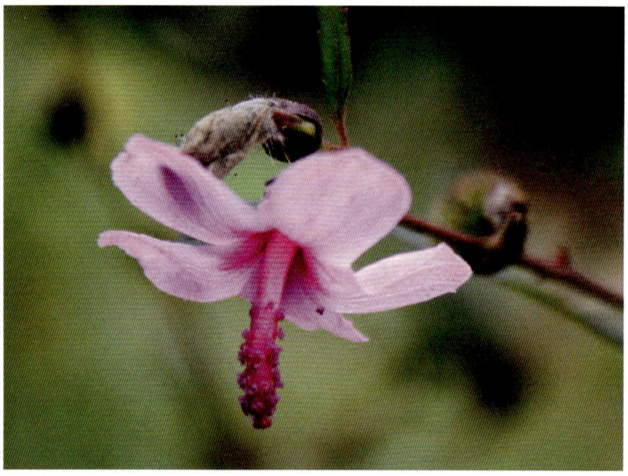

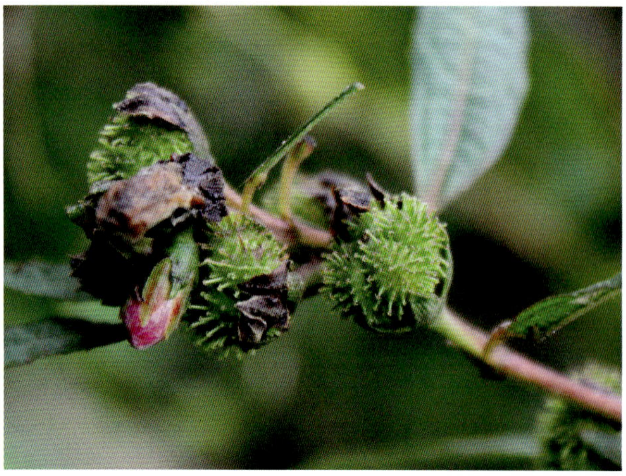

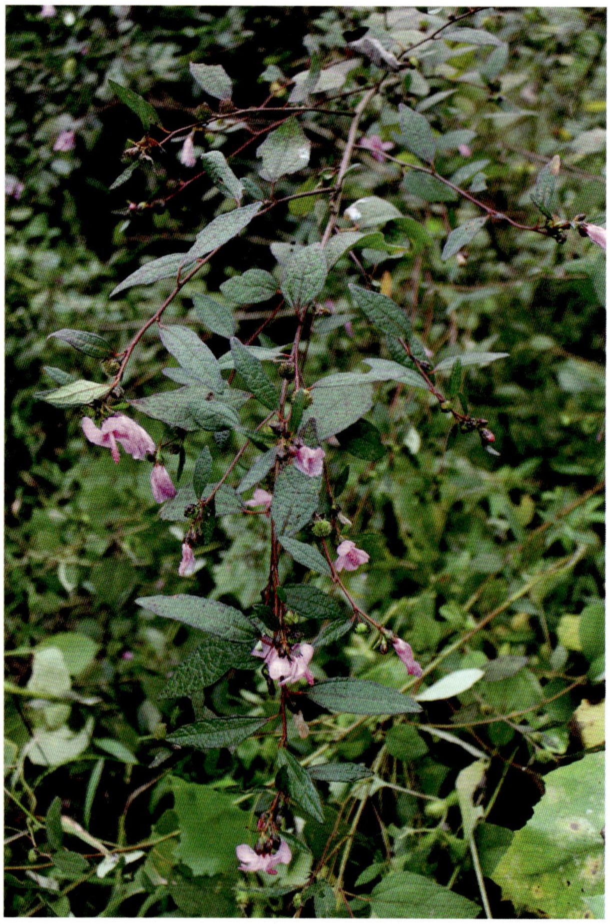

植物名称：中华地桃花 *Urena lobata* Linnaeus var. *chinensis* (Osbeck) S. Y. Hu

植物形态：该种与地桃花*Urena lobata* Linnaeus的不同在于叶大都为卵形，下面被灰黄色长柔毛和星状短柔毛。

生境及分布：生于海拔500 ~ 1000 m的田边或灌丛中。分布于罗甸等地。

采收加工：根冬季采挖，洗净，切片晒干。全草全年均可采收，除去杂质，切碎晒干。

功能与主治：根、全草入药，祛风利湿，活血消肿，清热解毒。主治感冒，风湿痹痛，痢疾，泄泻，淋证，带下病，月经不调，跌打损伤，喉痹，乳痈，疥疮，毒蛇咬伤。

附注：该种分布区域狭窄，野生资源量小，应加以保护。

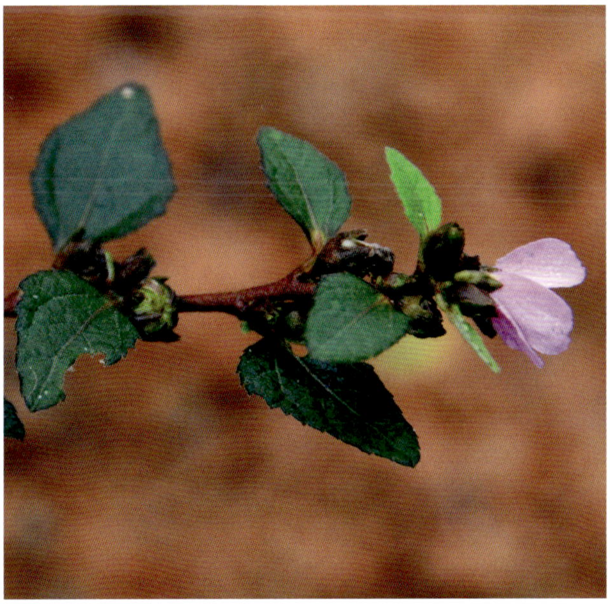
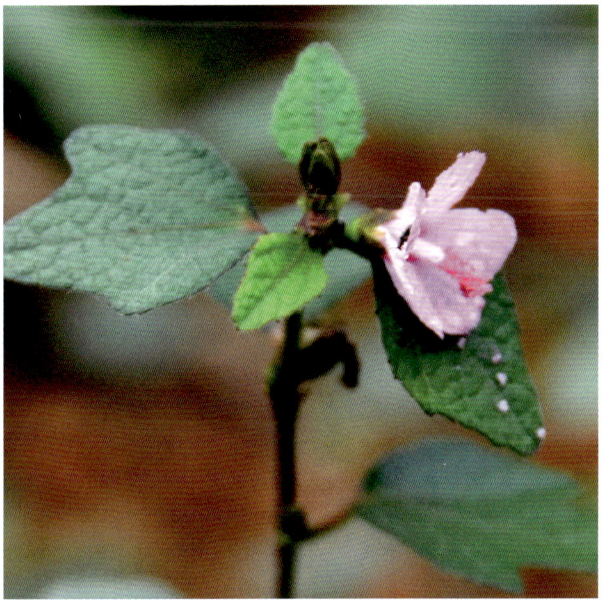
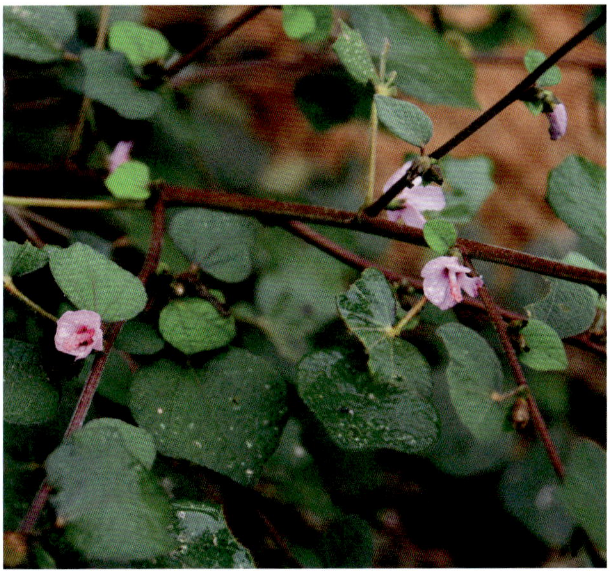
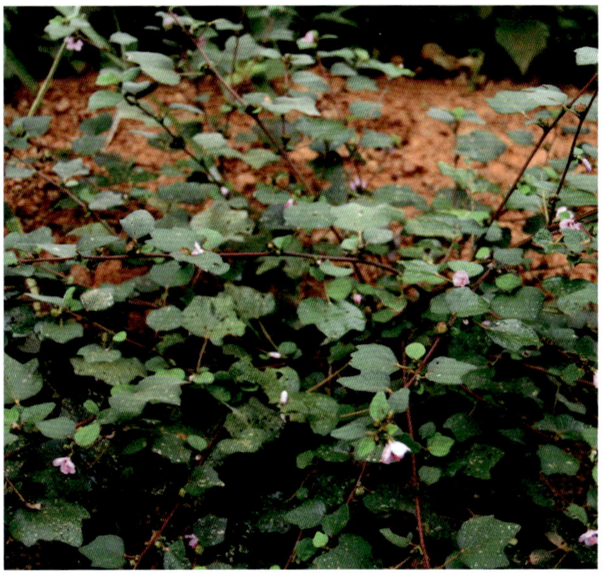

植物名称：粗叶地桃花 *Urena lobata* Linnaeus var. *glauca* (Blume) Borssum Waalkes

别称：千锤草、田芙蓉、消风草

植物形态：该种与地桃花*Urena lobata* Linnaeus的不同在于叶生于茎下部的较宽而很少分裂，先端通常3浅裂，基部近心形；生于茎上部的卵形或近圆形；密被粗短茸毛和绵毛。小苞片线形，密被绵毛。

生境及分布：生于海拔500 ~ 1000 m的田边或灌丛中。分布于榕江、兴义、罗甸、荔波等地。

采收加工：根冬季采挖，洗净，切片晒干。全草全年均可采收，除去杂质，切碎晒干。

功能与主治：根或全草入药，祛风利湿，活血消肿，清热解毒。主治感冒，风湿痹痛，痢疾，泄泻，淋证，带下病，月经不调，跌打损伤，喉痹，乳痈，疥疮，毒蛇咬伤。

附注：该种分布区域狭窄，野生资源量小，应加以保护。

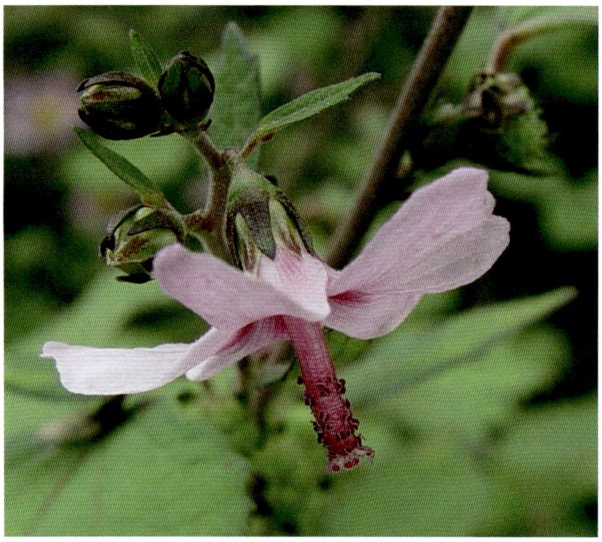
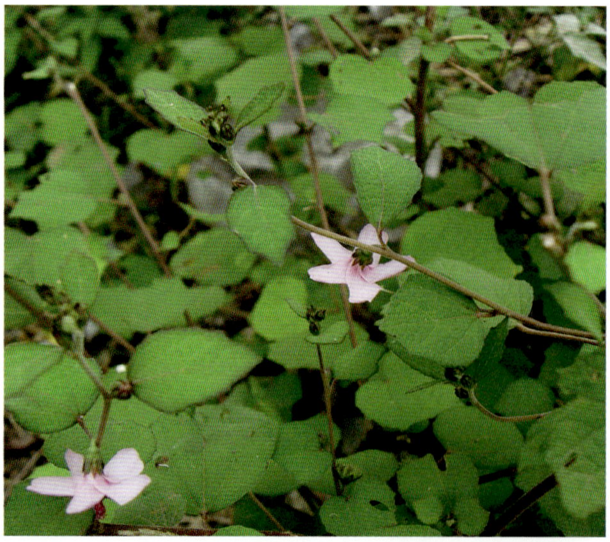
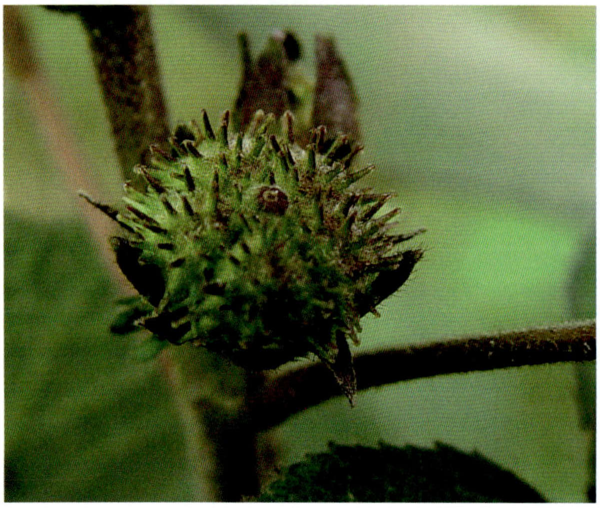
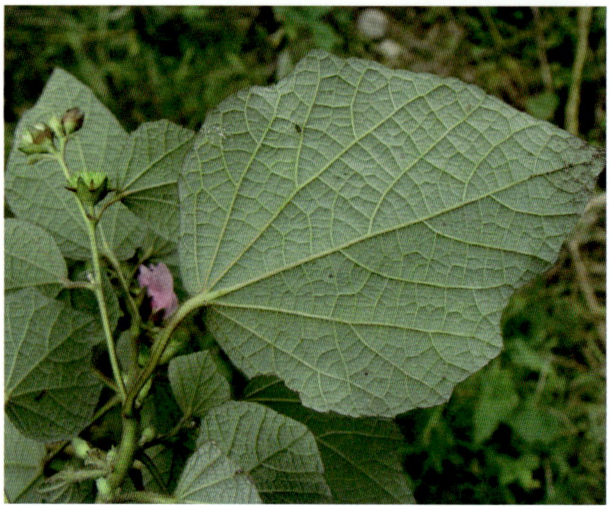

植物名称：云南地桃花 *Urena lobata* Linnaeus var. *yunnanensis* S. Y. Hu

别称：山石榴、刺石榴

植物形态：该种与地桃花*Urena lobata* Linnaeus的不同在于叶似槭叶状；生于茎下部的卵形，常掌状3～5浅裂；生于茎上部的卵形或椭圆形；边缘具不整齐齿牙，上面粗糙，被星状柔毛，下面密被灰白色星状茸毛。花近簇生，少单生；小苞片疏被星状柔毛，长约4 mm，比萼片短；花瓣长15～25 mm，粉红色。蒴果大，直径7～8 mm。

生境及分布：生于海拔800～1500 m的山边或路旁。分布于兴仁、普安、册亨等地。

采收加工：根冬季采挖，洗净，切片晒干。全草全年均可采收，除去杂质，切碎晒干。

功能与主治：根或全草入药，祛风利湿，活血消肿，清热解毒。主治感冒，风湿痹痛，痢疾，泄泻，淋证，带下病，月经不调，跌打损伤，喉痹，乳痈，疥疮，毒蛇咬伤。

附注：该种分布区域狭窄，野生资源量小，应加以保护。

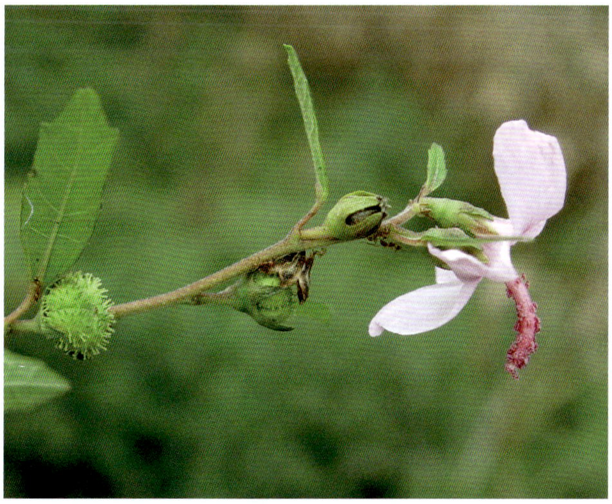

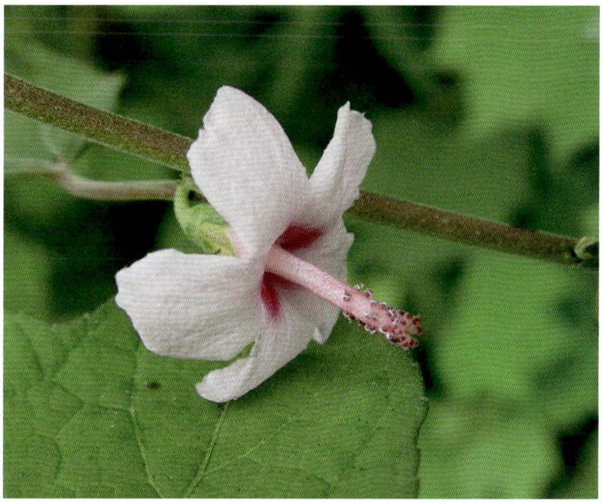

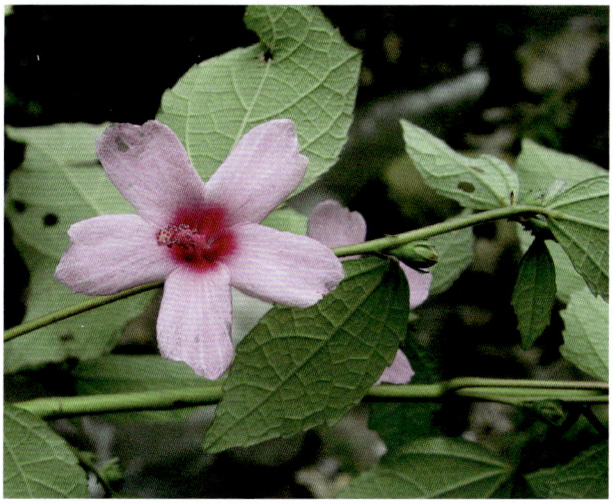

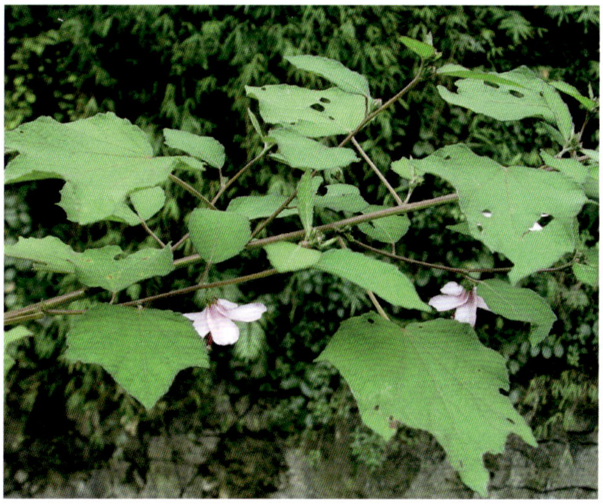

植物名称：梵天花 *Urena procumbens* Linnaeus

植物形态：小灌木。枝平铺，小枝被星状茸毛。茎下部的叶掌状3～5深裂，裂口深达中部以下，长1.5～6 cm，宽1～4 cm，裂片菱形或倒卵形，先端钝，基部圆形至近心形，边缘具锯齿，两面均被星状短硬毛；托叶钻形，早落。花单生或近簇生；花梗长2～3 mm；小苞片疏被星状毛；萼片短于小苞片或与小苞片近等长，卵形，尖头，被星状毛；花淡红色；花瓣长10～15 mm；雄蕊柱无毛，与花瓣等长。蒴果球形，直径约6 mm，具刺和长硬毛，刺端有倒钩。种子平滑无毛。花期6—9月。

生境及分布：生于海拔300～1600 m的山坡灌丛中。分布于榕江等地。

采收加工：全草夏季、秋季采挖，洗净，除去杂质，切碎晒干。根全年均可采挖，洗净，切片鲜用或晒干。

功能与主治：全草入药，祛风利湿，消热解毒；主治风湿痹痛，泄泻，痢疾，感冒，咽喉肿痛，肺热咳嗽，余毒流注，疮疡肿毒，跌打损伤，毒蛇咬伤。根入药，健脾化湿，活血解毒；主治风湿痹痛，劳倦乏力，肝炎，疟疾，水肿，带下病，跌打损伤，痈疽肿毒。

附注：该种为贵州新记录种，分布区域狭窄，野生资源量小，应加以保护。

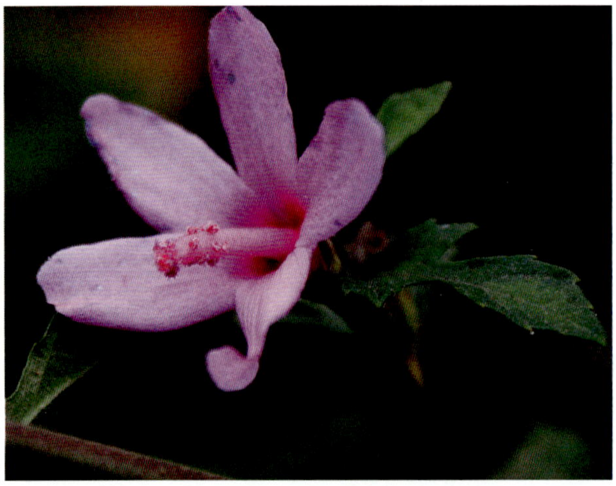

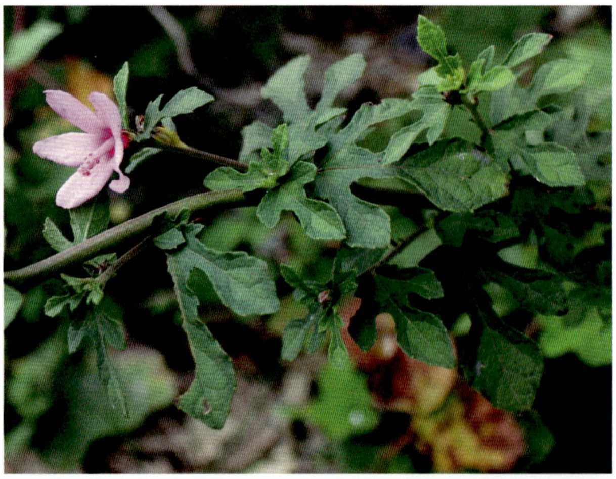

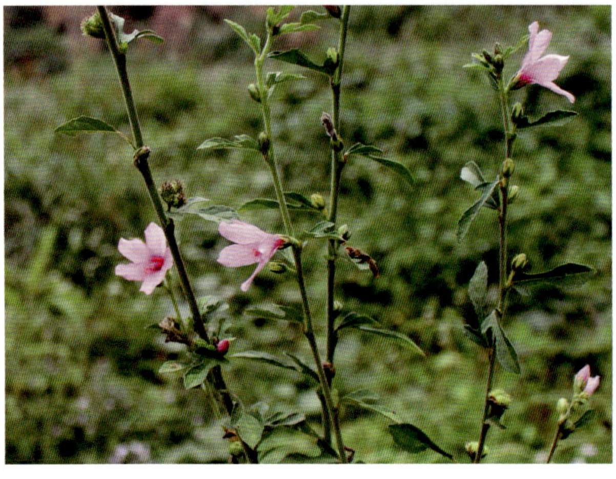

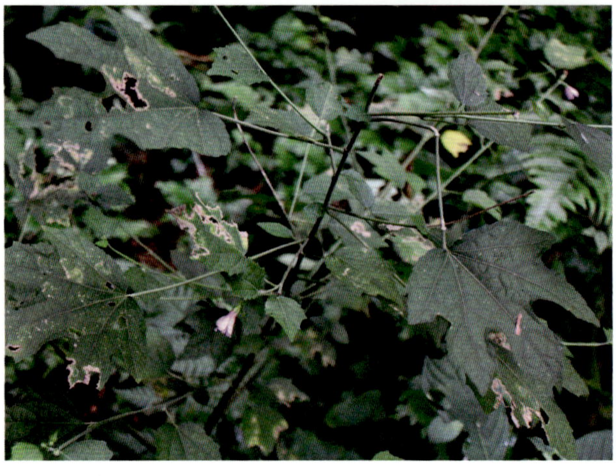

植物名称：波叶梵天花 *Urena repanda* Roxburgh ex Smith

植物形态：多年生草本，高0.5 ~ 1 m。枝圆柱形，密被星状短茸毛。叶生于茎下部的卵形，在先端常3浅裂，基部圆形至近心形，边缘具锯齿，先端钝；生于茎上部的卵状长圆形至披针形；上面被星状糙硬毛，下面被灰色星状茸毛。花集生于小枝顶端；花梗长1 ~ 3 mm；小苞片钟形，被星状长硬毛；萼片比小苞片长，卵形，尖头，宿存，被星状长硬毛；花粉红色；花瓣长2.5 ~ 3.5 cm；雄蕊柱无毛；子房无毛，花柱具乳突。蒴果近球形，无毛；果爿倒卵状三角形，具羽片状条纹。种子黑色，平滑无毛。花期8—11月。

生境及分布：生于海拔600 ~ 1400 m的路边或灌丛中。分布于黎平、兴义、兴仁、册亨、望谟、独山，以及安顺等地。

采收加工：根冬季采挖，洗净，切片晒干。叶夏季、秋季采收，鲜用或晒干。

功能与主治：根、叶入药，祛风解毒。主治感冒，风湿痹痛。

附注：该种有一定的产藏量，可加以开发利用。

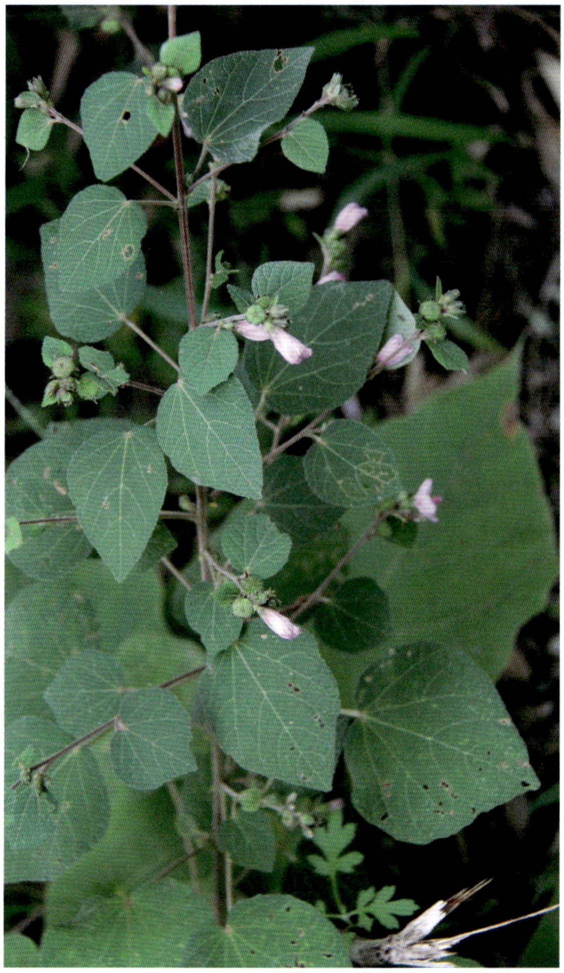

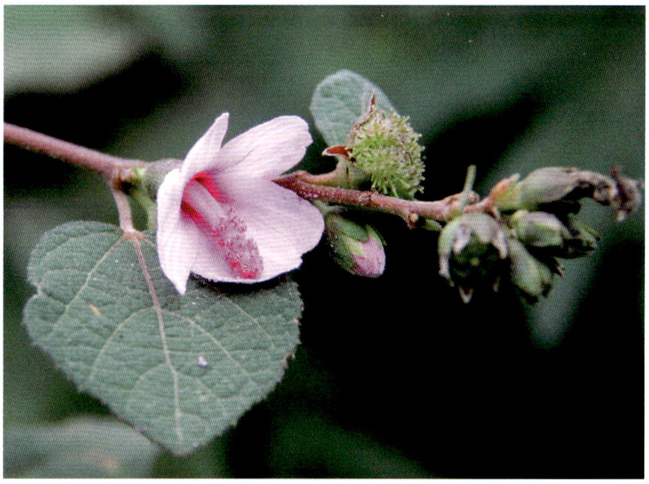

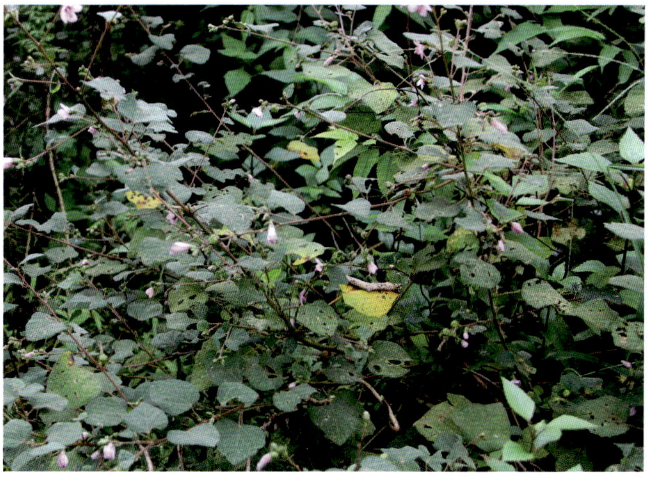

木棉科 Bombacaceae

乔木，主干基部常有板状根。叶互生，掌状复叶或单叶，常具鳞秕；托叶早落。花两性，辐射对称，腋生或近顶生，单生或簇生；花萼杯状，顶端截平形或不规则的3～5裂；花瓣5枚，覆瓦状排列，有时基部与雄蕊管合生，有时无花瓣；雄蕊5至多枚，退化雄蕊常存在，花丝分离或合生成雄蕊管；子房上位，2～5室，每室有倒生胚珠2至多枚，中轴胎座，花柱不裂或2～5浅裂。种子常被内果皮的丝状绵毛包围。

本科有约30属250种，广泛分布于热带。我国有3属5种。

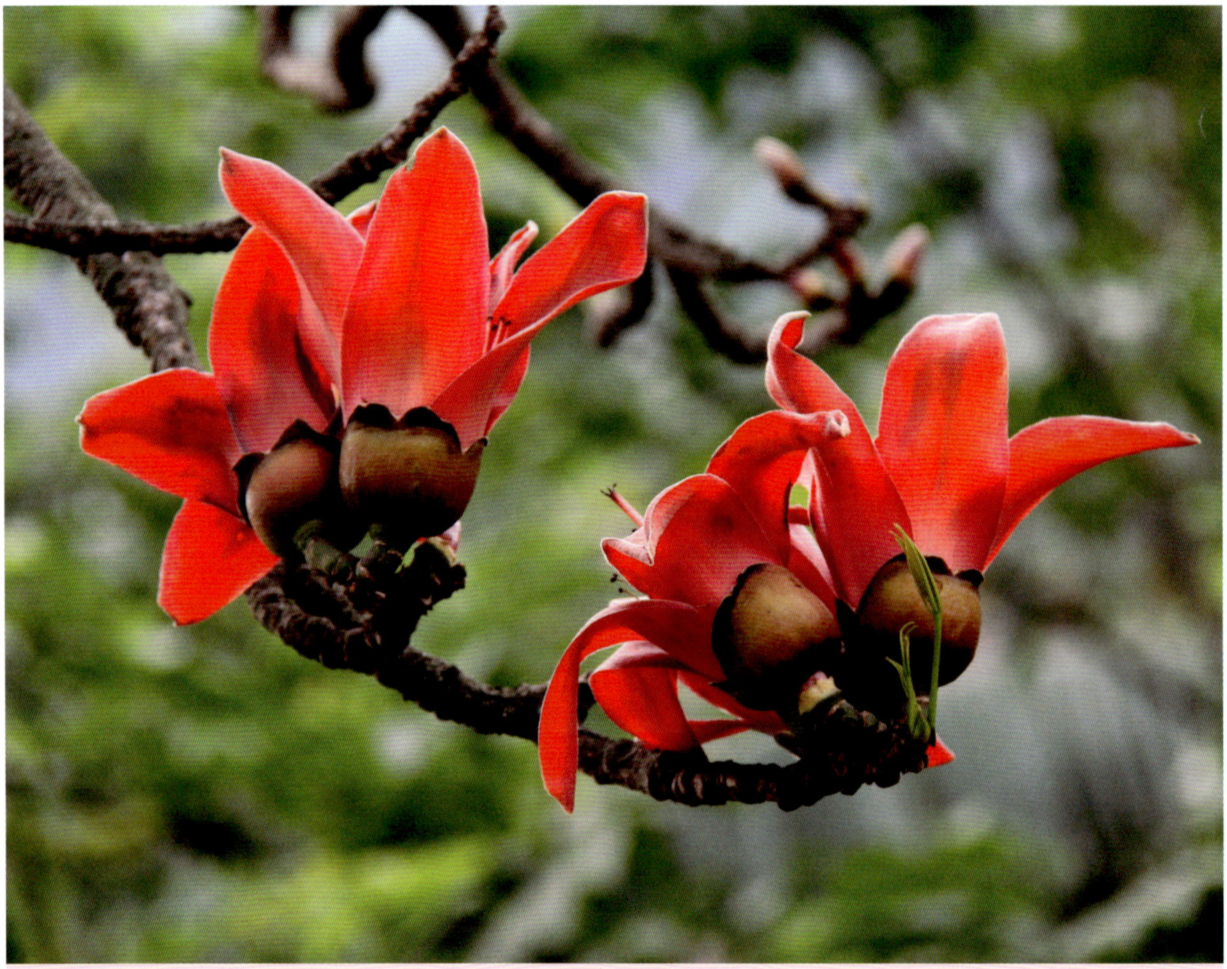

木棉 *Bombax ceiba* Linnaeus

植物名称：木棉 *Bombax ceiba* Linnaeus

别称：攀枝花、斑芝树、斑芝棉、英雄树

植物形态：落叶大乔木，高可达25 m。树皮灰白色；幼树的树干通常有圆锥状的粗刺；分枝平展。掌状复叶，小叶5～7枚，长圆形至长圆状披针形，全缘，两面均无毛；托叶小。花单生于枝顶叶腋，通常红色，有时橙红色；花萼杯状，长2～3 cm，外面无毛，内面密被淡黄色短绢毛；花瓣肉质，倒卵状长圆形，两面被星状柔毛；雄蕊管短；花丝较粗，基部粗，向上渐细；花柱长于雄蕊。蒴果长圆形，密被灰白色长柔毛和星状柔毛。种子多数，倒卵形，光滑。花期3—4月，果期夏季。

生境及分布：生于低山次生林中、村旁或路边。分布于镇宁、关岭、贞丰、册亨、兴义、安龙、望谟、罗甸等地。

采收加工：花春末采收，阴干。树皮全年均可剥取，晒干。根秋季、冬季采挖，洗净，切片鲜用或晒干。

功能与主治：花入药，清热，利湿，解毒，止血；主治泄泻，痢疾，咳血，吐血，崩漏，疮毒，湿疹。树皮入药，清热解毒，散瘀止血；主治风湿痹痛，泄泻，痢疾，慢性胃炎，胃溃疡，崩漏，疥疮肿痛。根入药，祛风除湿，清热解毒，散结止痛；主治风湿痹痛，胃痛，赤痢，产后浮肿，瘰疬，跌打损伤。

附注：该种为《中华人民共和国药典》收载品种，是贵州珍稀濒危植物，需加以保护。

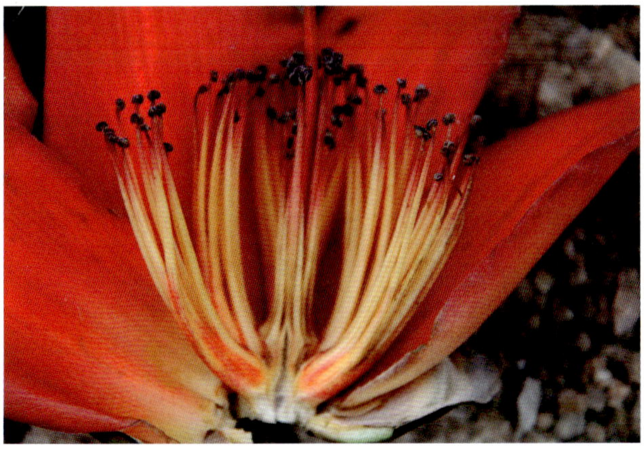

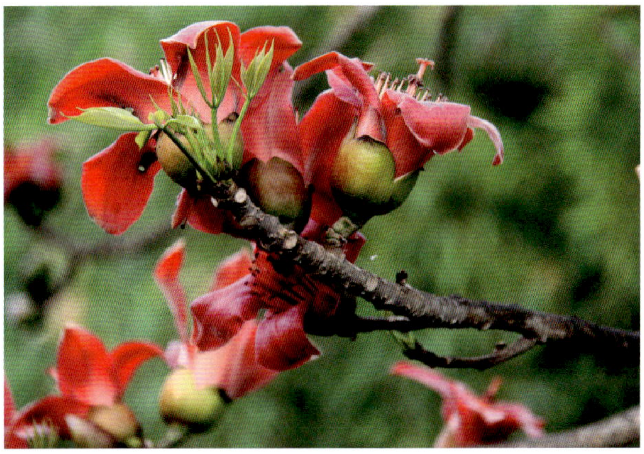

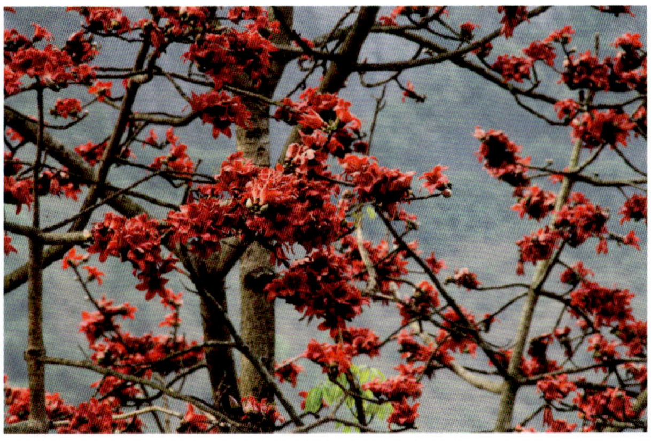

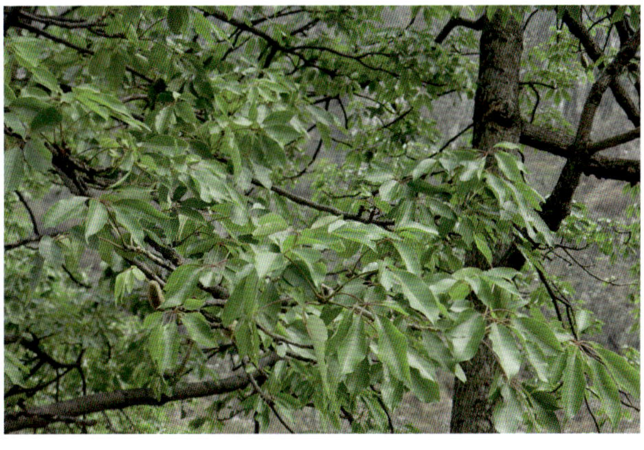

梧桐科 Sterculiaceae

乔木或灌木，稀为草本或藤本。叶互生，单叶，稀为掌状复叶，常有托叶。花序腋生，稀顶生，排列成圆锥花序、聚伞花序、总状花序或伞房花序，稀为单花；花单性、两性或杂性；萼片5枚，稀为3～4枚；花瓣5枚或无，分离或基部与雌雄蕊柄合生；通常有雌雄蕊柄；雄蕊的花丝常合生成管状，有5枚舌状或线状的退化雄蕊或无退化雄蕊；雌蕊由2～5枚（稀10～12枚）合生的心皮或单心皮组成；子房上位，每室有胚珠多枚，稀为1枚；花柱1枚或与心皮同数。果通常为蒴果或蓇葖果，开裂或不开裂，极少为浆果或核果。

本科有68属1100种，主要分布于热带、亚热带。我国有19属90种，主要分布于华南和西南各省份，其中以云南最为丰富。

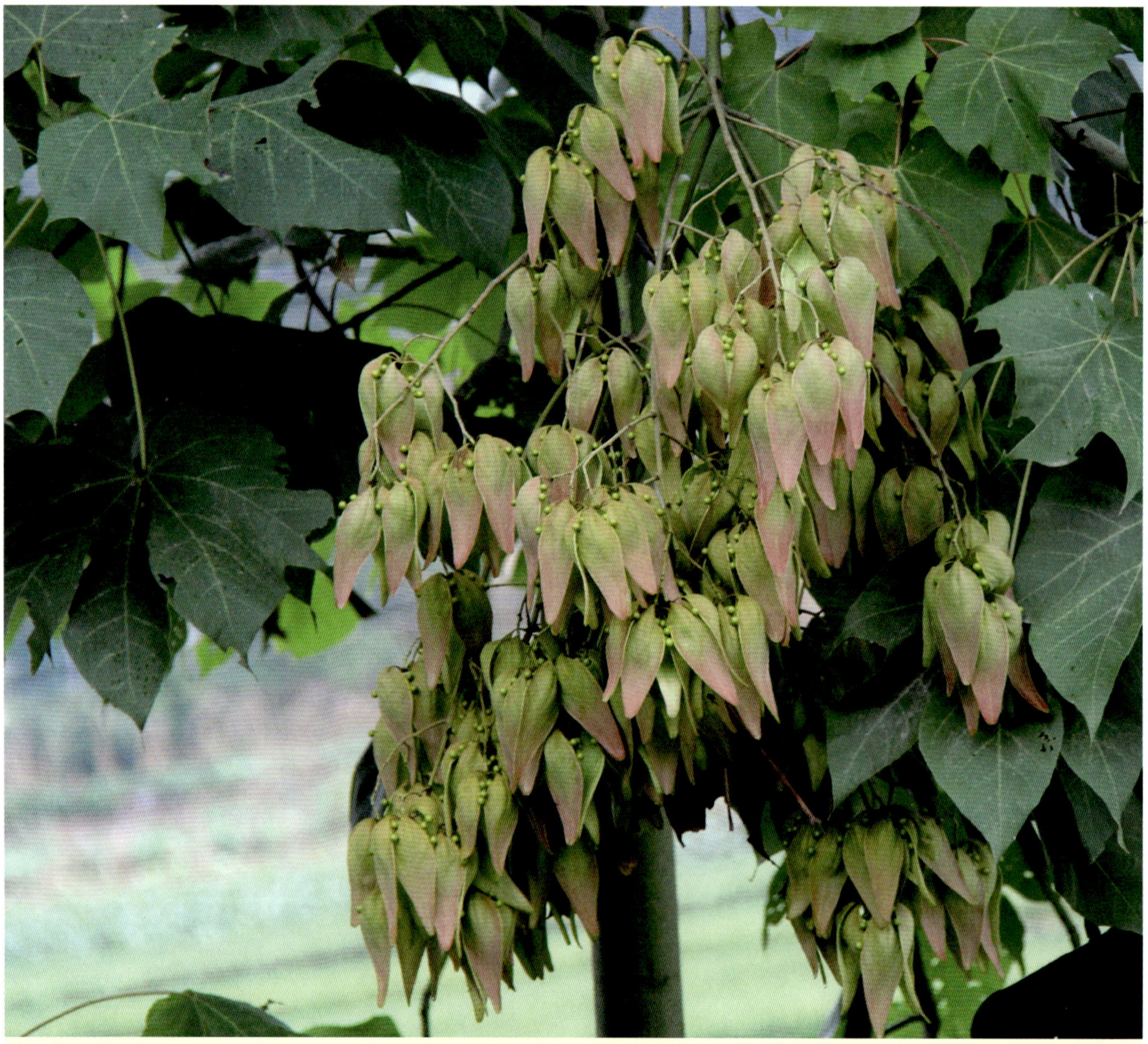

梧桐 *Firmiana simplex* (Linnaeus) W. Wight

植物名称：昂天莲 *Ambroma augustum* (Linnaeus) Linnaeus f.

别称：水麻

植物形态：灌木，高1～4 m。小枝幼时密被星状茸毛。叶心形或卵状心形，有时3～5浅裂，顶端急尖或渐尖，基部心形或斜心形，上面无毛或被稀疏的星状柔毛，下面密被短茸毛；基生脉3～7条。聚伞花序有花1～5朵；花直径约5 cm；萼片5枚；花瓣5枚，红紫色，匙形，顶端急尖或钝，基部凹陷且有毛；发育的雄蕊15枚。蒴果膜质，倒圆锥形，直径约3～6 cm，被星状毛，具5枚纵翅，边缘有长茸毛，顶端平截形。种子多数，矩圆形，黑色，长约2 mm。花期为春季、夏季。

生境及分布：生于海拔400～800 m的沟谷或林缘。分布于册亨等地。

采收加工：根秋季、冬季采挖，洗净，切片鲜用或晒干。

功能与主治：根入药，通经活血，消肿止痛。主治月经不调，疮疡肿毒，跌打损伤。

附注：该种分布区域狭窄，野生资源量小，应加以保护。

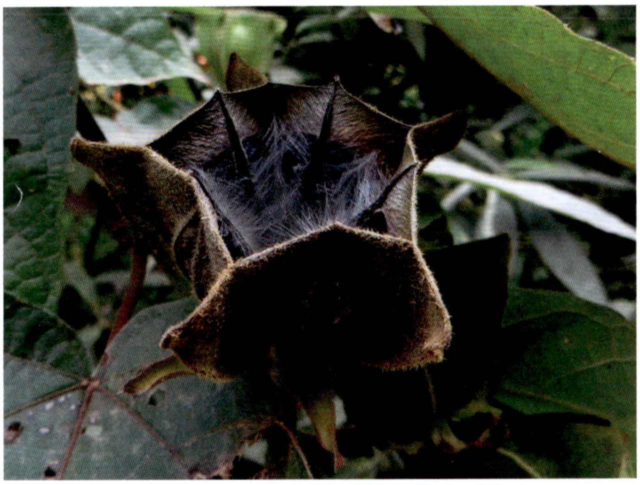

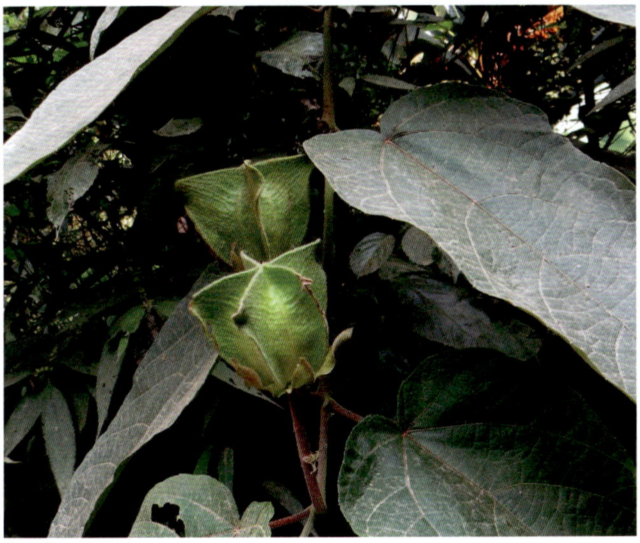

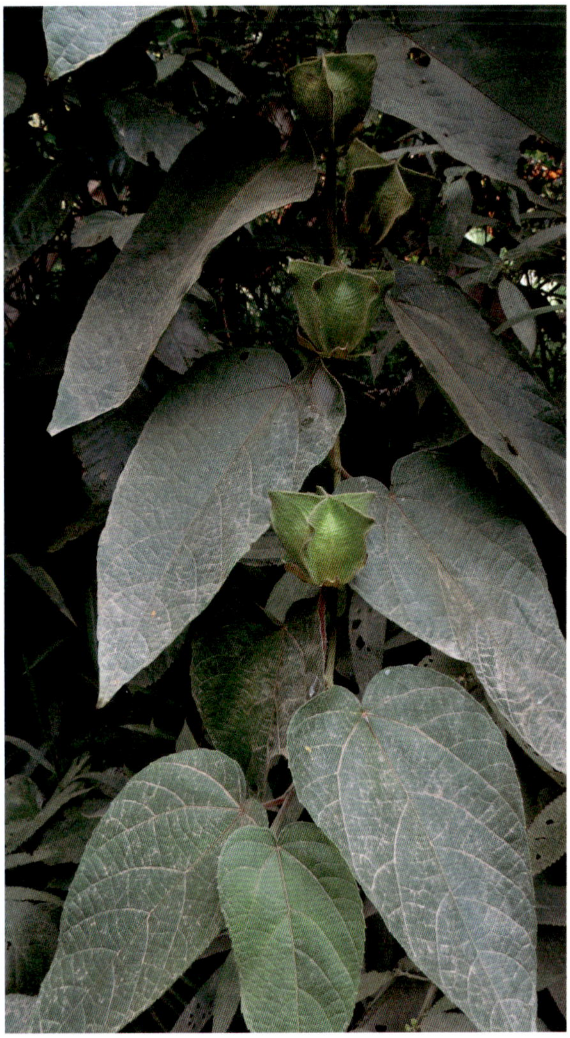

植物名称：火绳树 *Eriolaena spectabilis* (Candolle) Planchon ex Masters

别称：接骨丹、赤火绳

植物形态：落叶灌木或小乔木，高3～8 m。嫩枝被星状短柔毛。叶卵形或阔卵形，上面被稀疏的星状柔毛，下面密被灰白色或带褐色的星状茸毛，边缘有不规则的浅齿；基生脉5～7条；托叶锥尖状线形。聚伞花序腋生，具数朵花，密被茸毛；小苞片条状披针形，全缘，稀浅裂；萼片5枚，条状披针形，密被星状短茸毛；花瓣5枚，白色或带淡黄色，倒卵状匙形，与萼片等长；花瓣柄厚，被长柔毛。蒴果木质，卵形或卵状椭圆形，具瘤状突起和棱脊；果爿连合处常有深沟，顶端钝或具喙。种子具翅。花期7月。

生境及分布：生于山坡疏林中或灌丛中。分布于册亨、望谟、安龙、罗甸、都匀、开阳等地。

采收加工：全年均可剥取，切段晒干。

功能与主治：韧皮部入药，收敛止血，续筋接骨。主治外伤出血，骨折，烧伤，烫伤，慢性胃炎。

附注：该种有一定的产藏量，可加以开发利用。

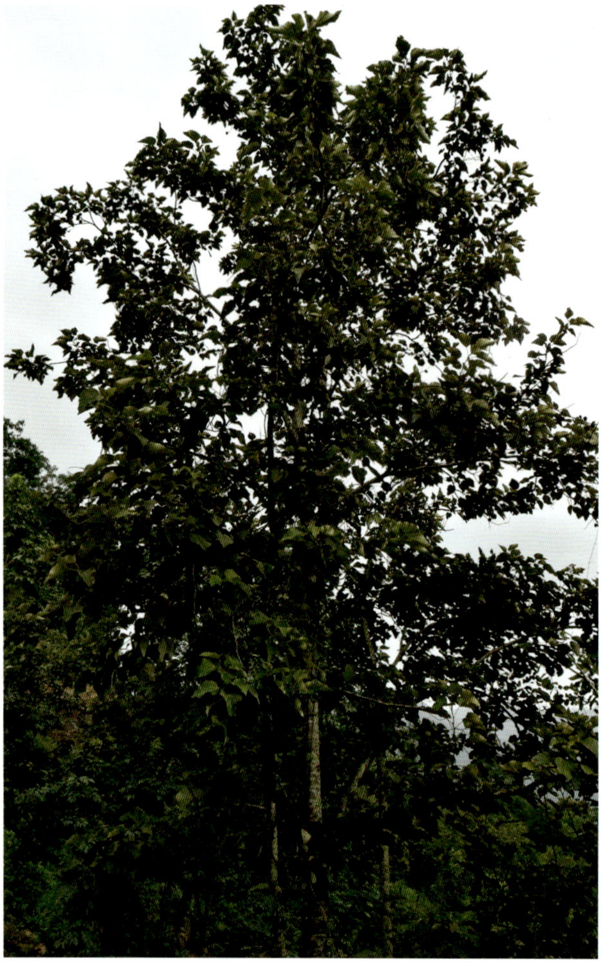
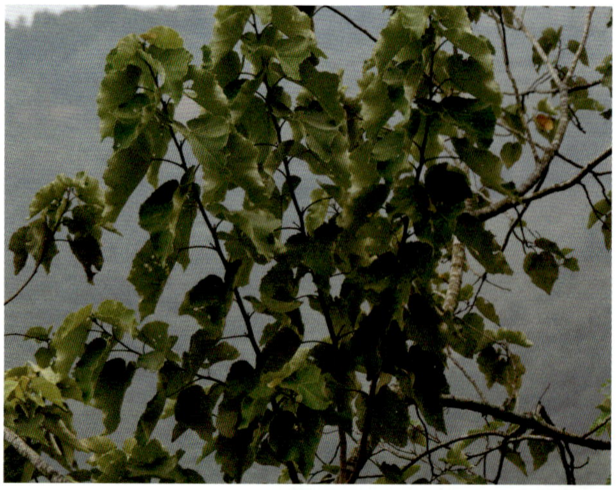
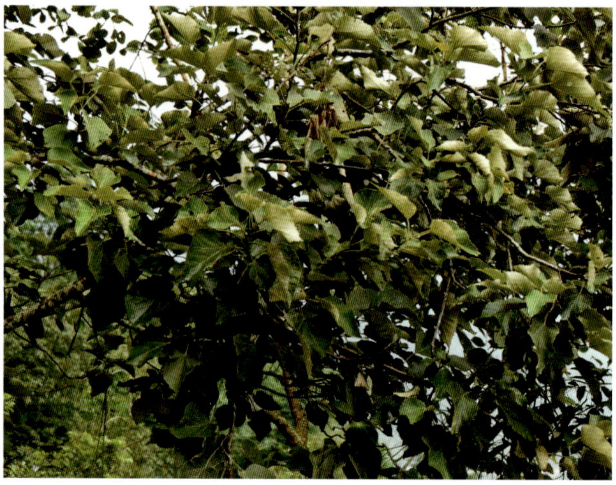

植物名称：梧桐 *Firmiana simplex* (Linnaeus) W. Wight

别称：青桐

植物形态：落叶乔木，高达16 m。树皮青绿色，平滑。叶心形，掌状3～5裂，裂片三角形，顶端渐尖，两面均无毛或略被短柔毛；基生脉7条。圆锥花序顶生；花淡黄绿色；花萼5深裂至近基部，外面被淡黄色短柔毛，内面仅在基部被柔毛；雌花的子房圆球形，被毛。蓇葖果膜质，有柄，成熟前开裂成叶状，长6～11 cm，宽1.5～2.5 cm，外面被短茸毛或近无毛，有种子2～4枚。种子圆球形，表面有皱纹。花期6月。

生境及分布：贵州各地均有栽培或逸为野生。

采收加工：种子秋季成熟时采收，除去杂质，晒干。叶夏季、秋季采收，鲜用或晒干。根全年均可采挖，洗净，切片晒干。

功能与主治：种子入药，顺气和胃，健脾消食，止血；主治胃脘疼痛，腹泻，疝气，须发早白。叶入药，祛风除湿，解毒消肿，降血压；主治风湿痹痛，跌打损伤，疮痈肿毒，泄泻，高血压。根入药，祛风除湿，调经止血，解毒疗疮；主治风湿性关节炎，肺结核，跌打损伤，带下病，蛔虫病。

附注：该种是贵州少数民族常用药物，资源量较大，可大量开发利用。

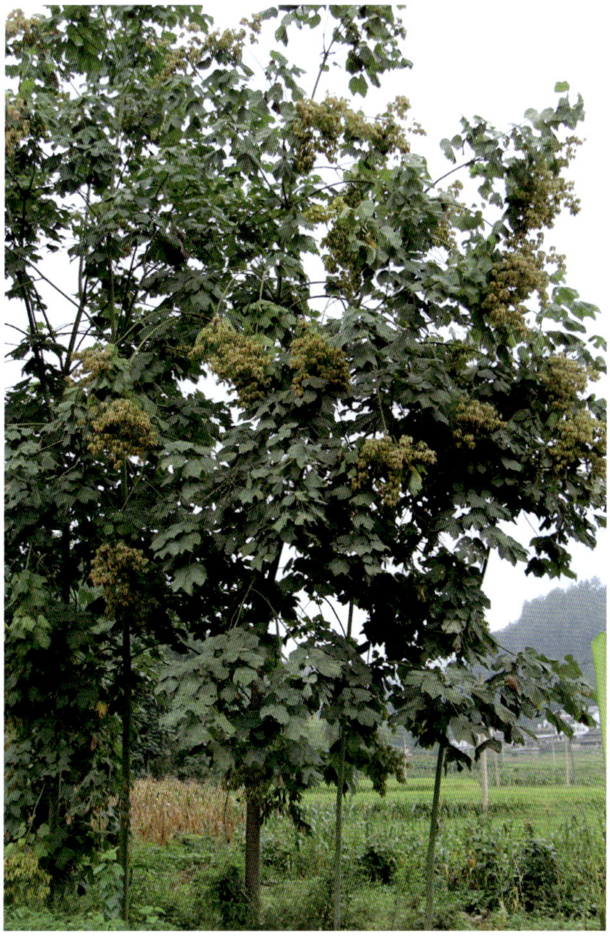

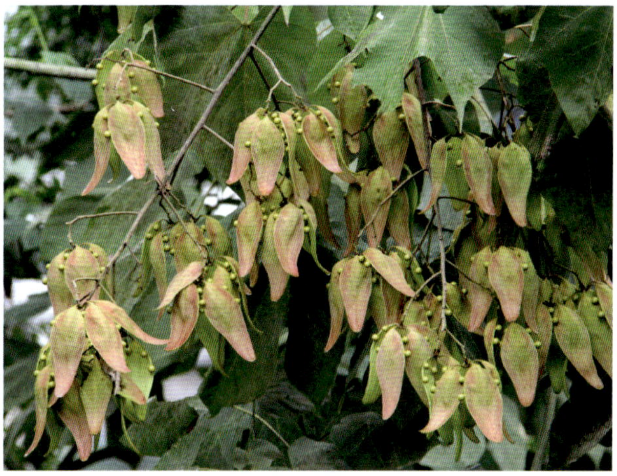

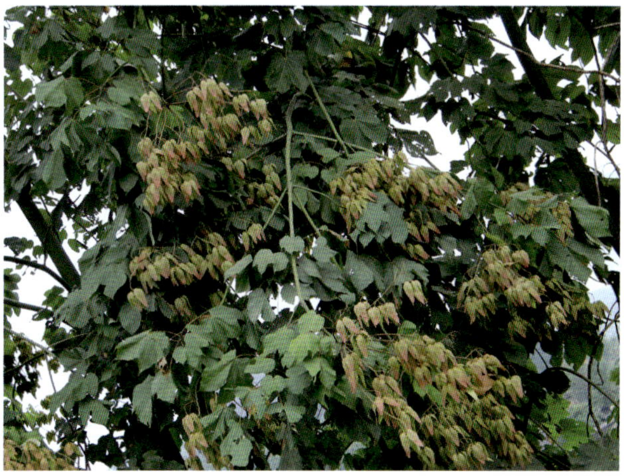

植物名称：山芝麻 *Helicteres angustifolia* Linnaeus

别称：坡油麻、山油麻、狭叶山芝麻

植物形态：小灌木，高达1 m。小枝被灰绿色短柔毛。叶狭矩圆形或条状披针形，顶端钝或急尖，基部圆形，上面无毛或近无毛，下面被灰白色或淡黄色星状茸毛。聚伞花序有数朵花；花梗通常有锥尖状的小苞片4枚；花萼管状，长约6 mm，被星状短柔毛，5裂；萼片三角形；花瓣5枚，不等大，淡红色或紫红色，比萼片略长，基部有2枚耳状附属体；雄蕊10枚，退化雄蕊5枚，线形。蒴果卵状矩圆形，顶端急尖，密被星状毛及混生长茸毛。种子小，褐色，有椭圆形小斑点。花期几乎全年。

生境及分布：生于草坡上。分布于贵定、望谟等地。

采收加工：全年均可采收，洗净，切段晒干。

功能与主治：全株入药，清热解毒。主治感冒发热，肺热咳嗽，咽喉肿痛，麻疹，痄腮，肠炎，痢疾，痈肿，瘰疬，痔疮，毒蛇咬伤。

附注：该种分布区域狭窄，野生资源量小，应加以保护。

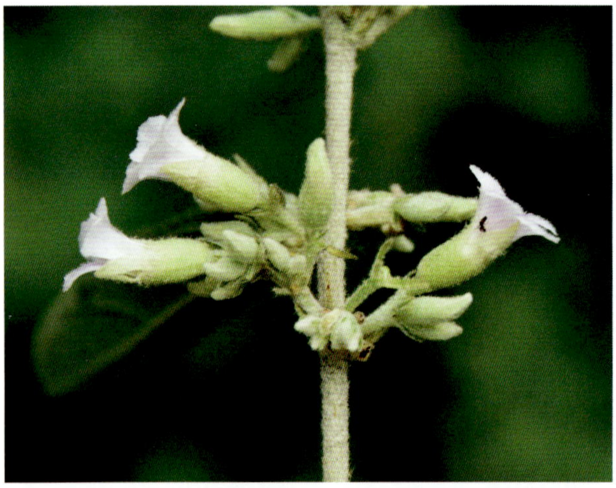

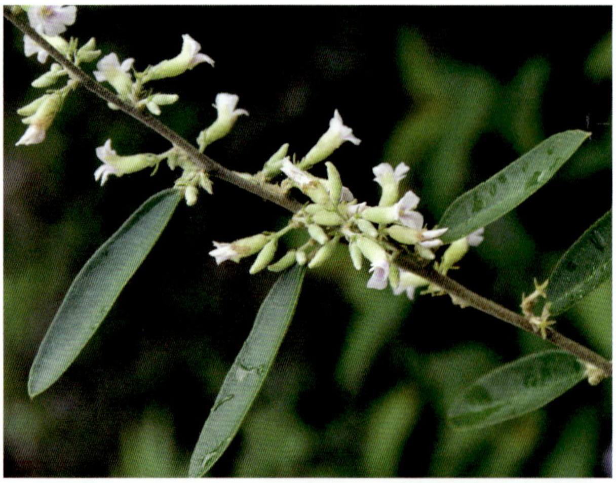

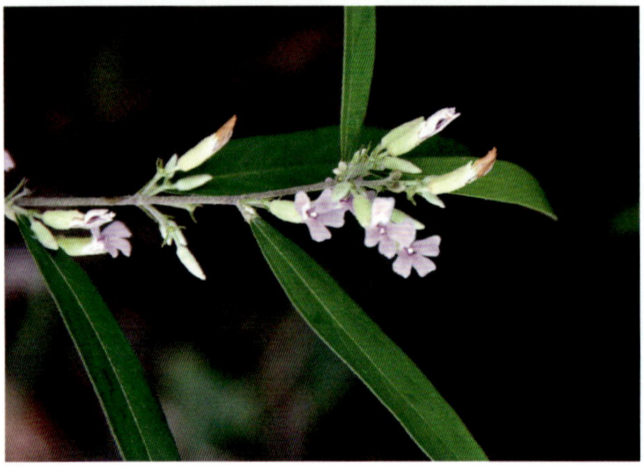

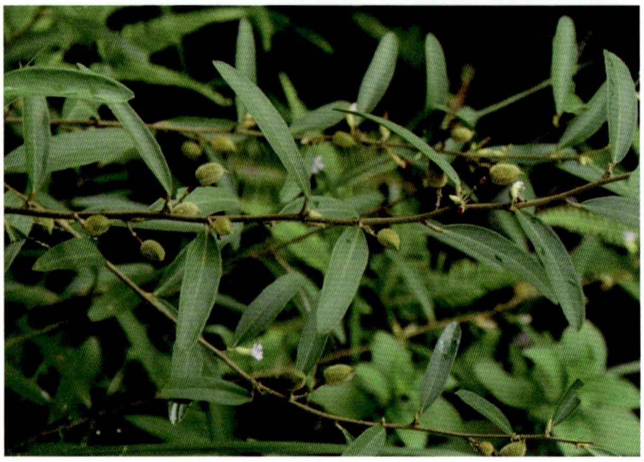

植物名称：细齿山芝麻 ***Helicteres glabriuscula*** **Wallich ex Masters**

别称：光叶山芝麻

植物形态：灌木，高达1.5 m。枝幼时密被星状柔毛，后近脱净。叶偏斜状披针形，顶端渐尖，基部斜心形，边缘有小锯齿，两面均被稀疏的星状短柔毛；叶柄短，长约3 mm，被毛；托叶锥尖状，与叶柄等长。聚伞花序腋生，具花2～3朵，花序轴只有叶长的一半；花萼管状，5裂；萼片锐尖，被短柔毛；花瓣5枚，紫色或蓝紫色，为花萼长的2倍，下面的花瓣上有茸毛；雄蕊10枚，着生于雌雄蕊柄的顶端；子房5室，被毛，柱头5裂。蒴果长圆柱形，密被长柔毛，顶端有短喙。种子多数，细小。花期几乎全年。

生境及分布：生于山坡灌丛中。分布于册亨、望谟等地。

采收加工：全年均可采挖，洗净，切片晒干。

功能与主治：根入药，截疟，清热解毒。主治疟疾，感冒发热，麻疹，痢疾，毒蛇咬伤。

附注：该种分布区域狭窄，野生资源量小，应加以保护。

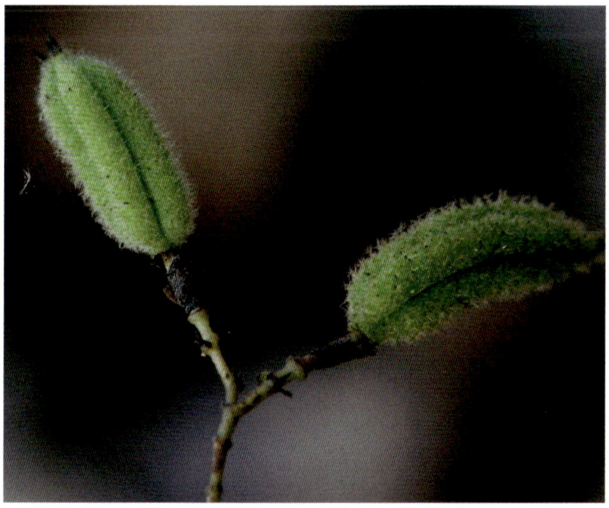

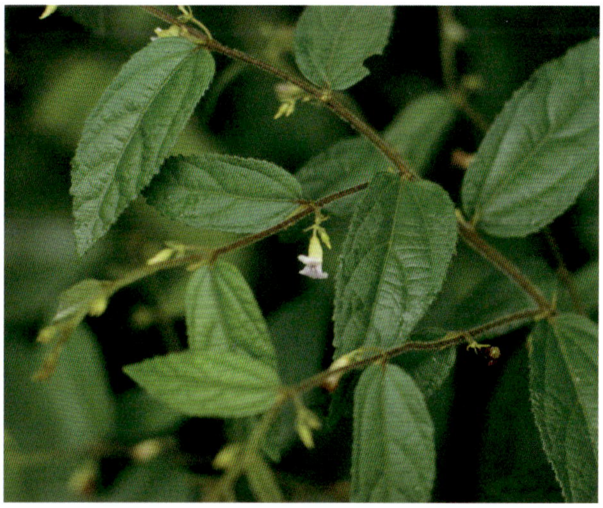

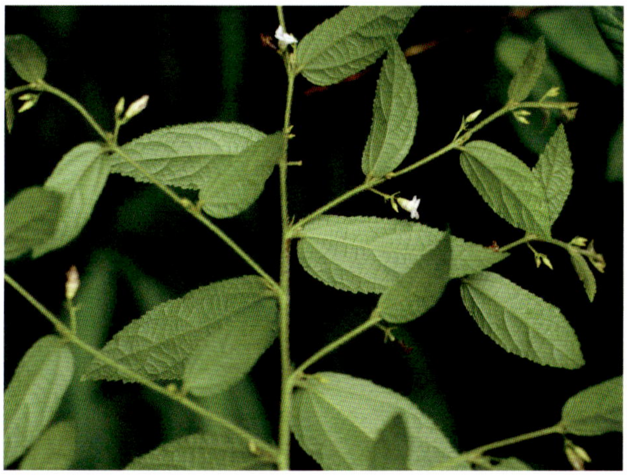

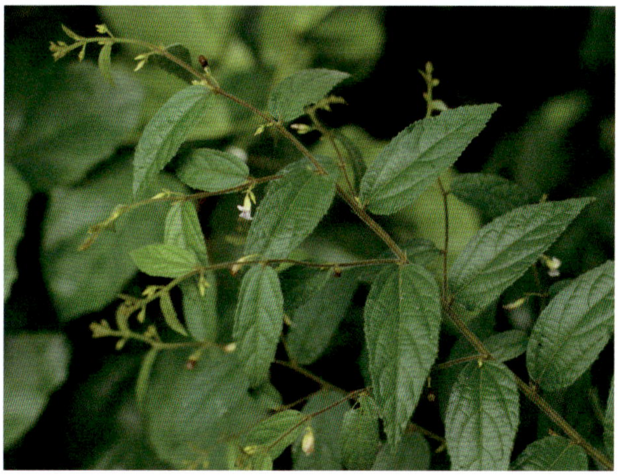

植物名称：翻白叶树 *Pterospermum heterophyllum* Hance

别称：异叶翅子木

植物形态：乔木，高达20 m。小枝被黄褐色短柔毛。叶二型；生于幼树或萌蘖枝上的盾形，掌状3～5裂，下面密被黄褐色星状短柔毛；生于大树上的矩圆形至卵状矩圆形。花单生或2～4朵组成腋生的聚伞花序；小苞片鳞片状，与花萼紧靠；花青白色；萼片5枚，条形，两面均被柔毛；花瓣5枚，倒披针形，与萼片等长；子房卵圆形，5室，被长柔毛，花柱无毛。蒴果木质，矩圆状卵形，长约6 cm，宽2～2.5 cm，被黄褐色茸毛，顶端钝，基部渐狭；果柄粗壮，长1～1.5 cm。种子具膜质翅。花期秋季。

生境及分布：生于丘陵或山坡林间。分布于罗甸、望谟等地。

采收加工：全年均可采挖，除去须根及泥沙，洗净，切片晒干。

功能与主治：根入药，祛风除湿，活血通络。主治风湿痹痛，手足麻木，腰肌劳损，脚气，跌打损伤。

附注：该种分布区域狭窄，野生资源量小，应加以保护。

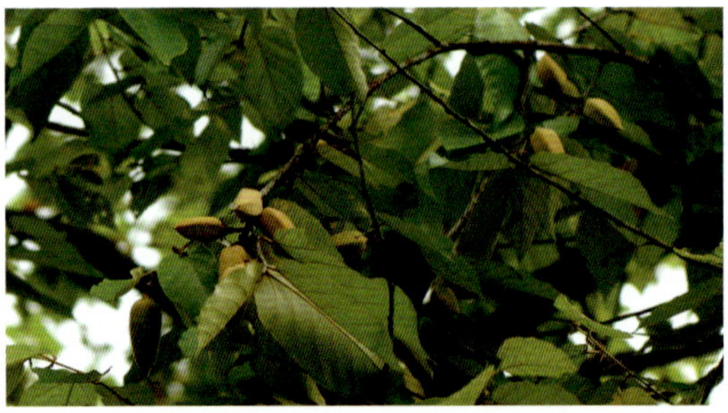

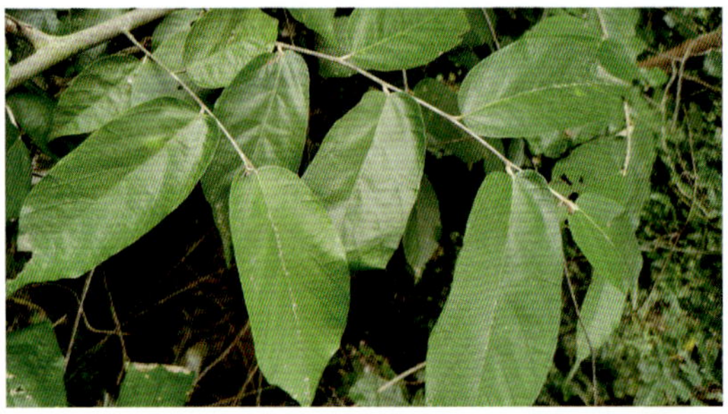

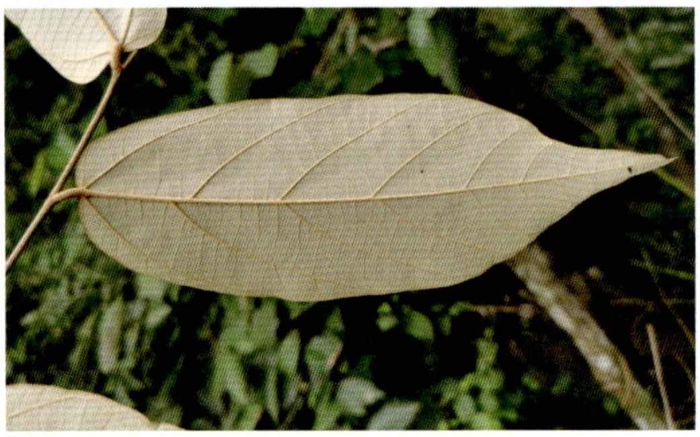

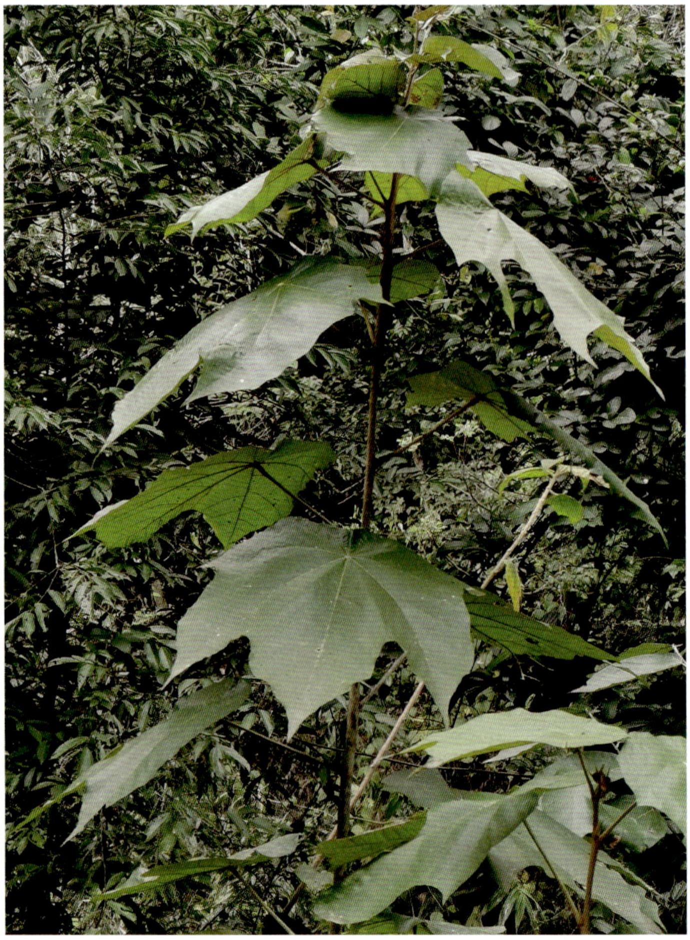

植物名称：梭罗树 *Reevesia pubescens* Masters

别称：毛叶梭罗

植物形态：乔木，高达16 m。小枝幼时被星状短柔毛。叶薄革质，椭圆状卵形、矩圆状卵形或椭圆形，顶端渐尖或急尖，基部钝形、圆形或浅心形，上面被稀疏的短柔毛或近无毛，下面密被星状短柔毛。伞房状聚伞花序顶生，被毛；花梗比花短；花萼倒圆锥状，长约8 mm，5裂；萼片阔卵形，顶端急尖；花瓣5枚，白色或淡红色，条状匙形，长1～1.5 cm，外面被短柔毛；雌雄蕊柄长2～3.5 cm。蒴果梨形或矩圆状梨形，长2.5～3.5（～5）cm，有5条棱，密被淡褐色短柔毛。种子连翅长约2.5 cm。花期5—6月。

生境及分布：生于水旁或山坡疏林中。分布于册亨、望谟、惠水、罗甸、贵定、龙里，以及贵阳等地。

采收加工：全年均可剥取，晒干。

功能与主治：树皮入药，祛风除湿，消肿止痛。主治风湿疼痛，跌打损伤。

附注：该种产藏量小，在开发利用的同时应加以保护。

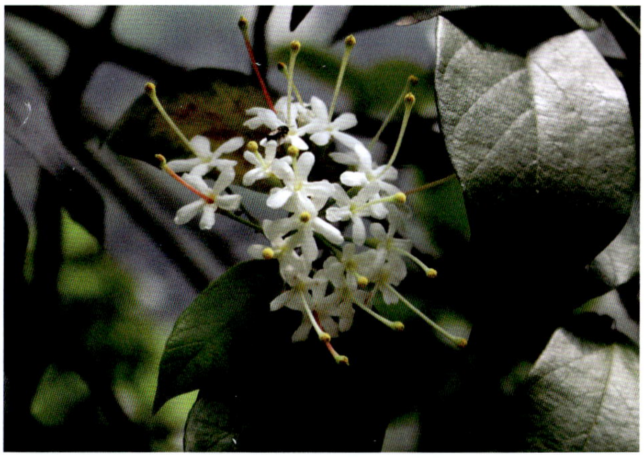
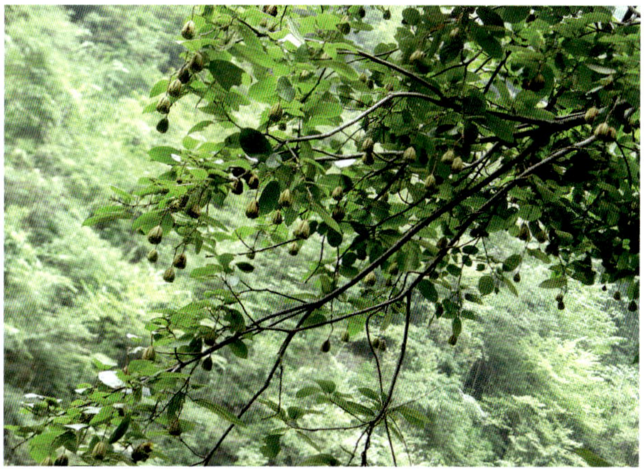
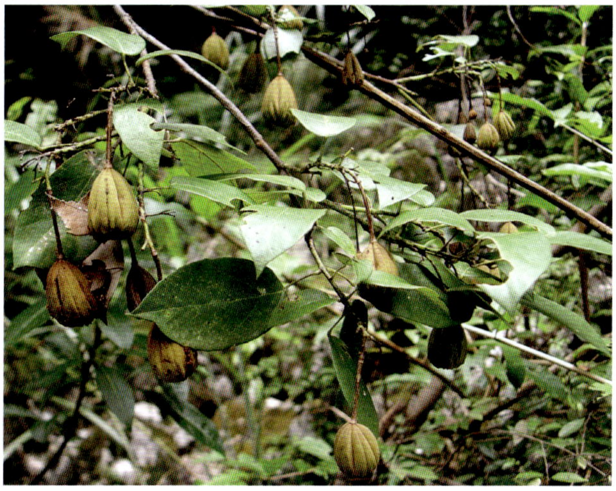
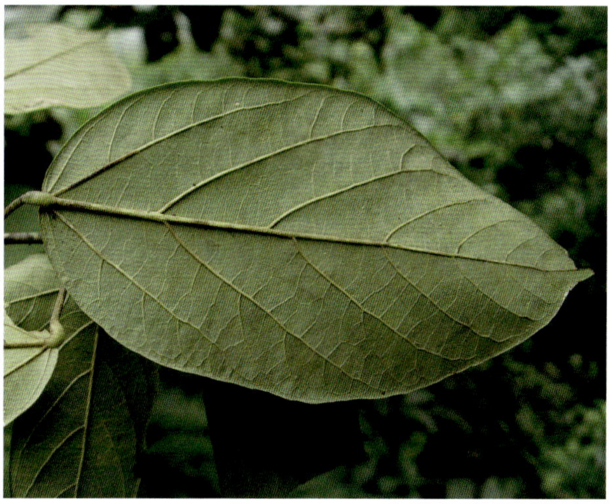

植物名称：粉苹婆 *Sterculia euosma* W. W. Smith

植物形态：乔木。嫩枝密被淡黄褐色茸毛，后脱落。叶革质，卵状椭圆形，长12～24 cm，宽7～12 cm，顶端短渐尖，基部圆形或略为斜心形，有基生脉5条，上面无毛或近无毛，下面密被淡黄褐色星状茸毛；叶柄长约5 cm。总状花序聚生于小枝上部；花暗红色；花萼长约1 cm，5深裂至近基部；萼片条状披针形，外面被短柔毛，内面近无毛；子房卵圆形，密被毛；花柱弯曲，有长柔毛。蓇葖果成熟时红色，矩圆形或矩圆状卵形，顶端渐尖成喙状，外面密被星状短茸毛。种子卵形，长约2 cm，黑色。

生境及分布：生于海拔800 m左右的山坡密林中。分布于望谟、罗甸等地。

采收加工：全年均可剥取，晒干。

功能与主治：树皮入药，止咳。主治咳嗽。

附注：该种分布区域狭窄，产藏量较小，应加以保护。

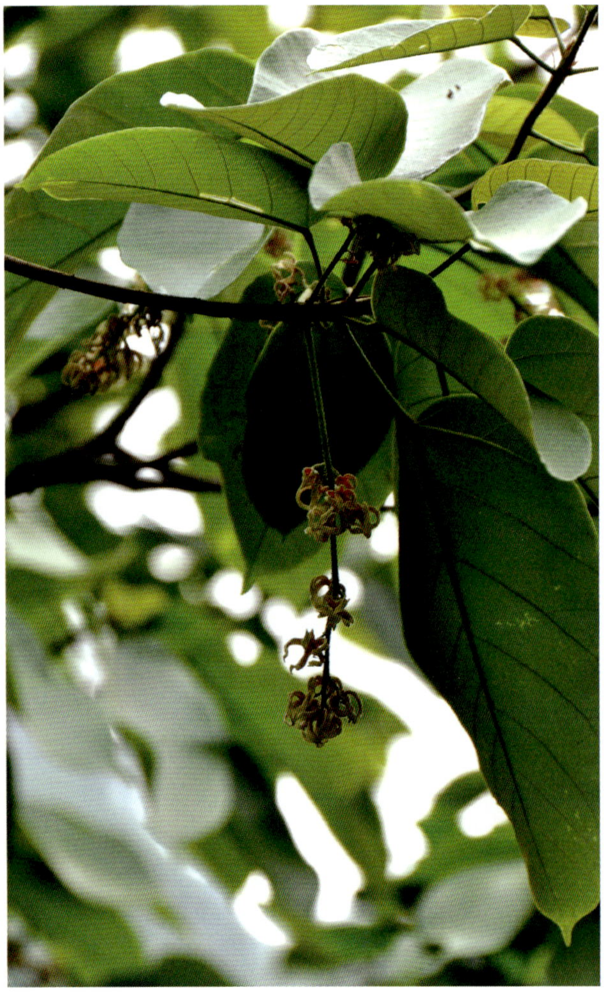

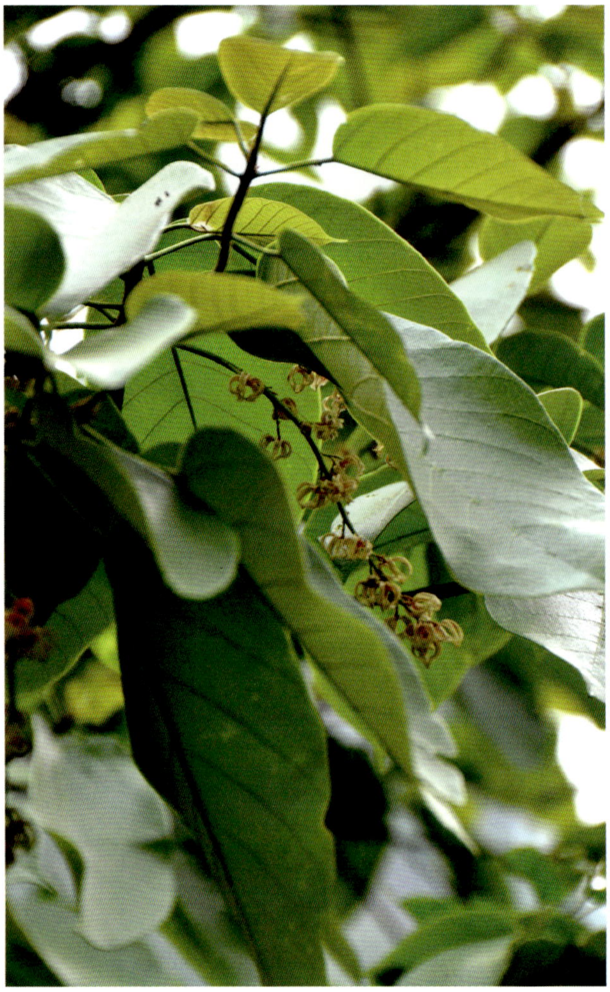

植物名称：假苹婆 *Sterculia lanceolata* Cavanilles

别称：赛苹婆、鸡冠木、山羊角

植物形态：乔木。小枝幼时被毛。叶椭圆形、披针形或椭圆状披针形，顶端急尖，基部钝形或近圆形；侧脉每边7～9条。圆锥花序腋生，密集且多分枝；花淡红色；萼片5枚，仅基部连合，向外开展如星状，矩圆状披针形或矩圆状椭圆形，顶端钝或略有小短尖突，外面被短柔毛，边缘有缘毛；雌花的子房球形，被毛；花柱弯曲；柱头不明显5裂。蓇葖果成熟时鲜红色，长卵形或长椭圆形，顶端有喙，基部渐狭，密被短柔毛。种子2～4枚，黑褐色，椭圆状卵形，直径约1 cm。花期4—6月。

生境及分布：生于海拔200～1000 m的山谷、山坡、山沟阴处或密林中。分布于册亨、兴仁、兴义、安龙、望谟、罗甸等地。

采收加工：夏季、秋季采收，鲜用或晒干。

功能与主治：叶入药，散瘀止痛。主治跌打损伤，肿痛。

附注：该种有一定的产藏量，可加以开发利用。

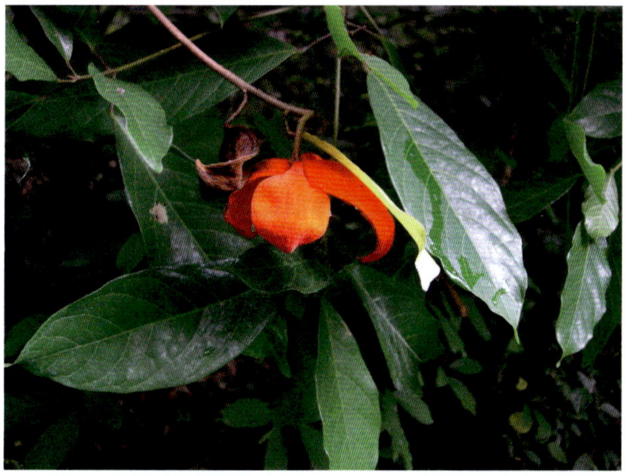
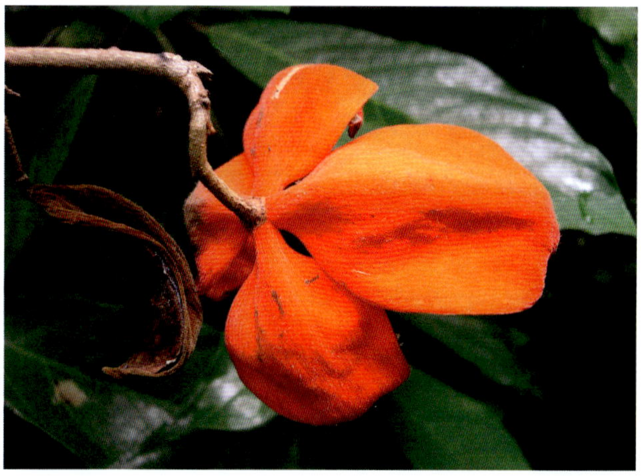
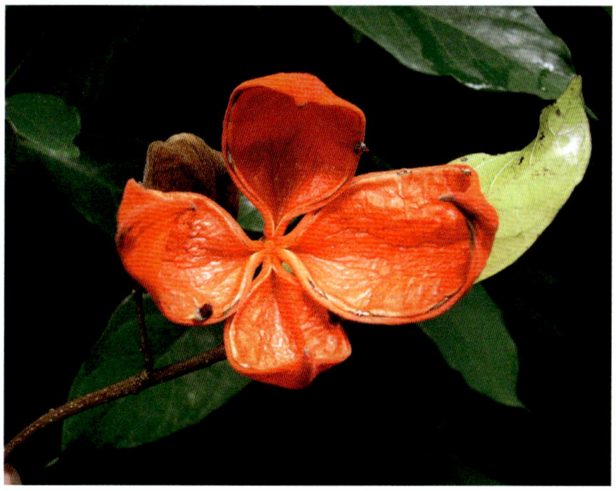
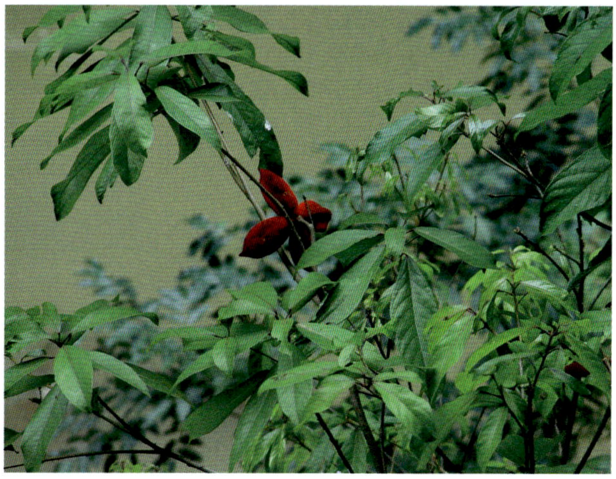

植物名称：苹婆 *Sterculia monosperma* Ventenat

别称：枇杷果、七姐果、凤眼果

植物形态：乔木。树皮褐黑色；小枝幼时略被星状毛。叶薄革质，矩圆形或椭圆形，顶端急尖或钝，基部浑圆或钝，两面均无毛。圆锥花序顶生或腋生，披散，有短柔毛；花萼初时乳白色，后转为淡红色，钟状，外面有短柔毛，5裂；萼片条状披针形。蓇葖果成熟时鲜红色，厚革质，矩圆状卵形，顶端有喙，果内有种子1～4枚。种子椭圆形或矩圆形，黑褐色，直径约1.5 cm。花期4—5月，有时在10—11月可见少数植株开第二次花。

生境及分布：生于杂木林或灌丛中。分布于兴义、罗甸、从江等地。

采收加工：种子果实成熟时采收，晒干。根全年均可采挖，洗净，切片晒干。

功能与主治：种子入药，和胃消食，解毒杀虫；主治反胃呕吐，虫积腹痛，疝气，小儿头疖。根入药，健胃消食；主治胃溃疡。

附注：该种分布区域狭窄，野生资源量小，应加以保护。

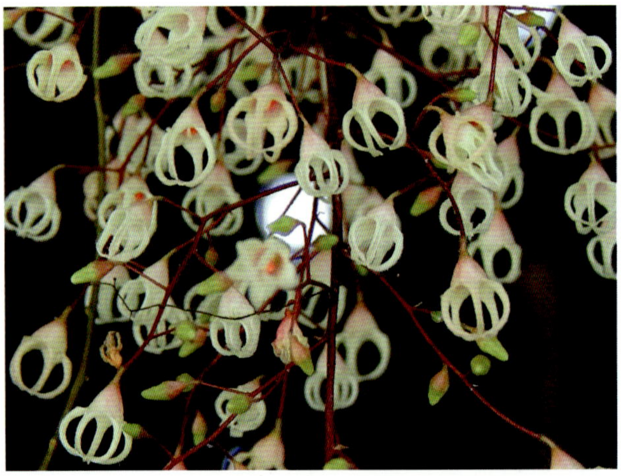

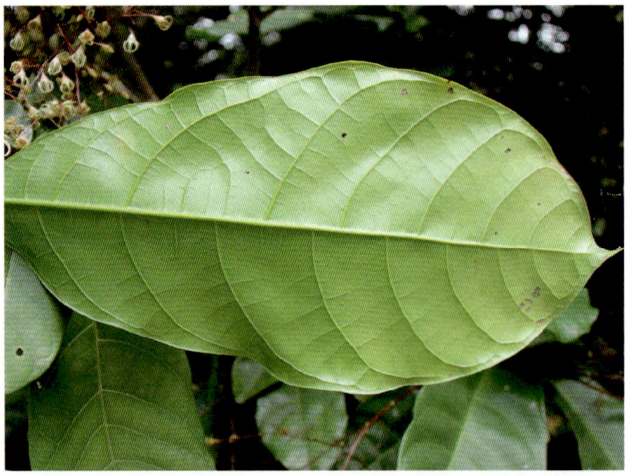

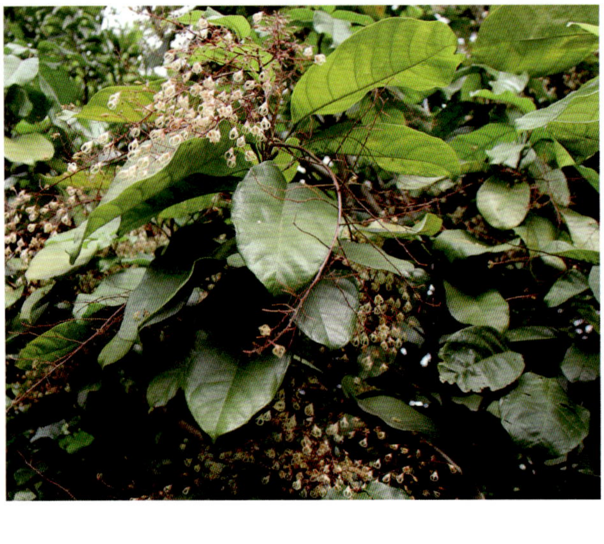

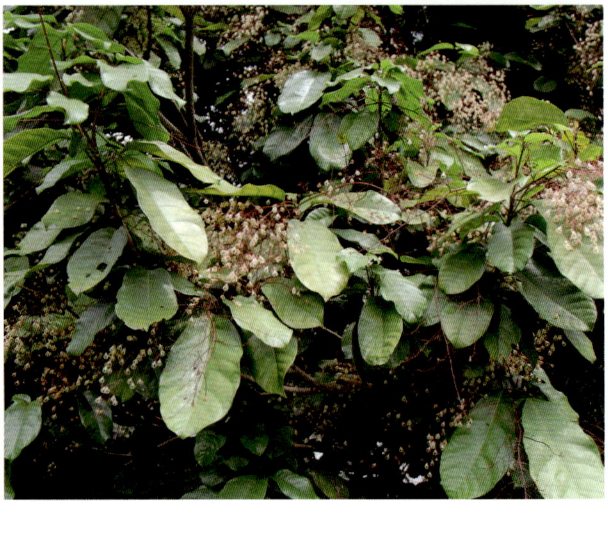

猕猴桃科 Actinidiaceae

乔木、灌木或藤本，常绿、落叶或半落叶。叶为单叶，互生，无托叶。花序腋生，聚伞状或总状，或单生。花两性或雌雄异株，辐射对称；萼片5枚，稀2～3枚，覆瓦状排列，稀镊合状排列；花瓣5枚或更多，覆瓦状排列，分离或基部合生；雄蕊10（～13）枚，分2轮排列；心皮数枚；子房多室；花柱分离或合生为一体；中轴胎座。果实为浆果或蒴果。

本科有3属357种，主要分布于热带、亚热带。我国有3属66种，主要分布于长江流域、珠江流域和西南地区。

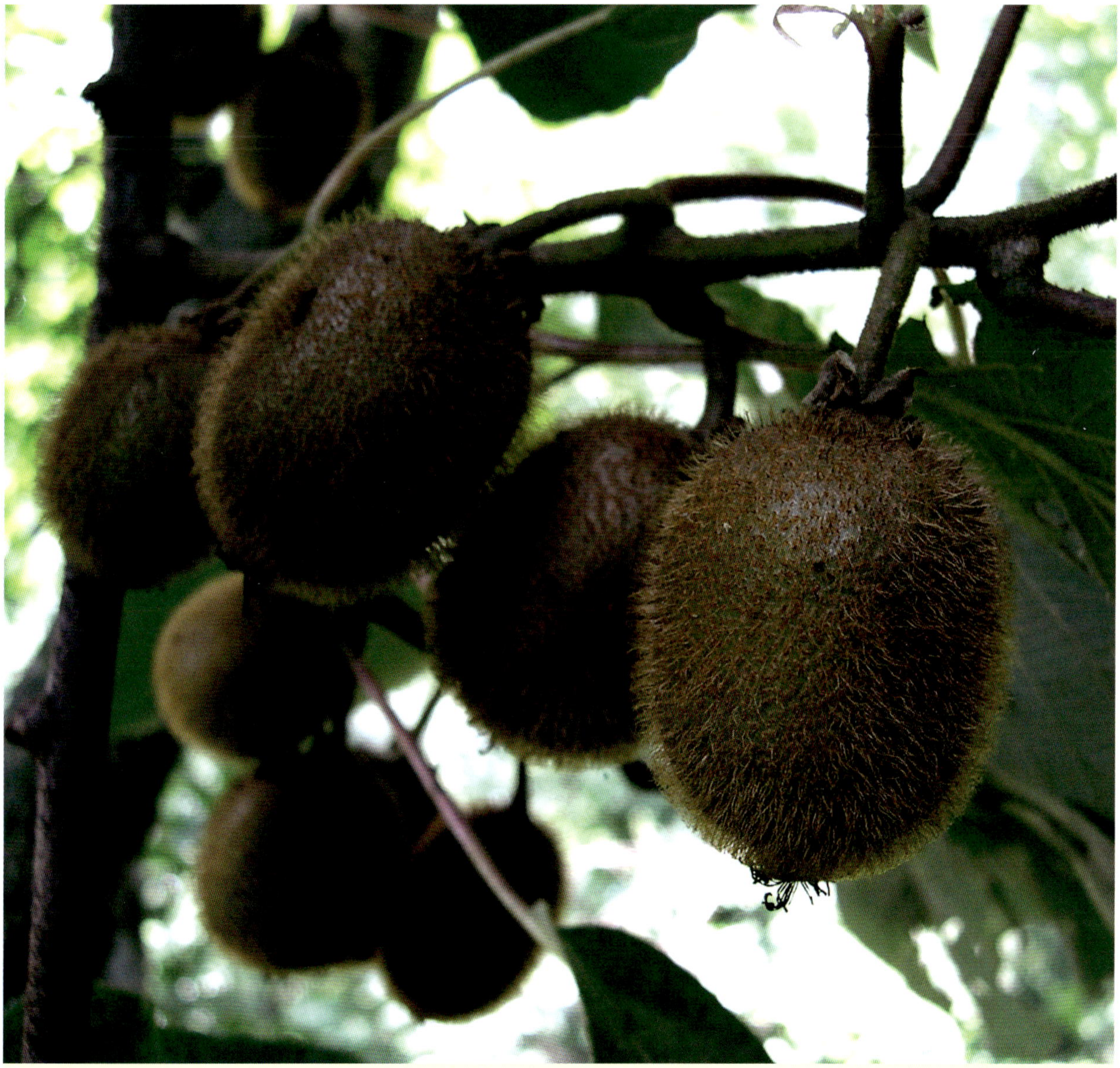

中华猕猴桃 *Actinidia chinensis* Planchon

植物名称：软枣猕猴桃 *Actinidia arguta* (Siebold et Zuccarini) Planchon ex Miquel

别称：软枣子、紫果猕猴桃、心叶猕猴桃

植物形态：大型落叶藤本。小枝基本无毛或幼时被稀疏柔软茸毛或茸毛；髓白色至淡褐色。叶膜质或纸质，卵形、长圆形、阔卵形至近圆形，边缘具密的锐锯齿，无毛，下面绿色；侧脉稀疏。花序为一至二回分枝，具1～7朵花，被淡褐色短茸毛；花绿白色或黄绿色，芳香；萼片4～6枚，卵圆形至长圆形；花瓣4～6枚，楔状倒卵形或瓢状倒阔卵形；花丝丝状。果圆球形至柱状长圆形，有喙或喙不明显，无毛，无斑点，不具宿存萼片，成熟时黄绿色或紫红色。

生境及分布：生于山坡林中、林缘或灌丛中。分布于江口、雷山、榕江、威宁等地。

采收加工：根秋季、冬季采挖，洗净，切片晒干。果实秋季成熟时采收，鲜用或晒干。

功能与主治：根入药，清热利湿，解毒消肿，祛风除痹，止血；主治黄疸，消化不良，呕吐，风湿痹痛，疥疮，跌打损伤，外伤出血，乳汁不下。果实入药，滋阴清热，除烦止渴，通淋；主治热病津伤或阴血不足，烦渴引饮，石淋，维生素C缺乏症，牙龈出血，肝炎。

附注：该种分布区域广，有一定产藏量，可加以开发利用。

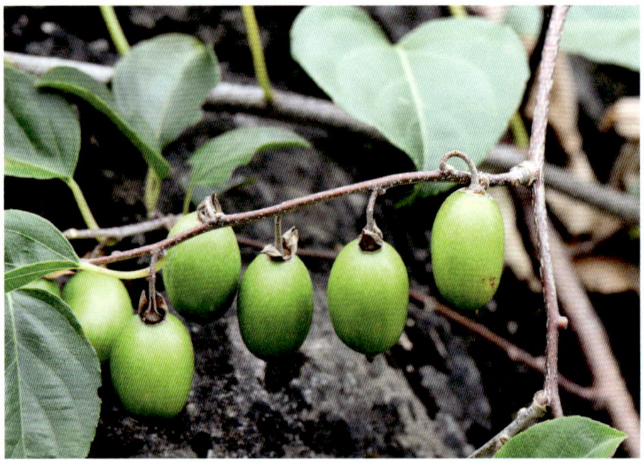

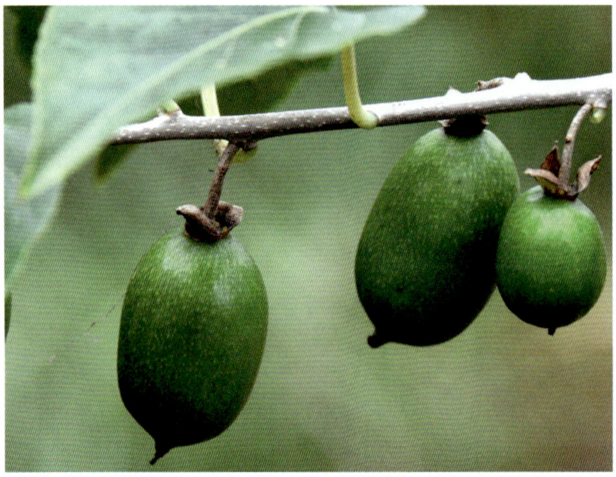

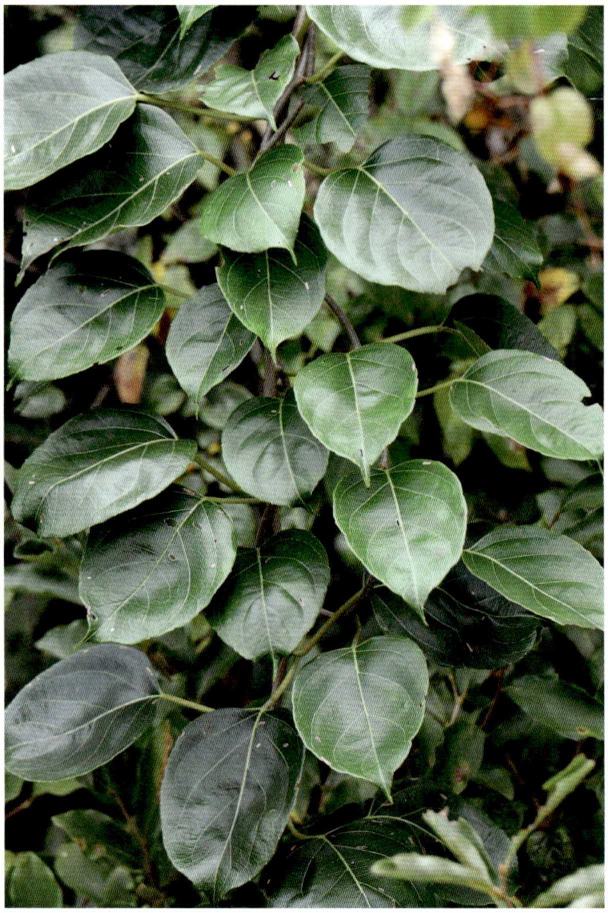

植物名称：硬齿猕猴桃 *Actinidia callosa* Lindley

别称：台湾猕猴桃

植物形态：大型落叶藤本。小枝洁净无毛，个别有极少量硬毛，皮孔相当明显；髓淡褐色，片层状或实心；芽体被锈色茸毛；隔年生枝灰褐色，髓片层状。叶卵形、阔卵形、倒卵形或椭圆形，边缘有芒刺状小齿或普通斜锯齿或粗大的重锯齿；叶柄水红色，洁净无毛，仅个别变种有少数硬毛。花序有花1～3朵，通常1朵花单生；花白色；萼片5枚，卵形，无毛或被黄褐色短茸毛，或内面薄被短茸毛，外面洁净无毛；花瓣5枚，倒卵形；花药黄色，箭头状；子房近球形，被灰白色茸毛；花柱比子房稍长。果墨绿色，近球形，有明显的淡褐色圆形斑点，具反折的宿存萼片。

生境及分布：生于海拔400～2200 m的山地林中、林缘或路边灌丛中。分布于江口、松桃、印江、德江、凯里、雷山、安龙、独山、绥阳，以及贵阳等地。

采收加工：全年均可剥取，鲜用或晒干。

功能与主治：根皮入药，清热利湿，消肿止痛。主治湿热水肿，肠痈，疮痈肿毒。

附注：该种分布区域广，有一定产藏量，可加以开发利用。

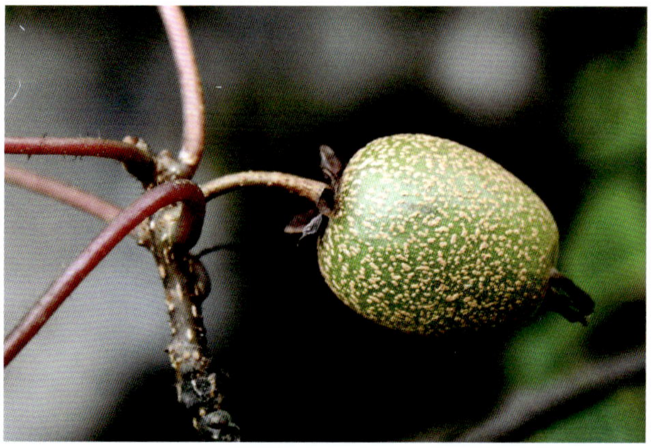

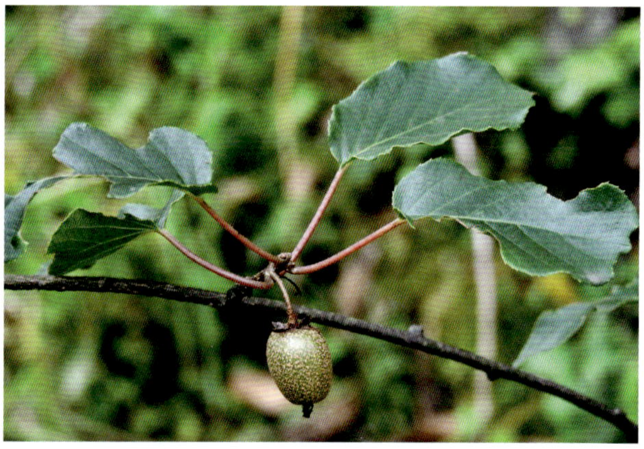

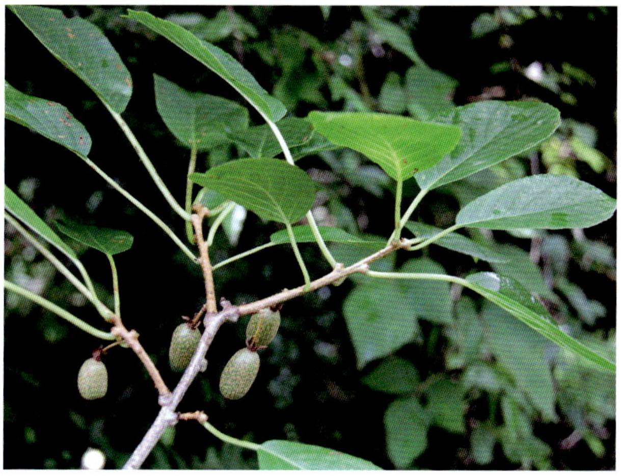

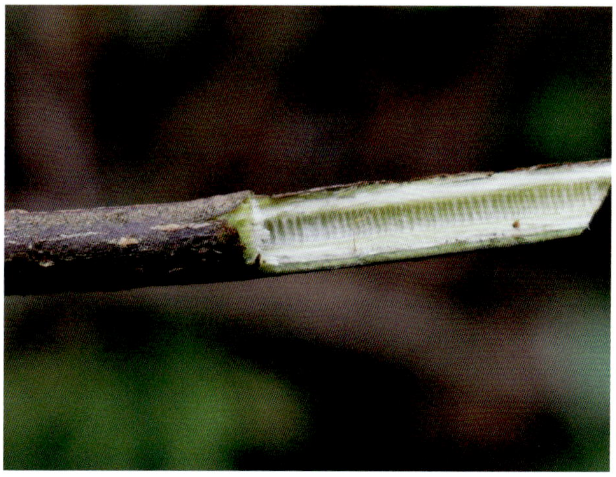

植物名称：京梨猕猴桃 *Actinidia callosa* **Lindley var.** *henryi* **Maximowicz**

别称：驼齿猕猴桃

植物形态：该种与硬齿猕猴桃*Actinidia callosa* Lindley的区别在于小枝较坚硬，干后土黄色，洁净无毛。叶卵形或卵状椭圆形至倒卵形，长8～10 cm，宽4～5.5 cm，边缘具细小的锯齿，下面脉腋上有髯毛。果乳头状至矩圆柱状，长可达5 cm。

生境及分布：生于海拔500～1200 m的山谷或溪边灌丛中。分布于贵州各地。

采收加工：全年均可剥取，鲜用或晒干。

功能与主治：根皮入药，清热凉血，消肿止痛。主治湿热水肿，肠痈，疮痈肿毒等。

附注：该种是贵州苗族常用药物，有一定产藏量，可加以开发利用。

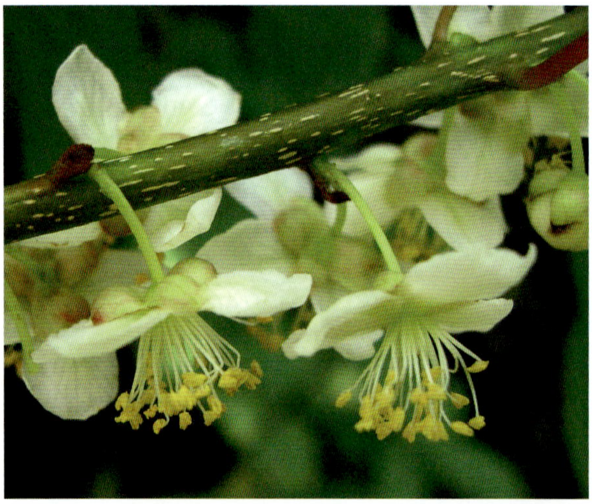

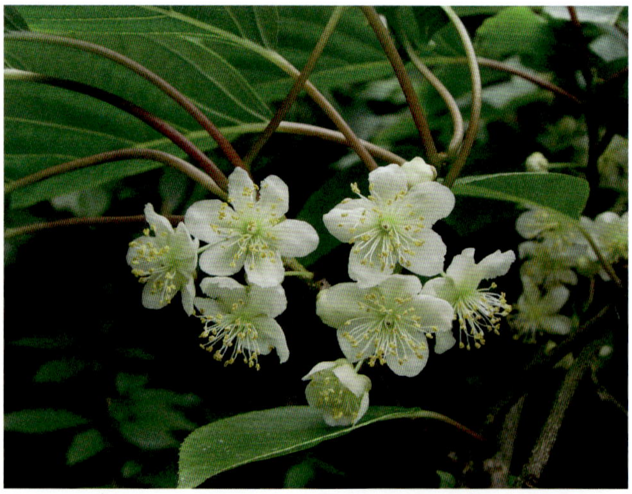

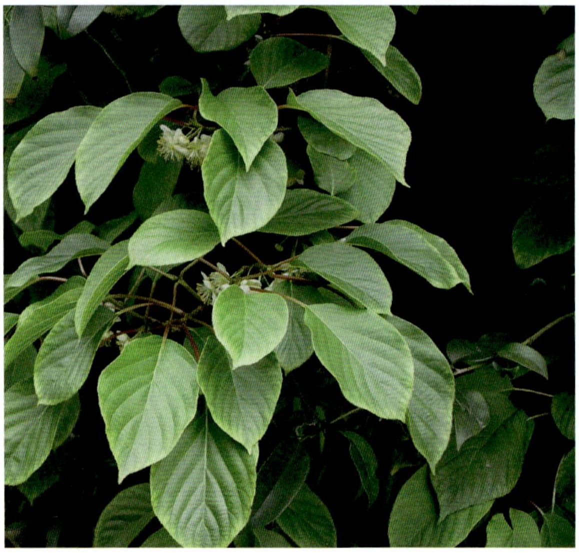

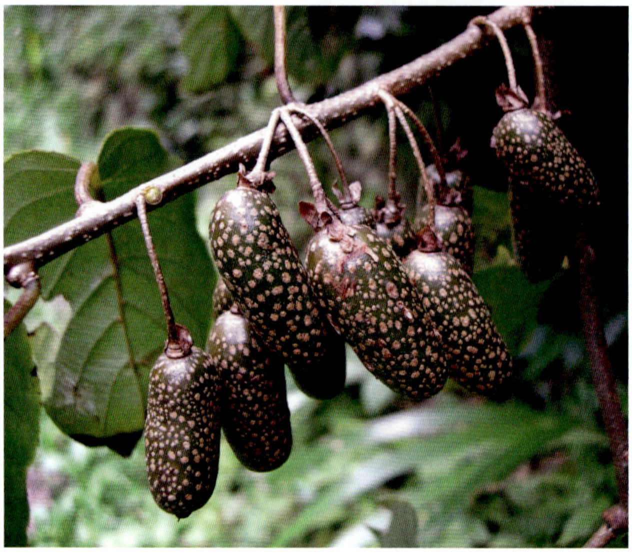

植物名称：中华猕猴桃 *Actinidia chinensis* Planchon

别称：猕猴桃、藤梨、羊桃、奇异果

植物形态：大型落叶藤本。幼枝被灰白色茸毛或褐色长硬毛或铁锈色硬毛状刺毛，老时秃净或留有断损残毛；髓白色至淡褐色，片层状。叶纸质，倒阔卵形至倒卵形或阔卵形至近圆形，边缘具睫状小齿，无毛或中脉和侧脉上有少量软毛或散被短糙毛，下面苍绿色，密被灰白色或淡褐色星状茸毛；叶柄3～6(~10) cm，被灰白色茸毛或黄褐色长硬毛或铁锈色硬毛状刺毛。聚伞花序具1～3朵花；花初放时白色，后变淡黄色，有香气；萼片3～7枚，通常5枚。果黄褐色，近球形、圆柱形、倒卵形或椭圆形；宿存萼片反折。

生境及分布：生于山地林间或灌丛中。分布于贵州各地，野生或栽培。

采收加工：果实秋季成熟时采收，鲜用或晒干。根全年均可采挖，洗净，切片鲜用或晒干。

功能与主治：果实入药，解热止渴，健胃，通淋；主治烦热消渴，肺热干咳，消化不良，湿热黄疸，石淋。根入药，清热解毒，祛风利湿，活血消肿；主治肝炎，痢疾，风湿关节痛，水肿，跌打损伤，疥疮，乳腺癌。

附注：该种为《贵州省中药材民族药材质量标准》收载品种，是国家二级保护野生植物，应严加保护。

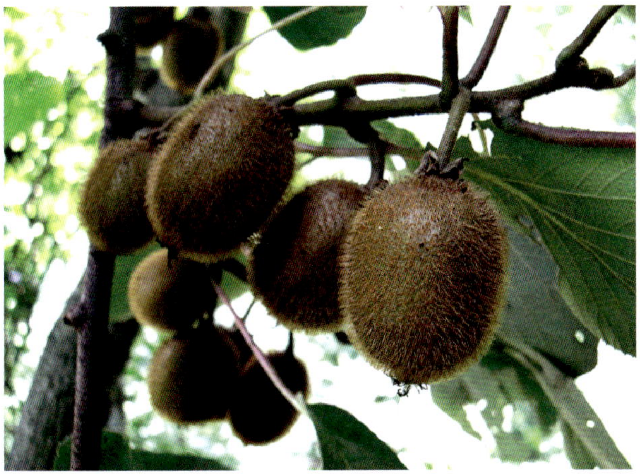
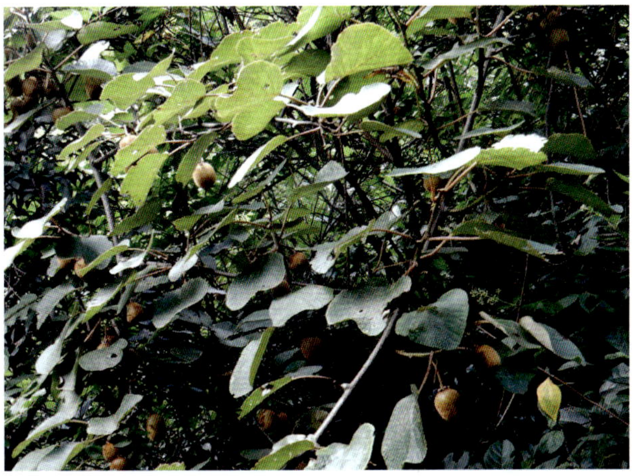
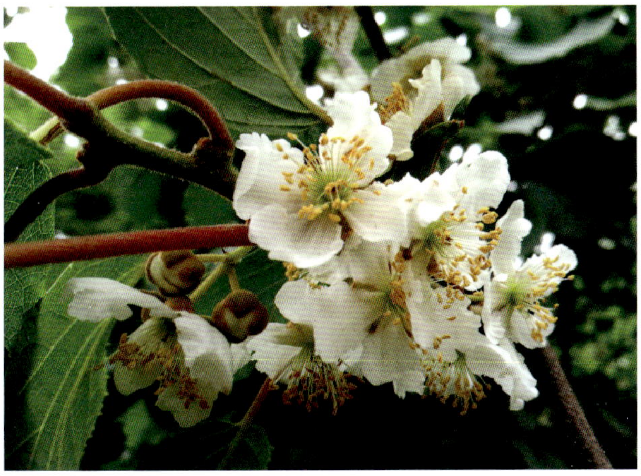
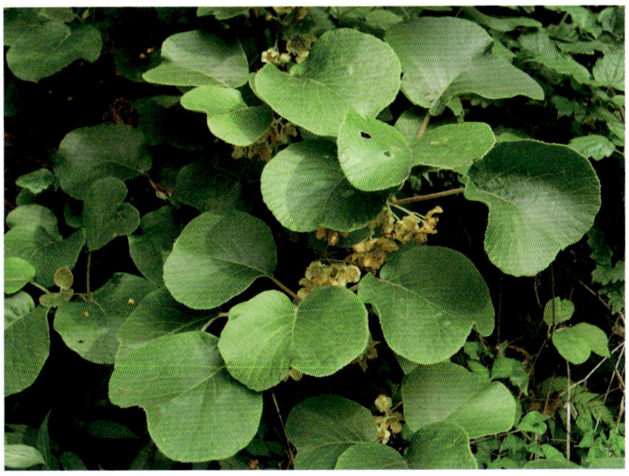

植物名称：毛花猕猴桃 *Actinidia eriantha* Bentham

别称：白毛桃

植物形态：大型落叶藤本。小枝、叶柄、花序和萼片密被乳白色或淡黄色直展的茸毛或交织压紧的绵毛；小枝髓白色，片层状。叶软纸质，卵形至阔卵形，边缘具硬尖小齿，上面草绿色，密被乳白色或淡黄色星状茸毛。聚伞花序具1～3朵花；苞片钻形；花直径2～3 cm；萼片2～3枚，淡绿色；花瓣顶端和边缘橙黄色，中央和基部桃红色，倒卵形；雄蕊极多，可达240枚；花丝纤细；子房球形，密被白色茸毛。果柱状卵形。花期5月上旬至6月上旬，果期11月。

生境及分布：生于海拔350～1000 m的山谷、溪边、林缘或林中。分布于凯里、黎平、雷山、榕江、黄平、施秉、天柱、贵定、龙里、开阳等地。

采收加工：根全年均可采挖，洗净，切片鲜用或晒干。叶夏季、秋季采收，鲜用或晒干。

功能与主治：根入药，解毒消肿，清热利湿；主治热毒痈肿，乳痈，湿热痢疾，胃癌。叶入药，祛瘀止痛，止血敛疮，解毒消肿；主治跌打损伤，骨折，冻疮。

附注：该种是贵州水族、侗族常用药物，有一定的产藏量，可加以开发利用。

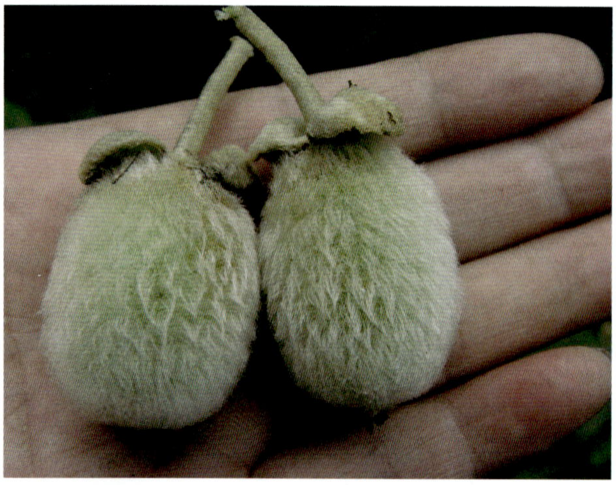
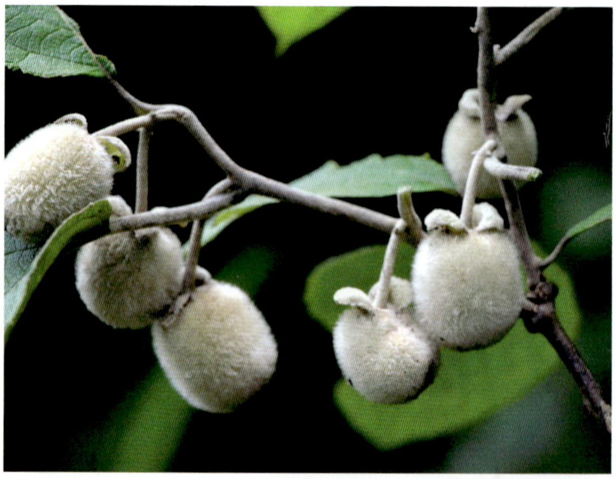
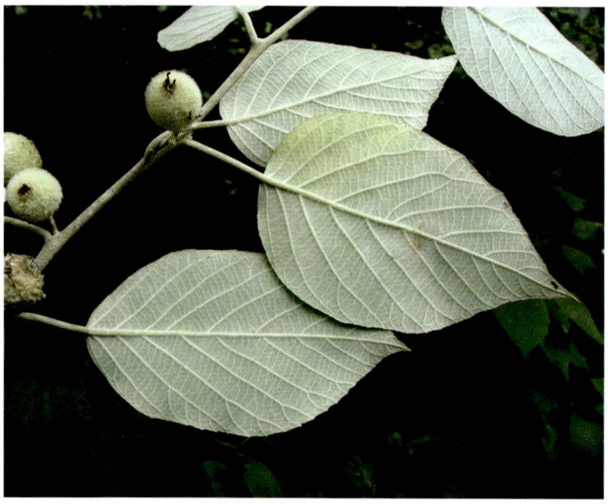
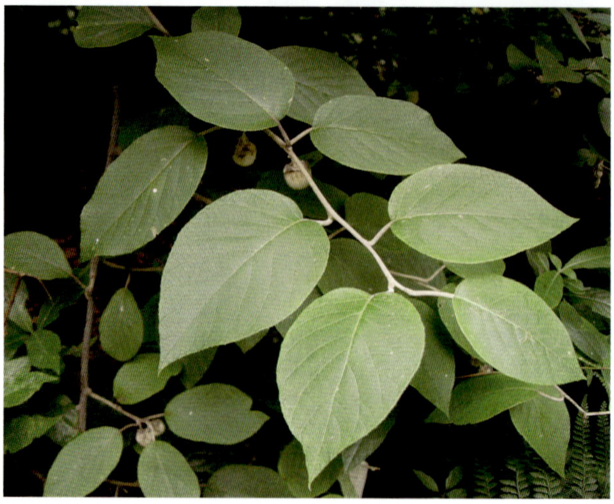

植物名称：条叶猕猴桃 *Actinidia fortunatii* **Finet et Gagnepain**

别称：纤小猕猴桃、华南猕猴桃、耳叶猕猴桃

植物形态：小型落叶或半落叶藤本。分枝微黑棕色或淡黄色，有时被锈色长茸毛，成熟时无毛；小枝髓白色，片层状。叶卵形、卵状披针形至披针形或长椭圆形，无毛或有少量糙伏毛，下面被白粉或苍绿色；侧脉6～7对。花序一般有花3朵；苞片钻形；花淡红色；萼片5枚；花瓣5枚，倒卵形；花药黄色，大致与花丝等长，1.5～2 mm；子房圆柱形，长2.5～3 mm，无毛或仅顶部略被柔毛或全体被毛。果灰绿色，圆柱形或卵状圆柱形。花期4月中旬至5月下旬，果期11月。

生境及分布：生于海拔400～1000 m的山谷林中。分布于榕江、贵定、务川等地。

采收加工：根秋季、冬季采挖，洗净，切片晒干。茎秋季、冬季采收，洗净，切片晒干。果实成熟时采收，鲜用或晒干。

功能与主治：根入药，健胃；主治胃脘痛。茎入药，止血，解毒消肿；主治骨折，外伤出血。果实入药，清热利湿；主治痢疾。

附注：该种是国家二级保护野生植物，应严加保护。

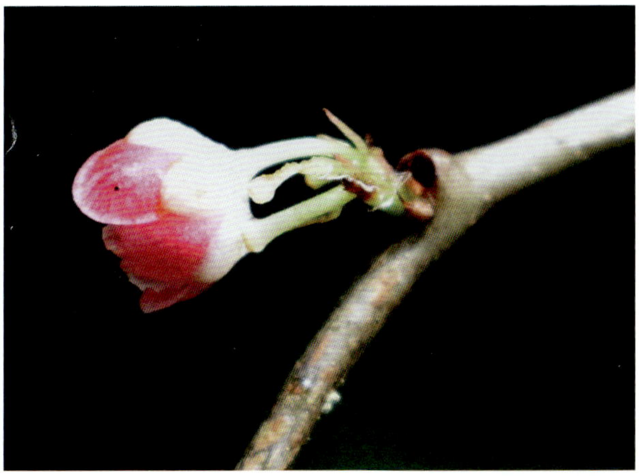

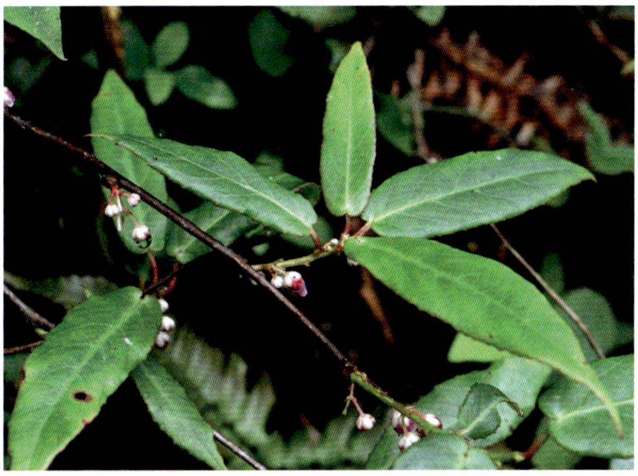

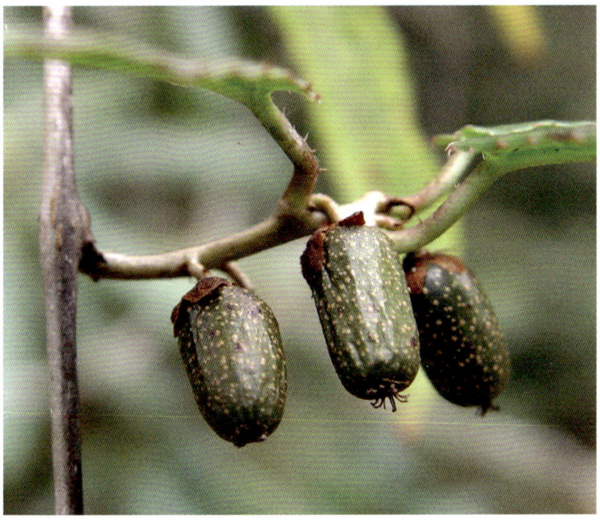

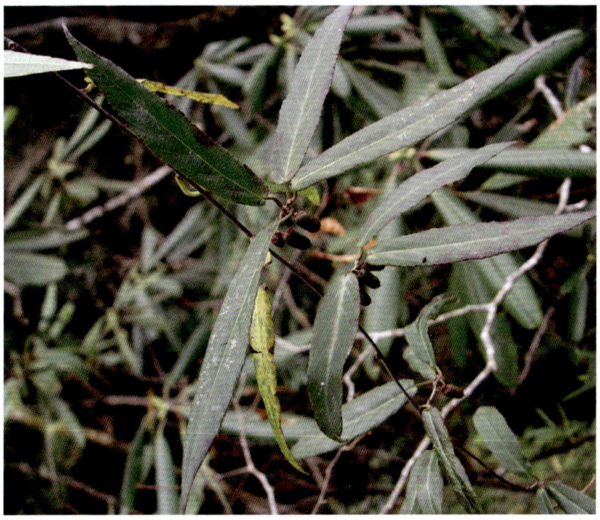

植物名称：黄毛猕猴桃 *Actinidia fulvicoma* Hance

植物形态：中型半常绿藤本。小枝髓白色，片层状。叶纸质至亚革质，卵形、阔卵形、长卵形至披针状长卵形，长8 ~ 18 cm，宽4.5 ~ 10 cm，顶端渐尖至短尖或钝，基部通常浅心形，边缘具睫状小齿；侧脉9 ~ 10对。聚伞花序密被黄褐色绵毛，通常具3朵花；花序梗长4 ~ 10 mm；苞片钻形；花白色，半开展；萼片5枚，卵形至长卵形，外面被绵毛，内面无毛或中部薄被茸毛；花瓣5枚，无毛，倒卵形至倒长卵形；花药黄色，箭头形；子房球形。果卵珠形至卵状圆柱形，幼时被茸毛，成熟后秃净，暗绿色，具斑点。花期5月中旬至6月下旬，果期11月。

生境及分布：生于海拔400 m左右的山坡疏林、灌丛中。分布于惠水等地。

采收加工：根秋季、冬季采挖，洗净，切片晒干。茎秋季、冬季采收，切片晒干。

功能与主治：根、茎入药，清热解毒，健胃。主治乳痈，消化不良，骨折，瘰疬。

附注：该种分布区域狭窄，产藏量较小，需加以保护。

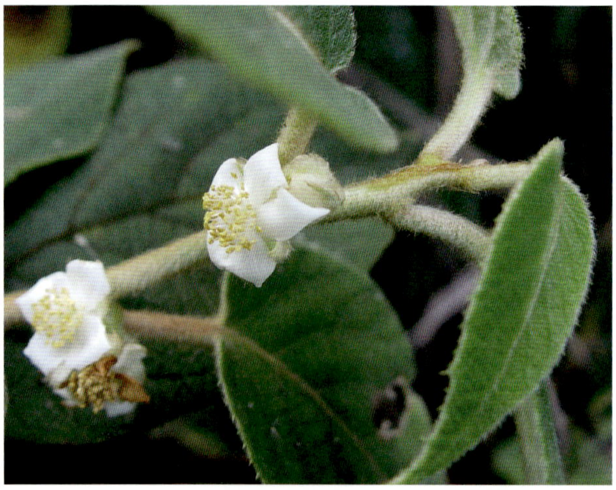

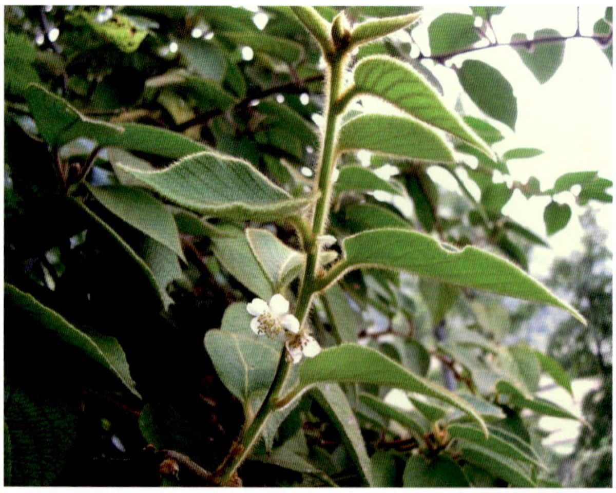

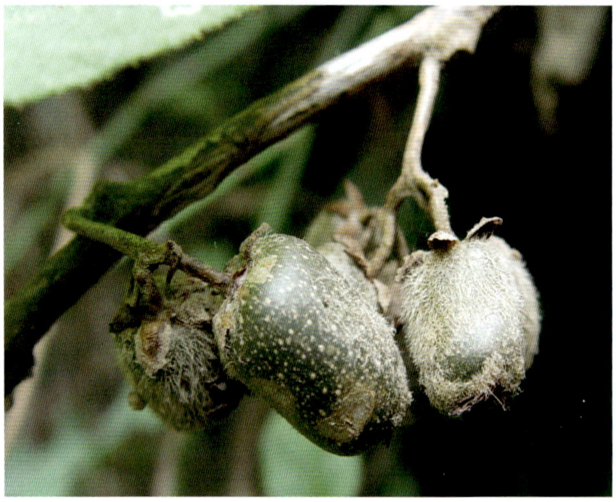

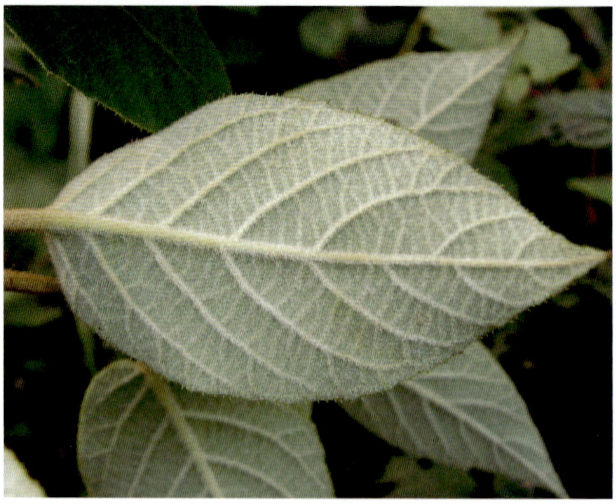

植物名称：糙毛猕猴桃 *Actinidia fulvicoma* Hance var. *hirsuta* Finet et Gagnepain

别称：绵毛猕猴桃

植物形态：中型半常绿藤本。着花小枝密被锈红色长硬毛；髓白色，片层状。叶纸质，阔卵形、卵形至长卵形，密被糙伏毛。花白色，半开展；萼片5枚，卵形至长卵形，外面被绵毛，内面无毛或中部薄被茸毛；苞片钻形，长2～6 mm；花瓣5枚，无毛，倒卵形至倒长卵形；子房球形，直径约3.5 mm，密被黄褐色茸毛。果卵珠形至卵状圆柱形，幼时被茸毛，成熟后秃净。花期5月中旬至6月下旬，果期11月。

生境及分布：生于海拔600～1600 m的山地疏林或灌丛中。分布于榕江、雷山、天柱、凯里、施秉、黎平、兴仁、荔波、三都、瓮安、贵定等地。

采收加工：根秋季、冬季采挖，洗净，切片晒干。茎秋季、冬季采收，切片晒干。

功能与主治：根、茎入药，清热解毒，健胃。主治乳痈，消化不良，骨折，瘰疬。

附注：该种分布区域广，有一定的产藏量，可加以开发利用。

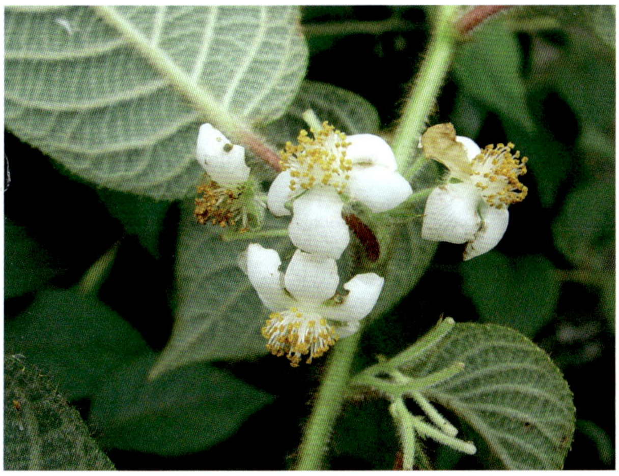
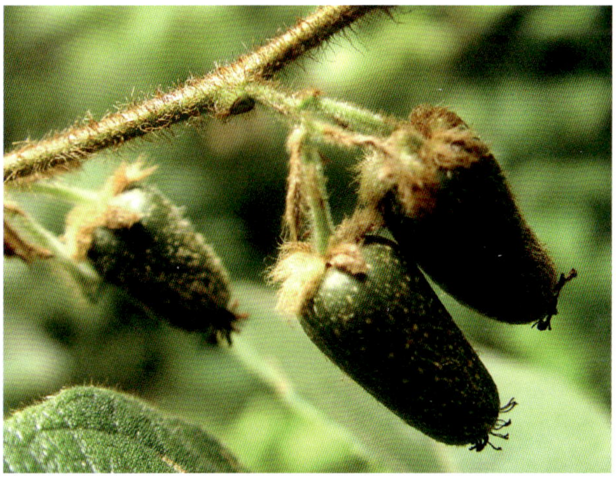
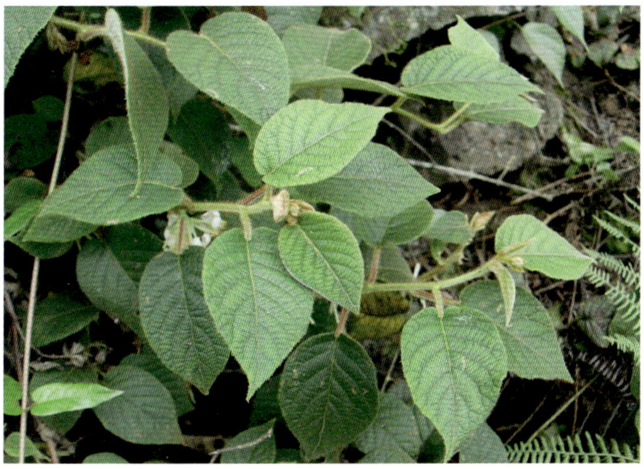
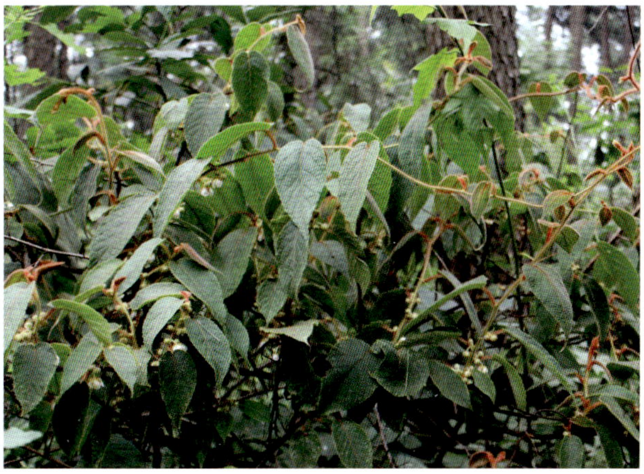

植物名称：华南猕猴桃 *Actinidia glaucophylla* F. Chun

别称：条叶猕猴桃、猴子果

植物形态：小型落叶或半落叶藤本。全株无毛或仅子房略被毛；小枝髓白色，片层状。叶卵形、卵状披针形至披针形或长椭圆形，长7～12 cm，宽3～5 cm，顶端渐尖或短尖，基部钝形、狭浅心形至耳形，边缘锯齿大多细小，上面绿色，无毛或有少量糙伏毛，下面被白粉或苍绿色；叶柄长1.2～2.5cm。花序一般有花3朵；萼片5枚；花瓣5枚；子房圆柱形。果灰绿色，圆柱形或卵状圆柱形，长15～18 mm。种子小，长约1 mm。

生境及分布：生于海拔700～1500 m的灌丛中、林缘或林中。分布于凯里、黎平、榕江、雷山、平坝、贵定、独山、平塘、瓮安、荔波、都匀、惠水、三都、龙里等地。

采收加工：根、茎随用随采。果实成熟时采收，洗净，鲜用或晒干。全株夏季、秋季采收，洗净，晒干。

功能与主治：根、茎、果实或全株入药，生津清热，消肿解毒。主治胃脘痛、骨折、外伤出血、痢疾、消渴。

附注：该种是国家二级保护野生植物。虽*Flora of China*将华南猕猴桃的拉丁名*Actinidia glaucophylla* F. Chun处理为条叶猕猴桃现用拉丁名*Actinidia fortunatii* Finet et Gagnepain的异名。但本书作者认为两者在形态上区别较大，且较为稳定，故予以保留。

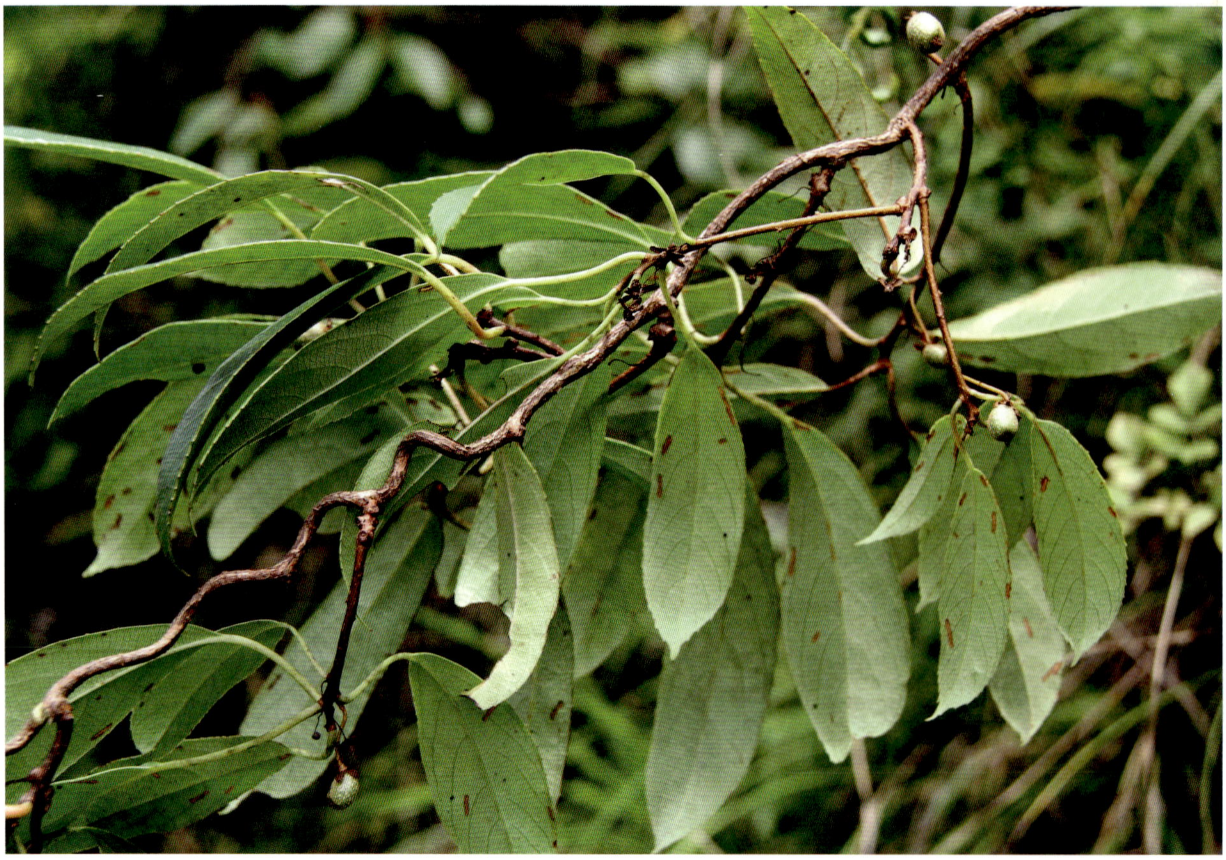

植物名称：蒙自猕猴桃 *Actinidia henryi* Dunn

别称：肉叶猕猴桃、多齿猕猴桃、奶果猕猴桃

植物形态：中型至大型落叶藤本。着花小枝均密被黄褐色粗糙长毛；髓白色，片层状。叶形多样，有椭圆形、卵形、倒卵形、卵状长圆形或披针形，上面散生一些糙伏毛。花序具1～3朵花；花粉红色，碗状半张开；萼片5枚，卵形至长圆形；花瓣5枚，倒卵形；花丝与花药近等长或比花药长；花药黄色。果卵状圆柱形，长20～23 mm，直径约10 mm，无毛，有斑点；果柄长10～13 mm。种子长约1.5 mm。花期5月下旬至6月下旬，果期11月。

生境及分布：生于海拔700～1300 m的山地丛林中。分布于德江、印江、凯里、榕江、雷山、安龙、望谟等地。

采收加工：秋季、冬季采挖，洗净，切片鲜用或晒干。

功能与主治：根入药，清热解毒。主治瘰疬。

附注：*Flora of China*将奶果猕猴桃的拉丁名*Actinidia carnosifolia* C. Y. Wu var. *glaucescens* C. F. Liang处理为蒙自猕猴桃现用拉丁名的异名。

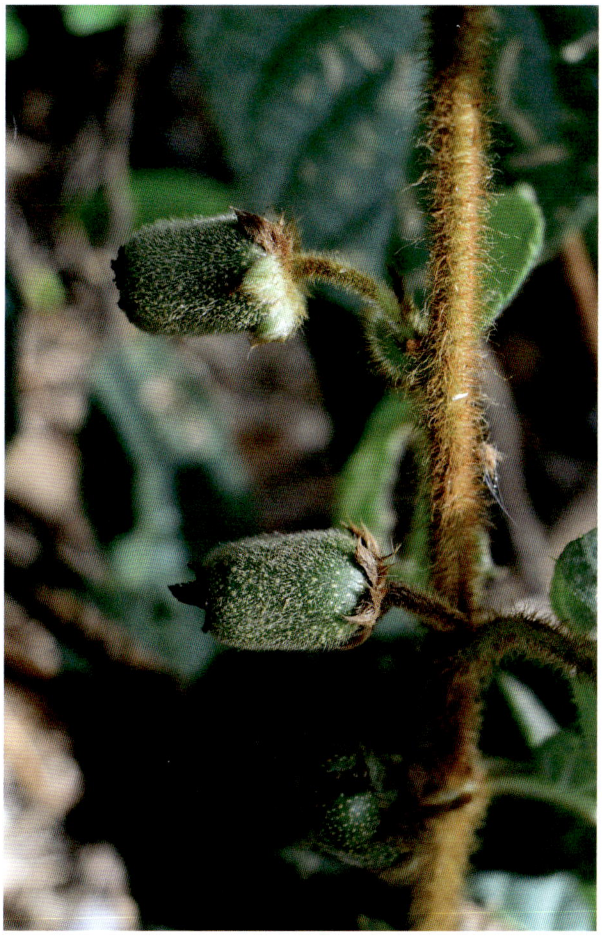

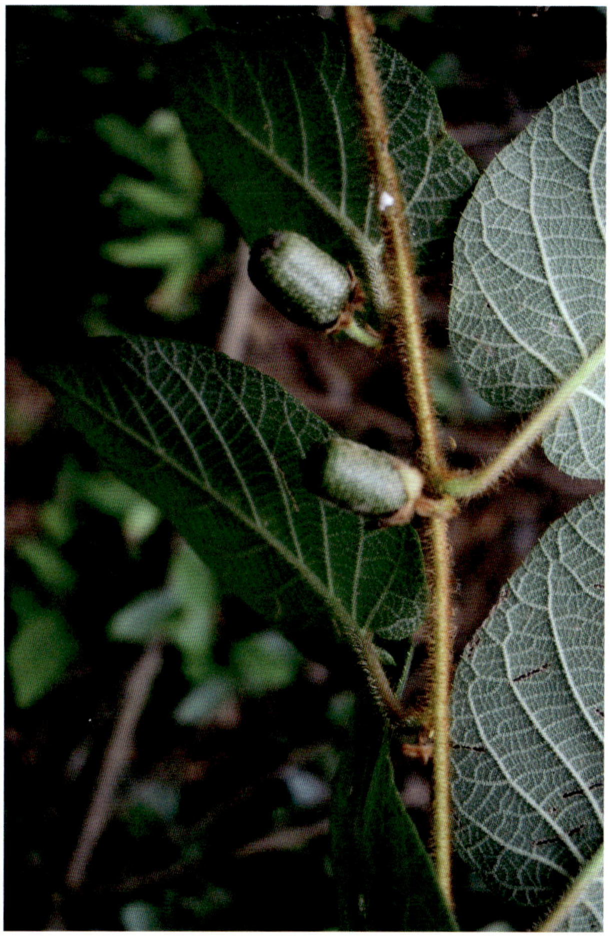

植物名称：滑叶猕猴桃 *Actinidia laevissima* C. F. Liang

别称：台湾猕猴桃

植物形态：中型落叶藤本。着花枝无毛；皮孔很显著；芽体被紧密的锈色茸毛；髓白色，片层状。叶膜质，卵形至长卵形或矩状卵形，长6 ~ 10 cm，宽4 ~ 7 cm，边缘有芒尖状的斜举或开展的小锯齿，上面绿色，下面粉绿色，无毛；叶柄无毛。花单生，粉红色；花梗丝状，无毛；萼片4枚；花瓣5枚，倒卵形；花丝丝状；花药黄色，卵形。果暗绿色，柱状长圆形，秃净，具黄褐色斑点，长15 mm以上，直径8 mm左右。种子长1 ~ 1.5 mm。

生境及分布：生于海拔1300 ~ 1750 m的山地灌丛或疏林中。分布于印江、江口，以及贵阳等地。

采收加工：根、茎随用随采。果实成熟时采收，洗净，鲜用或晒干。全株夏季、秋季采收，洗净，晒干。

功能与主治：根、茎、果实或全株入药，生津清热，消肿解毒。主治胃脘痛、骨折、外伤出血、痢疾、消渴。

附注：该种有一定的产藏量，可加以开发利用。

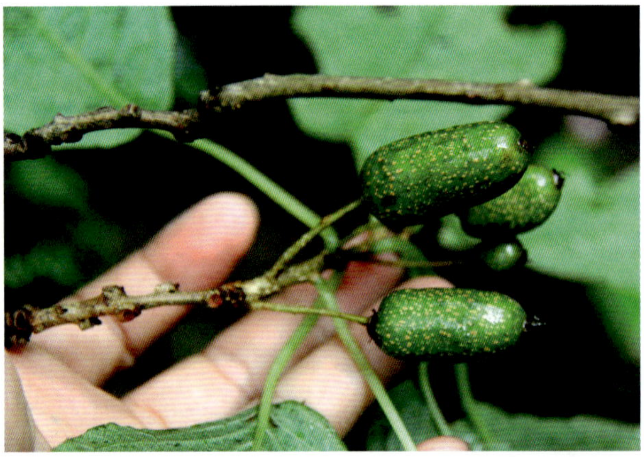

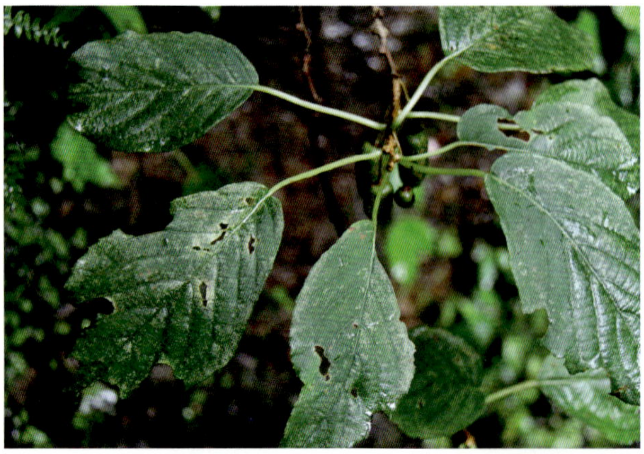

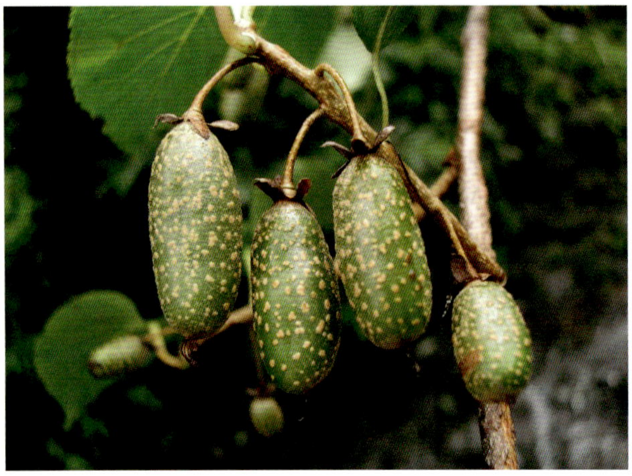

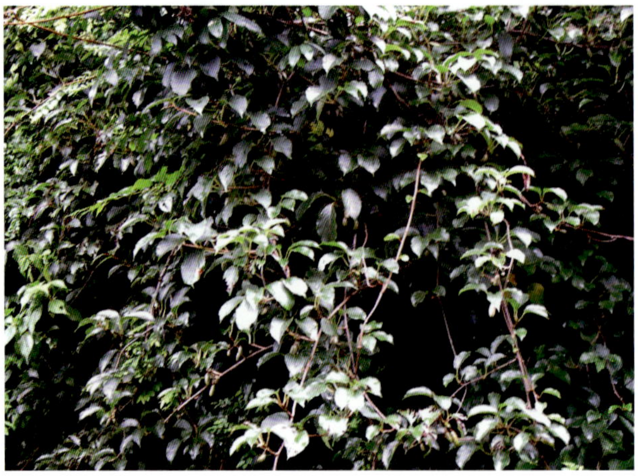

植物名称：葛枣猕猴桃 *Actinidia polygama* (Siebold et Zuccarini) Maximowicz

别称：木天蓼、葛枣子

植物形态：大型落叶藤本。着花小枝细长，最多幼枝顶部略被微柔毛；髓白色，实心。叶膜质（花期）至薄纸质，卵形或椭圆状卵形，边缘有细锯齿，散生少数小刺毛；侧脉约7对，上段常分叉；叶柄近无毛。花序具1～3朵花；苞片小；花白色，芳香；萼片5枚，卵形至长方状卵形，两面薄被茸毛或近无毛；花瓣5枚，倒卵形至长方状倒卵形，最外2～3枚的外面有时略被茸毛；子房瓶状，无毛。果成熟时淡橘色，卵珠形或柱状卵珠形，无毛，无斑点，顶端有喙。种子长1.5～2 mm。花期6月中旬至7月上旬，果期9—10月。

生境及分布：生于海拔1100～1800 m的林缘或灌丛中。分布于印江、雷山、黎平，以及毕节等地。

采收加工：根全年均可采挖，洗净，鲜用或晒干。枝叶春季、秋季采收，鲜用或晒干。

功能与主治：根入药，祛风散寒，杀虫止痛；主治寒痹腰痛，风火牙痛。枝叶入药，祛风除湿，温经止痛，消症瘕；主治半身不遂，风寒湿痹，疝气，症瘕积聚，白癜风。

附注：该种有一定的产藏量，可加以开发利用。

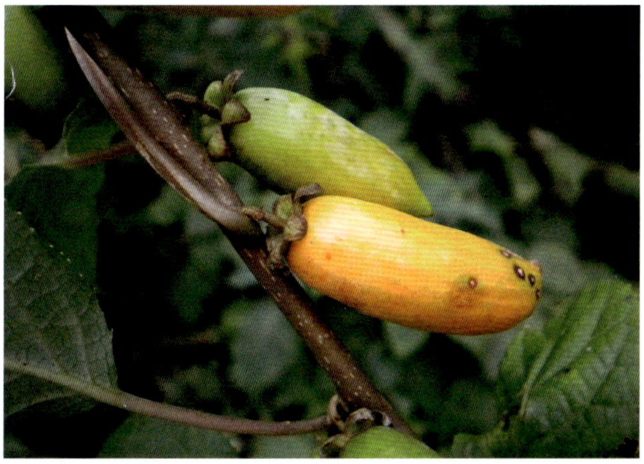

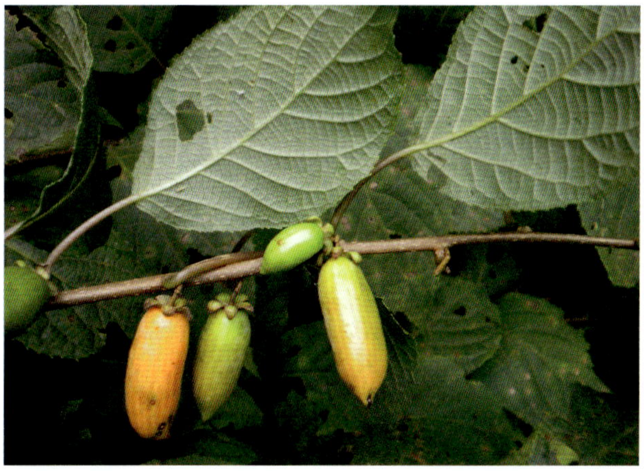

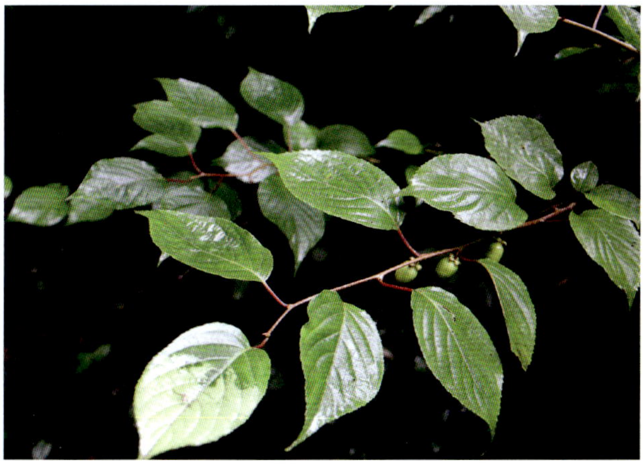

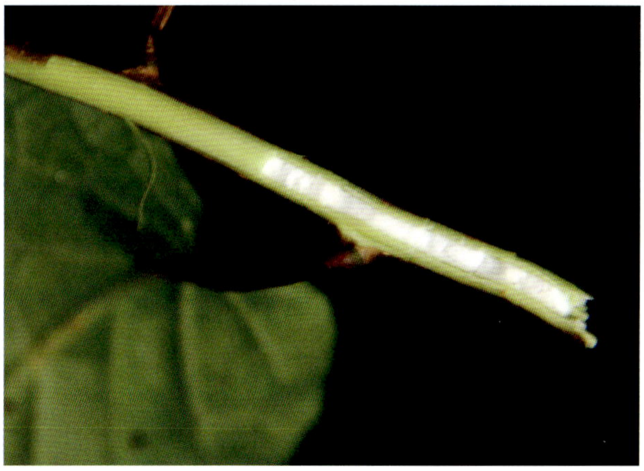

植物名称：红茎猕猴桃 *Actinidia rubricaulis* Dunn

植物形态：较大的中型半常绿藤本。除子房外，全株无毛；着花小枝较坚硬，红褐色，长3～15 cm，直径约2.5 mm；皮孔较明显；髓污白色，实心。叶坚纸质至革质，长方状披针形至倒披针形，偶见矩卵形，倒披针形叶的边缘有若干粗大锯齿；叶柄水红色。花序通常单花，绝少具2～3朵花；萼片4～5枚，卵圆形至矩卵形；花瓣5枚，瓢状倒卵形。果暗绿色，卵圆形至柱状卵珠形，幼时被茶褐色茸毛，老后秃净，有枯褐色斑点，晚期仍有反折的宿存萼片。花期4月中旬至5月下旬。

生境及分布：生于海拔500～1600 m的山谷、林缘或灌丛中。分布于印江、江口、望谟、册亨、安龙、兴义、兴仁、都匀、赤水、桐梓、道真，以及毕节等地。

采收加工：根全年均可采挖，洗净，鲜用或晒干。茎夏季、秋季采收，鲜用或晒干。

功能与主治：根、茎入药，祛风活络，消肿止痛，行气散瘀。主治风湿痹痛，跌打损伤，瘀血肿痛。

附注：该种分布区域广，产藏量大，可加以开发利用。

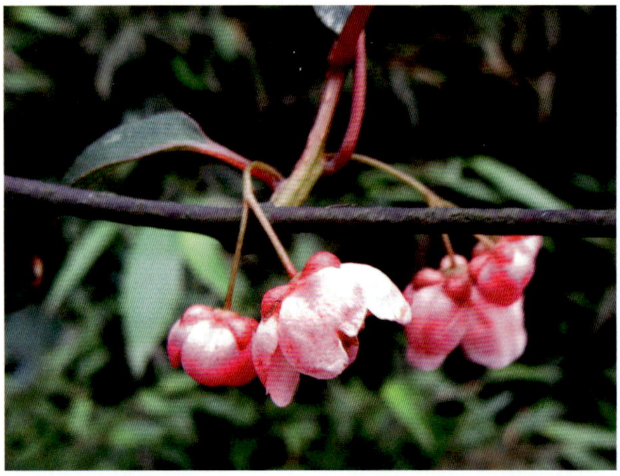
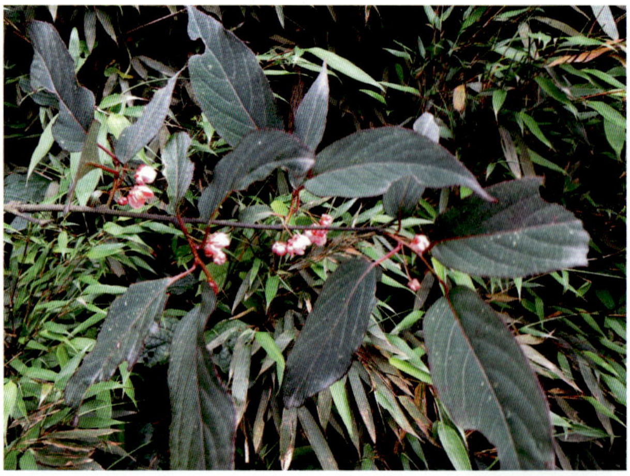
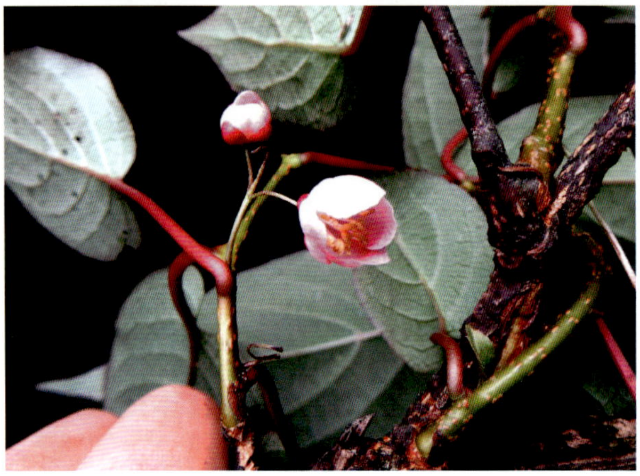
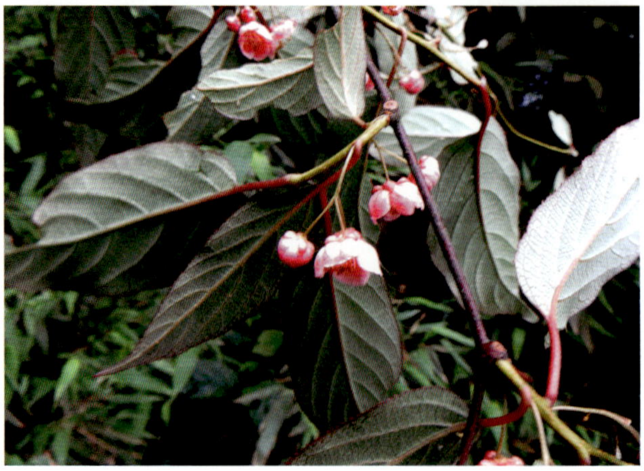

植物名称：革叶猕猴桃 *Actinidia rubricaulis* **Dunn var.** *coriacea* **(Finet et Gagnepain) C. F. Liang**

植物形态：该种与红茎猕猴桃*Actinidia rubricaulis* Dunn的区别在于叶革质，倒披针形，顶端急尖，边缘有若干粗大锯齿。花红色。

生境及分布：生于海拔500～1300 m的山坡灌丛中或路旁。分布于印江、江口、松桃、榕江、黄平、安龙、独山、荔波、赤水、桐梓、习水、务川、罗甸、瓮安、余庆，以及毕节等地。

采收加工：根秋季采挖，洗净，切片晒干。果实秋季采收，晒干。

功能与主治：根入药，活血止痛，止血；主治跌打损伤，腰痛，内伤出血。果实入药，解毒消肿；主治肿瘤。

附注：该种分布区域广，有一定产藏量，可加以开发利用。

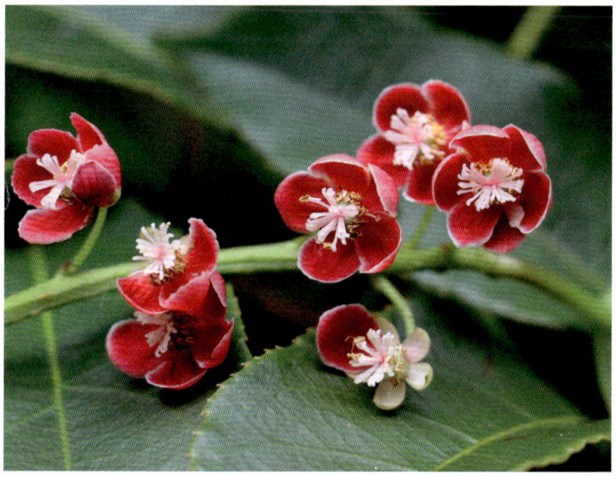
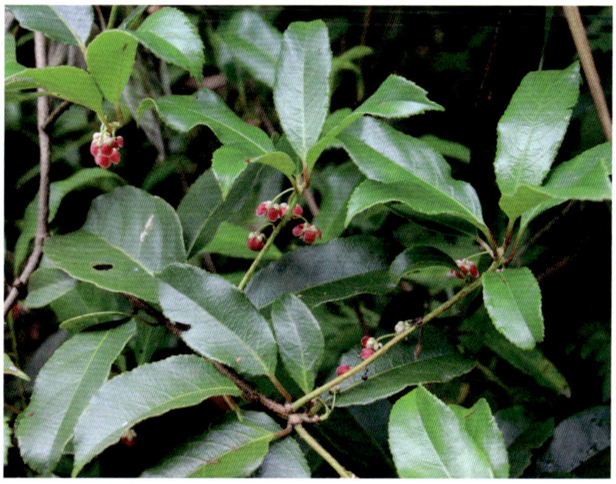
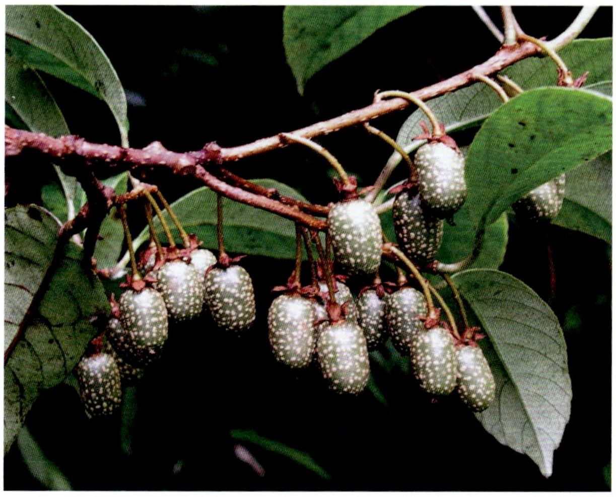
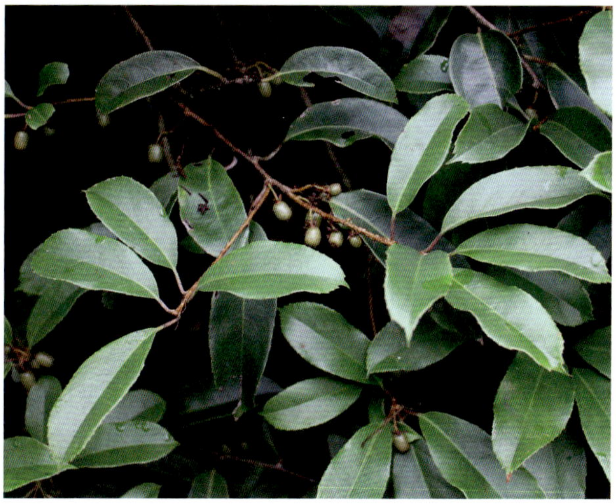

植物名称：尼泊尔水东哥 *Saurauia napaulensis* Candolle

别称：山地水东哥、牛嗓管树、少牢木

植物形态：乔木，高4～20 m。小枝被爪甲状或钻状鳞片，有褐色短柔毛或无毛。叶薄革质，椭圆形或倒卵状矩圆形，边缘具细锯齿；中脉、侧脉无鳞片或仅中脉基部具鳞片，侧脉上疏生鳞片，侧脉30～40对。圆锥花序生于叶腋，疏生鳞片，有短柔毛；花粉红色至淡紫色；萼片5枚，不等大，外面3枚稍小，椭圆形或阔椭圆形，里面2枚较大，阔椭圆形或近圆形，顶部反卷；子房球形或扁球形；花柱4～5枚，中部以下合生。果扁球形或近球形，绿色或淡黄色，具明显或不明显的5条棱。

生境及分布：生于海拔800～1300 m的山地丛林中。分布于雷山、习水等地。

采收加工：树皮全年均可采收，鲜用或晒干。根全年均可采挖，洗净，切片晒干。

功能与主治：树皮、根入药，散瘀消肿，止血，解毒。主治跌打损伤，骨折，创伤出血，痈肿，慢性骨髓炎。

附注：*Flora of China*将山地水东哥的拉丁名*Saurauia napaulensis* Candolle var. *montana* C. F. Liang et Y. S. Wang处理为尼泊尔水东哥现用拉丁名的异名。

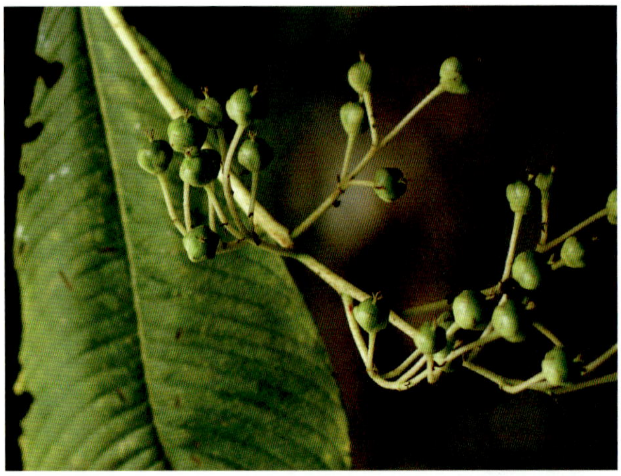

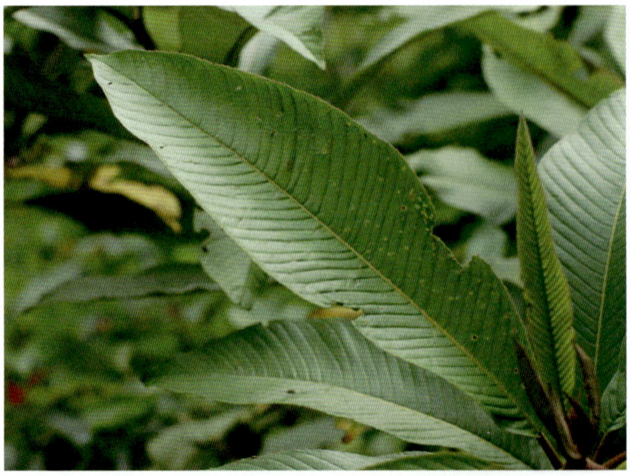

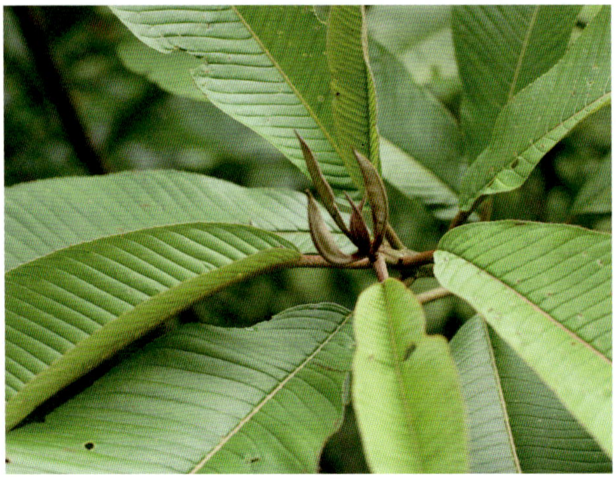

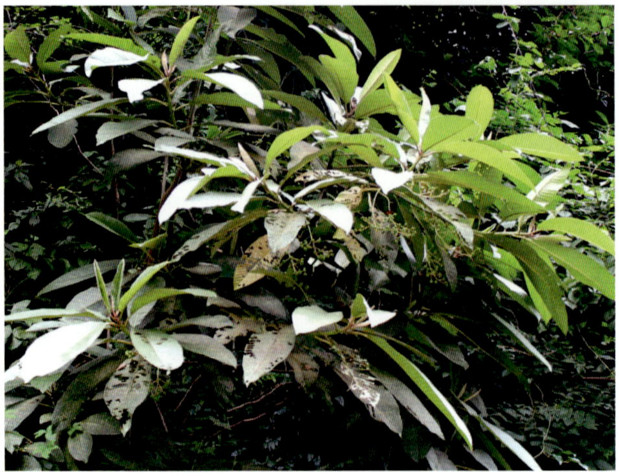

植物名称：聚锥水东哥 *Saurauia thyrsiflora* C. F. Liang et Y. S. Wang

别称：羊桃山枇杷

植物形态：小乔木或灌木，高2～4 m。小枝被糠秕状茸毛和钻状鳞片。叶膜质，矩状椭圆形，边缘具细锯齿，齿端具刺尖，幼叶两面有零散的褐色短茸毛，偶在侧脉间疏生短的偃伏刺毛，下面仅中脉、侧脉有偃伏刺毛。聚伞圆锥花序单生于叶腋，被褐色短柔毛和钻状鳞片；苞片椭圆形，有时呈叶状；花淡红色；萼片白色或绿白色，外面3枚阔椭圆形，里面2枚狭椭圆形，外面疏被褐色短茸毛；花瓣5枚。果绿色，近球形，直径8～12 mm，有不明显的5条棱。花期、果期5—12月。

生境及分布：生于海拔400～1300 m的山野。分布于罗甸、望谟、册亨、兴义、兴仁、三都等地。

采收加工：根全年均可采挖，洗净，切片晒干。茎皮全年均可采收，鲜用或晒干。叶夏季、秋季采收，鲜用或晒干。

功能与主治：根入药，解毒消肿；主治小儿麻疹。茎皮入药，清热利湿；主治痢疾。叶入药，清热解毒；主治烧伤，烫伤。

附注：该种有一定的产藏量，可加以开发利用。

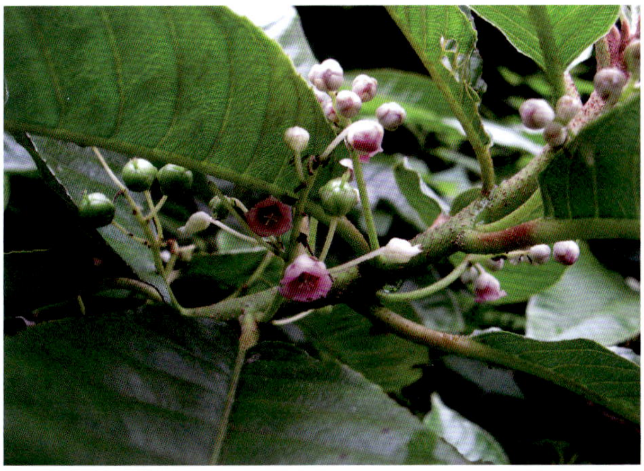
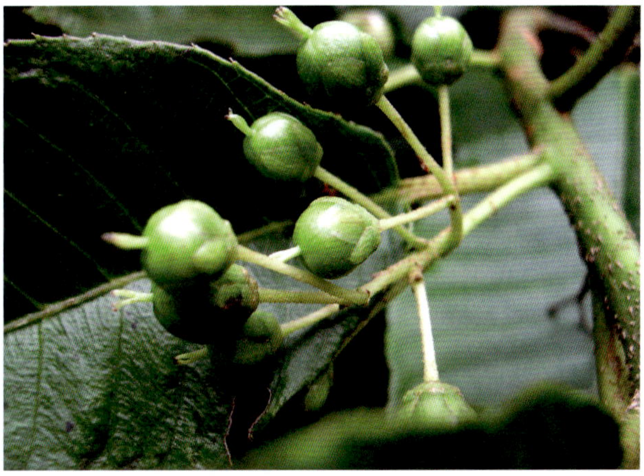
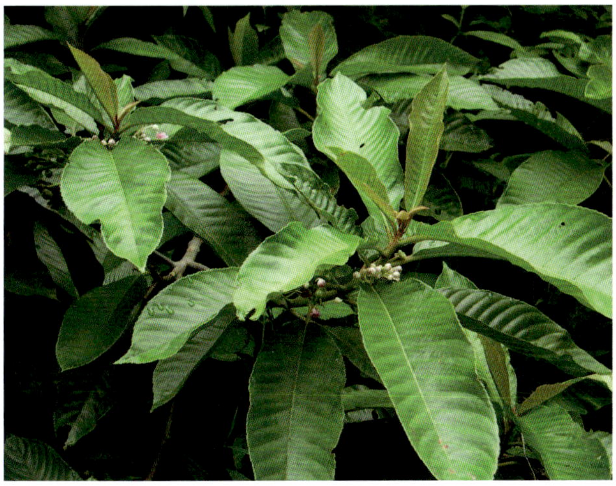
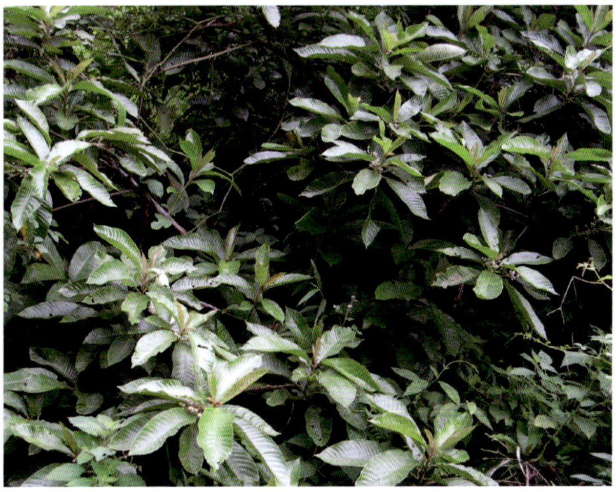

山茶科 Theaceae

乔木或灌木，常绿或半常绿。叶革质，互生，羽状脉，边缘有锯齿或全缘，具柄，无托叶。花两性，稀雌雄异株，单生或数花簇生；苞片2至多枚，宿存或脱落；萼片5至多枚，脱落或宿存，有时向花瓣过渡；花瓣5至多枚，基部连生，稀分离，白色、红色或黄色；雄蕊多数，排成多列，稀为4～5枚；花丝分离或基部合生；子房上位，稀半下位，2～10室；胚珠每室2至多枚，垂生或侧面着生于中轴胎座，稀为基底着坐；花柱分离或连合；柱头与心皮同数。果实为蒴果、不分裂的核果或浆果状。

本科有约19属600种。我国有12属274余种。

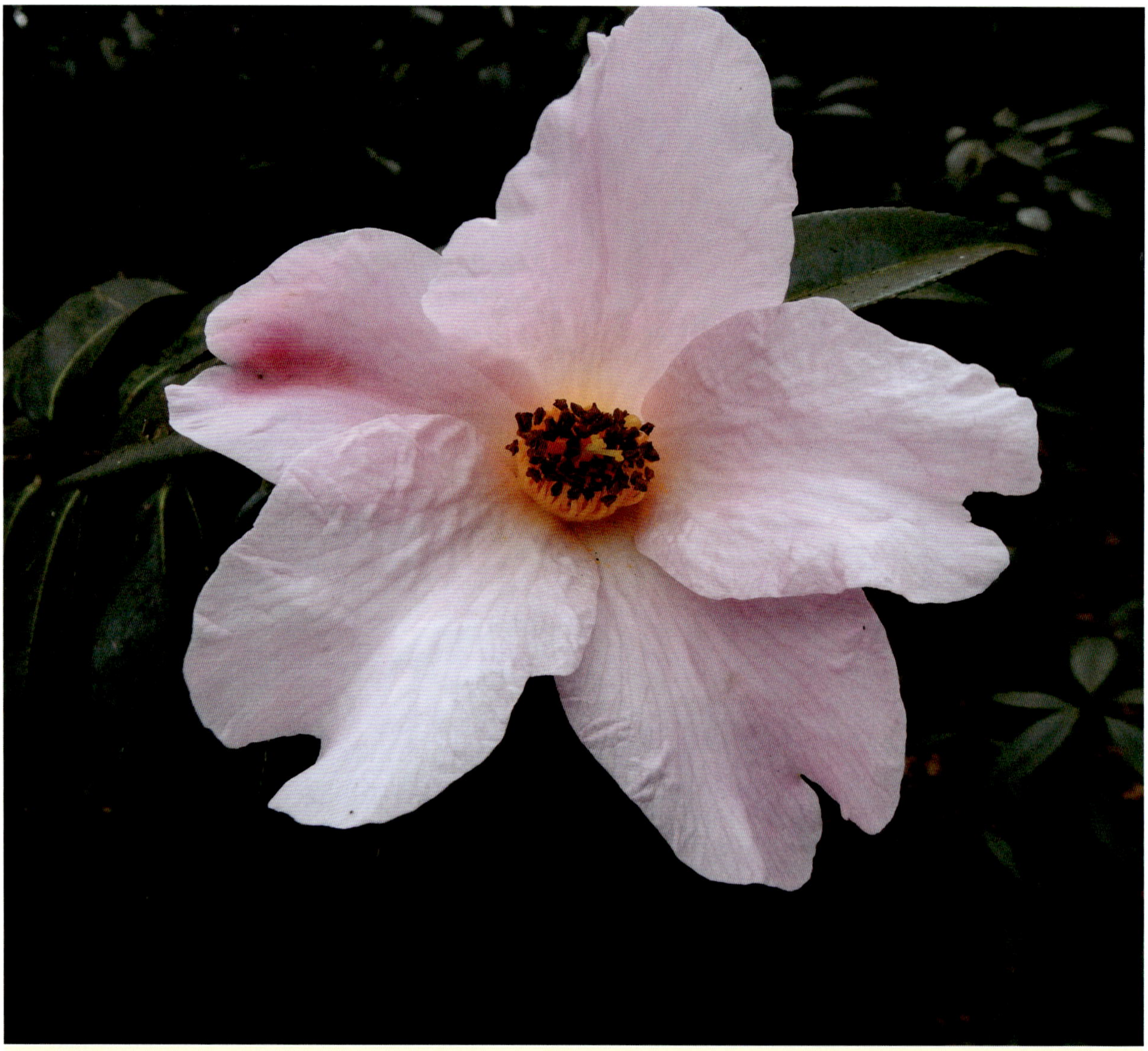

西南山茶 *Camellia pitardii* Cohen-Stuart

植物名称：川杨桐 *Adinandra bockiana* E. Pritzel

别称：四川红淡、川黄瑞木、四川杨桐

植物形态：灌木或小乔木，高2～9 m。一年生新枝褐色，连同顶芽密被黄褐色或锈褐色披散的柔毛。叶互生，革质，长圆形至长圆状卵形，初时密被黄褐色或锈褐色柔毛，中脉和叶缘更密，老后疏被柔毛或近无毛；侧脉11～12对，两面均不明显。花单朵腋生，密被黄褐色柔毛；小苞片2枚，密被柔毛；萼片5枚，边缘有腺点和纤毛，外面密被黄褐色柔毛；花瓣5枚，白色，阔卵形，外面中间部分密被黄褐色绢毛。果圆球形，疏被绢毛，成熟时紫黑色，无毛。种子多数，淡红褐色，有光泽，表面具网纹。花期6—7月，果期9—10月。

生境及分布：生于海拔1100～1200 m的山腰或山脚密林中。分布于绥阳、赤水等地。

采收加工：全年均可采收，鲜用或晒干。

功能与主治：叶入药，止血，清热解毒。主治外伤出血，烧伤，烫伤。

附注：该种分布区域狭窄，野生资源量小，应加以保护。

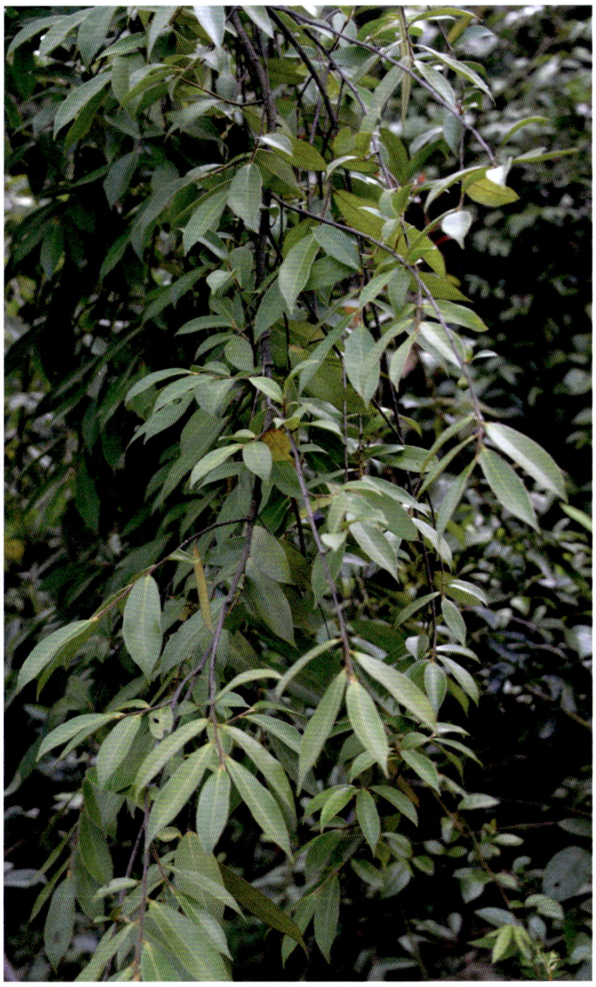

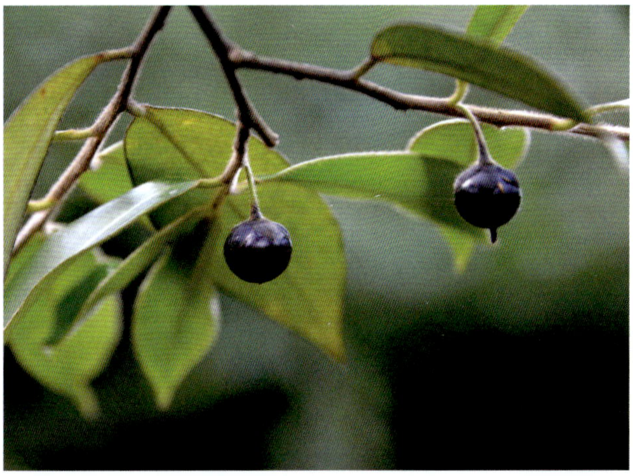

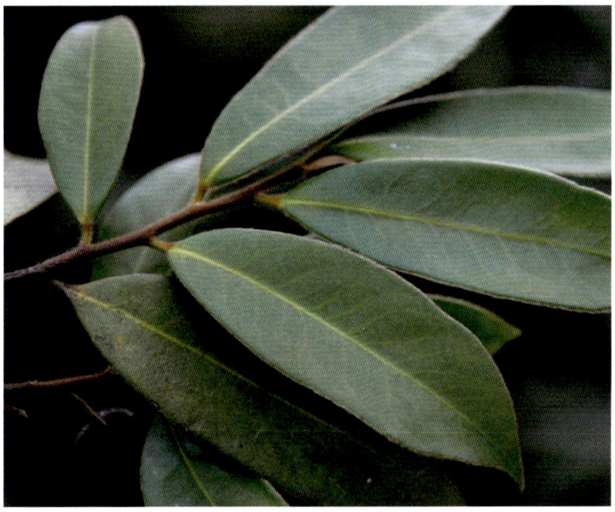

植物名称：尖叶川杨桐 ***Adinandra bockiana*** **E. Pritzel var.** ***acutifolia*** **(Handel-Mazzetti) Kobuski**

别称：尖叶川黄瑞木、尖叶杨桐

植物形态：该种和川杨桐*Adinandra bockiana* E. Pritzel的主要区别在于顶芽被灰褐色平伏短柔毛；一年生新枝通常也疏被灰褐色平伏短柔毛或近无毛。叶片下面初时仅疏被平伏短柔毛，后变近无毛。花期6—8月，果期9—11月。

生境及分布：生于海拔300 ~ 1400 m的山地沟边。分布于江口、凯里、雷山、榕江、从江、黎平、丹寨、黔西、都匀、三都，以及遵义等地。

采收加工：全年均可采收，鲜用或晒干。

功能与主治：全株入药，祛风解毒，理气散寒。主治风寒感冒，头痛，胃痛。

附注：该种分布区域广，有一定产藏量，可加以开发利用。

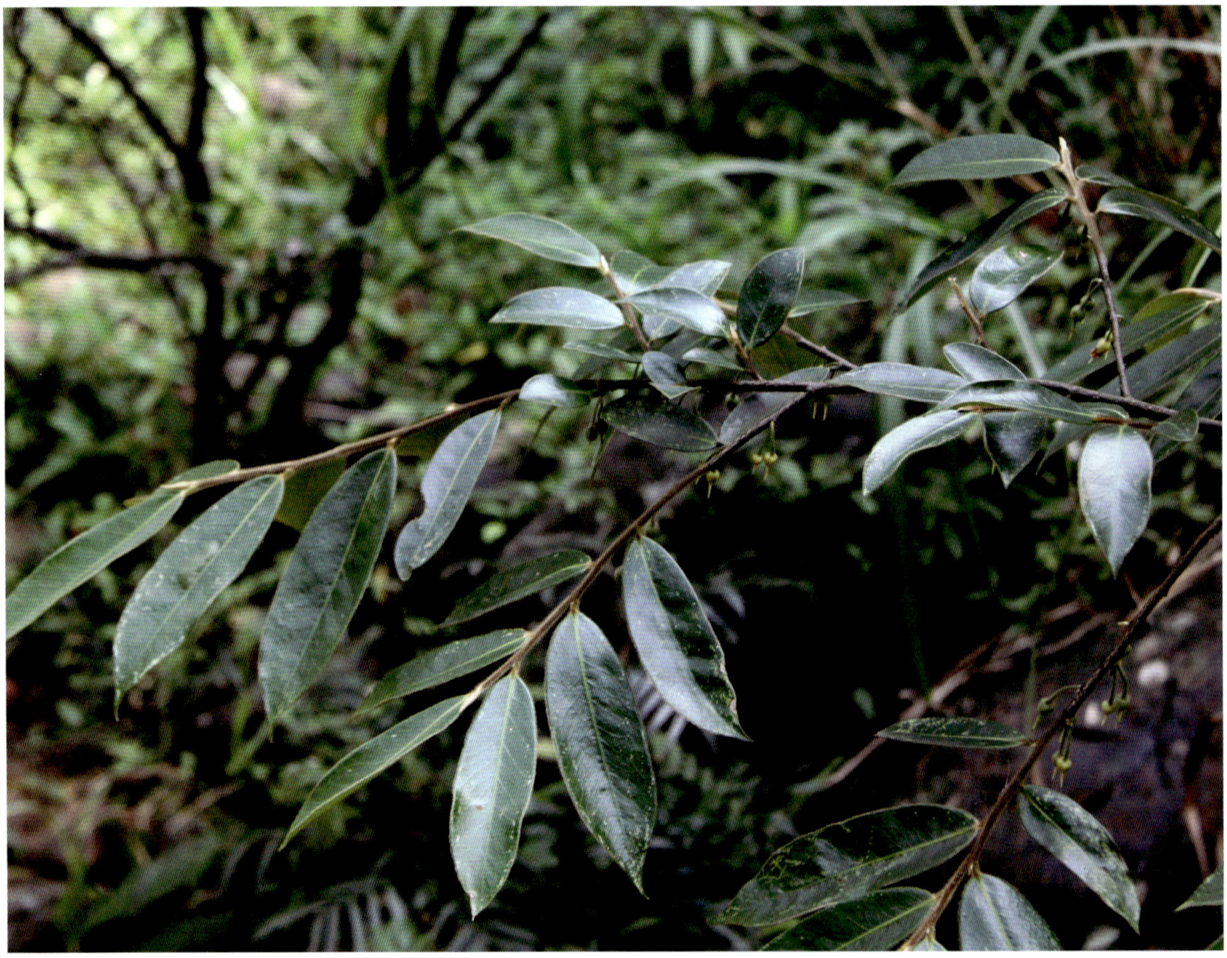

植物名称：粗毛杨桐 *Adinandra hirta* Gagnepain

别称：粗毛黄瑞木

植物形态：灌木或乔木。叶互生，革质，长圆状椭圆形至椭圆形，长9～16 cm，宽3.2～5.8 cm，顶端渐尖或短渐尖，基部阔楔形，边缘密被长刚毛；侧脉10～13对。花通常2朵，稀单朵或3朵，腋生；小苞片2枚，卵形或阔卵形；萼片5枚，长卵形或卵形，顶端尖，外面密被黄褐色长刚伏毛；花瓣5枚，白色，卵状披针形，长10～12 mm，宽4～5 mm，外面无毛；雄蕊30～35枚；花丝仅基部与花冠基部合生，被毛；子房卵圆形，密被刚伏毛，3室；胚珠每室多数；花柱单一，被刚伏毛或近顶端处无毛。果球形，萼片和花柱均宿存。花期4—5月，果期7—8月。

生境及分布：生于海拔400～1900 m的山坡路旁或沟谷溪边的杂木林中。分布于荔波、独山、罗甸、福泉、凯里、黄平、榕江、丹寨等地。

采收加工：全年均可采收，鲜用或晒干。

功能与主治：叶入药，清热解毒。主治肝炎。

附注：该种有一定的产藏量，可加以开发利用。

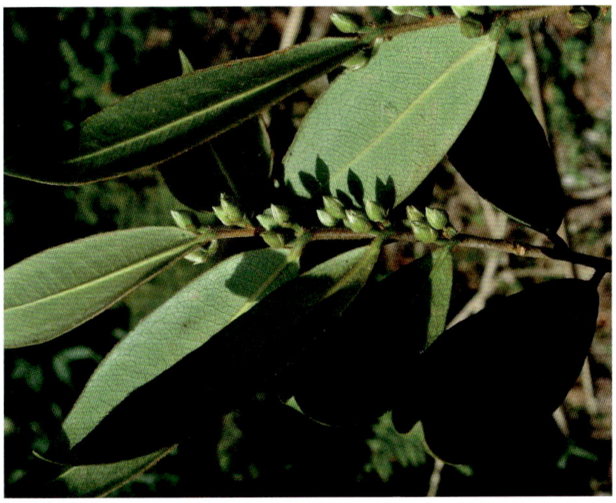
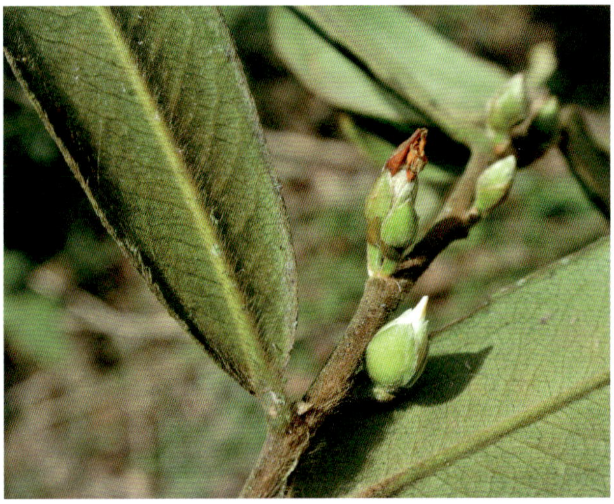
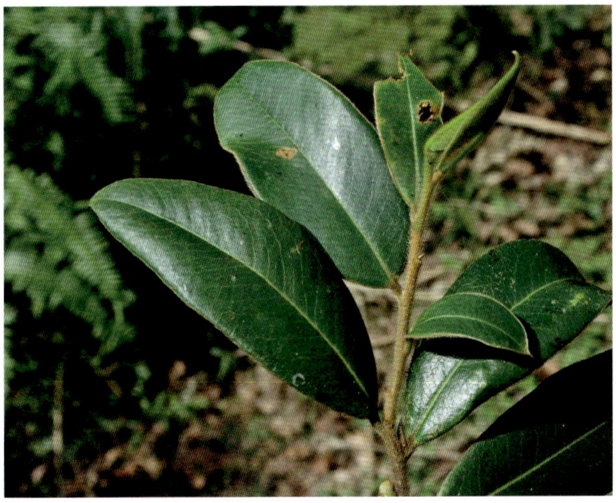
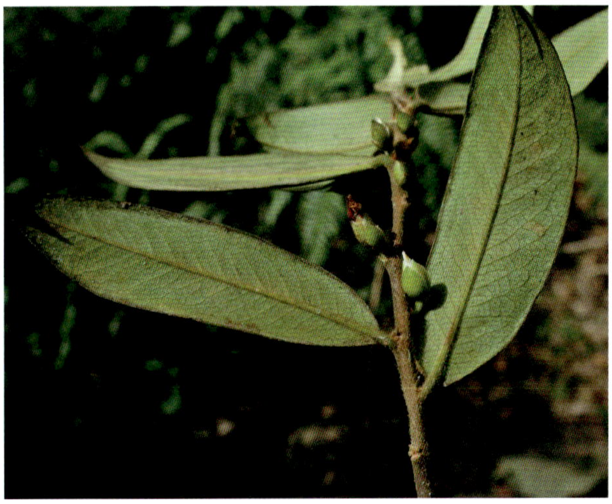

植物名称：杨桐 *Adinandra millettii* (Hooker et Arnott) Bentham et J. D. Hooker ex Hance

别称：黄瑞木

植物形态：灌木或小乔木，高2～10 m。一年生新枝淡灰褐色，初时被灰褐色平伏短柔毛；顶芽被灰褐色平伏短柔毛。叶互生，革质，长圆状椭圆形，极少上半部边缘疏生细锯齿；侧脉10～12对，两面隐约可见。花单朵，腋生，疏被短柔毛或近无毛；小苞片2枚；萼片5枚，卵状披针形或卵状三角形；花瓣5枚，白色，卵状长圆形至长圆形；子房球形，被短柔毛。果球形，疏被短柔毛，直径约1 cm，成熟时黑色；宿存花柱长约8 mm。种子多数，深褐色，有光泽，表面具网纹。花期5—7月，果期8—10月。

生境及分布：生于海拔500～600 m的山脚林缘。分布于榕江、从江、荔波等地。

采收加工：全年均可采收，鲜用或晒干。

功能与主治：叶入药，清热解毒。主治肝炎。

附注：该种分布区域狭窄，野生资源量小，应加以保护。

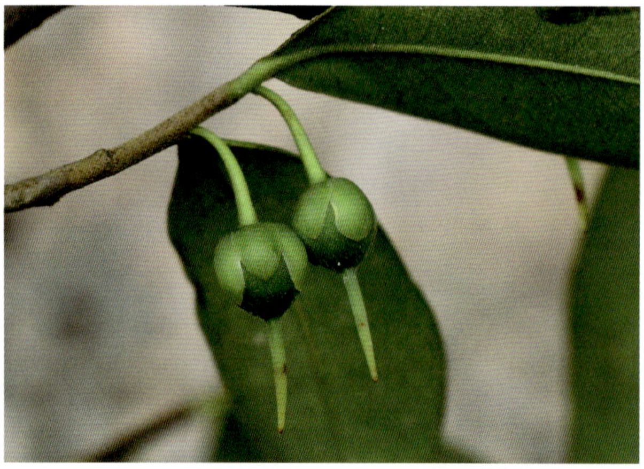
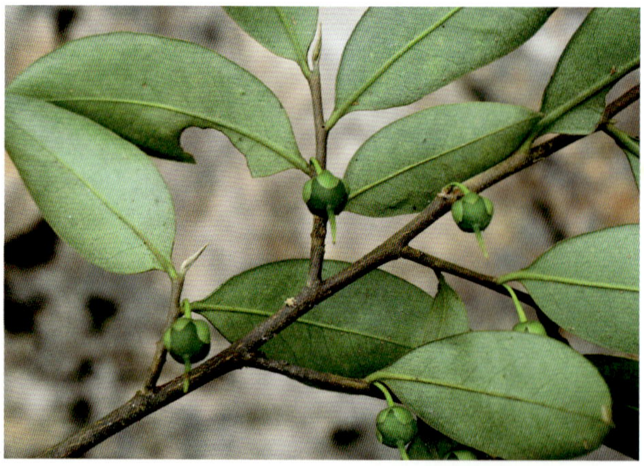
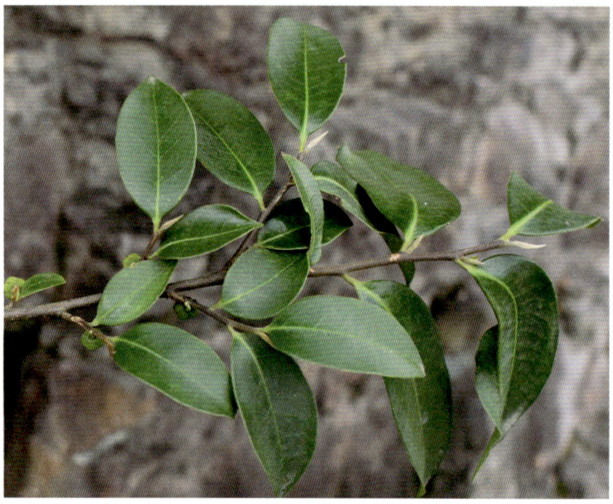
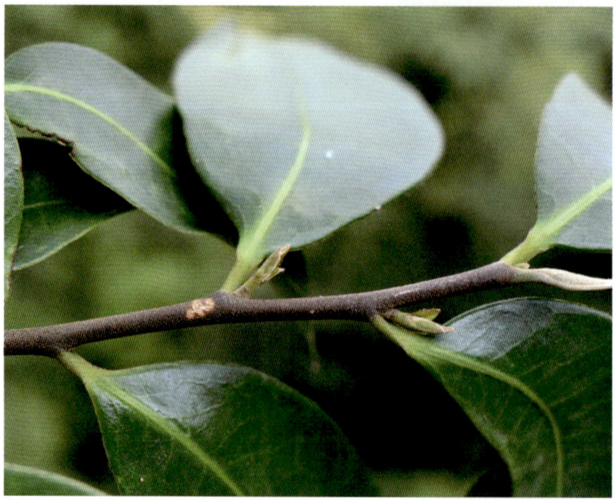

植物名称：亮叶杨桐 *Adinandra nitida* Merrill ex H. L. Li

别称：亮叶黄瑞木

植物形态：灌木或乔木，高5～20 m。一年生新枝紫褐色；顶芽锥形。叶互生，厚革质，卵状长圆形至长圆状椭圆形，两面均无毛，仅嫩叶初时下面疏被平伏短柔毛；侧脉12～16对。花单朵，腋生；小苞片2枚，卵形至长圆形；萼片5枚，卵形，顶端尖；花瓣5枚，白色，长圆状卵形，顶端钝或近圆形；子房卵圆形，无毛，3室；胚珠每室多数；花柱长约10 mm，无毛，顶端3分叉。果球形或卵球形，成熟时橙黄色或黄色，直径约15 mm。种子多数，褐色，具网纹。花期6—7月，果期9—10月。

生境及分布：生于海拔1250 m以下的山地林下或水边。分布于黎平等地。

采收加工：全年均可采挖，鲜用或晒干。

功能与主治：根入药，凉血止血，消肿止痛。主治流鼻血，痄腮，疖肿，蛇虫咬伤。

附注：该种分布区域狭窄，野生资源量小，应加以保护。

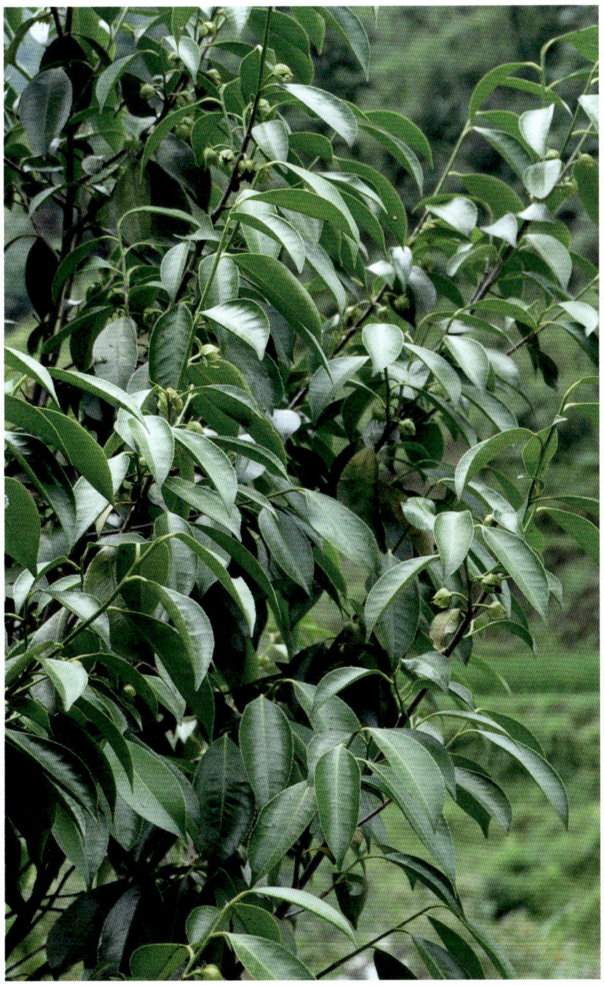

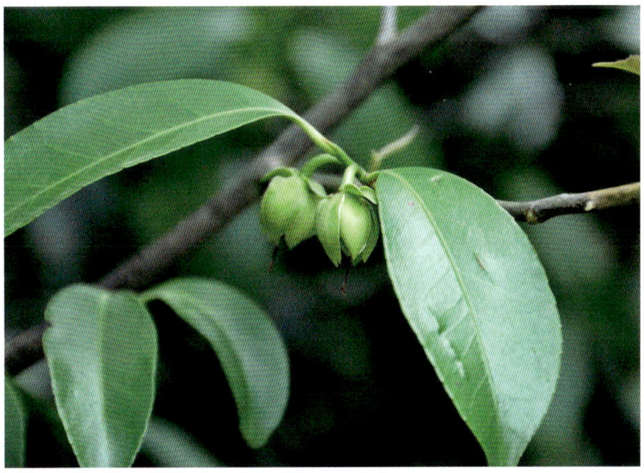

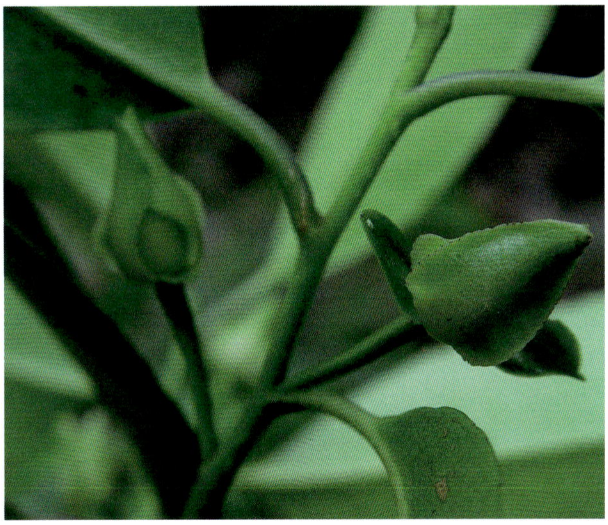

植物名称：茶梨 *Anneslea fragrans* Wallich

别称：海南红楣、高山茶梨、披针叶茶梨

植物形态：乔木，高约15 m，有时为灌木状或小乔木。小枝灰白色或灰褐色，无毛。叶革质，通常聚生于嫩枝近顶端，呈假轮生状，叶形变异很大，通常为椭圆形或长圆状椭圆形至狭椭圆形，有时近披针状椭圆形，偶为阔椭圆形至卵状椭圆形，下面密被红褐色腺点；侧脉10～12对。花数朵螺旋状聚生于枝端或叶腋；苞片2枚，卵圆形或三角状卵形；萼片5枚，质厚，淡红色，阔卵形或近圆形；花瓣5枚，基部连合；子房半下位，2～3室；胚珠每室数个。果实浆果状，革质，近于下位，不开裂或成熟后呈不规则开裂；花萼宿存。种子1～3枚，具红色假种皮。果期8—9月。

生境及分布：生于海拔500～800 m的山脚、山谷密林中或河边。分布于榕江、丹寨、荔波等地。

采收加工：全年均可采收，鲜用或晒干。

功能与主治：树皮、叶入药，健胃舒肝，退热。主治消化不良，肠炎，肝炎。

附注：该种分布区域狭窄，野生资源量小，应加以保护。

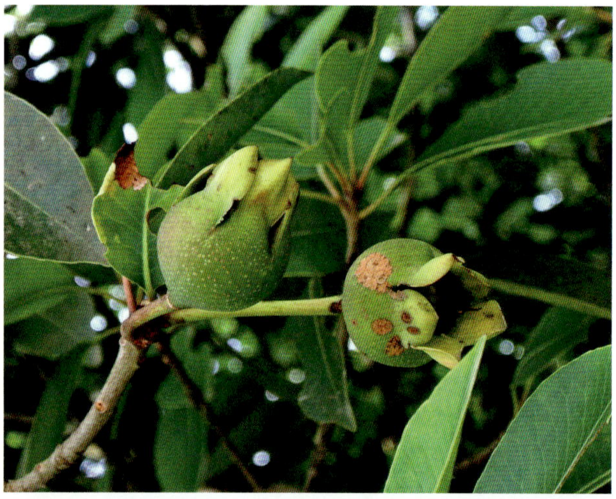

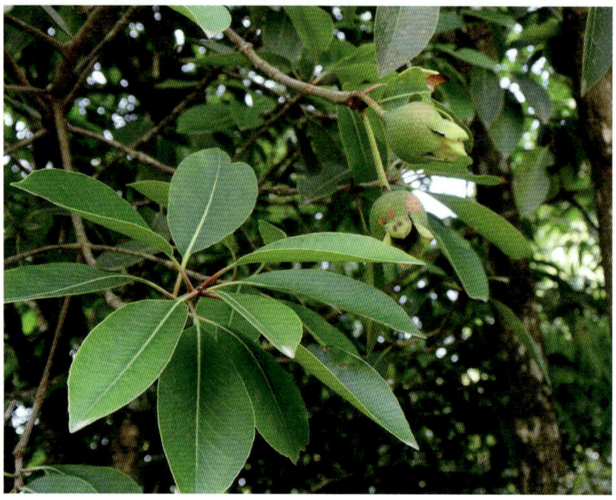

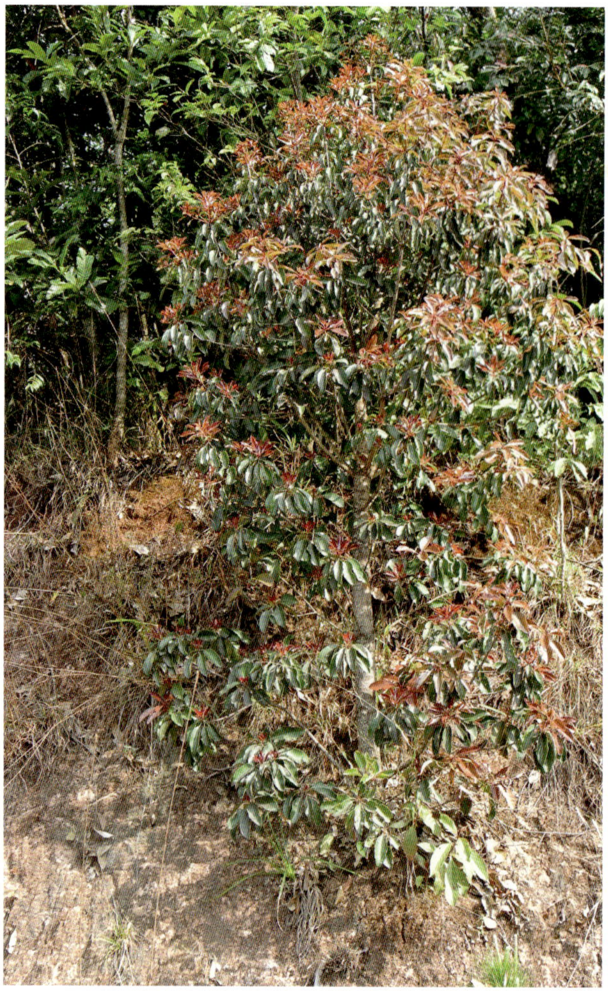

植物名称：短柱油茶 *Camellia brevistyla* (Hayata) Cohen-Stuart

别称：钝叶短柱茶、粉红短柱茶

植物形态：灌木或小乔木，高达8 m。嫩枝被柔毛，老枝灰褐色，有时红褐色。叶革质，狭椭圆形，长3 ~ 4.5 cm，宽1.5 ~ 2.2 cm，边缘有钝锯齿；叶柄被短粗毛。花白色，顶生或腋生；花梗极短；苞片6 ~ 7枚，阔卵形，长2 ~ 7 mm，外面略被灰白色柔毛；花瓣5枚，阔倒卵形，长1 ~ 1.6 cm，宽6 ~ 12 mm，最外1枚外面略被毛，其余无毛，基部与雄蕊连生约2 mm；雄蕊长5 ~ 9 mm，下半部连合成短管，无毛；子房被长粗毛；花柱长1.5 ~ 5 mm，完全分裂为3条，有时4条，或仅先端3裂。蒴果圆球形，直径约1 cm，有种子1枚。花期10月。

生境及分布：生于海拔300 ~ 1100 m的灌丛或林中。分布于独山、三都等地。

采收加工：种子秋季果实成熟时采收，晒干。根全年均可采挖，鲜用或晒干。花冬季采收，晒干。

功能与主治：种子入药，行气，润肠，杀虫；主治大便秘结，蛔虫病，钩虫病。根入药，清热解毒，理气止痛，活血消肿；主治咽喉肿痛，胃痛，牙痛，跌打伤痛。花入药，凉血止血；主治吐血，咳血，子宫出血。

附注：该种分布区域狭窄，野生资源量小，应加以保护。

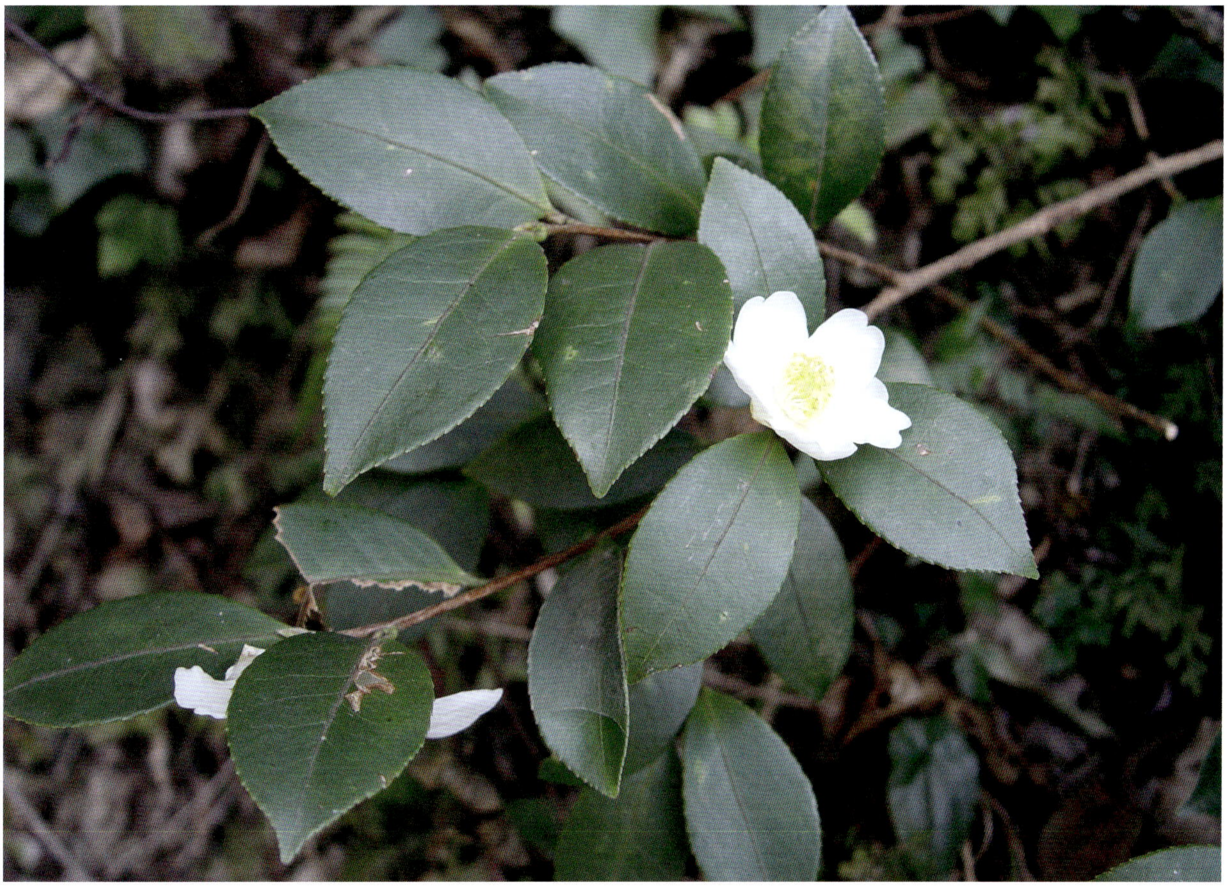

植物名称：细叶短柱油茶 *Camellia brevistyla* **(Hayata) Cohen-Stuart var.** *microphylla* **(Merrill) T. L. Ming**

别称：细叶短柱茶

植物形态：灌木。嫩枝被柔毛。叶革质，倒卵形，先端钝或圆，有时稍尖，基部阔楔形，边缘上半部有细锯齿；叶柄被柔毛。花顶生，白色；花梗极短；苞片6～7枚；花瓣5～7枚，阔倒卵形，长8～11 mm，宽5～8 mm，先端圆或2裂，基部分离，外面无毛；雄蕊长5～6 mm，下半部连生，无毛；子房被长粗毛；花柱3条，长2～3 mm，无毛。蒴果近无柄，卵圆形，直径约1.5 cm，有种子2枚，不具宿存苞片及萼片。

生境及分布：生于海拔300～900 m的灌丛中。分布于梵净山及锦屏等地。

采收加工：种子秋季果实成熟时采收，晒干。根全年均可采挖，鲜用或晒干。花冬季采收，晒干。

功能与主治：种子入药，行气，润肠，杀虫；主治大便秘结，蛔虫病，钩虫病。根入药，清热解毒，理气止痛，活血消肿；主治咽喉肿痛，胃痛，牙痛，跌打损伤。花入药，凉血止血；主治吐血，咳血，子宫出血。

附注：该种分布区域狭窄，贵州有零星栽培，可发展种植。

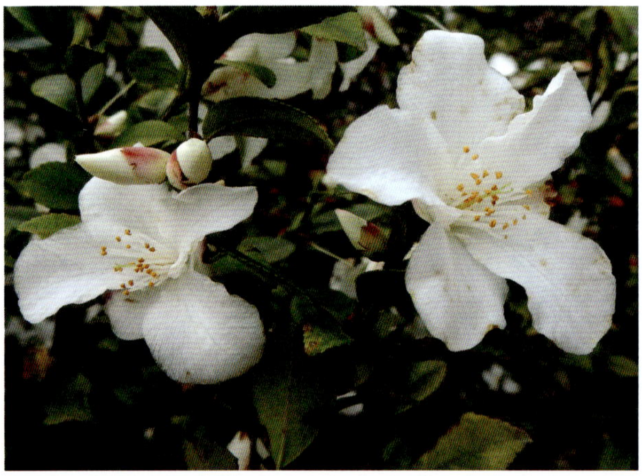
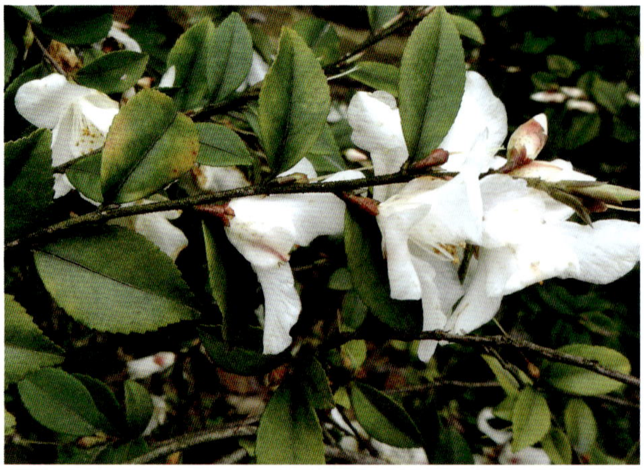
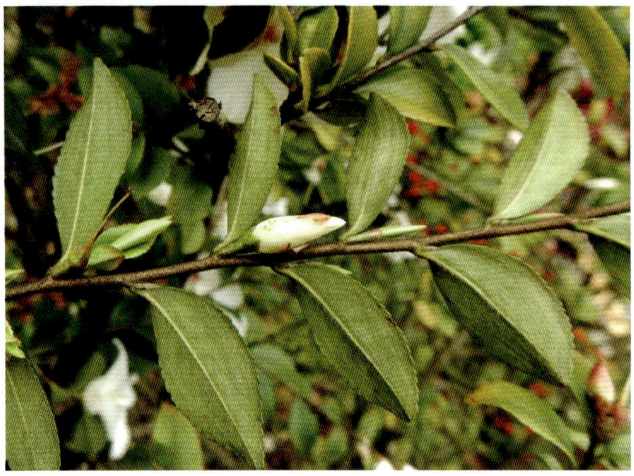
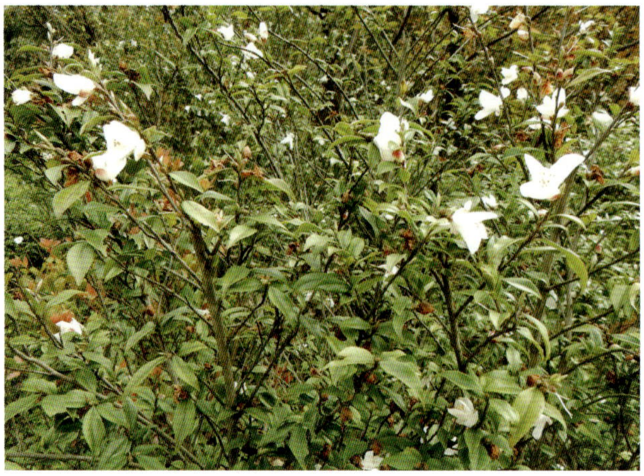

植物名称：贵州连蕊茶 *Camellia costei* H. Léveillé

别称：秃梗连蕊茶

植物形态：灌木或小乔木，高达7 m。嫩枝被短柔毛。叶革质，卵状长圆形，先端渐尖或长尾状渐尖，初时被长毛，后秃净，边缘有钝锯齿；侧脉约6对。花顶生及腋生；苞片4 ~ 5枚，三角形，先端尖且被毛；花萼杯状；萼片5枚，卵形；花白色；花瓣5枚，最外侧1 ~ 2枚倒卵形至圆形，内侧3 ~ 4枚倒卵形，先端圆或凹入，边缘有睫状毛。蒴果球形，直径11 ~ 15 mm，1室，有种子1枚；果爿薄；果柄长3 ~ 5 mm；宿存萼片长约2 mm。花期1—2月。

生境及分布：生于海拔600 ~ 1500 m的山坡林缘或疏林中。分布于望谟、贞丰、罗甸、三都、贵定、平塘、清镇等地。

采收加工：全年均可采收，鲜用或晒干。

功能与主治：全株入药，健脾消食，补虚。主治脾虚食少，虚弱消瘦。

附注：该种有一定的产藏量，可加以开发利用。

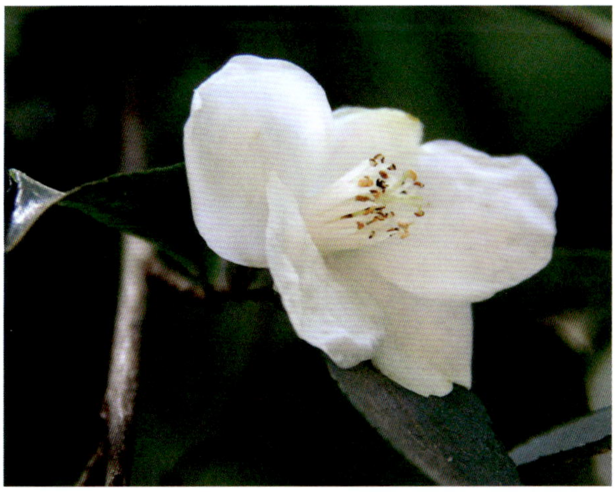
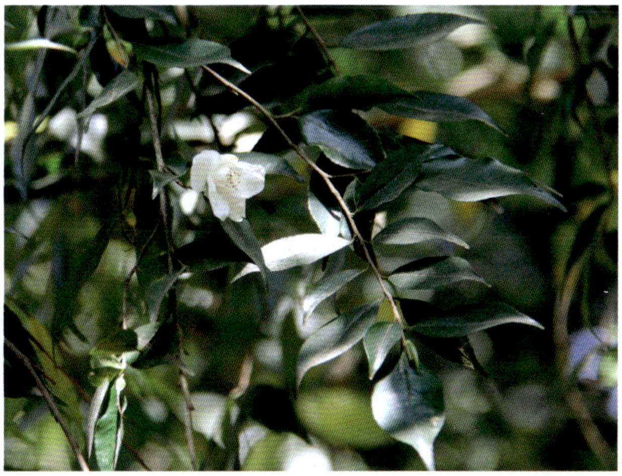
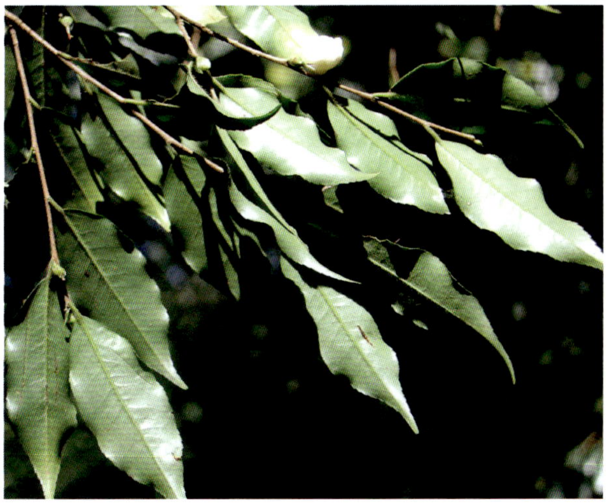
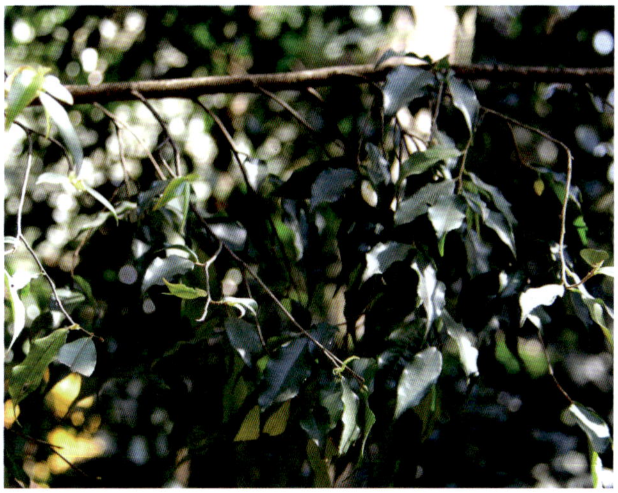

植物名称：连蕊茶 *Camellia cuspidata* (Kochs) H. J. Veitch

别称：尖叶山茶、细尖连蕊茶

植物形态：灌木，高达3 m。最初开放的新枝被微毛，很快变秃净。叶革质，卵状披针形或椭圆形，先端渐尖或尾状渐尖，基部楔形或略圆，边缘具密的细锯齿，齿刻相隔1～1.5 mm；侧脉6～7对，在上面略下陷。花单独顶生，有时稍长；苞片3～4枚，卵形；花萼杯状；萼片5枚，无毛；花白色，无毛；花瓣6～7枚，基部连生约2～3 mm，并与雄蕊的花丝贴生；雄蕊比花瓣短，无毛，外轮雄蕊只在基部和花瓣合生，其余部分离生。蒴果球形，直径约1.5 cm，1室，有宿存苞片和萼片；果皮薄。种子1枚，球形。花期4—7月。

生境及分布：生于海拔1000～1200 m的山坡林下。分布于梵净山及贵阳等地。

采收加工：全年均可采挖，洗净，切片晒干。

功能与主治：根入药，健脾消食，补虚。主治脾虚食少，病后体弱。

附注：该种分布区域狭窄，野生资源量小，应加以保护。

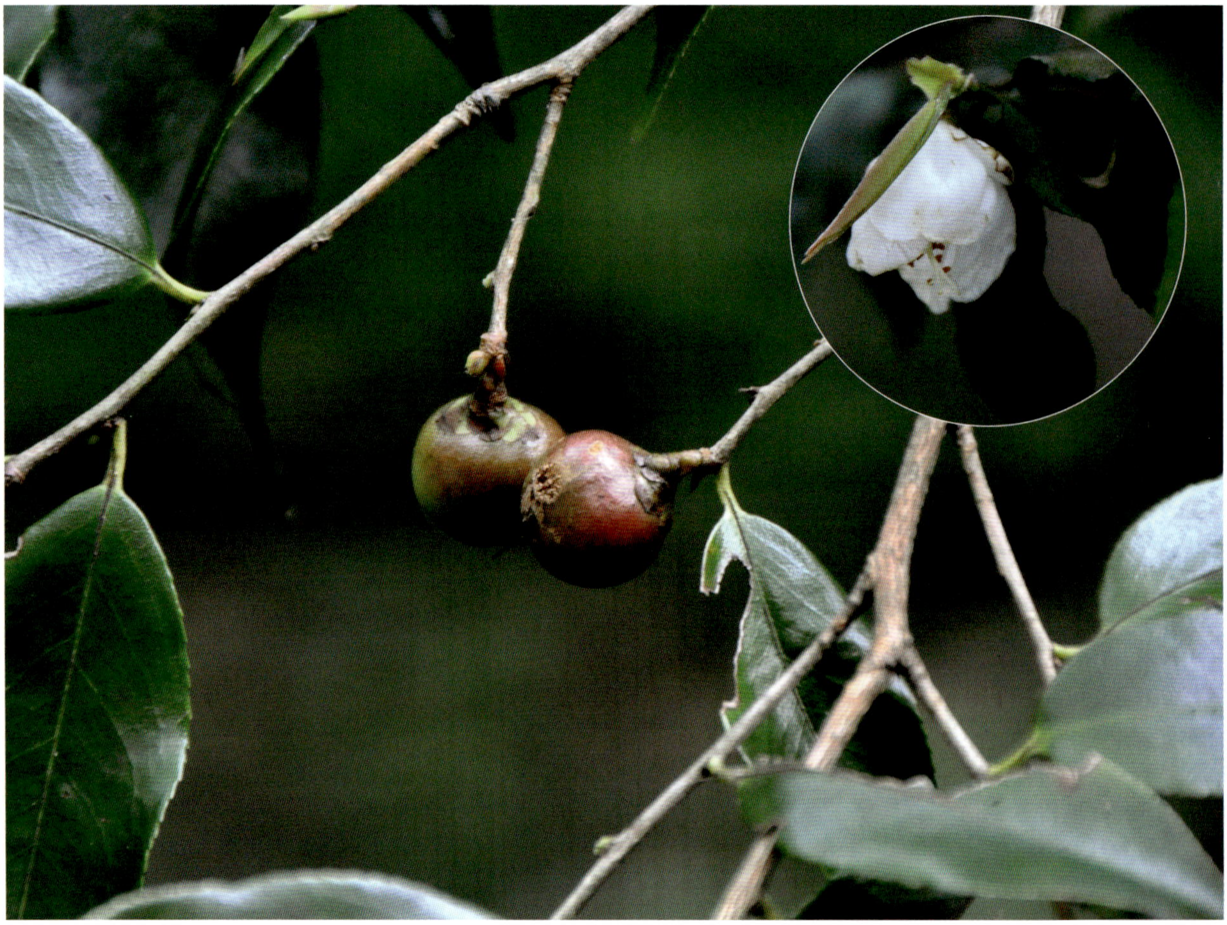

植物名称：秃房茶 *Camellia gymnogyna* Hung T. Chang
别称：秃茶

植物形态：灌木。嫩枝无毛；芽体被毛。叶革质，椭圆形，先端急尖，末端钝，基部阔楔形，边缘有疏锯齿，齿刻相隔3～5 mm；侧脉8～9对，在上下两面均隐约可见；叶柄长7～10 mm，完全无毛。花2朵，腋生；花梗长约1 cm，粗壮，无毛；苞片2枚，位于花梗中部，早落；萼片5枚，阔卵形；花瓣7枚，倒卵圆形，长约2 cm，白色，外面无毛，基部连生；雄蕊多数，3～4轮；子房无毛；花柱长约1.2 cm，无毛，先端3裂。蒴果3爿裂开；果爿阔椭圆形，厚约7 mm。种子1枚，中轴长约1.4 cm。花期12月至第二年1月。

生境及分布：生于山坡林下。分布于雷山、习水等地。

采收加工：果实成熟时采收，晒干。

功能与主治：种子入药，清热解毒，消肿。主治疖腮。

附注：该种是国家二级保护野生植物，分布区域狭窄，野生资源量小，应严加保护。

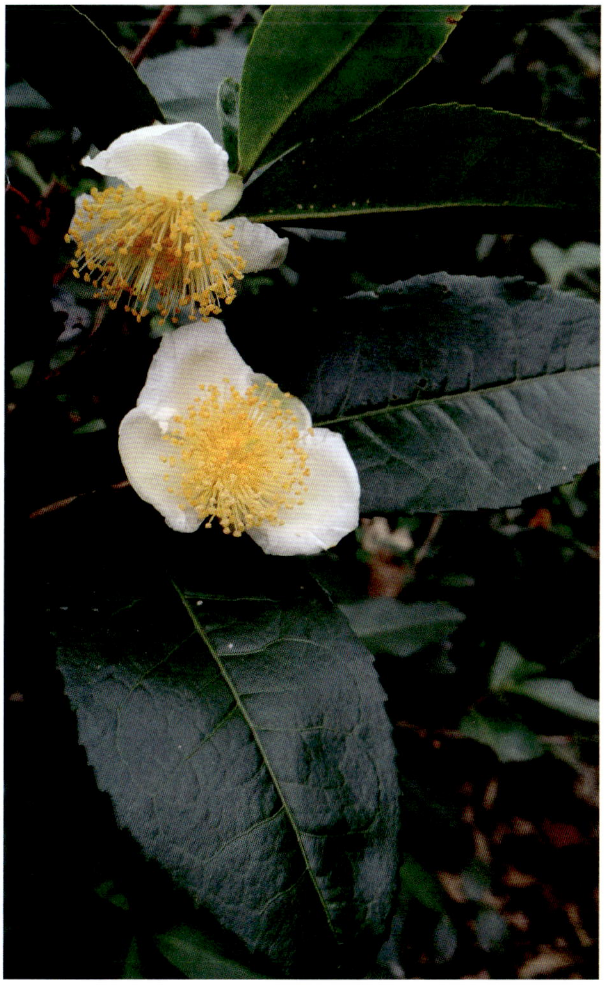
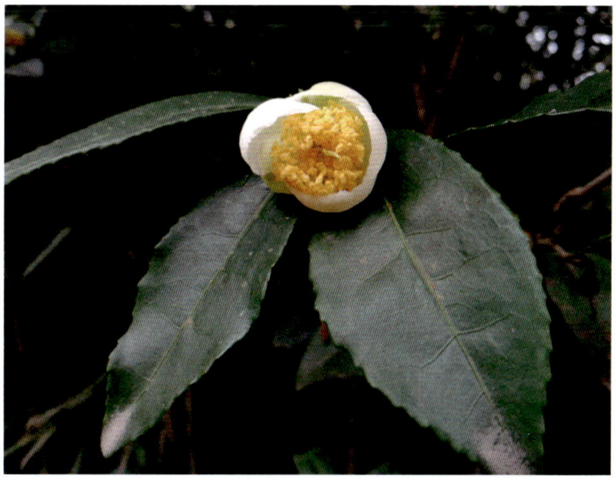
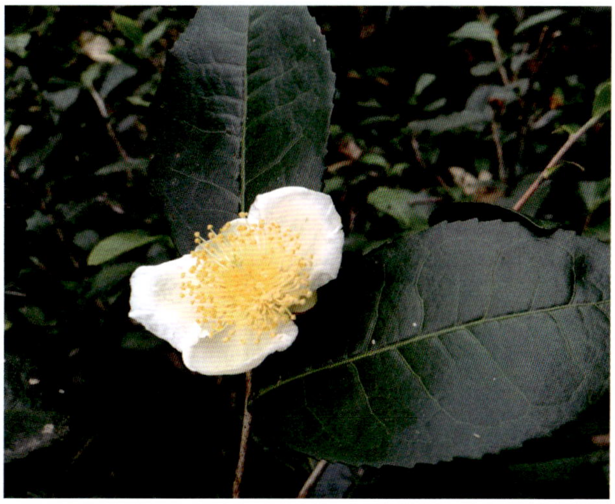

植物名称：贵州金花茶 *Camellia huana* T. L. Ming et W. J. Zhang

植物形态：灌木，高约3 m。当年生枝细，圆柱形，无毛。叶膜质，椭圆形，边缘具稀疏锯齿，上面绿色，下面浅绿色，具疏散腺点；叶脉凸起，侧脉在叶缘弯曲呈拱形。花1～2朵，顶生，淡黄色或白色；萼片5枚，革质，卵形，内面密被白色绢毛，边缘具睫状毛；花瓣7～9枚，膜质，倒卵状椭圆形，基部微合生；雄蕊多数，4列；子房3室，近球形，直径约2 mm；花柱3枚，偶有5枚，离生。蒴果扁球形，长1.5～3.2 cm，直径3～5 cm，无毛；果爿厚0.5～1.1 mm。种子密被黄褐色长茸毛或丝毛。

生境及分布：生于海拔600～800 m的山谷灌丛中或林下。分布于册亨、罗甸等地。

采收加工：叶春季、夏季采收，洗净，鲜用或晒干。花开放时采收，鲜用或晒干。

功能与主治：叶入药，清热生津，止痢；主治痢疾。花入药，收敛止血；主治便血，月经过多。

附注：该种是国家二级保护野生植物，分布区域狭窄，野生资源量小，应严加保护。

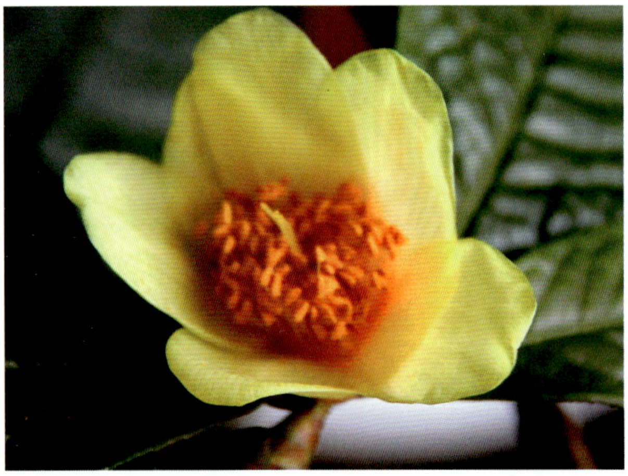

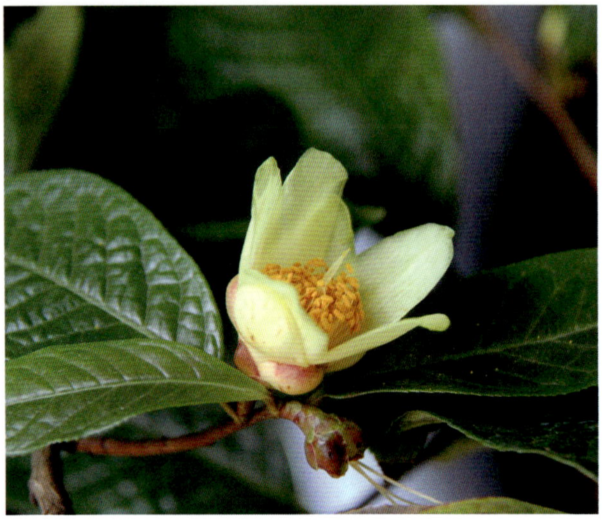

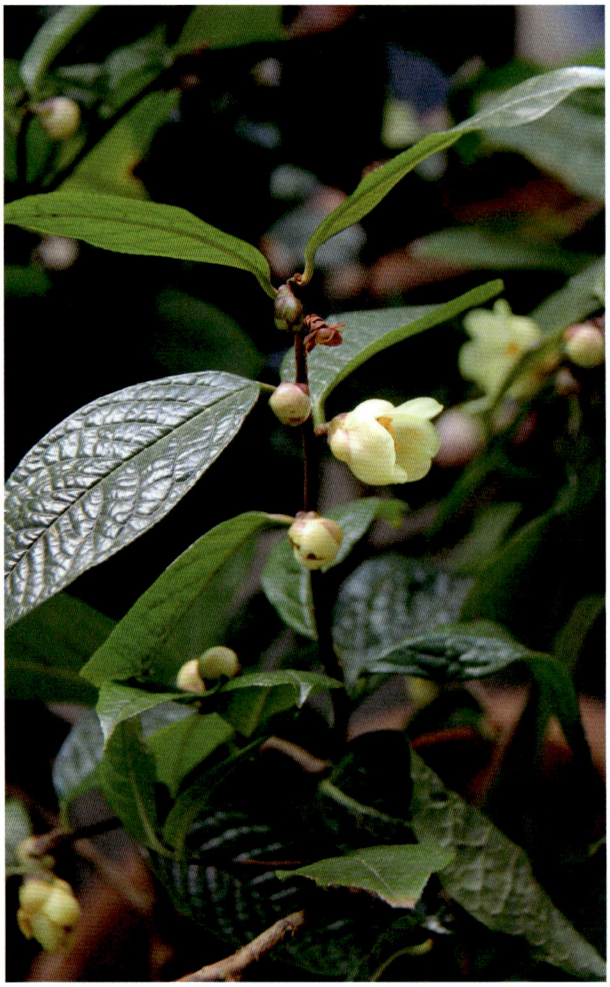

植物名称：山茶 *Camellia japonica* Linnaeus

别称：山茶花

植物形态：灌木或小乔木，高达9 m。嫩枝无毛。叶革质，椭圆形，无毛，边缘有细锯齿；侧脉7～8对，在上下两面均能见。花顶生，红色；苞片及萼片约10枚，组成长2.5～3 cm的杯状苞被，半圆形至圆形，外面有绢毛，脱落；花瓣外侧2枚近圆形，内侧5枚倒卵圆形，无毛；雄蕊3轮，长2.5～3 cm；外轮花丝基部连生，花丝管长约1.5 cm，无毛。蒴果球形，直径2.5～3 cm，2～3室，每室有种子1～2枚，3爿裂开；果爿厚木质。花期1—4月。

生境及分布：贵州各地均有栽培。

采收加工：花1—4月采收，晒干或炕干。根全年均可采挖，洗净，晒干。种子果实成熟时采收，晒干。

功能与主治：花入药，凉血止血，散瘀消肿；主治吐血，咳血，痔疮出血，赤痢，崩漏，跌打损伤，烫伤。根入药，散瘀消肿，消食；主治食积腹胀。种子入药，去油垢；主治发多油腻。

附注：该种多作为观赏植物栽培，有一定资源量，可加以开发利用。

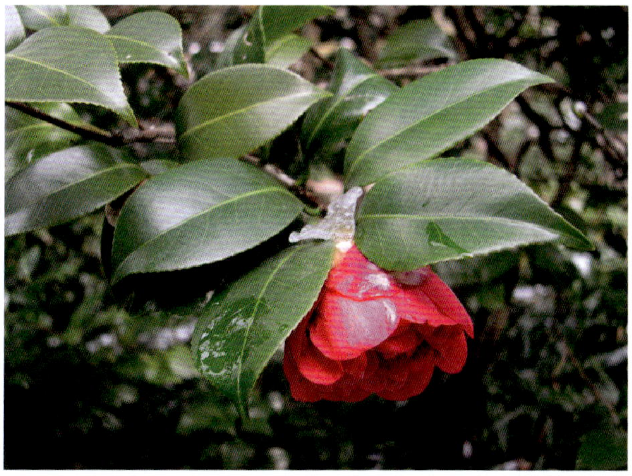

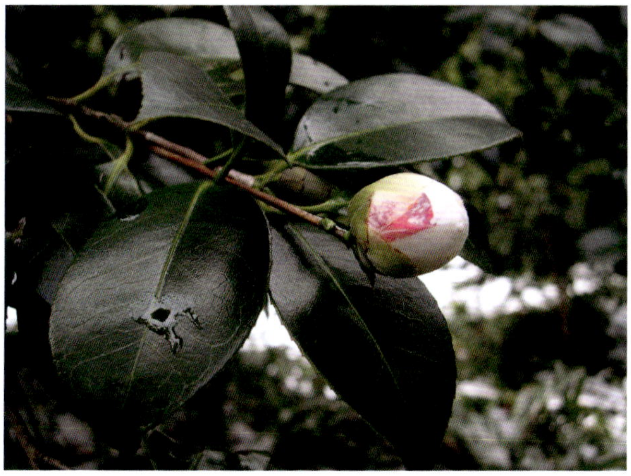

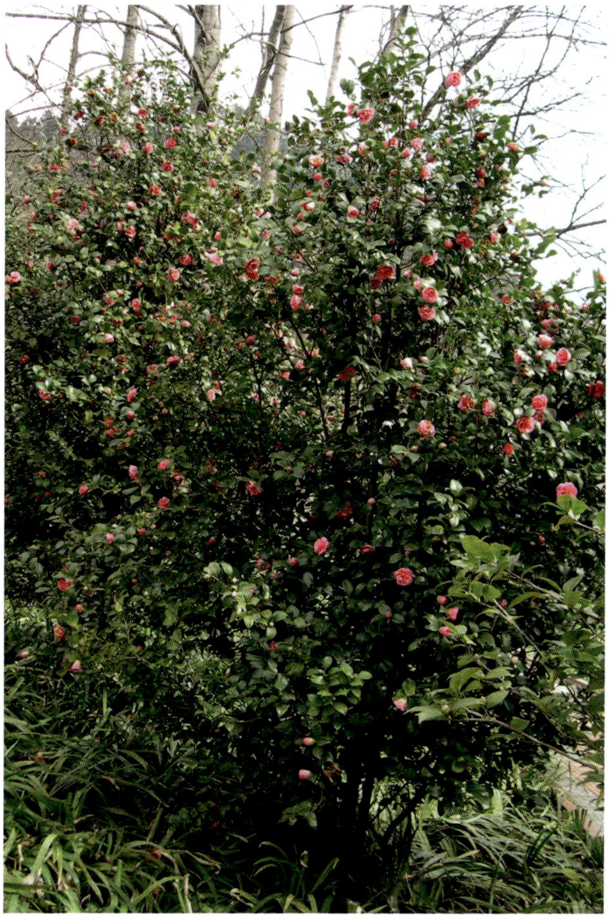

植物名称：油茶 *Camellia oleifera* C. Abel

别称：野油茶、山油茶、单籽油茶

植物形态：灌木或中乔木。嫩枝被粗毛。叶革质，椭圆形、长圆形或倒卵形，先端尖，边缘有细锯齿；中脉被粗毛或柔毛。花顶生，近无柄；苞片与萼片约10枚，由外向内逐渐增大，阔卵形，外面被贴紧柔毛或绢毛；花瓣白色，5～7枚，倒卵形。蒴果球形或卵圆形，3室或1室，3爿或2爿裂开，每室有种子1或2枚；苞片及萼片脱落后留下的果柄长3～5 mm，粗大，有环状短节。花期冬季、春季。

生境及分布：生于山坡酸性黄壤上，常与马尾松、光皮桦等混生。分布于贵州各地，在黎平、册亨，以及贵阳等地有较大规模的人工种植。

采收加工：种子秋季果实成熟时采收，晒干。根全年均可采挖，鲜用或晒干。花冬季采收，晒干。

功能与主治：种子入药，行气，润肠，杀虫；主治大便秘结，蛔虫病，钩虫病。根入药，清热解毒，理气止痛，活血消肿；主治咽喉肿痛，胃痛，牙痛，跌打损伤。花入药，凉血止血；主治吐血，咳血，子宫出血。

附注：该种为《中华人民共和国药典》收载品种，是贵州苗族常用药物，分布区域广，产藏量较大，可大量开发利用。

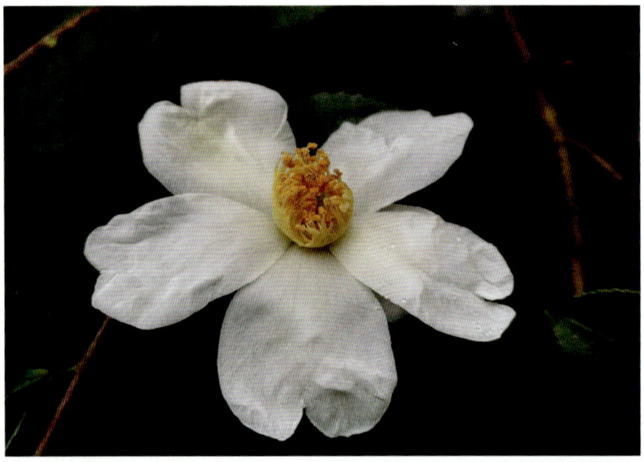

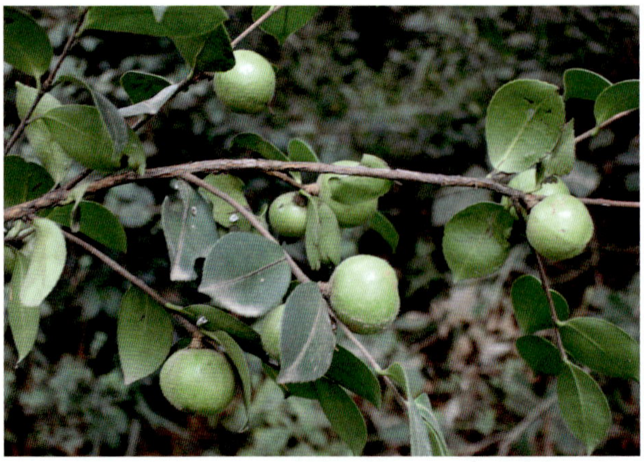

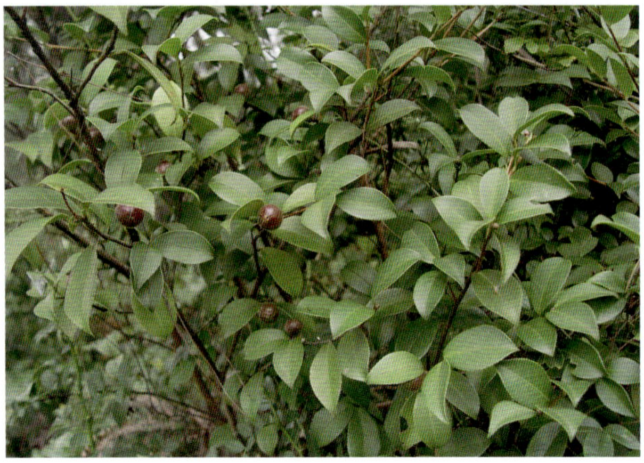

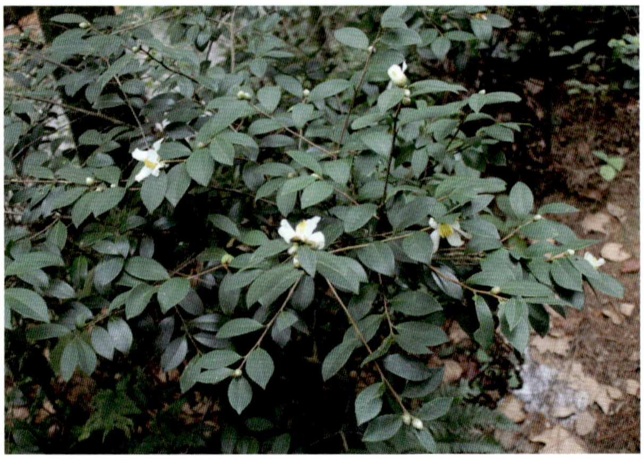

植物名称：西南山茶 *Camellia pitardii* Cohen-Stuart

别称：野山茶

植物形态：灌木至小乔木，高达7 m。叶革质，披针形或长圆形，有时较长，先端渐尖或长尾状，边缘有尖锐的粗锯齿；侧脉6~7对，在上下两面均可见。花顶生，粉红色，无柄；苞片及萼片10枚，组成长2.5~3 cm的苞被；花瓣5~6枚，基部与雄蕊合生约1.3 cm；雄蕊长2~3 cm，无毛；外轮花丝连生，花丝管长1~1.5 cm，基部与花瓣贴生；子房被长毛；花柱长约2.5 cm，基部被毛，先端3浅裂。蒴果扁球形，厚约3.5 cm，宽3.5~5.5 cm，3室，3爿裂开；果爿厚。种子半圆形，长1.5~2 cm，褐色。花期2—5月。

生境及分布：生于海拔1000~2000 m的山沟、水旁疏林或灌丛中。分布于梵净山、雷山及大方、紫云、安龙、兴仁、贞丰、都匀、独山、贵定、龙里，以及遵义、贵阳等地。

采收加工：种子秋季果实成熟时采收，晒干。根全年均可采挖，鲜用或晒干。花、叶冬季采收，晒干。

功能与主治：种子、根、花、叶入药，活血止血，收敛止泻，解毒敛疮。主治月经不调，肠风下血，吐血，急性胃肠炎，痢疾，烧伤，烫伤等。

附注：该种分布区域广，产藏量大，可加以开发利用。

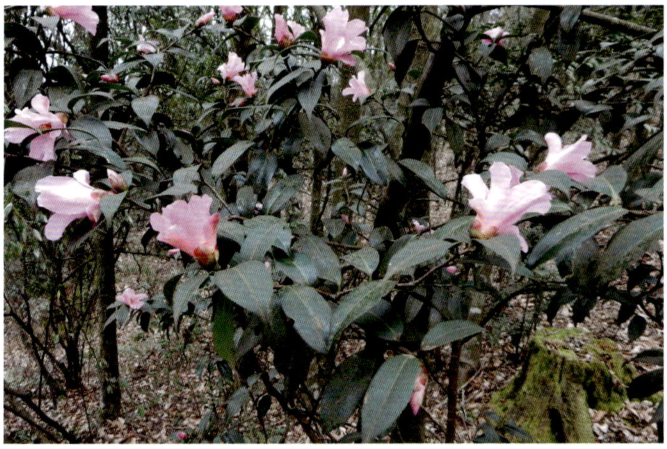

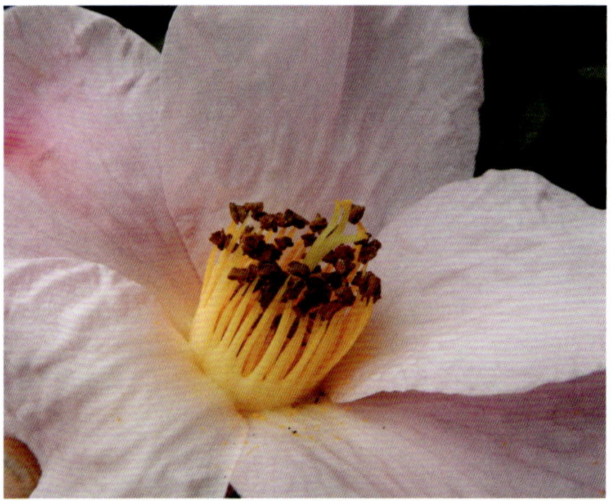

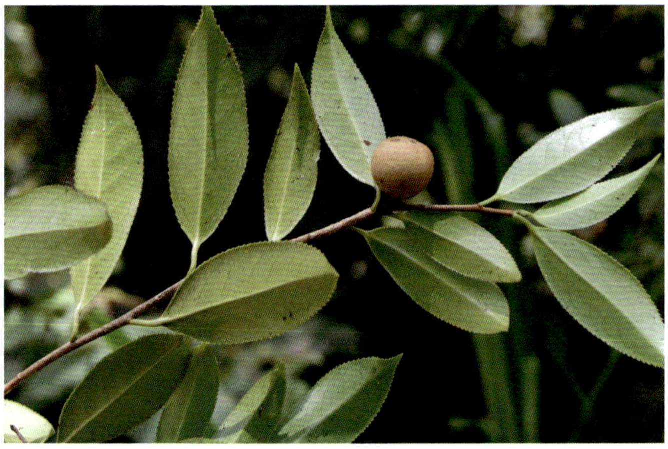

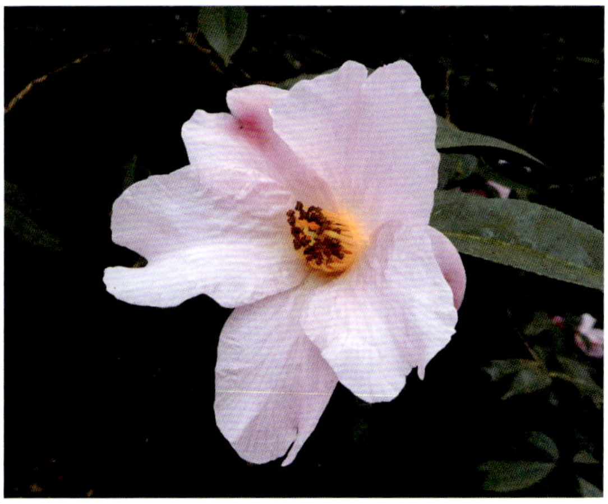

植物名称：滇山茶 *Camellia reticulata* Lindley

别称：云南野山茶

植物形态：灌木至小乔木，有时高达15 m。叶阔椭圆形，先端尖锐或急短尖，基部楔形或圆形，有侧脉6～7对，边缘有细锯齿。花顶生，粉红色；苞片及萼片10～11枚；花瓣6～7枚，最外1枚近似萼片，倒卵圆形；外轮花丝基部1.5～2 cm连结成花丝管，游离花丝无毛；子房被黄白色长毛；花柱长3～3.5 cm，无毛或基部被白色毛。蒴果扁球形，厚约4.5 cm，宽约5.5 cm，3爿裂开；果爿厚约7 mm。种子卵球形，长约1.5 cm。

生境及分布：生于海拔1900～2100 m的山脊灌丛中。分布于威宁、大方等地。

采收加工：根全年均可采挖，鲜用或晒干。花、叶冬季采收，晒干。

功能与主治：根、花、叶入药，活血止血，收敛止泻，解毒敛疮。主治月经不调，肠风下血，吐血，急性胃肠炎，痢疾，烧伤，烫伤等。

附注：*Flora of China*将窄叶西南红山茶的拉丁名*Camellia pitardii* Cohen-Stuart var. *yunnanica* Sealy处理为滇山茶现用拉丁名的异名。

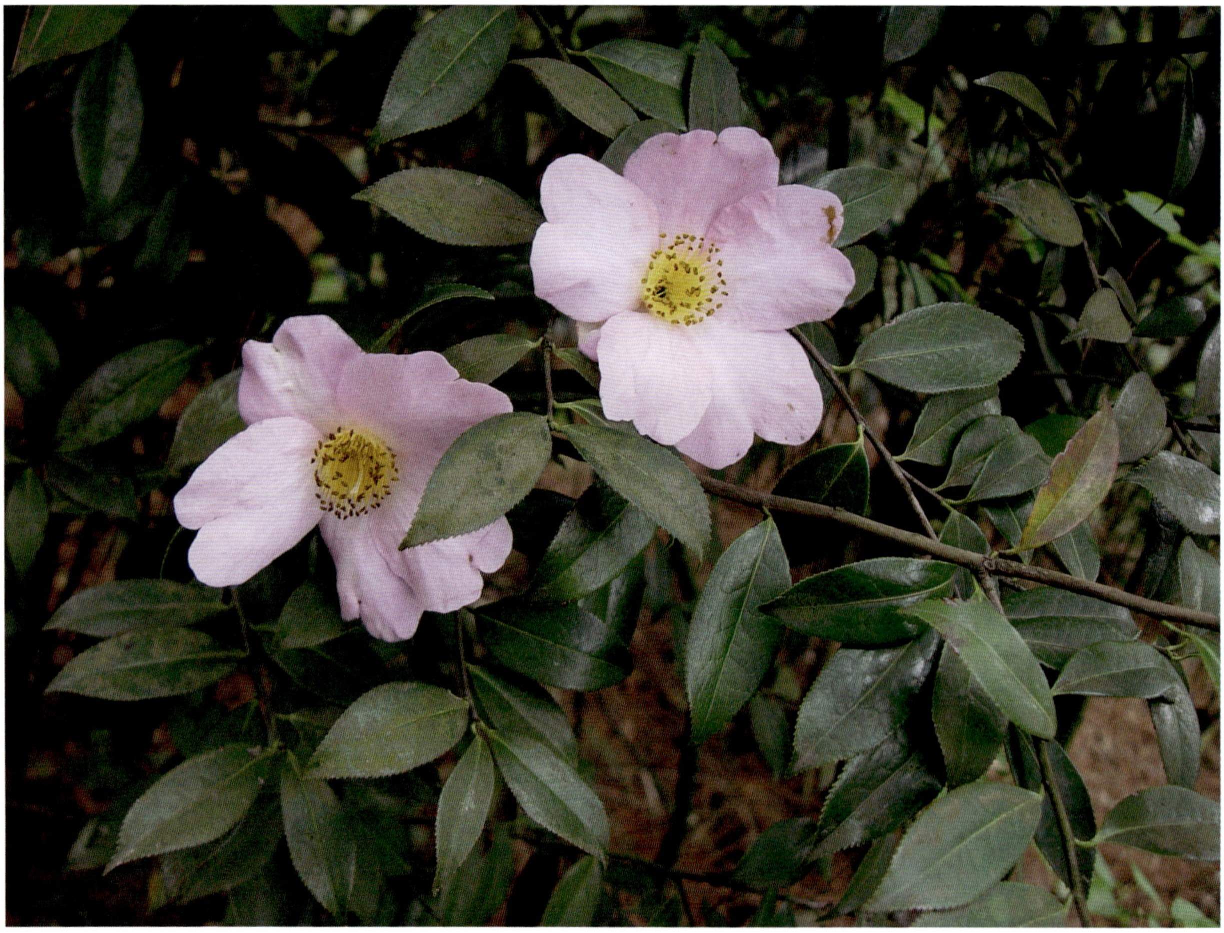

植物名称：川鄂连蕊茶 *Camellia rosthorniana* Handel-Mazzetti

别称：荔波连蕊茶、黄杨叶连蕊茶

植物形态：灌木，高约3 m。嫩枝纤细，密生短柔毛。叶薄革质，椭圆形或卵状长圆形，先端长渐尖，下面通常无毛，边缘密生细小的尖锯齿；中脉有残留短毛。花腋生及顶生，白色；苞片3～4枚，卵形或圆形，无毛，先端有睫状毛；花萼杯状；萼片5枚，边缘有睫状毛；花瓣5～7枚，基部2～3 mm与雄蕊合生，最外侧2～3枚倒卵形或圆形，有睫状毛；雄蕊长约10 mm；子房无毛；花柱先端极短，3裂。蒴果球形，直径10～14 mm，1～2室，每室有种子1～2枚，2～3爿裂开，有宿存苞片及萼片；果爿薄。花期4月。

生境及分布：生于海拔600～1400 m的山坡和山脚林下或林缘。分布于梵净山及荔波、罗甸、瓮安、独山、惠水、贵定、三都、龙里、丹寨、榕江、锦屏、黎平，以及贵阳等地。

采收加工：全年均可采挖，鲜用或晒干。

功能与主治：根入药，健胃，解毒消肿。主治胃痛，跌打损伤。

附注：该种分布区域广，产藏量大，可加以开发利用。

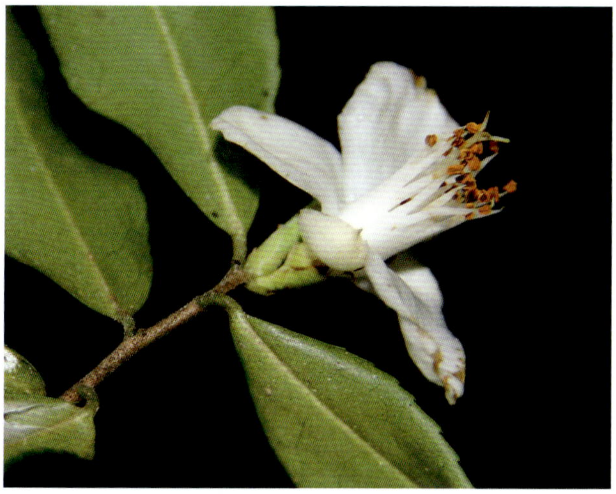

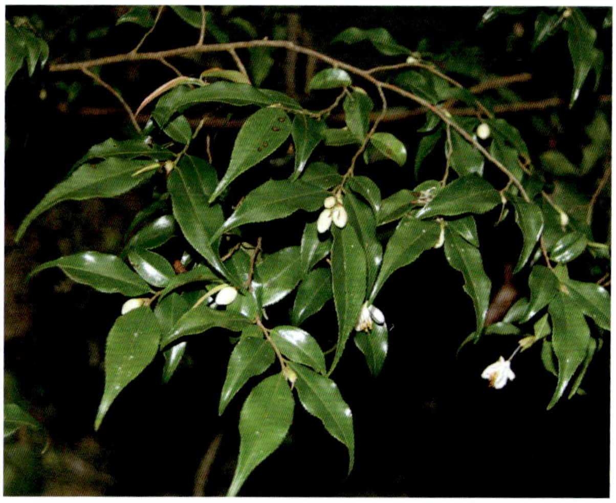

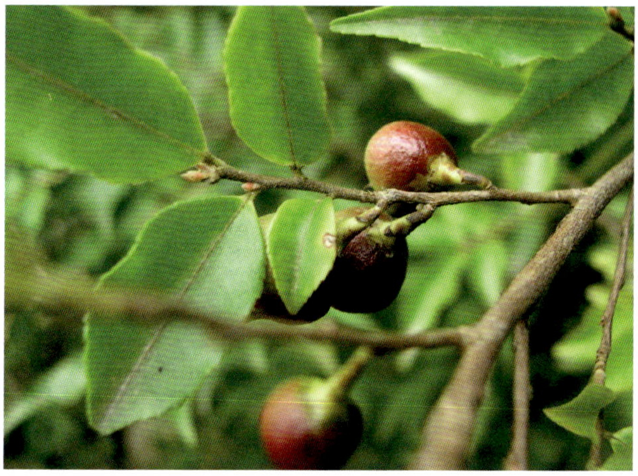

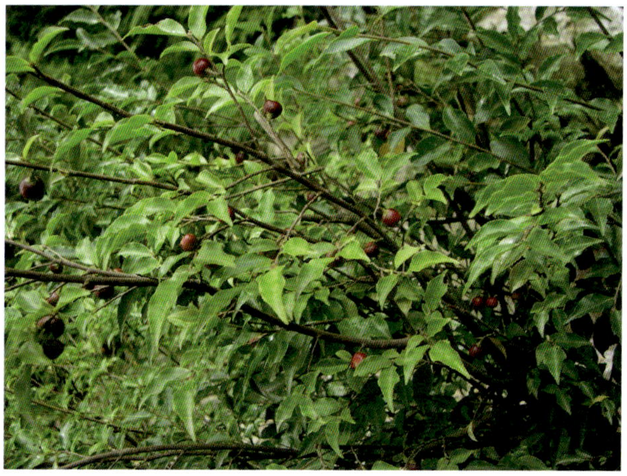

植物名称：怒江山茶 *Camellia saluenensis* Stapf ex Bean

别称：威宁短柱茶、褐枝短柱茶、薄壳红山茶

植物形态：灌木至小乔木，高2 ~ 5 m。嫩枝通常有被毛，偶或早秃。叶革质，长圆形，长3.5 ~ 6 cm，宽1 ~ 2.2 cm，边缘有细锯齿；叶柄长4 ~ 5 mm，被褐色柔毛。花顶生，红色或白色，无柄；苞片及萼片8枚，组成长约1.5 ~ 2 cm的苞被，外面通常无毛，革质；花瓣长2.5 ~ 3.5 cm，6 ~ 7枚，基部与雄蕊连生1 ~ 1.2 cm，最外侧1 ~ 2枚外面被毛，其余无毛，先端凹入或圆形；雄蕊长1.5 ~ 2 cm；外轮花丝连生，有短管，游离花丝无毛；子房被毛；花柱3裂。蒴果如为圆球形，则3室，直径约2.5 cm；如为哑铃形，则宽约3 cm，2室。种子每室1 ~ 2枚，半圆形，长约1 cm，褐色。

生境及分布：生于海拔2000 ~ 2400 m的山坡、山脊林缘或灌丛中。分布于七星关、威宁、赫章、盘州等地。

采收加工：春季、夏季采收，洗净，鲜用或晒干。

功能与主治：叶、嫩芽入药，清热利尿。

附注：该种是国家二级保护野生植物。*Flora of China*将威宁短柱茶的拉丁名*Camellia weiningensis* Y. K. Li ex Hung T. Chang处理为怒江山茶现用拉丁名的异名。

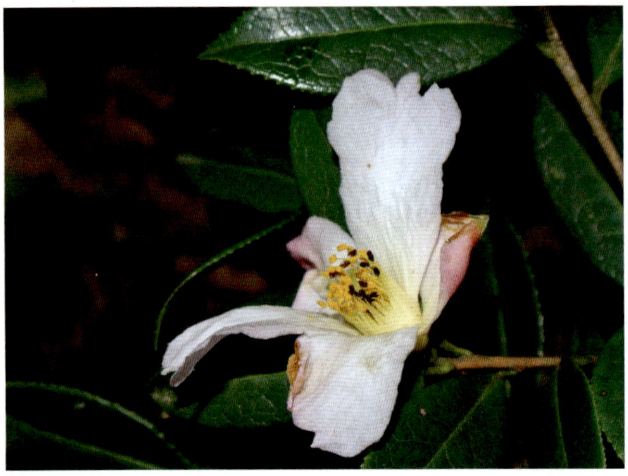

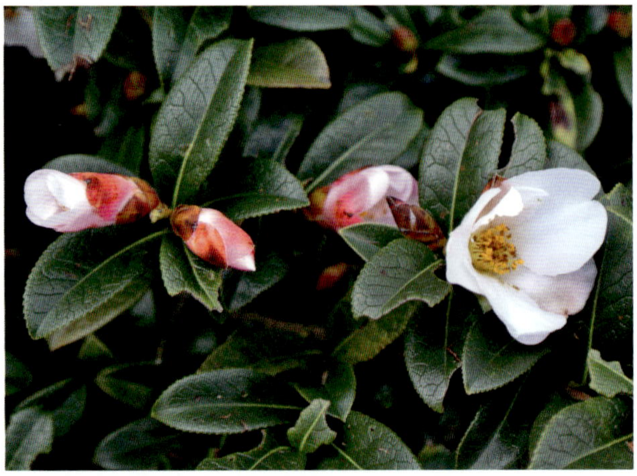

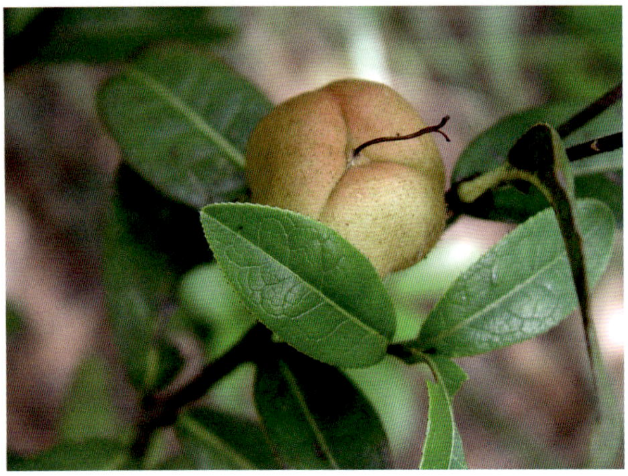

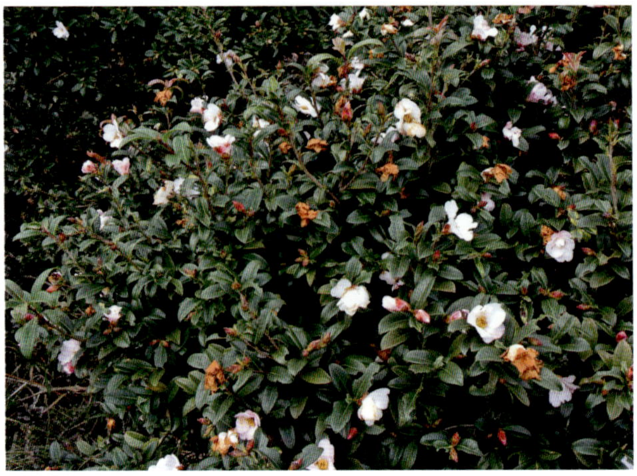

植物名称：茶 *Camellia sinensis* (Linnaeus) Kuntze

别称：茶树

植物形态：灌木或小乔木。叶革质，长圆形或椭圆形，先端钝或尖锐，边缘有锯齿；侧脉5～7对；叶柄长3～8 mm，无毛。花1～3朵腋生，白色；花梗长4～6 mm，有时稍长；苞片2枚，早落；萼片5枚，阔卵形至圆形，长3～4 mm，无毛，宿存；花瓣5～6枚，阔卵形，长1～1.6 cm，基部略连合，外面无毛，有时有短柔毛；雄蕊长8～13 mm，基部连生1～2 mm；子房密生白毛；花柱无毛，先端3裂。蒴果3球形或1～2球形，每球有种子1～2枚。花期10月至第二年2月。

生境及分布：贵州各地多有栽培。

采收加工：嫩叶或嫩芽4—6月采收。花秋季开花时采收，鲜用或晒干。果实秋季成熟时采收。

功能与主治：嫩叶或嫩芽入药，清头目，除烦渴，消食，化痰，利尿，解毒；主治目昏，目赤，感冒，心烦口渴，食积，小便不利，泄泻，疮疡疖肿。花入药，清肺平肝；主治鼻衄，高血压。果实入药，降火化痰，平喘；主治痰热喘嗽，头脑鸣响。

附注：该种分布区域广，产藏量大，可加以开发利用。

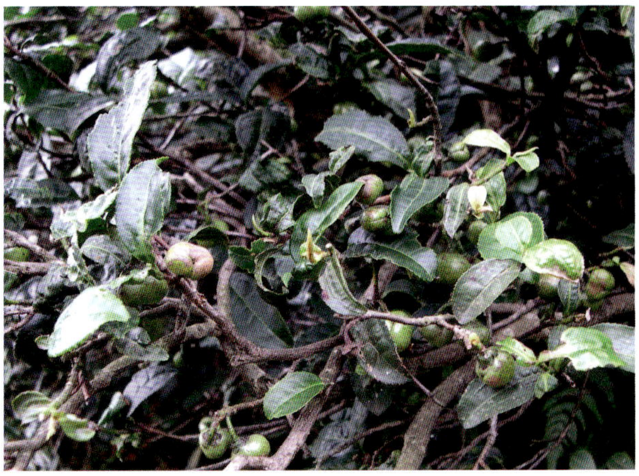

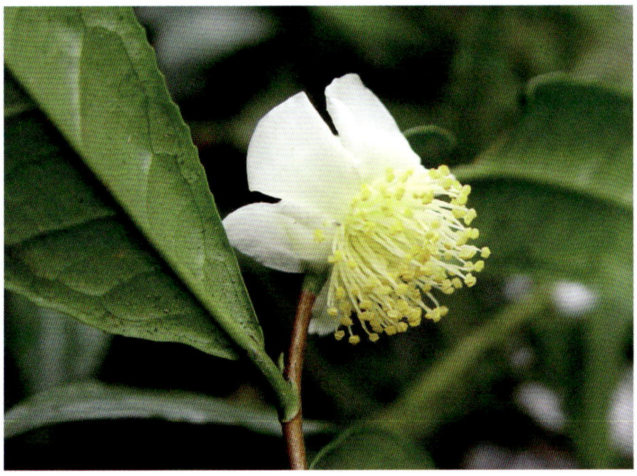

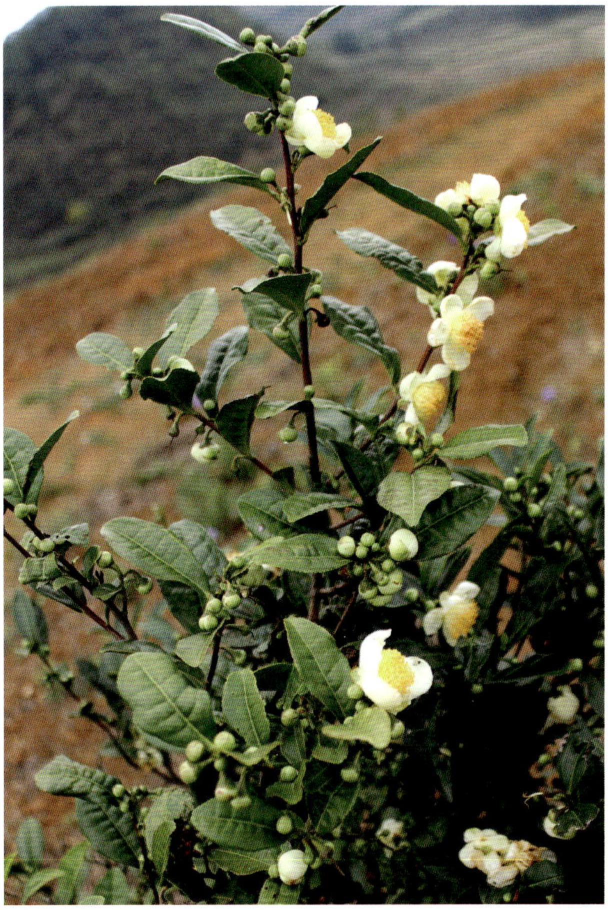

植物名称：普洱茶 *Camellia sinensis* (Linnaeus) Kuntze var. *assamica* (J. W. Masters) Kitamura

别称：茶树

植物形态：大乔木，高达16 m，胸径约90 cm。顶芽有白柔毛。叶薄革质，椭圆形，长8～14 cm，宽3.5～7.5 cm，先端锐尖，基部楔形，上面干后褐绿色，略有光泽，下面浅绿色，边缘有细锯齿；中肋上被柔毛，其余被短柔毛，老叶变秃；侧脉8～9对，在上面明显，在下面凸出，网脉在上下两面均能见。花腋生，被柔毛；苞片2枚，早落；萼片5枚，近圆形，长3～4 mm，外面无毛；花瓣6～7枚，倒卵形，长1～1.8 cm，无毛；雄蕊长8～10 mm，离生，无毛；子房3室，被茸毛；花柱长8 mm，先端3裂。蒴果扁球形，直径约2 cm，3爿裂开；果爿厚1～1.5 mm。种子每室1枚，近圆形，直径约1 cm。

生境及分布：生于山坡黄壤上或杂木林下。分布于盘州、榕江等地。

采收加工：4—6月采收，晒干。

功能与主治：嫩叶、嫩芽入药，消食，逐风痰，泄热解毒，生津止渴。主治痧气腹痛，霍乱，痢疾。

附注：该种是国家二级保护野生植物，分布区域狭窄，野生资源量小，应加以保护。

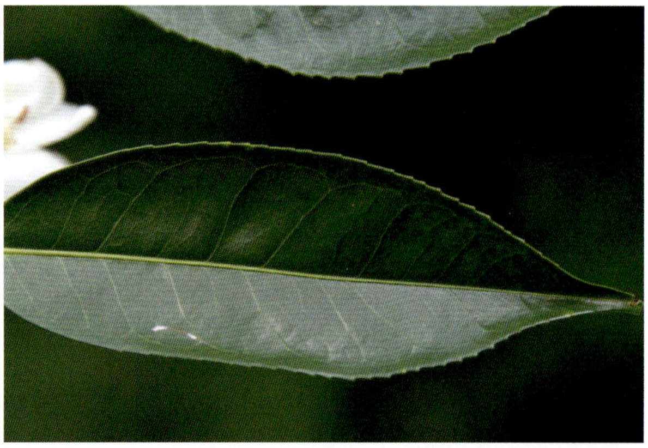

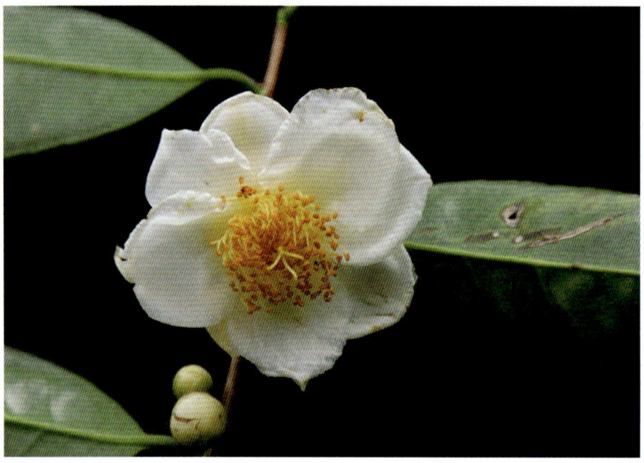

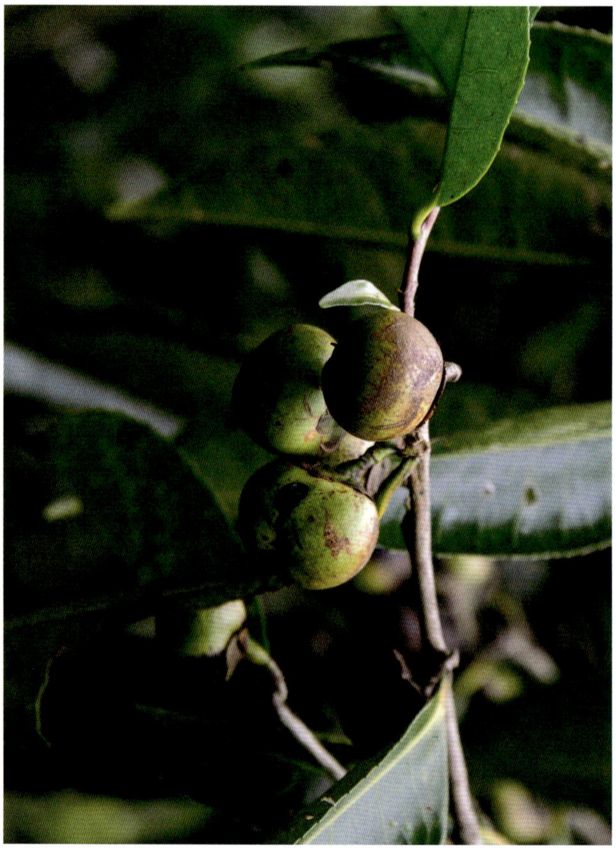

植物名称：红淡比 *Cleyera japonica* Thunberg

别称：杨桐

植物形态：灌木或小乔木，高2～10 m，胸径约20 cm。全株无毛；顶芽大，长锥形；嫩枝褐色，略具2条棱。叶革质，长圆形或长圆状椭圆形至椭圆形；侧脉6～8对，稀可达10对，在两面明显。花常2～4朵腋生；萼片5枚，卵圆形或圆形，顶端圆，边缘有纤毛；花瓣5枚，白色，倒卵状长圆形；子房圆球形，顶端2浅裂。果实球形，成熟时紫黑色，直径8～10 mm；果梗长1.5～2 cm。种子每室数枚至10多枚，扁圆形，深褐色，有光泽，直径约2 mm。花期5—6月，果期10—11月。

生境及分布：生于海拔600～1500 m的山坡路旁疏林中。分布于从江、黎平、赤水，以及贵阳等地。

采收加工：夏季、秋季花开放时采收，鲜用或晒干。

功能与主治：花入药，凉血，止血，消肿。主治鼻衄，外伤出血。

附注：该种分布区域狭窄，野生资源量小，应加以保护。

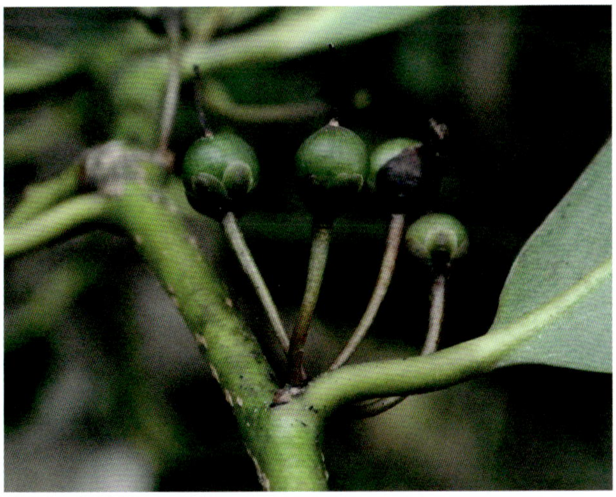

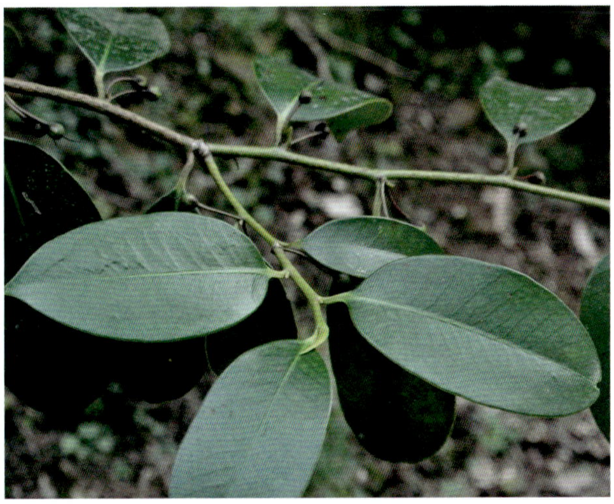

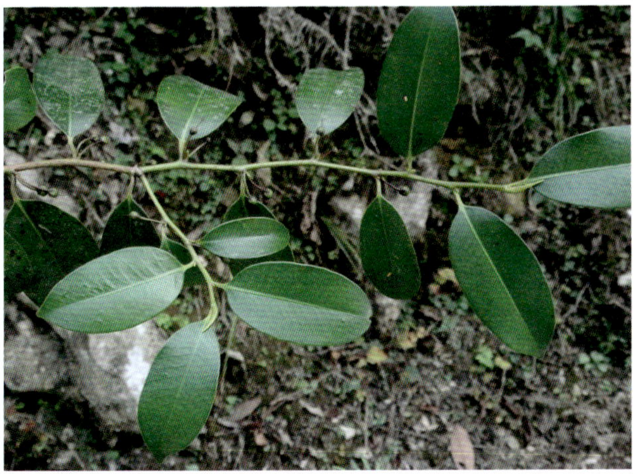

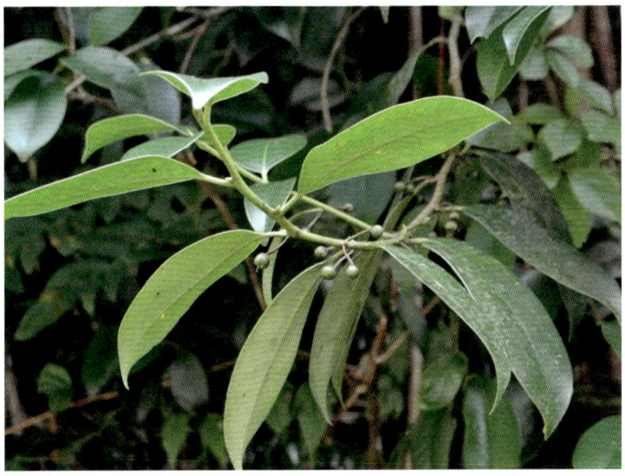

植物名称：尖萼毛柃 *Eurya acutisepala* Hu et L. K. Ling

别称：苦白蜡

植物形态：灌木或小乔木，高2～7 m。枝稍开展，当年生嫩枝黄褐色，密被短柔毛；顶芽披针形，渐尖，密被黄褐色丝质毛。叶薄革质，长圆形或倒披针状长圆形，边缘密生细锯齿。花2～3朵腋生，疏被短柔毛；雄花小苞片2枚，卵形，萼片5枚，卵形至长卵形，顶端尖，常具褐色小点，花瓣5枚，白色，倒卵状长圆形；雌花较小，小苞片、萼片与雄花同，但萼片较小，花瓣5枚，窄长圆形，子房卵形，3室，密被柔毛。果实卵状椭圆形，有时为椭圆状球形，成熟时紫黑色，疏被柔毛。种子圆肾形，稍扁，深褐色，有光泽，表面具细密网纹。花期10—11月，果期次年6—8月。

生境及分布：生于海拔800～1400 m的山谷或溪边。分布于梵净山及雷山、榕江、独山等地。

采收加工：叶全年均可采收，洗净，鲜用或晒干。果实秋季成熟时采收，晒干。

功能与主治：叶、果实入药，祛风除湿，活血散瘀。主治风湿痛，跌打损伤。

附注：该种分布区域狭窄，野生资源量小，应加以保护。

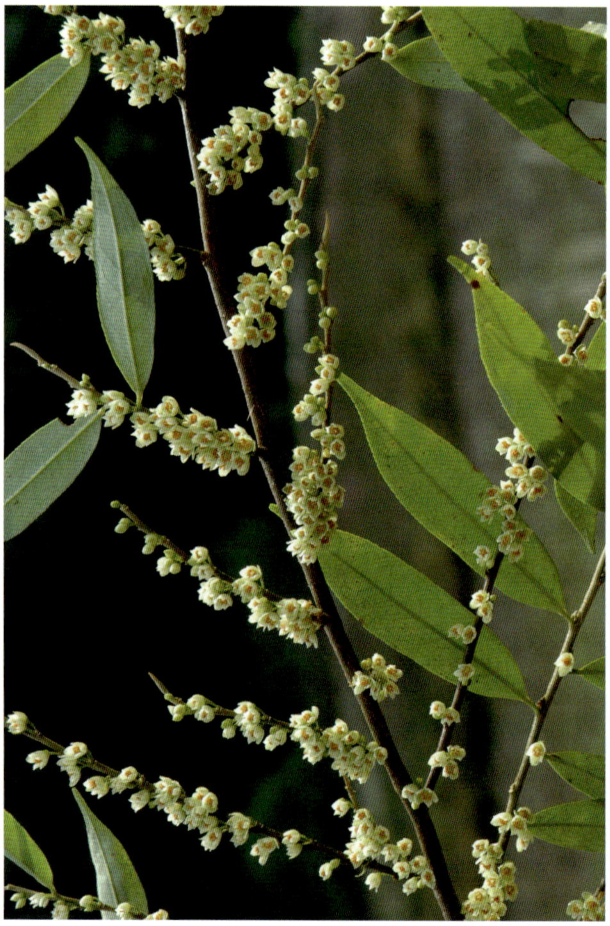

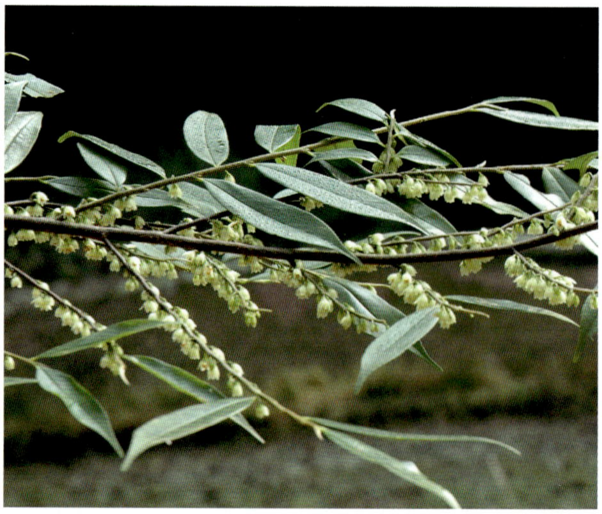

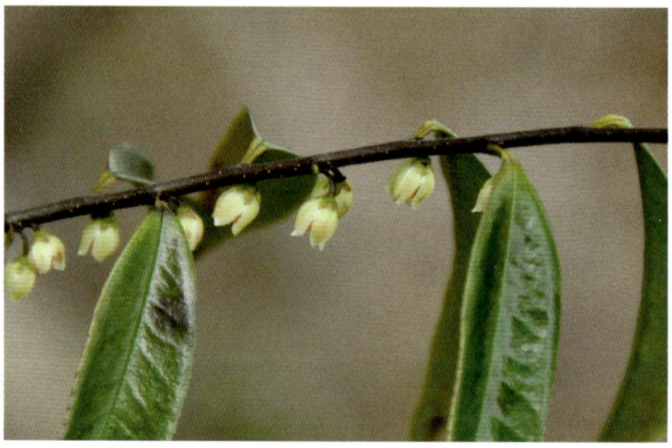

植物名称：短柱柃 *Eurya brevistyla* Kobuski

植物形态：灌木或小乔木，高2～8(～12) m。全株除萼片外均无毛；嫩枝灰褐色或灰白色，粗壮，略具2条棱；顶芽披针形，无毛。叶革质，倒卵形或椭圆形至长圆状椭圆形，顶端短渐尖至急尖，边缘有锯齿，两面无毛。花1～3朵腋生，无毛；雄花小苞片2枚，卵圆形，萼片5枚，膜质，近圆形，花瓣5枚，白色，长圆形或卵形；雌花的小苞片和萼片与雄花同，花瓣5枚，卵形。果实球形，直径3～4 mm，成熟时蓝黑色。花期10—11月，果期第二年6—8月。

生境及分布：生于海拔800～1400 m的向阳山坡密林下。分布于梵净山及雷山、黄平、绥阳、安龙，以及毕节等地。

采收加工：全年均可采收，鲜用或晒干。

功能与主治：叶入药，主治烧伤，烫伤。

附注：该种有一定的资源量，可加以开发利用。

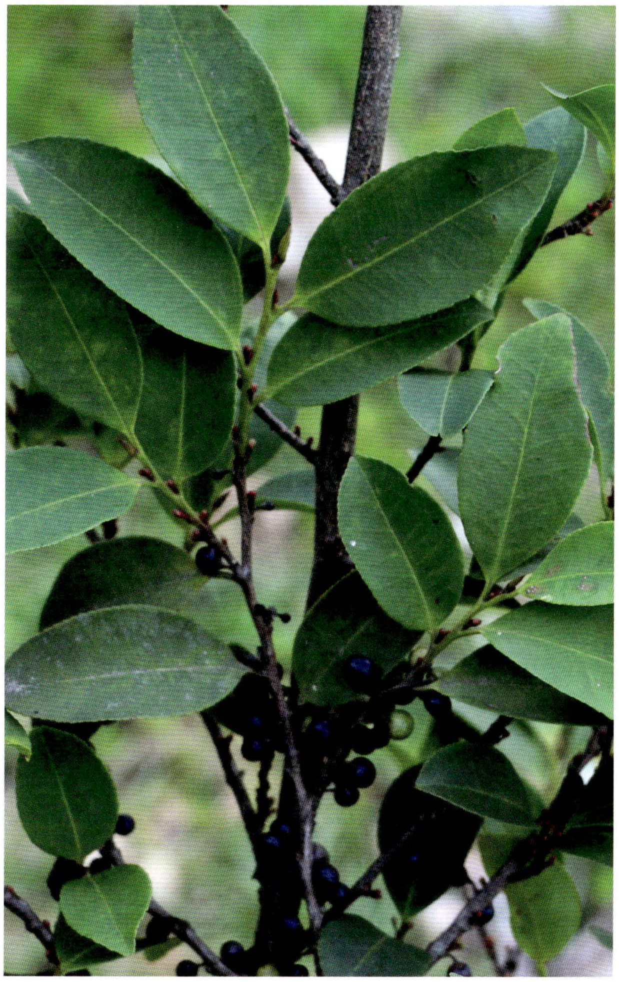

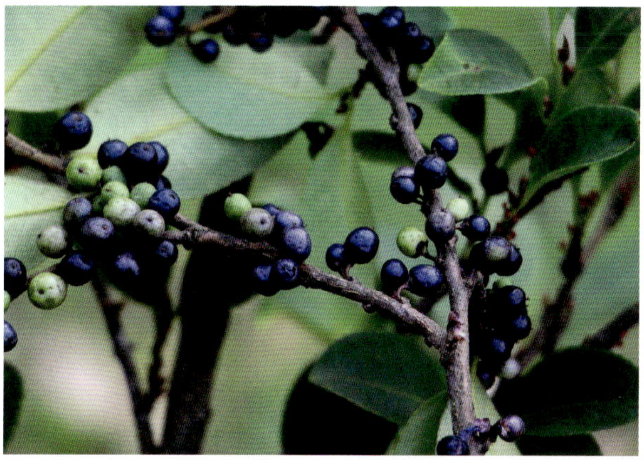

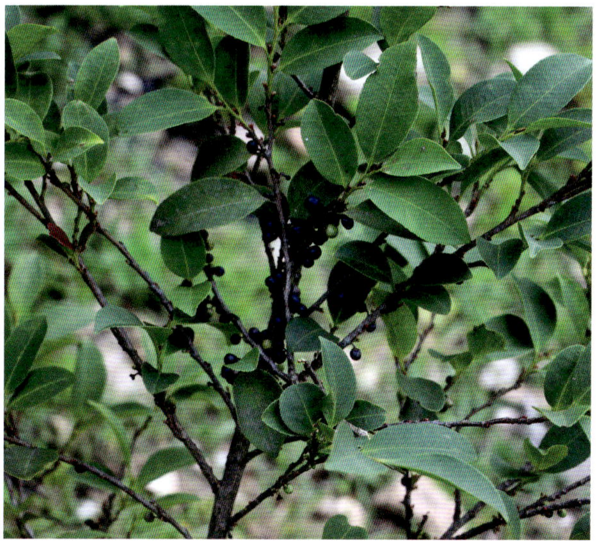

植物名称：岗柃 *Eurya groffii* Merrill

植物形态：灌木或小乔木，高2～7 m，有时可达10 m。嫩枝圆柱形，密被黄褐色披散柔毛；小枝被短柔毛或近无毛；顶芽披针形。叶革质或薄革质，披针形或披针状长圆形，顶端渐尖或长渐尖；中脉在上面凹下，在下面凸起，侧脉10～14对。花1～9朵簇生于叶腋，密被短柔毛；雄花小苞片2枚，卵圆形，萼片5枚，革质，干后褐色，卵形，顶端钝，花瓣5枚，白色，长圆形或倒卵状长圆形；雌花花瓣5枚，长圆状披针形，子房卵圆形，3室，无毛。果实球形，直径约4 mm，成熟时黑色。种子稍扁，圆肾形。花期9—11月，果期第二年4—6月。

生境及分布：生于海拔550～800 m的山坡或路旁疏林下。分布于册亨、安龙、望谟、荔波、赤水等地。

采收加工：根全年均可采挖，洗净，切片晒干。叶全年均可采收，鲜用或晒干。

功能与主治：根、叶入药，消肿止痛，镇咳祛痰。主治肺痨，咳嗽，跌打损伤。

附注：该种有一定的资源量，可加以开发利用。

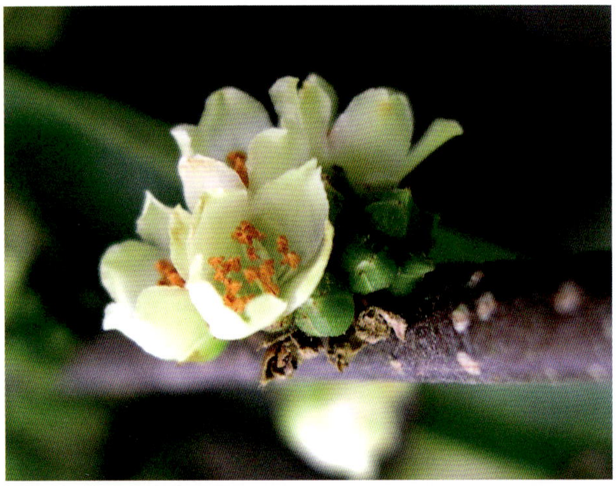

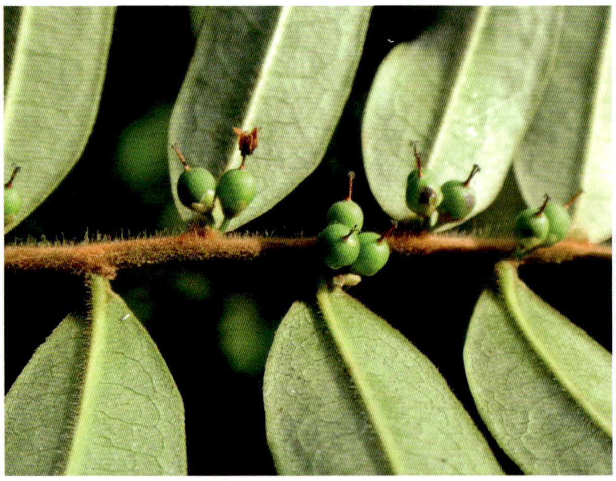

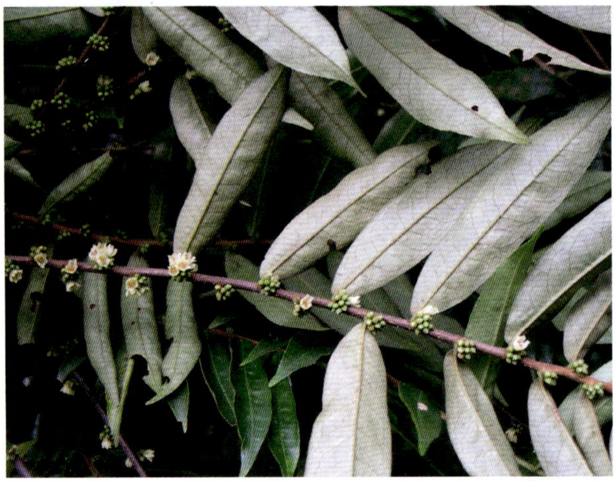

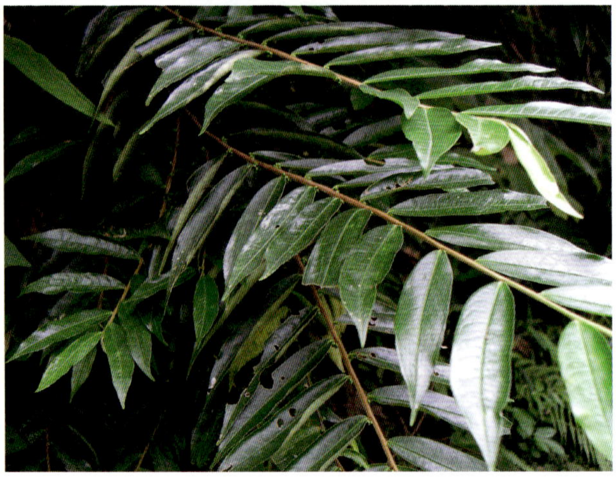

植物名称：微毛柃 *Eurya hebeclados* Y. Ling

植物形态：灌木或小乔木，高1.5～5 m。嫩枝密被灰色微毛；顶芽卵状披针形，密被微毛。叶革质，长圆状椭圆形、椭圆形或长圆状倒卵形，边缘除顶端和基部外均有浅细齿，齿端紫黑色，两面均无毛；侧脉8～10对。花4～7朵簇生于叶腋，被微毛；雄花小苞片2枚，极小，圆形，萼片5枚，近圆形，膜质，花瓣5枚，长圆状倒卵形，白色；雌花的小苞片和萼片与雄花同，但较小，花瓣5枚，倒卵形或匙形。果实圆球形，成熟时蓝黑色，宿存萼片近无毛，边缘有纤毛。种子每室10～12枚，肾形。花期12月至第二年1月，果期8—10月。

生境及分布：生于海拔500～850 m的山谷或溪边灌丛中。分布于黎平、天柱，以及贵阳等地。

采收加工：全年均可采收，洗净，切段鲜用或晒干。

功能与主治：全株入药，祛风，消肿，解毒，止血。主治风湿性关节炎，肝炎，无名肿毒，烫伤，外伤出血，跌打损伤。

附注：该种分布区域狭窄，野生资源量小，应加以保护。

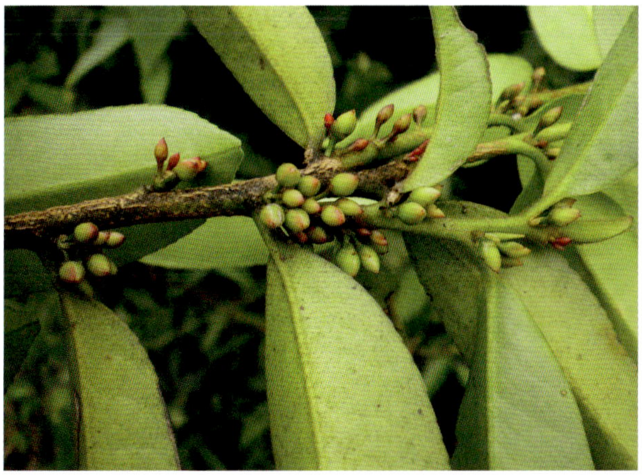

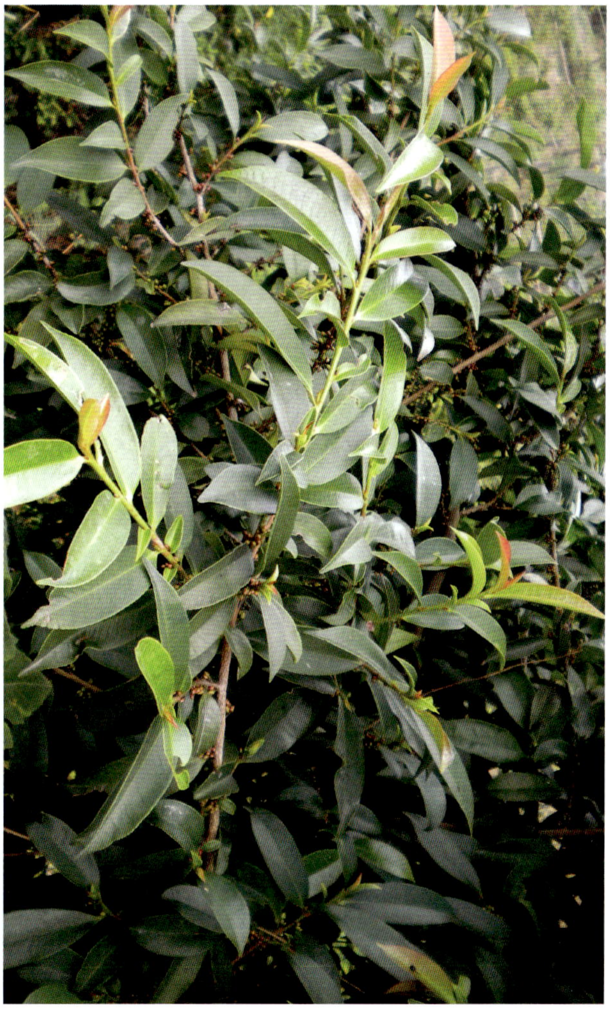

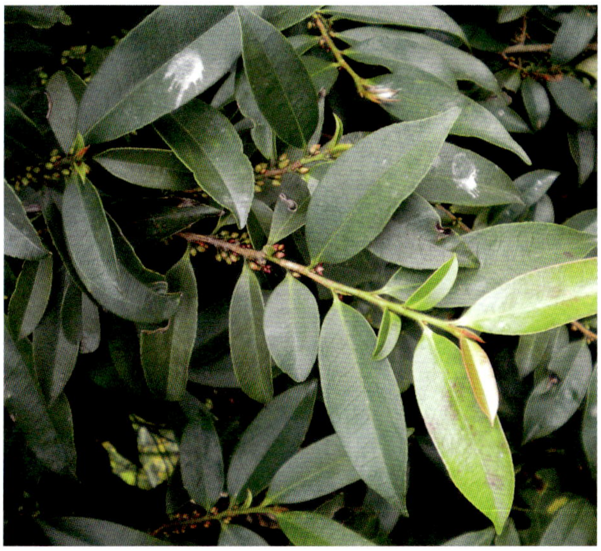

植物名称：凹脉柃 *Eurya impressinervis* Kobuski

别称：苦白蜡

植物形态：灌木或小乔木，高3 ~ 10 m。全株无毛。小枝灰褐色。顶芽长锥形。叶纸质，长圆形或长圆状椭圆形，边缘有细锯齿，两面均无毛；侧脉10 ~ 13对。花1 ~ 4朵簇生于叶腋，雄花小苞片2枚，萼片状，萼片5枚，膜质，近圆形，花瓣5枚，白色，倒卵形，长约5 mm；雌花花瓣5枚，长圆形，长约3 mm，子房长卵形，3室，无毛，花柱长2 ~ 2.5 mm，顶端3裂。果实卵形或卵圆形，直径4 ~ 5 mm，成熟时紫黑色。种子肾圆形，稍扁，亮红褐色，有光泽，表面具密网纹。花期11—12月，果期第二年8—10月。

生境及分布：生于海拔800 ~ 1100 m的山坡或路旁灌丛中。分布于雷山、黎平、三都等地。

采收加工：全年均可采收，洗净，切段鲜用或晒干。

功能与主治：全株入药，祛风，消肿，解毒，止血。主治风湿性关节炎，肝炎，无名肿毒，烫伤，外伤出血，跌打损伤。

附注：该种分布区域狭窄，野生资源量小，应加以保护。

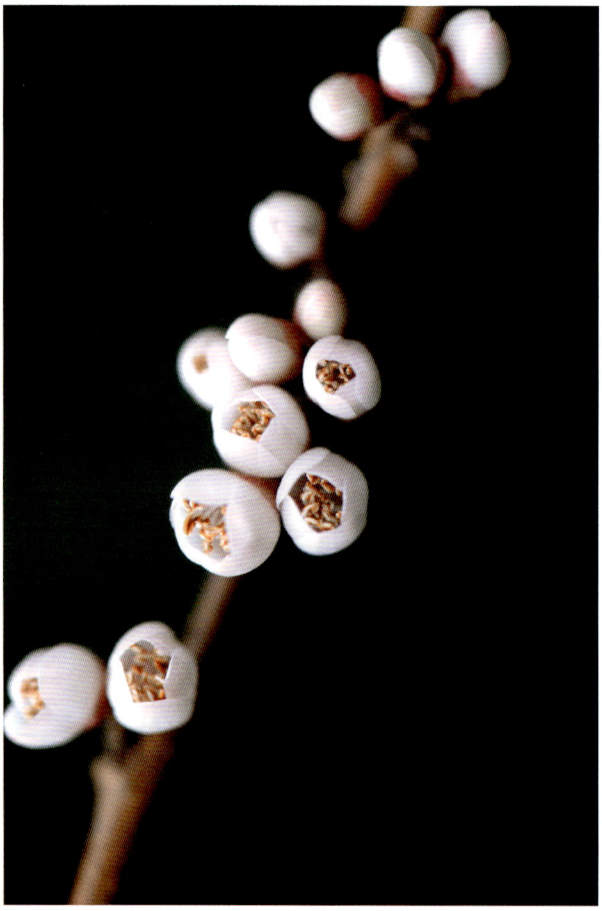

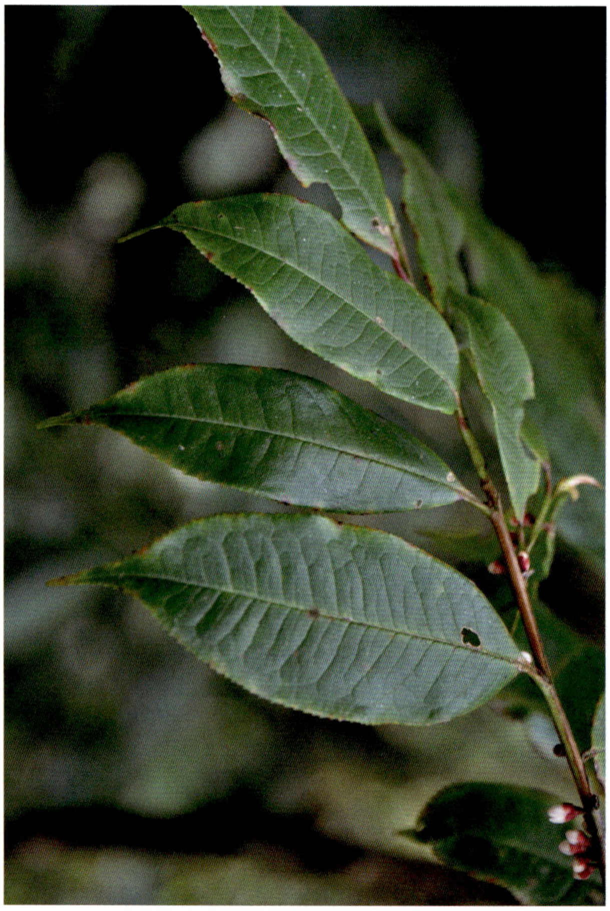

植物名称：贵州毛柃 *Eurya kueichowensis* P. T. Li

植物形态：灌木或小乔木，高2 ~ 6 m。嫩枝密被黄褐色披散柔毛。顶芽卵状披针形。叶革质或坚革质，长圆状披针形或长圆形，通常中部以上较宽，基部阔楔形或钝形；中脉在上面凹下，在下面凸起，侧脉10 ~ 13对。花1 ~ 3朵腋生，疏被短柔毛或近无毛；雄花小苞片2枚，萼片状，萼片5枚，膜质，近圆形或阔卵圆形，花瓣5枚，白色，倒卵状长圆形，基部稍连合；雌花的萼片、花瓣与雄花同，但较小。果实卵状椭圆形，疏被柔毛。种子每室10 ~ 13枚，褐色，有光泽，并具细密网纹。花期9—10月，果期第二年4—7月。

生境及分布：生于海拔400 ~ 900 m的林中阴湿地、山谷、溪旁或岩石旁。分布于梵净山及雷山、都匀、赤水、桐梓等地。

采收加工：全年均可采收，鲜用或晒干。

功能与主治：枝叶入药，清热解毒，消肿止血，祛风除湿。主治跌打损伤，风湿性关节炎，无名肿毒，外伤出血。

附注：该种有一定的资源量，可加以开发利用。

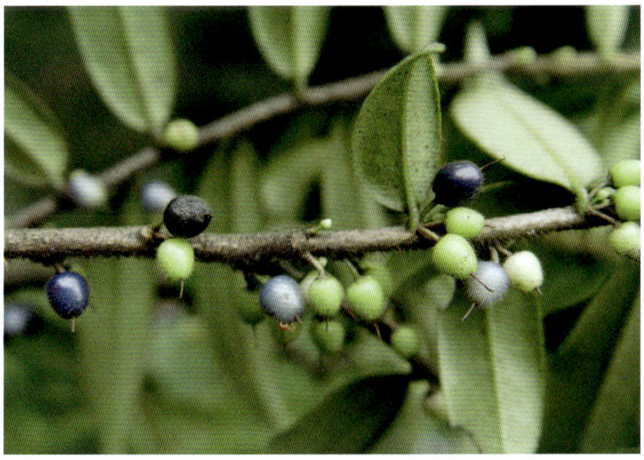
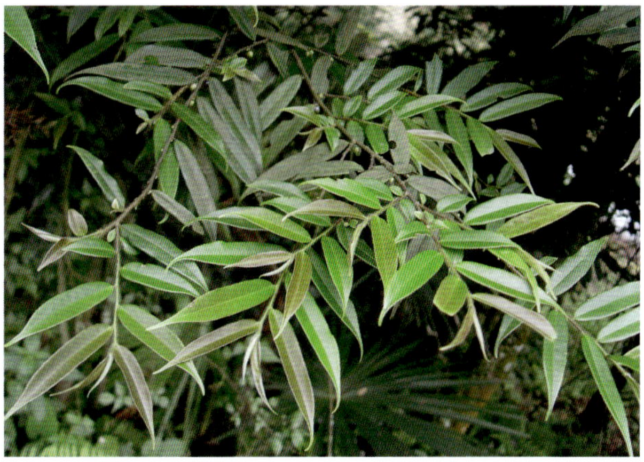
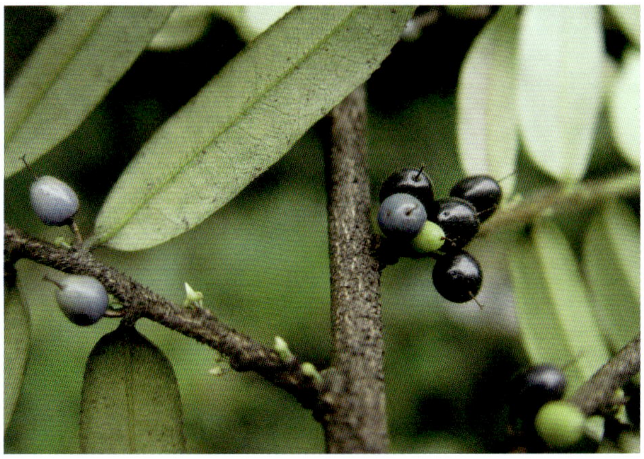
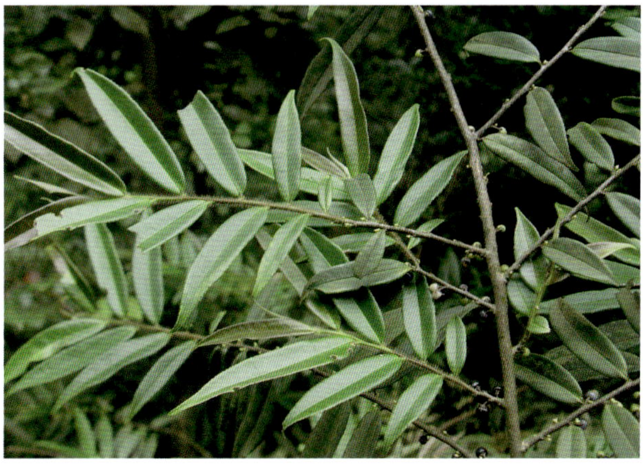

植物名称：细枝柃 *Eurya loquaiana* Dunn

别称：阿里山尾尖叶柃、尖尾锐叶柃

植物形态：灌木或小乔木，高2 ~ 10 m。枝黄绿色或淡褐色，密被微毛，小枝无毛或近无毛；顶芽狭披针形。叶薄革质，窄椭圆形或长圆状窄椭圆形，除沿中脉被微毛外，其余无毛；中脉在上面凹下，在下面凸起，侧脉约10对。花1 ~ 4朵簇生于叶腋；雄花小苞片2枚，极小，卵圆形，萼片5枚，卵形或卵圆形，花瓣5枚，白色，倒卵形；雌花花瓣5枚，白色，卵形，子房卵圆形，无毛，3室。果实球形，成熟时黑色。种子肾形，稍扁，暗褐色，有光泽，表面具细蜂窝状网纹。花期10—12月，果期第二年7—9月。

生境及分布：生于海拔400 ~ 1400 m的山坡密林中。分布于梵净山及丹寨、雷山、望谟、贞丰、三都、都匀、荔波、惠水、赤水，以及贵阳等地。

采收加工：全年均可采收，鲜用或晒干。

功能与主治：茎叶入药，祛风通络，活血止痛。主治风湿痹痛，跌打损伤。

附注：该种分布区域较广，产藏量大，可加以开发利用。

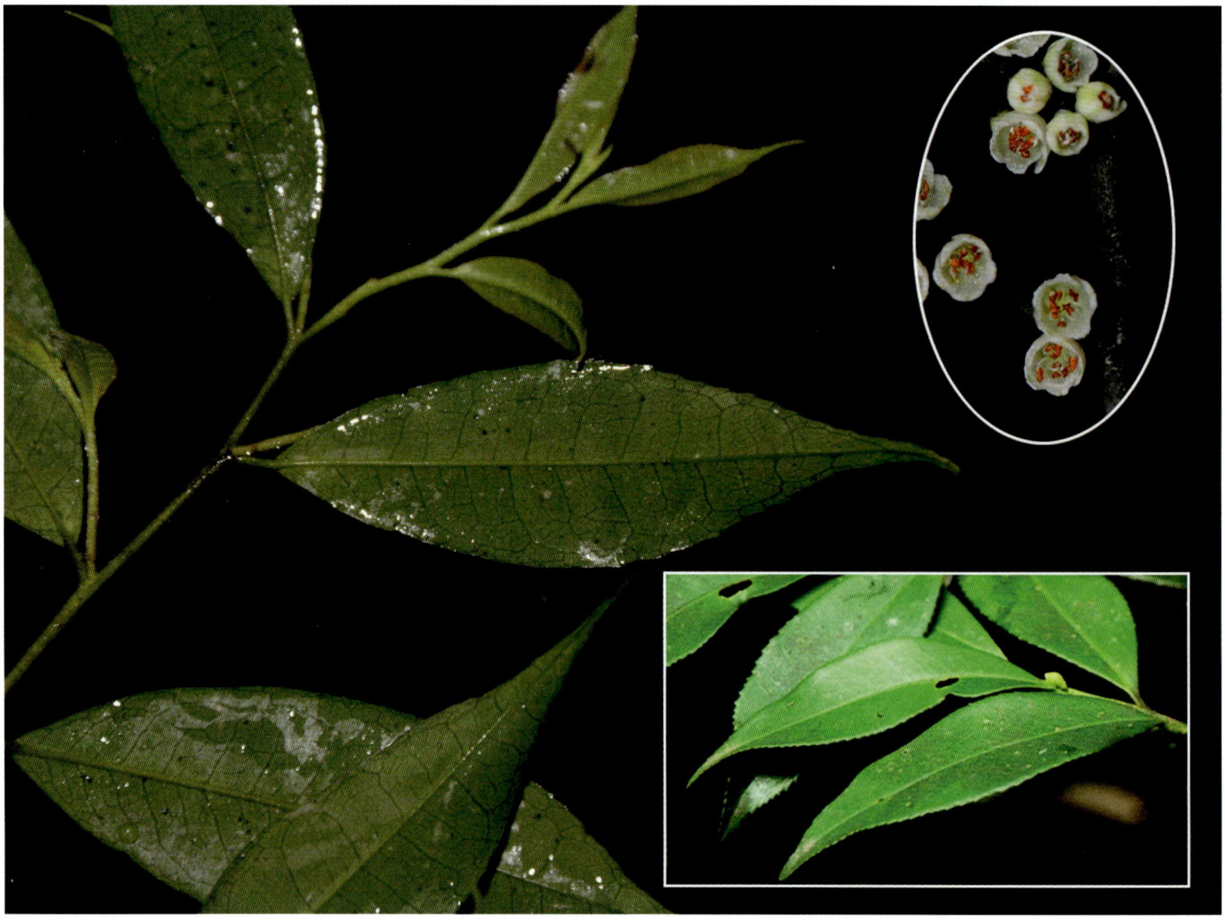

植物名称：细齿叶柃 *Eurya nitida* Korthals

别称：黄背叶柃

植物形态：灌木或小乔木，高2～5 m。全株无毛；嫩枝稍纤细，具2条棱，黄绿色；顶芽线状披针形。叶薄革质，椭圆形、长圆状椭圆形或倒卵状长圆形，边缘具密锯齿或细钝齿，两面无毛；中脉在上面稍凹下，在下面凸起，侧脉9～12对。花1～4朵簇生于叶腋；花梗较纤细；雄花小苞片2枚，萼片状，萼片5枚，花瓣5枚，白色，倒卵形；雌花的小苞片和萼片与雄花同，花瓣5枚，长圆形，基部稍合生。果实圆球形，成熟时蓝黑色。种子肾形或圆肾形，亮褐色。花期11月至第二年1月，果期7—9月。

生境及分布：生于山坡或谷地林中。分布于贵阳等地。

采收加工：全年均可采收，鲜用或晒干。

功能与主治：全株入药，祛风除湿，解毒敛疮，止血。主治风湿痹痛，泄泻，疮疡溃烂，外伤出血。

附注：该种分布区域狭窄，野生资源量小，应加以保护。

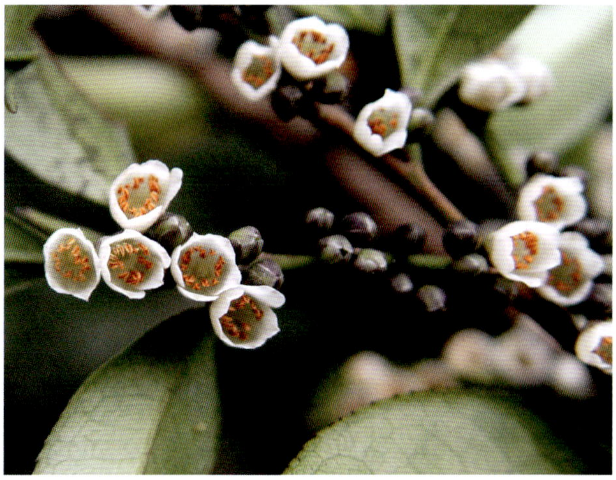

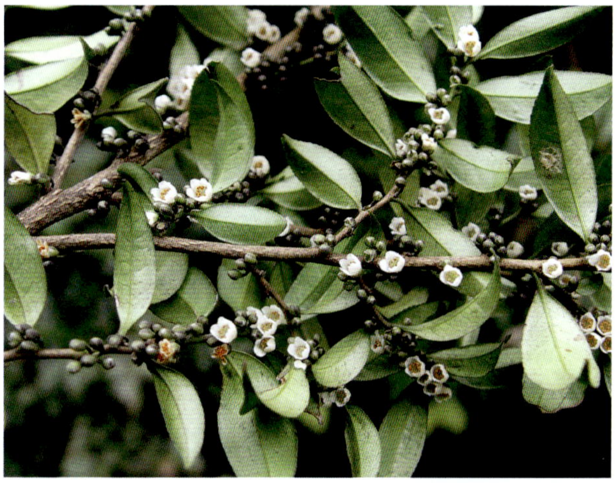

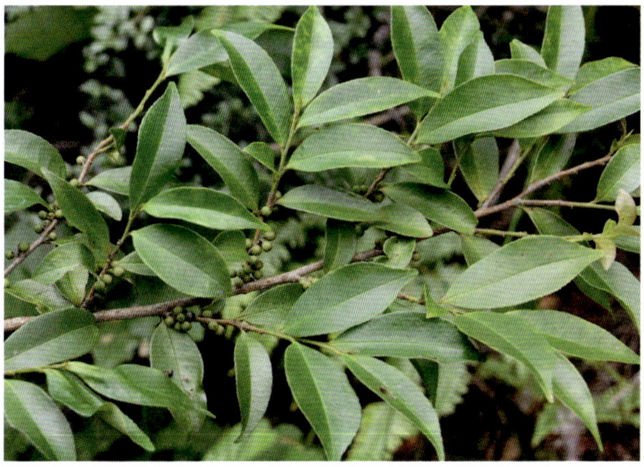

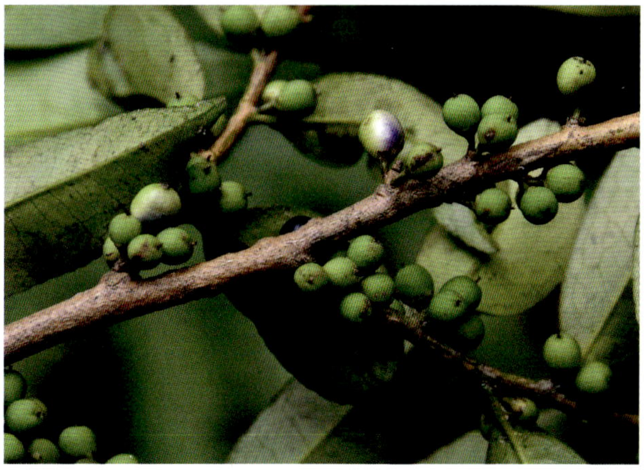

植物名称：矩圆叶柃 *Eurya oblonga* Y. C. Yang

植物形态：灌木或小乔木，高2～8 m。全株无毛；嫩枝淡褐色，具2条棱，小枝略呈圆柱形，淡黄灰色或灰褐色；顶芽披针形，渐尖，无毛。叶革质或薄革质，长圆形；叶柄长5～10 mm。花1～3朵腋生；雄花小苞片2枚，圆形，萼片5枚，近革质，圆形，无毛，花瓣5枚，白色，长圆状倒卵形，雄蕊13～15枚，花药不具分格，退化子房无毛；雌花的小苞片和萼片与雄花同，但较小，花瓣5枚，长圆形或倒卵形，子房球形，3室，无毛，深裂近基部。果实圆球形，有时稍扁，成熟时黑色。

生境及分布：生于海拔1100～1500 m的河边、山脊疏林下。分布于赤水、雷山、都匀，以及贵阳等地。

采收加工：秋季果实成熟时采收，晒干。

功能与主治：果实入药，清热止渴，利尿，提神。主治暑热烦渴，小便不利，泄泻，神疲眩晕。

附注：该种有一定的资源量，可加以开发利用。

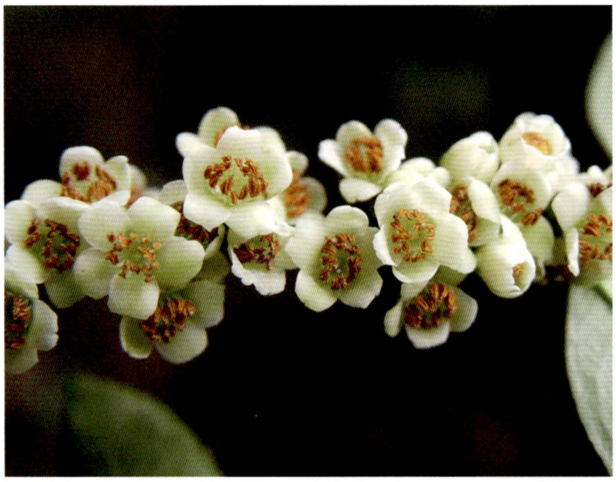
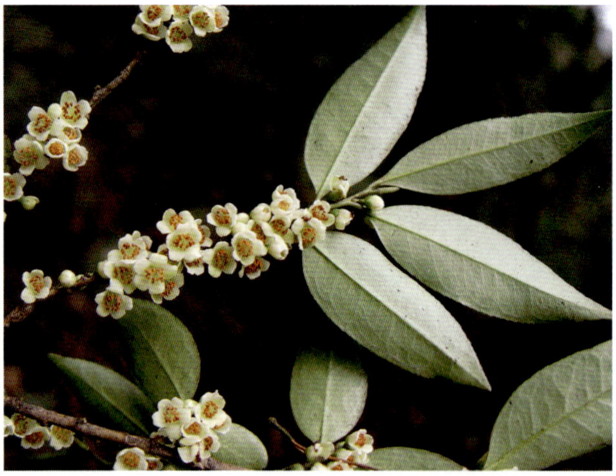
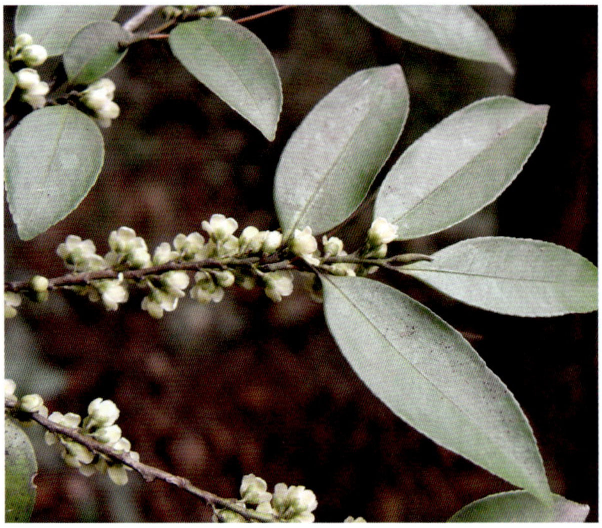
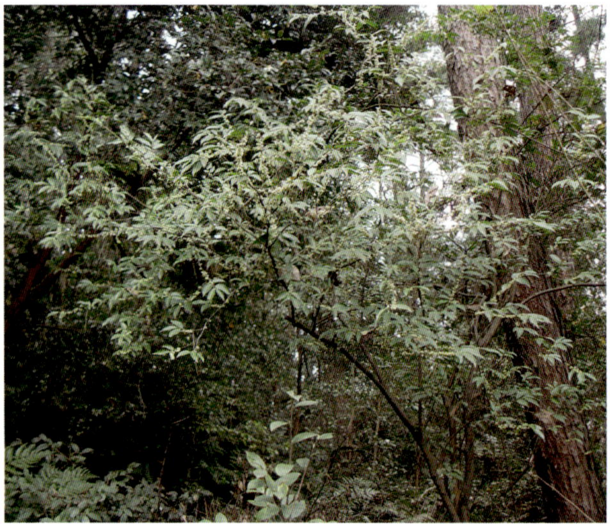

植物名称：窄叶柃 *Eurya stenophylla* Merrill

植物形态：灌木，高0.5～2 m。全株无毛；嫩枝黄绿色，有2条棱，小枝灰褐色；顶芽披针形。叶革质或薄革质，狭披针形，有时为狭倒披针形，两面无毛。花1～3朵簇生于叶腋；花梗长3～4 mm，无毛；雄花小苞片2枚，圆形，顶端有小突尖，萼片5枚，近圆形，花瓣5枚，倒卵形；雌花萼片5枚，卵形，长约1.5 mm，无毛，花瓣5枚，白色，卵形，长约5 mm，子房卵形，无毛，花柱长约2.5 mm，顶端3裂。果实长卵形，长5～6 mm，直径3～4 mm。花期10—12月，果期第二年7—8月。

生境及分布：生于海拔400～800 m的山脚或河旁。分布于荔波、惠水、赤水等地。

采收加工：根全年均可采挖，洗净，切片晒干。枝叶全年均可采收，晒干。

功能与主治：根、枝叶入药，清热，补虚。主治暑热。

附注：该种分布区域狭窄，野生资源量较小，应加以保护。

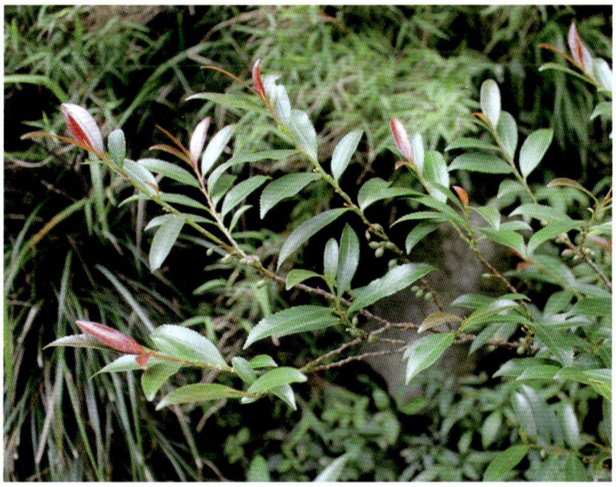

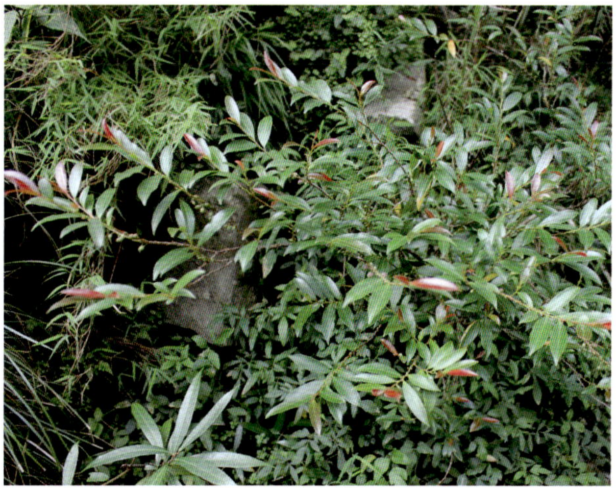

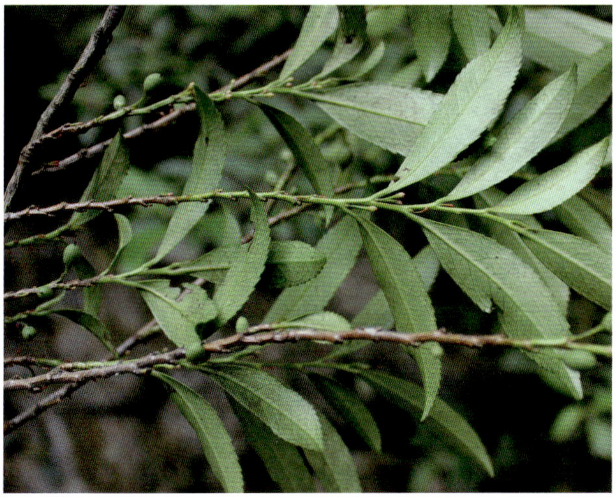

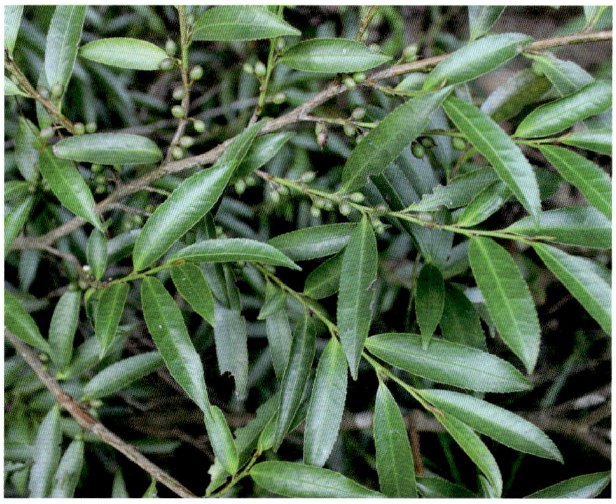

植物名称：银木荷 *Schima argentea* E. Pritzel

别称：竹叶木荷

植物形态：乔木。嫩枝被柔毛，老枝有白色皮孔。叶厚革质，长圆形或长圆状披针形，长8～12 cm，宽2～3.5 cm，先端尖锐，基部阔楔形，上面发亮，下面有银白色蜡被，被柔毛或秃净，全缘；侧脉7～9对，在两面明显；叶柄长1.5～2 cm。花数朵生于枝顶，直径3～4 cm；花梗长1.5～2.5 cm，被毛；苞片2枚，卵形，长5～7 mm，被毛；萼片圆形，长2～3 mm，外面被绢毛；花瓣长1.5～2 cm，最外1枚较短，被绢毛；雄蕊长1 cm；子房被毛；花柱长约7 mm。蒴果直径1.2～1.5 cm。花期7—8月。

生境及分布：生于海拔600～1400 m的山坡或水旁。分布于梵净山及丹寨、雷山、黎平、榕江、册亨、望谟、安龙、都匀、罗甸、瓮安、三都、荔波、惠水、赤水，以及贵阳等地。

采收加工：全年均可剥取，晒干。

功能与主治：根皮、树皮入药，驱虫。主治蛔虫病，绦虫病。

附注：该种分布区域广，资源量大，可加以开发利用，但有毒，须慎用。

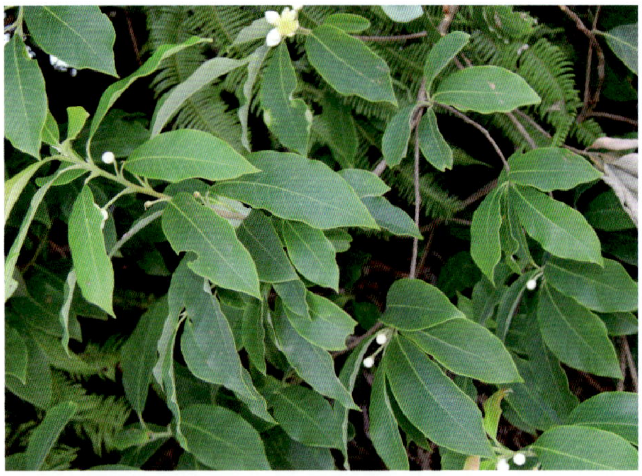
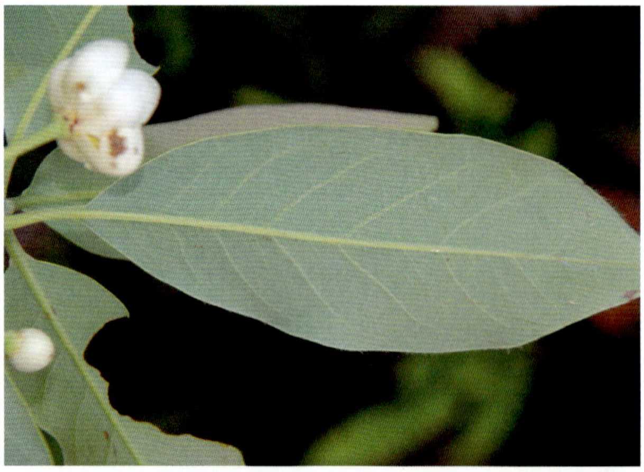
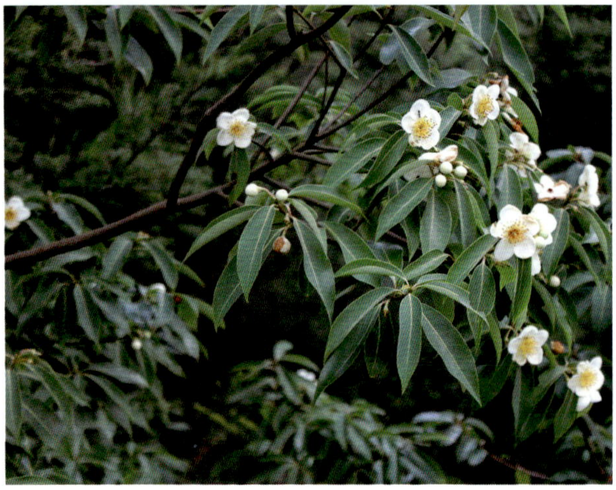
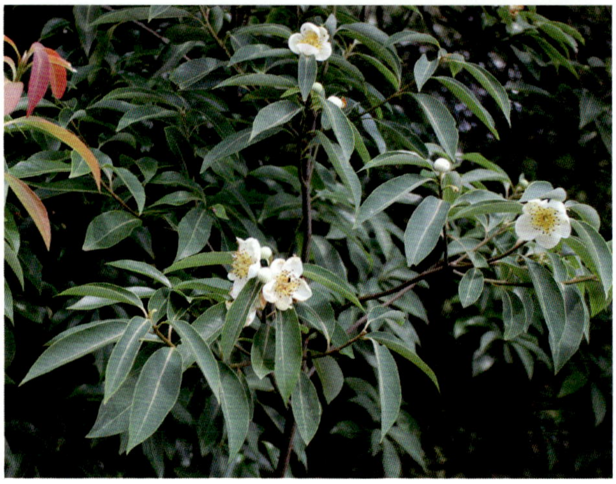

植物名称：短梗木荷 *Schima brevipedicellata* Hung T. Chang

别称：多脉木荷

植物形态：乔木，高达25 m。树皮厚，黑褐色，块状深裂；嫩枝无毛，粗大，有皮孔。叶革质，倒卵形，长11 ~ 18 cm，宽5 ~ 8 cm，先端锐尖，基部阔楔形，全缘；叶柄粗大，长1.5 ~ 3 cm。花4 ~ 6朵生于枝顶，排列成伞房状；花梗长约1 cm，极粗壮，被灰黄色茸毛；苞片近圆形，长6 ~ 8 mm；萼片圆形，长5 ~ 6 mm，被茸毛；子房被银灰色绢毛。蒴果扁球形，直径1.7 ~ 2 cm。种子肾形，长7 ~ 8 mm。花期7—8月，果期10月。

生境及分布：生于海拔500 m左右的常绿阔叶林中。分布于龙里等地。

采收加工：全年均可剥取，晒干。

功能与主治：根皮、树皮入药，驱虫。主治蛔虫病，绦虫病。

附注：该种分布区域狭窄，产藏量小，应加以保护。

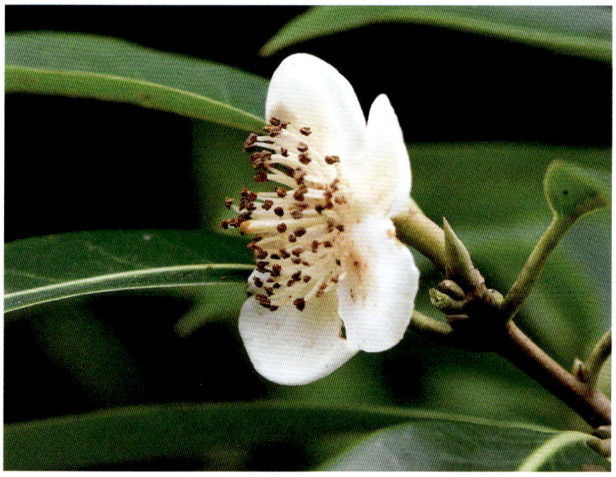

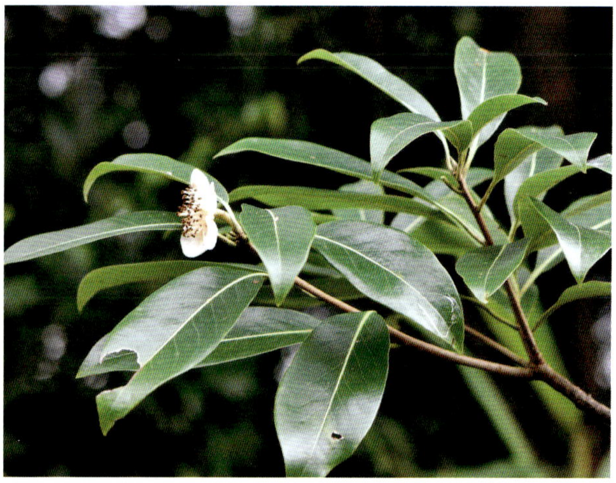

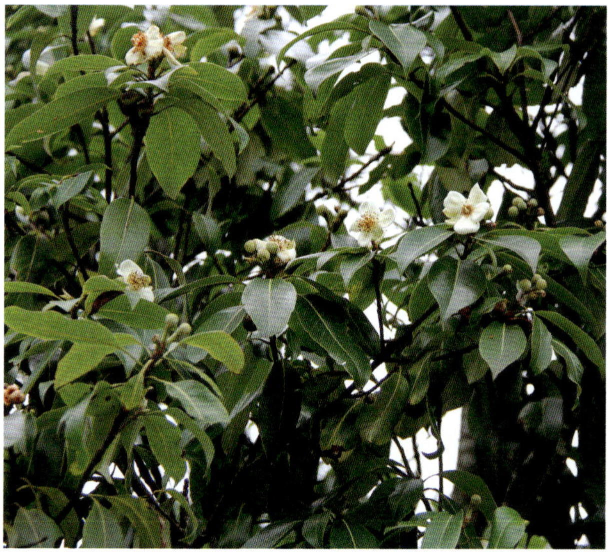

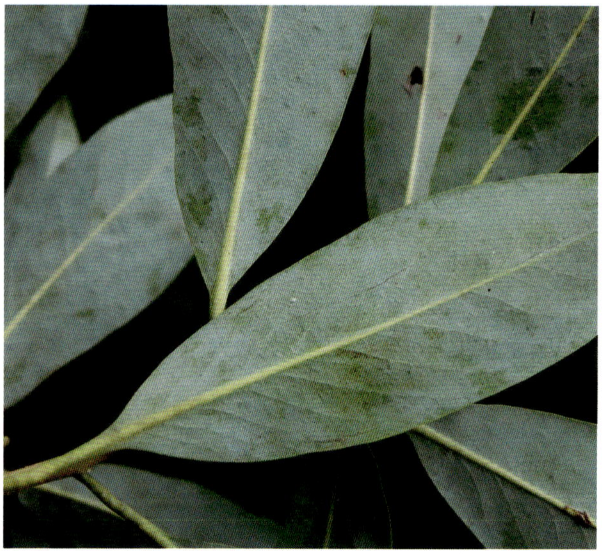

植物名称：木荷 *Schima superba* Gardner et Champion

别称：荷树、荷木、信宜木荷

植物形态：大乔木。叶革质或薄革质，椭圆形，长7 ~ 12 cm，宽4 ~ 6.5 cm，先端尖锐，有时略钝，基部楔形，边缘有钝齿；侧脉7 ~ 9对，在两面明显；叶柄长1 ~ 2 cm。花生于枝顶叶腋，常多朵排列成总状花序，白色；苞片2枚，贴近萼片，早落；萼片半圆形，长2 ~ 3 mm，外面无毛，内面被绢毛；花瓣长1 ~ 1.5 cm，最外1枚帽状，边缘略被毛；子房被毛。蒴果直径1.5 ~ 2 cm。花期6—8月。

生境及分布：生于海拔400 ~ 1800 m的常绿阔叶林中。分布于开阳、七星关、绥阳、罗甸、三都、荔波、长顺、瓮安、独山、福泉、都匀、惠水、贵定、龙里、平塘、丹寨、黎平、锦屏等地。

采收加工：全年均可剥取，晒干。

功能与主治：根皮入药，有大毒不可内服，外用攻毒，消肿。主治疔疮，无名肿毒。

附注：该种分布区域广，有一定的资源量，可加以开发利用。

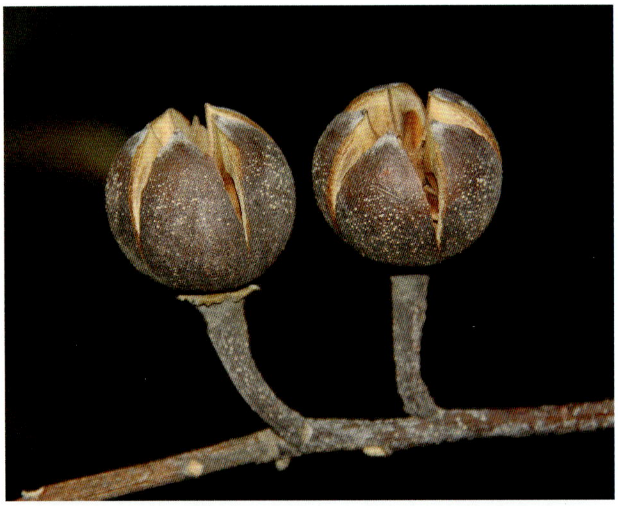
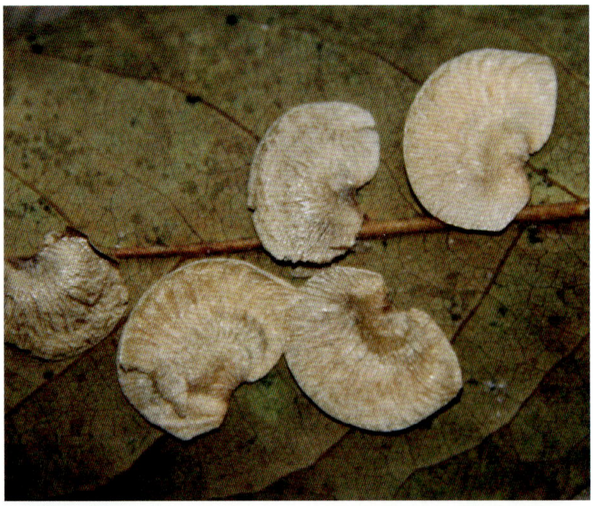
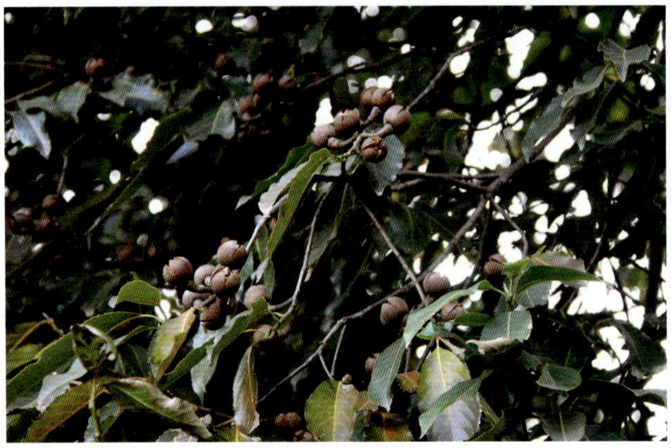
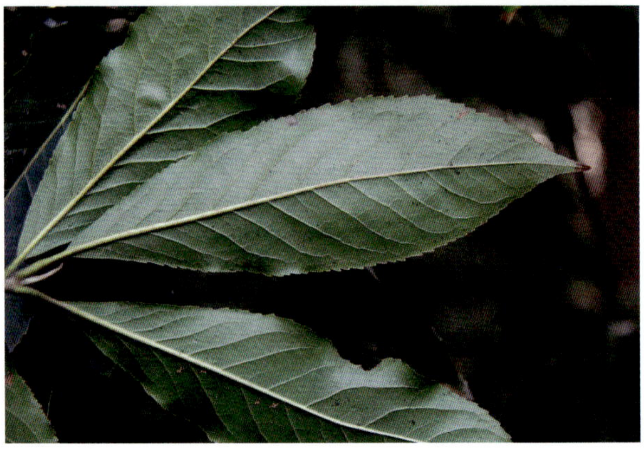

植物名称：红木荷 *Schima wallichii* (Candolle) Korthals

别称：木荷皮、西南木荷

植物形态：乔木，高10～15（～20）m。幼枝灰褐色，无毛，老枝密被白色皮孔；当年生小枝被淡黄色短柔毛。叶片椭圆形、宽椭圆形，长8～17.5 cm，宽4～7.5 cm，革质，下面苍白色，干燥时变成棕色或绿色，疏生平卧短柔毛，沿中脉被展开的长柔毛，上面深绿色，无毛；中脉在下面凸起，在上面凹陷，次脉和网脉在两面均凸起；叶柄长1～2 cm，淡黄色，被长柔毛。花腋生，单生或3朵成簇，白色，有香味，直径3～4 cm；花梗长1～1.5 cm，被灰色短柔毛；小苞片2枚，早落；萼片弯月状到半圆形，宽1.5～2 mm，长3～3.5 mm，外面基部无毛或被微柔毛，边缘具纤毛；花瓣宽倒卵形，长1.5～2 cm，宽约1.5 cm，基部被微柔毛，花丝基部贴生于花瓣；子房球形，被淡黄色茸毛，但顶部无毛；花柱长约7 mm，无毛；柱头头状。蒴果棕色，近球形，直径1.5～2 cm，5室，每室具2枚种子；果皮木质。种子肾形，具翅。花期4—5月，果期11—12月。

生境及分布：生于海拔400～1800 m的山坡上或山腰疏林中。分布于黎平、丹寨、锦屏、三都、罗甸、荔波、绥阳，以及毕节等地。

采收加工：根皮全年均可剥取，晒干。叶7—8月采收，晒干。

功能与主治：根皮、叶入药，利水消肿，催吐。主治疮痈肿毒。

附注：该种分布区域广，产藏量大，可加以开发利用，但有大毒，须慎用。

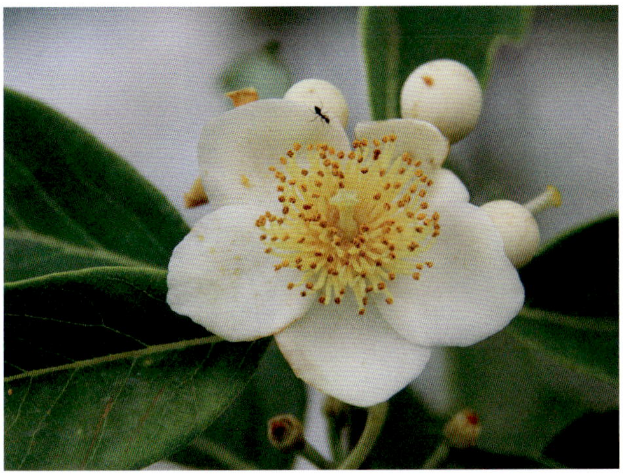

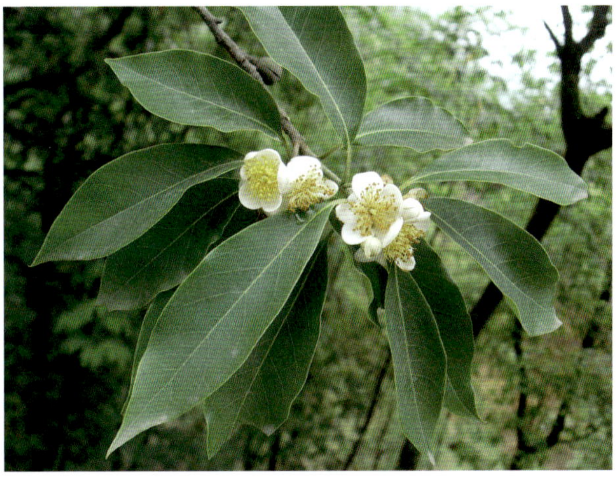

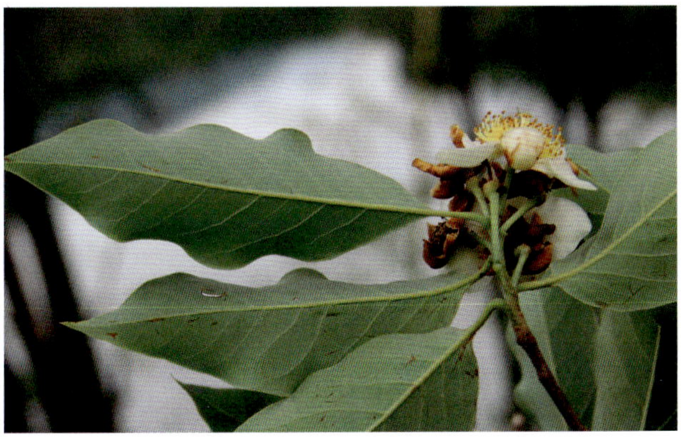

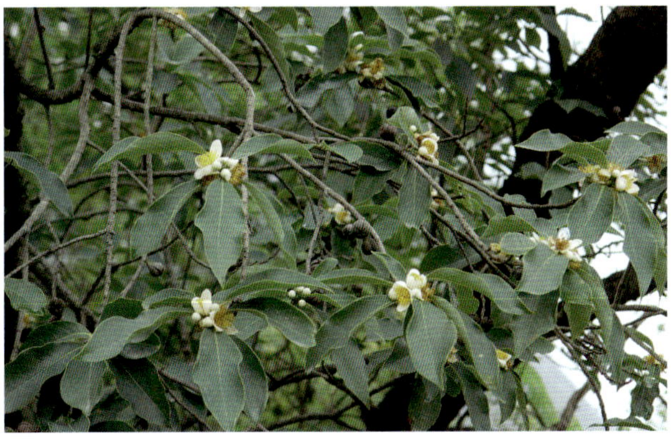

植物名称：紫茎 *Stewartia sinensis* Rehder et E. H. Wilson

别称：南岭紫茎

植物形态：小乔木。树皮灰黄色；嫩枝无毛或被疏毛；冬芽苞约7枚。叶纸质，椭圆形或卵状椭圆形，先端渐尖，基部楔形，边缘有粗齿；侧脉7～10对。花单生；苞片长卵形，长2～2.5 cm，宽1～1.2 cm；萼片5枚，基部连生，长卵形，长1～2 cm，先端尖，基部被毛；花瓣阔卵形，长2.5～3 cm，基部连生，外面被绢毛；雄蕊有短花丝管，被毛；子房被毛。蒴果卵圆形，先端尖，宽1.5～2 cm。种子长约1 cm，有窄翅。花期6月。

生境及分布：生于海拔1400～2200 m的山坡密林中。分布于梵净山及从江等地。

采收加工：茎皮和根皮全年均可剥取，晒干。果实成熟时采收，鲜用或晒干。

功能与主治：茎皮、根皮、果实入药，舒筋活络，解暑。主治跌打损伤，风湿麻木。

附注：该种是国家二级保护野生植物，分布区域狭窄，野生资源量小，应加以保护。

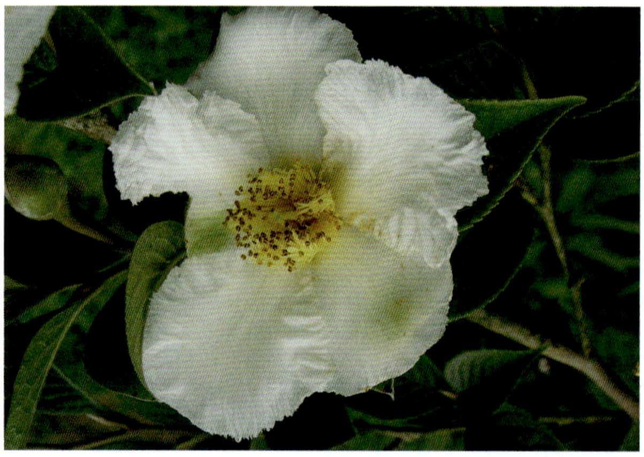

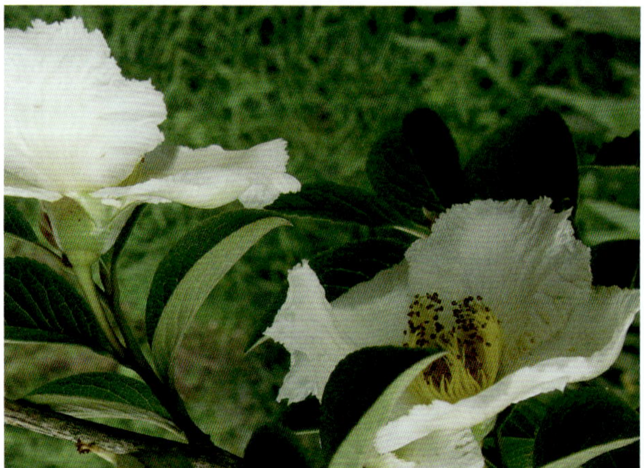

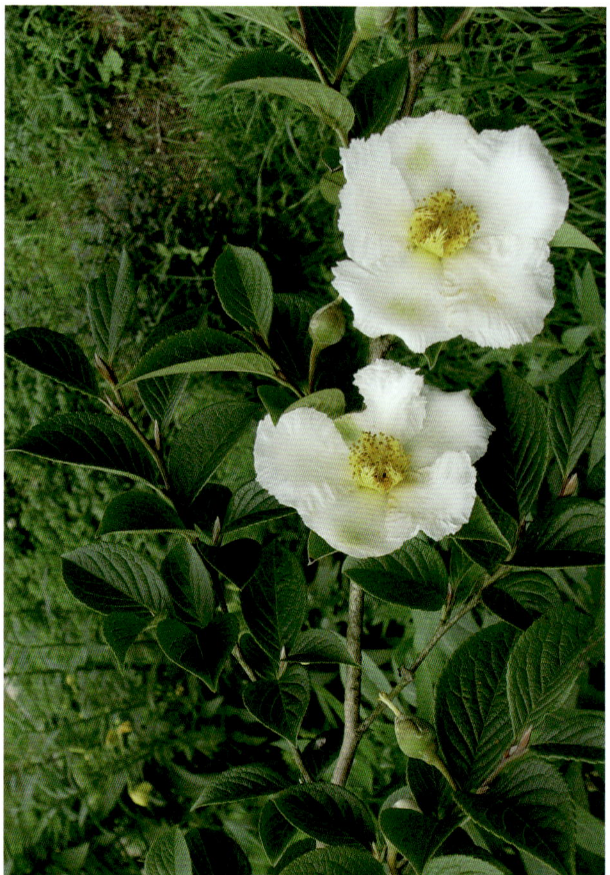

植物名称：厚皮香 *Ternstroemia gymnanthera* (Wight et Arnott) Beddome

植物形态：灌木或小乔木，高1.5～10 m，有时达15 m，胸径30～40 cm。全株无毛。叶革质或薄革质，通常聚生于枝顶，呈假轮生状，椭圆形、椭圆状倒卵形至长圆状倒卵形，稀有上半部疏生浅疏齿，齿尖具黑色小点；侧脉5～6对，在两面均不明显。两性花；小苞片2枚，三角形或三角状卵形，边缘具腺状齿突；萼片5枚，卵圆形或长圆卵形；花瓣5枚，淡黄白色，倒卵形；子房圆卵形，2室；胚珠每室2枚。果实球形，顶端2浅裂；小苞片和萼片均宿存。种子肾形，成熟时肉质假种皮红色。花期5—7月，果期8—10月。

生境及分布：生于海拔1300～1900 m的山坡、路旁、杂木林或灌丛中。分布于梵净山及绥阳、息烽、龙里、贵定等地。

采收加工：叶、全株全年均可采收，切碎，鲜用或晒干。花6—7月采收，鲜用或晒干。

功能与主治：叶、全株入药，清热解毒，散瘀消肿；主治疮痈肿毒，乳痈。花入药，杀虫止痒；主治疥癣瘙痒。

附注：该种分布区域狭窄，野生资源量小，应加以保护。

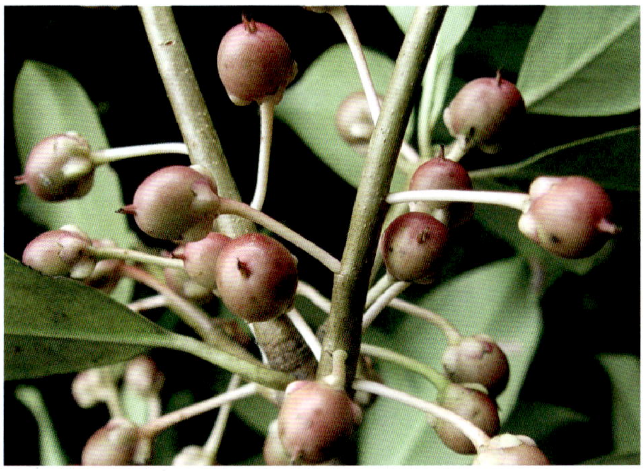
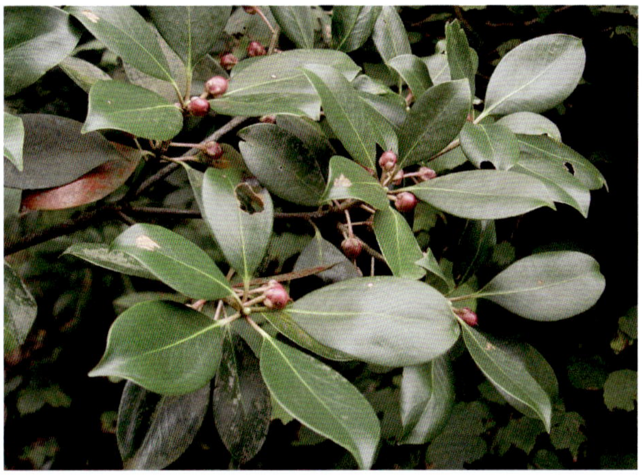
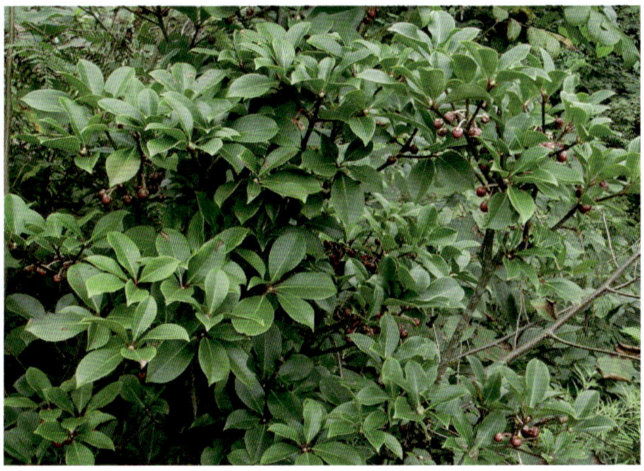
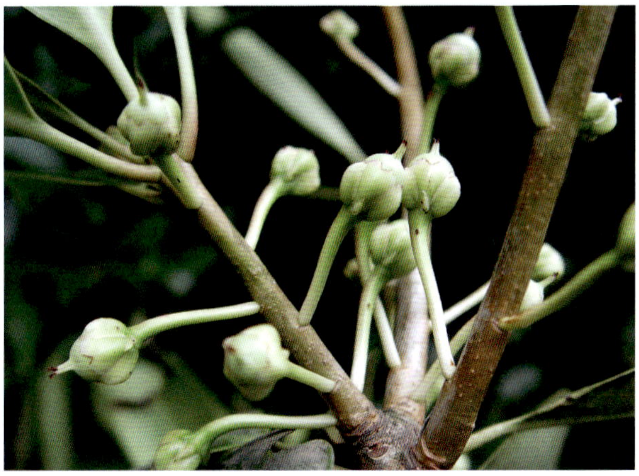

植物名称：尖萼厚皮香 *Ternstroemia luteoflora* L. K. Ling

植物形态：小乔木，有时为乔木或灌木状，高2～14 m，最高可达25 m，胸径达30 cm。叶互生，革质，椭圆形或椭圆状倒披针形，两面无毛。花单性或杂性，通常单生于叶腋；小苞片2枚，卵状披针形，无毛；萼片5枚，长卵形或卵状披针形，无毛，顶端锐尖，有小尖头，边缘有腺状齿突；花瓣5枚，白色或淡黄白色；雄花雄蕊35～45枚，花药长圆形，退化子房扁；雌花子房圆球形，2室，胚珠每室2枚。果实球形，成熟时紫红色。种子每室1～2枚，成熟时红色。花期5—6月，果期8—10月。

生境及分布：生于海拔800～1600 m的山坡疏林中。分布于梵净山及安龙、黎平、雷山、从江、荔波等地。

采收加工：根全年均可采挖，洗净，切片晒干。叶全年均可采收，切碎鲜用或晒干。

功能与主治：根、叶入药，清热解毒，舒筋活络，消肿解痛，止泻。主治疮痈肿毒，乳痈。

附注：该种有一定的资源量，可加以开发利用。

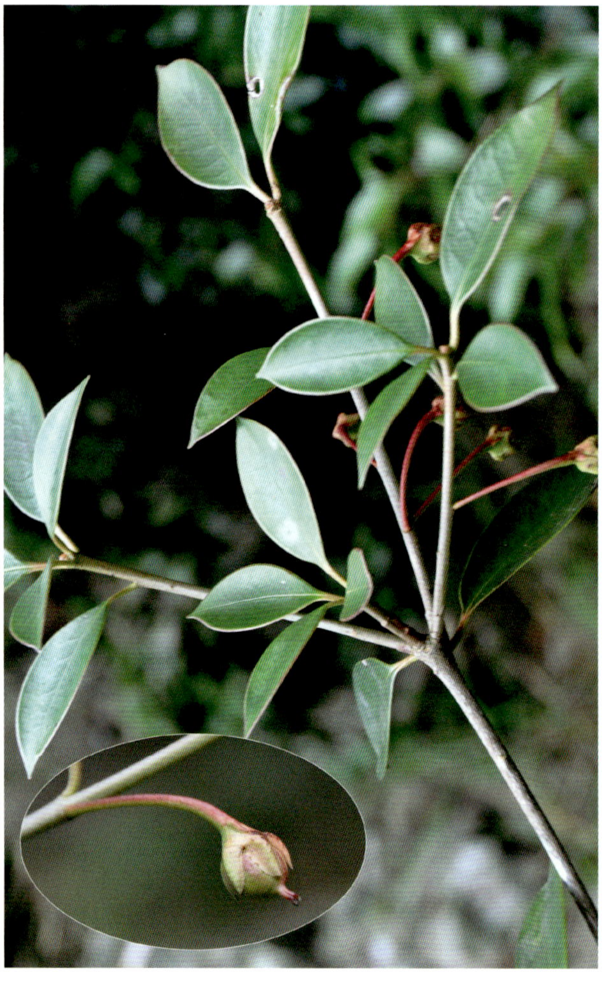

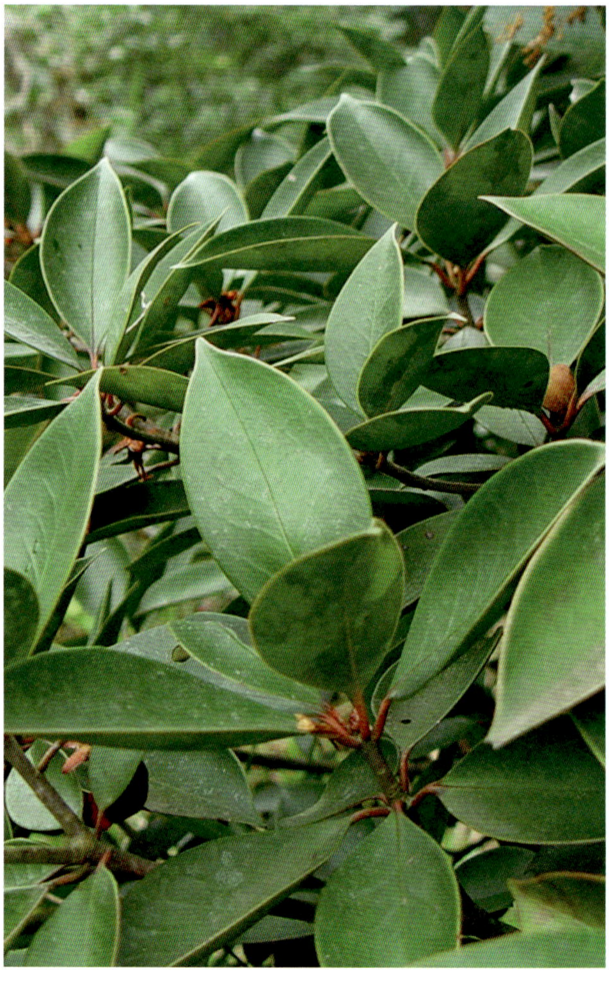

藤黄科 Guttiferae

乔木或灌木，稀为草本。叶为单叶，全缘，对生或有时轮生，一般无托叶。花序各式，聚伞状、伞状，或为单花；小苞片通常生于花萼下方，与花萼难以区分。花两性或单性，轮状排列或部分螺旋状排列，通常整齐。萼片(2～)4～5(～6）枚，覆瓦状排列或交互对生，内部的有时花瓣状。花瓣(2～)4～5(～6)枚，离生，覆瓦状排列或旋卷。雄蕊多数，离生或成4～5(～10)束，束离生或不同程度合生。子房上位，通常有3或5枚合生的心皮，1～12室，具中轴或侧生或基生的胎座；横生或倒生；花柱1～5枚或不存在；柱头1～12枚，常呈放射状。果实为蒴果、浆果或核果。种子完全被直伸的胚充满，假种皮有或不存在。

本科有约40属1200种，主要分布于热带。我国有8属95种，遍布全国各地。

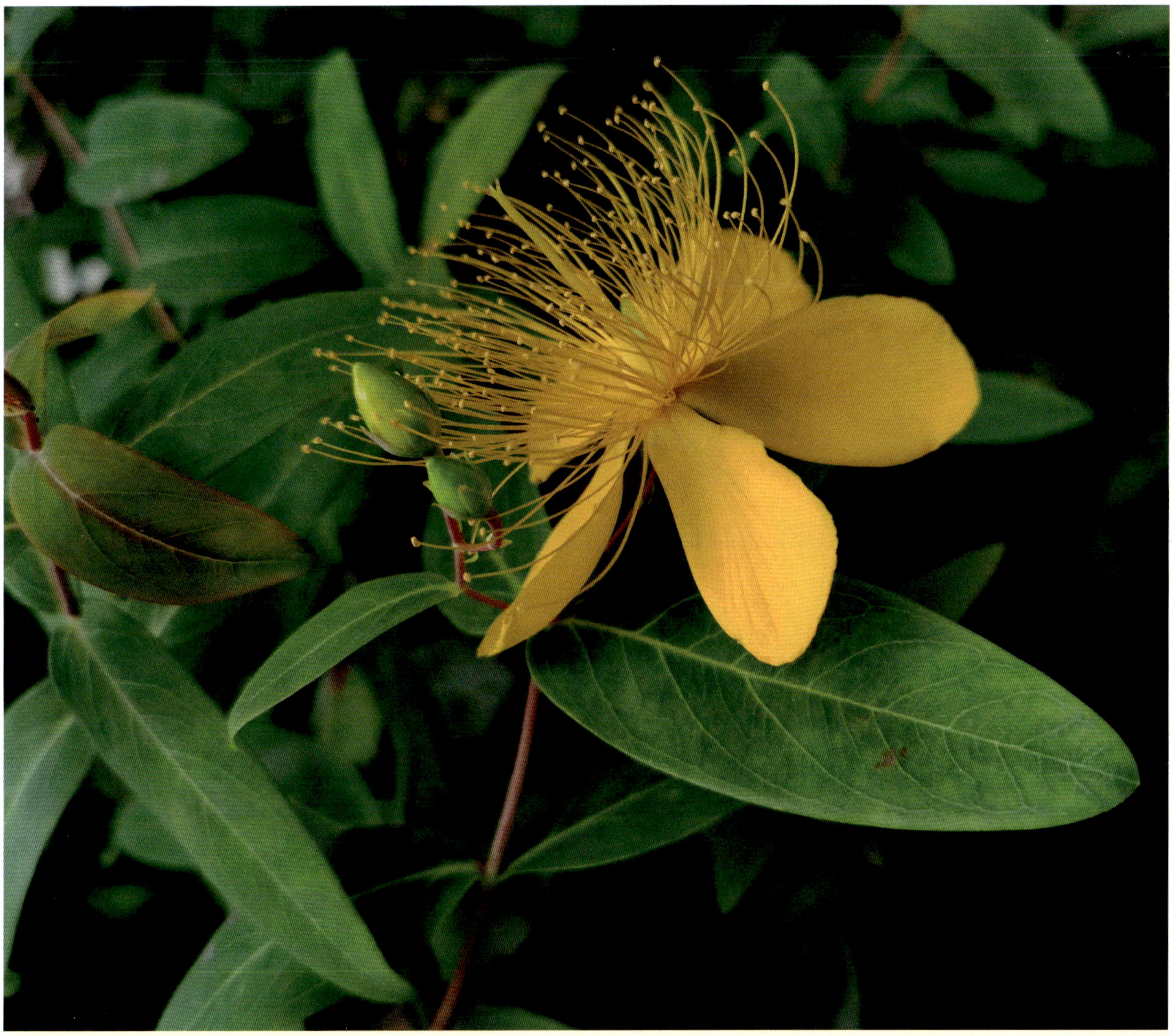

金丝桃 *Hypericum monogynum* Linnaeus

植物名称：木竹子 *Garcinia multiflora* Champion ex Bentham

别称：多花山竹子

植物形态：乔木，稀灌木，高(3～)5～15 m，胸径20～40 cm。树皮灰白色，粗糙。叶革质，卵形、长圆状卵形或长圆状倒卵形，长7～16(～20) cm，宽3～6(～8) cm，顶端急尖、渐尖或钝，基部楔形或宽楔形。花杂性，同株；雄花序为聚伞圆锥花序，长5～7 cm，有时单生，花瓣橙黄色，倒卵形；雌花序有雌花1～5朵，退化雄蕊束短，短于雌蕊，无花柱，柱头大而厚，盾形。果实卵圆形至倒卵圆形，成熟时黄色；盾状柱头宿存。种子1～2枚，椭圆形，长2～2.5 cm。果期11—12月。

生境及分布：生于海拔700 m以下的山坡疏林或密林中。分布于黎平、独山、荔波等地。

采收加工：根全年均可采挖，鲜用或切片晒干。种子10—11月采收，晒干。

功能与主治：根、种子入药，消肿收敛，止痛，止痒。主治溃疡轻度出血，牙周炎，口腔炎，烧伤，烫伤。

附注：该种分布区域狭窄，野生资源量小，应加以保护。有小毒，须慎用。

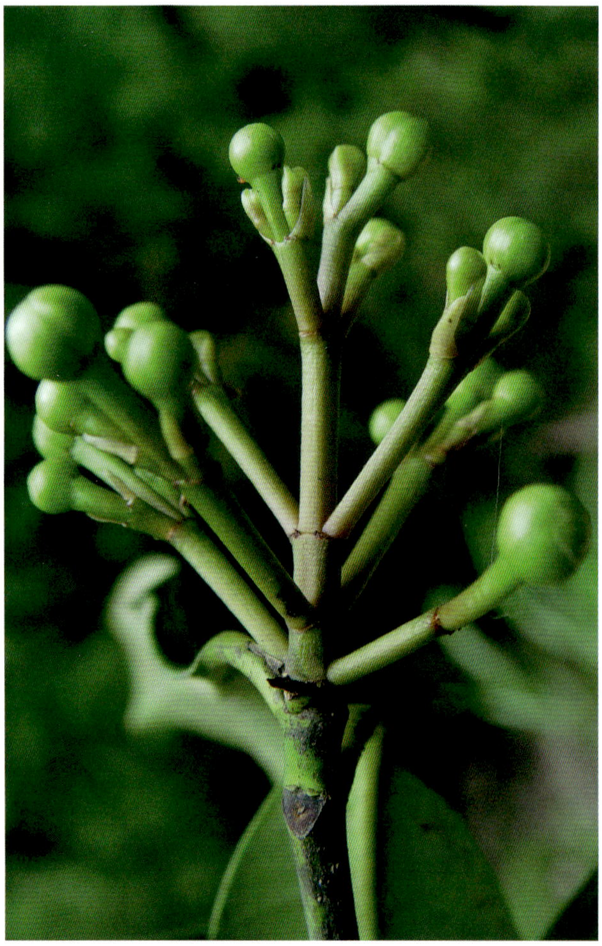

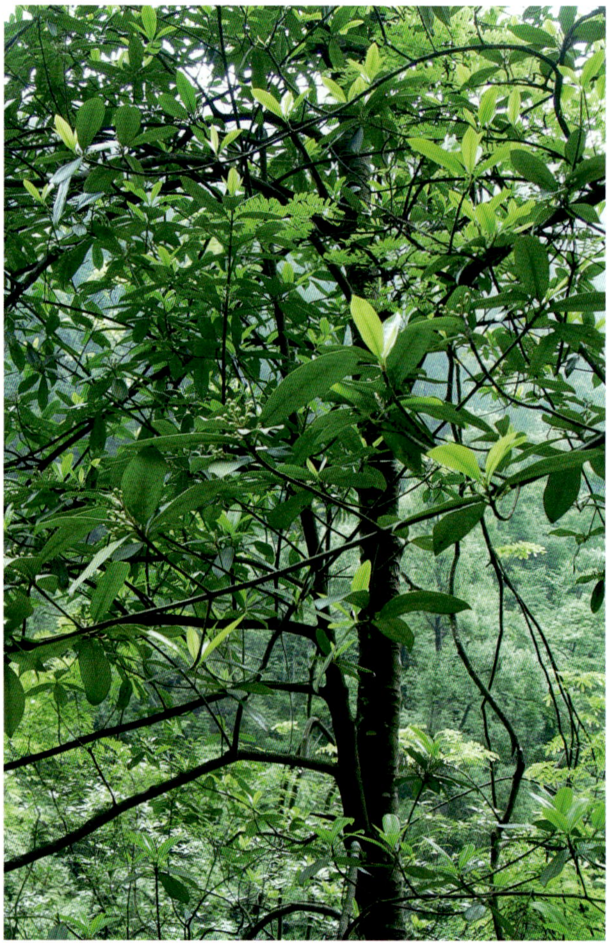

植物名称：岭南山竹子 ***Garcinia oblongifolia*** **Champion ex Bentham**

别称：竹橘、倒卵山竹子

植物形态：乔木或灌木，高5～15 m，胸径可达30 cm。树皮深灰色；老枝通常具断环纹。叶近革质，长圆形、倒卵状长圆形至倒披针形，长5～10 cm，宽2～3.5 cm，顶端急尖或钝，基部楔形。花小，直径约3 mm，单性，异株，单生或排列呈伞房状聚伞花序；花梗长3～7 mm；雄花萼片等大，近圆形，花瓣橙黄色或淡黄色，倒卵状长圆形，长7～9 mm，雄蕊多数，合生成1束；雌花的萼片、花瓣与雄花相似。浆果卵球形或圆球形，基部萼片宿存，顶端具隆起的柱头。果期10—12月。

生境及分布：生于山坡谷地。分布于榕江、兴义、册亨等地。

采收加工：叶全年均可采收，切片鲜用或晒干。种子10—11月果实成熟时采收，晒干。

功能与主治：叶入药，消食；主治食滞腹胀。种子入药，清热解毒，止痛，收敛生肌；主治带下病，跌打损伤，烧伤，烫伤。

附注：该种分布区域狭窄，野生资源量小，应加以保护。有小毒，须慎用。

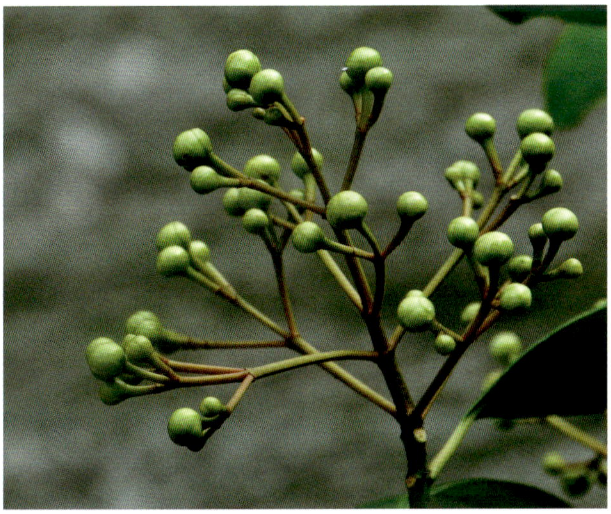
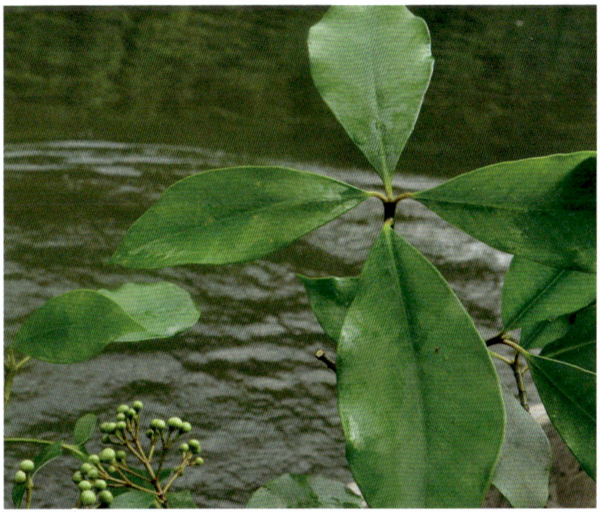
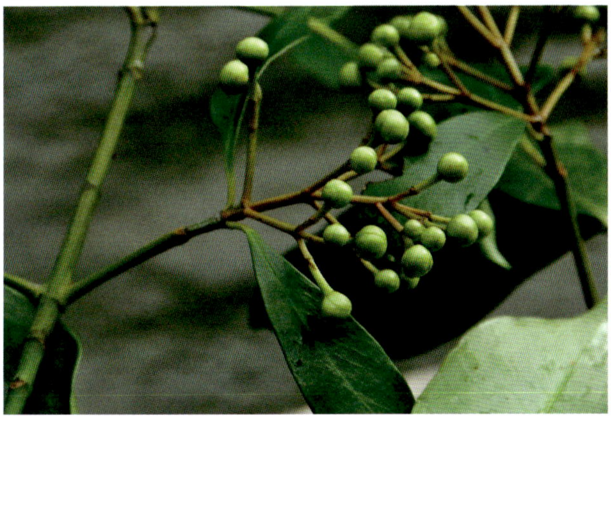
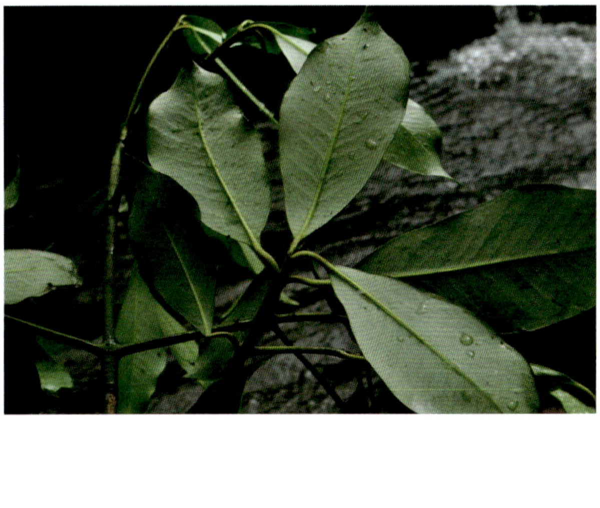

植物名称：尖萼金丝桃 *Hypericum acmosepalum* N. Robson

别称：狭叶金丝桃

植物形态：灌木，高0.6～2 m。茎橙色，当年生（或二年生）者具4条纵棱。叶长圆形或椭圆状长圆形至狭椭圆形，先端钝形，偶近锐尖或具小尖突至圆形，基部楔形。花序有1～3(　～6)朵花，自顶端第一节生出，近伞房状；苞片叶状至披针形，宿存；花瓣深黄色，有时有红晕，开张或反折，倒卵形；雄蕊5束，每束有雄蕊40～65枚；花药黄色至橙黄色；柱头截形至近头状。蒴果卵珠形至狭卵珠状圆锥形，成熟时为鲜红色。种子狭圆柱形，暗橙褐色至红褐色，表面有浅的线状蜂窝纹。

生境及分布：生于海拔900～2300 m的山坡林缘、灌丛中、草丛中或路旁向阳地。分布于雷山、威宁、盘州、安龙等地。

采收加工：全年均可采挖，除去泥土，切片晒干。

功能与主治：根入药，清热解毒。主治肝炎。

附注：该种分布区域较广，资源量大，可加以开发利用。

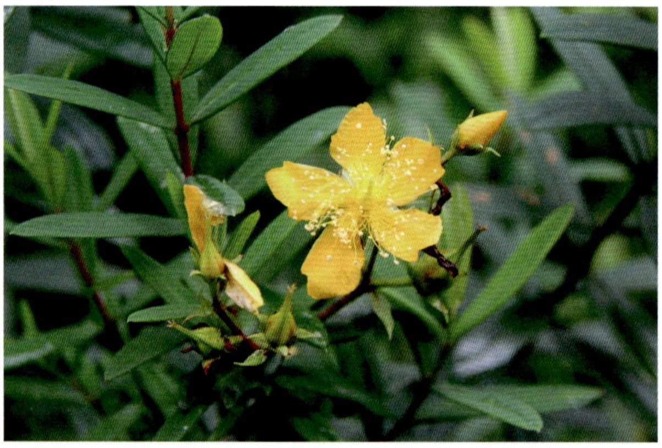

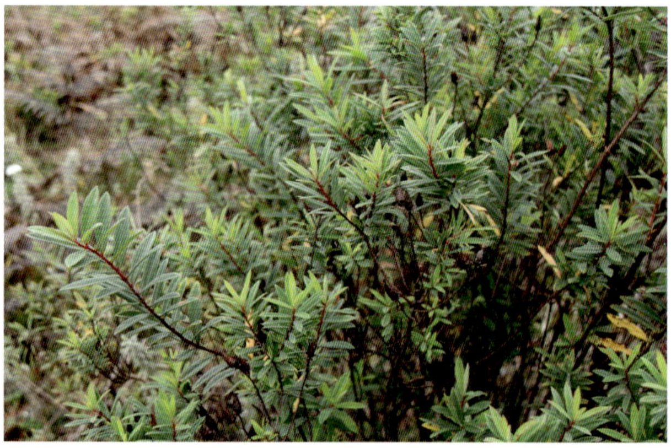

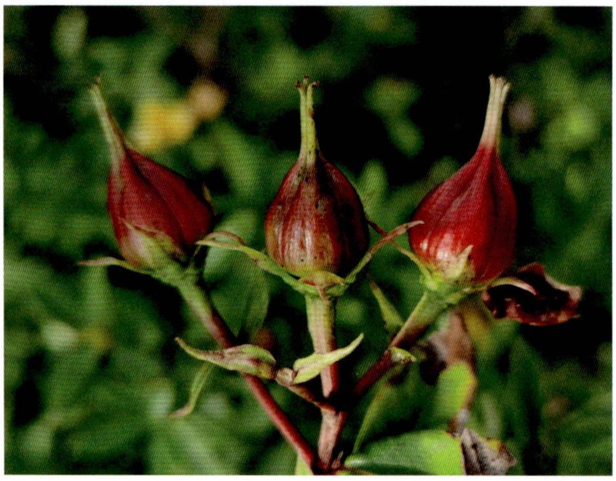

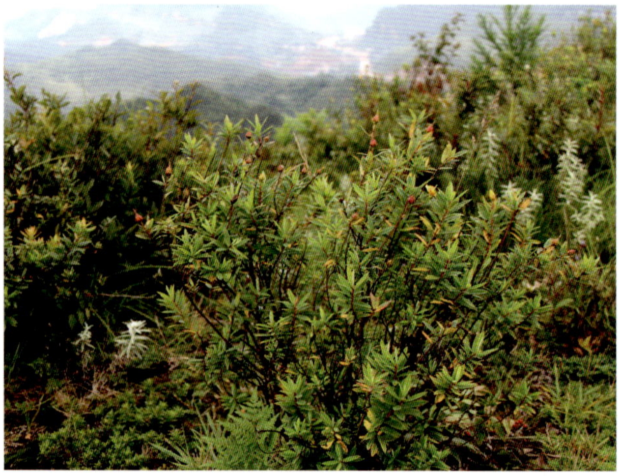

植物名称：黄海棠 *Hypericum ascyron* Linnaeus

别称：湖南连翘

植物形态：多年生草本，高0.5 ~ 1.3 m。茎直立或在基部上升，单一或数茎丛生，茎及枝条幼时具4条纵棱。叶坚纸质，无柄，披针形、长圆状披针形，先端渐尖、锐尖或钝形，基部楔形或心形，抱茎，全缘。花序具1 ~ 35朵花，顶生，近伞房状至狭圆锥状；萼片卵形、披针形至椭圆形或长圆形；花瓣金黄色，倒披针形，宿存；雄蕊多数，5束，每束有雄蕊约30枚。蒴果卵珠形或卵珠状三角形，棕褐色。种子棕色或黄褐色，圆柱形，微弯。

生境及分布：生于山坡林缘、草丛中或路旁向阳地。分布于沿河、德江、印江、松桃、金沙、镇宁、兴义、安龙、册亨、独山、修文、开阳、龙里等地。

采收加工：7—8月果实成熟时割取，用热水泡过，晒干。

功能与主治：地上部分入药，凉血止血，活血调经，清热解毒。主治血热所致的吐血，咯血，血尿，便血，跌打损伤，月经不调，肝炎，痢疾。

附注：该种是贵州侗族常用药物，分布区域广，资源量大，可加以开发利用。

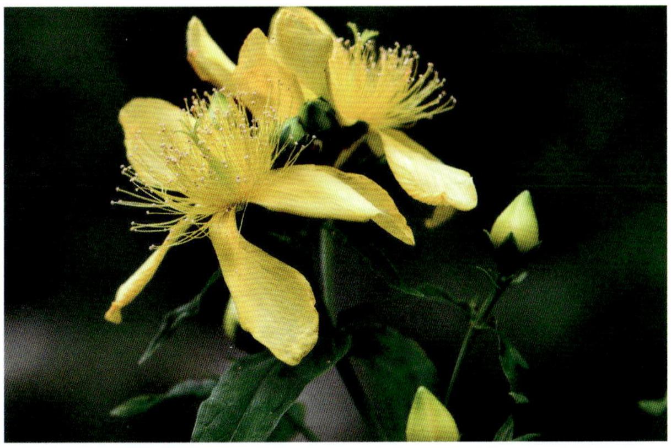
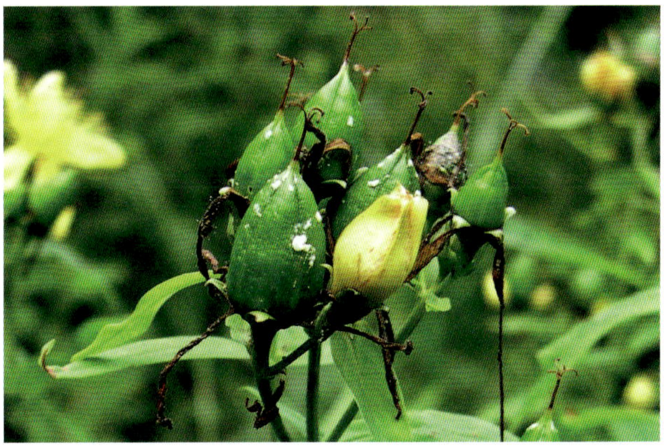
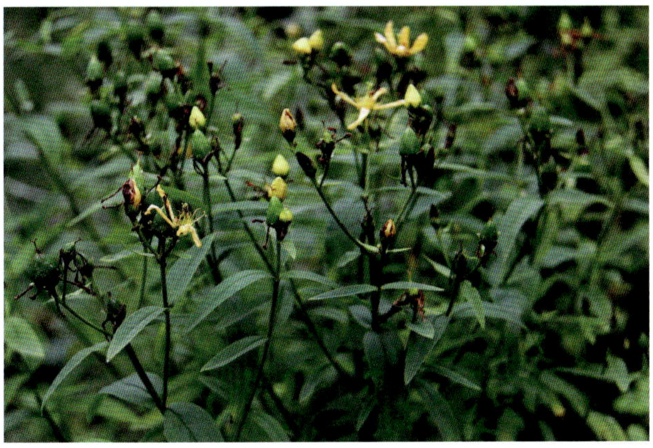
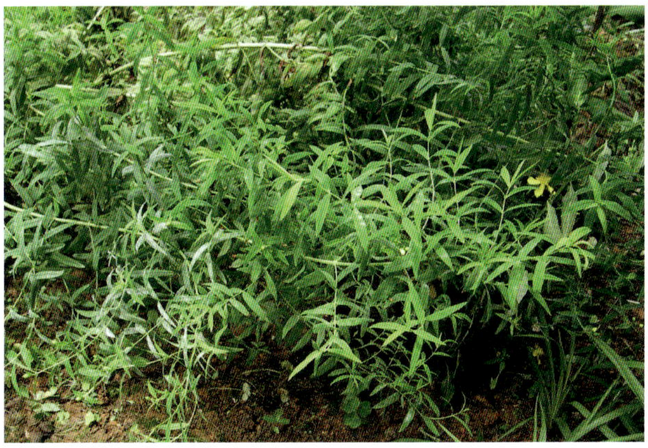

植物名称：无柄金丝桃 *Hypericum augustinii* N. Robson

别称：黄香棵

植物形态：灌木，高约1 m。茎无或有少数侧枝，幼时具4条纵线棱及两侧压扁；皮层红褐色。叶对生，长圆状披针形或长圆状卵形至宽卵形；叶腺体长线状及点状；无柄或下部（偶有除最上部叶外全部叶）具长约1.5 mm的扁平叶柄。花序通常具花（1~）3~13朵，近伞房状；主茎上的苞片宽卵形；花直径4～6.6 cm，星状至近杯状；花蕾宽卵珠形，先端钝形；花瓣暗金黄色至亮金黄色，无红晕，开张或略内弯，倒卵形，无腺体；雄蕊5束，每束有雄蕊60～70枚，花药金黄色。蒴果宽卵珠形。种子深红褐色，表面有浅的线状网纹。

生境及分布：生于海拔2000 m以下的山坡、草地及灌丛中。分布于威宁、兴仁、兴义、册亨、安龙、罗甸等地。

采收加工：全株全年均可采收，洗净，晒干。果实秋季成熟时采收，鲜用或晒干。

功能与主治：全株入药，清热解毒，散瘀止痛，祛风湿；主治肝炎，急性咽喉炎，疥疮肿毒，跌打损伤，风湿腰痛。果实入药，润肺止咳；主治虚热咳嗽，百日咳。

附注：该种是贵州侗族常用药物，分布区域广，产藏量大，可加以开发利用。

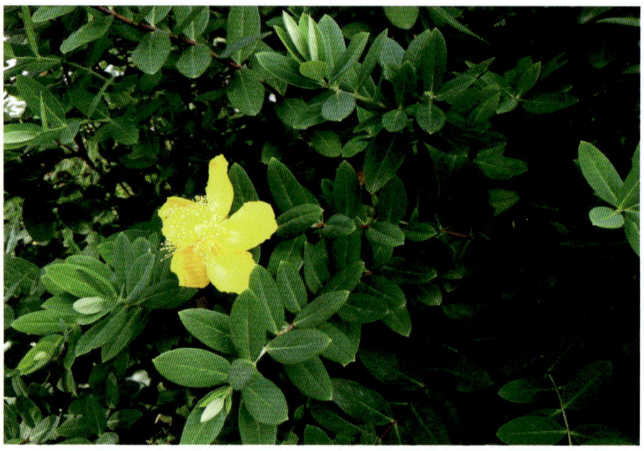
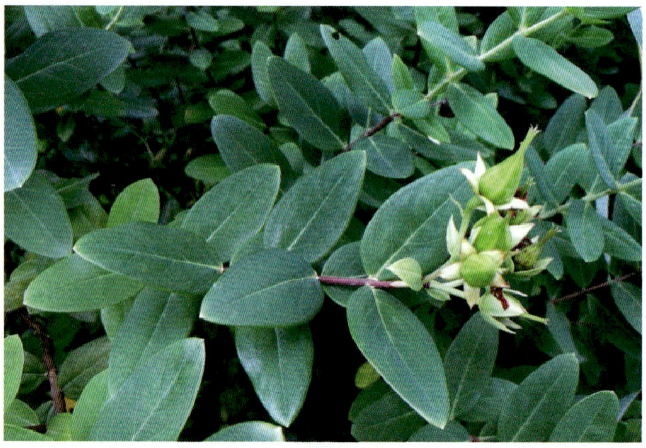
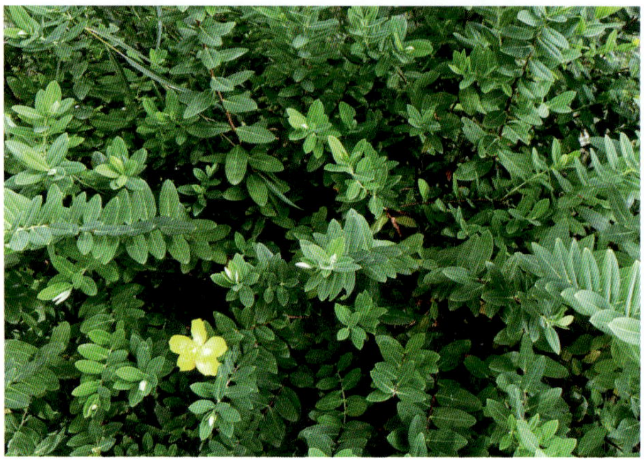
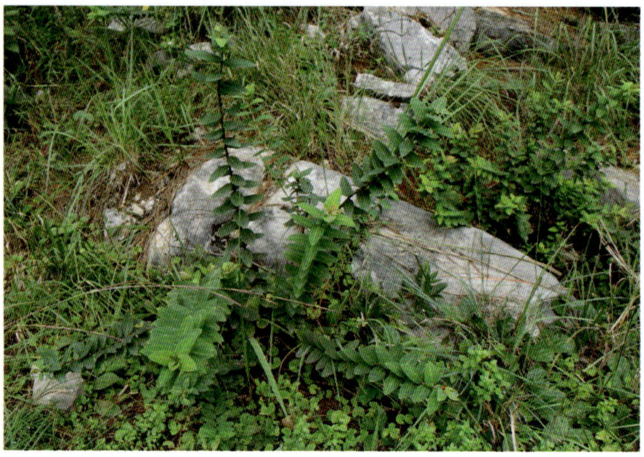

植物名称：栽秧花 *Hypericum beanii* N. Robson

别称：黄花香

植物形态：灌木，高0.6 ~ 2 m。丛状，有直立或拱弯的枝条；茎红色至橙色，初时具4条棱且两侧压扁，最后呈圆柱形。叶坚纸质至近革质，狭椭圆形、长圆状披针形至披针形或卵状披针形，长2.5 ~ 6.5 cm，宽1 ~ 3.5 cm，先端锐尖或具小尖突至钝形，有时圆形，基部楔形至圆形。花序具1 ~ 14朵花，自茎顶端第一节生出，近伞房状；花瓣金黄色，无红晕，开张至较深的内弯，长圆状倒卵形至近圆形；雄蕊5束，每束有雄蕊40 ~ 55枚。蒴果狭卵珠状圆锥形至卵珠形。种子深红褐色至深紫褐色，狭圆柱形。

生境及分布：生于海拔2000 m以上的山坡林缘或灌丛中。分布于贞丰、安龙、水城等地。

采收加工：全年均可采收，晒干。

功能与主治：根、芽、叶入药，清肝利湿，解毒散瘀。主治肝炎。

附注：该种分布区域狭窄，野生资源量小，应加以保护。

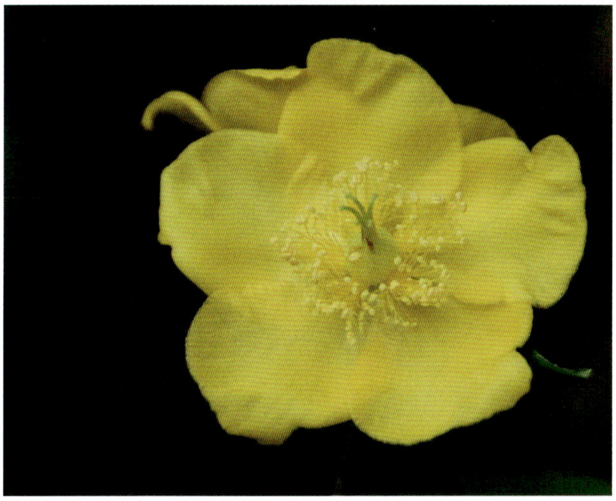

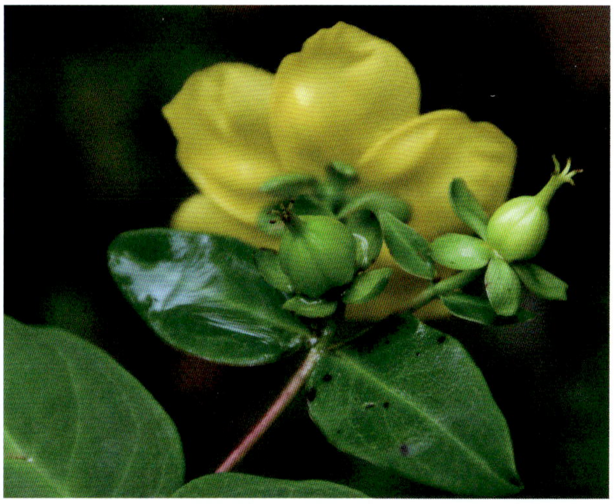

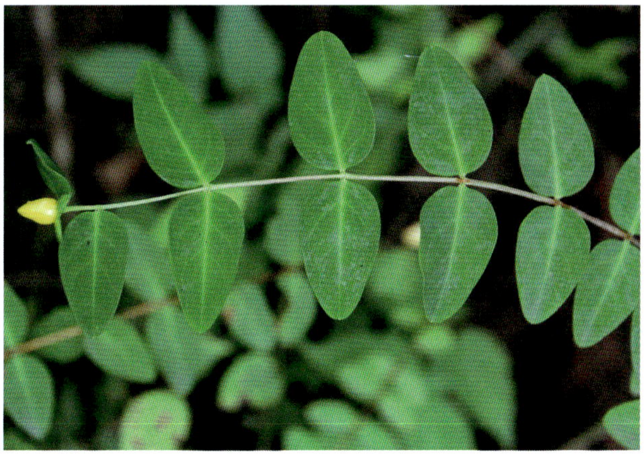

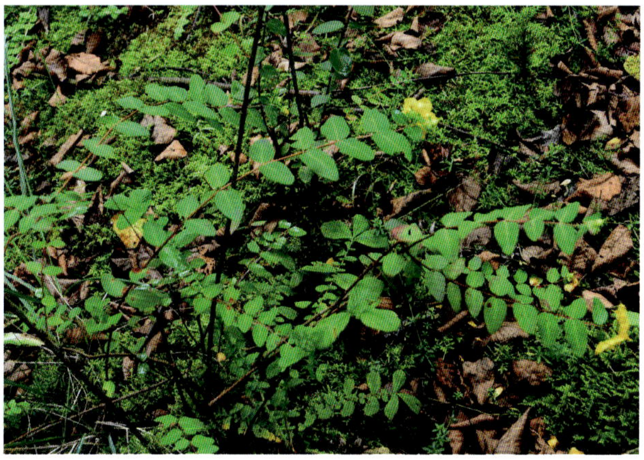

植物名称：小连翘 *Hypericum erectum* Thunberg

别称：小过路草、排草

植物形态：多年生草本，高0.3～0.7 m。茎单一，直立或上升，通常不分枝，有时上部分枝，圆柱形，无毛，无腺点。叶长椭圆形至长卵形，长1.5～5 cm，宽0.8～1.3 cm，先端钝，基部心形，抱茎，全缘。花序顶生，多花，伞房状聚伞花序，常具腋生花枝；小苞片与叶同形；花瓣黄色；雄蕊3束，每束有雄蕊8～10枚，宿存。蒴果卵珠形，具纵向条纹。种子绿褐色，圆柱形。

生境及分布：生于山坡路边草丛中或山野较湿润处。分布于梵净山及贵阳等地。

采收加工：夏季、秋季采收，鲜用或晒干。

功能与主治：全草入药，止血，调经，散瘀止痛，解毒消肿。主治吐血，崩漏，月经不调，跌打损伤，风湿关节痛，疥疮肿毒。

附注：该种分布区域狭窄，野生资源量小，应加以保护。

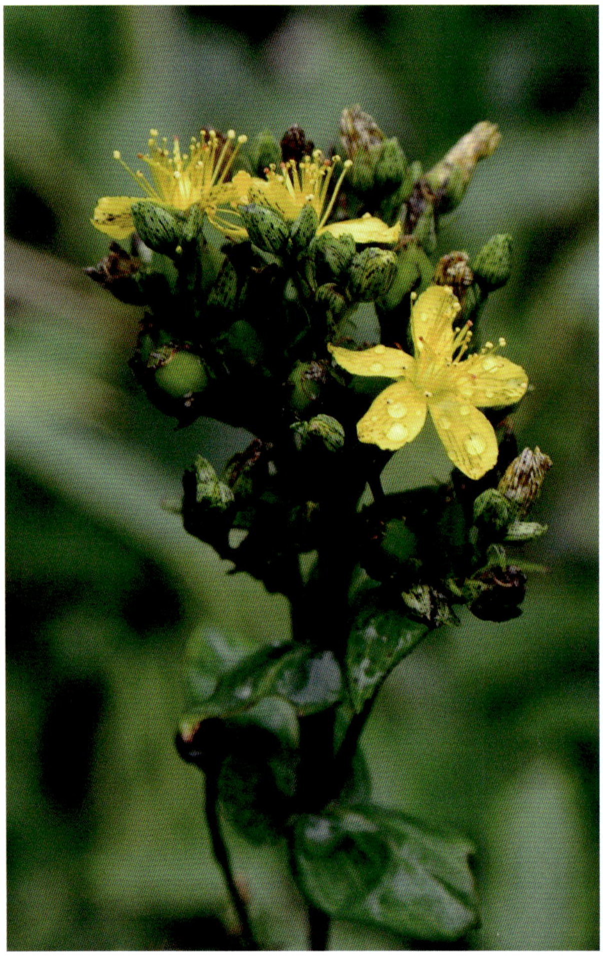

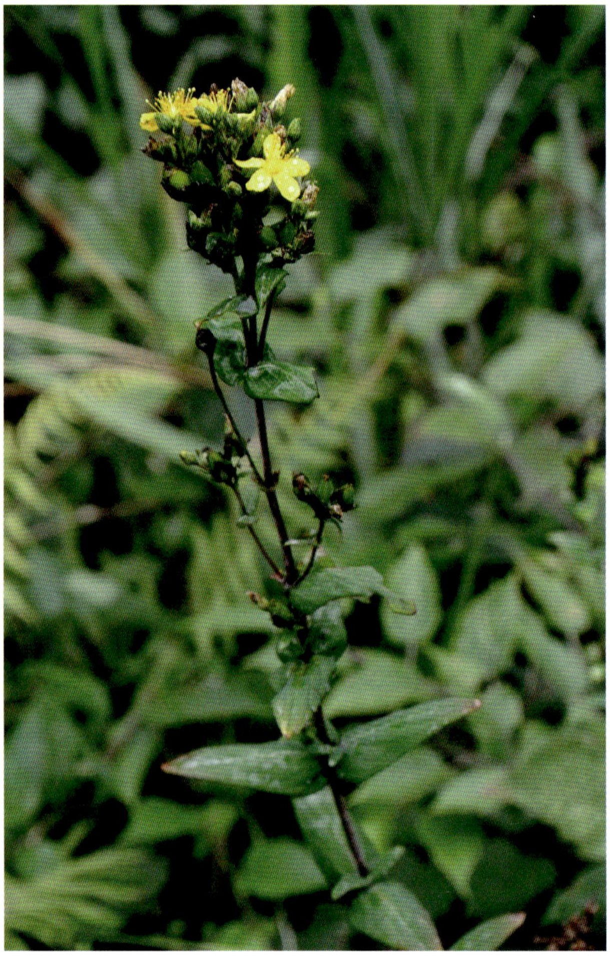

植物名称：扬子小连翘 *Hypericum faberi* R. Keller

别称：鼻蠡药

植物形态：多年生草本，高0.2 ~ 0.8 m。茎弓状或匍匐状上升，圆柱形，多分枝。叶卵状长圆形至长圆形，长1 ~ 2.5 cm，宽0.6 ~ 0.8 cm，先端钝形或锐尖，基部宽楔形至圆形，全缘。蝎尾状二歧聚伞花序生于茎及分枝顶端，具5 ~ 7朵花；苞片及小苞片线形或线状披针形；萼片倒卵状长圆形；花瓣黄色，倒卵状长圆形；雄蕊3束，每束有雄蕊7 ~ 8枚；花丝与花瓣近等长。蒴果卵珠形，成熟时褐色，具纵腺条纹。种子黄褐色，圆柱形，两侧无龙骨状突起，顶端无附属物，表面有不明显的细蜂窝纹。

生境及分布：生于山坡草地、灌丛中、路旁或田埂等。分布于梵净山及麻江、水城、兴义、绥阳、桐梓、龙里，以及贵阳等地。

采收加工：夏季、秋季采收，鲜用或晒干。

功能与主治：全草入药，凉血止血，消肿止痛。主治风热感冒，风湿疼痛，跌打损伤，内伤出血。

附注：该种分布区域较广，资源量大，可加以开发利用。

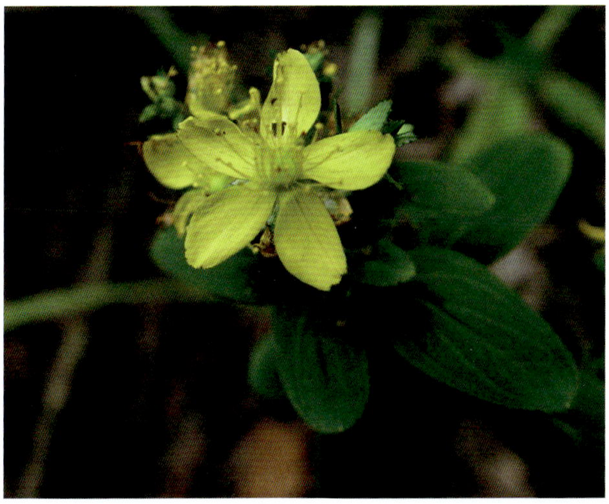
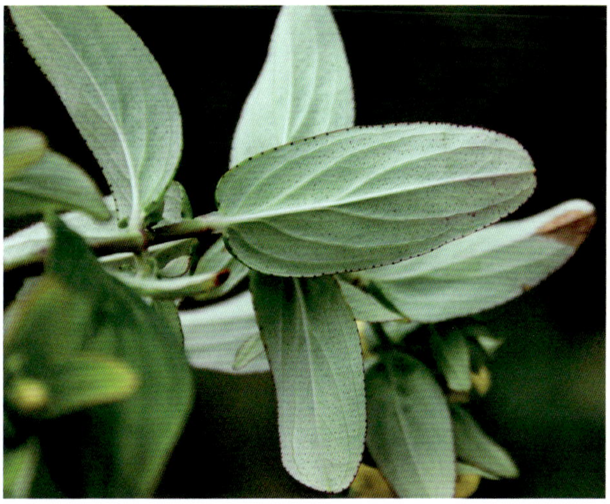
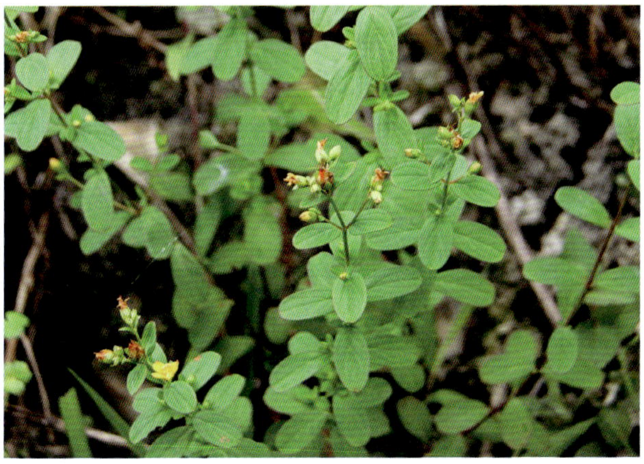
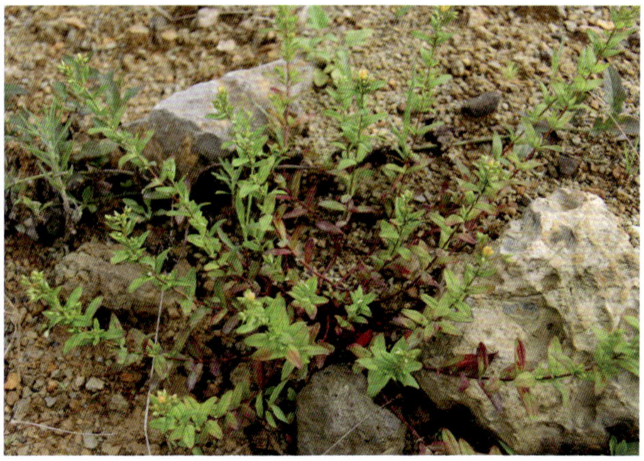

植物名称：地耳草 *Hypericum japonicum* Thunberg

别称：田基黄

植物形态：一年生或多年生草本，高2～45 cm。茎单一或簇生，直立、外倾或匍地而在基部生根，具4条纵棱，散布淡色腺点。叶通常卵形、卵状三角形至长圆形或椭圆形，长0.2～1.8 cm，宽0.1～1 cm，先端近锐尖至圆形，基部心形，抱茎，偶有截形。花序具1～30朵花，二歧状或单歧状，有侧生的小花枝或无；花瓣白色、淡黄色至橙黄色，椭圆形或长圆形；雄蕊5～30枚，不成束。蒴果短圆柱形至球形，无腺条纹。种子淡黄色，圆柱形，两端锐尖，无龙骨状突起和顶端的附属物，表面有细蜂窝纹。

生境及分布：生于海拔300～2900 m的山坡或田野较湿润处。分布于贵州各地。

采收加工：春季、夏季开花时采收，鲜用或晒干。

功能与主治：全草入药，清热解毒，利湿，散瘀消肿，止痛。主治湿热黄疸，泄泻，疮痈肿毒，跌打损伤，目赤肿痛。

附注：该种为《贵州省中药材民族药材质量标准》收载品种，是贵州仡佬族、苗族、侗族常用药物，产藏量较大，可加以开发利用。

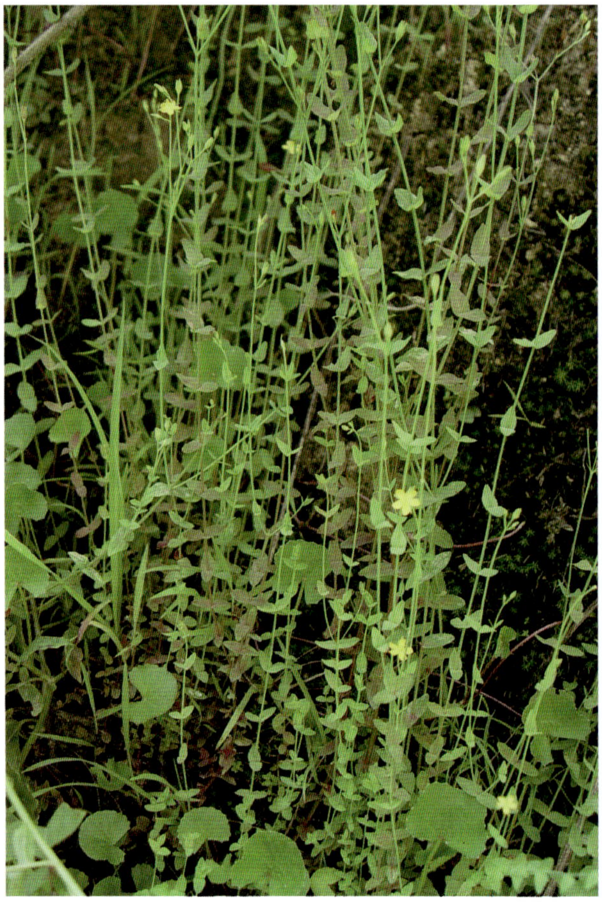
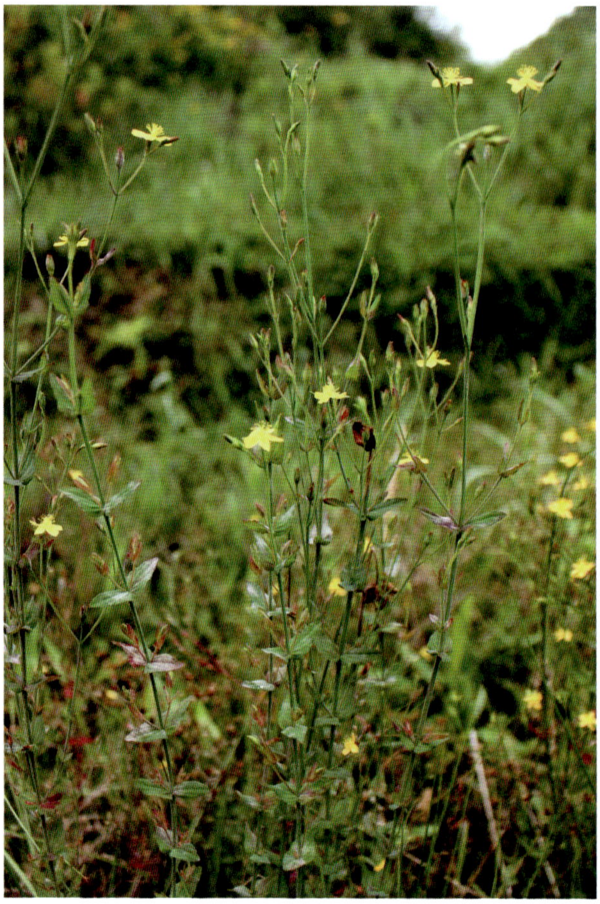

植物名称：贵州金丝桃 *Hypericum kouytchense* H. Léveillé

别称：水香柴、香花条

植物形态：灌木，高1～1.8 m。有弯曲或下垂的枝条；茎红色，幼时具4条纵棱，渐变成2条纵棱，最后呈圆柱形；皮层红褐色。叶椭圆形、披针形至卵形或三角状卵形，长2～5.8 cm，宽0.6～3 cm，先端锐尖至钝形，偶为圆形，基部楔形或近狭形至圆形。花序具1～7(~11)朵花，自茎顶端第一节或第二节生出，近伞房状；花瓣亮金黄色，无红晕，开张或下弯，倒卵状长圆形至倒卵形；雄蕊5束，每束有雄蕊35～50枚。蒴果狭卵珠形至卵珠形，成熟时红色。种子深紫褐色，狭圆柱形，有狭翅。

生境及分布：生于海拔2300 m以下的山野路旁或山地草丛中。分布于印江、江口、黄平、施秉、威宁、黔西、金沙、盘州、平坝、普安、兴义、兴仁、册亨、望谟、安龙、瓮安、息烽、清镇、开阳等地。

采收加工：根夏季采挖，鲜用或晒干。果实秋季成熟时采收，晒干。

功能与主治：根、果实入药，清热利湿，活血止痛。主治黄疸，痢疾，月经不调，小儿疳积，跌打损伤。

附注：该种是贵州侗族常用药物，分布区域广，产藏量大，可加以开发利用。

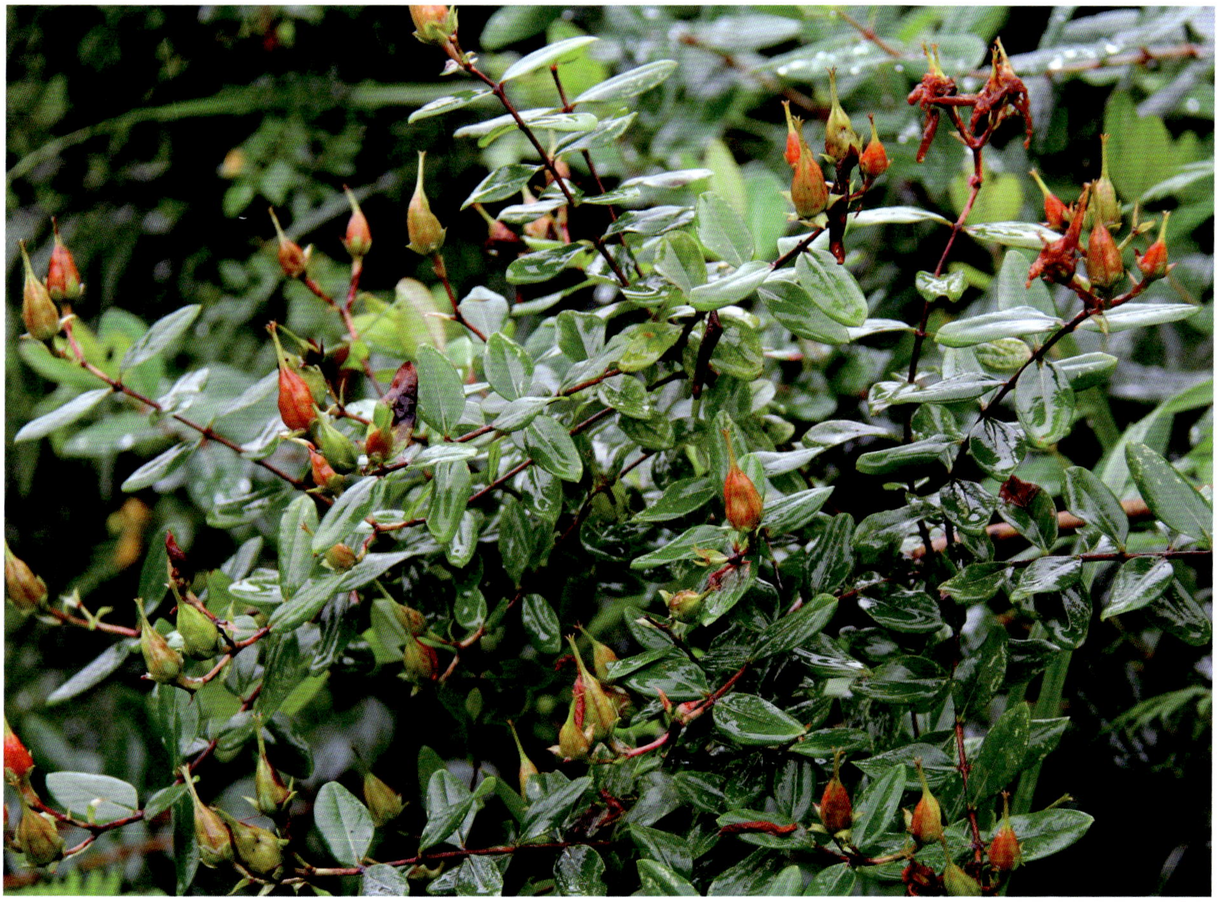

植物名称：纤枝金丝桃 *Hypericum lagarocladum* N. Robson

植物形态：灌木，高0.5～1.5 m。枝条较为纤细。茎橙色，具4条纵棱；皮层紫褐色。叶狭椭圆形、披针状椭圆形或长圆状椭圆形。花序具1～3朵花，自茎顶端第一节生出；花直径3～4.5 cm，近星状至浅杯状；花蕾宽（或稀狭）卵珠形；花瓣金黄色，略浅内弯，倒卵形；雄蕊5束，每束有雄蕊40～45枚；花药黄色。蒴果卵珠状圆锥形至圆锥形，长约1.2 cm，宽约0.8 cm。种子紫褐色，有浅的龙骨状突起和浅的线状网纹。

生境及分布：生于海拔900～2500 m的山谷、山坡、沟边灌丛中。分布于黔南地区。

采收加工：夏季采收，洗净，晒干。

功能与主治：全株入药，清热利湿，疏肝通络，祛瘀止痛，解毒。主治肝炎，感冒，筋骨疼痛，跌打损伤。

附注：该种分布区域广，产藏量较大，可加以开发利用。

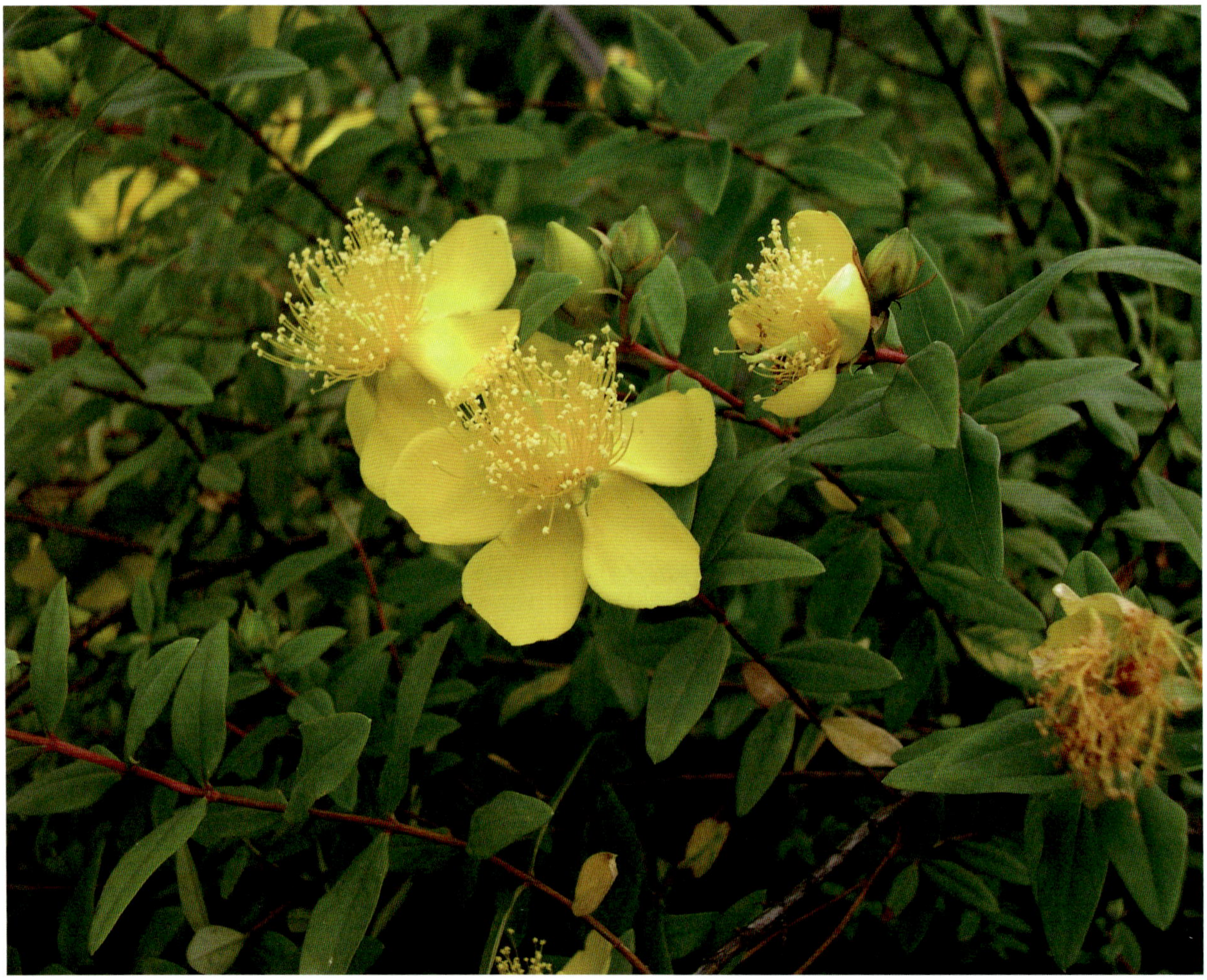

植物名称：金丝桃 *Hypericum monogynum* Linnaeus

植物形态：灌木，高0.5 ~ 1.3 m。丛状或有疏生的开张枝条；茎红色，幼时具2(~4)条纵棱及两侧压扁，后变为圆柱形；皮层橙褐色。叶对生，倒披针形或椭圆形至长圆形，长2 ~ 11.2 cm，宽1 ~ 4.1 cm，先端锐尖至圆形。花序具1 ~ 15(~30)朵花，自茎顶端第一节生出，近伞房状；花瓣金黄色，无红晕，开张，三角状倒卵形；雄蕊5束，每束有雄蕊25 ~ 35枚。蒴果宽卵珠形，稀为卵珠状圆锥形至近球形。种子深红褐色，圆柱形，有狭的龙骨状突起，有浅的线状蜂窝纹。果期8—9月。

生境及分布：生于海拔1300 m以下的山麓、路边或沟旁。分布于榕江、金沙、平塘、独山、荔波、习水、开阳、清镇、修文等地。

采收加工：全株全年均可采收，洗净晒干。果实秋季成熟时采收，鲜用或晒干。

功能与主治：全株入药，清热解毒，散瘀止痛，祛风湿；主治肝炎，急性咽喉炎，疮痈肿毒，跌打损伤，风湿腰痛。果实入药，润肺止咳；主治虚热咳嗽，百日咳。

附注：该种常作为园林绿化植物栽培，是贵州侗族常用药物，分布区域广，产藏量较大，可加以开发利用。

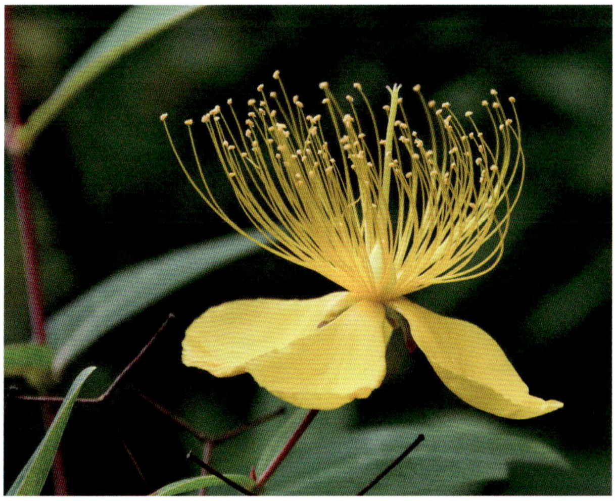
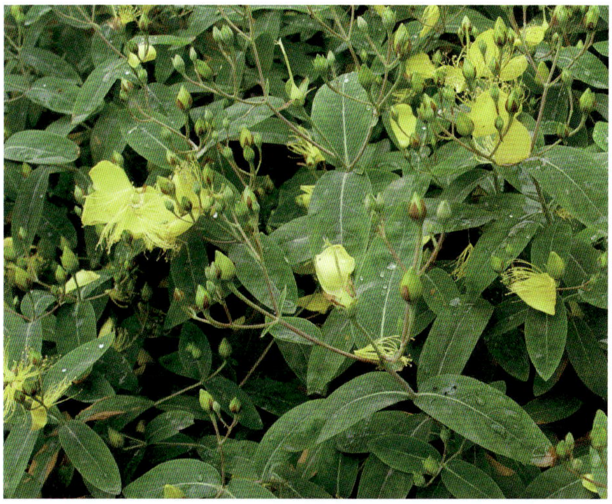
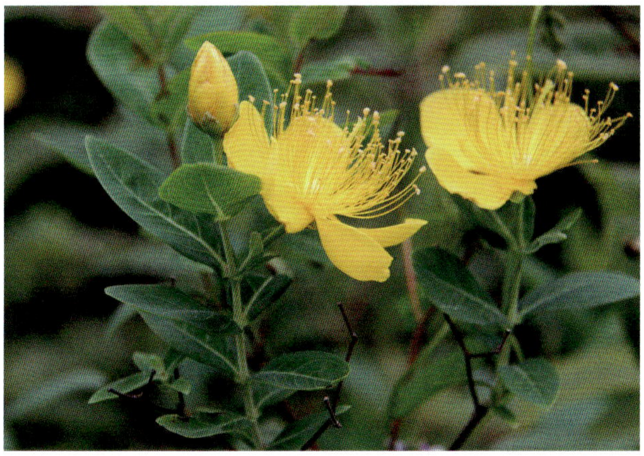
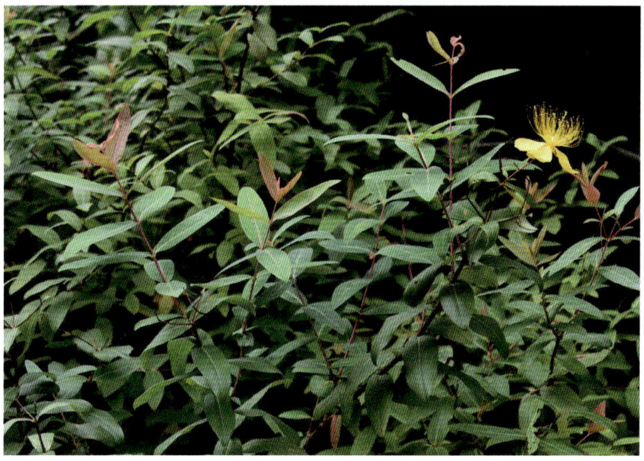

植物名称：金丝梅 *Hypericum patulum* Thunberg

别称：土连翘、大过路黄

植物形态：灌木，高0.3 ~ 1.5(~3) m。茎淡红色至橙色，幼时具4条纵棱，很快变为2条纵棱，有时呈圆柱形；皮层灰褐色。叶披针形、长圆状披针形至卵形或长圆状卵形，长1.5 ~ 6 cm，宽0.5 ~ 3 cm，先端钝形至圆形，常具小尖突，基部狭或宽楔形至短渐狭。花序具1 ~ 15朵花，自茎顶端第一节或第二节生出，伞房状；花瓣金黄色，无红晕，稍内弯，长圆状倒卵形至宽倒卵形；雄蕊5束，每束有雄蕊50 ~ 70枚。蒴果宽卵珠形。种子深褐色，稍呈圆柱形，有浅的线状蜂窝纹。

生境及分布：生于海拔2800 m以下的山坡、草地、林下、灌丛中或空旷地。分布于梵净山及松桃、兴仁、兴义、安龙、望谟、罗甸、龙里，以及遵义、毕节、贵阳等地。

采收加工：夏季采收，洗净，晒干。

功能与主治：全株入药，清热利湿，疏肝通络，祛瘀止痛，解毒。主治肝炎，感冒，筋骨疼痛，跌打损伤。

附注：该种为《贵州省中药材民族药材质量标准》收载品种，是贵州苗族、侗族常用药物，分布区域广，产藏量大，可大量开发利用。

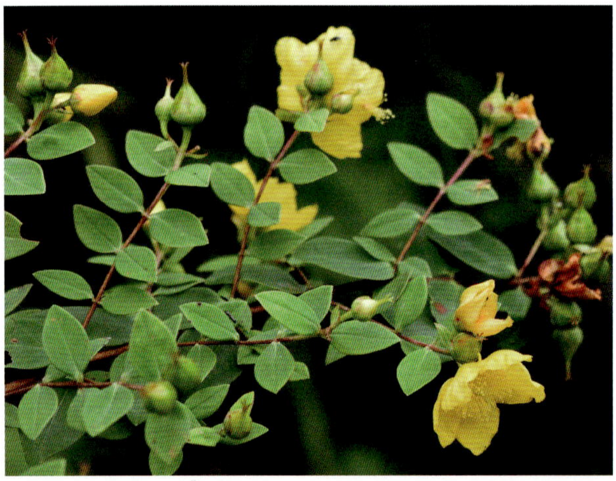

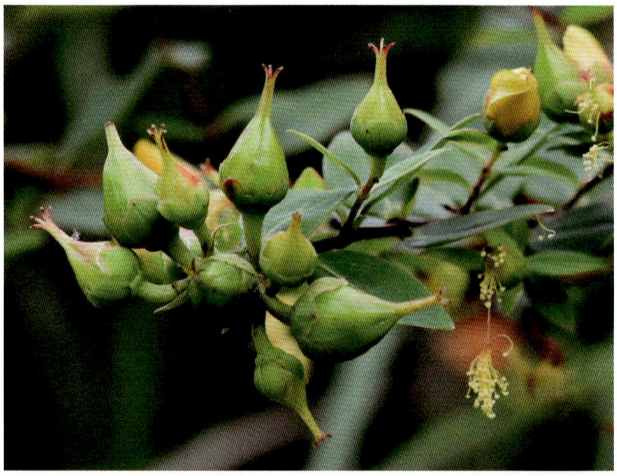

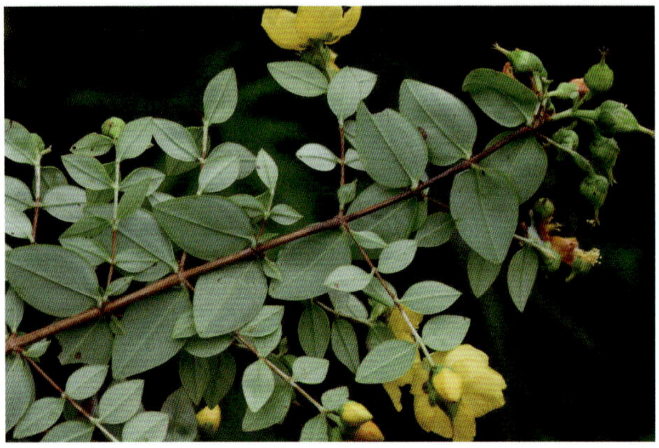

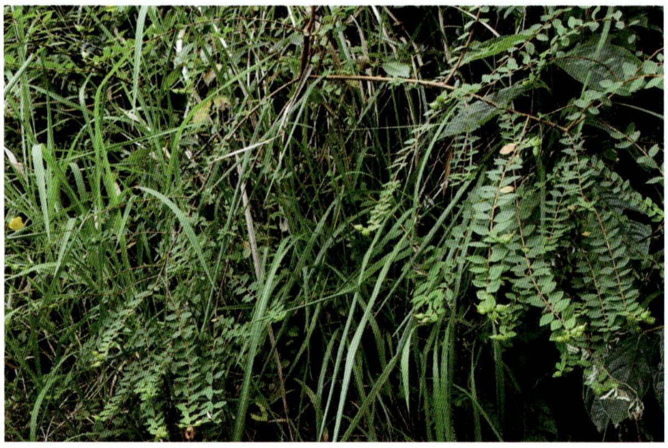

植物名称：贯叶连翘 *Hypericum perforatum* Linnaeus

别称：小种黄、小过路黄

植物形态：多年生草本，高20～60 cm。全株无毛；茎直立，多分枝，茎及分枝两侧各有1条纵棱。叶无柄，彼此靠近密集，椭圆形至线形，长1～2 cm，宽0.3～0.7 cm，先端钝形，基部近心形而抱茎，全缘，下面白绿色，散布淡色或黑色腺点。二歧聚伞花序具5～7朵花，生于茎及分枝顶端，多个再组成顶生圆锥花序；萼片长圆形或披针形，长3～4 mm，宽1～1.2 mm，先端渐尖至锐尖，边缘有黑色腺点；花瓣黄色，长圆形或长圆状椭圆形，两侧不对称，长约1.2 mm，宽约0.5 mm，边缘及上部常有黑色腺点；雄蕊多数，3束，每束有雄蕊约15枚；花丝长短不一，长达8 mm；花药黄色，具黑色腺点；子房卵珠形，长约3 mm；花柱3枚，长约4.5 mm。蒴果长圆状卵珠形，长约5 mm，宽约3 mm。种子黑褐色，圆柱形，长约1 mm，具纵棱。花期7—8月，果期9—10月。

生境及分布：生于海拔500～2000 m的山坡路旁或杂草丛中。贵州大部分地区有分布。

采收加工：7—10月采收，洗净，晒干。

功能与主治：全草入药，收敛止血，调经通乳，清热解毒，利湿。主治咯血，吐血，崩漏，月经不调，黄疸，咽喉疼痛，疮痈肿毒。

附注：该种为《中华人民共和国药典》收载品种，是贵州布依族常用药物，分布区域广，产藏量大，可大量开发利用。

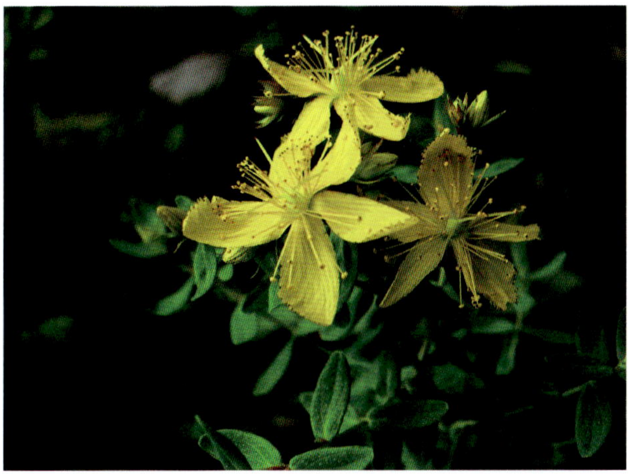
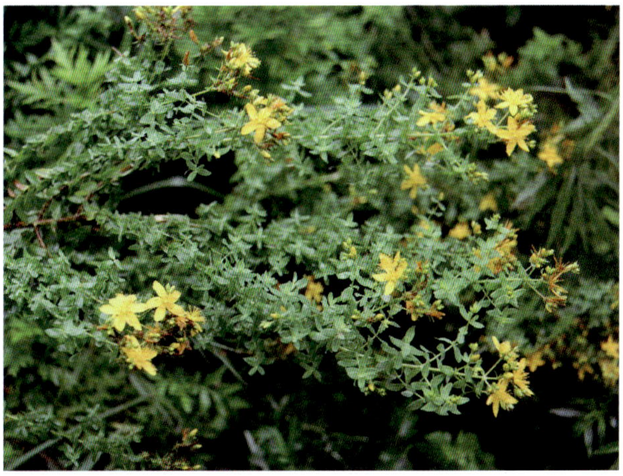
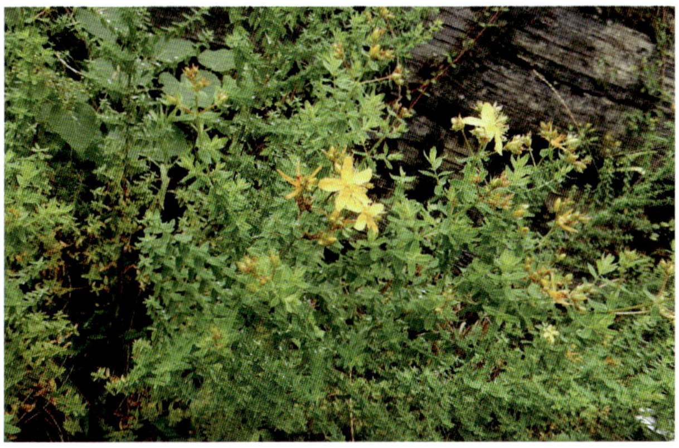
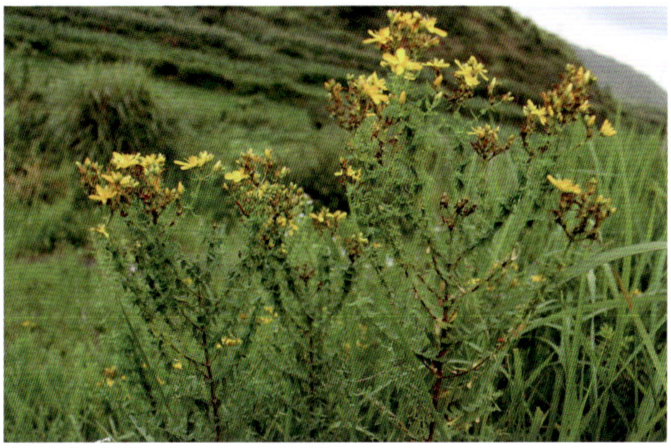

植物名称：元宝草 *Hypericum sampsonii* Hance

别称：对叶草、对月莲

植物形态：多年生草本，高0.2～0.8 m。全株无毛；茎单一或少数，圆柱形，无腺点，上部分枝。叶对生，无柄，基部完全合生为一体且茎贯穿其中心，披针形至长圆形或倒披针形，先端钝形或圆形，基部较宽，全缘，坚纸质。花序顶生，具多朵花，伞房状；花瓣淡黄色，椭圆状长圆形；雄蕊3束，每束具雄蕊10～14枚，宿存。蒴果宽卵珠形至或卵珠状圆锥形，表面散布有卵珠状黄褐色囊状腺体。种子黄褐色，长卵柱形，两侧无龙骨状突起，表面有明显的细蜂窝纹。

生境及分布：生于海拔1200 m以下的山坡草丛中、旷野路旁或沟边湿处。分布于印江、德江、松桃、凯里、黄平、榕江、黎平、册亨、兴义、安龙、罗甸、平塘、独山、习水、息烽、清镇、修文等地。

采收加工：夏季、秋季采收，洗净，鲜用或晒干。

功能与主治：全草入药，凉血止血，清热解毒，活血调经，祛风通络。主治血淋，肠炎，痢疾，月经不调，跌打损伤，风湿痹痛。

附注：该种为《贵州省中药材民族药材质量标准》收载品种，是贵州仡佬族、苗族、侗族常用药物，分布区域广，有一定资源量，可加以开发利用。

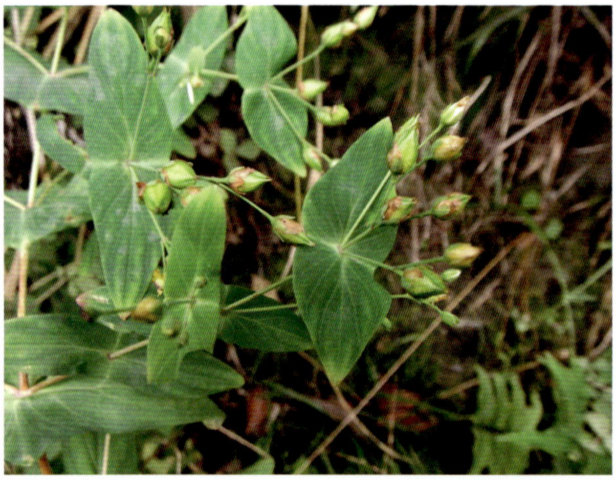
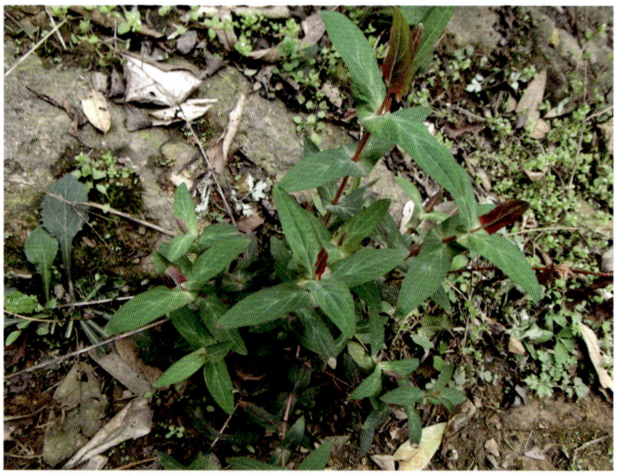
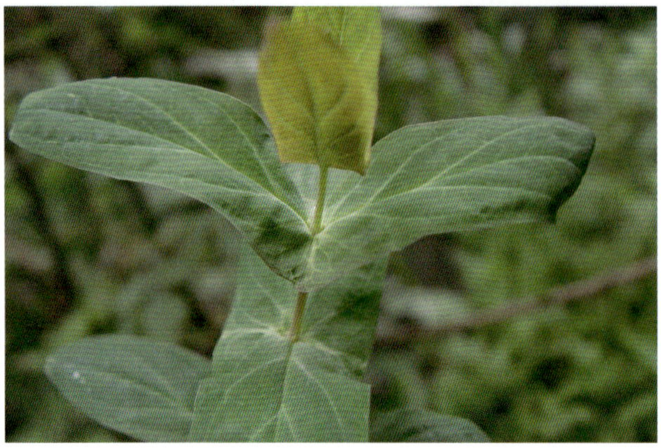
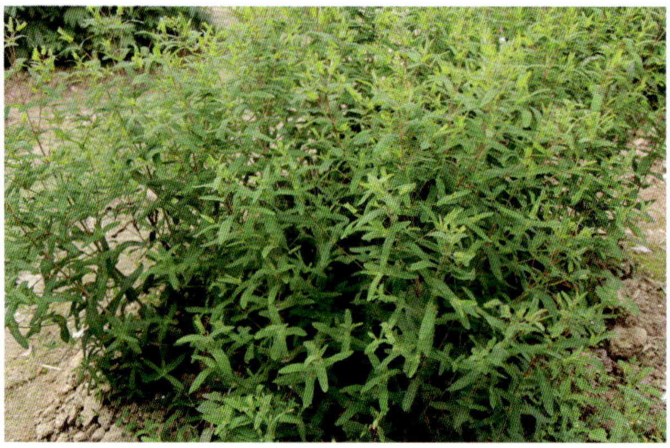

植物名称：密腺小连翘 *Hypericum seniawinii* Maximowicz

植物形态：多年生草本，高(15 ~)30 ~ 60 cm。全株无毛；茎直立，圆柱形，多分枝。叶近无柄，长圆状披针形至长圆形，长(1.5 ~)2 ~ 5 cm，宽0.6 ~ 1.3 cm，先端钝形，基部浅心形且略抱茎，全缘，坚纸质。多花三歧聚伞花序生于茎及枝顶；花瓣狭长圆形，上部及边缘疏布黑色腺点；雄蕊3束，每束有雄蕊8 ~ 10枚。蒴果卵珠形，成熟时褐色，外面密布腺条纹。种子圆柱形，表面有细蜂窝纹。

生境及分布：生于海拔800 ~ 1800 m的山坡草地、林缘或疏林中。分布于雷山、平塘、清镇等地。

采收加工：夏季采收，洗净，晒干。

功能与主治：全草入药，收敛止血，镇痛。主治久痢，痔疮出血，外伤出血，风湿关节痛。

附注：该种分布区域狭窄，产藏量较小，应该加以保护。

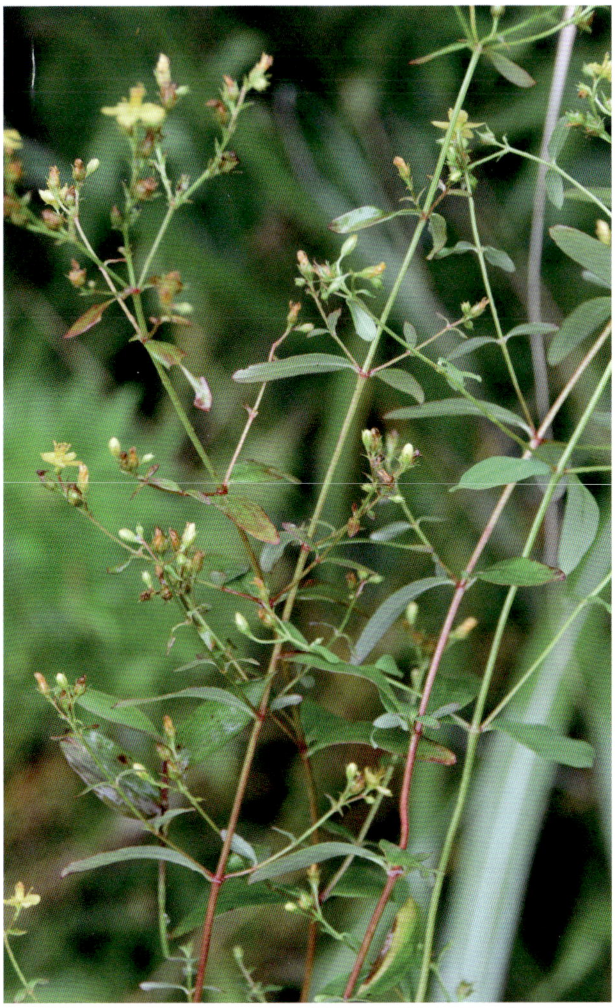

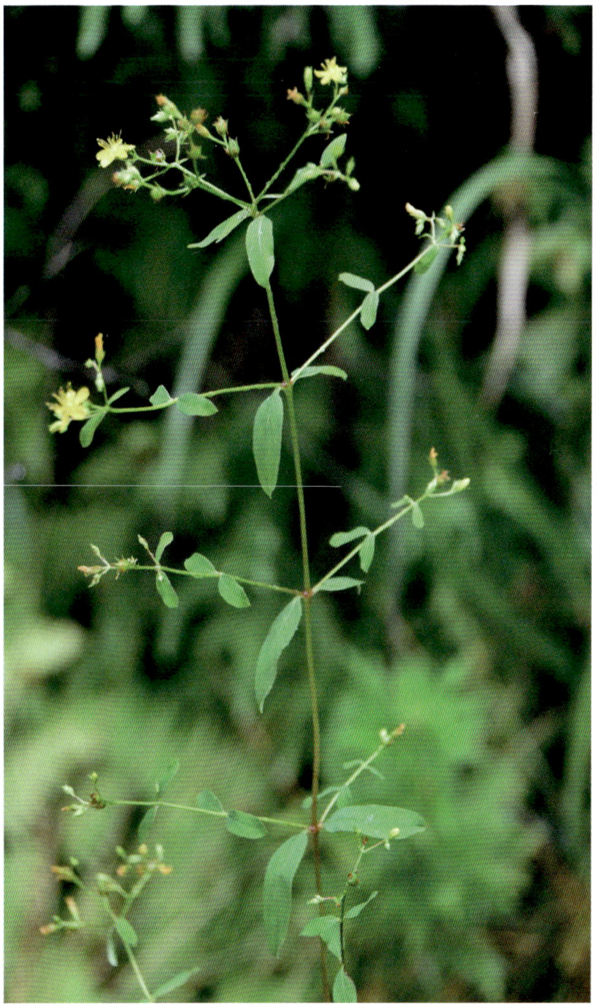

植物名称：星萼金丝桃 *Hypericum stellatum* N. Robson

别称：鸡蛋黄

植物形态：灌木，高1～2.5 m。茎橙红色；皮层红褐色。叶长圆状披针形或披针形至狭卵形，上面密生腺体，腺体点状和短条纹状。花序具1～14朵花；苞片狭披针形，凋落；花直径2.5～4 cm，星状；花蕾呈宽卵珠形，先端具小尖突至短渐尖；花瓣金黄色，有时有红晕；雄蕊5束，每束有雄蕊30～55枚，长约为花瓣长的3/5；花药金黄色；子房卵珠状圆锥形至卵珠形。蒴果卵珠形。种子深红褐色，狭圆柱形，无龙骨状突起，有浅而稀疏的网纹。

生境及分布：生于海拔500～1200 m的阳处石缝、灌丛中及路旁。分布于习水等地。

采收加工：夏季采收，洗净，晒干。

功能与主治：全株入药，清热利湿，疏肝通络，祛瘀止痛，解毒。主治肝炎，感冒，筋骨疼痛，跌打损伤。

附注：该种分布区域狭窄，产藏量小，应加以保护。

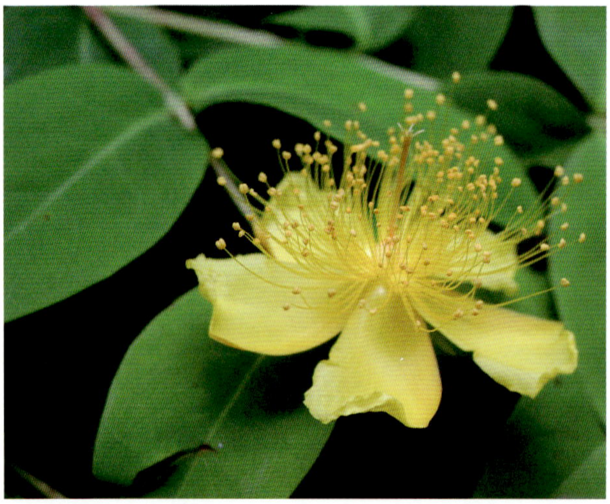
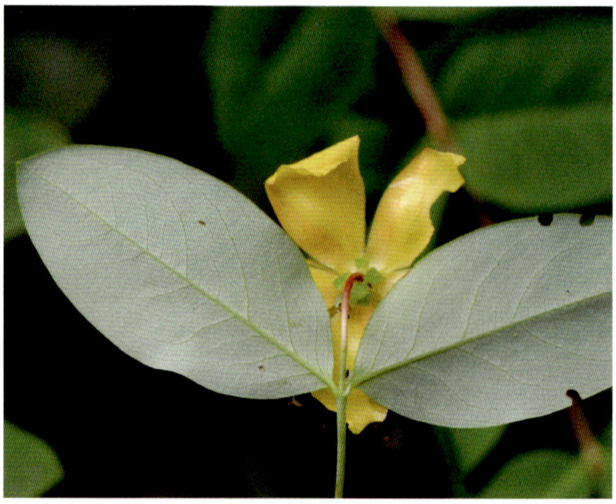
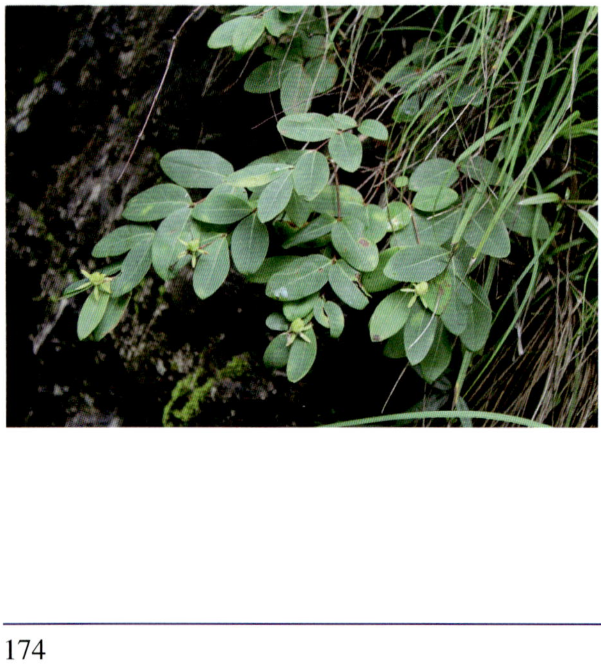
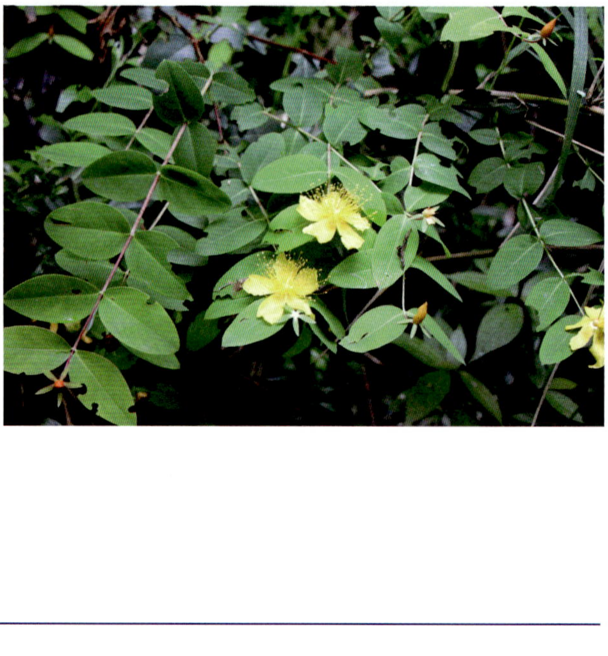

植物名称：匙萼金丝桃 *Hypericum uralum* Buchanan-Hamilton ex D. Don

别称：芒种花

植物形态：灌木，高0.3～2 m。茎红色，直立而拱弯，具多枚叶，幼时具4条纵棱，并且两侧明显压扁，最后具2条纵线棱。叶披针形或卵形，长1～4 cm，宽0.4～2.4 cm，先端锐尖至圆形，具小尖突，基部狭楔形，偶为宽楔形，坚纸质。花序具1～3(~10)朵花，自茎顶端第一节或第二节生出，近伞房状；花瓣金黄色至深黄色，无红晕，内弯，宽倒卵形至近圆形；雄蕊5束，每束有雄蕊40～60枚。蒴果近球形至圆球形。种子深褐色，圆柱状椭圆形，有浅的线状蜂窝纹。

生境及分布：生于海拔1800 m以上的山坡草地、林缘或路旁灌丛中。分布于普安、兴义等地。

采收加工：夏季采收，洗净，晒干。

功能与主治：全株入药，清热解毒，利尿，散瘀。主治肝炎，感冒，痢疾，淋证，疝气，筋骨疼痛，牙痛，鼻衄，黄水疮，跌打损伤。

附注：该种分布区域狭窄，产藏量较小，应该加以保护。

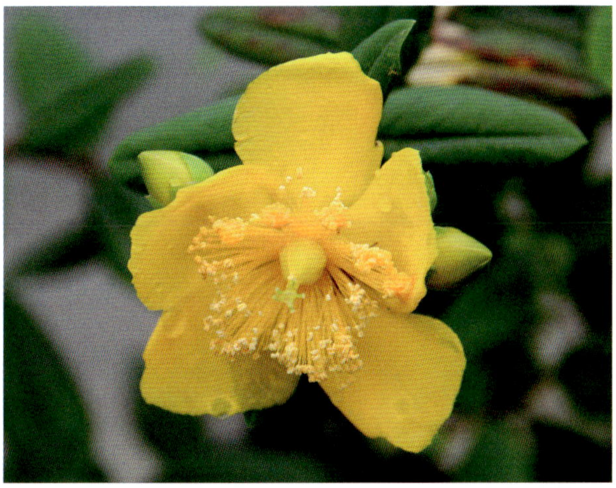

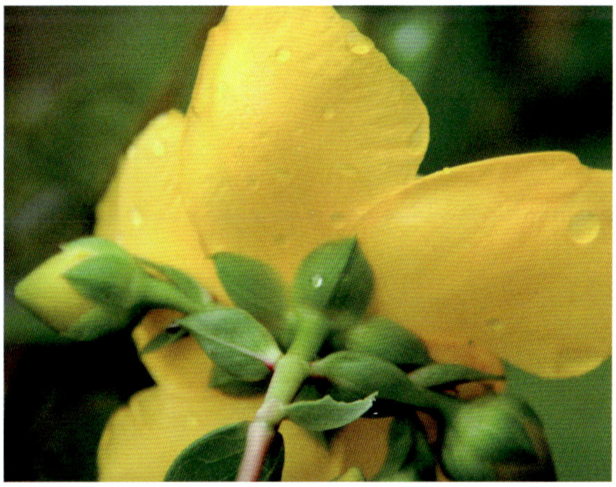

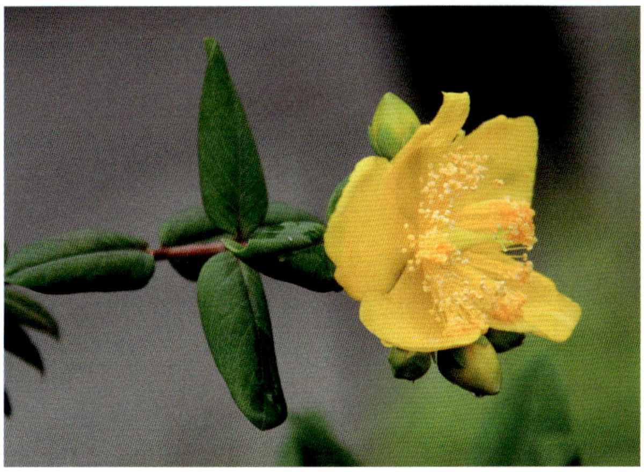

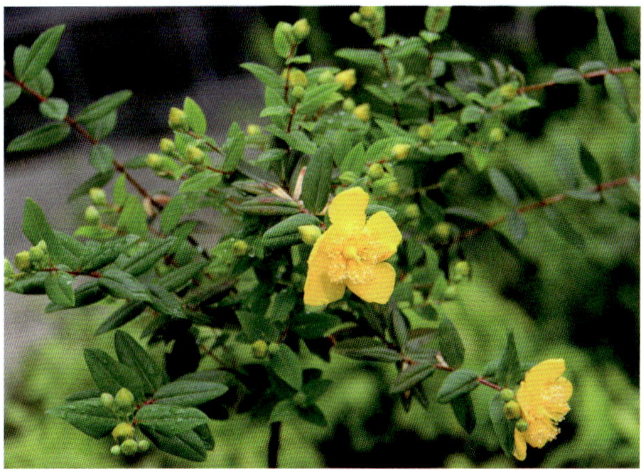

植物名称：遍地金 *Hypericum wightianum* Wallich ex Wight et Arnott

别称：滇金丝桃

植物形态：一年生草本，高13～35 cm。根状茎短而横走，有多数黄棕色的纤维状须根；茎披散或直立，绿色或白绿色，圆柱形但具不明显的纵线棱，无毛；侧生小枝无或生长不规则。叶卵形或宽椭圆形，长1～2.5 cm，宽0.5～1.5 cm，先端浑圆，基部略呈心形，抱茎，边缘常有具柄的黑色腺毛，全缘。花序顶生，为二歧状聚伞花序，具多朵花；花瓣黄色，椭圆状卵形；雄蕊多数，3束，每束有雄蕊8～10枚。蒴果近球形，红褐色。种子褐色，圆柱形，表面有细蜂窝纹。

生境及分布：生于海拔800～2800 m的山坡、林下、田野或路旁草丛中。分布于沿河、松桃、威宁、安龙、望谟、罗甸、息烽等地。

采收加工：夏季采收，洗净，晒干。

功能与主治：全草入药，清热解毒，止泻。主治小儿口疮，小儿肺炎，乳痈，痢疾，毒蛇咬伤。

附注：该种分布区域广，产藏量较大，可加以开发利用。

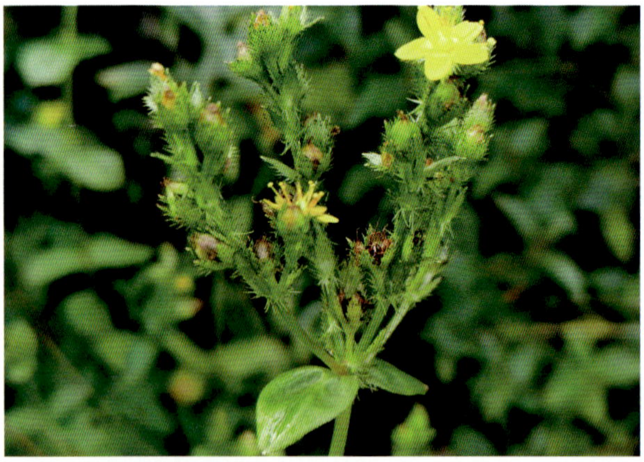

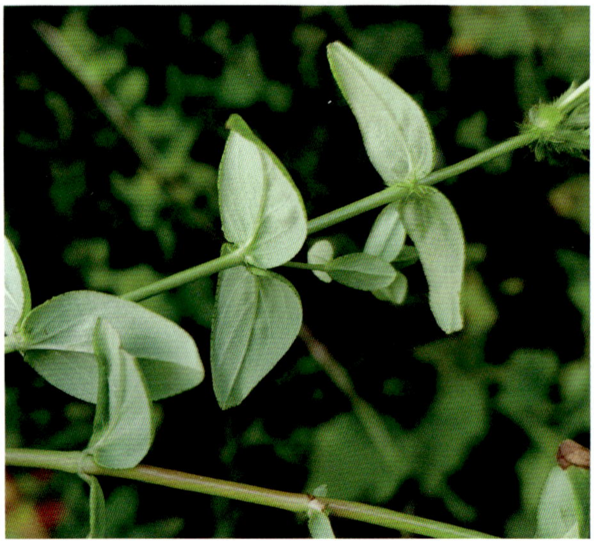

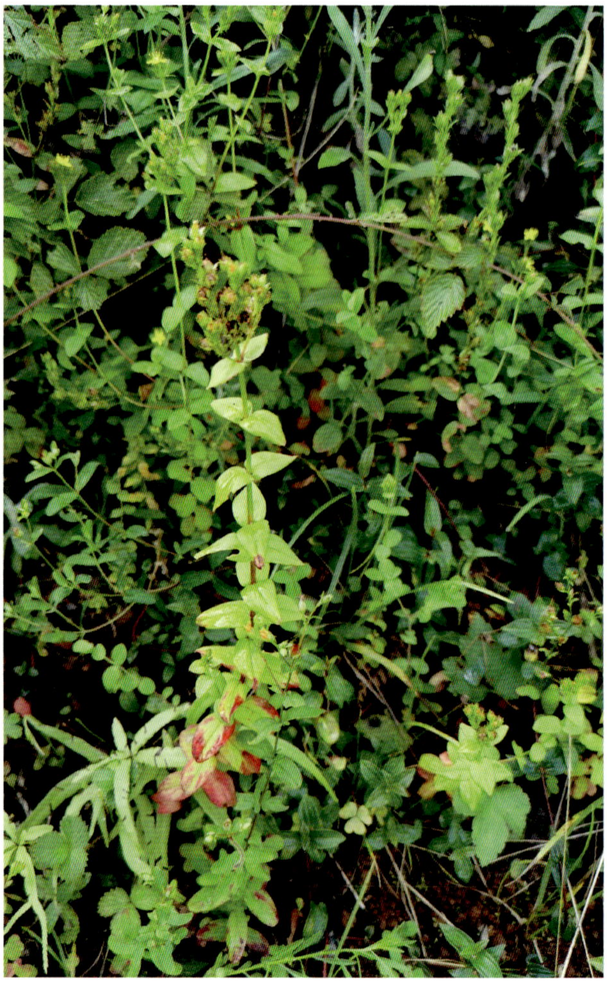

柽柳科 Tamaricaceae

灌木、半灌木或乔木。叶小，多呈鳞片状，互生，无托叶，通常无叶柄，多具腺体。花通常组成总状花序或圆锥花序，稀单生，通常两性，整齐；花萼4～5深裂，宿存；花瓣4～5枚，分离；下位花盘常肥厚，蜜腺状；雄蕊多枚，常分离，着生于花盘上，稀基部合生成束，或连合到中部，呈筒状；雌蕊1枚，由2～5枚心皮构成；子房上位，1室，侧膜胎座，稀具隔；胚珠多数，稀少数；花柱短。蒴果圆锥形，室背开裂。种子多数。

本科有3属约110种，主要分布于草原和荒漠地区。我国有3属32种。

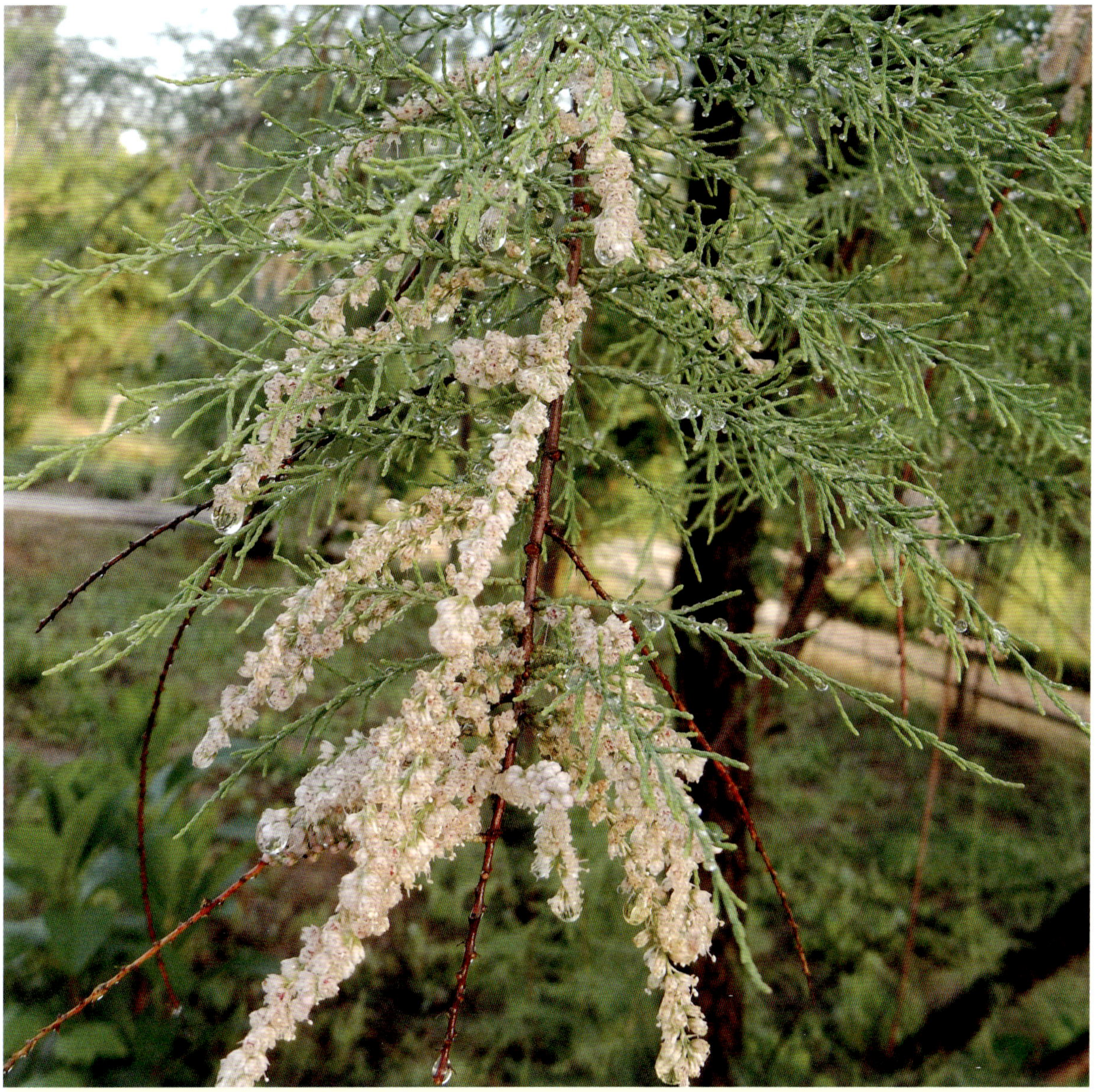

柽柳 *Tamarix chinensis* Loureiro

植物名称：柽柳 *Tamarix chinensis* Loureiro

别称：西湖柳

植物形态：乔木或灌木。老枝直立，幼枝稠密细弱，常开展而下垂。叶鲜绿色，长1.5 ~ 1.8 mm，稍开展，先端尖，基部有龙骨状隆起，常呈薄膜质。每年开花2 ~ 3次；春季开花，花大而少，花梗纤细，较花萼短，萼片5枚，花瓣5枚，粉红色；夏季、秋季开花，总状花序长3 ~ 5 cm，较春生者细，生于当年生幼枝顶端，花较春生者略小，密生。蒴果圆锥形。花期4—9月。

生境及分布：安龙、贞丰、习水，以及贵阳等地有栽培。

采收加工：夏季、秋季采收，鲜用或晒干。

功能与主治：嫩枝叶入药，疏风解表，透疹解毒。主治风热感冒，麻疹初起，风湿痹痛，皮肤瘙痒。

附注：该种为《中华人民共和国药典》收载品种，资源量较小，应加以保护。

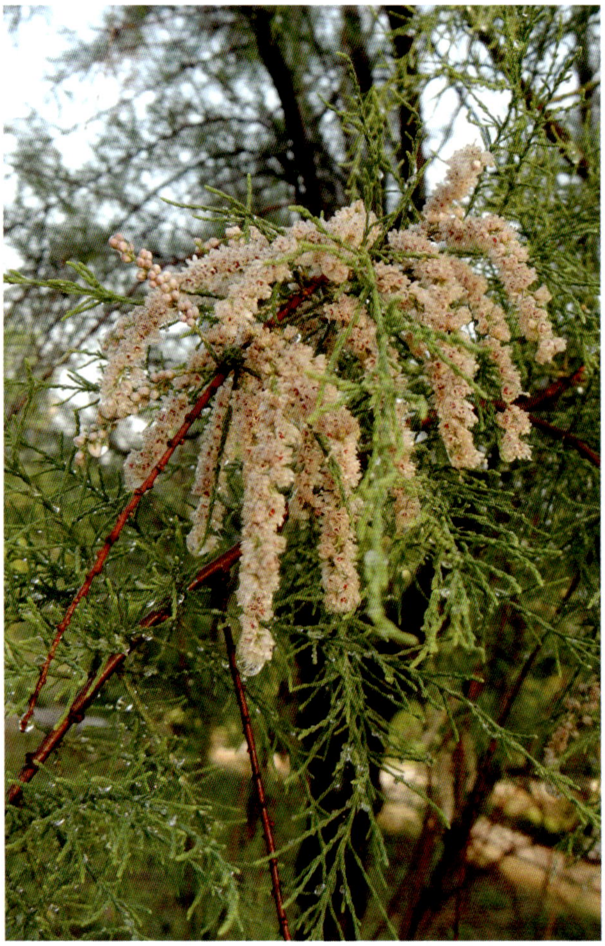

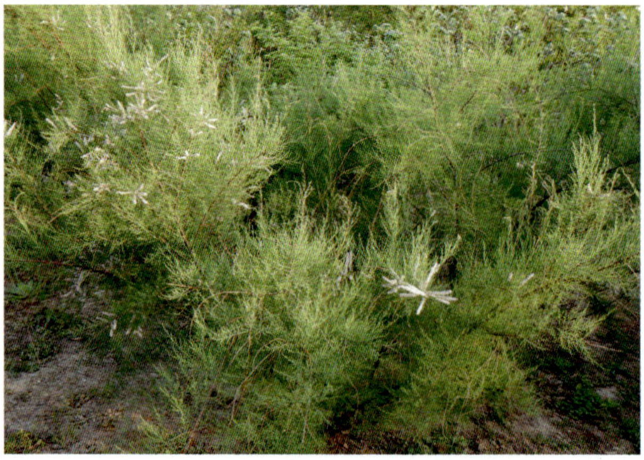

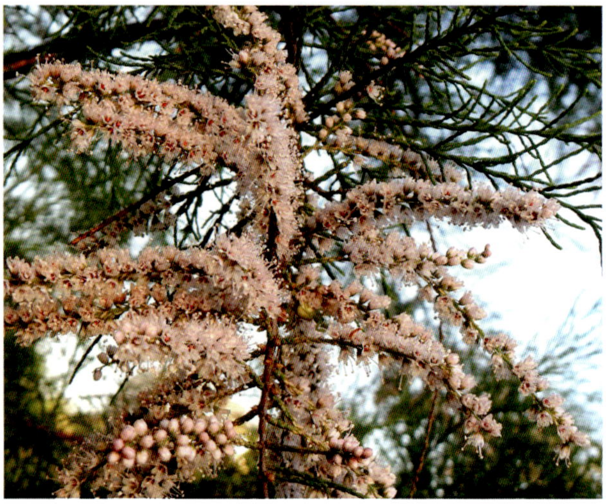

堇菜科 Violaceae

多年生草本、半灌木或小灌木，稀为一年生草本、攀缘灌木或小乔木。叶为单叶，通常互生，有叶柄；托叶小。花两性或单性，少有杂性，辐射对称或两侧对称，有2枚小苞片；萼片5枚，同形或异形，覆瓦状，宿存；花瓣5枚，下位，覆瓦状或旋转状，异形，下面1枚通常较大，基部囊状或有距；雄蕊5枚，花药直立；子房上位，完全被雄蕊覆盖，1室，具3～5枚侧膜胎座；花柱单一，稀分裂；柱头形状多变化；胚珠1枚至多枚，倒生。果实为蒴果或浆果状。种子无柄或具极短的种柄，有时具翅；种皮坚硬，有光泽；胚直立。

本科有22属900～1000种，广泛分布于世界各地。我国有3属约110种。

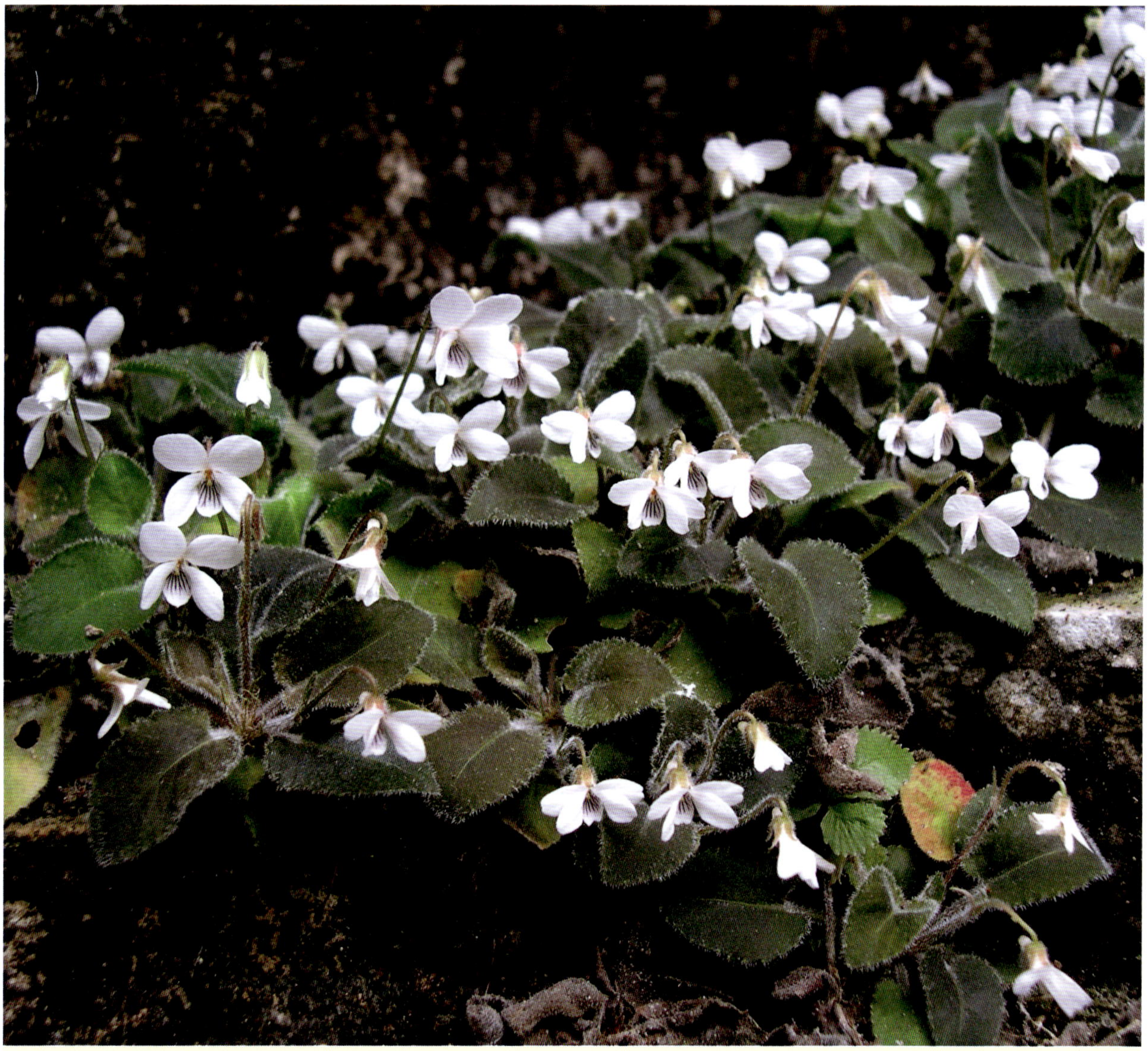

柔毛堇菜 *Viola fargesii* H. Boissieu

植物名称：鸡腿堇菜 *Viola acuminata* Ledebour

别称：鸡腿菜、胡森堇菜

植物形态：多年生草本，通常无基生叶。根状茎较粗，垂直或倾斜，密生多条淡褐色根；茎直立，通常2～4条丛生，高10～40 cm。叶心形、卵状心形或卵形，长1.5～5.5 cm，宽1.5～4.5 cm，先端锐尖、短渐尖至长渐尖，基部通常心形，稀截形，边缘具钝锯齿及短缘毛。花淡紫色或近白色，具长梗；花瓣有褐色腺点，上方花瓣与侧方花瓣近等长，上方花瓣向上反卷，侧方花瓣里面近基部有长须毛，下方花瓣里面常有紫色脉纹；花柱基部微向前弯曲，向上渐增粗。蒴果椭圆形，无毛，通常有黄褐色腺点，先端渐尖。

生境及分布：生于海拔1000～1100 m的林缘、灌丛中、山坡草地或溪谷湿地。主要分布于黔中地区。

采收加工：夏季、秋季采收，鲜用或晒干。

功能与主治：全草入药，清热解毒，消肿止痛。主治肺热咳嗽，急性肝炎，疮痈肿毒，跌打损伤。

附注：该种有一定产藏量，可加以开发利用。

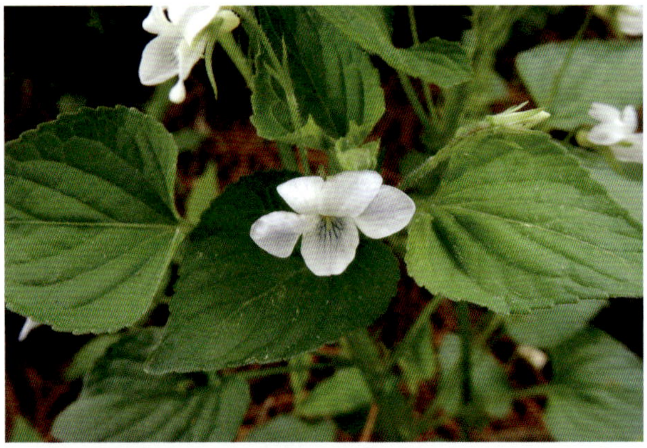

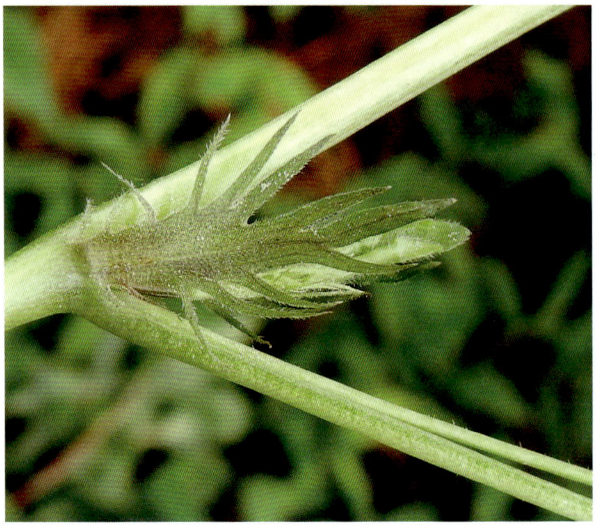

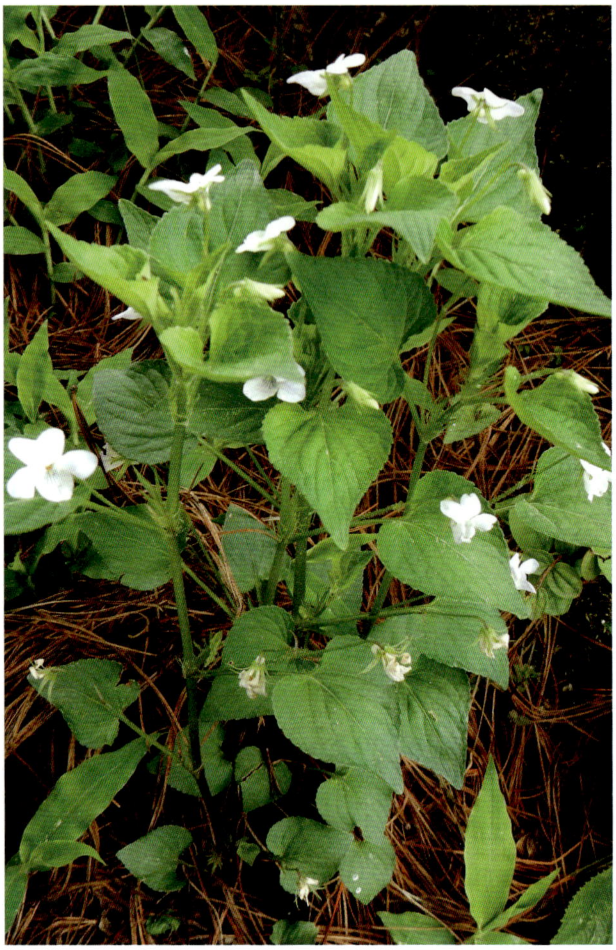

植物名称：如意草 *Viola arcuata* Blume

别称：堇菜、小叶堇菜、阿勒泰堇菜

植物形态：多年生草本，高5 ~ 20 cm。根状茎短粗，长1.5 ~ 2 cm，粗约5 mm，节间缩短，节较密，密生多条须根；地上茎通常数条丛生，平滑无毛。基生叶宽心形、卵状心形或肾形，长1.5 ~ 3 cm（包括垂片），宽1.5 ~ 3.5 cm，先端圆形或微尖，基部宽心形；茎生叶少，与基生叶相似。花小，白色或淡紫色，生于茎生叶的叶腋，具纤细的花梗；萼片卵状披针形；上方花瓣长倒卵形，侧方花瓣长圆状倒卵形，下方花瓣连距长约1 cm；距呈浅囊状。蒴果长圆形或椭圆形，先端尖，无毛。种子卵球形，淡黄色。

生境及分布：生于海拔400 ~ 1600 m的湿草地、山坡草丛中、灌丛中或田野。分布于剑河、榕江、黎平、平坝、罗甸，以及遵义、贵阳等地。

采收加工：7—8月采收，洗净，鲜用或晒干。

功能与主治：全草入药，清热解毒，止咳，止血。主治肺热咯血，扁桃体炎，结膜炎，腹泻，疮痈肿毒，外伤出血。

附注：该种分布区域较广，产藏量较大，可加以开发利用。

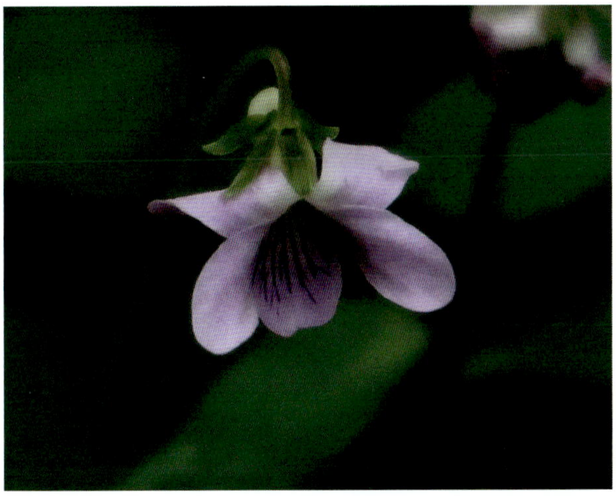
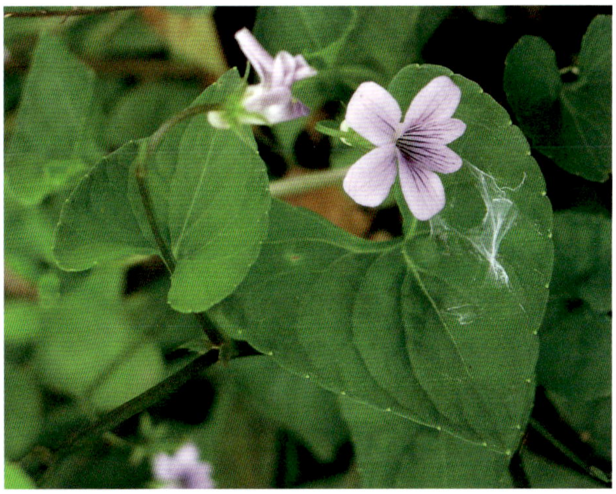
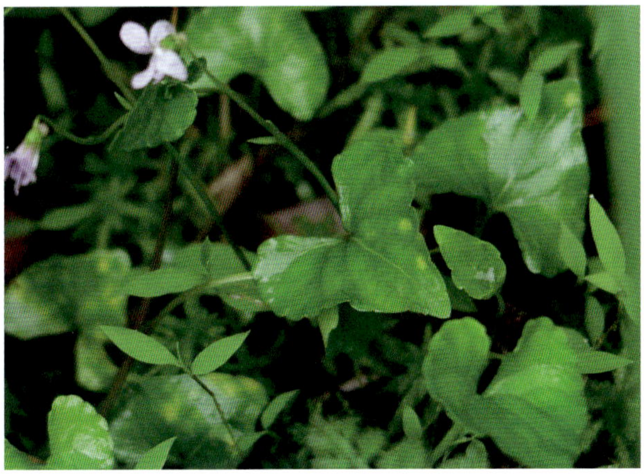
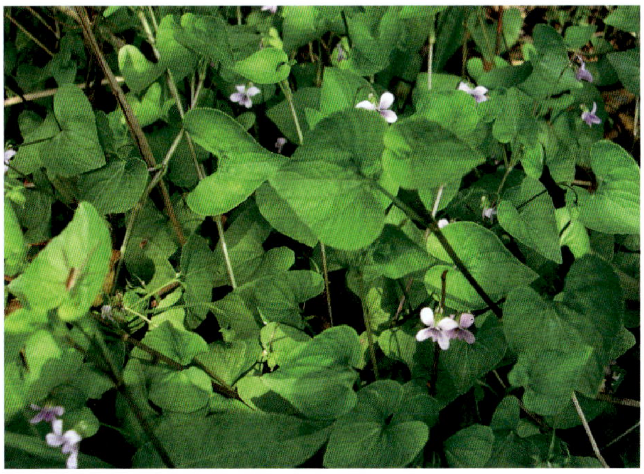

植物名称：戟叶堇菜 *Viola betonicifolia* Smith

别称：尼泊尔堇菜

植物形态：多年生草本。无地上茎；根状茎通常较粗短，长5 ~ 10 mm，斜生或垂直，有数条粗长的淡褐色根。叶多数，均基生，呈莲座状，狭披针形、长三角状戟形或三角状卵形，长2 ~ 7.5 cm，宽0.5 ~ 3 cm，先端尖，有时稍钝圆，基部截形或略呈浅心形，有时宽楔形；叶柄较长，长1.5 ~ 13 cm，上半部有狭而明显的翅。花白色或淡紫色，有深色条纹；萼片卵状披针形或狭卵形；上方花瓣倒卵形，侧方花瓣长圆状倒卵形，下方花瓣通常稍短；距管状，稍短而粗，直或稍向上弯。蒴果椭圆形至长圆形。

生境及分布：生于田野路边、山坡草地、灌丛中或林缘等处。分布于榕江、织金、水城、福泉，以及贵阳等地。

采收加工：夏季、秋季采收，洗净，鲜用或晒干。

功能与主治：全草入药，清热解毒，散瘀消肿。主治疮疡肿毒，喉痛，乳痈，黄疸，目赤肿痛，跌打损伤。

附注：该种为《贵州省中药材民族药材质量标准》收载品种。*Flora of China*将尼泊尔堇菜的拉丁名*Viola betonicifolia* Smith subsp. *nepalensis* (Gingins) W. Becker处理为戟叶堇菜现用拉丁名的异名。

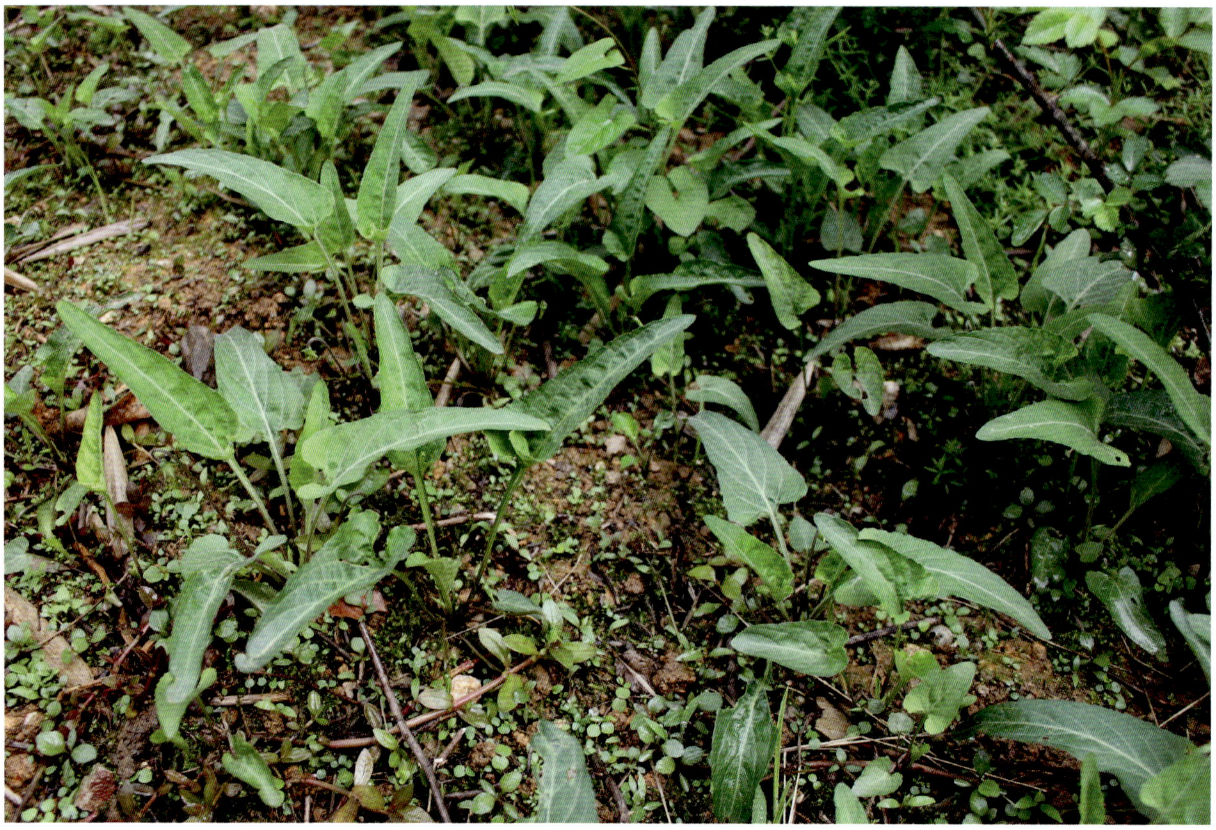

植物名称：球果堇菜 *Viola collina* Besser

别称：毛果堇菜、地核桃、箭头草

植物形态：多年生草本，花期高4～9 cm，果期高可达20 cm。根状茎粗而肥厚，具节，长2～6 cm，黄褐色，垂直或斜生，顶端常具分枝。叶均基生，呈莲座状，宽卵形或近圆形，长1～3.5 cm，宽1～3 cm，先端钝、锐尖或稀渐尖；叶柄具狭翅，被倒生短柔毛。花淡紫色，长约1.4 cm，具长梗；上方花瓣及侧方花瓣先端钝圆，侧方花瓣里面有须毛或近无毛；下方花瓣的距白色，较短。蒴果球形，密被白色柔毛，成熟时果梗通常向下弯曲，果实接近地面。

生境及分布：生于海拔600～1300 m的林下、林缘、灌丛中、草坡、沟谷或路旁较阴湿处。分布于望谟、龙里，以及毕节、安顺、遵义、贵阳等地。

采收加工：夏季、秋季采收，洗净，鲜用或晒干。

功能与主治：全草入药，清热解毒，散瘀消肿。主治疮疡肿毒，肺痈，跌打伤痛，刀伤，外感咳嗽。

附注：该种分布区域广，产藏量较大，可加以开发利用。

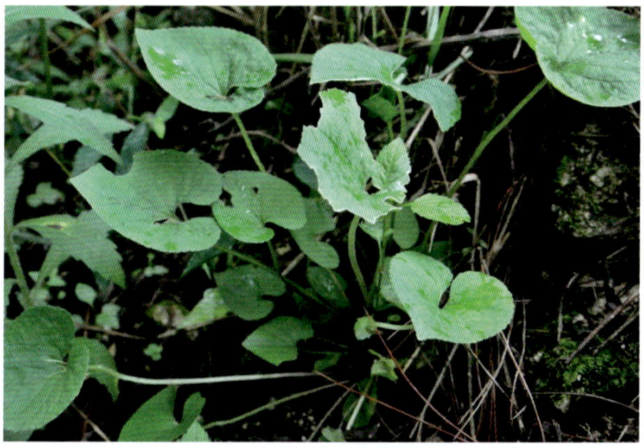

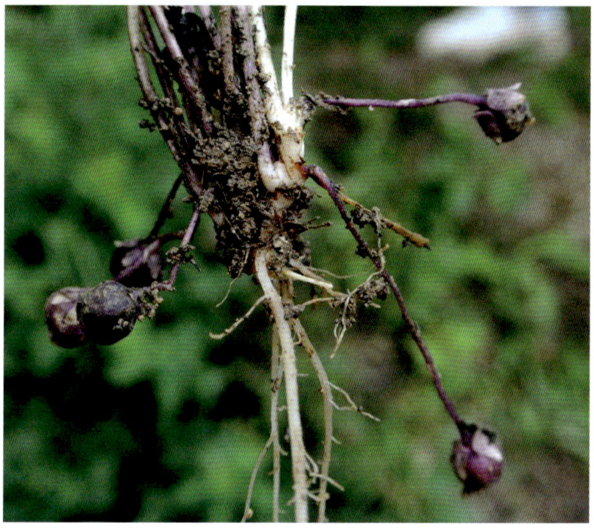

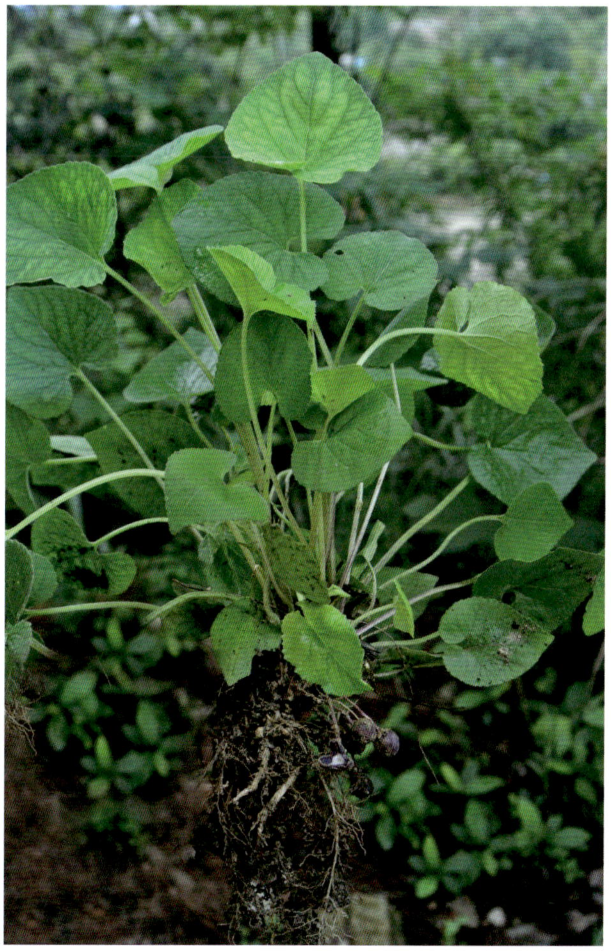

植物名称：深圆齿堇菜 *Viola davidii* Franchet

别称：浅圆齿堇菜

植物形态：多年生细弱无毛草本。无地上茎或近无地上茎，高4～9 cm，有时具匍匐枝；根状茎细，近垂直，节密生。叶基生，圆形或有时肾形，长、宽均为1～3 cm，先端圆钝，基部浅心形或截形，边缘具较深圆齿，两面无毛，上面深绿色，下面灰绿色；叶柄长短不等，长2～5 cm，无毛。花白色或淡紫色；花瓣倒卵状长圆形，上方花瓣长1～1.2 cm，宽约4 mm，侧方花瓣与上方花瓣近等大，下方花瓣较短，连距长约9 mm，有紫色脉纹；距较短，长约2 mm，囊状。蒴果椭圆形，常具褐色腺点。

生境及分布：生于海拔800 m左右的溪旁、草坡、石上或密林下。分布于梵净山及务川等地。

采收加工：夏季、秋季采收，洗净，鲜用或晒干。

功能与主治：全草入药，清热解毒，散瘀消肿。主治跌打损伤，无名肿毒，刀伤，蛇虫咬伤。

附注：该种分布区域狭窄，野生资源量小，应加以保护。

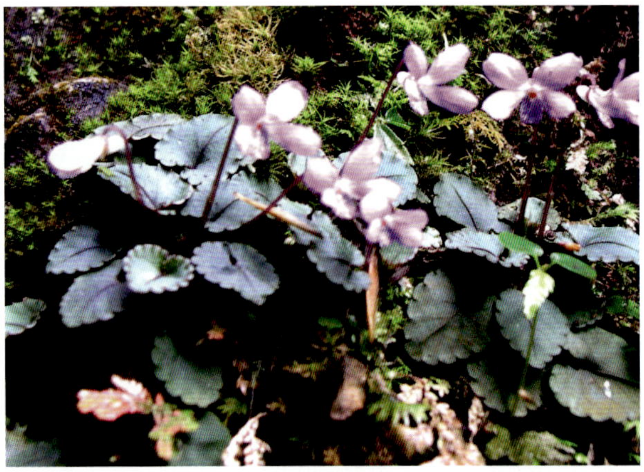

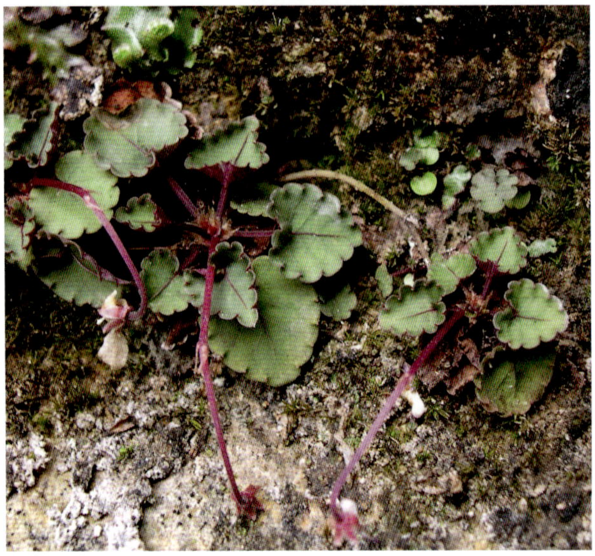

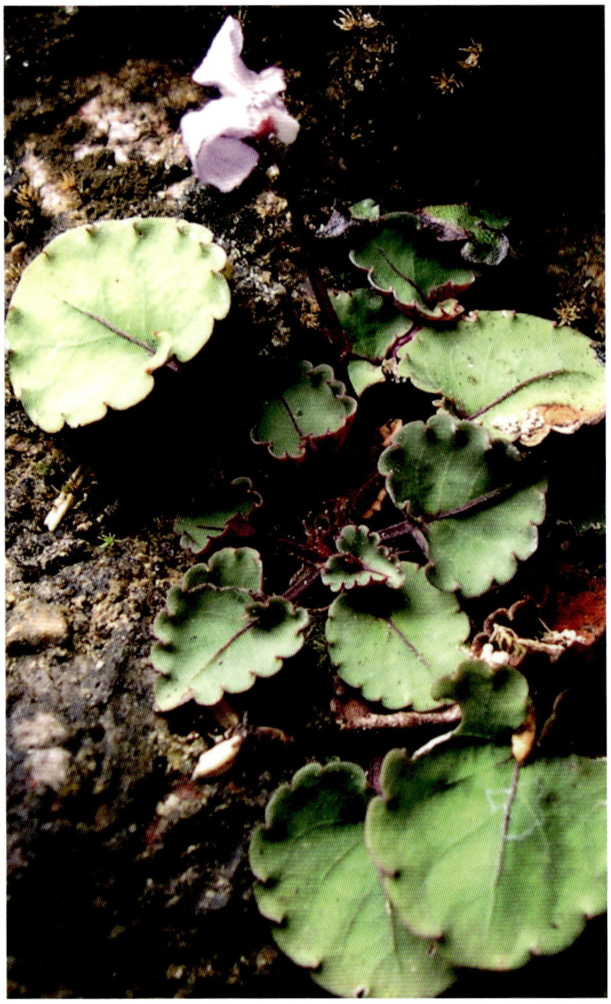

植物名称：灰叶堇菜 *Viola delavayi* Franchet

植物形态：多年生草本。根状茎短粗，具多数暗褐色纤维状根；地上茎直立，高15 ~ 25 cm，纤细，无毛，通常不分枝。基生叶通常1枚或缺，厚纸质，卵形，长3 ~ 4 cm，宽约3 cm，先端渐尖，基部心形，边缘具波状锯齿；茎生叶较基生叶小，宽卵形或三角状卵形，基部浅心形或截形，上部叶卵状披针形；叶柄长0.5 ~ 1 cm，无毛或稀被长柔毛。花黄色，从茎上部叶腋抽出，具长梗；上方花瓣倒卵形，下方花瓣宽倒卵形，基部有紫色条纹；距极短。蒴果小，卵形或近长圆形，与宿存的萼片近等长或比宿存的萼片稍短。

生境及分布：生于海拔2400 ~ 2600 m的山顶阴湿草坡或灌丛中。分布于威宁等地。

采收加工：夏季、秋季采收，洗净，鲜用或晒干。

功能与主治：全草入药，温经通络，除湿止痛。主治风寒咳嗽。

附注：该种分布区域狭窄，野生资源量小，应加以保护。

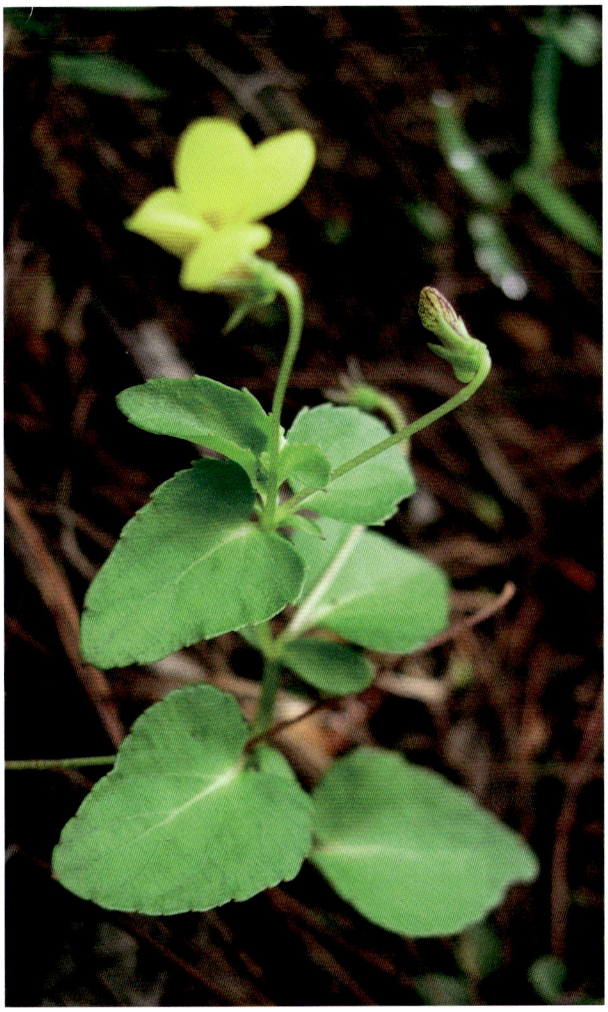

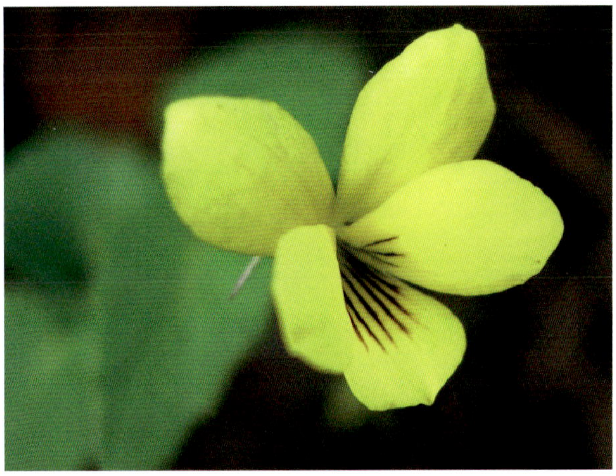

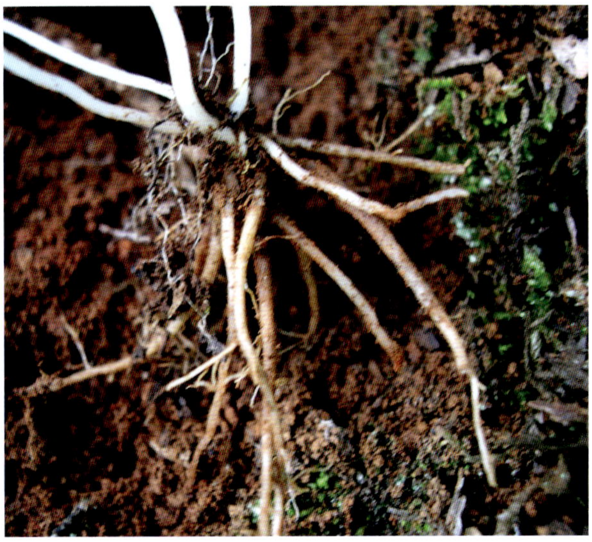

植物名称：七星莲 *Viola diffusa* Gingins

别称：蔓茎堇、野白菜、地黄瓜

植物形态：一年生草本。全株被糙毛或白色柔毛，或近无毛；匍匐枝花期生出，先端具莲座状叶丛，通常生不定根；根状茎短，具多条白色细根及纤维状根。叶多数，基生，呈莲座状，或于匍匐枝上互生，卵形或卵状长圆形，长1.5 ~ 3.5 cm，宽1 ~ 2 cm，先端钝或稍尖，基部宽楔形或截形，稀浅心形。花较小，淡紫色或浅黄色，具长梗；侧方花瓣倒卵形或长圆状倒卵形，下方花瓣连距长约6 mm，较其他花瓣明显短；距极短，稍露出萼片附属物之外。蒴果长圆形，无毛，顶端常具宿存的花柱。

生境及分布：生于山地林下、林缘、草坡、溪谷旁或岩石缝隙中。分布于江口、万山、凯里、剑河、雷山、天柱、黎平、水城、普安、安龙、罗甸、册亨、贵定、福泉，以及毕节、贵阳等地。

采收加工：夏季、秋季采收，洗净，鲜用或晒干。

功能与主治：全草入药，清热解毒，散瘀消肿，止咳。主治结膜炎，肺热咳嗽，百日咳，黄疸性肝炎，跌打损伤，毒蛇咬伤。

附注：该种是贵州侗族常用药物，分布区域广，资源量大，可大量开发利用。

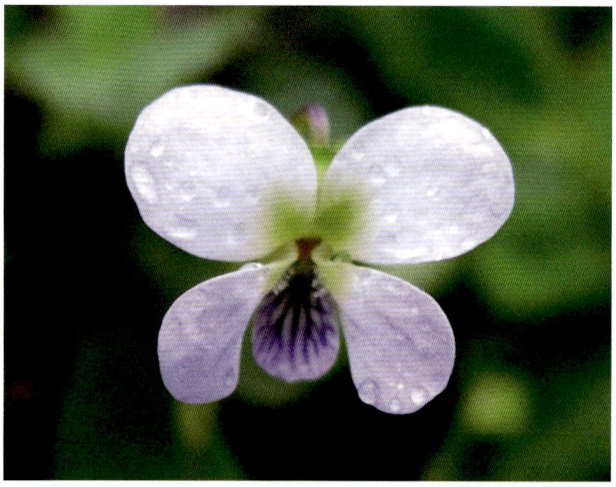

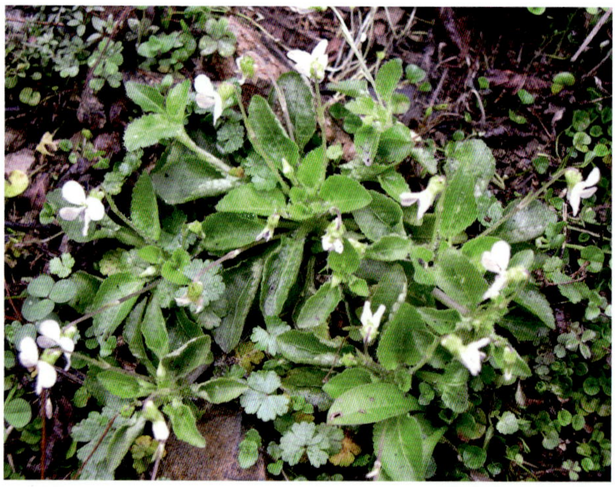

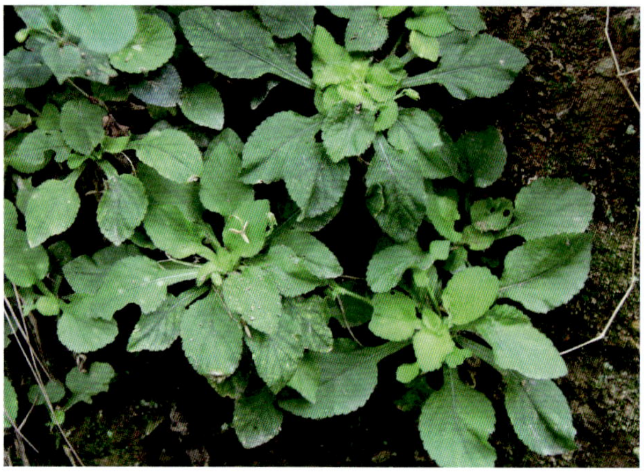

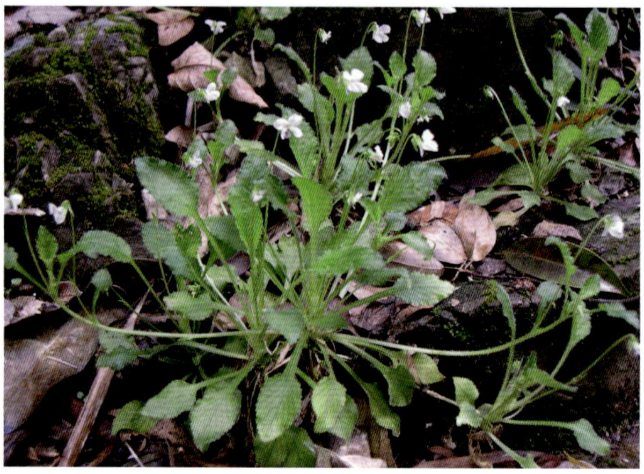

植物名称：紫点堇菜 *Viola duclouxii* W. Becker

植物形态：多年生草本。根状茎短，粗壮，密且具节，通常具托叶的棕色残留；匍匐茎长约20 cm，节间长，节上生有细根。叶宽卵形或近圆形，下面灰绿色，无毛，上面深绿色，疏生微柔毛，具棕色腺点，边缘具浅圆形的锯齿，先端钝；托叶棕色，披针形，边缘长流苏状；叶在匍匐茎上的较小。花淡紫色或白色；小苞片近对生，线形，全缘；萼片线形，成熟时被微柔毛或近无毛，先端锐尖；上部花瓣匙形，侧面花瓣匙形，无毛。蒴果卵形。种子球形，直径约1.2 mm。花期3—4月，8—9月。

生境及分布：生于海拔1200～2700 m的灌丛中及路旁。分布于贵阳等地。

采收加工：夏季、秋季采收，洗净，鲜用或晒干。

功能与主治：全草入药，清热解毒，散瘀消肿。主治无名肿毒，刀伤，咽喉肿痛。

附注：该种分布区域狭窄，产藏量小，应加以保护。

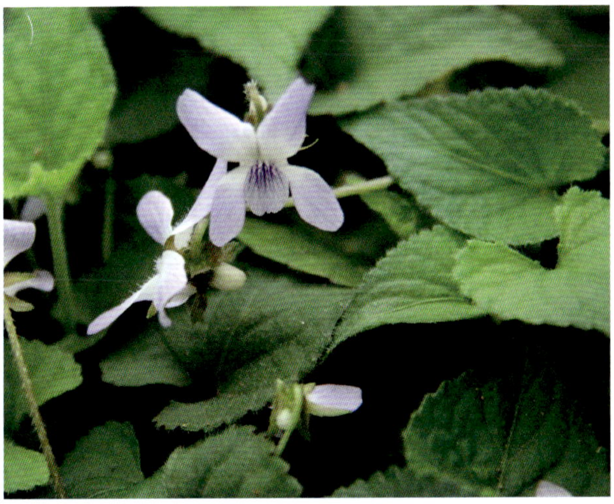
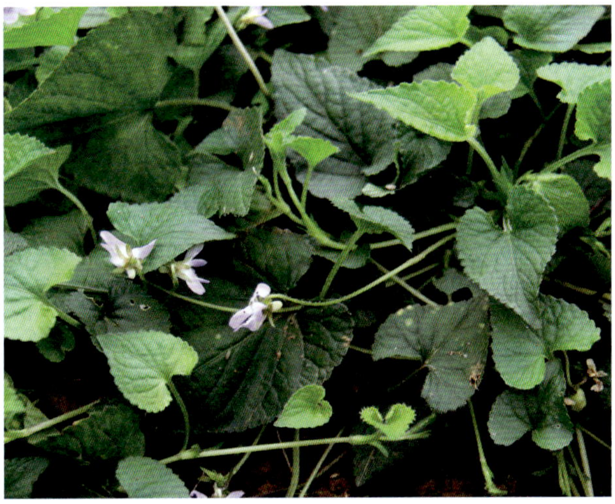
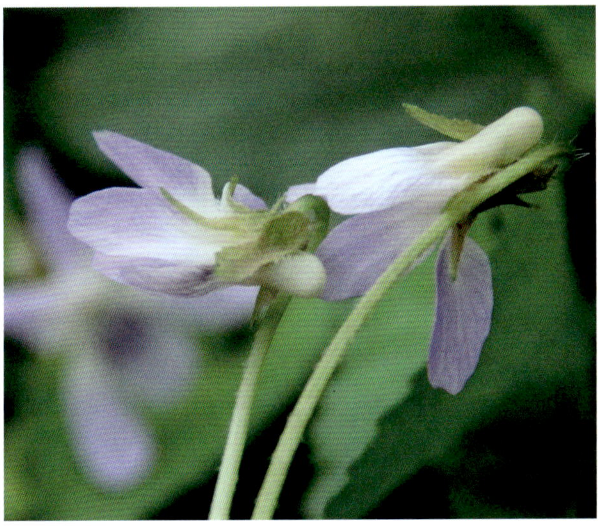
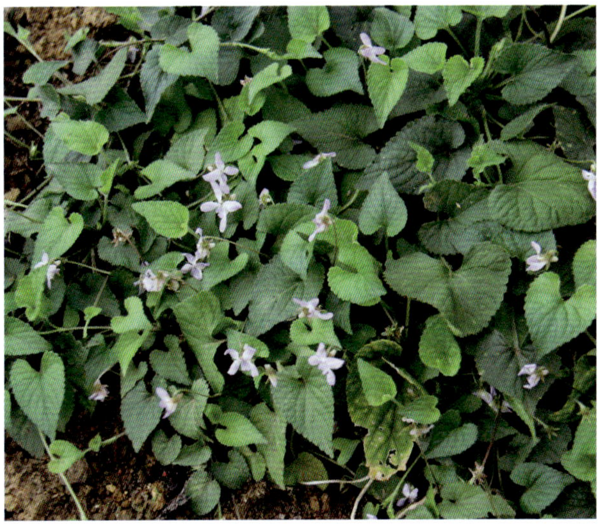

植物名称：柔毛堇菜 *Viola fargesii* H. Boissieu

别称：雪山堇菜、岩生堇菜

植物形态：多年生草本。全株被开展的白色柔毛；根状茎较粗壮，长2～4 cm，直径3～7 mm；匍匐枝较长，延伸，有柔毛，有时似茎状。叶近基生或互生于匍匐枝上，卵形或宽卵形，有时近圆形，长2～6 cm，宽2～4.5 cm，先端圆，稀具短尖，基部宽心形。花白色；花梗通常高出叶丛，密被开展的白色柔毛；萼片狭卵状披针形或披针形；花瓣长圆状倒卵形，侧方2枚花瓣里面基部有须毛，下方1枚花瓣较短，连距长约7 mm；距短而粗，呈囊状。蒴果长圆形。

生境及分布：生于林下阴湿处或沟边。分布于梵净山及雷山、剑河、绥阳、龙里，以及毕节、贵阳等地。

采收加工：夏季、秋季采收，洗净，晒干。

功能与主治：全草入药，清热解毒，祛瘀生新，止咳。主治骨折，跌打损伤，无名肿毒。

附注：该种分布区域广，但产藏量小，应加以保护。

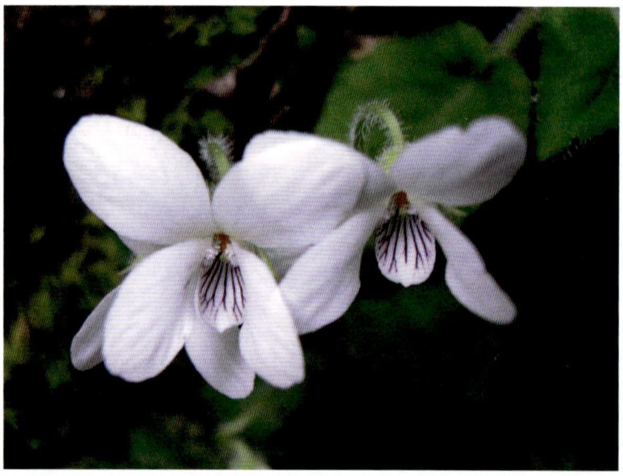

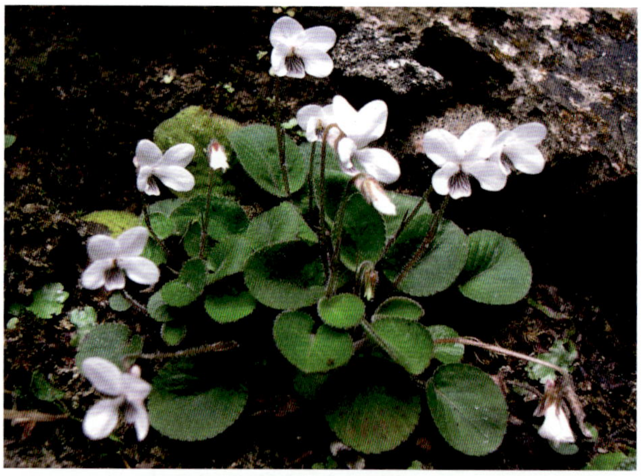

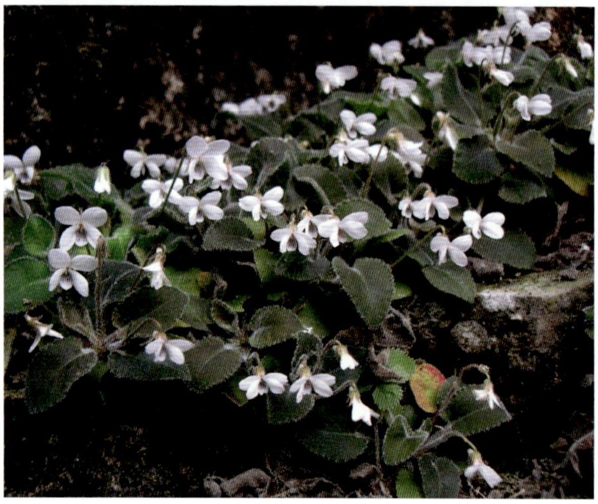

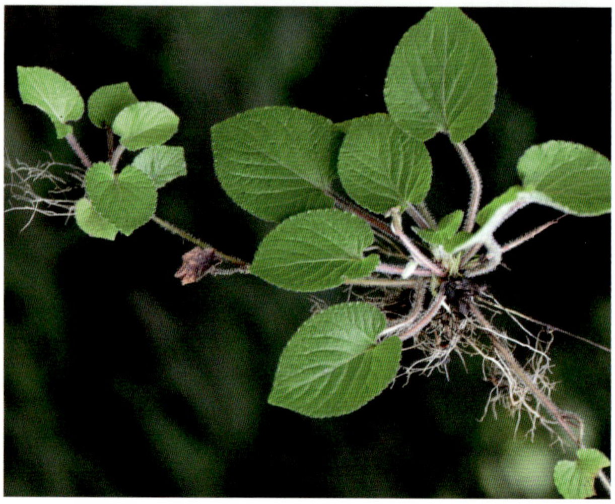

植物名称：紫花堇菜 *Viola grypoceras* A. Gray

别称：紫花高茎堇菜

植物形态：多年生草本，具发达主根。根状茎短粗，垂直，节密生，褐色；地上茎数条，花期高5～20 cm，果期高达30 cm，直立或斜生，通常无毛。基生叶心形或宽心形，长1～4 cm，宽1～3.5 cm，先端钝或微尖，基部弯缺狭；茎生叶三角状心形或狭卵状心形，长1～6 cm，基部宽三角形。花淡紫色，无芳香；花瓣倒卵状长圆形，有褐色腺点，边缘呈波状，侧方花瓣里面无须毛；下方2枚雄蕊具长距，距近直立；花柱基部向顶部逐渐增粗，呈棒状。蒴果椭圆形，密生褐色腺点，先端短尖。

生境及分布：生于海拔250～1850 m的山腰、林下或草丛阴湿处。分布于印江、江口、万山、凯里、雷山、台江、天柱、黎平、龙里，以及毕节、贵阳等地。

采收加工：夏季、秋季采收，洗净，鲜用或晒干。

功能与主治：全草入药，清热解毒，散瘀消肿，凉血止血。主治疮痈肿毒，咽喉肿痛，乳痈，跌打损伤，便血，外伤出血。

附注：该种分布区域广，产藏量较大，可加以开发利用。

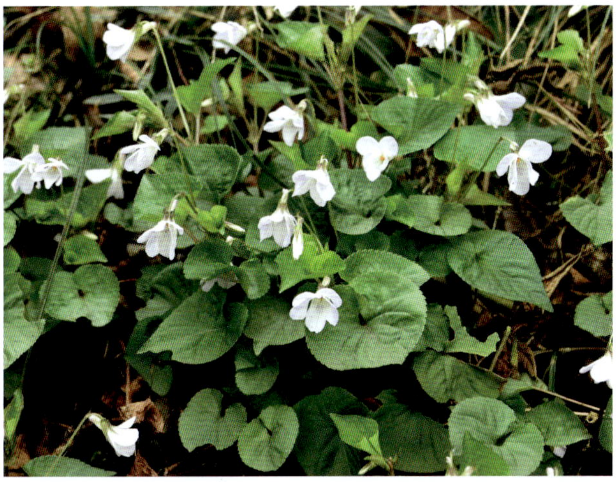
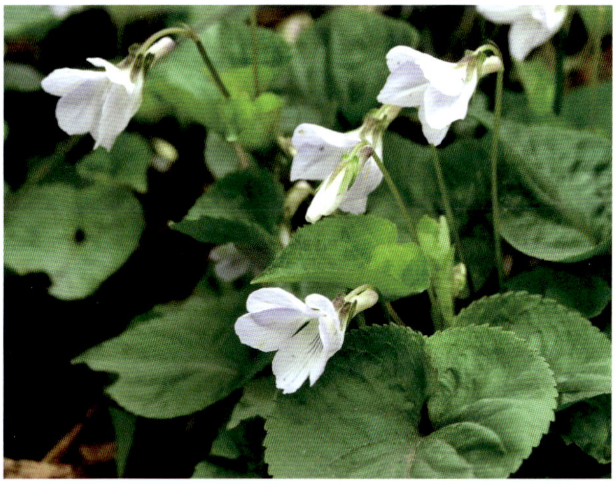
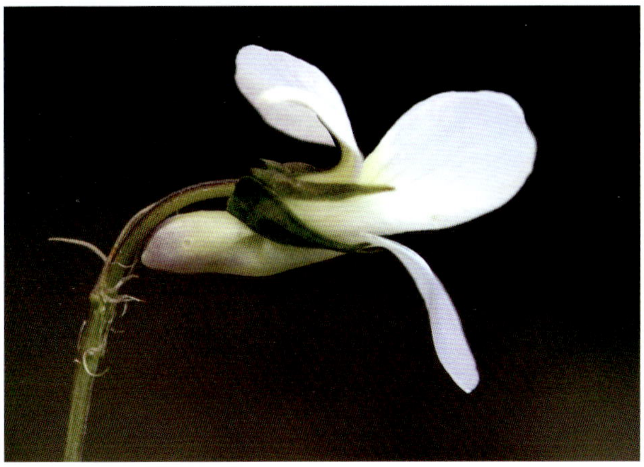
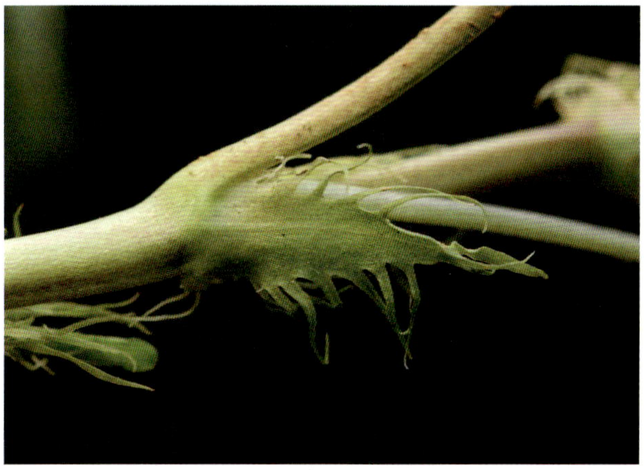

植物名称：长萼堇菜 *Viola inconspicua* Blume

别称：铧尖草

植物形态：多年生草本。无地上茎；根状茎垂直或斜生，长1～2 cm，直径2～8 mm，节密生，通常被残留的褐色托叶所包被。叶均基生，呈莲座状，三角形、三角状卵形或戟形，长1.5～7 cm，宽1～3.5 cm，先端渐尖，基部宽心形。花淡紫色，有暗色条纹；萼片卵状披针形或披针形；花瓣长圆状倒卵形，侧方花瓣里面基部有须毛，下方花瓣连距长10～12 mm；距管状，直立，末端钝；下方雄蕊背部的距角状，顶端尖，基部宽；花柱棍棒状，基部稍弯曲，顶端平。蒴果长圆形，无毛。种子卵球形，深绿色。

生境及分布：生于海拔250～1200 m的林缘、山坡草地、田边或溪旁。分布于凯里、剑河、天柱、锦屏、黎平、紫云、兴义、兴仁、罗甸、龙里，以及毕节、贵阳等地。

采收加工：夏季、秋季采收，洗净，鲜用或晒干。

功能与主治：全草入药，清热解毒，凉血消肿，利湿化瘀。主治咽喉肿痛，乳痈，湿热黄疸，目赤，产后瘀血腹痛，蛇虫咬伤。

附注：该种为《贵州省中药材民族药材质量标准》收载品种，分布区域广，产藏量较大，可加以开发利用。

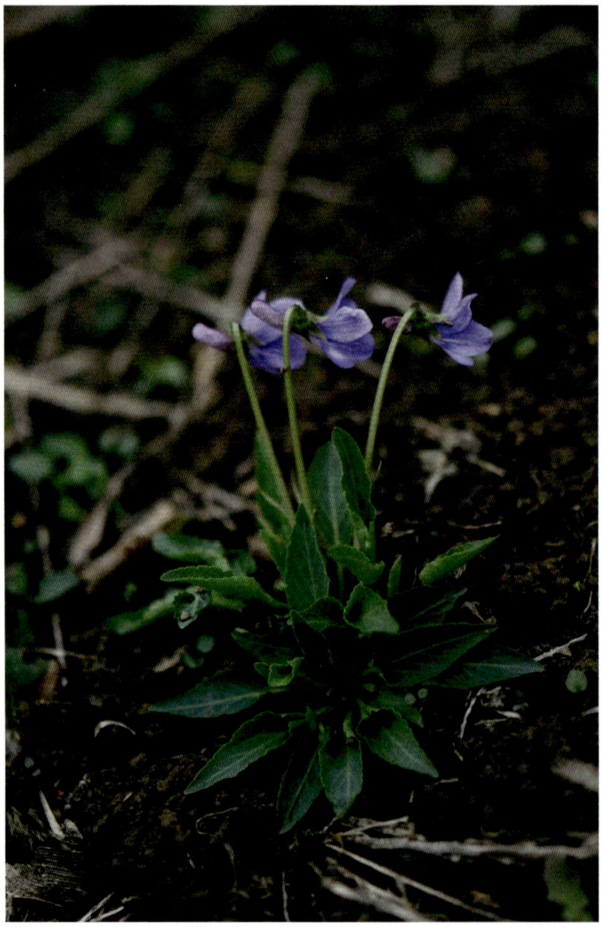

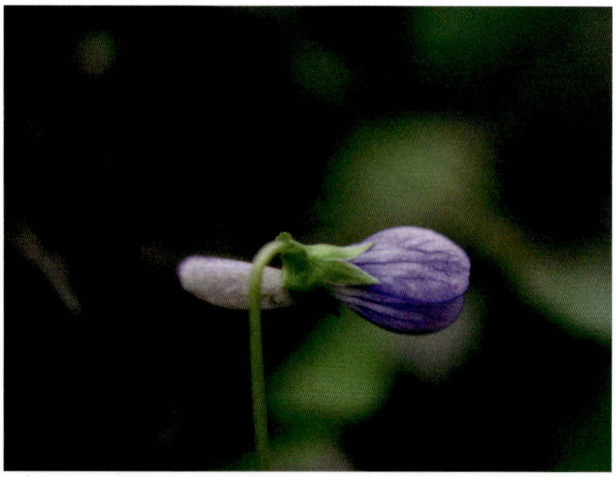

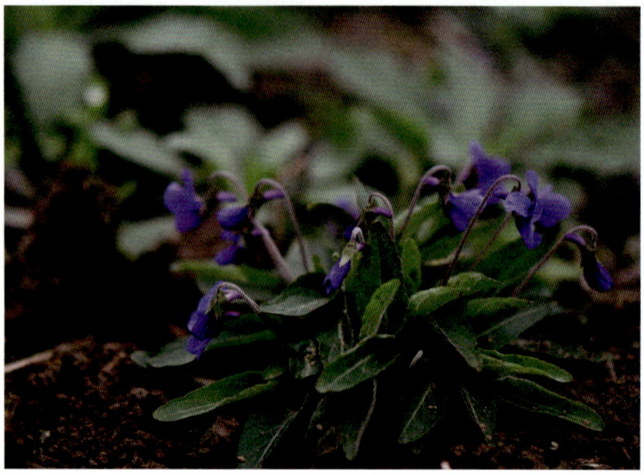

植物名称：犁头草 *Viola japonica* Langsdorff ex Candolle

别称：耳响草、磨挡草、石磨子

植物形态：多年生草本，形成莲座丛。根状茎短。叶多数，基生，卵形、宽卵形或三角状心形，两面疏生微柔毛，稀后脱落，基部深心形或宽心形，边缘具圆齿，先端锐尖或稍钝；托叶狭卵形，贴生于叶柄。花浅紫色或略带白色；上部花瓣长圆状倒卵形，侧生花瓣长圆状倒卵形，具稀疏髯毛或无毛，下方花瓣狭卵形；下方2枚雄蕊的距，长而纤细；子房圆锥形，无毛；花柱棍棒状；柱头顶端平坦，在喙顶部具宽的柱头孔。蒴果椭圆形。花期3月和10月，果期5—10月。

生境及分布：生于海拔1100 m以下的向阳面或半阴处。分布于开阳等地。

采收加工：夏秋开花时采收，晒干。

功能与主治：全草入药，清热解毒，凉血消肿。主治急性结膜炎，咽喉炎，急性黄疸性肝炎，乳腺炎，疮痈肿毒，骨髓炎，毒蛇咬伤。

附注：该种分布区域狭窄，资源量小，应加以保护。

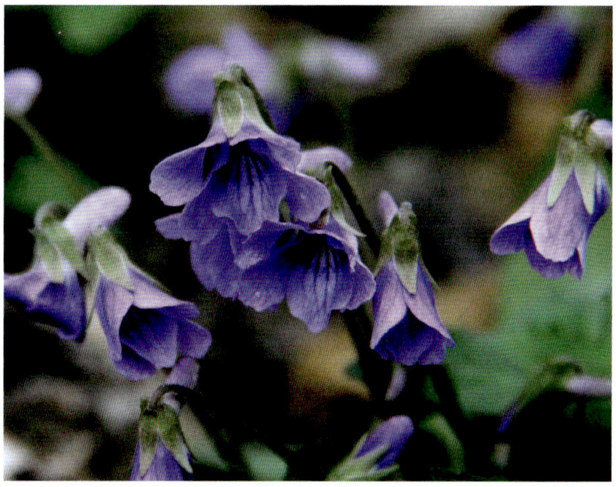

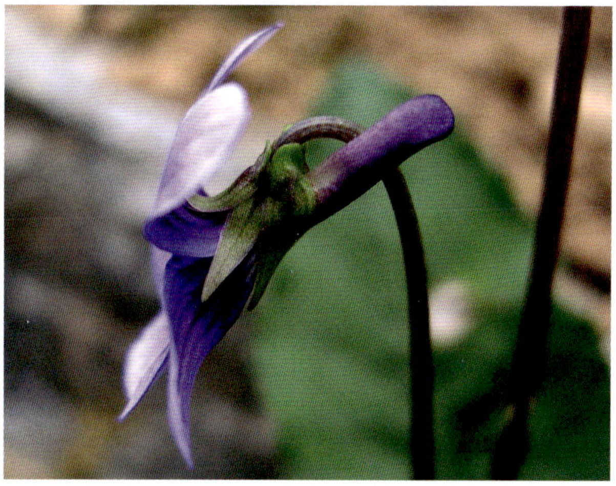

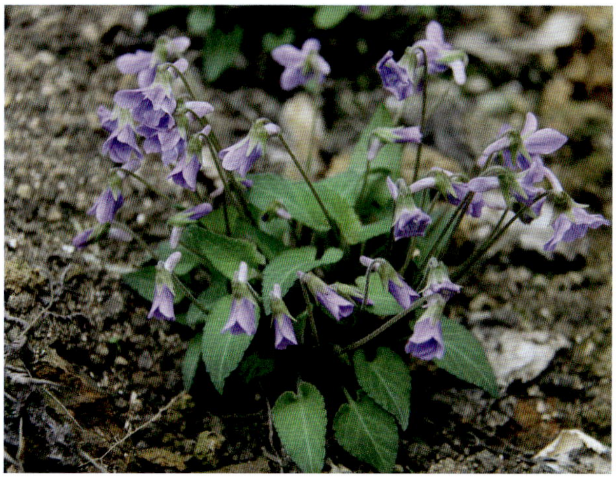

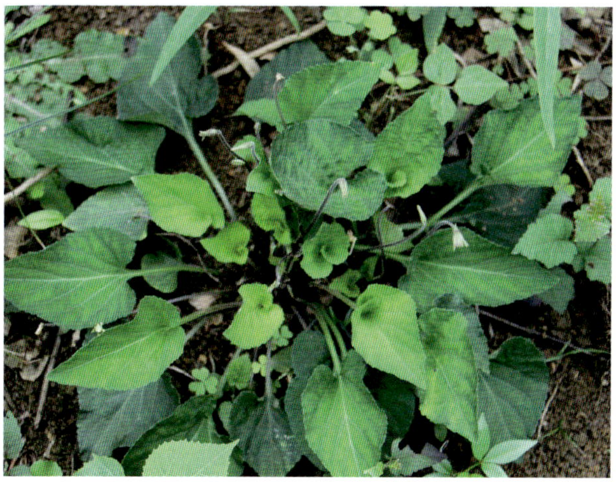

植物名称：萓 *Viola moupinensis* Franchet

别称：黄花萓、白三百棒、筋骨七

植物形态：多年生草本。无地上茎，有时具长达30 cm的上升的匍匐枝，枝端簇生数枚叶。叶基生，心形或肾状心形，长2.5 ~ 5 cm，宽3 ~ 4.5 cm，花后增大呈肾形，长约9 cm，宽约10 cm，先端急尖或渐尖。花较大，淡紫色或白色，具紫色条纹；萼片披针形或狭卵形，先端稍尖；花瓣长圆状倒卵形，侧方花瓣里面近基部有须毛，下方花瓣连距长约1.5 cm；距囊状，较粗；子房无毛，花柱基部稍向前弯曲，上部增粗；柱头平截形。蒴果椭圆形，无毛，有褐色腺点。种子大，倒卵形，顶端圆，基部尖。

生境及分布：生于海拔550 ~ 1800 m的林缘旷地、灌丛中、溪旁或草坡。分布于江口、印江、松桃、赫章、安龙，以及贵阳等地。

采收加工：夏季、秋季采收，洗净，鲜用或晒干。

功能与主治：全草入药，清热解毒，活血止痛，止血。主治乳房硬肿，头痛，牙痛，跌打损伤，开放性骨折，咳血，外伤出血。

附注：该种分布区域狭窄，资源量小，应加以保护。

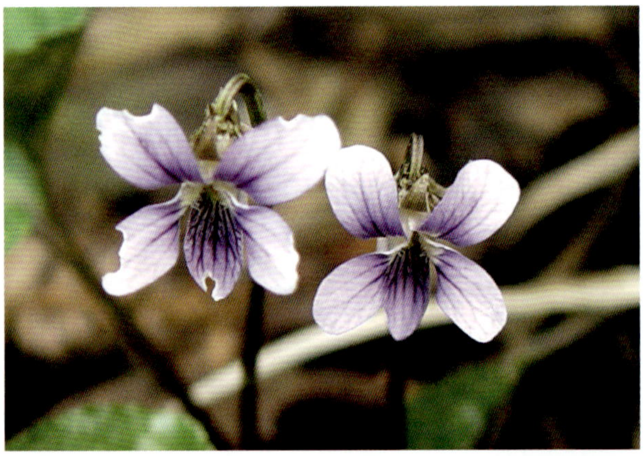
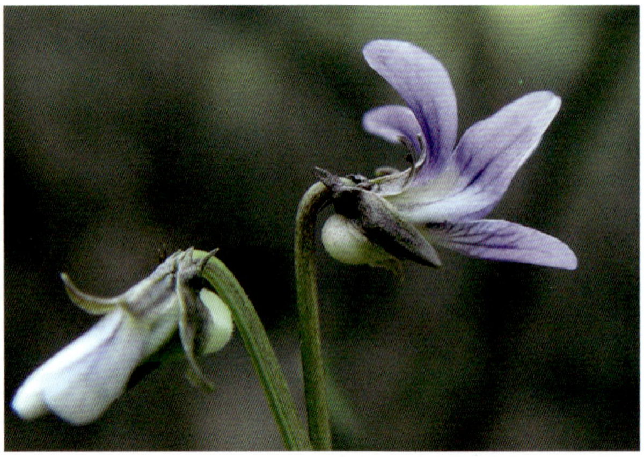
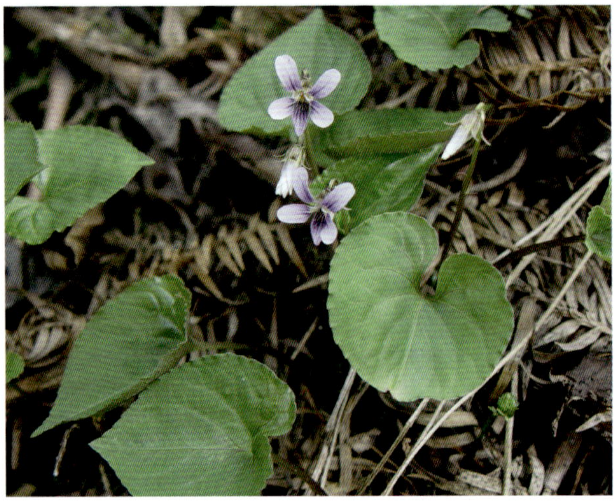
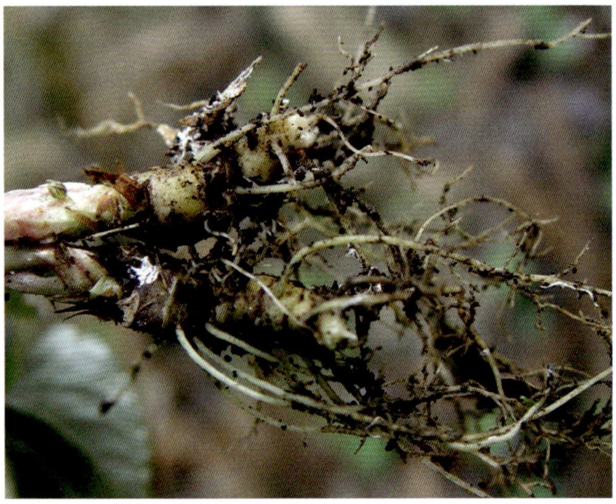

植物名称：小尖堇菜 *Viola mucronulifera* Handel-Mazzetti

植物形态：多年生草本。地上茎缩短或无；根状茎细长，具稀疏的节；匍匐茎纤细，无毛。叶近基生或密集于短缩的茎上，卵状心形或椭圆状心形，长2～5 cm，宽1.5～3 cm，先端尖，基部狭心形，边缘具半圆形的粗锯齿，齿端具明显的刺尖，刺尖开展或向前延伸，且顶端常具淡红色腺体，两面均无毛。花白色或淡紫色；花瓣倒卵形，上方花瓣及侧方花瓣近等长，下方花瓣较短；距粗短，呈囊状；子房长圆状球形，无毛；花柱棍棒状。蒴果椭圆形。

生境及分布：生于海拔1300～1900 m的岩石上、林下阴湿处。分布于梵净山等地。

采收加工：夏季、秋季采收，洗净，鲜用或晒干。

功能与主治：全草入药，清热解毒，散瘀消肿。主治风火眼，跌打损伤，无名肿毒，刀伤，蛇虫咬伤。

附注：该种分布区域狭窄，产藏量小，应加以保护。

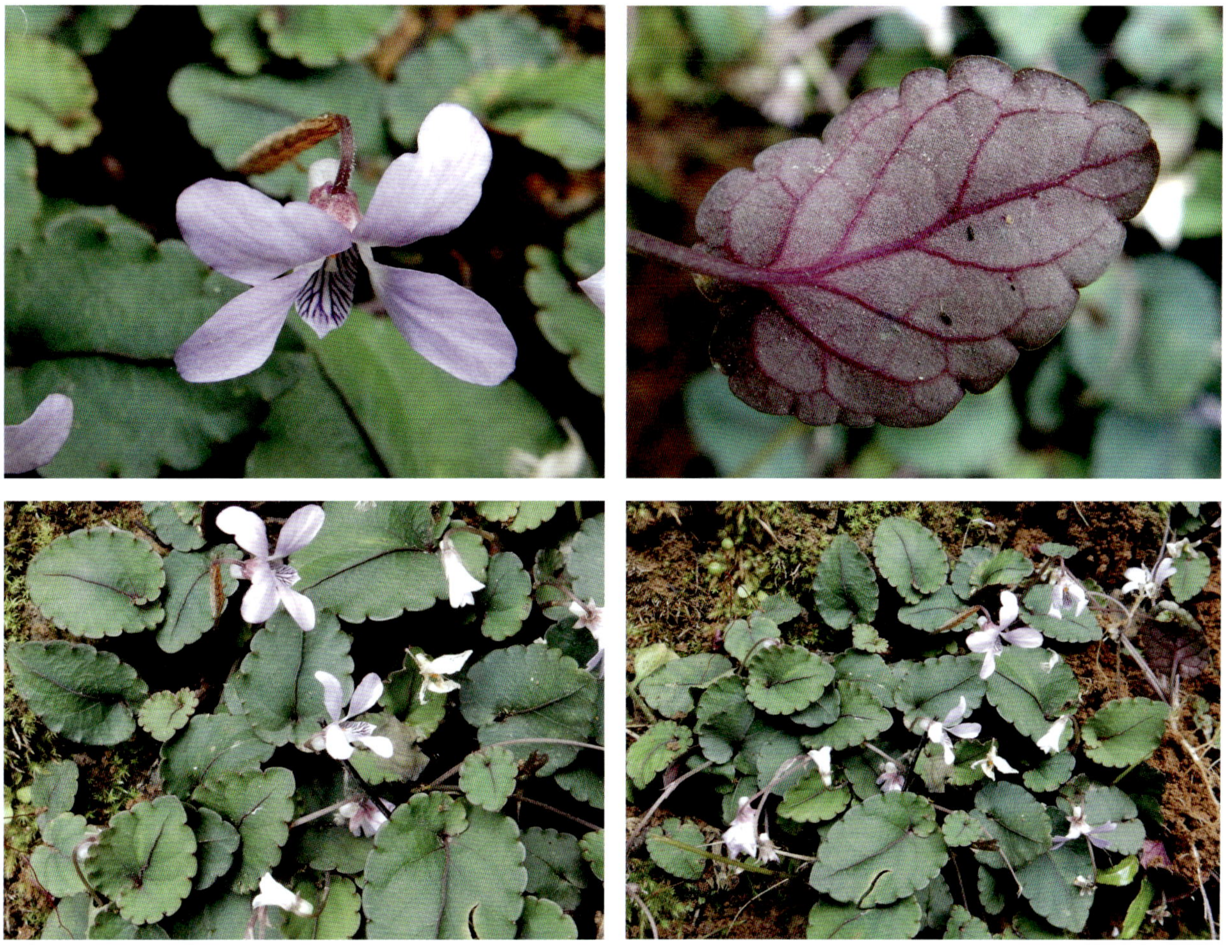

植物名称：紫花地丁 *Viola philippica* Cavanilles

别称：光瓣堇菜、辽堇菜、野堇菜

植物形态：多年生草本，高4～14 cm，果期高可达20 cm。叶多数，基生，莲座状，下部者通常较小，呈三角状卵形或狭卵形，上部者较长，呈长圆形、狭卵状披针形或长圆状卵形，长1.5～4 cm，宽0.5～1 cm，先端圆钝，基部截形或楔形，稀微心形，边缘具较平的圆齿。花紫色或淡紫色，稀白色，喉部色较淡并有紫色条纹；萼片卵状披针形或披针形；花瓣倒卵形或长圆状倒卵形，侧方花瓣长，下方花瓣连距长1.3～2 cm，里面有紫色脉纹；距细管状。蒴果长圆形，无毛。种子卵球形，淡黄色。

生境及分布：生于田间、荒地、山坡草丛、林缘或灌丛中。分布于雷山、兴义、龙里，以及毕节、安顺、贵阳等地。

采收加工：5—6月采收，洗净，晒干。

功能与主治：全草入药，清热解毒，凉血消肿。主治疔疮痈疽，丹毒，肠痈，湿热泄泻，黄疸，目赤肿痛。

附注：该种为《中华人民共和国药典》收载品种，是贵州仡佬族、布依族、侗族常用药物，分布区域广，有一定产藏量，可加以开发利用。

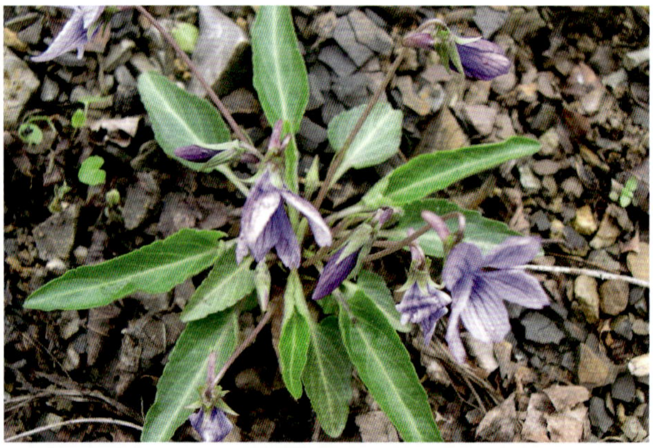

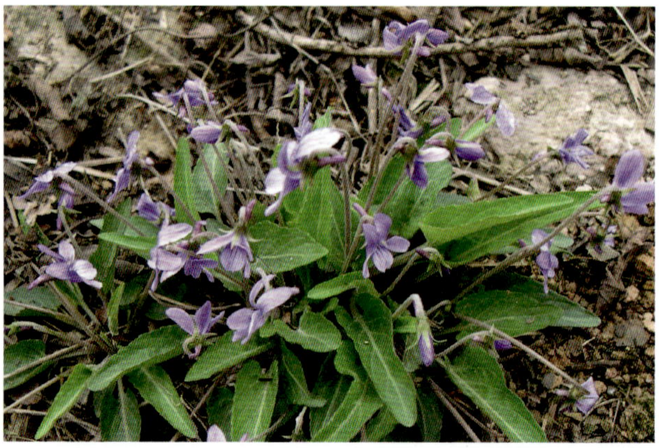

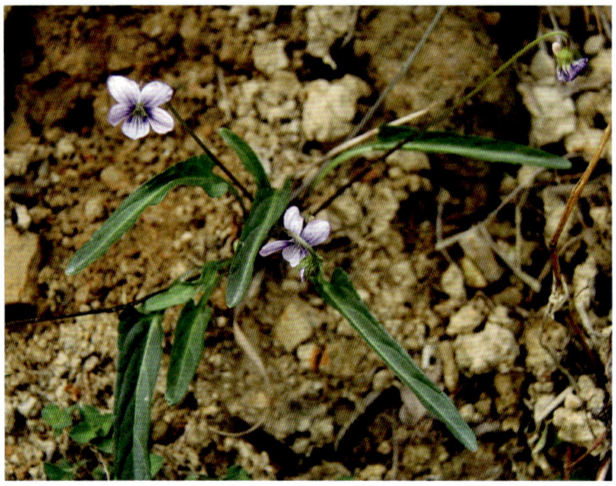

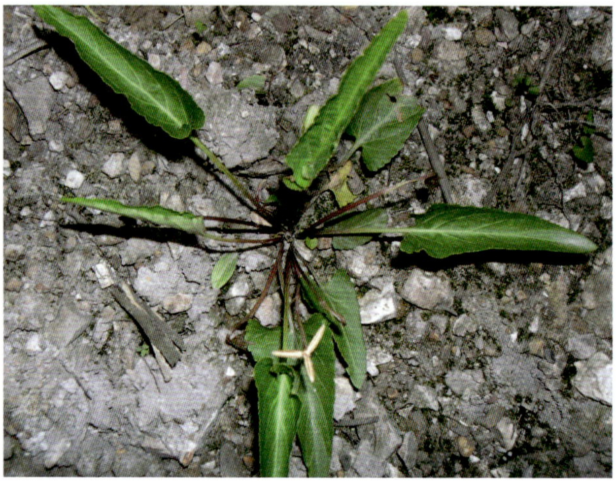

植物名称：圆叶堇菜 *Viola striatella* H. Boissieu

别称：陕西堇菜、莲花山堇菜、盐源堇菜

植物形态：多年生草本。近直立的根状茎，稍粗壮。叶基生，近肾形、圆形或卵形，长1～1.5cm，宽与长近相等，两面无毛，基部狭心形，边缘有锯齿，先端短尖或钝；托叶带棕色或深棕色，贴生于叶柄，边缘流苏状或全缘，先端渐尖。花粉红色、深紫色、紫白色或白色；花瓣长圆状倒卵形，基部渐狭，先端钝，具短须；子房卵球形；花柱棒状，基部细长和稍弯曲向前。

生境及分布：生于海拔3200～3400 m的山坡草地。分布于盘州等地。

采收加工：夏季、秋季采收，洗净，鲜用或晒干。

功能与主治：全草入药，清热解毒，散瘀消肿。主治风火眼，跌打损伤，无名肿毒，刀伤，蛇虫咬伤。

附注：该种分布区域狭窄，资源量小，应加以保护。

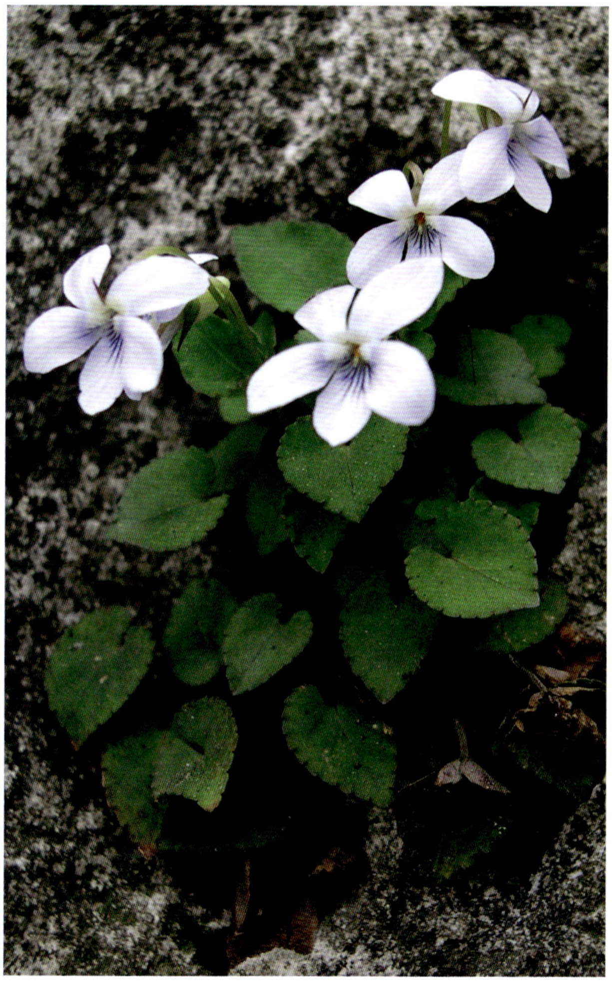

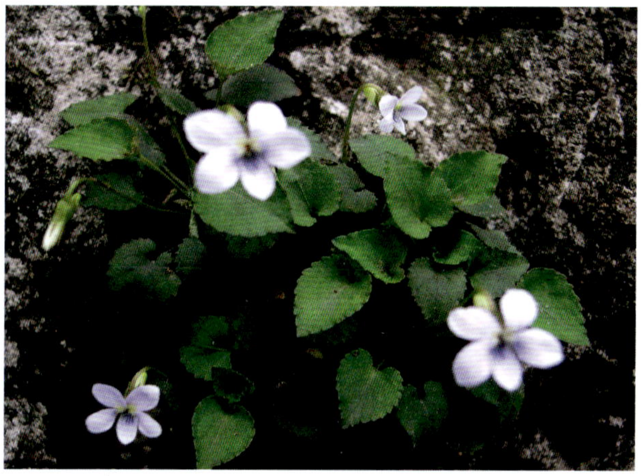

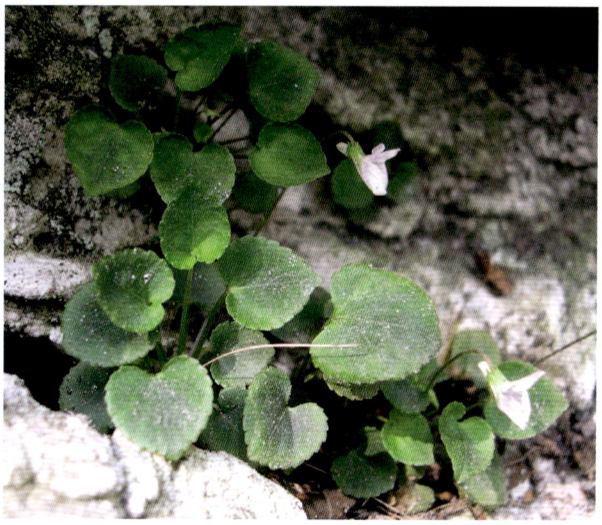

植物名称：心叶堇菜 *Viola yunnanfuensis* W. Becker

别称：犁头草

植物形态：多年生草本。无地上茎和匍匐枝；根状茎粗短，节密生，直径约4～5 mm；支根多条，较粗壮而伸长，褐色。叶多数，基生，卵形、宽卵形或三角状卵形，稀肾状，长3～8 cm，宽3～8 cm，先端尖或稍钝，基部深心形或宽心形；叶柄在花期通常与叶近等长，在果期远比叶长，最上部的具极狭的翅，通常无毛。花淡紫色；萼片宽披针形；上方花瓣与侧方花瓣倒卵形，侧方花瓣里面无毛，下方花瓣长倒心形，顶端微缺；下方雄蕊的距细长；花柱棒状，基部稍弯曲。蒴果椭圆形，长约1 cm。

生境及分布：生于海拔1000～1300 m的向阳山坡或路旁。分布于兴义、修文等地。

采收加工：4—5月采收，洗净，鲜用或晒干。

功能与主治：全草入药，清热解毒，化瘀排脓，凉血清肝。主治乳痈，化脓性骨髓炎，黄疸，目赤肿痛，瘰疬，蛇虫咬伤。

附注：该种分布区域狭窄，资源量小，应加以保护。

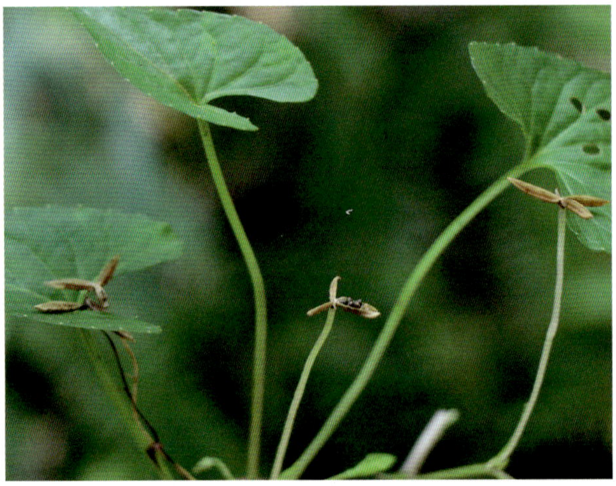

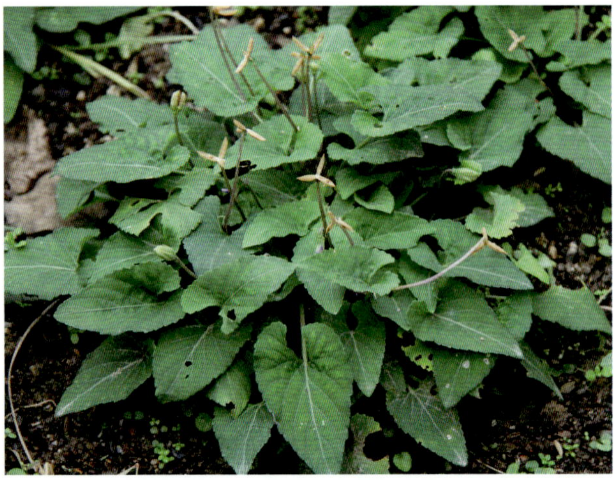

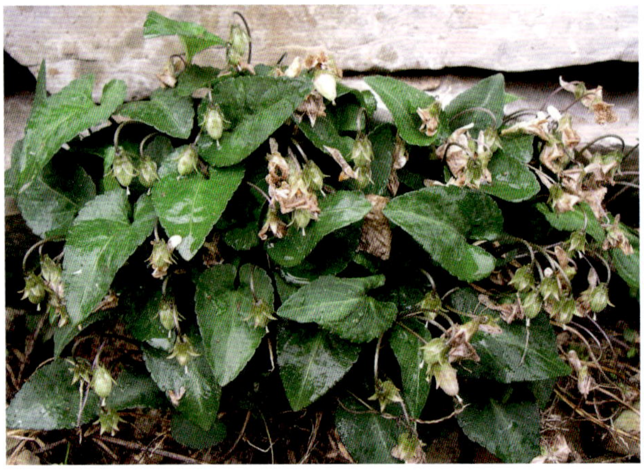

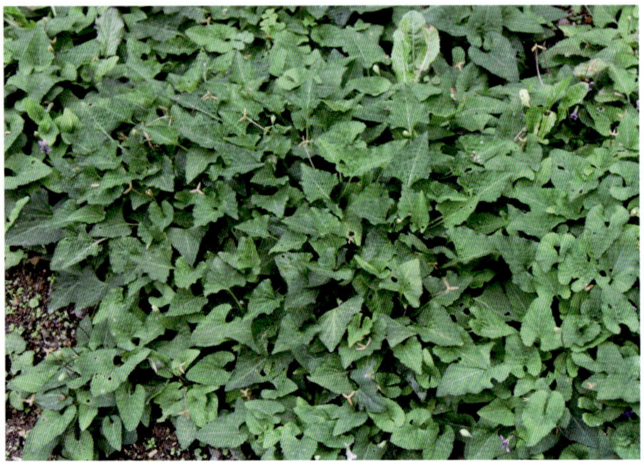

大风子科 Flacourtiaceae

常绿或落叶乔木或灌木。单叶，互生，稀对生和轮生，边缘有锯齿或全缘，多数在齿尖有圆腺体，有时在叶基部有腺体和腺点；叶柄常在基部和顶部增粗，有的具腺点；托叶小，通常早落或缺，稀有大的、叶状的托叶，或宿存。花通常小，稀较大，两性或单性，雌雄异株或杂性同株；单生或簇生，排列成顶生或腋生的总状花序、圆锥花序或团伞花序；萼片2~7枚或更多；花瓣2~7枚，稀更多或缺，稀为有翼瓣片，分离或基部连合；花丝分离，稀连合成管状和束状，与腺体互生；雌蕊由2~10枚心皮形成。果实为浆果和蒴果，稀为核果和干果，有1至多枚种子。种子有时有假种皮，边缘有翅。

本科有约87属900种，分布于热带和亚热带。我国现有39种，主产于华南、西南地区，少数种类分布于秦岭和长江以南各省份。

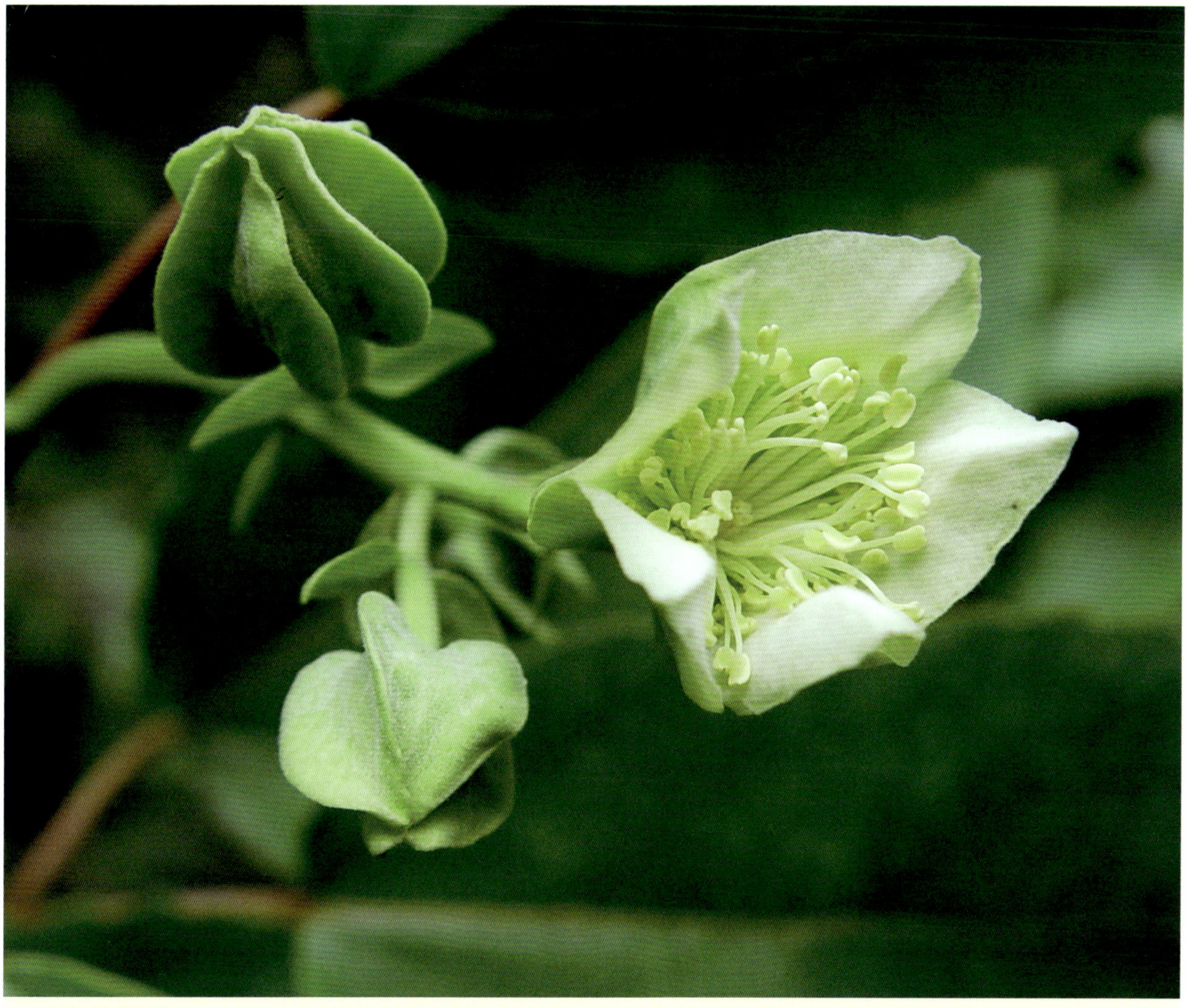

山羊角树 *Carrierea calycina* Franchet

植物名称：山羊角树 *Carrierea calycina* Franchet

别称：嘉利树、山羊果、山丁木

植物形态：落叶乔木，高12～16 m。树皮黑褐色，不规则开裂，不剥落；幼枝粗壮，紫灰色或灰绿色，有白色皮孔和叶痕，无毛；冬芽圆锥形，芽鳞有毛；树冠扁圆形。叶薄革质，长圆形，长9～14 cm，宽4～6 cm，先端突尖，基部圆形、心形或宽楔形，边缘有稀疏锯齿。花杂性，白色；圆锥花序顶生，稀腋生，有密的茸毛；雌花比雄花小，有退化雄蕊，子房上位，椭圆形，有棕色茸毛；雄花苞片较小，雄蕊多数。蒴果木质，羊角状，有喙，有棕色茸毛。种子多数，周围有膜质翅。

生境及分布：生于海拔1100～2000 m的山谷疏林中。分布于盘州、绥阳、赤水、习水、开阳等地。

采收加工：10月果实成熟时采收，晒干。

功能与主治：种子入药，补脑息风，定眩。主治头昏，目眩。

附注：该种分布区域狭窄，资源量小，应加以保护。

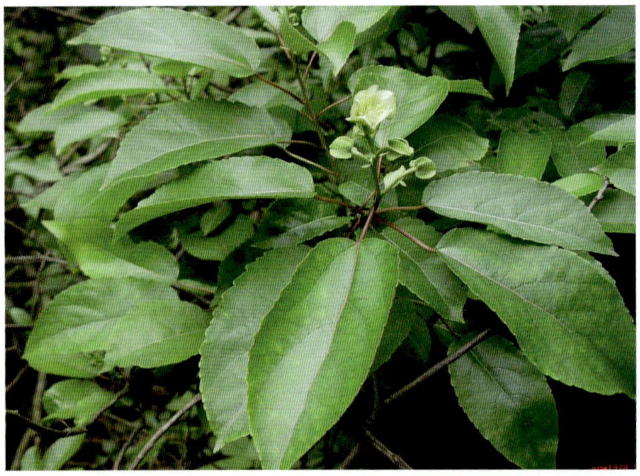
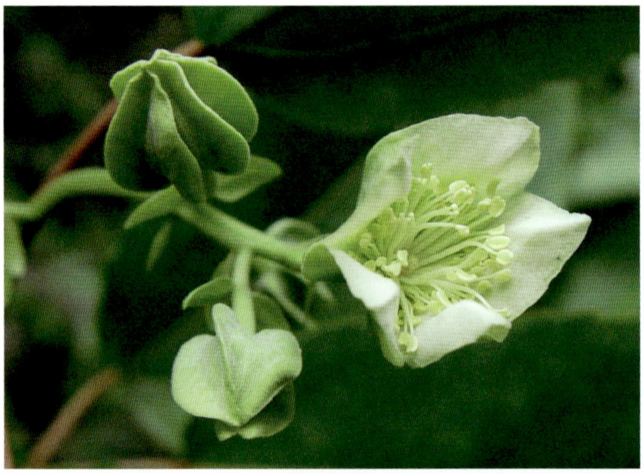
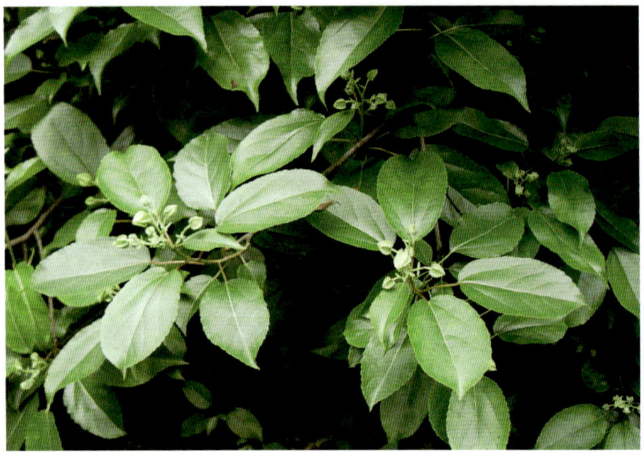
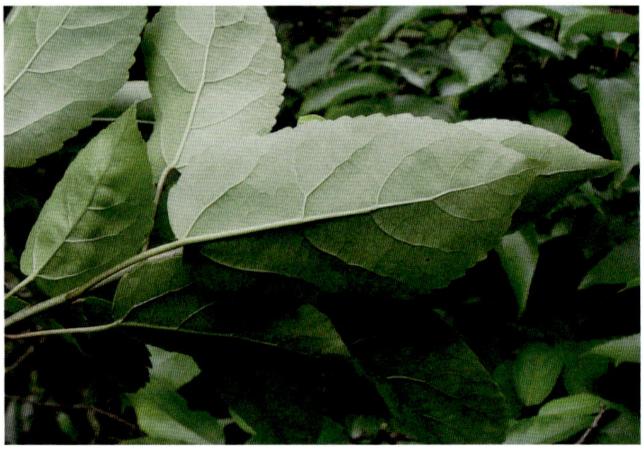

植物名称：山桐子*Idesia polycarpa* Maximowicz

别称：斗霜红、椅桐、水冬桐

植物形态：落叶乔木，高8～21 m。树皮淡灰色，不裂；小枝圆柱形，细而脆，黄棕色，有明显的皮孔。叶薄革质或厚纸质，卵形、心状卵形或宽心形，长13～16 cm，稀达20 cm，宽12～15 cm，先端渐尖或尾状，基部通常心形。花单性，雌雄异株或杂性，黄绿色，有芳香，花瓣缺，组成圆锥花序；雄花萼片3～6枚，通常6枚，覆瓦状排列，有密毛；雌花比雄花稍小，萼片3～6枚，通常6枚，卵形，柱头倒卵圆形，退化雄蕊多数。浆果成熟时紫红色，扁圆形。种子红棕色，圆形。花期4—5月，果期10—11月。

生境及分布：生于海拔500～2500 m的向阳山坡或林中。分布于梵净山、雷公山及三都、荔波、赤水、惠水，以及贵阳等地。

采收加工：叶全年均可采收，晒干。种子油秋季采收种子，榨油。

功能与主治：叶入药，清热凉血，散瘀消肿；主治骨折，烧伤，烫伤，吐血，外伤出血。种子油入药，杀虫；主治疥癣。

附注：该种有一定资源量，可加以开发利用。

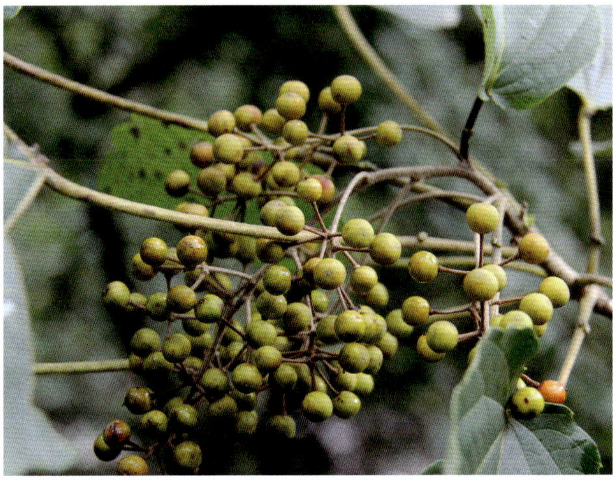
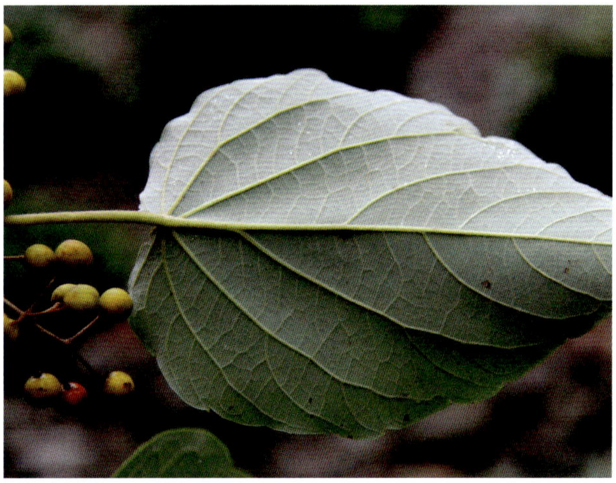
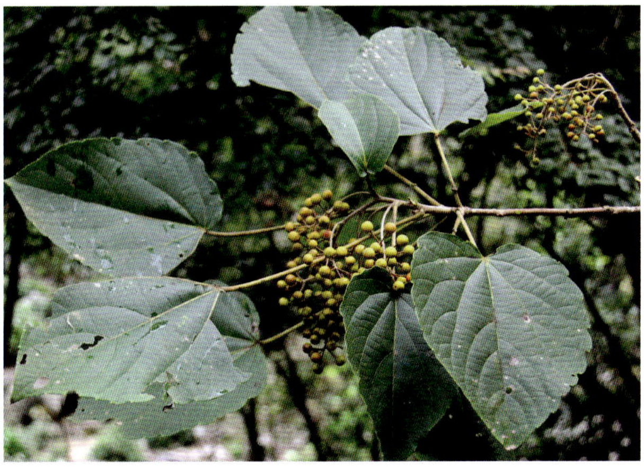
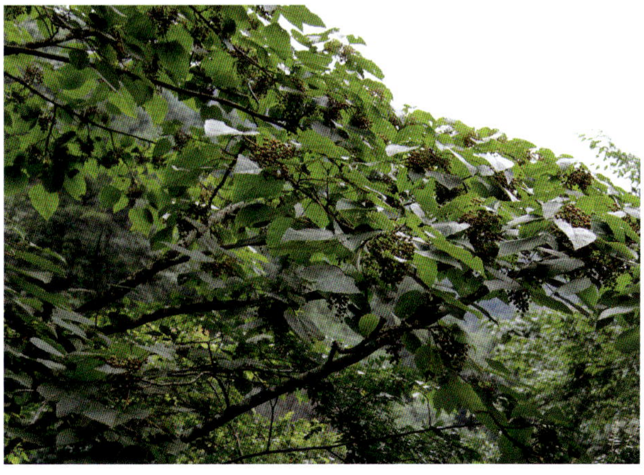

植物名称：栀子皮 *Itoa orientalis* Hemsley

别称：伊桐、白走马胎

植物形态：落叶乔木，高8～20 m。树皮灰色或浅灰色，光滑；幼枝淡灰色，皮孔明显，当年生枝有疏毛，老枝无毛。叶大型，薄革质，椭圆形、卵状长圆形或长圆状倒卵形，长13～40 cm，宽6～14 cm，先端锐尖或渐尖，基部钝或近圆形，边缘有钝齿，下面密生短柔毛。花单性，雌雄异株，稀杂性；花瓣缺；雄花比雌花小，组成圆锥花序，顶生，雄蕊多数；雌花单生于枝顶或叶腋，子房上位，圆球形，花柱短。蒴果大，椭圆形，密被橙黄色茸毛，后变无毛；外果皮革质；内果皮木质。种子多数，周围有膜质翅。

生境及分布：生于海拔600～1200 m的山坡疏林中或石灰岩山地。分布于册亨、兴义、镇宁、三都、罗甸、荔波等地。

采收加工：秋季、冬季采挖，洗净泥土，切片晒干。

功能与主治：根入药，祛风除湿，活血通络。主治风湿骨痛，跌打损伤，肝炎，贫血。

附注：该种分布区域狭窄，资源量小，应加以保护。

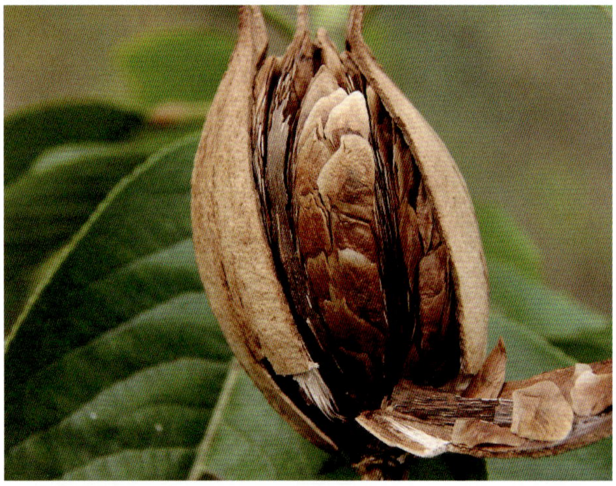
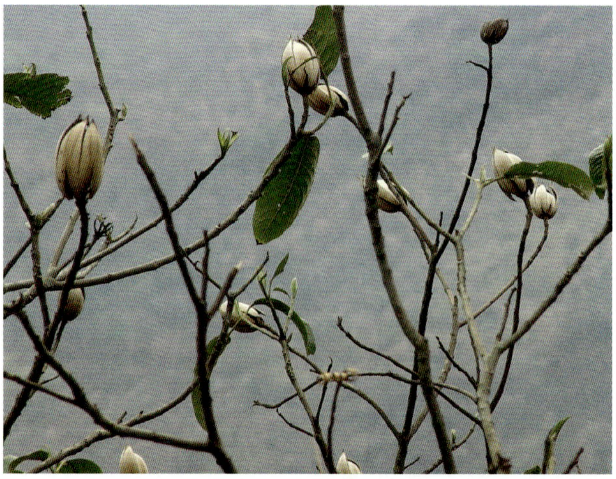
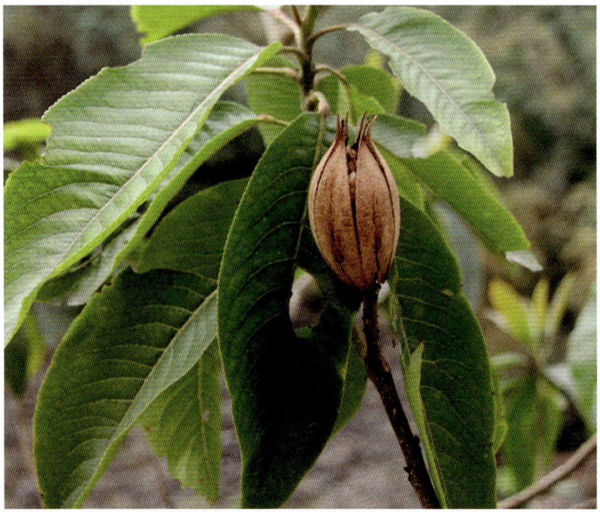
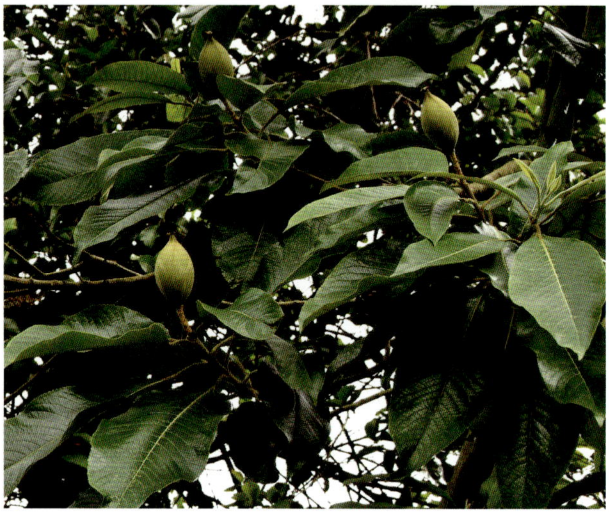

植物名称：柞木 *Xylosma congesta* (Loureiro) Merrill

别称：檬子树、红心刺、葫芦刺

植物形态：常绿大灌木或小乔木，高4～15 m。树皮棕灰色，不规则从下面向上反卷；枝刺幼时有，果期无。叶薄革质，长4～8 cm，宽2.5～3.5 cm，先端渐尖，基部楔形或圆形，边缘有锯齿。花小；总状花序腋生，长1～2 cm；花梗极短；花瓣缺；雄花有多数雄蕊，花药椭圆形；雌花的萼片与雄花的相同，子房椭圆形，无毛，花柱短，柱头2裂。浆果黑色，球形，顶端有宿存花柱。种子2～3枚，卵形。

生境及分布：生于海拔800～2000 m的丘陵地或山麓疏林中。分布于锦屏、大方、黔西、兴义、安龙、荔波、册亨，以及贵阳等地。

采收加工：树皮夏季、秋季剥取，晒干。根秋季采挖，洗净，切片晒干。枝叶全年均可采收，晒干。

功能与主治：树皮、根、枝叶入药，清热利湿，散瘀消肿，催产。主治湿热黄疸，痢疾，跌打损伤，难产，死胎不下。

附注：*Flora of China*将毛枝柞木的拉丁名*Xylosma racemosum* (Siebold et Zuccarini) Miquel var. *glaucescens* Franchet处理为柞木现用拉丁名的异名。

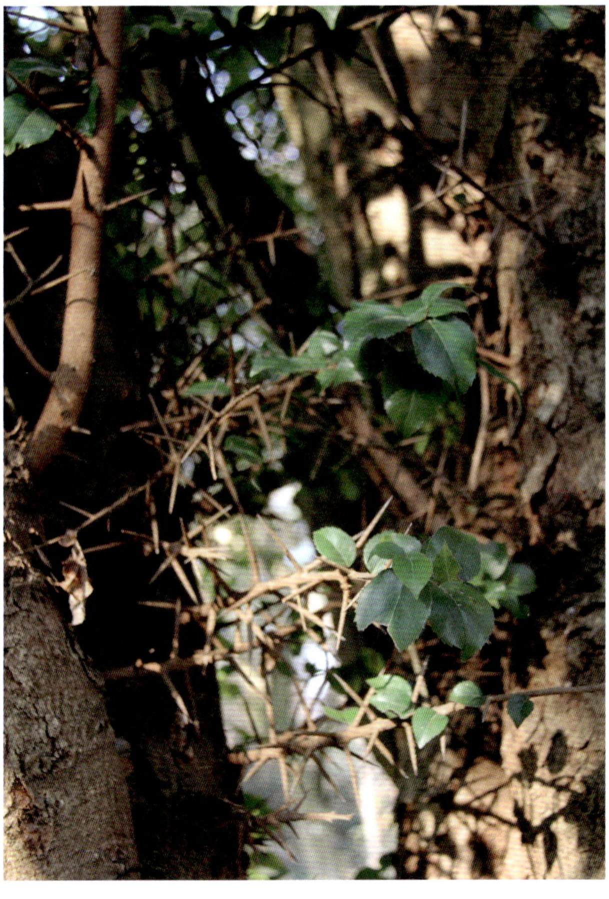

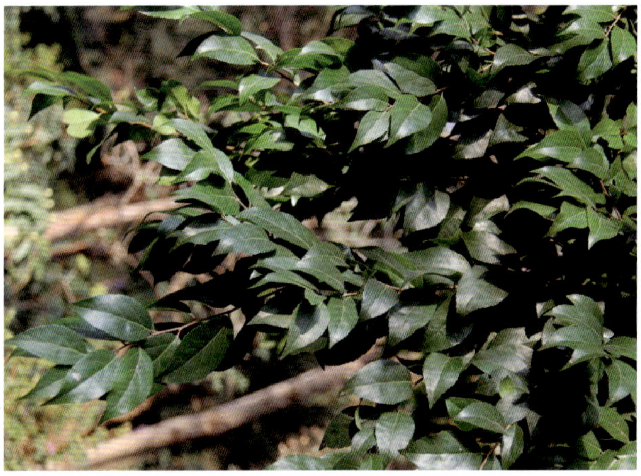

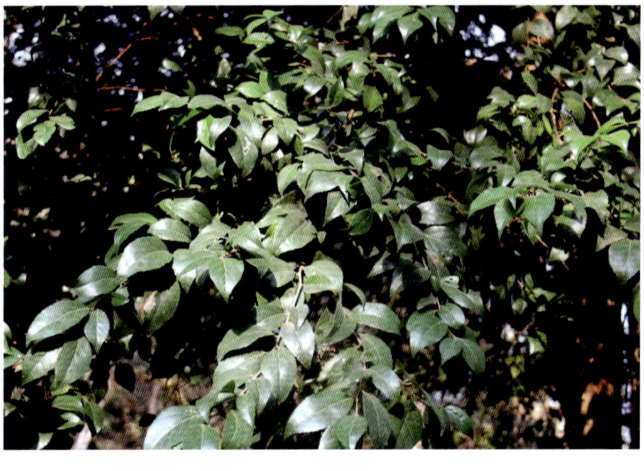

植物名称：南岭柞木 *Xylosma controversa* Clos

别称：红穿破石、光叶柞木

植物形态：常绿灌木或小乔木，高4 ~ 10 m。树皮灰褐色，不裂；小枝圆柱形，被褐色长柔毛。叶薄革质，椭圆形至长圆形，长5 ~ 15 cm，宽3 ~ 6 cm，先端渐尖或急尖，基部楔形，边缘有锯齿，上面无毛或沿主脉疏被短柔毛，下面密或疏被柔毛。花多数；总状花序或圆锥花序，腋生；花序梗长1.5 ~ 3 cm，被棕色柔毛；花直径4 ~ 5 mm；花瓣无；雄花有多数雄蕊；雌花子房卵球形，无毛，花柱细长，长约1.5 mm，柱头2裂。浆果圆形，花柱宿存。

生境及分布：生于海拔600 ~ 1100 m的山坡疏林中。分布于德江、荔波、罗甸等地。

采收加工：根秋季采挖，洗净，鲜用或晒干。叶全年均可采收，鲜用。

功能与主治：根、叶入药，清热凉血，散瘀消肿。主治骨折，烧伤，烫伤，外伤出血，吐血。

附注：该种分布区域狭窄，资源量小，应加以保护。

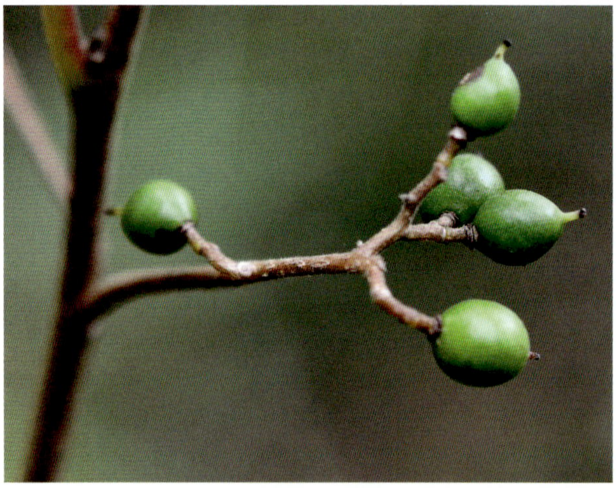

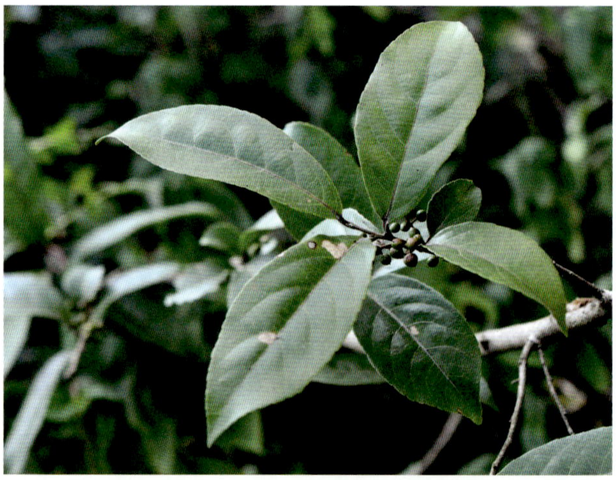

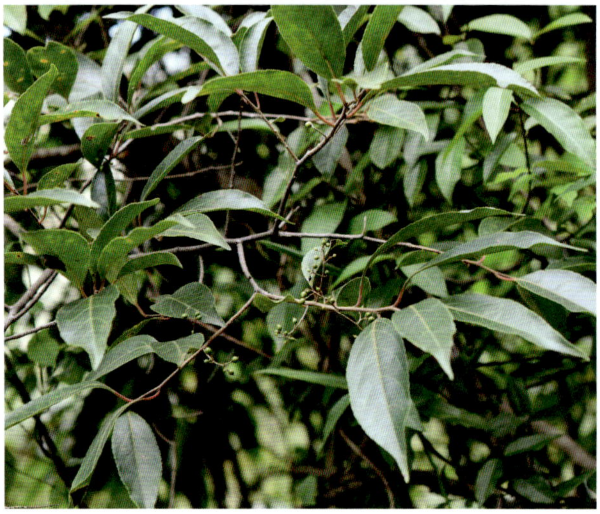

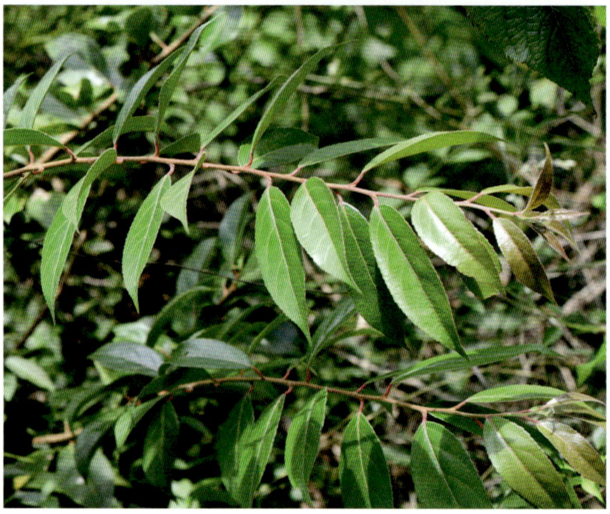

旋节花科 Stachyuraceae

乔木，有时为攀缘状灌木，落叶或常绿。小枝明显具髓；冬芽小，具2～6枚鳞片。单叶互生，膜质至革质；托叶线状披针形，早落。总状花序或穗状花序腋生，直立或下垂；花小，整齐，两性或雌雄异株，具短梗或无梗；花梗基部具苞片1枚，花基部具小苞片2枚，基部连合；萼片4枚，覆瓦状排列；花瓣4枚，覆瓦状排列，分离或靠合；雄蕊8枚，2轮；花丝钻形；子房上位，4室；胚珠多数，着生于中轴胎座上；花柱短而单一；柱头头状，4浅裂。果实为浆果；外果皮革质。种子小，多数，具柔软的假种皮。

本科仅有1属约8种，为东亚特有。我国有约7种。

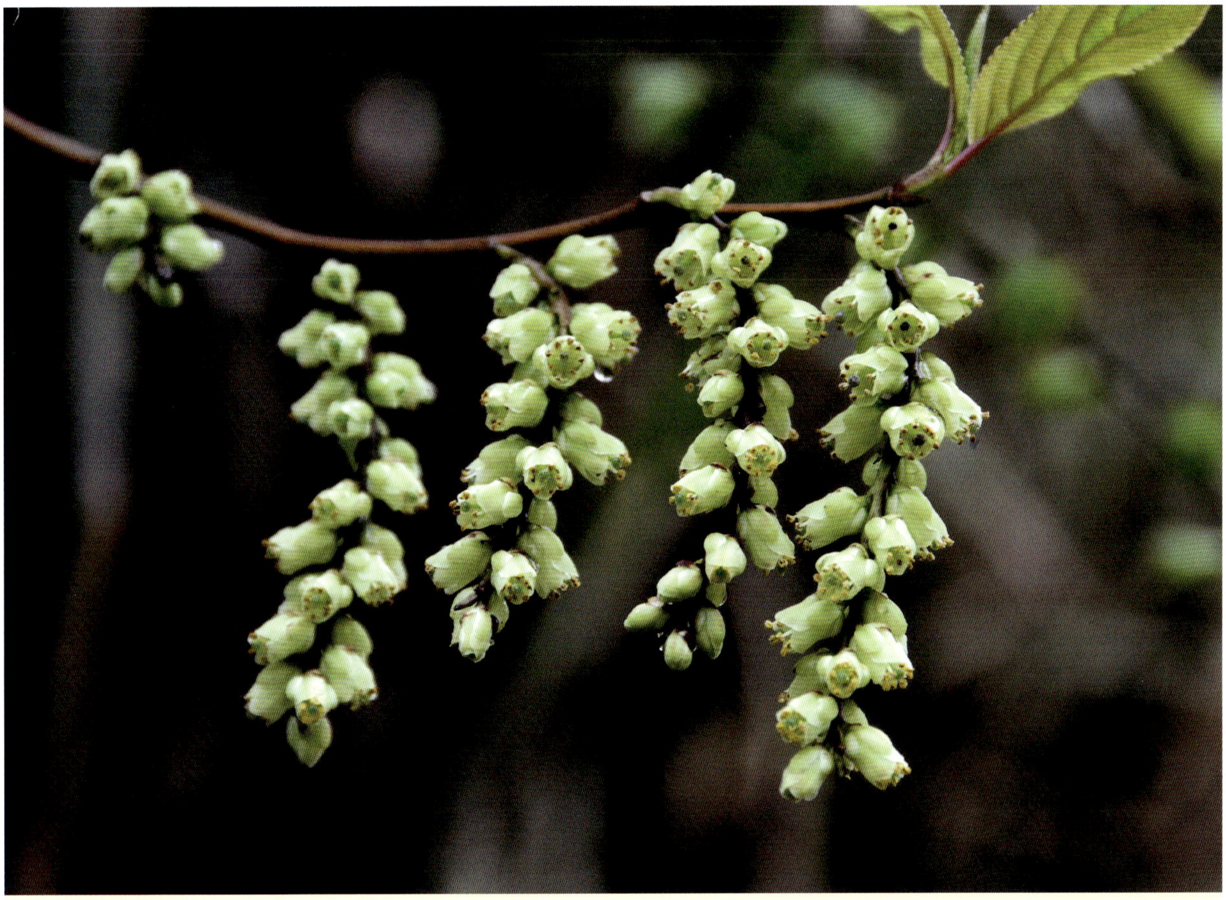

中国旌节花 *Stachyurus chinensis* Franchet

植物名称：中国旌节花 *Stachyurus chinensis* Franchet

别称：山通草、小通草

植物形态：落叶灌木，高2～4 m。树皮光滑，紫褐色或深褐色；小枝粗壮，圆柱形，具淡色椭圆形皮孔。叶于花后生出，互生，纸质至膜质，卵形、长圆状卵形至长圆状椭圆形，长5～12 cm，宽3～7 cm，先端渐尖至短尾状渐尖，基部钝圆至近心形，边缘有圆齿状的锯齿。花黄色，长约7 mm，近无梗或有短梗；小苞片2枚，卵形，长约2 cm；萼片4枚，黄绿色，卵形；花瓣4枚，卵形，顶端圆形；雄蕊8枚，与花瓣等长；子房瓶状，被微柔毛；柱头头状，不裂。果实圆球形，无毛，近无梗，基部具花被的残留物。

生境及分布：生于海拔1000～1600 m的山谷、溪边、杂木林下或灌丛中。分布于沿河、德江、印江、松桃、万山、黄平、凯里、雷山、普安、兴义、瓮安、都匀、独山、罗甸，以及毕节、遵义、贵阳等地。

采收加工：秋季砍下嫩枝，将茎髓捅出，拉平晒干。

功能与主治：茎髓入药，清热利水，通乳。主治热病烦渴，急性膀胱炎，小便不利，乳汁不通。

附注：该种为《中华人民共和国药典》收载品种。*Flora of China*将宽叶旌节花的拉丁名*Stachyurus chinensis* Franchet var. *latus* H. L. Li处理为中国旌节花现用拉丁名的异名。

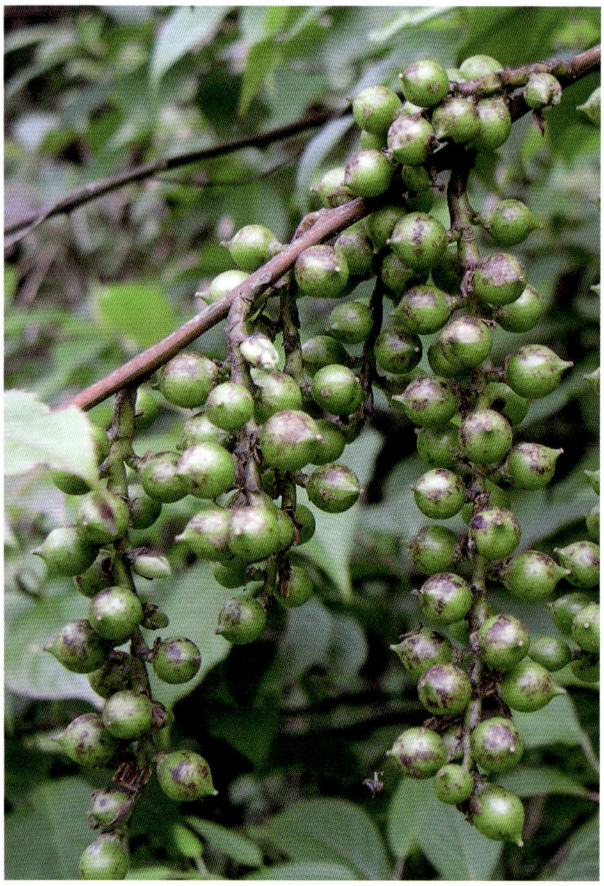

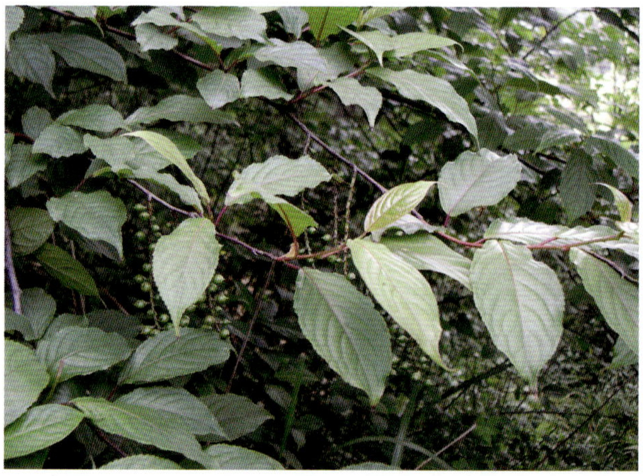

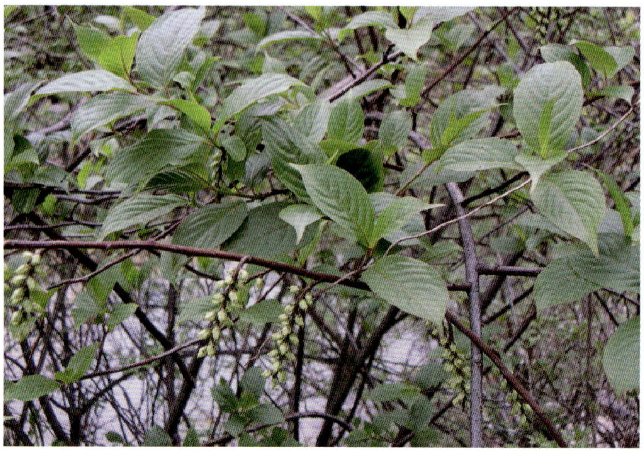

植物名称：西域旌节花 *Stachyurus himalaicus* J. D. Hooker et Thomson ex Bentham

别称：喜马拉雅旌节花、通打树、小通草

植物形态：落叶灌木或小乔木，高3～5 m。树皮平滑，棕色或深棕色；小枝褐色，具浅色皮孔。叶坚纸质至薄革质，披针形至长圆状披针形，长8～13 cm，宽3.5～5.5 cm，先端渐尖至长渐尖，基部钝圆，边缘具细而密的锐锯齿，齿尖骨质并加粗。穗状花序腋生，长5～13 cm，无总梗，通常下垂；花黄色；小苞片2枚，宽卵形，顶端急尖，基部连合；萼片4枚，宽卵形；花瓣4枚，倒卵形；雄蕊8枚，通常短于花瓣；花药黄色；子房卵状长圆形；柱头头状。果实近球形，无梗或近无梗，具宿存花柱。

生境及分布：生于海拔400～2200 m的山坡疏林下或灌丛中。分布于印江、松桃、江口、大方、凯里、榕江、盘州、普安、兴仁、望谟、册亨、安龙、都匀、平塘、荔波、龙里，以及遵义、贵阳等地。

采收加工：茎髓秋季砍下嫩枝采收，晒干。嫩茎叶夏季采收，鲜用。

功能与主治：茎髓入药，清热，利水，通乳；主治热病烦渴，水肿，乳汁不通。嫩茎叶入药，解毒，接骨；主治毒蛇咬伤，骨折。

附注：该种为《中华人民共和国药典》收载品种，是贵州苗族常用药物，产藏量大，可加以开发利用。

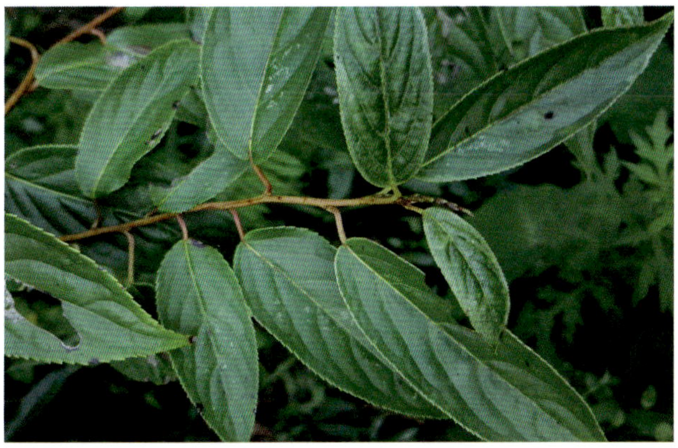
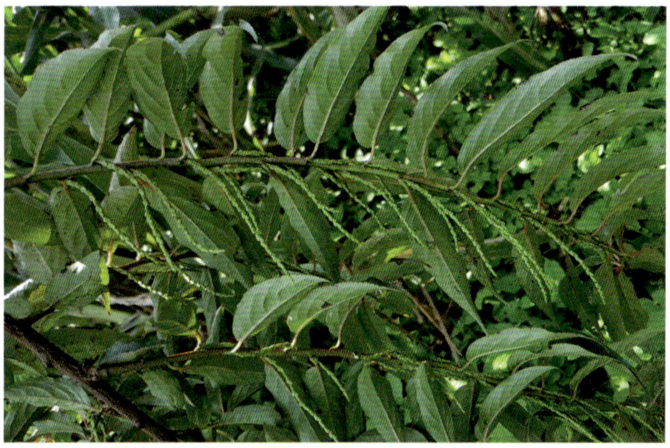
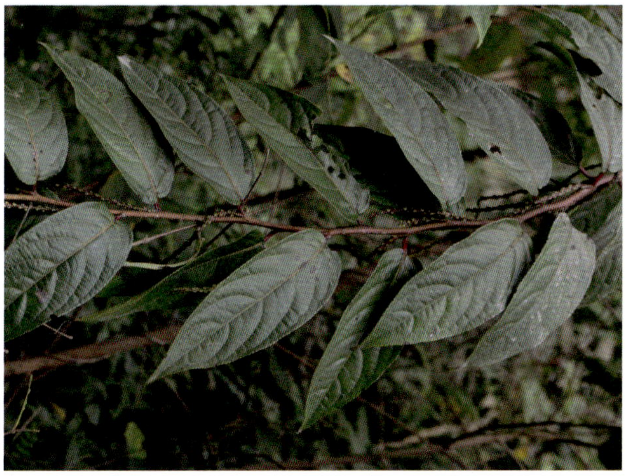
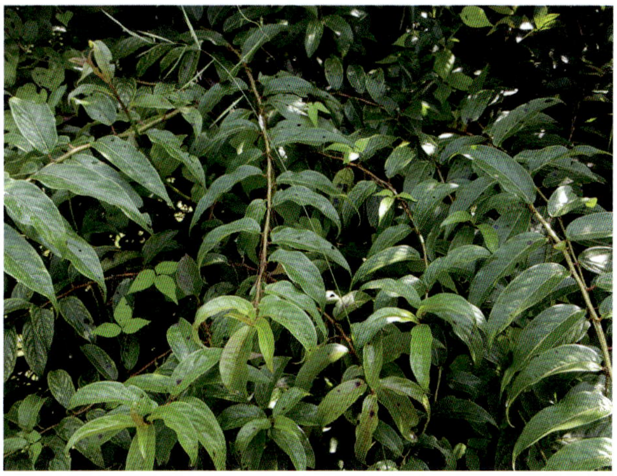

植物名称：倒卵叶旌节花 *Stachyurus obovatus* (Rehder) Handel-Mazzetti

别称：卵叶旌节花

植物形态：常绿灌木或小乔木，高1～4 m。树皮灰色或灰褐色；枝条绿色或紫绿色，有明显的线状皮孔；茎髓白色。叶革质或亚革质，倒卵形或倒卵状椭圆形，中部以下突然收窄变狭，长5～8 cm，宽2～3.5 cm，先端长尾状渐尖，基部渐狭成楔形，边缘中部以上具锯齿，齿尖骨质。总状花序腋生，长1～2 cm，有花5～8朵；花淡黄绿色，近无梗；小苞片2枚，卵形；萼片4枚，卵形；花瓣4枚，倒卵形；子房长卵形，被微柔毛；柱头卵形。浆果球形，直径6～7 mm，疏被微柔毛。

生境及分布：生于海拔700～1300 m的山坡疏林下、林缘、路旁或灌丛中。分布于盘州、普安，以及毕节、遵义等地。

采收加工：秋季砍下嫩枝，将茎髓捅出，拉平晒干。

功能与主治：茎髓入药，利尿渗湿，通窍，催乳。主治跌打损伤，风湿麻木，乳汁不通。

附注：该种有一定资源量，可加以开发利用。

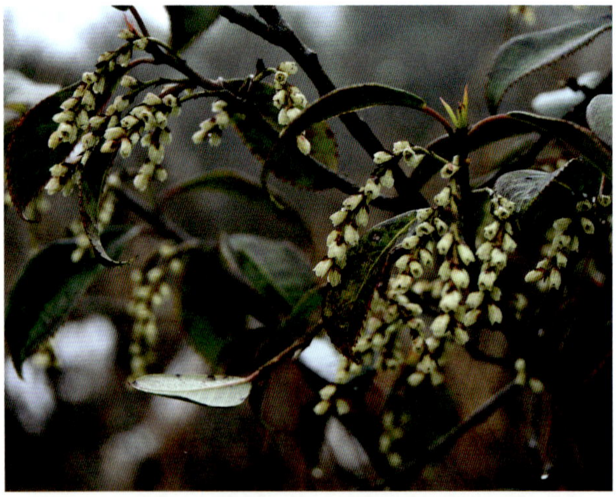
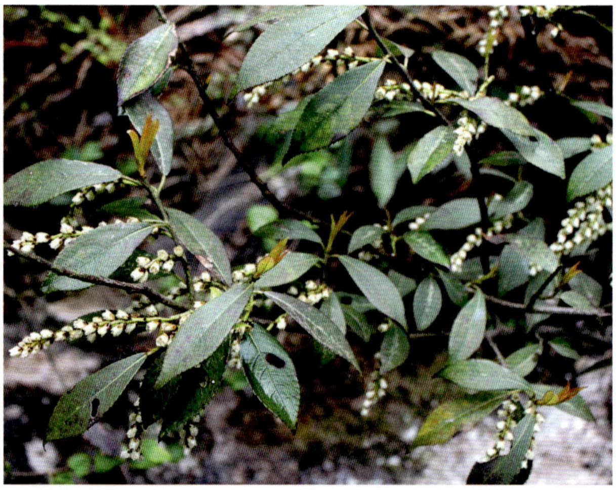
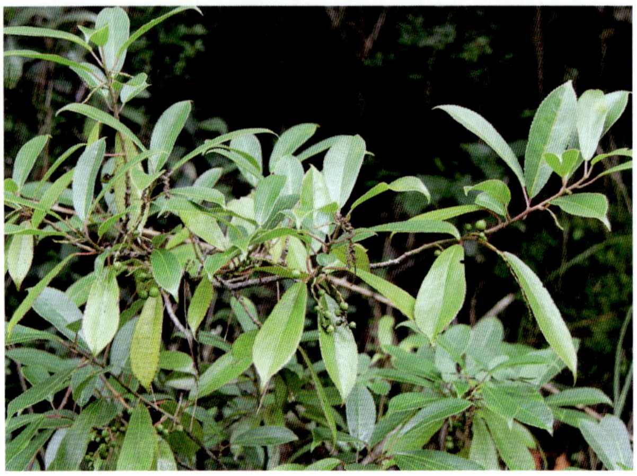
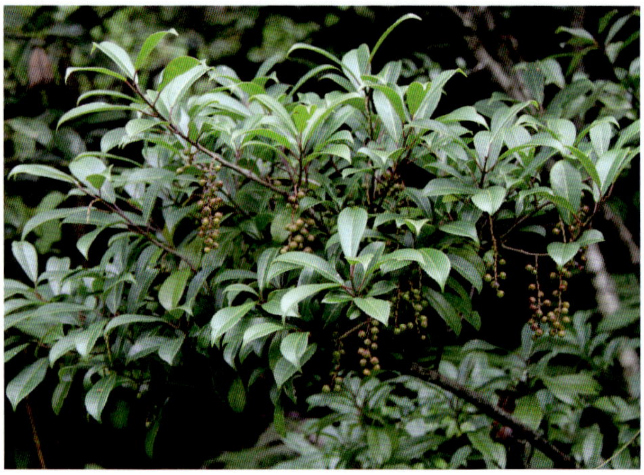

植物名称：柳叶旌节花 *Stachyurus salicifolius* Franchet

别称：披针叶旌节花、通花

植物形态：常绿灌木，高2～3 m。树皮褐色或紫褐色；小枝光滑无毛，当年生枝绿色或黄绿色，老枝圆柱形，绿褐色或紫红色。叶纸质，长圆状披针形，长为宽的4倍。穗状花序腋生，长5～7 cm，直立或下垂，具短梗；花黄绿色，长5～6 mm；苞片1枚，三角状卵形；小苞片2枚，卵形，急尖，具缘毛；萼片4枚，卵形，顶端钝，具缘毛；花瓣4枚，倒卵形；雄蕊8枚，与花瓣等长；子房瓶状，被短柔毛；柱头头状，不露出花瓣外。果实球形，直径5～6 mm，具宿存花柱。

生境及分布：生于海拔1500 m左右的山坡疏林下、林缘或村寨路旁。分布于绥阳等地。

采收加工：秋季砍下嫩枝，将茎髓捅出，拉平晒干。

功能与主治：茎髓入药，利尿渗湿，通窍，催乳。主治跌打损伤，风湿麻木，乳汁不通。

附注：该种分布区域狭窄，资源量小，应加以保护。

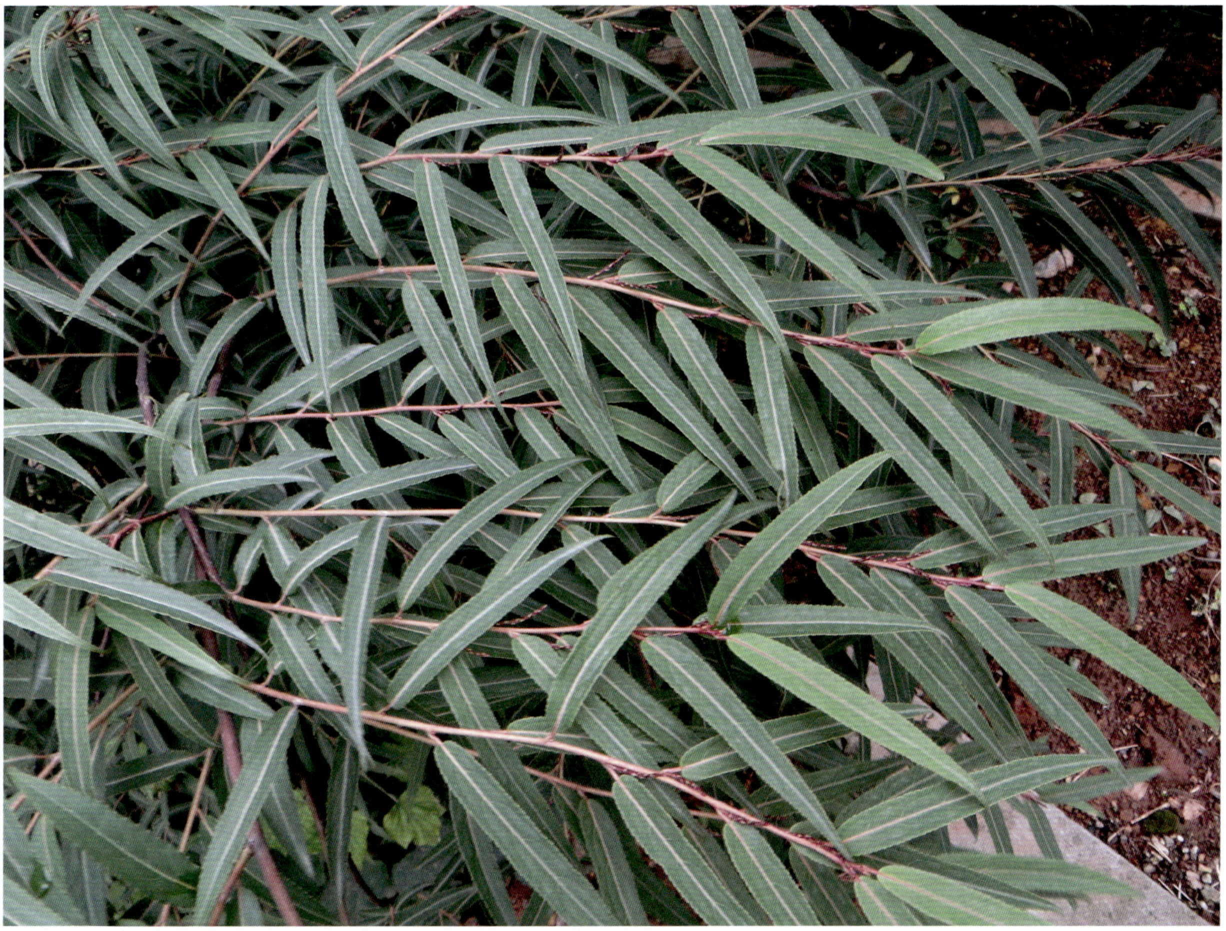

植物名称：云南旌节花 *Stachyurus yunnanensis* Franchet

别称：矩圆叶旌节花

植物形态：常绿灌木，高1～3 m。直立，稀匍匐，棕褐色，光滑无毛。叶互生，革质，长圆状椭圆形，长7～15 cm，宽2～4 cm，先端急尖、长渐尖或钝圆形，基部圆形，边缘略反卷，具疏生尖锯齿，齿端坚硬。总状花序腋生，长3～8 cm；小苞片无毛，卵状三角形；萼片4枚，无毛，形状不一；花瓣4枚，无毛，倒卵形；雄蕊8枚，长短不等，比雌蕊短；雌蕊不伸出花瓣外；子房上位，卵状椭圆形；花柱不明显；柱头头状，4浅裂。浆果圆形，顶端具短喙。

生境及分布：生于海拔700～1300 m的山谷、溪边、杂木林下或灌丛中。分布于德江、兴仁、独山、绥阳等地。

采收加工：秋季砍下嫩枝，将茎髓捅出，拉平晒干。

功能与主治：茎髓入药，清热，利水，通乳。主治热病烦渴，急性膀胱炎，小便不利，乳汁不通。

附注：*Flora of China*将矩圆叶旌节花的拉丁名*Stachyurus oblongifolius* F. T. Wang et T. Tang处理为云南旌节花现用拉丁名的异名。

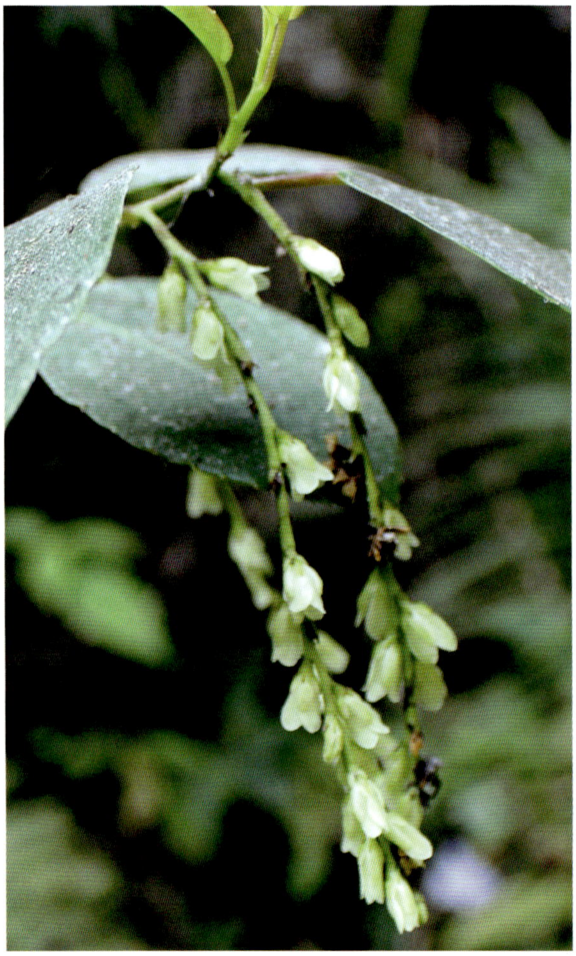
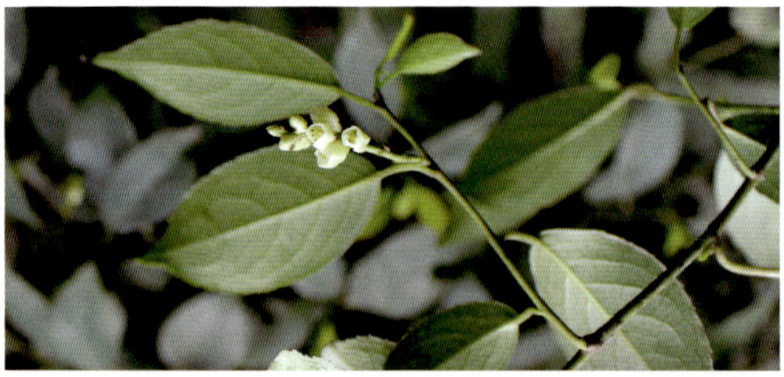
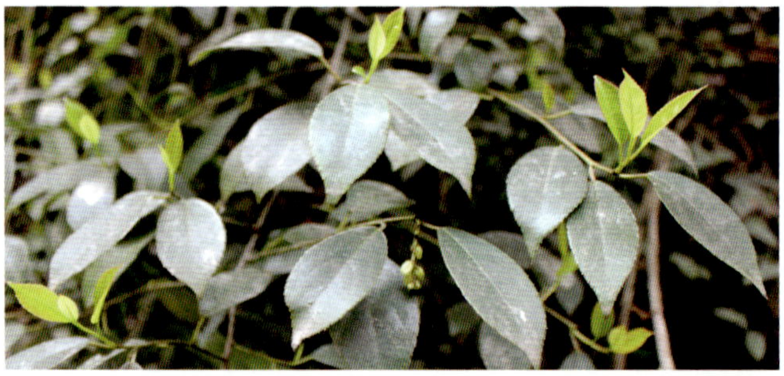
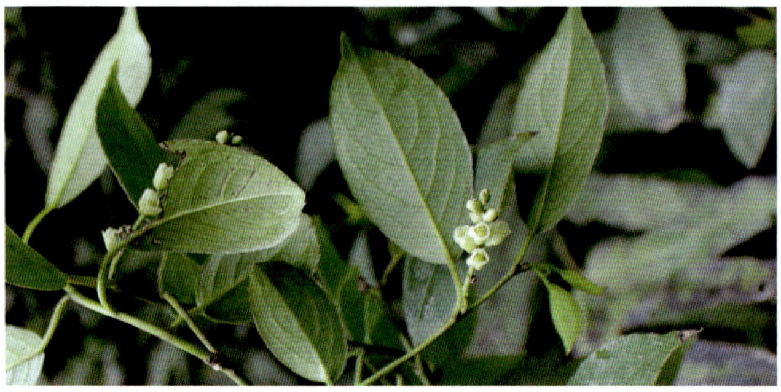

西番莲科 Passifloraceae

草质或木质藤本，稀为灌木或小乔木。腋生卷须卷曲。单叶，稀为复叶，互生或近对生，全缘或分裂，具柄，常有腺体，通常具托叶。聚伞花序腋生；通常有苞片1～3枚。花辐射对称，两性、单性、罕有杂性；萼片5枚，偶有3～8枚；花瓣5枚，稀3～8枚，罕有不存在；外副花冠与内副花冠形态多样，有时不存在；雄蕊4～5枚，偶有4～8枚或不定数；花药2室，纵裂；心皮3～5枚，子房上位，通常着生于雌雄蕊柄上，1室，侧膜胎座；花柱与心皮同数；柱头头状或肾形。果实为浆果或蒴果，不开裂或室背开裂。

本科有约16属660余种，主产于热带和亚热带。我国有2属23种。

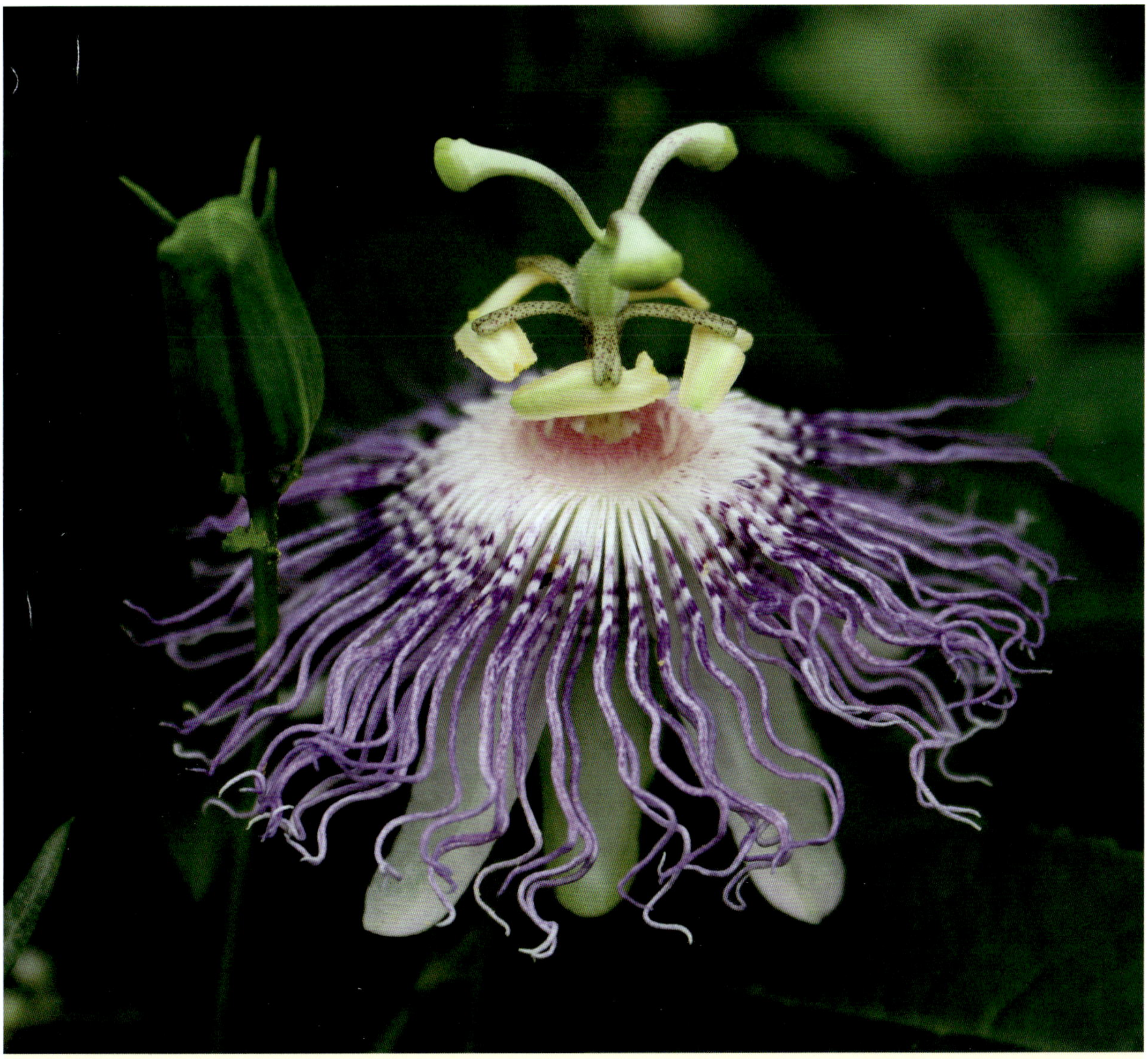

鸡蛋果 *Passiflora edulis* Sims

植物名称：杯叶西番莲 *Passiflora cupiformis* Masters

别称：对叉疔药、羊蹄暗消

植物形态：藤本，长达6 m。茎渐变无毛。叶坚纸质，长6 ~ 12(~ 15) cm，宽约4 ~ 10(~ 11)cm，先端截形至2裂，基部圆形至心形。花序近无梗，有多朵花，被棕色毛；花白色，直径1.5 ~ 2 cm；萼片5枚，外面顶端通常具1枚腺体（有时缺）或长达1 mm的角状附属器，被毛；外副花冠裂片2轮，丝状，外轮长8 ~ 9 mm，内轮长2 ~ 3 mm；内副花冠褶状，高约1.5 mm；雌雄蕊柄长3 ~ 5 mm；雄蕊5枚，花丝分离；子房近卵球形，无柄。浆果球形，成熟时紫色，无毛。种子多数，三角状椭圆形，扁平，深棕色。

生境及分布：生于海拔400 ~ 1300 m的山坡、路边林下或灌丛中。分布于紫云、兴义、关岭、镇宁、兴仁、安龙、望谟、罗甸、瓮安，以及贵阳等地。

采收加工：地上部分秋季采收，鲜用或晒干。根秋季采挖，洗去泥土，鲜用或晒干。

功能与主治：地上部分入药，止血解毒，祛风镇痛，养心安神；主治风湿性心脏病，血尿，白浊，半身不遂，疔疮，外伤出血，腹胀疼痛。根入药，解毒消肿；主治跌打损伤，蛇虫咬伤，疥疮。

附注：该种虽然分布区域广，但资源量较小，开发利用的同时应加以保护。

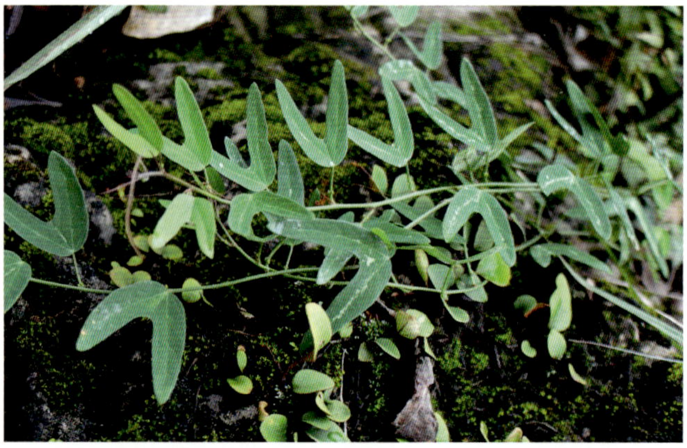

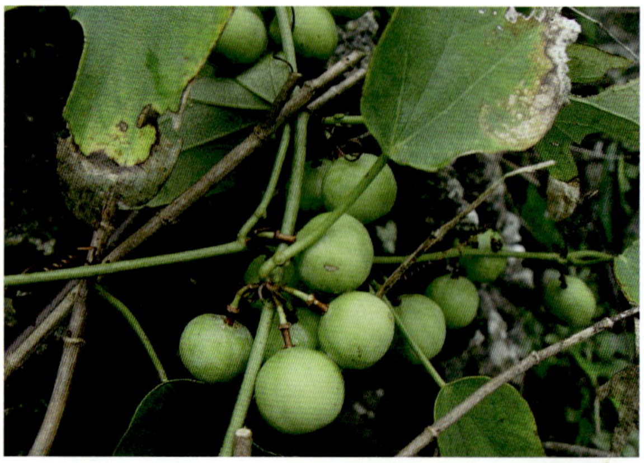

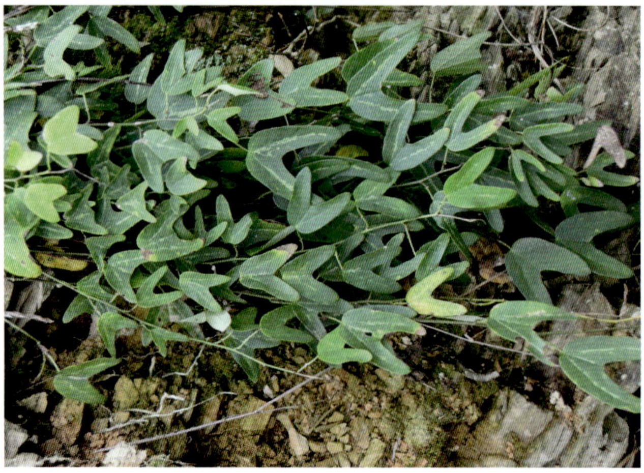

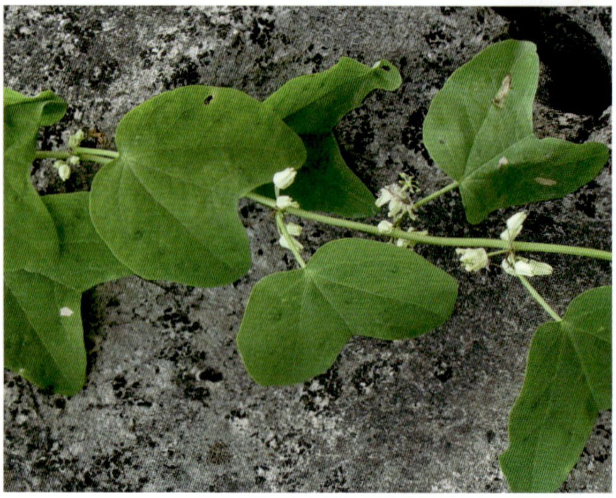

植物名称：鸡蛋果 *Passiflora edulis* Sims

别称：百香果、紫果西番莲

植物形态：草质藤本。叶纸质，长6～13 cm，宽8～13 cm，基部楔形或心形，掌状3深裂，中间裂片卵形，两侧裂片卵状长圆形，裂片边缘有内弯的细锯齿，近裂片缺弯的基部有1～2枚杯状小腺体，无毛。聚伞花序退化仅存1朵花，与卷须对生；花芳香，直径约4 cm；苞片绿色，宽卵形或菱形；萼片5枚；花瓣5枚，与萼片等长；外副花冠裂片4～5轮，外2轮丝状，内3轮窄三角形；雄蕊5枚，花丝分离，基部合生；子房倒卵球形；花柱3枚，扁棒状；柱头肾形。浆果卵球形。花期6月，果期11月。

生境及分布：贵州大多地方有栽培。

采收加工：8—11月分批采收，鲜用或晒干。

功能与主治：果实入药，清肺润燥，安神止痛，止痢。主治咳嗽，咽干，声嘶，大便秘结，失眠，痛经，关节疼痛，痢疾。

附注：该种有较大栽培规模，产藏量大，可大量开发利用。

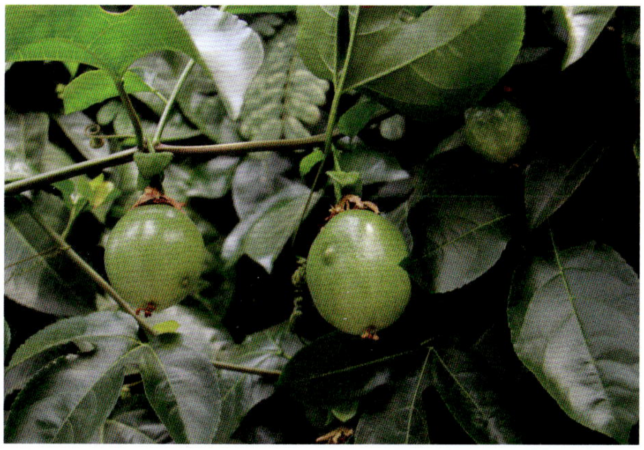
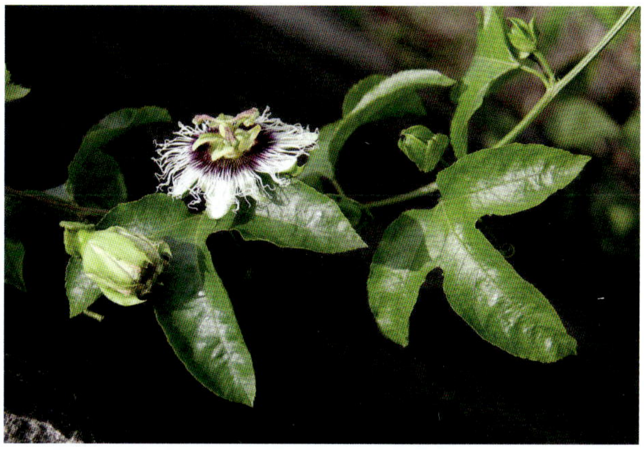
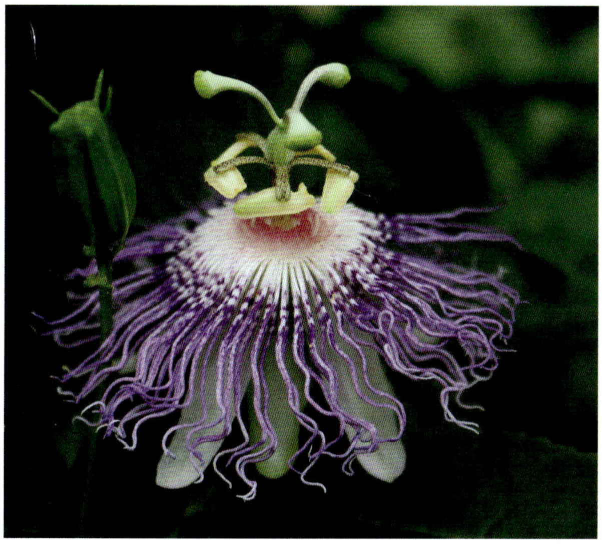
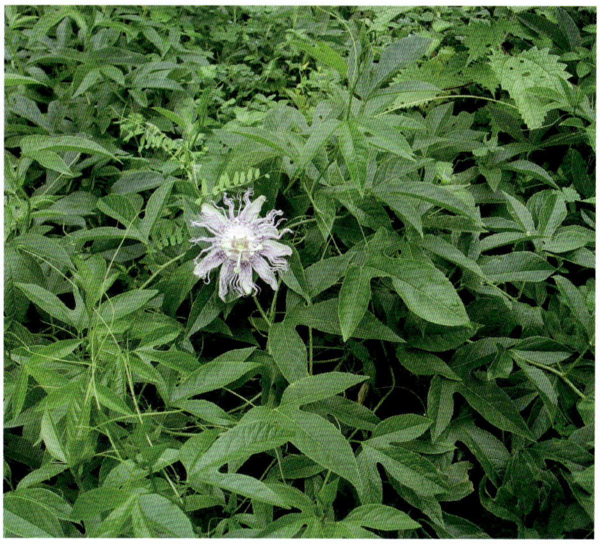

植物名称：龙珠果 *Passiflora foetida* Linnaeus

别称：龙眼果、假苦果、龙须果

植物形态：草质藤本。叶膜质，宽卵形至长圆状卵形，长4.5～13 cm，宽4～12 cm，先端3浅裂，基部心形，边缘呈不规则波状；叶脉羽状，侧脉4～5对，网脉横出。聚伞花序退化仅存1朵花，与卷须对生；花白色或淡紫色，具白斑；苞片3枚，一至三回羽状分裂，裂片丝状，顶端具腺毛；萼片5枚；花瓣5枚，与萼片等长；外副花冠裂片3～5轮，丝状；内副花冠非褶状，膜质；雄蕊5枚；花药长圆形；子房椭圆球形，具短柄，被稀疏腺毛或无毛。浆果卵圆球形。种子多数，椭圆形。花期7—8月，果期第二年4—5月。

生境及分布：生于红水河沿岸的草坡路边。分布于望谟、罗甸等地。

采收加工：全株夏末秋初采收，洗净，鲜用或晒干。根秋季、冬季采挖，洗去泥沙，晒干。果实4—5月采收。

功能与主治：全株、根、果实入药，清热解毒，清肺止咳。主治肺热咳嗽，小便浑浊，疮痈肿毒，外伤性角膜炎，淋巴结炎。

附注：该种为贵州新记录，分布区域狭窄，产藏量小，应加以保护。

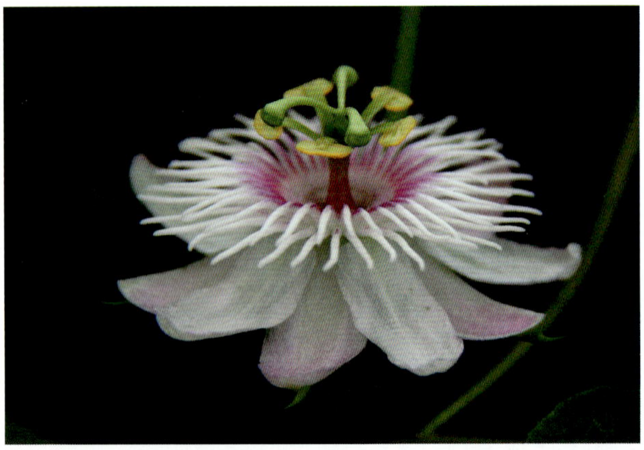
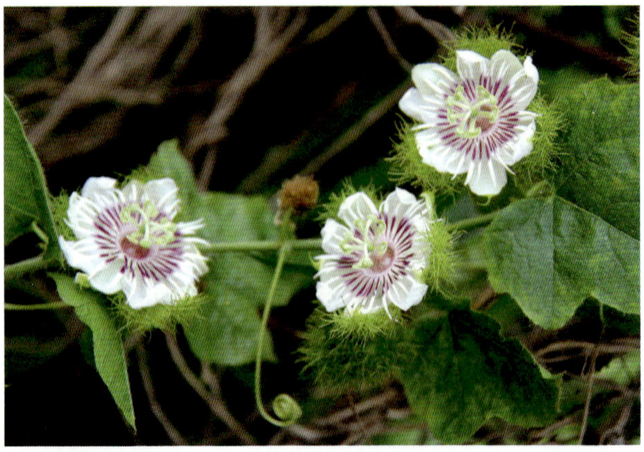
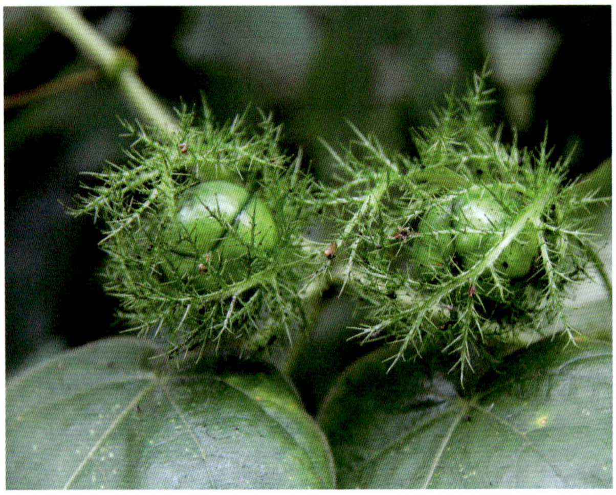
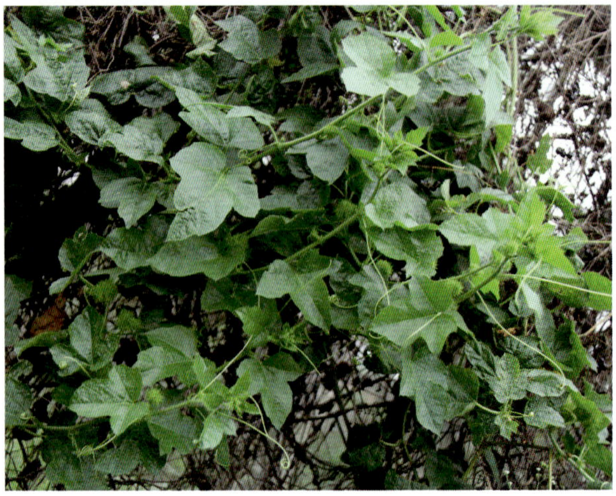

番木瓜科 Caricaceae

小乔木，具乳汁，常不分枝。叶具长柄，聚生于茎顶，掌状分裂，稀全缘，无托叶。花单性或两性，同株或异株。雄花无柄，组成下垂的圆锥花序；花萼5裂；花冠细长，呈管状；雄蕊10枚，互生，呈2轮，着生于花冠管上；花丝分离或基部连合；花药2室；子房退化或缺。雌花单生或数朵组成伞房花序，花较大；花萼与雄花花萼相似；花冠管较雄花花冠管短，花瓣初靠合，后分离；子房上位，1室或具假隔膜而成5室，侧膜胎座；花柱5枚。两性花，花冠管极短或长；雄蕊5～10枚。果实为肉质浆果，通常较大。种子卵球形至椭圆形；胚乳含有油脂。

本科有6属约34种，主产于美洲热带及非洲，在热带广泛栽培。我国南部及西南部引种栽培有1属1种。

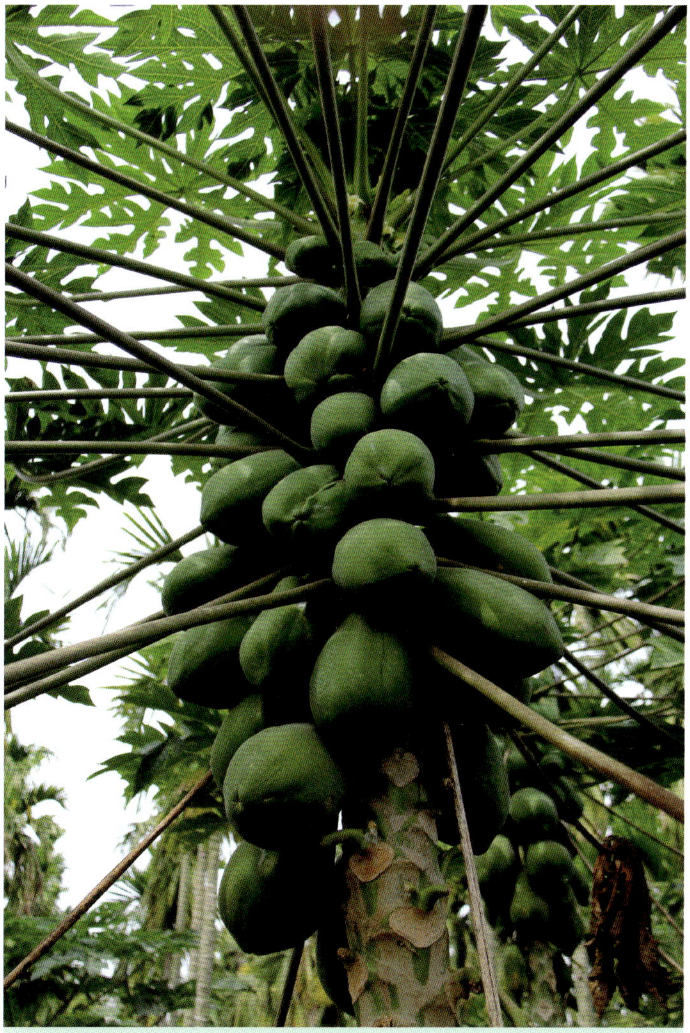

番木瓜 *Carica papaya* Linnaeus

植物名称：番木瓜 *Carica papaya* Linnaeus

别称：木瓜、番瓜

植物形态：常绿软木质小乔木，高达8～10 m。具乳汁，茎不分枝或有时于损伤处分枝，具螺旋状排列的托叶痕。叶大，聚生于茎顶端，近盾形，通常5～9深裂，裂片再羽状分裂；叶柄中空，长达60～100 cm。花单性或两性；植株有雄株、雌株和两性株；雄花排列成圆锥花序，花冠乳黄色，花冠管细管状，子房退化；雌花单生或由数朵排列成伞房花序，着生于叶腋，花冠裂片5枚，分离，乳黄色或黄白色，子房上位，花柱5枚，柱头数裂，近流苏状；两性花雄蕊5枚，着生于近子房基部极短的花冠管上，排列成2轮。浆果肉质，成熟时橙黄色或黄色，长圆球形。种子多数，卵球形，成熟时黑色，具皱纹。

生境及分布：册亨、望谟、兴义、罗甸、安龙、镇宁、关岭、荔波等地有栽培。

采收加工：叶全年均可采收，鲜用。果实在未成熟时采收，切片晒干。

功能与主治：叶入药，解毒，接骨；主治疮疡肿毒，骨折。果实入药，消食，驱虫，消肿解毒，通乳，降压；主治消化不良，少乳，痢疾，高血压。

附注：该种在贵州有零星栽培，可发展种植以开发利用。

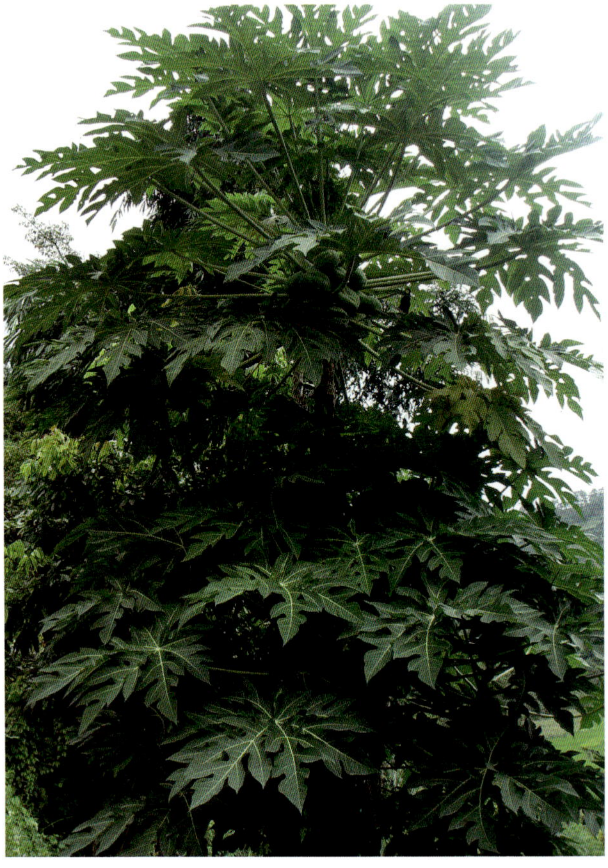

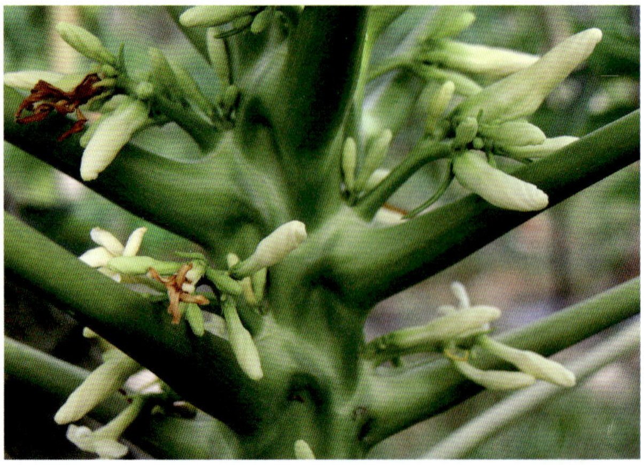

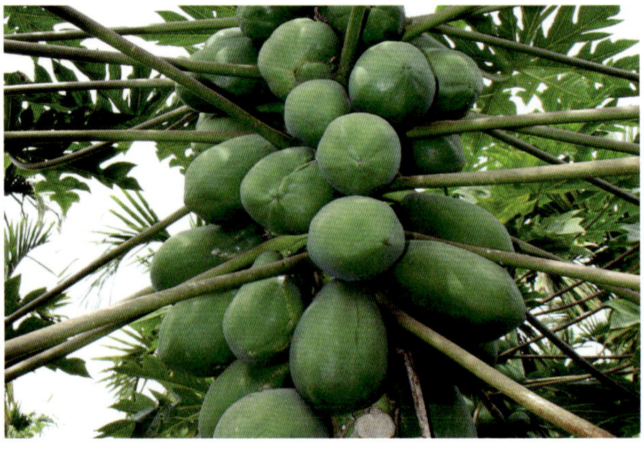

秋海棠科 Begoniaceae

多年生肉质草本，稀为亚灌木。茎直立、匍匐状，稀攀缘状或仅具根状茎、球茎或块茎。单叶互生，偶为复叶，两侧不相等，具长柄。花单性，雌雄同株，偶异株，通常组成聚伞花序；花被片花瓣状；雄花花被片2～4(~10)枚，雄蕊多数；雌花花被片2～5(~10)枚，离生，稀合生；雌蕊由2～5(~7)枚心皮组成；子房下位稀半下位，1室，具3个侧膜胎座或中轴胎座。蒴果，有时呈浆果状，通常具不等大3翅，稀近等大，少数种无翅而带棱。种子极多数。

本科有2～3属1400多种，主要分布于热带和亚热带。中国有1属170多种，主要分布于南部和中部地区。

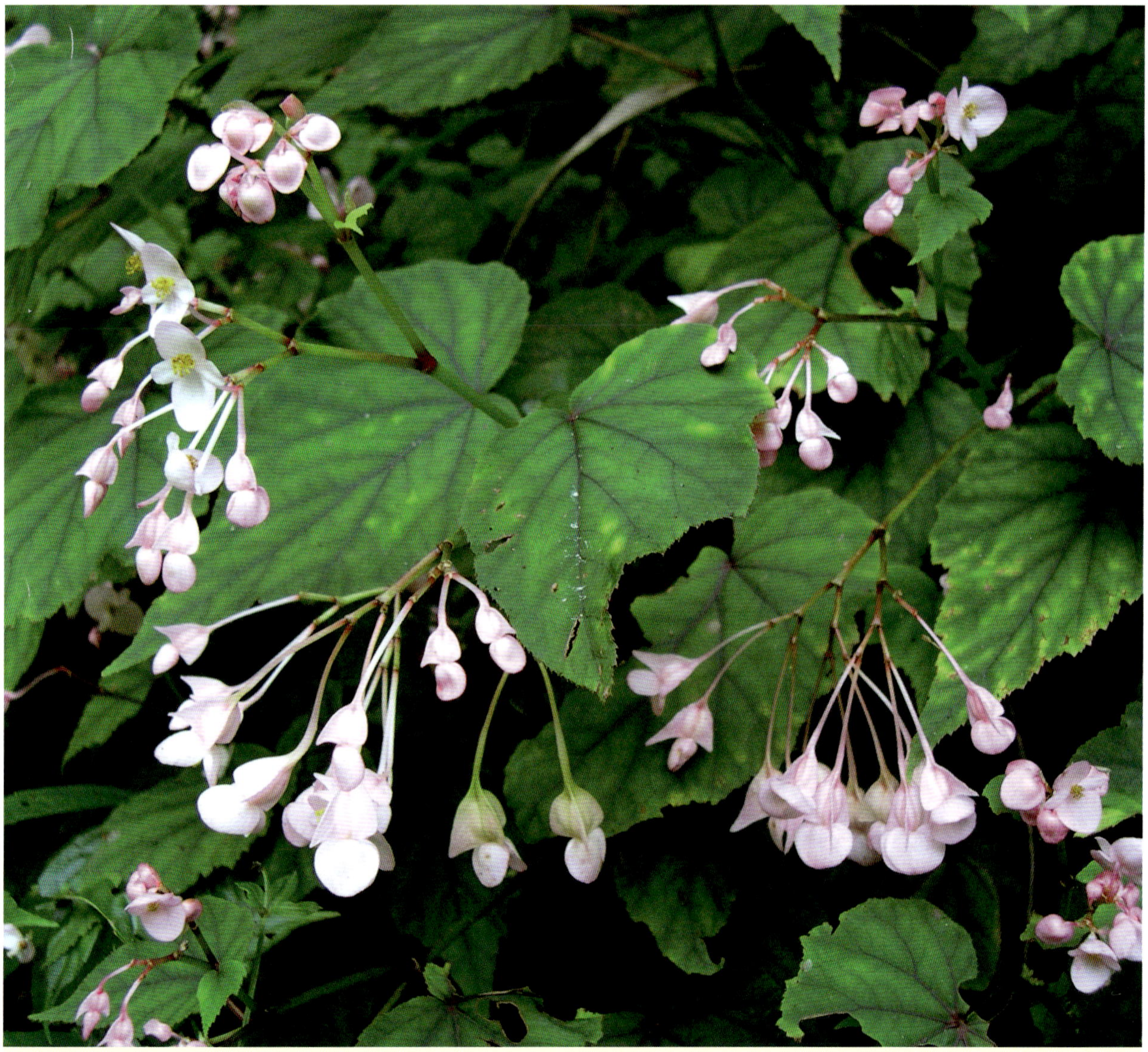

秋海棠 *Begonia grandis* Dryander

植物名称：无翅秋海棠 *Begonia acetosella* Craib

别称：四棱秋海棠、酸味秋海棠

植物形态：多年生草本。根状茎粗大。叶互生，长圆形或卵状披针形或长圆状披针形，长10～27 cm，宽3～8 cm，两侧极不相等，先端渐尖，稀急尖，基部极偏斜，呈宽圆耳垂状，边缘有浅而疏的齿，具长柄；掌状5～7条脉；托叶膜质，披针形。花粉红色；小苞片2枚，膜质，卵状披针形；雄花花被片4枚，外面2枚倒卵形至扁圆形，里面2枚长圆状倒披针形至长圆形，雄蕊极多数；雌花花被片4枚，外面2枚扁圆形，里面2枚长圆形，子房倒卵球形。花期4—5月。

生境及分布：生于海拔510～1500 m的山坡常绿阔叶林下、山坡灌丛中及溪边密林中。分布于册亨等地。

采收加工：全年均可采挖，洗净，切片鲜用或晒干。

功能与主治：根入药，清热止咳，散瘀消肿。主治慢性支气管炎，肺热咳嗽，外感高热，扁桃体炎，百日咳，疮痈肿毒，跌打损伤。

附注：该种分布区域狭窄，产藏量小，应加以保护。

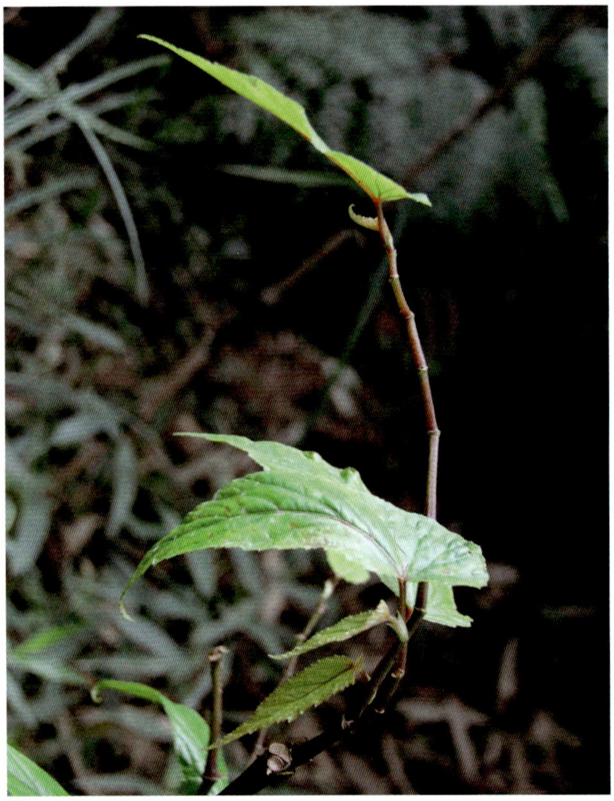

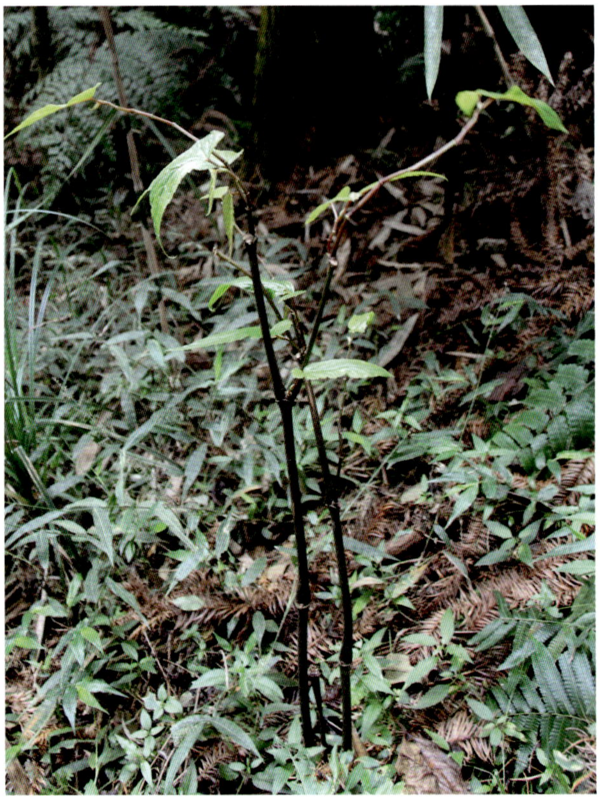

植物名称：美丽秋海棠 *Begonia algaia* L. B. Smith et Wasshausen

别称：虎爪龙、裂叶秋海棠

植物形态：多年生草本。根状茎长；地上茎短缩。叶基生，具长柄，宽卵形至长圆形，长10 ~ 20 cm，宽9 ~ 21 cm，先端尾状长渐尖或长渐尖，基部心形至深心形略偏斜，边缘具疏而大小不等的三角形浅齿，齿尖带短芒；掌状6(~8)条脉；托叶早落。花通常为带白色的玫瑰色，4朵；苞片长圆状卵形；雄花花被片4枚，外面2枚宽卵形，里面2枚倒卵状长圆形，雄蕊多数；雌花花被片5枚，不等大，外面的宽卵形，里面的倒卵形，先端钝，子房长圆形，无毛，2室，每室胎座具2枚裂片。蒴果下垂，无毛，卵球形，具3枚极不相等的翅。种子极多数。花期6月开始，果期8月。

生境及分布：生于海拔320 ~ 800 m的山谷水沟边阴湿处、山地灌丛中、石壁上和河畔林下。分布于册亨、独山等地。

采收加工：全年均可采收，洗净，鲜用或晒干。

功能与主治：全草入药，清热解毒，化瘀消肿。主治感冒，急性支气管炎，风湿性关节炎，跌打损伤，闭经，肝脾肿大，毒蛇咬伤。

附注：该种分布区域狭窄，产藏量小，应加以保护。

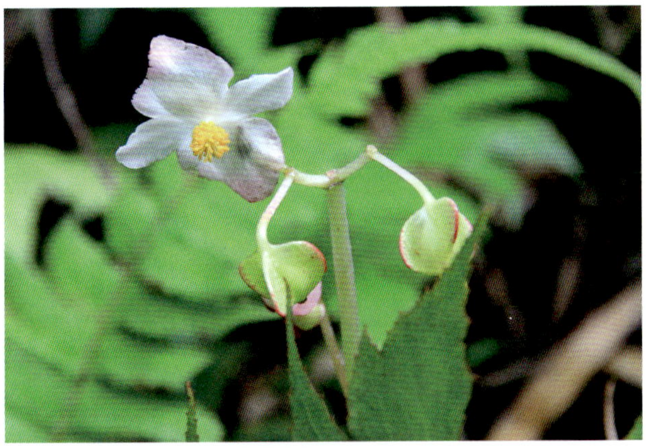

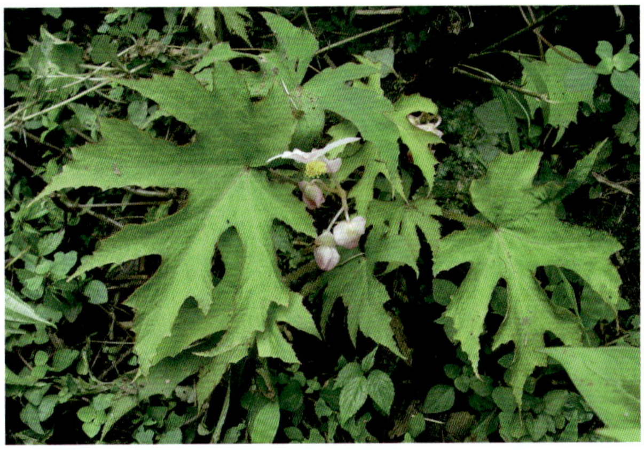

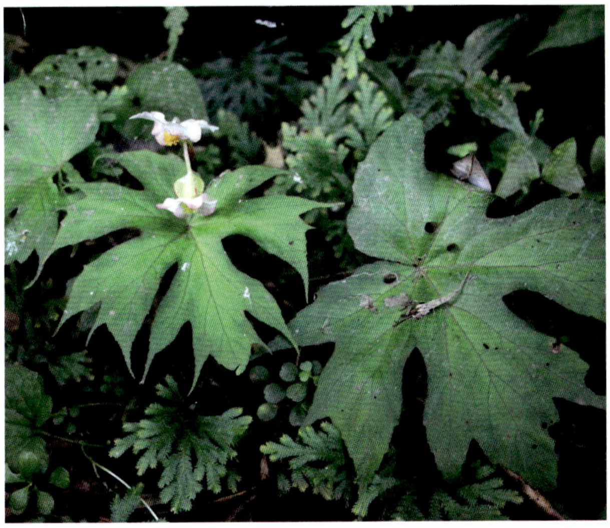

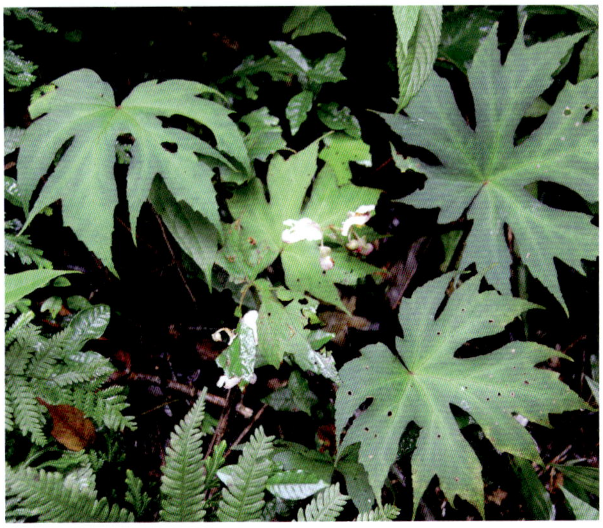

植物名称：歪叶秋海棠 *Begonia augustinei* Hemsley

别称：保亭秋海棠、思茅秋海棠

植物形态：多年生草本。根状茎长圆柱状。叶均基生，有长柄，卵形至宽卵形，长7～14 cm，宽5～11 cm，两侧极不相等，先端渐尖，基部两侧极偏，心形至深心形，边缘有大小不等的三角形浅齿；掌状7～8条脉；托叶膜质。花淡粉色，通常4朵，呈聚伞状；苞片长圆形，先端急尖，幼时边有疏缘毛；雄花花被片4枚，外面2枚长圆形至卵形，雄蕊多数；雌花未见。蒴果下垂，长圆形至椭圆形。种子极多数。花期6—9月，果期7月开始。

生境及分布：生于海拔990～1000 m的灌丛下或山谷潮湿处。分布于贵定、兴义、安龙，以及贵阳等地。

采收加工：全年均可采收，洗净，鲜用或晒干。

功能与主治：全草入药，散瘀消肿，止血止痛。主治蛇虫咬伤。

附注：该种分布区域狭窄，产藏量小，应加以保护。

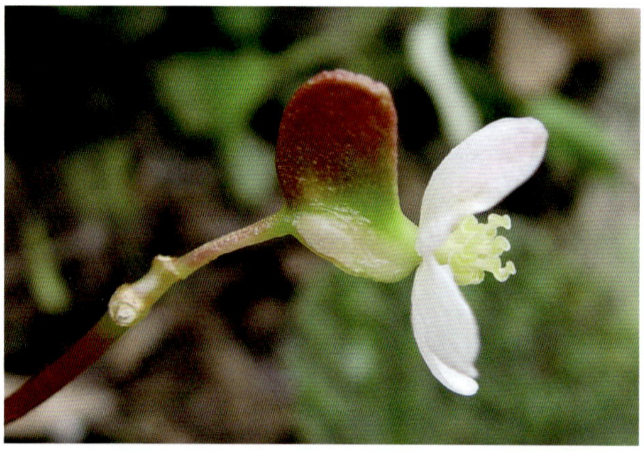
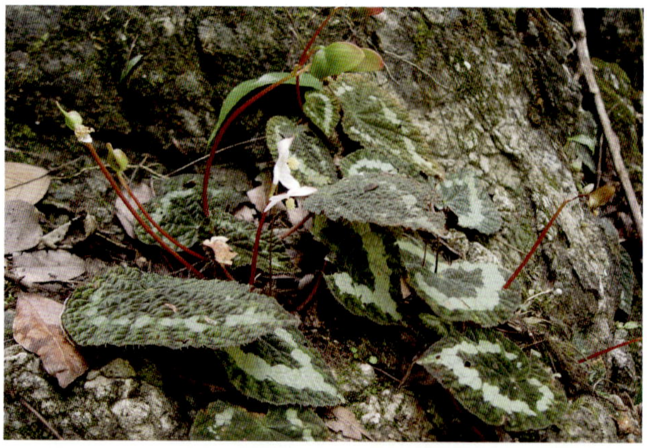
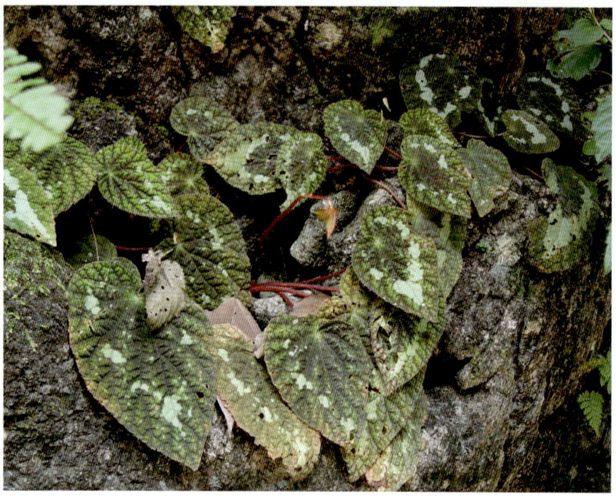
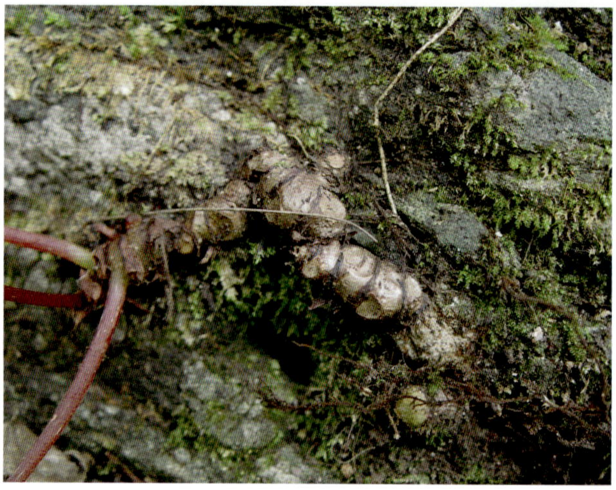

植物名称：昌感秋海棠 *Begonia cavaleriei* H. Léveillé

别称：盾叶秋海棠、岩蜈蚣、爬岩龙

植物形态：多年生草本。根状茎伸长，匍匐，长圆柱状，表面不平整，呈结节状或似念珠状，节明显。叶盾形，全部基生，具长柄，厚纸质，两侧略不相等，先端渐尖至长渐尖，基部略偏呈圆形。花葶高约20 cm，有棱；花淡粉红色，呈聚伞状；雄花花被片4枚，外面2枚宽卵形至卵形，里面2枚长圆形，雄蕊多数；雌花花被片3枚，外面2枚宽卵形或近圆形，里面1枚长圆形，花柱3枚，仅基部合生，上部分枝，柱头向外膨大，螺旋状扭曲，并带刺状乳头。蒴果下垂，长圆形，无毛，具3枚不等大的翅，翅呈新月形，无毛。

生境及分布：生于海拔550～1300 m的山谷或密林潮湿地上。分布于安龙、册亨、罗甸、荔波、施秉、龙里、惠水，以及贵阳、安顺等地。

采收加工：秋季采收，洗净，鲜用或晒干。

功能与主治：根状茎或全草入药，舒筋活血，止痛。主治跌打损伤，瘀血肿痛。

附注：该种为《贵州省中药材民族药材质量标准》收载品种，分布区域广，资源量大，可大量开发利用。

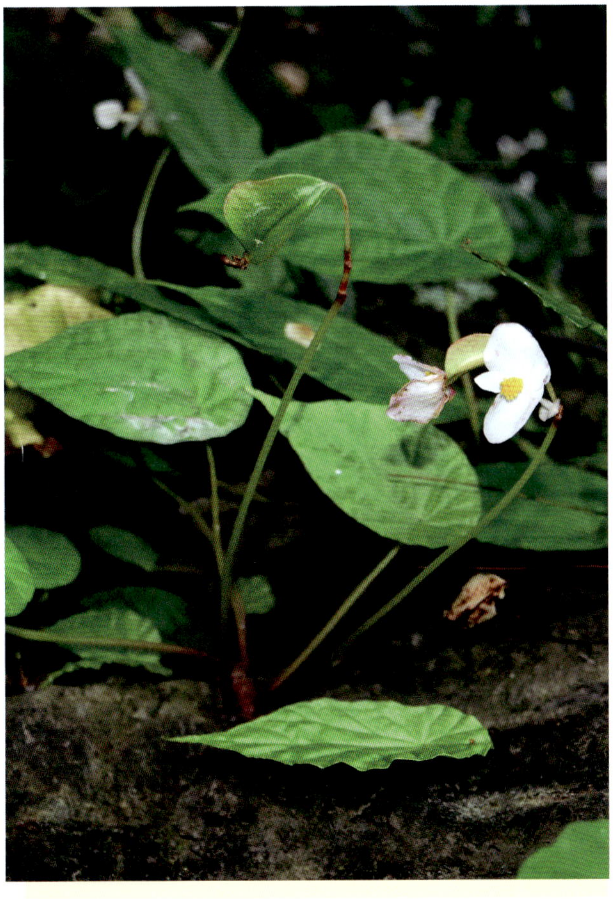

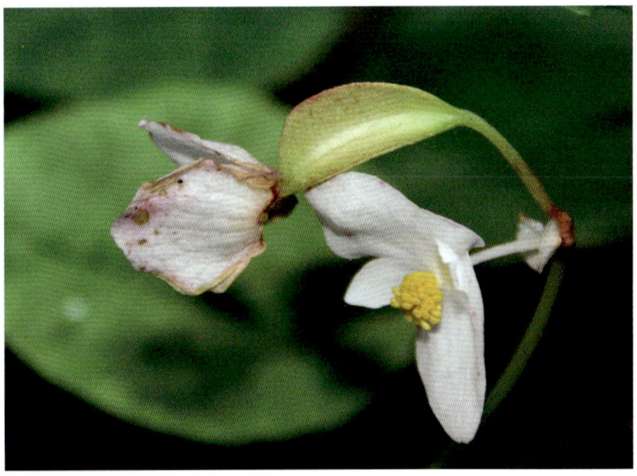

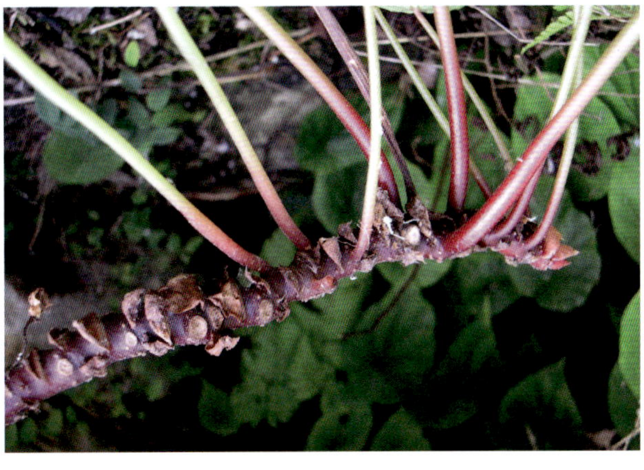

植物名称：赤水秋海棠 *Begonia chishuiensis* T. C. Ku

植物形态：多年生草本。根状茎圆柱状，横走，褐色，节处长出多数细长根。叶均基生，具柄，长卵形至卵状宽披针形，长4.5～10 cm，宽3～5 cm，两侧略不相等，先端尾状渐尖，基部微心形，上面褐绿色，被短小硬毛，下面淡褐绿色，近无毛。花2～4朵，白色，呈聚伞状；雄花花被片2～3枚，宽卵形，雄蕊多数；雌花花被片2～3枚，长圆倒卵形，子房长卵形，2室，每室胎座具2枚裂片。蒴果下垂，长圆形，无毛，具3枚不等大的翅。

生境及分布：生于阴处岩石上。分布于赤水等地。

采收加工：夏季、秋季采挖，洗净，鲜用或晒干。

功能与主治：根状茎入药，清热，止痛，止血。主治跌打损伤，筋骨疼痛，崩漏，毒蛇咬伤。

附注：该种分布区域狭窄，产藏量极小，应严加保护。

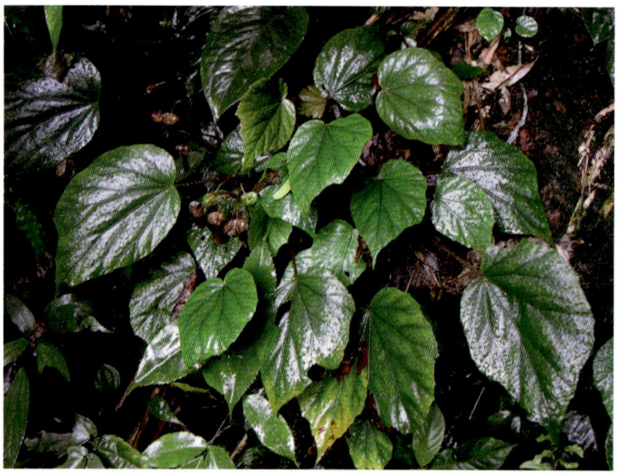

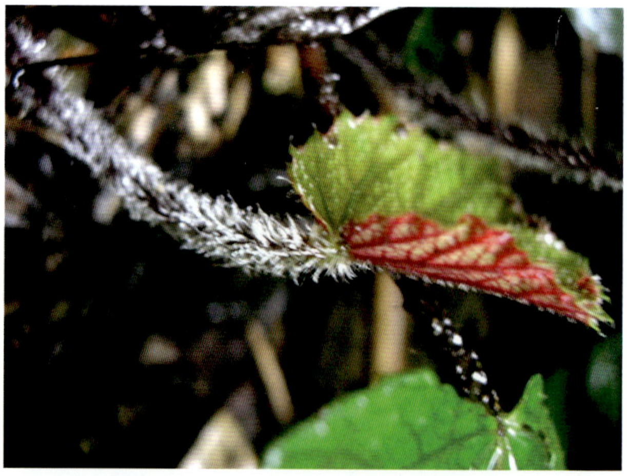

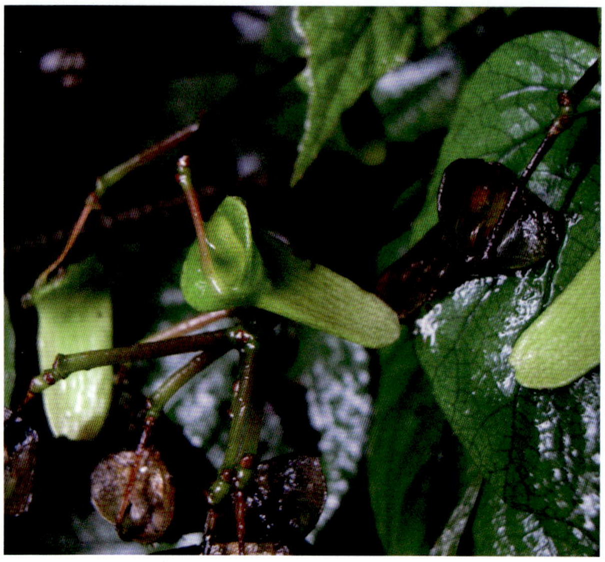

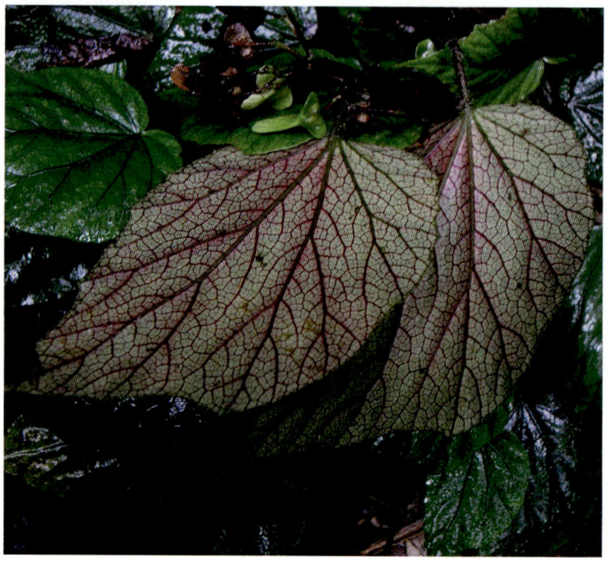

植物名称：周裂秋海棠 *Begonia circumlobata* Hance
别称：猴子酸、野海棠

植物形态：草本，体态变化较大。根状茎匍匐，扭曲，表面凹凸不平，节密。叶均基生，具长柄，宽卵形至扁圆形，长10 ~ 17 cm，基部近截形或微心形，5 ~ 6深裂，裂片长圆形至椭圆形，长5 ~ 13 cm，先端渐尖，基部楔形。花葶有时很短，仅高5 ~ 6 cm；花少数，呈二至三回二歧聚伞状；雄花花被片4枚，玫瑰色，外面2枚宽卵形，里面2枚长圆形，雄蕊多数；雌花花被片5枚，外面的近圆形，里面的逐渐变小，花柱2枚，柱头外向增厚，螺旋状扭曲，呈环状，并带刺状乳突。蒴果下垂，倒卵状长圆形，被极疏毛，具3枚不等大的翅。

生境及分布：生于海拔650 ~ 1000 m的山谷密林下或潮湿岩石上。分布于黎平、施秉、三都、长顺、惠水、荔波等地。

采收加工：秋季采挖，洗净，鲜用或晒干。

功能与主治：根状茎入药，活血止血，接骨，镇痛。主治月经不调，痛经，跌打损伤，疮痈，烧伤，烫伤。

附注：该种分布区域狭窄，产藏量小，应加以保护。

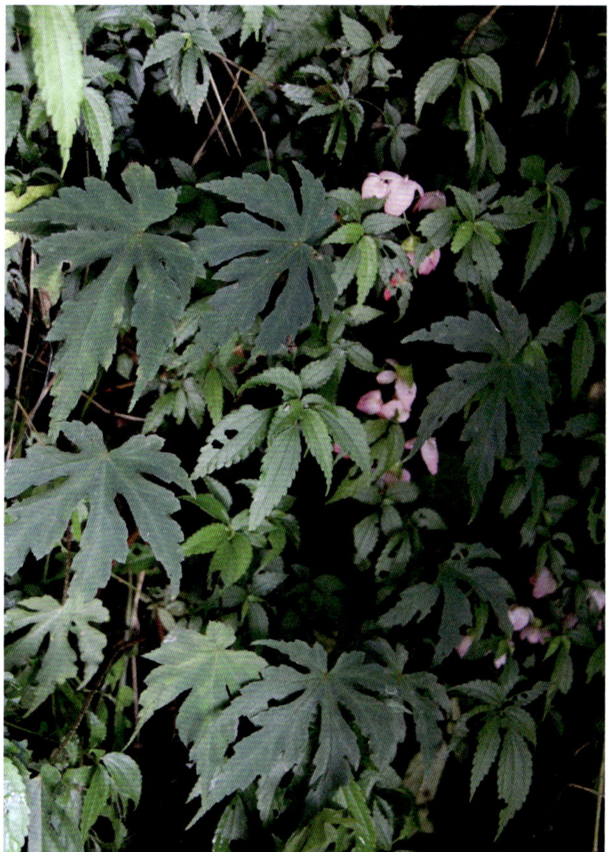

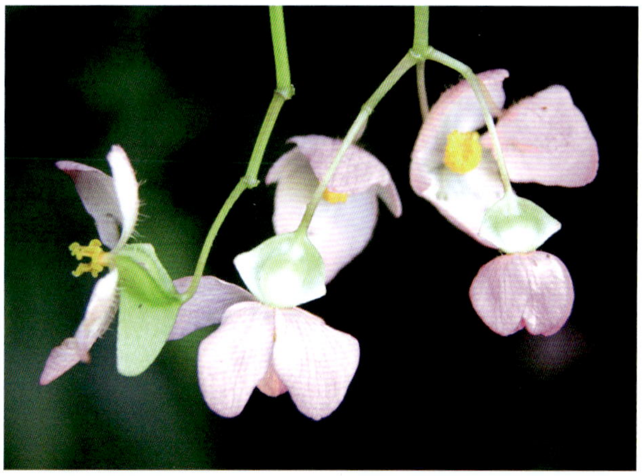

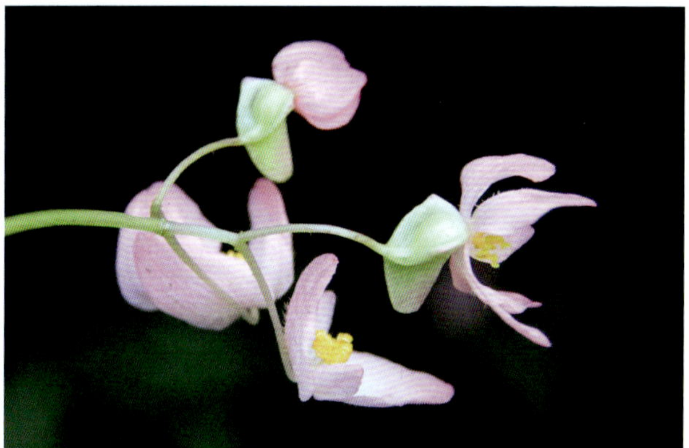

植物名称：食用秋海棠 *Begonia edulis* H. Léveillé

别称：葡萄叶秋海棠

植物形态：多年生草本，高40～60 cm。根状茎长圆块状，表面粗糙，凹凸不平；地上茎粗壮，有沟纹和疣点。茎生叶互生，两侧略不相等，近圆形或扁圆形，长16～20 cm，宽15～21 cm，先端渐尖，基部略不相等，呈心形，边缘浅裂达1/2或略短于1/3，裂片宽三角形。雄花粉红色，常4～6朵，呈二至三回二歧聚伞状；花被片4枚，外面2枚卵状三角形，里面2枚长圆形，雄蕊多数；雌花未见。蒴果下垂，长圆形至倒卵状长圆形，有3枚不等大的翅，大的长圆形或似镰刀状，有明显纵纹，无毛。

生境及分布：生于沟谷密林下阴湿处。分布于平坝、罗甸、兴义、荔波、望谟等地。

采收加工：春季、夏季采收，洗净，切碎鲜用或晒干。

功能与主治：全草入药，清热解毒，凉血润肺。主治肺热咯血，吐血，痢疾，跌打损伤，刀伤。

附注：该种分布区域狭窄，产藏量小，应加以保护。

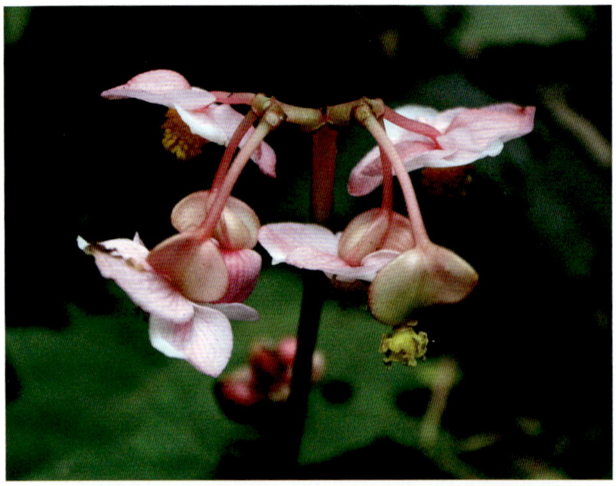

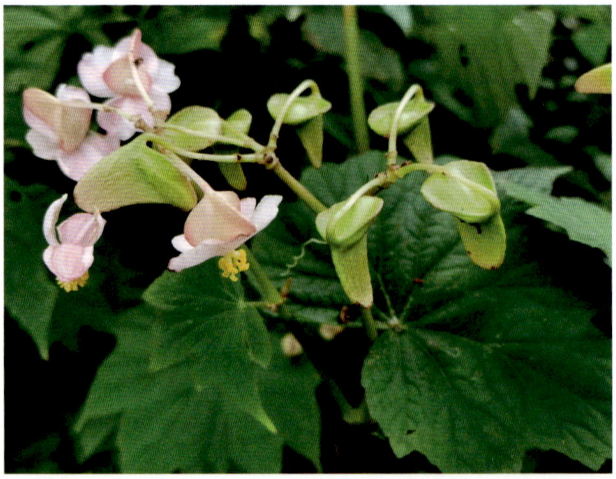

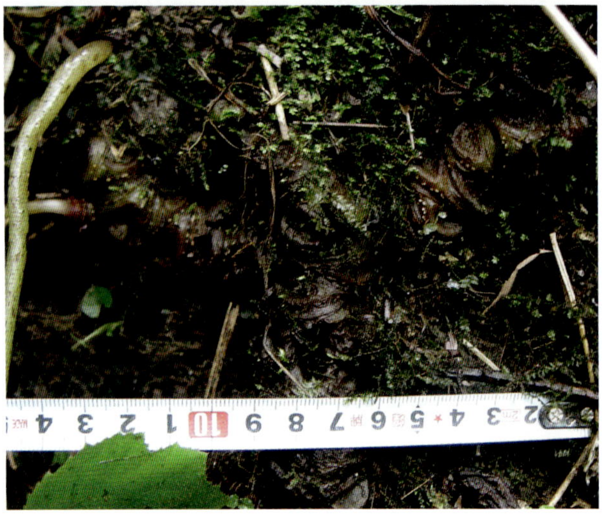

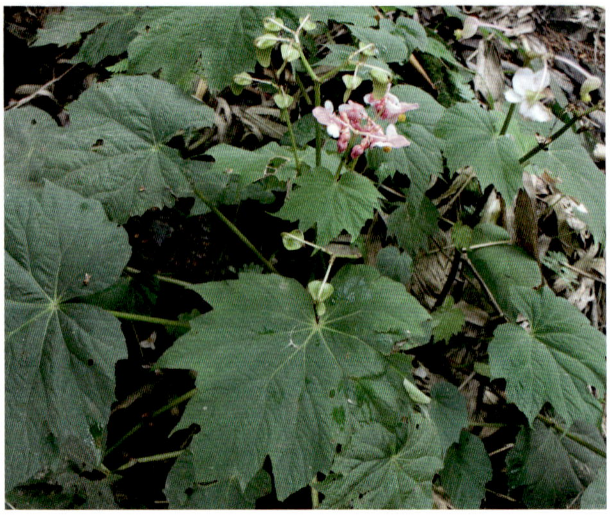

植物名称：秋海棠 *Begonia grandis* Dryander

别称：一口血

植物形态：多年生草本。根状茎近球形；地上茎直立，有分枝，有纵棱，近无毛。基生叶未见；茎生叶互生，宽卵形至卵形，长10～18 cm，宽7～14 cm，两侧不相等，先端渐尖至长渐尖，基部心形，偏斜，具长柄。花粉红色，较多数，呈二至四回二歧聚伞状；雄花花被片4枚，外面2枚宽卵形或近圆形，里面2枚倒卵形至倒卵长圆形，雄蕊多数；雌花花被片3枚，外面2枚近圆形或扁圆形，里面1枚倒卵形，子房长圆形，具3室，中轴胎座，每室胎座具2枚裂片。蒴果下垂，长圆形，具3枚不等大的翅，大的翅斜长圆形或三角状长圆形，小的2枚翅极窄，呈窄三角形，有时小的2枚窄翅呈窄檐状或完全消失。花期7月开始，果期8月开始。

生境及分布：生于林下阴湿处。分布于开阳、修文、龙里、凯里等地。

采收加工：根状茎春季、夏季采挖，洗净，鲜用或晒干。果实初冬采收，鲜用或晒干。

功能与主治：根状茎入药，解毒消肿，散瘀止痛，杀虫；主治咽喉肿痛，跌打损伤。果实入药，凉血止血，散瘀，调经；主治吐血，衄血，咳血，崩漏，带下病，月经不调，痢疾，跌打损伤。

附注：该种分布区域较窄，资源量较小，应加以保护。

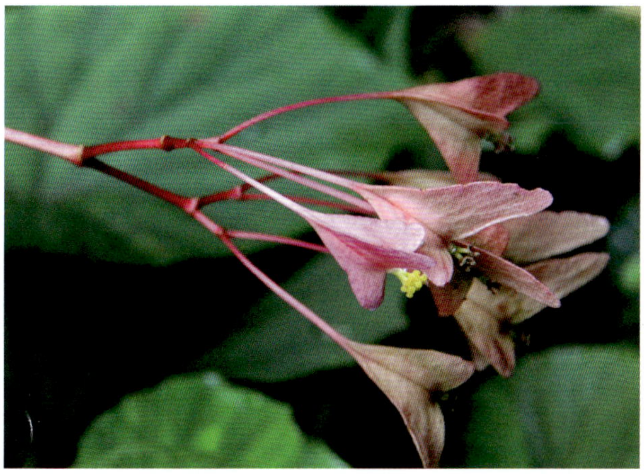

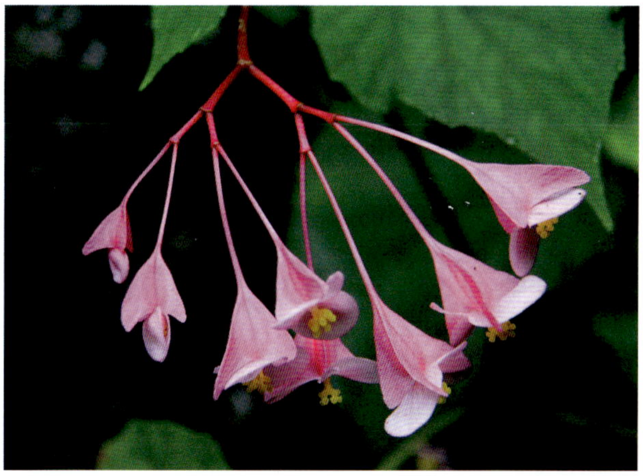

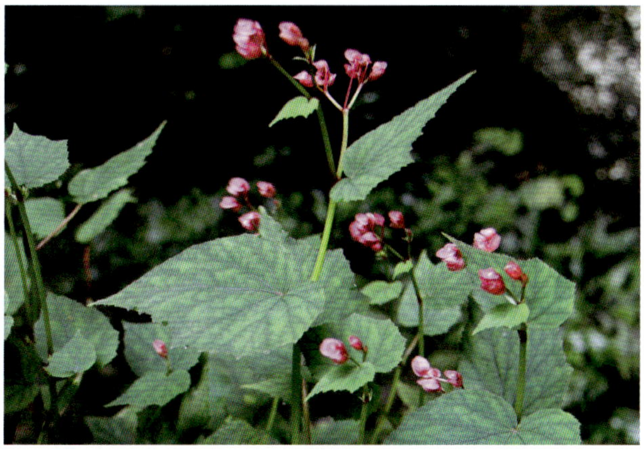

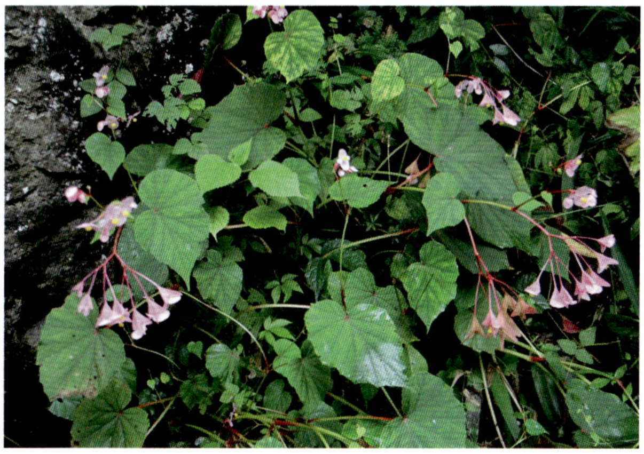

植物名称：中华秋海棠 *Begonia grandis* Dryander subsp. *sinensis* (A. Candolle) Irmscher

别称：珠芽秋海棠

植物形态：中型草本。茎高20～40(~70) cm，几乎无分枝，外形似金字塔形。叶较小，椭圆状卵形至三角状卵形，长5～12(~20) cm，宽3.5～9(~13) cm，先端渐尖，下面色淡，偶带红色，基部心形，宽侧下延呈圆形。伞房状至圆锥状二歧聚伞花序较短；花小；雄蕊多数，长小于2 mm，整体呈球形；花柱基部合生或微合生，有分枝；柱头呈螺旋状扭曲，稀呈“U”形。蒴果具3枚不等大的翅。

生境及分布：生于阴湿的岩石上。分布于紫云、龙里、雷山，以及贵阳等地。

采收加工：夏季开花前采收，洗净，鲜用或晒干。

功能与主治：全草入药，活血调经，止血止痢，镇痛。主治崩漏，月经不调，胃痛，跌打损伤。

附注：该种分布区域狭窄，野生资源量较小，应加以保护。

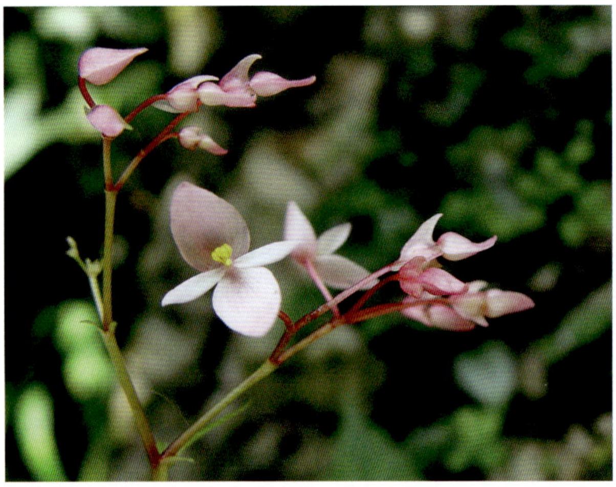

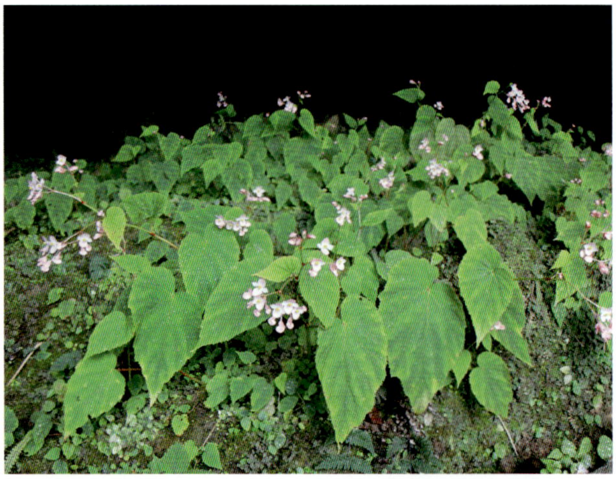

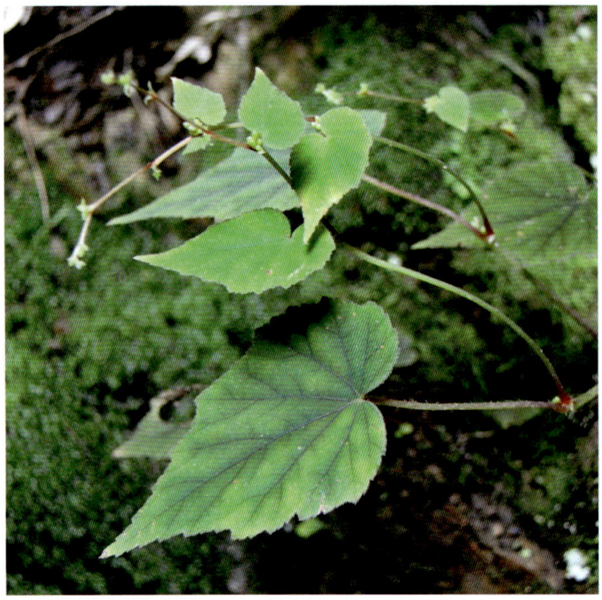

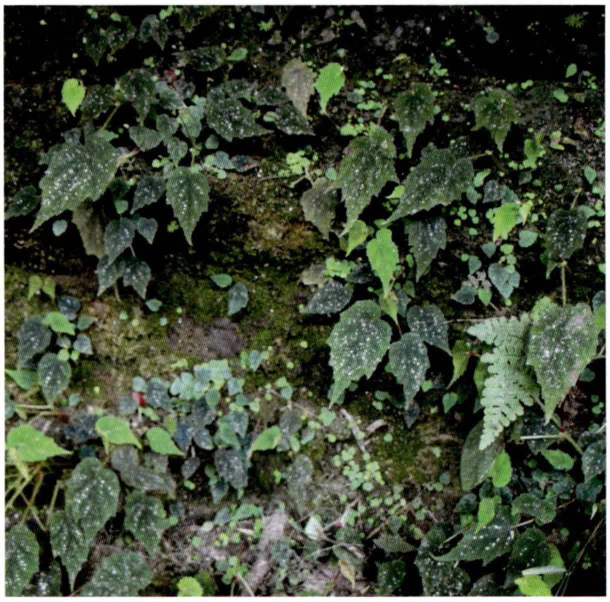

植物名称：独牛 *Begonia henryi* Hemsley

别称：柔毛秋海棠

植物形态：多年生无茎草本。根状茎球形。叶均基生，通常1～2枚，三角状卵形或宽卵形，稀近圆形，长3.5～6 cm，宽4～7.5 cm，两侧不相等或微不相等，先端急尖或短渐尖，基部偏斜或稍偏斜，呈深心形，向外开展，具长柄。花葶高7.5～12 cm，纤细，疏被细毛或近无毛；花粉红色，通常2朵或4朵，呈二至三回二歧聚伞状；雄花花被片2枚，扁圆形或宽卵形，雄蕊多数；雌花花被片2枚，扁圆形，基部微心形，子房倒卵状长圆形，3室，中轴胎座，每室胎座具1枚裂片。蒴果下垂，长圆形，具3枚不等大的翅，大的翅呈斜三角形，另2枚较小的翅呈窄三角形。

生境及分布：生于阴湿山地石隙中。分布于纳雍、威宁、清镇、普安等地。

采收加工：秋后采挖，洗净，鲜用或晒干。

功能与主治：根状茎入药，活血消肿，止血，解毒利湿。主治跌打损伤，关节肿痛，血尿，淋证。

附注：该种分布区域狭窄，资源量较小，应加以保护。

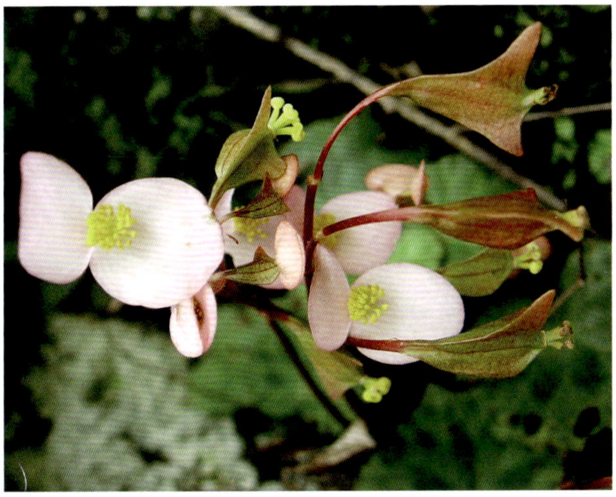
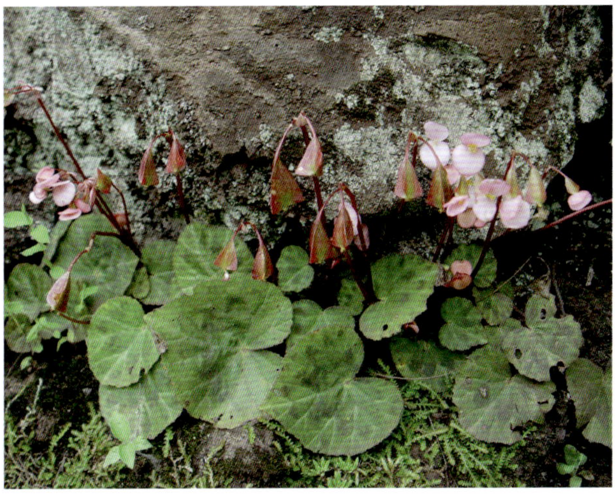
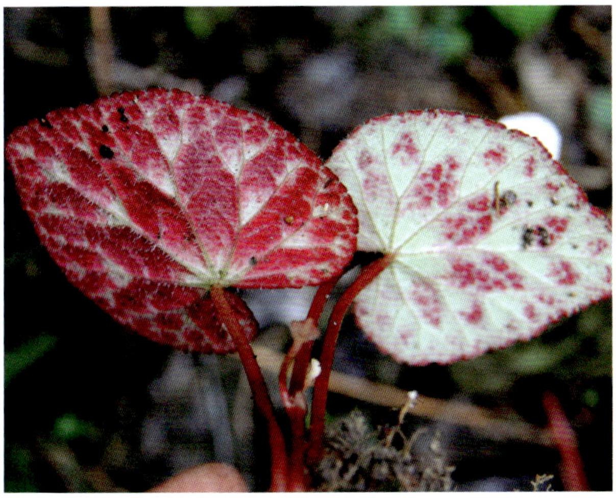
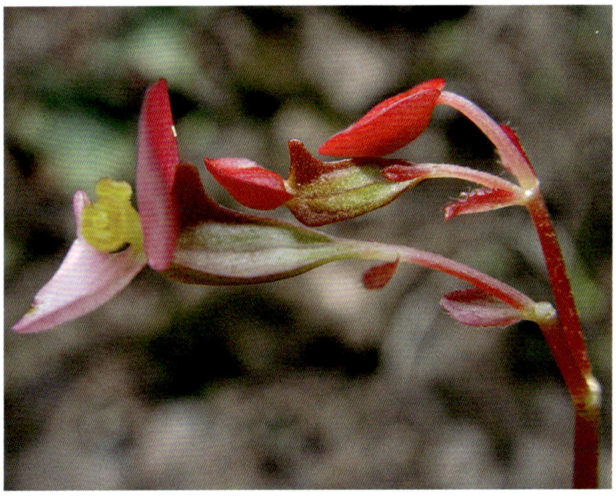

植物名称：心叶秋海棠 *Begonia labordei* H. Léveillé

别称：俅江秋海棠

植物形态：多年生无茎草本。根状茎球形，有时2～3个球状体连生而呈念珠状。叶均基生，卵形，长10～25 cm，宽6～22 cm，两侧不相等或略不相等，先端渐尖至急尖，基部略偏斜，心形，边缘具不等大的三角形齿，齿尖带芒，具长柄。花葶高2～6.5 cm，无毛；花粉红色或淡玫瑰色，数朵，组成总状式的二至三回二歧聚伞花序；雄花花被片4枚，外面2枚长圆形或卵状长圆形，里面2枚椭圆形，雄蕊多数；雌花花被片4枚，外面2枚宽椭圆形，里面2枚窄长圆形，子房长圆形，3室，每室胎座具2枚裂片。蒴果下垂，长圆倒卵形，具3枚不等大的翅，大的翅呈斜三角形，其余2枚较小的翅窄。

生境及分布：生于林下潮湿岩石上。分布于梵净山及江口、黄平、威宁、都匀、罗甸，以及安顺、贵阳等地。

采收加工：夏季、秋季采挖，洗净，鲜用或晒干。

功能与主治：根状茎入药，凉血止血，止痛，解毒。主治吐血，崩漏，跌打损伤，毒蛇咬伤。

附注：该种分布区域狭窄，资源量较小，应加以保护。

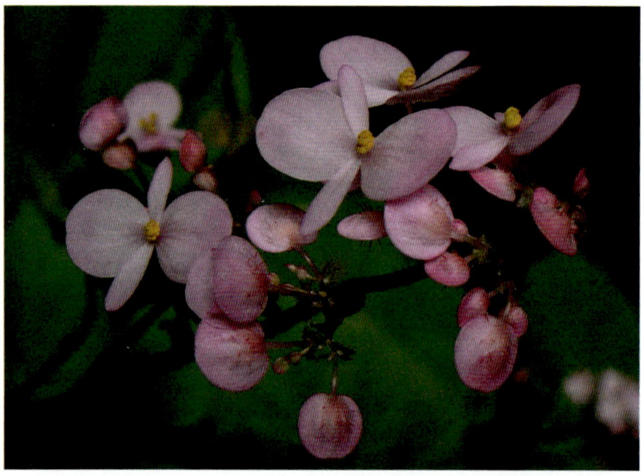
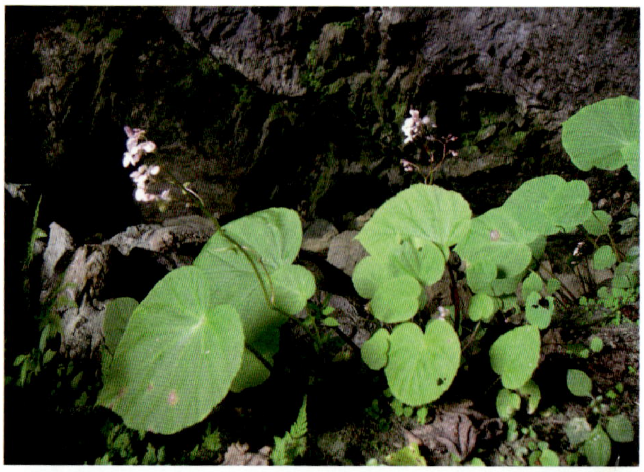
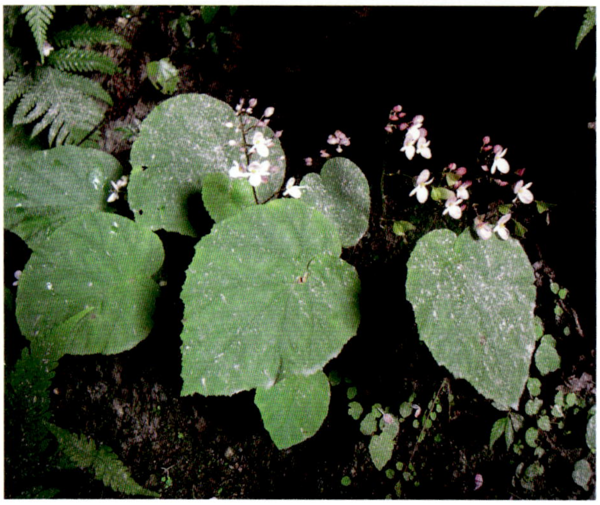
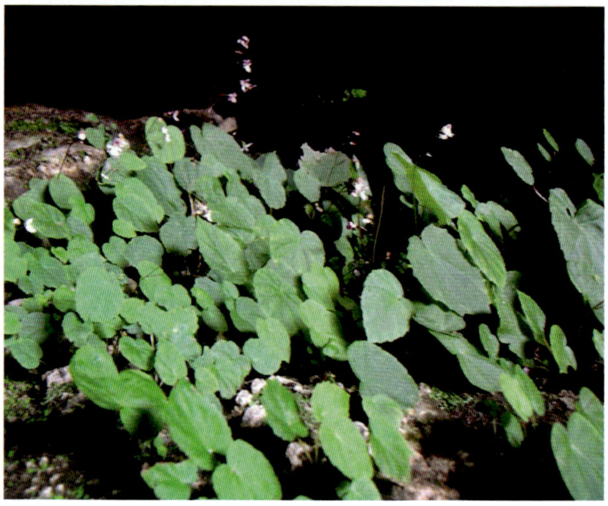

植物名称：圆翅秋海棠 *Begonia laminariae* Irmscher

别称：薄叶秋海棠

植物形态：多年生草本。根状茎圆柱状，横走，略扭曲，表面粗糙，密生多数长而粗壮的纤维状根。叶均基生，通常1～2枚，近圆形或扁圆形，长18～21 cm，宽19～23 cm，两侧略不相等，基部宽，微心形，掌状7～9深裂，上面色深，呈褐绿色，下面色淡，两面均无毛，具长柄。子房2室，每室胎座具2枚裂片。蒴果下垂，呈聚伞状，椭圆形至长圆形，无毛，具3枚不等大的翅；果萼幼时被褐色卷曲片状长毛，成熟时近无毛。

生境及分布：生于海拔1400～1800 m的混交林下、疏林中阴湿处。分布于安龙等地。

采收加工：9—10月采挖，洗净，鲜用或晒干。

功能与主治：根状茎入药，祛风活血，利水，解毒。主治风湿性关节炎，水肿，血尿，跌打损伤，蛇虫咬伤。

附注：该种分布区域狭窄，资源量较小，应加以保护。

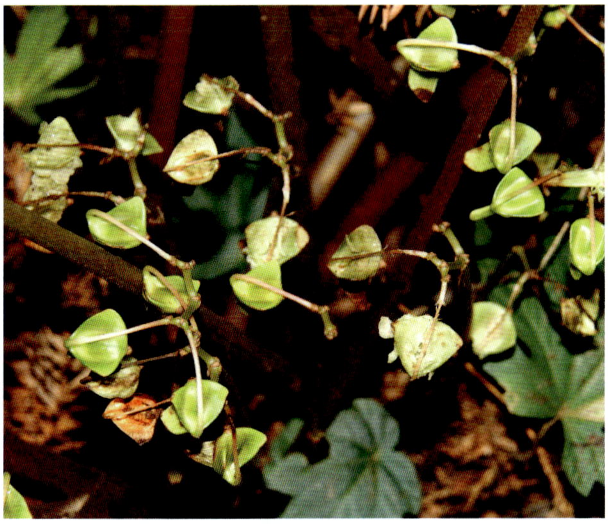

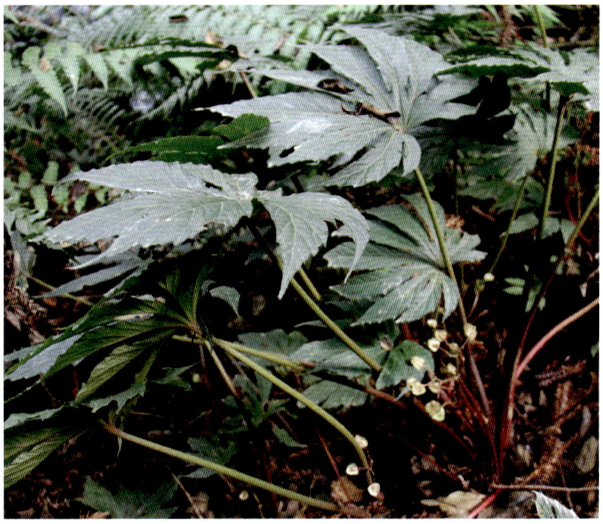

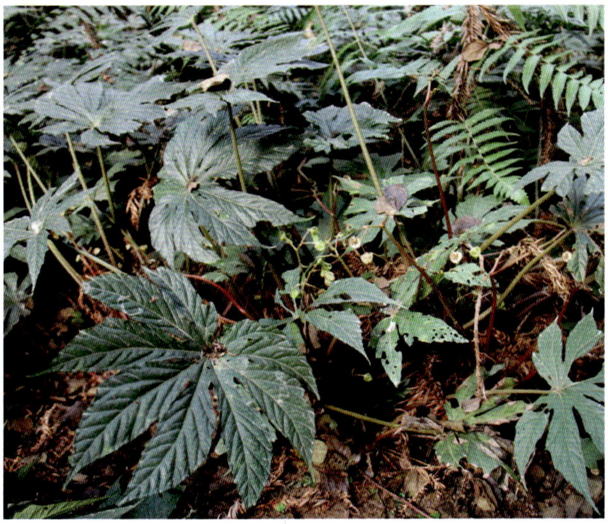

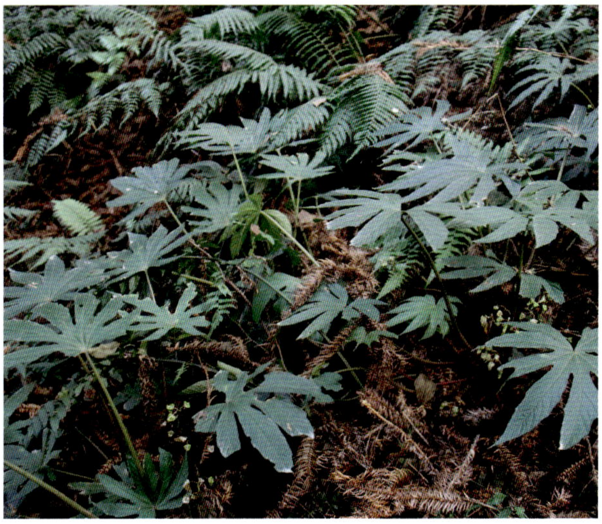

植物名称：黎平秋海棠 *Begonia lipingensis* Irmscher

别称：指裂叶秋海棠

植物形态：多年生匍匐草本。根状茎具多数长短不等的纤维状根；地上茎直立，无毛，通常只在中部具1枚叶，稀具2枚叶，通常无毛。叶干时膜质，两侧略不相等，宽卵形，长4～6 cm，宽和长近相等，基部略偏斜，心形，向外开展，边缘有浅而大小不等的齿，齿尖常带短芒，5～6深裂，上面散生硬柔毛，下面沿脉有疏生刺毛。雄花花被片4枚，玫瑰色，外面2枚宽卵形，里面2枚倒卵形，雄蕊多数，药隔伸出；雌花幼时花被片6枚，子房2室，每室胎座具2枚裂片。幼果下垂，长圆状宽椭圆形。

生境及分布：生于海拔350～1120 m的湿处岩石上或密林下阴湿处。分布于黎平、榕江、沿河、独山等地。

采收加工：秋季采挖，洗净，鲜用或晒干。

功能与主治：根状茎入药，活血止血，接骨，镇痛。主治月经不调，痛经，跌打损伤，疮痈，烧伤，烫伤。

附注：该种分布区域狭窄，资源量较小，应加以保护。

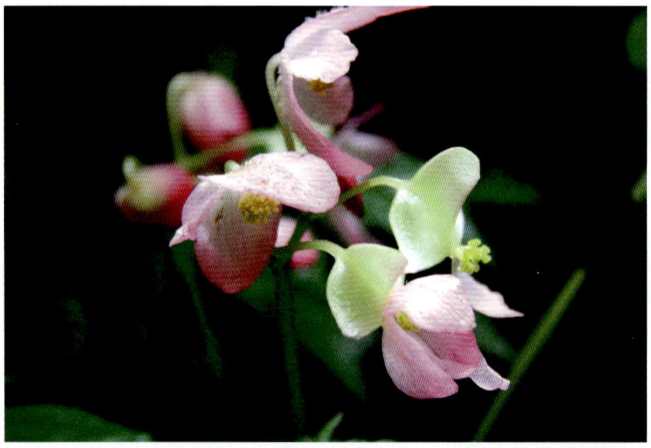
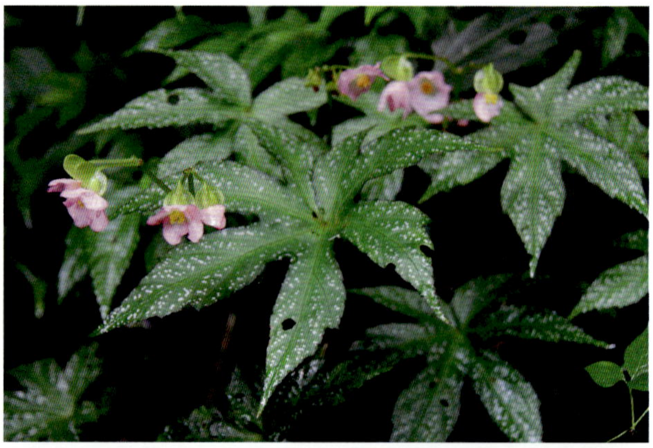
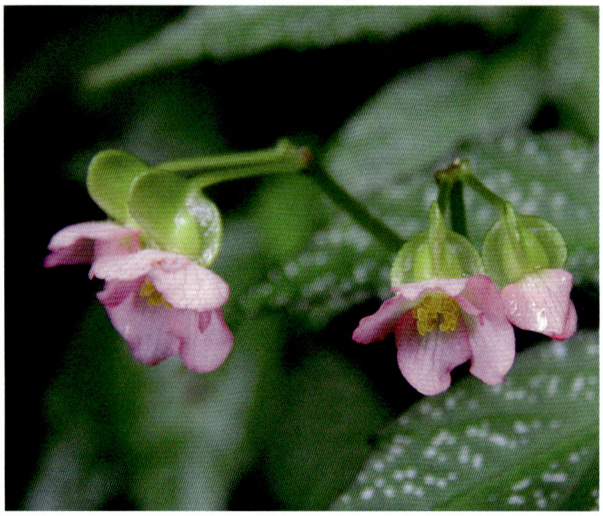
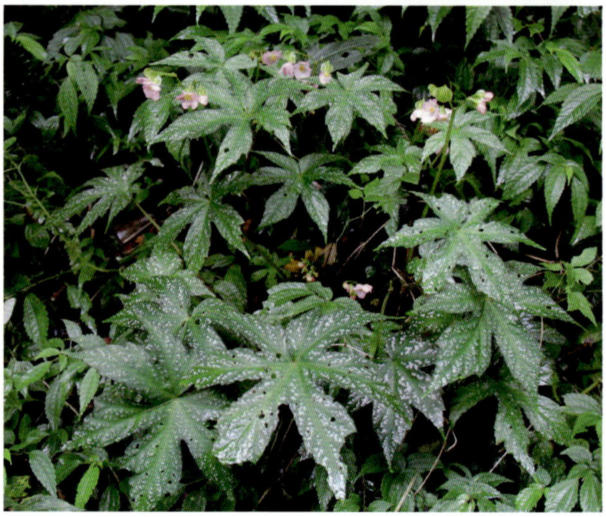

植物名称：粗喙秋海棠 *Begonia longifolia* Blume

别称：圆果秋海棠

植物形态：多年生草本。球茎膨大，呈不规则块状；地上茎高0.9～1.5 m，直立，纤细，微弯曲，具多节，有棱，褐色。叶互生，两侧极不相等，披针形至卵状披针形，长8.5～17 cm，宽3.4～7 cm，先端渐尖至尾状渐尖，基部极偏斜，呈微心形。花白色，2～4朵，腋生，呈二歧聚伞状；雄花花被片4枚，外面2枚长方形，里面2枚长圆形，雄蕊多数；雌花花被片和雄花被片相似，子房近球形，顶端具长约3 mm的粗喙，3室，中轴胎座，每室胎座具2枚裂片。蒴果下垂，近球形，无毛，顶端具粗厚长喙，无翅，无棱。

生境及分布：生于海拔300 m左右的路旁灌丛下阴湿处。分布于黎平等地。

采收加工：春季、夏季采收，洗净，切碎鲜用或晒干。

功能与主治：全草入药，解毒消肿，止痛。主治温热病下血，咽喉肿痛，疮肿，疥癣，蛇虫咬伤。

附注：该种分布区域狭窄，资源量小，应加以保护。

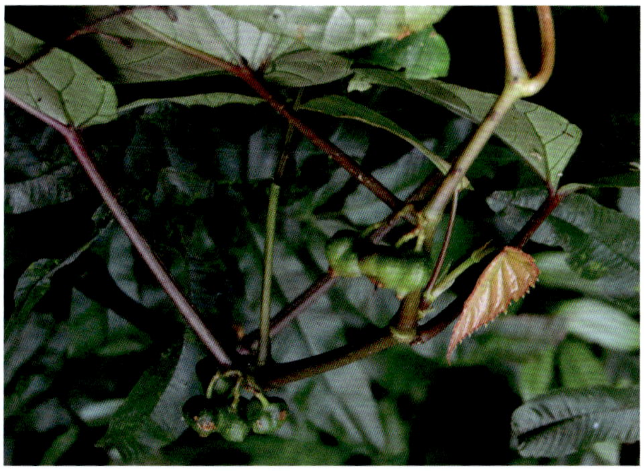

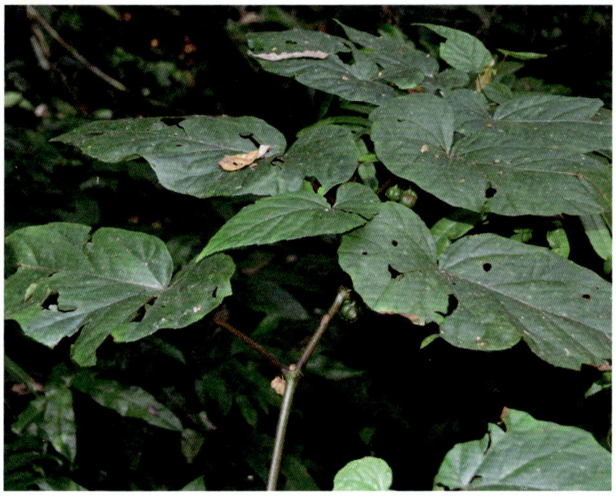

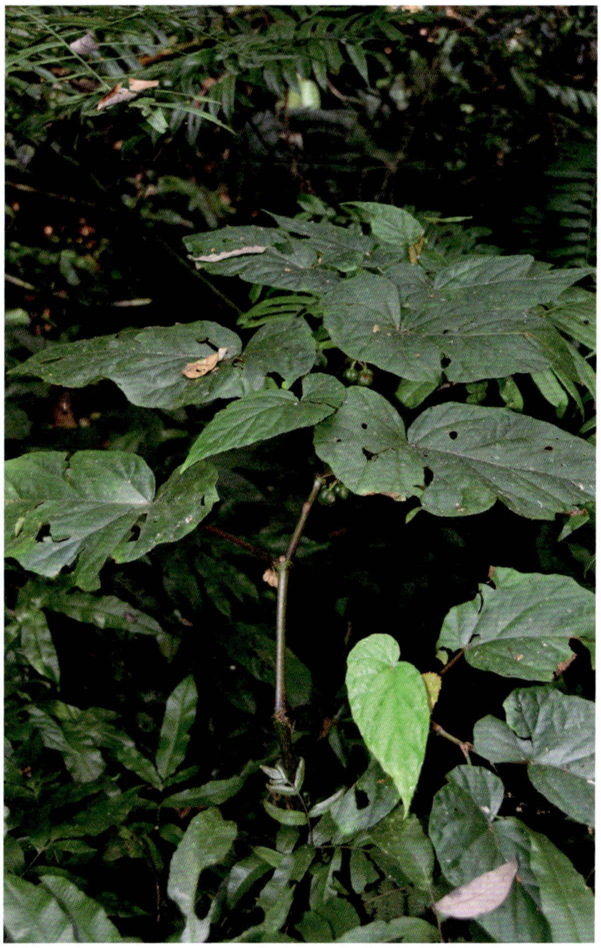

植物名称：裂叶秋海棠 *Begonia palmata* D. Don

别称：红八角莲、红孩儿

植物形态：多年生具茎草本，高20～50 cm。根状茎伸长，长圆柱状，匍匐，直径5～8 mm，节膨大。茎生叶互生，形状和大小变化较大，通常斜卵形，长5～16 cm，宽3.5～13 cm，浅至中裂，裂片宽三角形至窄三角形，先端渐尖，边缘有齿或微具齿，基部斜心形，具柄。花玫瑰色或白色，花被片外面密被混合毛；雄花花被片4枚，外面2枚宽卵形至宽椭圆形，里面2枚宽椭圆形，雄蕊多数；雌花花被片4～5枚，外面的宽卵形，向内逐渐变小，子房长圆状倒卵形，外面被褐色的毛，花柱基部合生。蒴果下垂，倒卵球形，具3枚不等大的翅，大的翅长圆形或斜三角形，其余2枚较小的翅窄。

生境及分布：生于海拔450～1900 m的山谷或密林潮湿地上。分布于雷山、黎平、从江、榕江、威宁、三都等地。

采收加工：夏季、秋季采收，洗净，鲜用或晒干。

功能与主治：全草入药，清热解毒，化瘀消肿。主治跌打损伤，吐血，感冒，咳嗽，蛇虫咬伤，瘰疬。

附注：该种为《贵州省中药材民族药材质量标准》收载品种，资源量小，应加以保护。

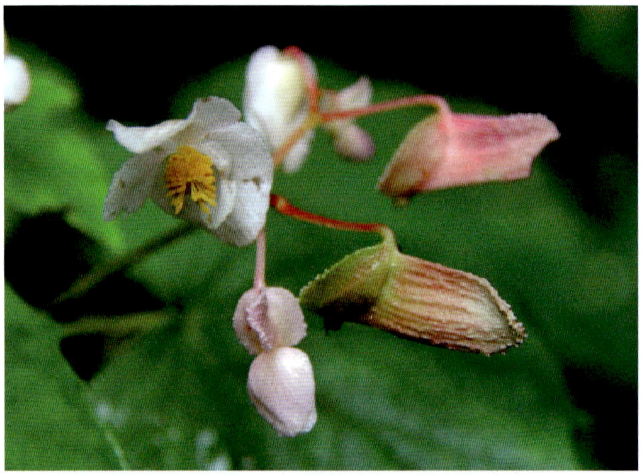

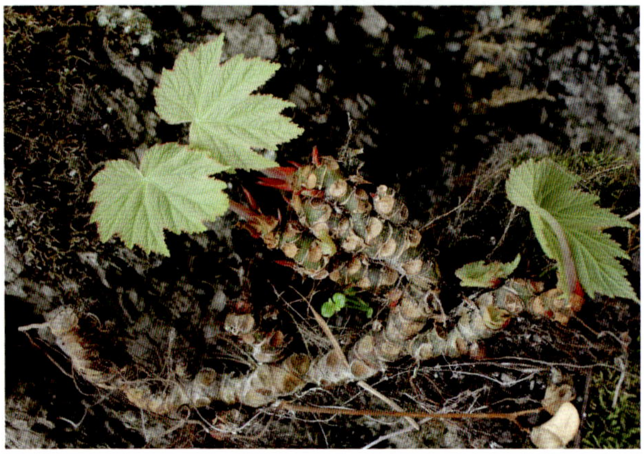

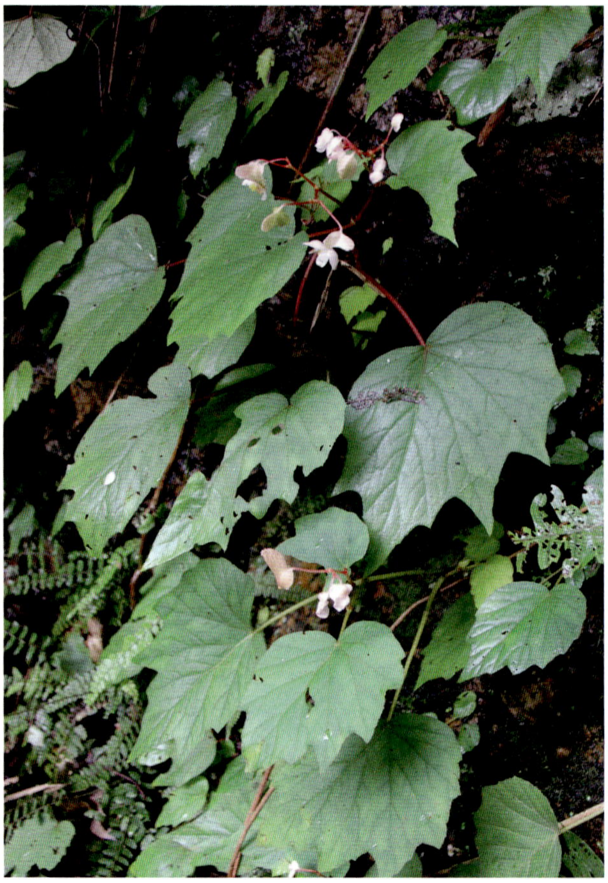

植物名称：红孩儿 *Begonia palmata* D. Don var. *bowringiana* (Champion ex Bentham) Golding et Karegeannes

别称：峦大秋海棠

植物形态：茎和叶柄均密被锈色与褐色交织的茸毛。叶形状和大小变化较大，通常斜卵形，长5～16 cm，宽3.5～13 cm，浅至中裂，裂片宽三角形至窄三角形，先端渐尖，边缘有齿，基部斜心形，上面密被短小而基部带圆形的硬毛，有时散生长硬毛，下面沿脉密被锈色与褐色交织的茸毛。花玫瑰色或白色；花被片外面密被混合毛。

生境及分布：生于海拔150～1700 m的潮湿岩石上。分布于册亨、望谟、雷山、黎平、从江、三都、榕江等地。

采收加工：全年均可采收，洗净，晒干。

功能与主治：全株入药，清热解毒，散瘀止痛。主治感冒咳嗽，风湿骨痛，腰痛，消化不良，跌打肿痛，疔疮。

附注：该种分布区域狭窄，资源量小，应加以保护。

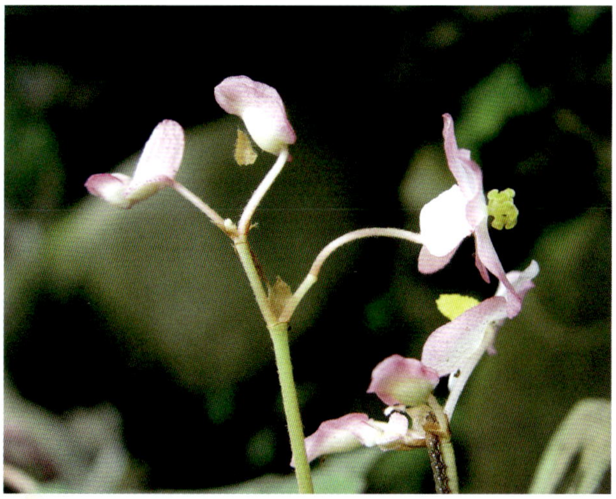

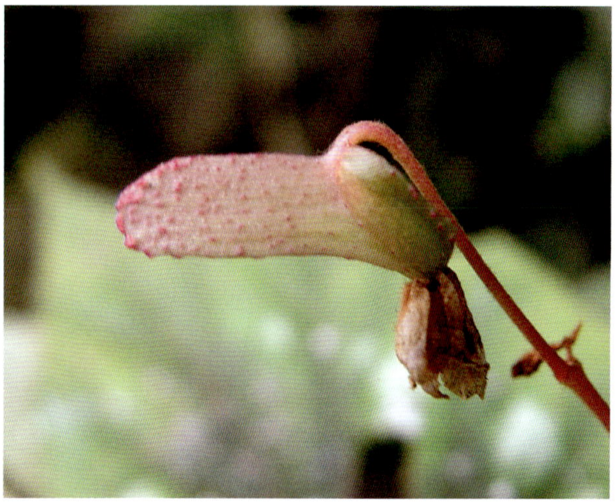

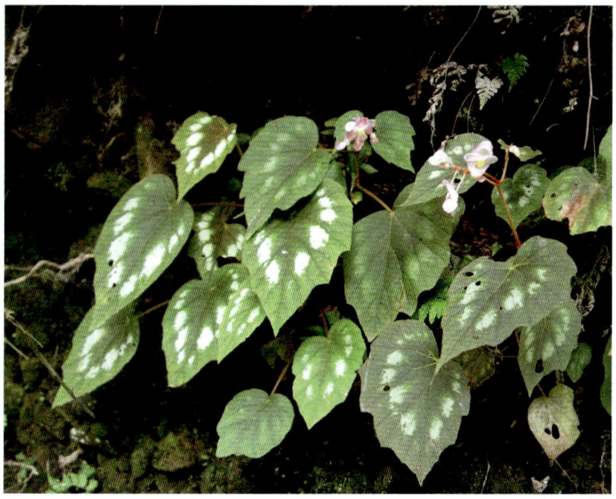

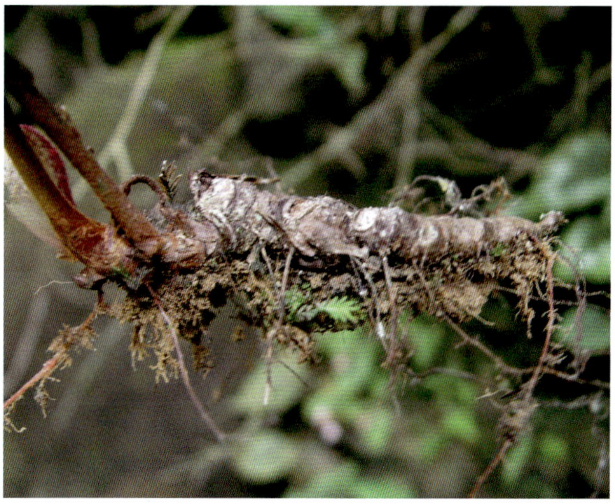

植物名称：小叶秋海棠 *Begonia parvula* H. Léveillé et Vaniot

别称：小秋海棠

植物形态：多年生矮小无茎草本。根状茎球形或块状，有残存褐色的鳞片和多数细长纤维根。基生叶通常2～3枚，薄，宽卵形，长2～3.4(～4) cm，宽2～4 cm，先端圆钝，基部心形，上面黄绿色，被细毛，下面色淡，具长柄。花粉红色，通常2朵；雄花花被片4枚，外面2枚扁圆形，雄蕊多数，离生；雌花花被片5枚，外面2枚扁圆形，里面2枚小，长圆状倒卵形，花柱3枚，柱头膨大，扭曲，并被刺状乳头。蒴果有3枚不等大的翅。

生境及分布：生于阴湿岩石上。分布于安龙等地。

采收加工：夏季开花前采收，洗净，鲜用或晒干。

功能与主治：全草入药，活血调经，止血止痢，镇痛。主治崩漏，月经不调，胃痛，跌打瘀痛。

附注：该种分布区域狭窄，资源量小，应加以保护。

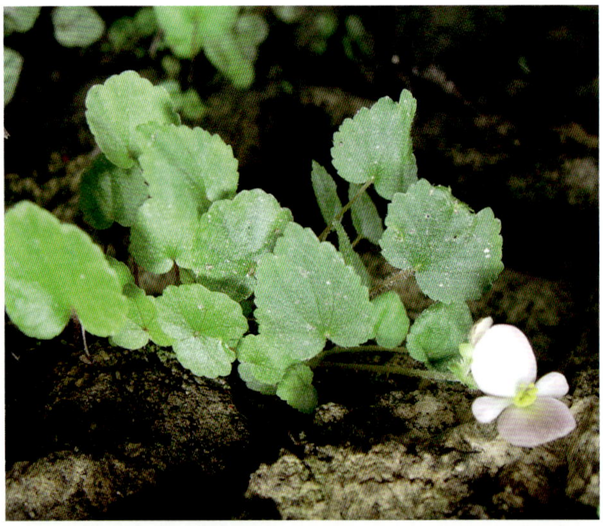

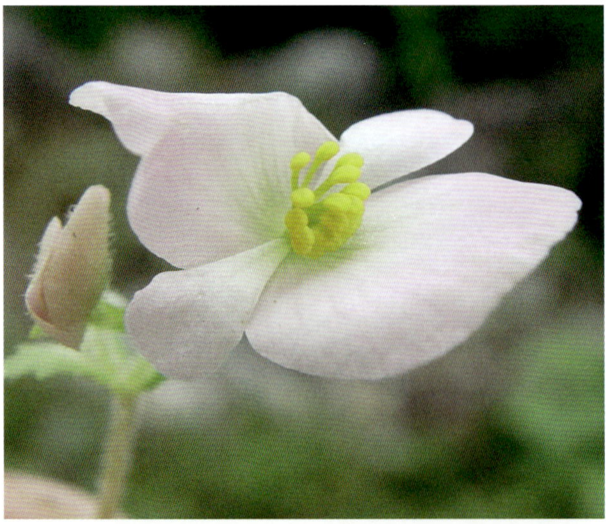

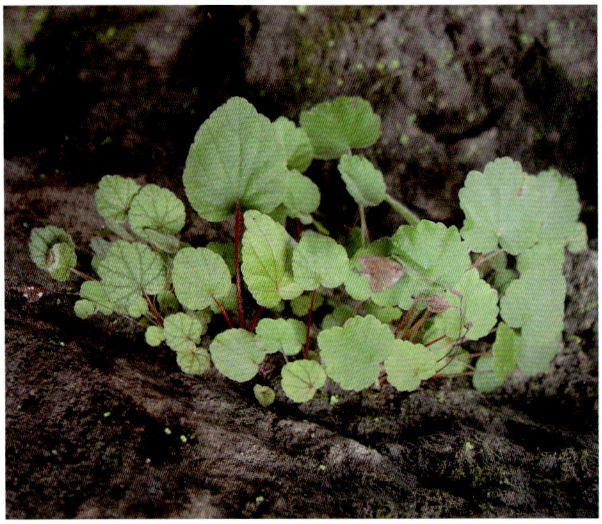

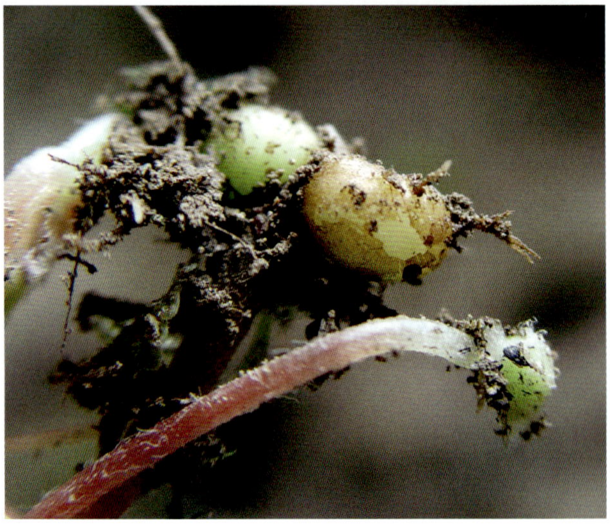

植物名称：掌裂秋海棠 *Begonia pedatifida* H. Léveillé

别称：水八角

植物形态：草本。根状茎粗，长圆柱状，扭曲，直径6～9 mm，节密。叶扁圆形至宽卵形，长10～17 cm，基部截形至心形，(4～)5～6深裂，近达基部，中间3枚裂片偶深裂，裂片均披针形。花葶高7～15 cm，疏被或密被长毛；花白色或粉红色，4～8朵，呈二歧聚伞状，苞片早落；雄花花被片4枚，外面2枚宽卵形，里面2枚长圆形，雄蕊多数；雌花花被片5枚，不等大，外面的宽卵形，内面的小，长圆形，子房倒卵球形，2室。蒴果下垂，卵球形，具3枚不等大的翅，大的三角形或斜舌状，其余2枚翅短。

生境及分布：生于林下阴湿处。分布于兴仁、惠水、湄潭、龙里等地。

采收加工：9—10月采挖，除去茎叶，洗净，切片鲜用或晒干。

功能与主治：根状茎入药，清热凉血，止痛止血。主治风湿性关节炎，跌打损伤，水肿，血尿，蛇虫咬伤，痢疾。

附注：该种分布区域狭窄，野生资源量小，应加以保护。

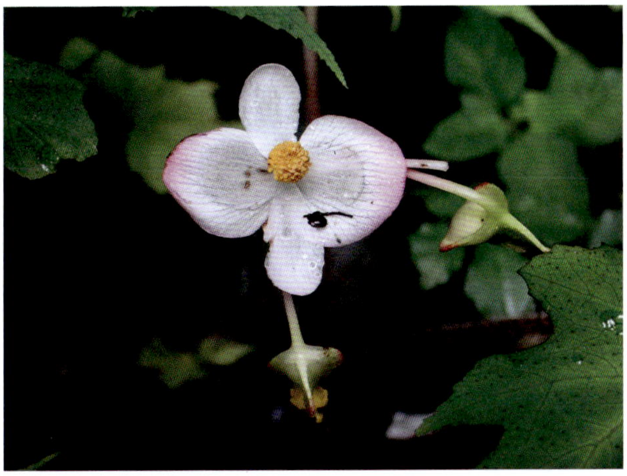

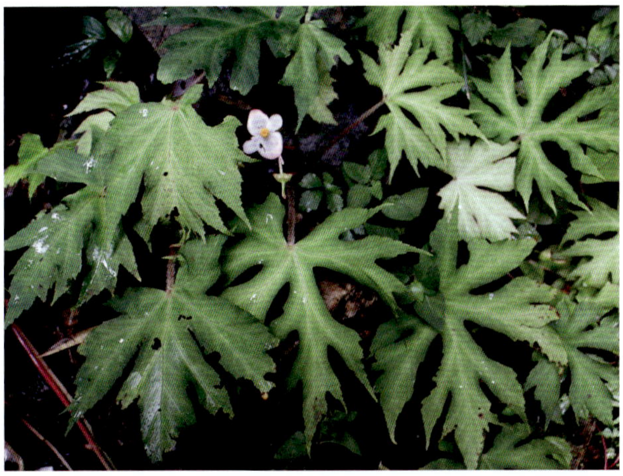

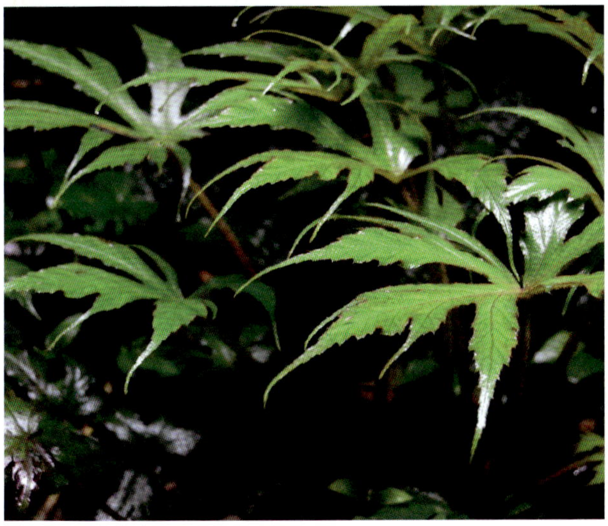

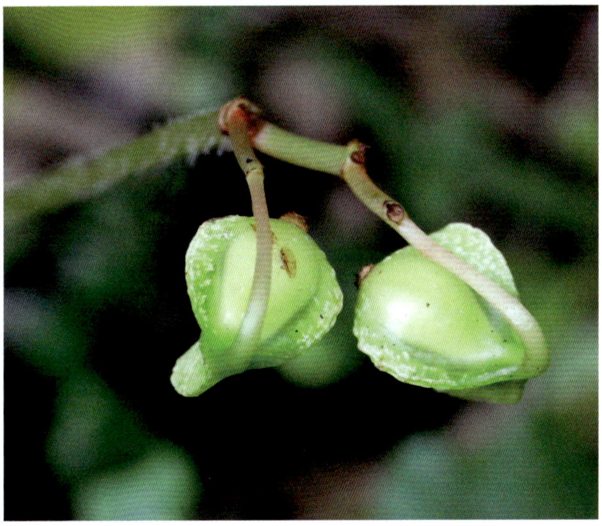

植物名称：长柄秋海棠 *Begonia smithiana* T. T. Yu

植物形态：多年生草本。地上茎无或极短缩；根状茎斜出或直立，呈念珠状。叶多基生，极少数自短缩茎抽出，两侧极不对等，卵形至宽卵形，稀长圆卵形，先端尾尖或渐尖，基部极偏斜，呈斜心形，具长柄。花葶高12～20(~30) cm，近无毛；花粉红色，少数，呈二歧聚伞状；雄花花被片4枚，外面2枚宽卵形，里面2枚长圆状卵形，雄蕊多数；雌花花被片3～4枚，外面的宽卵形，里面的窄椭圆形至长圆状倒卵形，子房倒卵状球形，散生卷曲毛，2室，每室胎座具2枚裂片。蒴果下垂，倒卵球形，具3枚不等大的翅，大的近三角形，其余2枚翅窄。

生境及分布：生于海拔600～1000 m的水沟阴处的岩石上、山谷密林下、山脚湿地灌丛中。分布于梵净山及德江、印江、江口、凯里、雷山、榕江、绥阳等地。

采收加工：夏季、秋季采收，洗净，鲜用或晒干。

功能与主治：根状茎入药，清热，止痛，止血。主治跌打损伤，筋骨疼痛，崩漏，毒蛇咬伤。

附注：该种分布区域狭窄，野生资源量小，应加以保护。

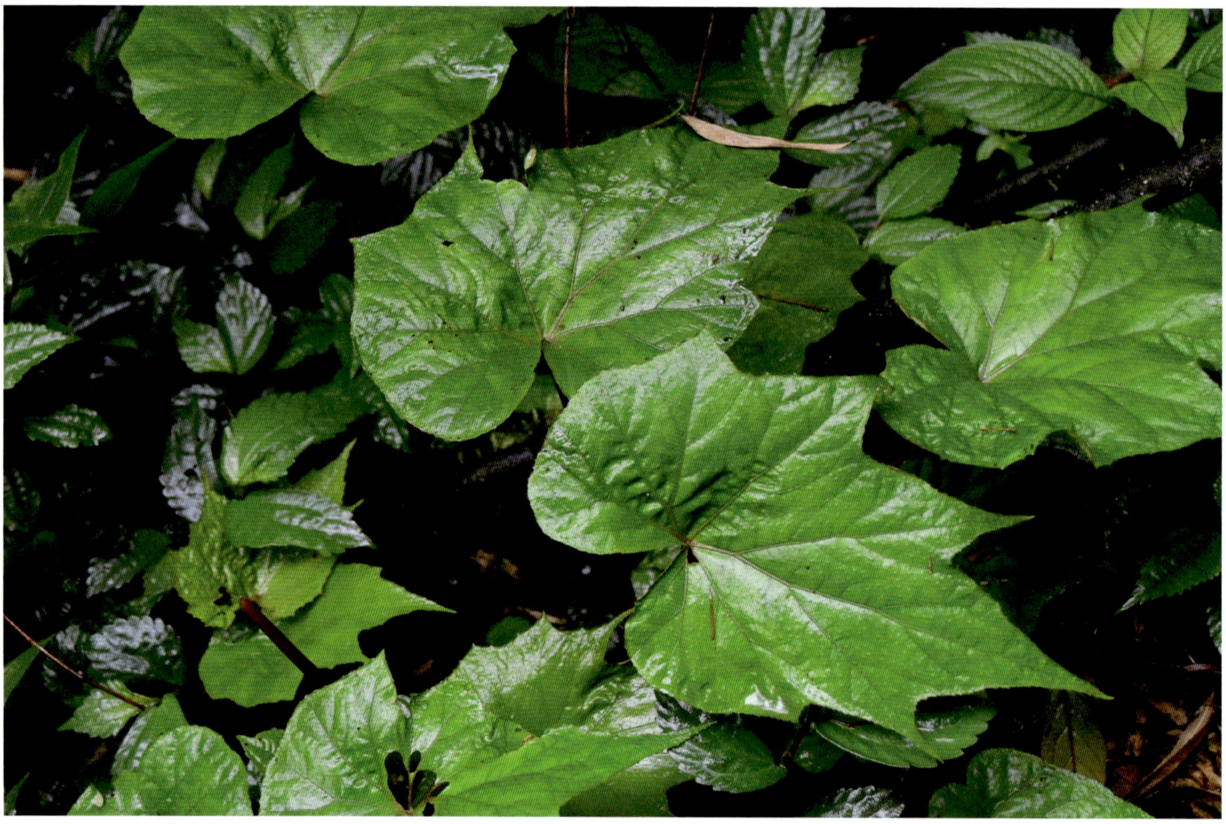

植物名称：截叶秋海棠 *Begonia truncatiloba* Irmscher

植物形态：多年生中型草本。茎直立，有纵棱，节处膨大，密被褐色卷曲短柔毛。叶互生，两侧不对等，卵形或扁圆形，先端渐尖，基部向下延伸，边缘有大小不等的浅齿，5～7浅裂，上面褐绿色，密被短小毛，下面淡褐绿色，通常沿脉密被褐色短而卷的毛；叶柄密被褐色卷曲短柔毛。花通常4朵，组成二回二歧聚伞花序，腋生；子房2室，每室胎座具2枚裂片。蒴果下垂，具3枚不等大的翅，大的翅呈宽舌状。

生境及分布：生于海拔1000～1600 m的山坡、沟边、山谷、溪边和混交林潮湿处。分布于贵阳等地。

采收加工：春季、夏季采收，洗净，切碎鲜用或晒干。

功能与主治：全株入药，清热解毒，凉血润肺。主治肺热咯血，吐血，痢疾，跌打损伤，刀伤。

附注：该种分布区域狭窄，野生资源量小，应加以保护。

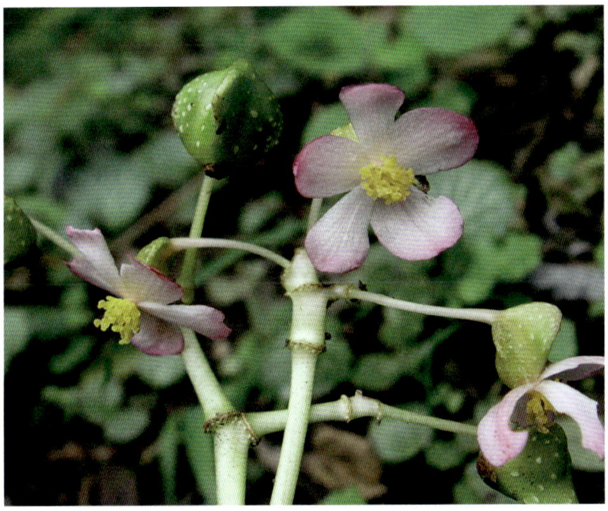
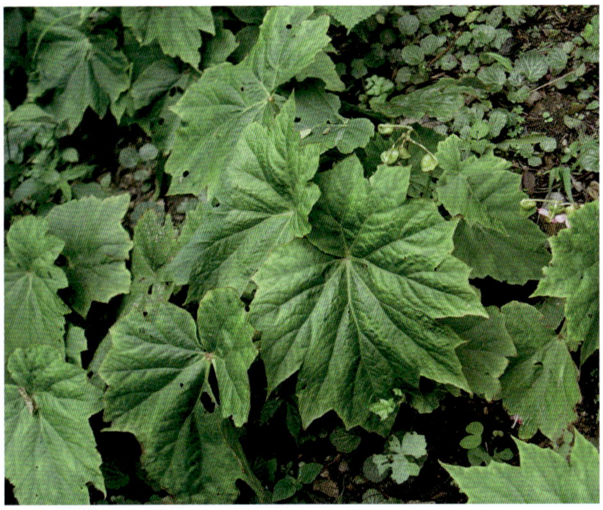
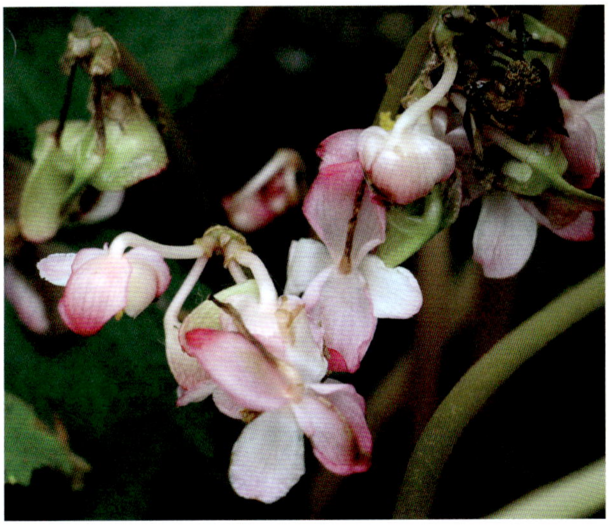
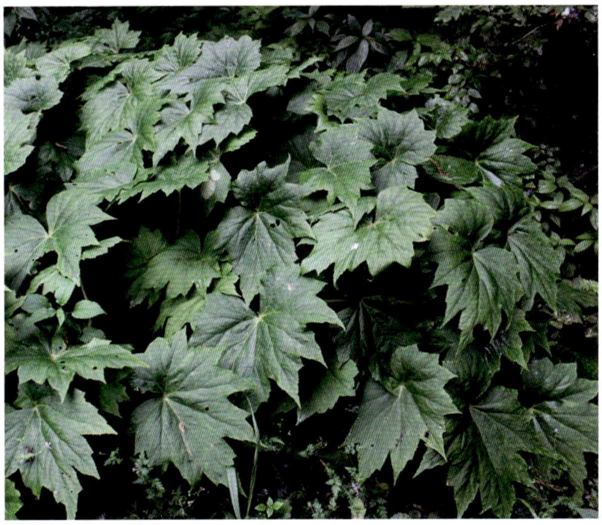

植物名称：少瓣秋海棠 *Begonia wangii* T. T. Yu

别称：爬山猴、富宁秋海棠、肿柄秋海棠

植物形态：多年生草本。根状茎伸长，长圆柱状，具节。叶基生，两侧略不相等，卵状长圆形至卵状披针形，长7～20 cm，宽3～10 cm，先端渐尖，基部圆形，边缘呈波状或全缘，具长柄；掌状5～7条脉；托叶卵形。花葶高12～17 cm；花数朵，呈二歧聚伞状；苞片卵形，先端渐尖，无毛；雄花花被片2枚，先端急尖或钝，雄蕊多数，基部合生；雌花花被片2枚，圆卵形，先端钝或急尖，子房长圆柱状，3室，中轴胎座，每室胎座具2枚裂片。幼果下垂，无毛，长圆柱状；翅不明显。花期5月。

生境及分布：生于海拔800 m左右的岩石上。贵阳等地有引种栽培。

采收加工：秋后采收，洗净，鲜用或晒干。

功能与主治：全草入药，理气活血，调经润肤。主治跌打损伤，月经不调。

附注：该种分布区域狭窄，野生资源量小，应加以保护。

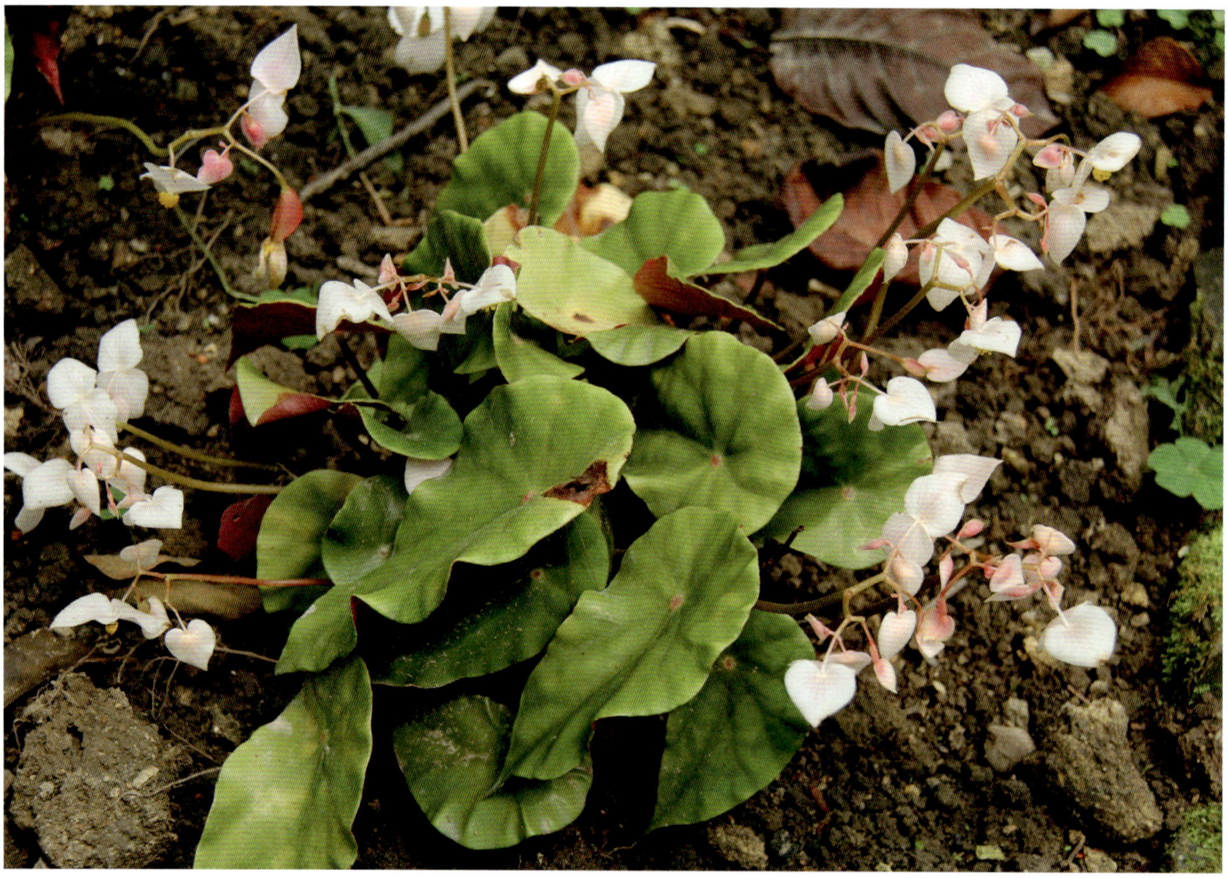

植物名称：兴义秋海棠 *Begonia xingyiensis* T. C. Ku

植物形态：多年生草本。根状茎球形，周围长出多数长短不等的细长纤维根和少数残存的褐色鳞片。叶均基生，纸质，宽卵形，长4.5 ~ 6 cm，长宽近相等，先端钝，基部不明显偏斜，微心形，边缘有不等的重或单锐锯齿，齿尖常带芒，上面深绿色，下面淡绿色，两面被散生长柔毛，具长柄。花白色，通常2朵；雄花花被片3 ~ 4枚，雄蕊多数，下部合生，上部离生；雌花花被片2枚，半圆形，花柱3枚，大部分合生，柱头具刺状乳头。

生境及分布：生于海拔1100 m左右的山谷岩石上。分布于兴义、普安等地。

采收加工：夏季开花前采收，洗净，鲜用或晒干。

功能与主治：全草入药，活血调经，止血止痢，镇痛。主治崩漏，月经不调，胃痛，跌打损伤。

附注：该种分布区域狭窄，野生资源量小，应加以保护。

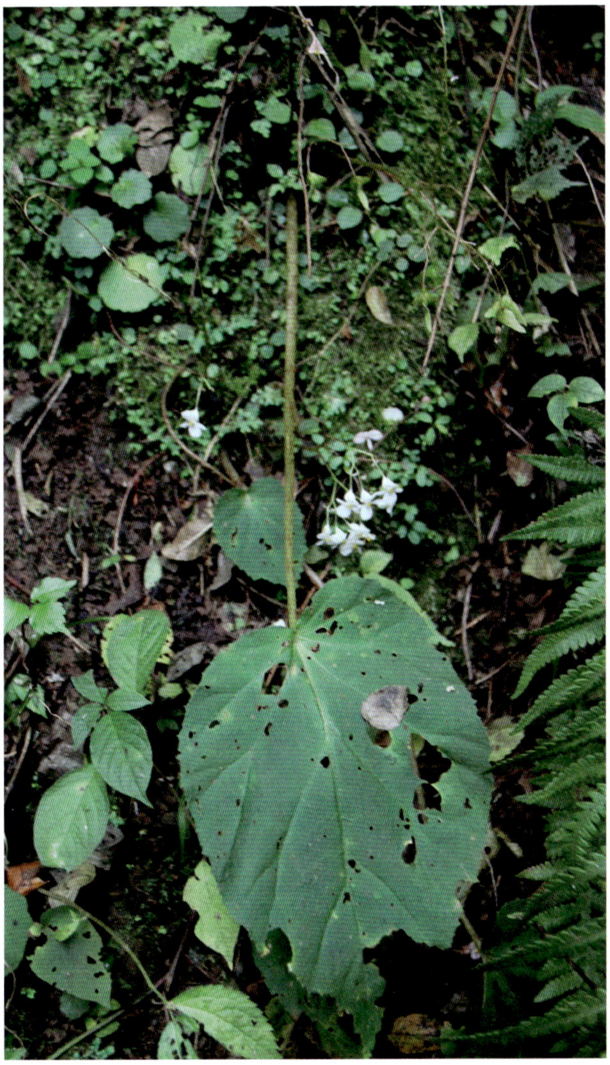

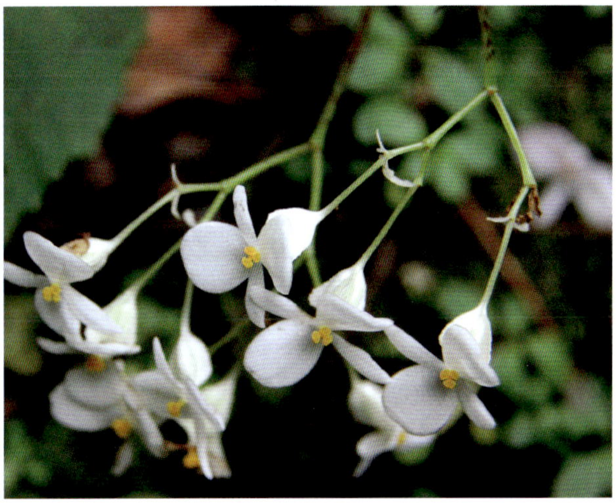

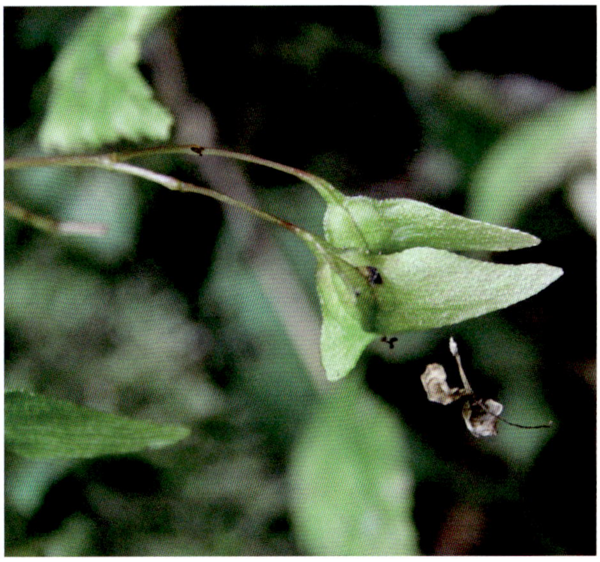

植物名称：习水秋海棠 *Begonia xishuiensis* T. C. Ku

植物形态：多年生草本。根状茎球形，周围生出多数密集的纤维根。叶基生，仅1枚，两侧略不相等，近圆形，长约15 cm，宽约16 cm，先端渐尖或急尖，基部稍偏，近心形，边缘具浅而疏的三角形齿，上面褐红色，下面略淡，两面均无毛，具长柄。花淡红色，数朵，呈二歧聚伞状；雄花花被片2枚，宽卵形，雄蕊11～14枚，花丝基部合生，上部离生；雌花花被片2枚，半圆形，子房无毛。蒴果具3枚近等大的翅。

生境及分布：生于海拔700～800 m潮湿地的岩石上。分布于习水等地。

采收加工：夏季开花前采收，洗净，鲜用或晒干。

功能与主治：全草入药，活血调经，止血止痢，镇痛。主治崩漏，月经不调，胃痛，跌打损伤。

附注：该种分布区域狭窄，产藏量小，应加以保护。

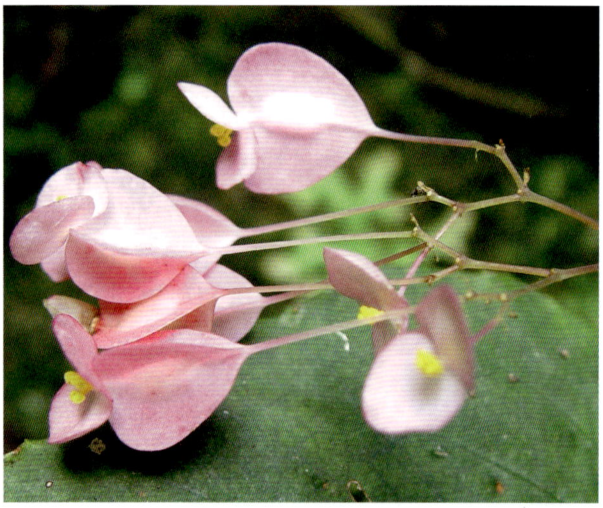

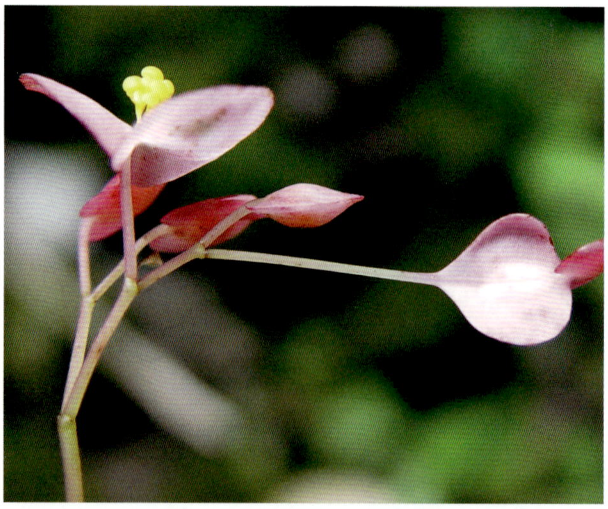

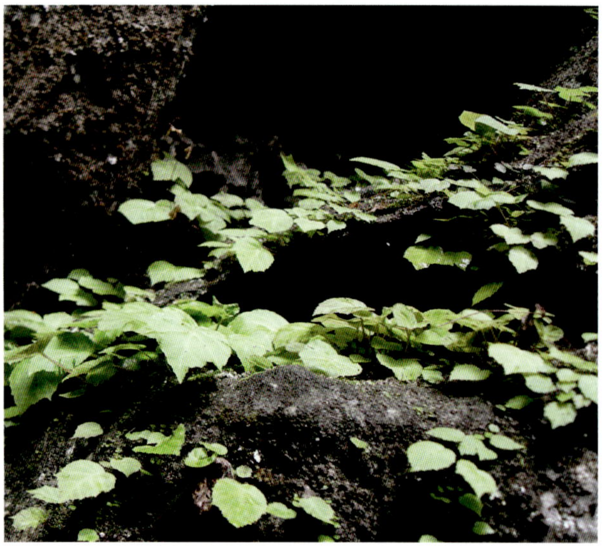

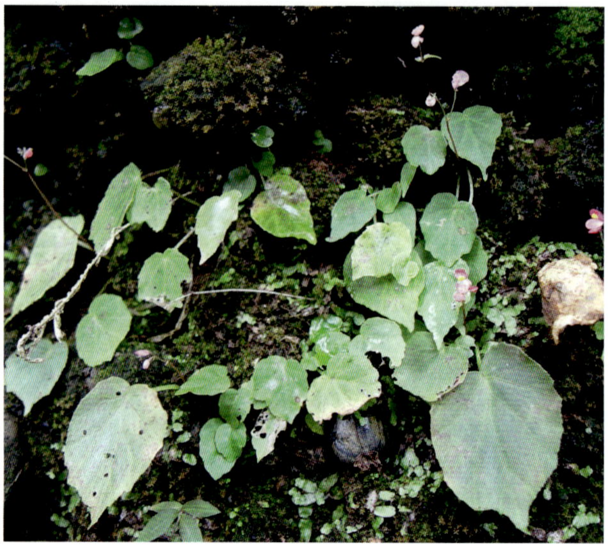

仙人掌科 Cactaceae

多年生肉质草本、灌木或乔木，地生或附生。茎肉质，呈球状、柱状；小窠螺旋状散生；分枝和花均从小窠发出。叶扁平、互生。花常两性，具螺旋状排列特殊刺座花托，常与子房合生，外面覆以鳞片（苞片）和小窠；花被片及雄蕊多数；子房常下位，具多数侧膜胎座；胚珠多数。浆果肉质，常具黏液，散生鳞片和小窠皮；种皮坚硬；胚常弯曲。

本科有约110属1000多种，分布于美洲热带和亚热带，偶分布于高寒地区。我国栽培有60余属600多种，其中4属7种或已归化。

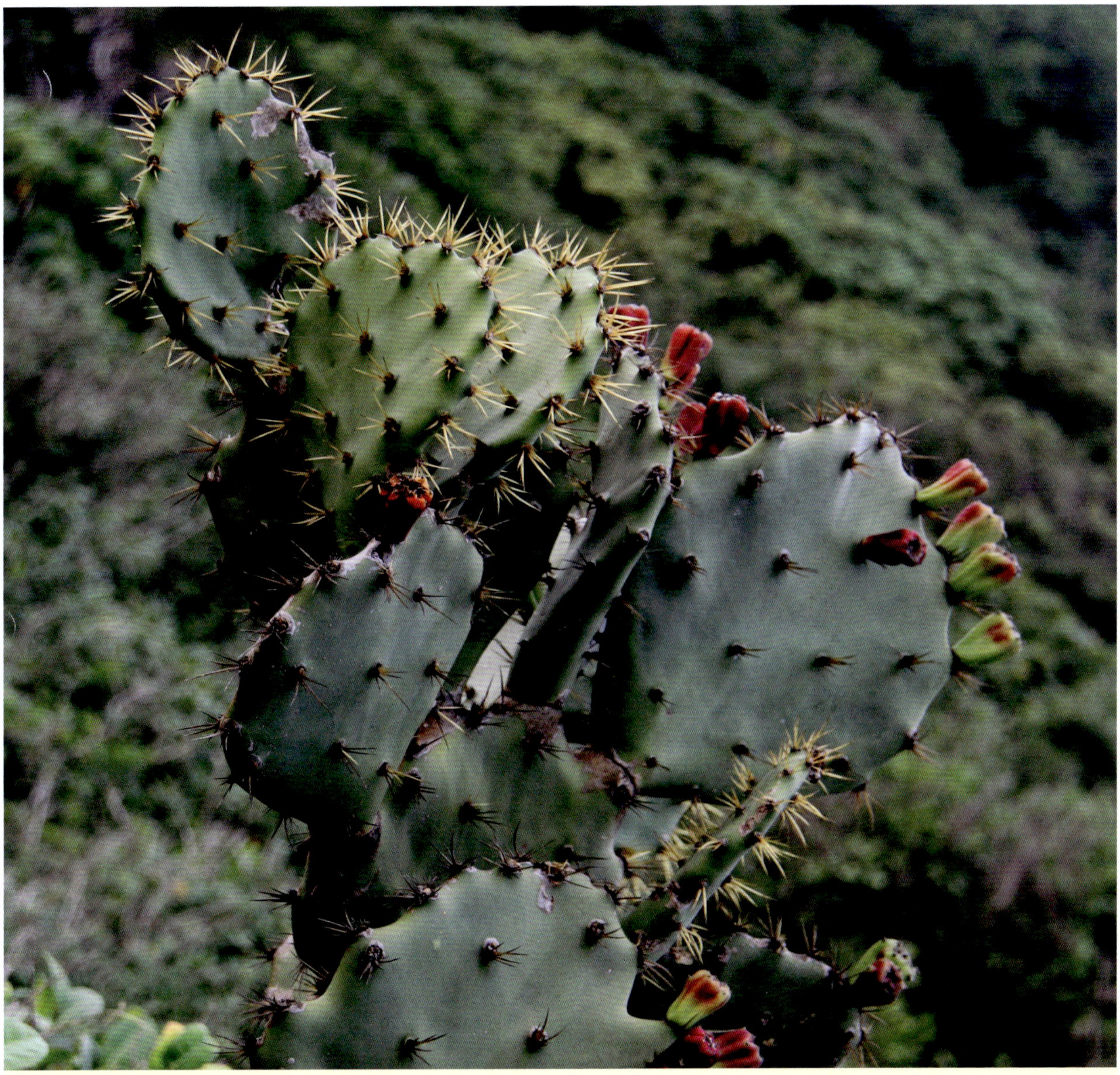

仙人掌 *Opuntia dillenii* (Ker Gawler) Haworth

植物名称：量天尺 *Hylocereus undatus* (Haworth) Britton et Rose

别称：三棱箭、火龙果

植物形态：攀缘肉质灌木，长3 ~ 15 m。具气根；分枝多数，延伸，具3个角或3条棱，长0.2 ~ 0.5 m，宽3 ~ 8(~12) cm，棱常呈翅状，边缘呈波状或具圆齿，深绿色至淡蓝绿色；小窠沿棱排列，每个小窠具1 ~ 3枚开展的硬刺；刺锥形，长2 ~ 5(~10) mm，灰褐色至黑色。花漏斗状，长25 ~ 30 cm，直径15 ~ 25 cm，于夜间开放；花托及花托筒密被淡绿色或黄绿色鳞片；萼状花被片黄绿色，线形至线状披针形，瓣状花被片白色，长圆状倒披针形。浆果红色，长球形；果脐小；果肉白色。花期7—12月。

生境及分布：在贵州西部、南部有大规模栽培。

采收加工：花夏季开放后采收，鲜用或晾干。茎全年均可采收，洗净，鲜用。

功能与主治：花入药，清热润肺，止咳化痰，解毒消肿；主治肺热咳嗽，肺痨。茎入药，舒筋通络，解毒消肿；主治跌打损伤，骨折，疮肿。

附注：该种栽培范围广，资源量较大，可大量开发利用。

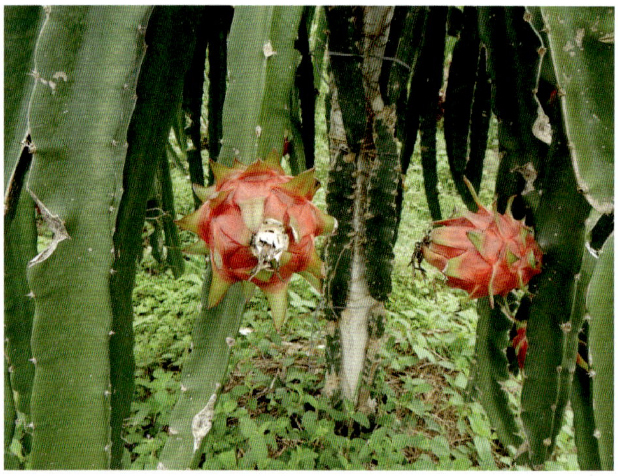
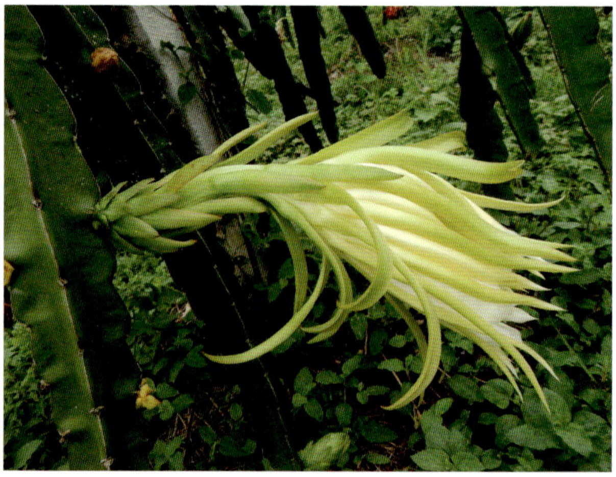
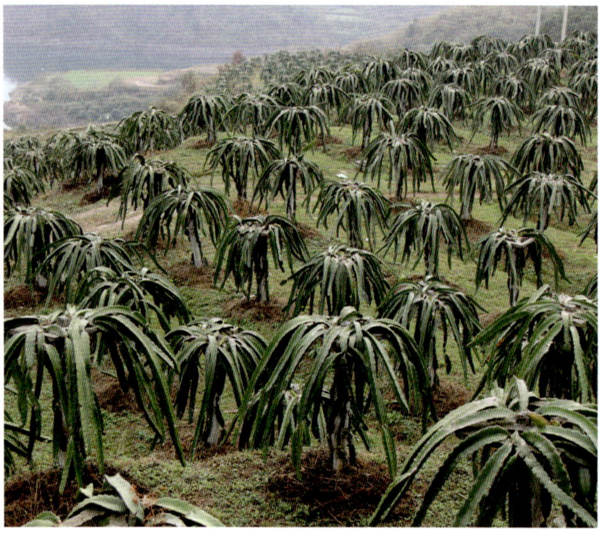
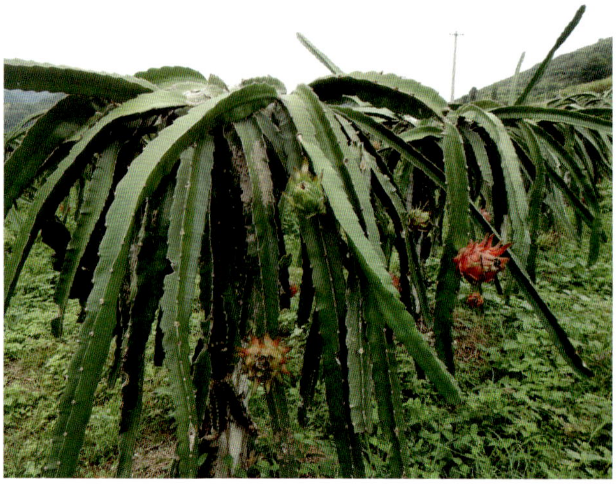

植物名称：胭脂掌 *Opuntia cochenillifera* (Linnaeus) Miller

别称：肉掌、仙人掌、胭脂仙人掌

植物形态：肉质灌木或小乔木，高达4 m。老株具圆柱状主干，分枝椭圆形、长圆形、窄椭圆形或窄倒卵形，长8 ~ 40(~50) cm，宽5 ~ 7.5(~15) cm，先端及基部圆，全缘，厚而平，无毛，暗绿或淡蓝绿色；小窠散生，不突出，常无刺，老枝边缘小窠偶有1 ~ 3枚刺；刺针状，淡灰色，开展，早落。花近圆柱状；花被片直立，红色，萼状花被片鳞片状，宽三角形或半圆形；花丝红色，直立并外伸；花药粉红色；花柱粉红色、淡绿色。浆果椭圆状球形，无毛，红色，每侧有10 ~ 13枚小而略突起的小窠，无刺。

生境及分布：贵州各地均有栽培。

采收加工：根、茎随用随采。果实成熟时采收，洗净，鲜用。

功能与主治：根、茎入药，凉血止血，解毒消肿；主治肺热咳嗽，肺痨咯血。果实入药，益胃生津，除烦止渴；主治胃阴不足，烦热口渴。

附注：该种常作为观赏植物栽培，有一定资源量，可加以开发利用。

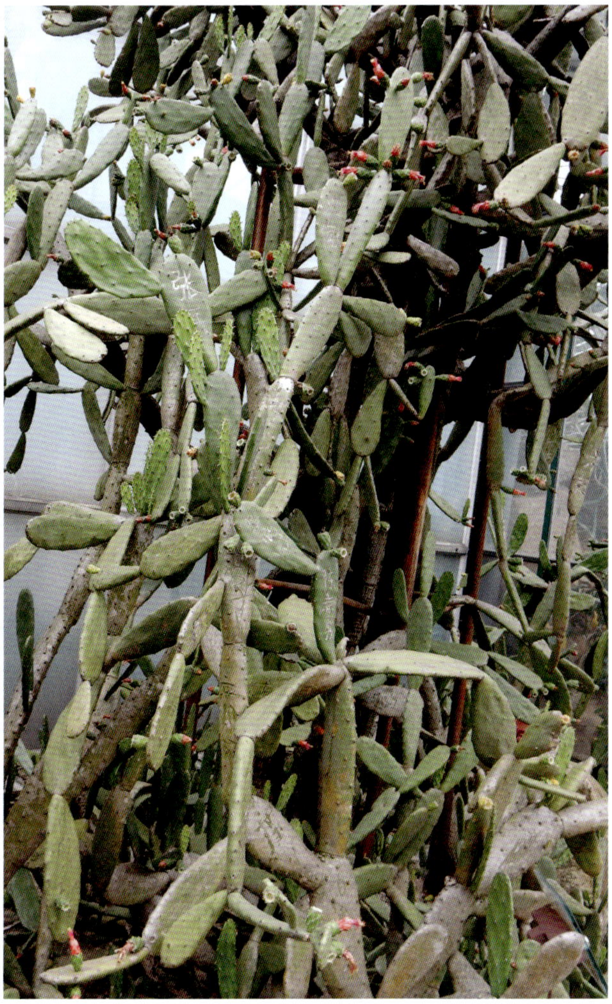

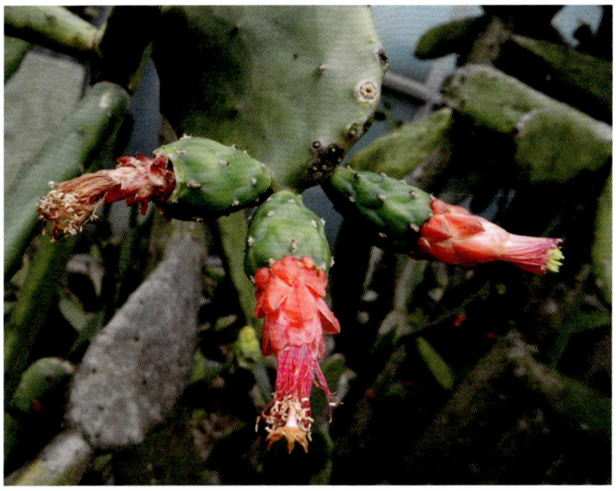

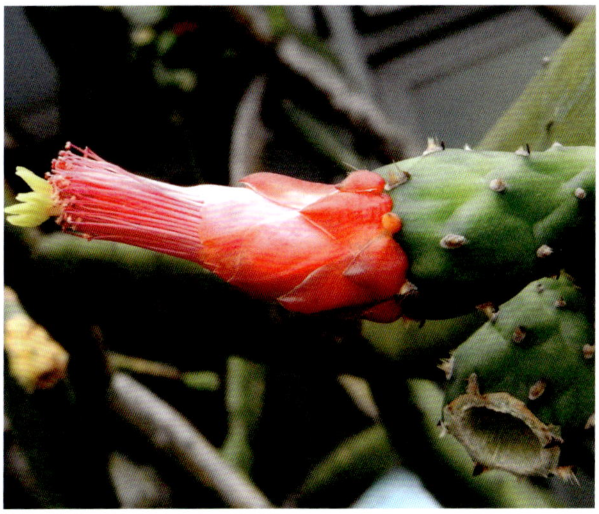

植物名称：仙人掌 *Opuntia dillenii* (Ker Gawler) Haworth

别称：观音掌、观音刺、火掌

植物形态：丛生肉质灌木，高(1~)1.5～3 m。上部分枝宽倒卵形、倒卵状椭圆形或近圆形，长10～35(~40) cm，宽7.5～20(~25) cm，厚达1.2～2 cm，先端圆形，边缘呈不规则波状，基部楔形或渐狭，绿色至蓝绿色，无毛；小窠疏生，明显突出，成长后刺常增粗并增多，每个小窠具(1~)3～10(~20)枚刺，密生短绵毛和倒刺刚毛；刺黄色，有淡褐色横纹，粗钻形。叶钻形，绿色，早落。花辐状；花托倒卵形，绿色，疏生突出的小窠；瓣状花被片倒卵形或匙状倒卵形；花柱淡黄色。浆果倒卵球形，顶端凹陷，每侧具5～10个突起的小窠。

生境及分布：贵州各地均有栽培。

采收加工：全年均可采收，鲜用或晒干。

功能与主治：根、茎入药，行气活血，清热解毒，凉血止血，清肺止咳。主治胃痛，痞块，痢疾，喉痛，肺热咳嗽，肺痨咯血，吐血，痔疮出血，疮疡疔疖，乳痈，蛇虫咬伤，烫伤，冻伤。

附注：该种常作为观赏植物栽培，有一定资源量，可加以开发利用。

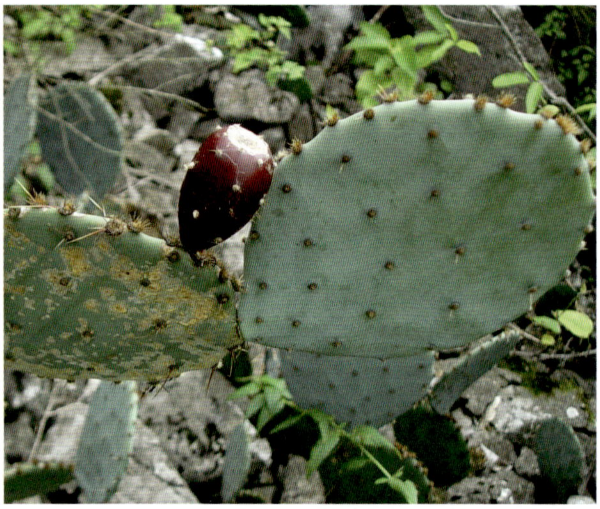

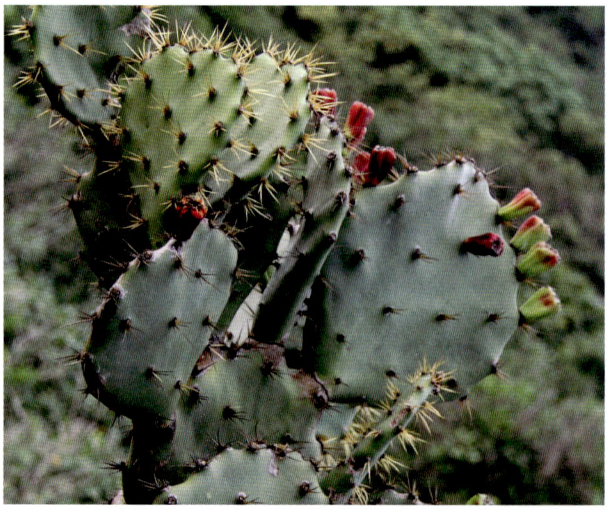

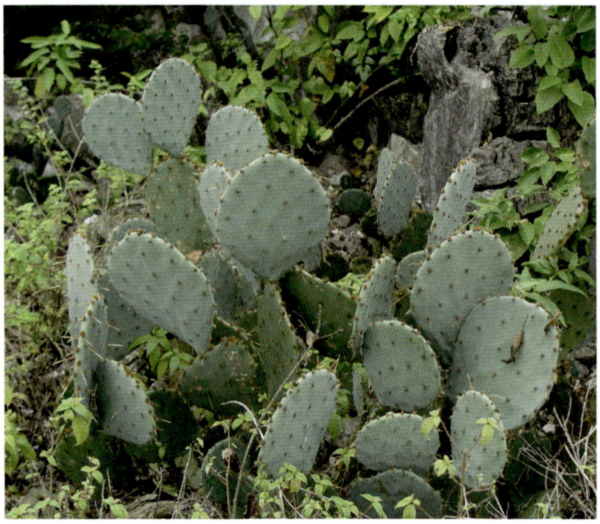

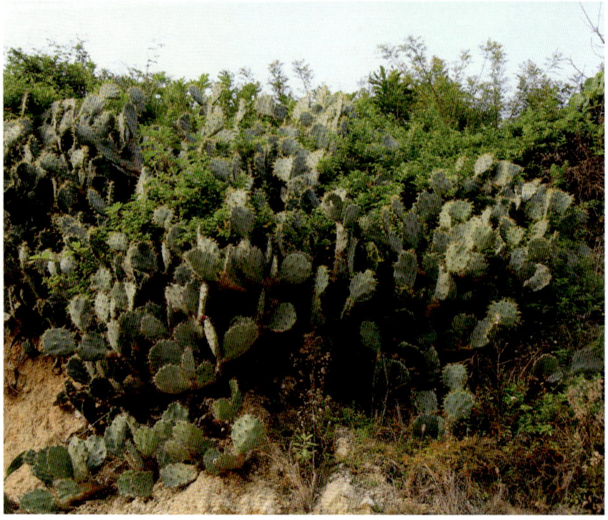

植物名称：梨果仙人掌 *Opuntia ficus-indica* (Linnaeus) Miller

植物形态：肉质灌木或小乔木，高1.5～5 m。分枝多数，淡绿色至灰绿色，无光泽，宽椭圆形、倒卵状椭圆形至长圆形，长20～60 cm，宽7～20 cm，厚达2～2.5 cm，先端圆形，全缘，具多数小窠；小窠圆形至椭圆形；刺针状，基部背腹部扁，稍弯曲。叶锥形，早落。花辐状；花托长圆形至长圆状倒卵形，绿色，具多数垫状小窠；萼状花被片深黄色或橙黄色，宽卵圆形或倒卵形，瓣状花被片深黄色、橙黄色或橙红色。浆果椭圆球形至梨形，橙黄色，每侧有25～35个小窠。种子多数，肾状椭圆形，淡黄褐色。花期5—6月。

生境及分布：生于石灰岩石上，或栽培。分布于镇宁、关岭、罗甸、安龙、兴义、册亨，以及贵阳等地。

采收加工：根、茎随用随采。果实成熟时采收，洗净，鲜用。

功能与主治：根、茎入药，凉血止血，解毒消肿；主治肺热咳嗽，肺痨咯血。果实入药，益胃生津，除烦止渴；主治胃阴不足，烦热口渴。

附注：该种为《贵州省中药材民族药材质量标准》收载品种，是贵州侗族常用药物，分布区域广，产藏量较大，可加以开发利用。

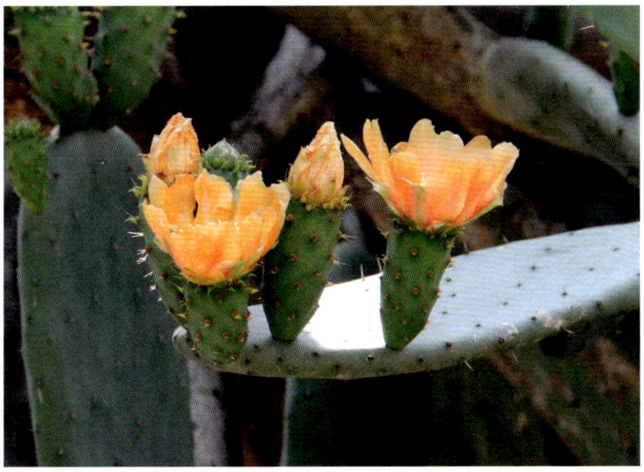

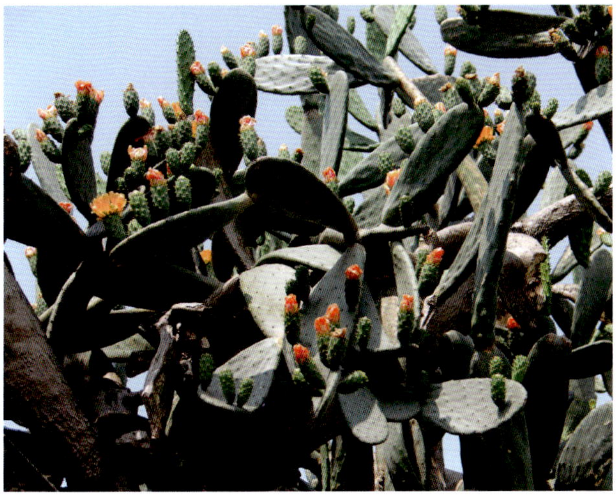

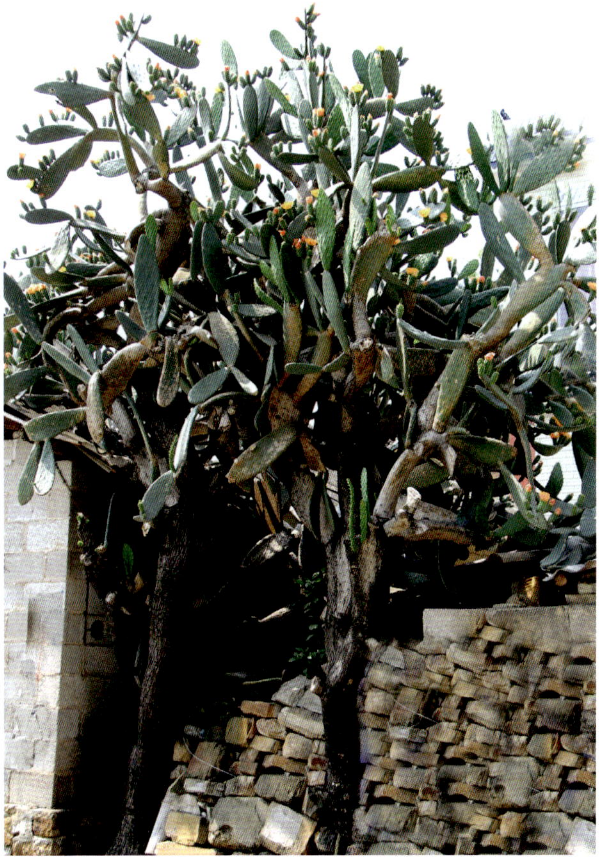

植物名称：单刺仙人掌 *Opuntia monacantha* Haworth

别称：绿仙人掌

植物形态：肉质灌木或小乔木。分枝多数，开展，倒卵形、倒卵状长圆形或倒披针形，疏生小窠；小窠圆形，具短绵毛、倒刺刚毛和刺；刺针状，直立，具黑褐色尖头；倒刺刚毛黄褐色至褐色，有时隐藏于短绵毛中。叶钻形，早落。花辐状，直径5 ~ 7.5 cm；花托倒卵形，无毛，疏生小窠；萼状花被片深黄色，瓣状花被片深黄色，倒卵形至长圆状倒卵形，先端圆形或截形，有时具小尖头，近全缘；花柱淡绿色至黄白色；柱头6 ~ 10枚。浆果梨形或倒卵球形，顶端凹陷，基部狭缩成柄状，无毛，紫红色。种子多数，肾状椭圆形，淡黄褐色。花期4—8月。

生境及分布：生于海边或山坡开旷地上。望谟、罗甸等地有栽培。

采收加工：全年均可采收，鲜用或晒干。

功能与主治：全草入药，清热解毒，散瘀消肿，健胃止痛，镇咳。主治胃溃疡，十二指肠溃疡，急性痢疾，咳嗽，流行性腮腺炎，乳腺炎，疮痈肿毒，蛇虫咬伤，烧伤，烫伤。

附注：该种作为观赏植物零星栽培。

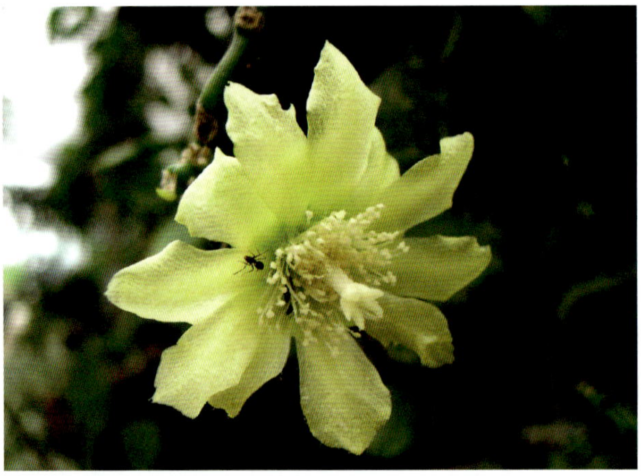

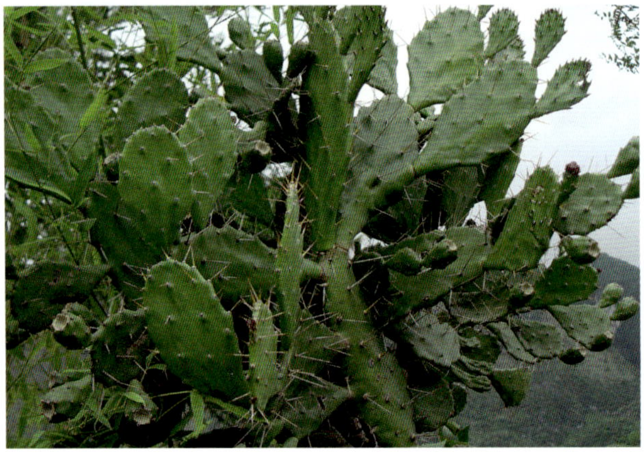

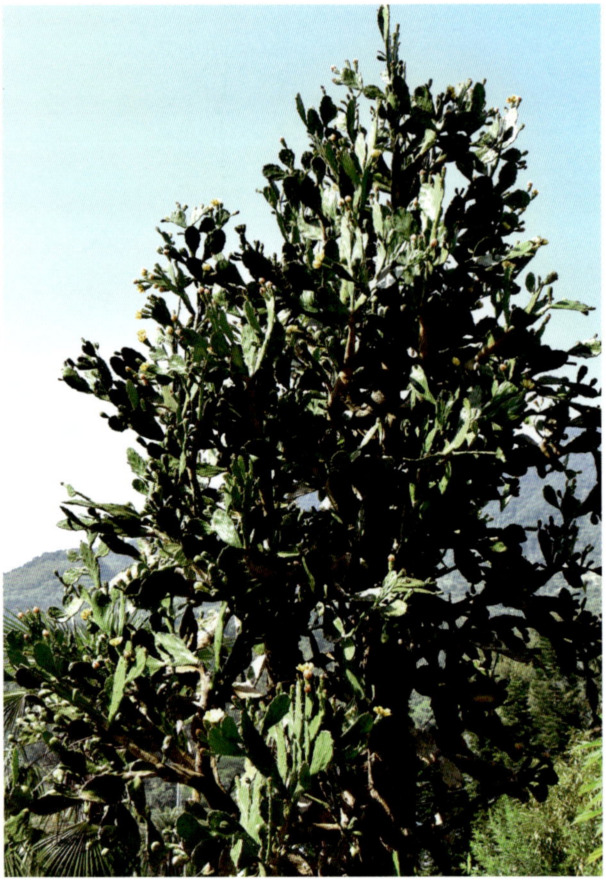

瑞香科 Thymelaeaceae

落叶或常绿灌木或小乔木，稀草本。茎通常具韧皮纤维。单叶互生或对生，全缘，基部具节，羽状叶脉，具短叶柄，无托叶。花辐射对称，两性或单性，雌雄同株或异株；花萼通常为花冠状，常连合成钟状、漏斗状、筒状的萼筒，萼片4～5枚；花瓣缺，或鳞片状，与萼片同数；雄蕊通常为萼片的2倍或同数，稀退化为2枚；花药卵形、长圆形或线形，2室，向内直裂，稀侧裂；花盘环状、杯状或鳞片状，稀不存；子房上位，心皮2～5枚合生；花柱长或短，顶生或近顶生，有时侧生；柱头通常头状。浆果、核果或坚果，稀为2瓣开裂的蒴果；果皮膜质、革质、木质或肉质。种子下垂或倒生。

本科有约48属650余种，分布于热带和温带。我国有9属约115种，主要分布于长江流域及以南地区。

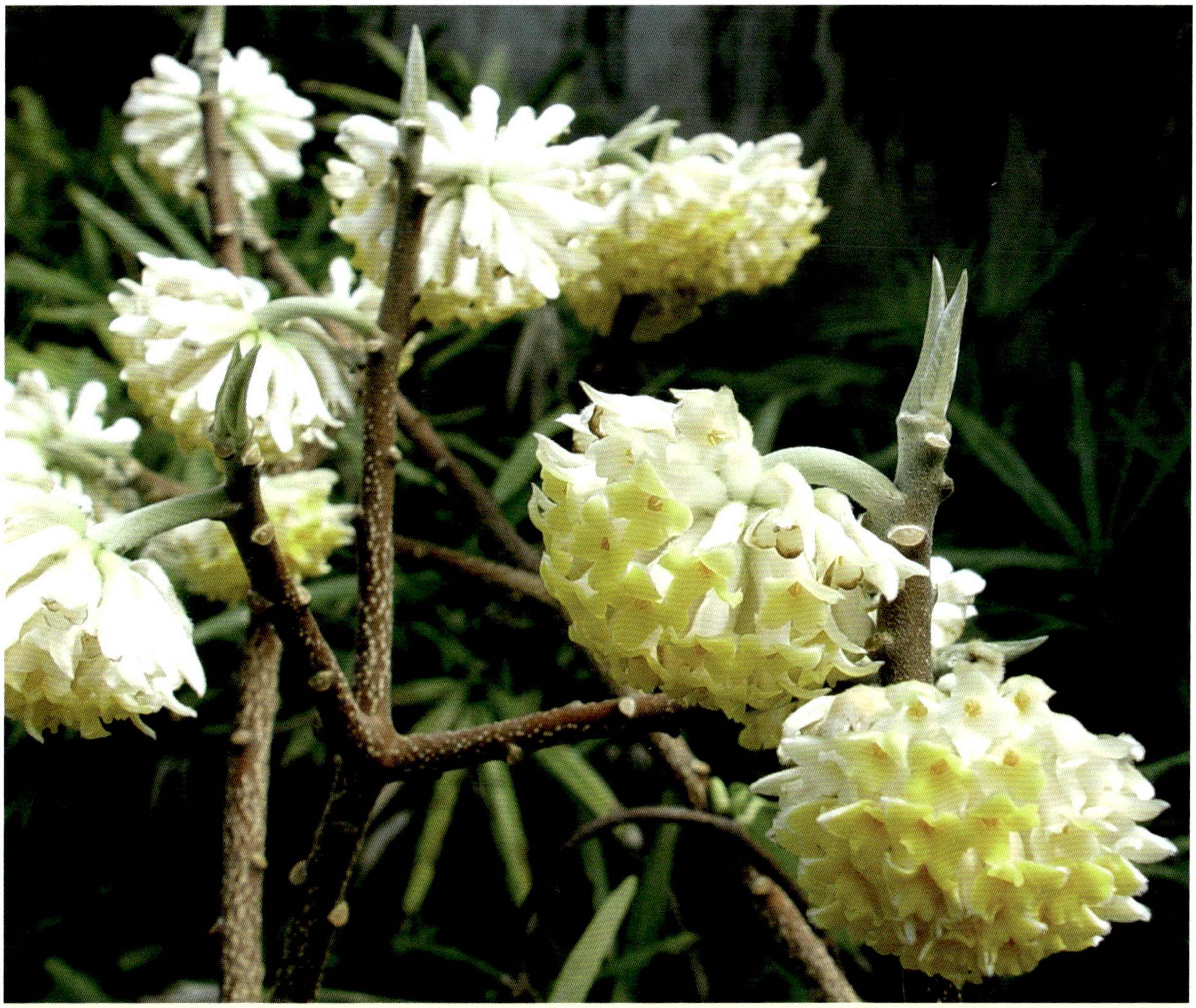

结香 *Edgeworthia chrysantha* Lindley

植物名称：滇瑞香 *Daphne feddei* H. Léveillé

别称：小瑞香、野瑞香

植物形态：常绿直立灌木。叶互生，密生于新枝上，纸质，倒披针形、长圆状披针形至倒卵状披针形，长5 ~ 12 cm，宽1.4 ~ 3.5 cm，先端急尖或渐尖，稀钝形，基部楔形，全缘。花白色，芳香，8 ~ 12朵组成顶生的头状花序；苞片早落，披针形或长圆形；花萼筒状，密被短柔毛，不久部分脱落；萼片4枚；雄蕊8枚，2轮，下轮着生于花萼筒的中部，上轮着生于花萼筒的喉部；子房卵形或锥形。果实橙红色，圆球形。花期2—4月，果期5—6月。

生境及分布：生于海拔1800 ~ 2600 m的疏林下或灌丛中。分布于平坝、惠水、三都、龙里、水城等地。

采收加工：秋末采收，洗净，晒干。

功能与主治：全株入药，祛风除湿，活络行气，止痛。主治风湿痹痛，跌打损伤，胃痛。

附注：该种分布区域狭窄，野生资源量小，应加以保护。

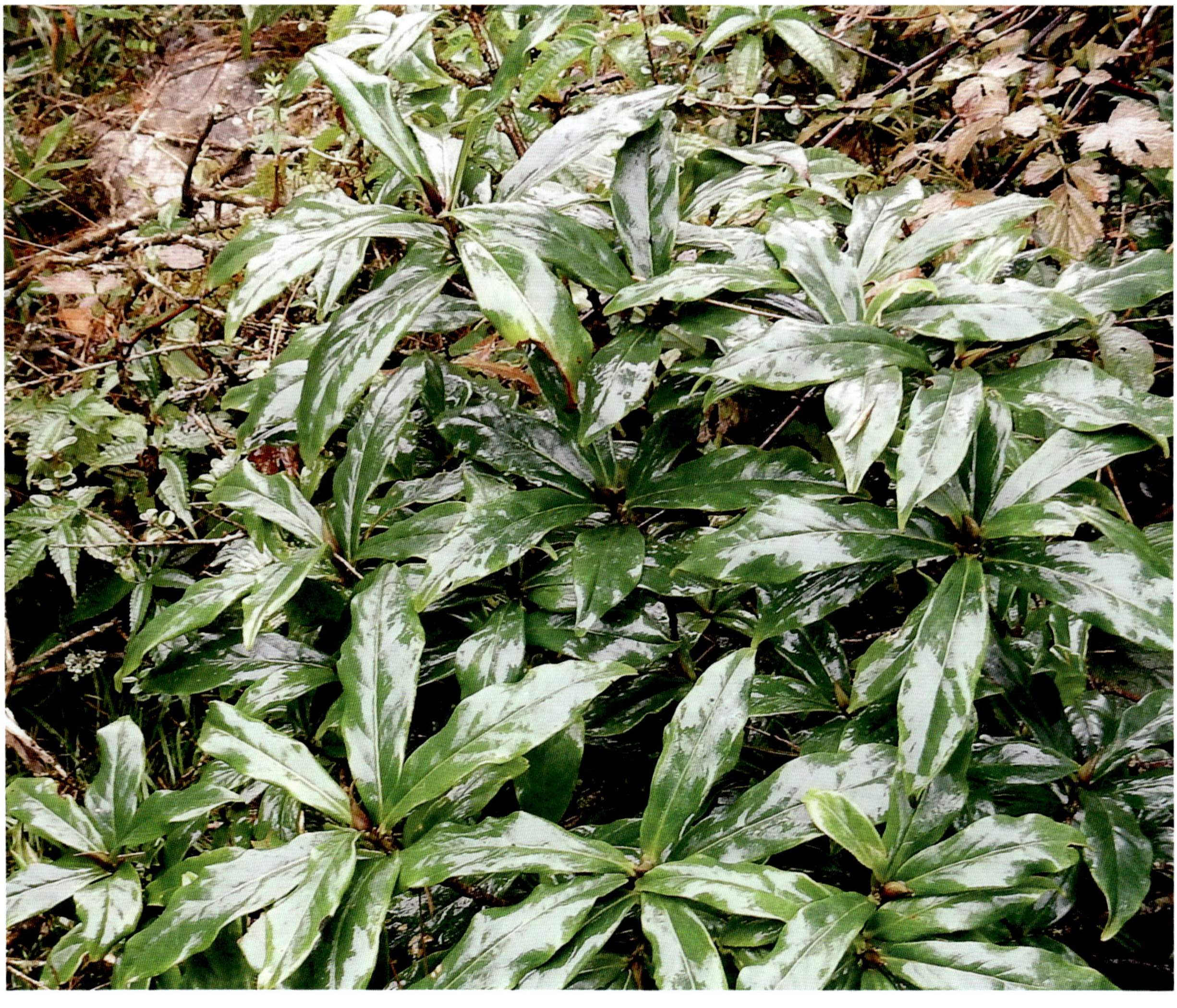

植物名称：毛瑞香 ***Daphne kiusiana*** **Miquel var. *atrocaulis*** **(Rehder) F. Maekawa**

别称：大黄构、野梦花

植物形态：常绿直立灌木。叶互生，有时簇生于枝顶，革质，椭圆形或披针形，长6～12 cm，宽1.8～3 cm，两端渐尖，基部下延至叶柄，边缘微反卷，全缘；叶柄两侧翅状。花白色，有时淡黄白色，9～12朵簇生于枝顶，呈头状；花序下具苞片；苞片褐绿色，易早落；花萼筒圆筒状，外面下部密被淡黄绿色丝状茸毛；萼片4枚，卵状三角形或卵状长圆形；雄蕊8枚，2轮，分别着生于花萼筒上部及中部；子房无毛，倒圆锥状圆柱形。果实红色，广椭圆形或卵状椭圆形。花期11月至第二年2月，果期4—5月。

生境及分布：生于海拔800～2000 m的潮湿山坡林下或沟谷灌丛中。分布于松桃、印江、石阡、瓮安、荔波、惠水、三都、龙里、西秀、雷山、黎平等地。

采收加工：夏季、秋季采挖，洗净，鲜用或切片晒干。

功能与主治：根入药，祛风除湿，活血止痛，解毒。主治风湿痹痛，劳伤腰痛，跌打损伤，咽喉肿痛，牙痛，疮毒。

附注：该种分布区域广，但资源量较小，开发利用的同时应加以保护。

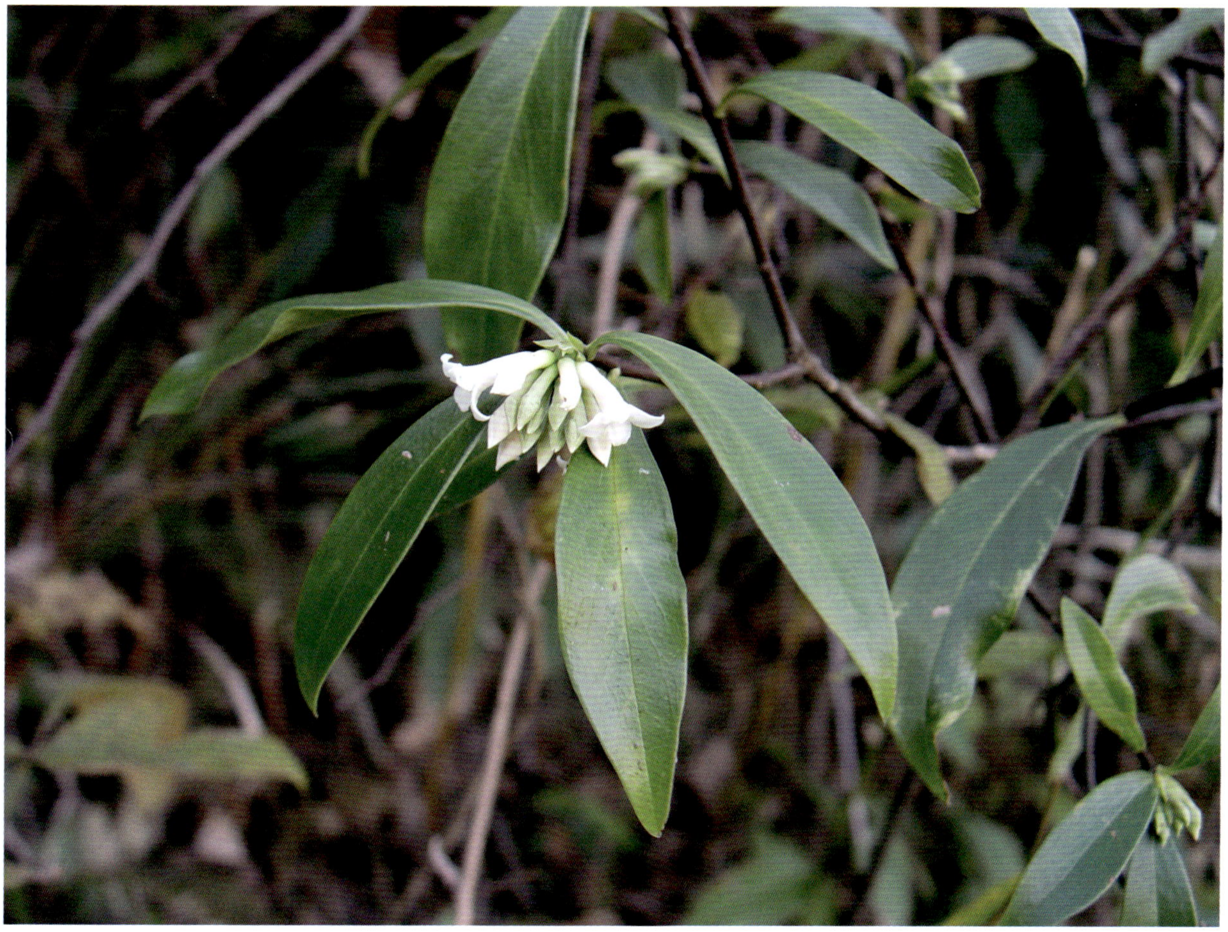

植物名称：瑞香 *Daphne odora* Thunberg

别称：蓬莱花、睡香

植物形态：常绿直立灌木。枝粗壮，通常二歧分枝，小枝近圆柱形，紫红色或紫褐色，无毛。叶互生，纸质，长圆形或倒卵状椭圆形，长7 ~ 13 cm，宽2.5 ~ 5 cm，先端钝尖，基部楔形，全缘。花外面淡紫红色，里面肉红色，无毛，数朵至12朵组成顶生头状花序；苞片披针形或卵状披针形，无毛，脉纹明显隆起；花萼筒管状；萼片4枚，心状卵形或卵状披针形；雄蕊8枚，2轮，下轮雄蕊着生于花萼筒中部以上，上轮雄蕊的花药1/2伸出花萼筒的喉部。果实红色。花期3—5月。

生境及分布：贵州各地均有栽培。

采收加工：花冬末春初采收，鲜用或晒干。叶、根或根皮夏季采收，洗净，鲜用或晒干。

功能与主治：花入药，活血止痛，解毒散结；主治咽喉肿痛，风湿痹痛。叶入药，解毒，消肿止痛；主治疮疡，乳痈，痛风。根或根皮入药，解毒，活血止痛；主治胃脘痛，跌打损伤。

附注：该种常作为观赏植物栽培，可发展种植。

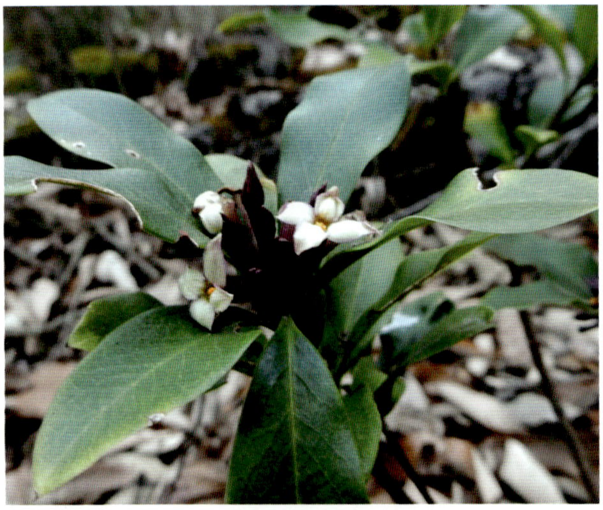

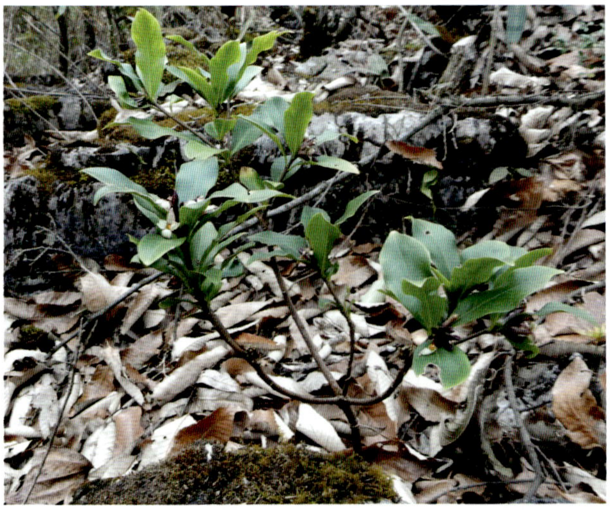

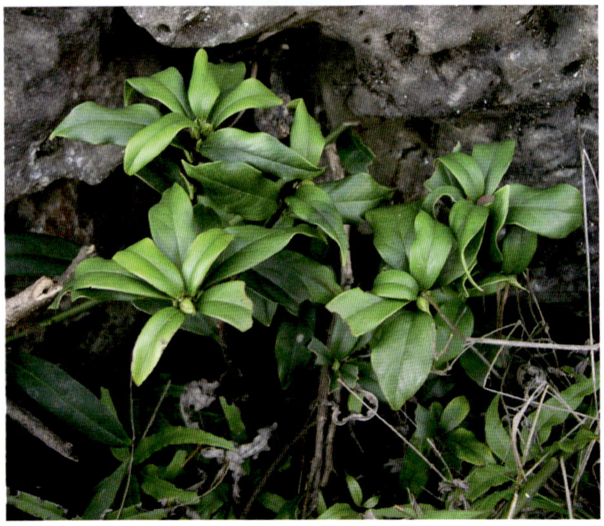

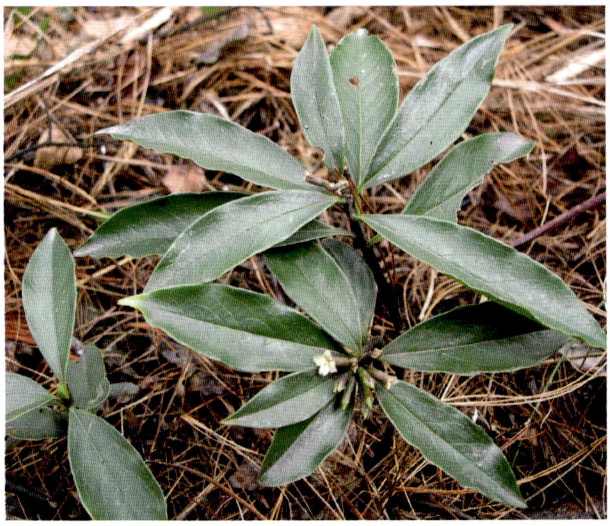

植物名称：白瑞香 *Daphne papyracea* Wallich ex Steudel

别称：雪花皮、小构皮

植物形态：常绿灌木，高1～1.5 m。树皮灰色；小枝圆柱形，纤细，灰褐色至灰黑色，稀淡褐色，当年生枝被黄褐色粗茸毛，以后脱落近无毛。叶互生，密集于小枝顶端，膜质或纸质，长椭圆形至长圆形或长圆状披针形至倒披针形，长6～16 cm，宽1.5～4 cm，先端钝或尾状渐尖，尖头钝或急尖，基部楔形。花白色，多花簇生于小枝顶端，组成头状花序；花萼筒漏斗状，外面具淡黄色丝状柔毛；萼片4枚；雄蕊8枚，2轮。果实为浆果，成熟时红色，卵形或倒梨形。种子圆球形，直径5～6 mm。

生境及分布：生于石灰岩中低山地的灌丛中。分布于梵净山及剑河、安龙、普安、盘州、罗甸、独山、习水，以及毕节、贵阳等地。

采收加工：夏季、秋季采收，洗净，晒干。

功能与主治：根皮、茎皮、全株入药，祛风止痛，活血调经。主治风湿痹痛，跌打损伤，月经不调。

附注：该种分布区域广，有一定资源量，可加以开发利用。

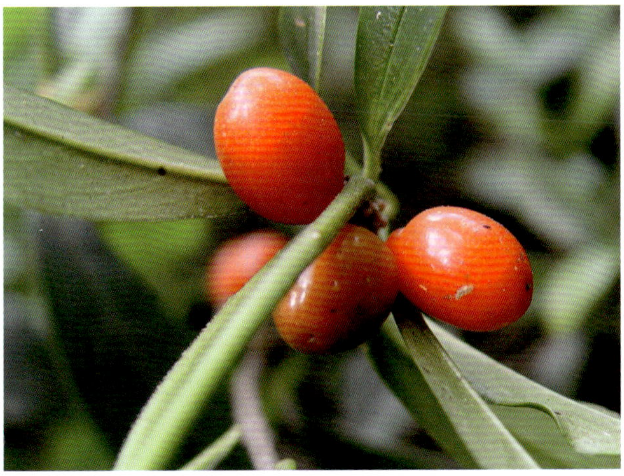

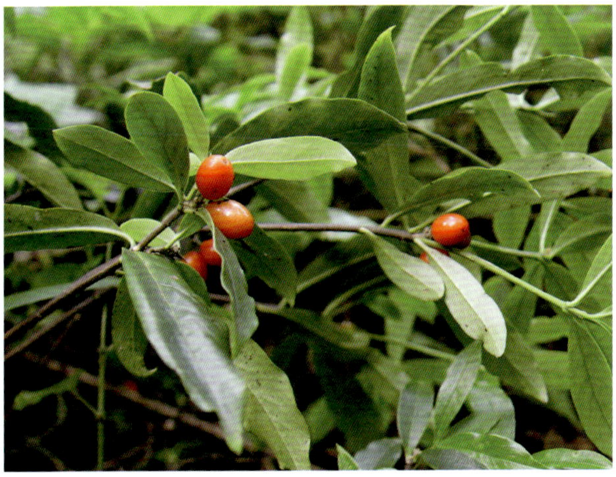

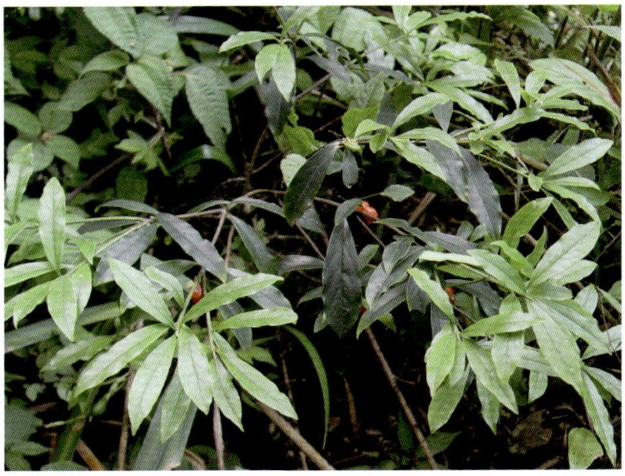

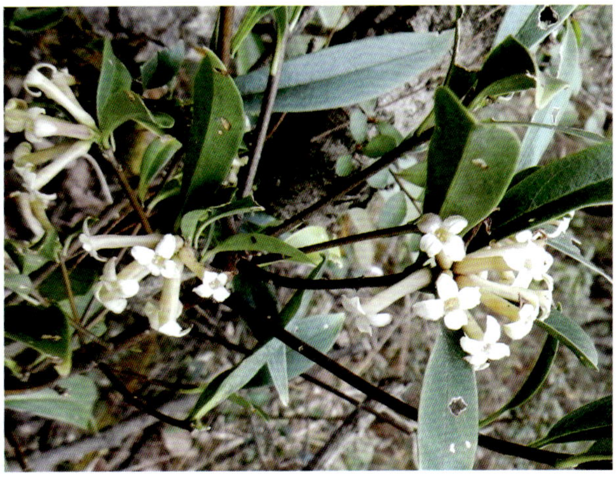

植物名称：唐古特瑞香 *Daphne tangutica* Maximowicz

别称：陕甘瑞香、甘肃瑞香

植物形态：常绿灌木。叶互生，革质或亚革质，披针形至长圆状披针形或倒披针形，长2 ~ 8 cm，宽0.5 ~ 1.7 cm，先端钝形，尖头通常钝形；叶柄短或近无叶柄。花外面紫色或紫红色，里面白色；头状花序生于小枝顶端；苞片早落，卵形或卵状披针形，顶端钝尖；花萼筒圆筒状，无毛，具明显的纵棱；萼片4枚，卵形或卵状椭圆形，开展，先端钝形，脉纹明显；雄蕊8枚，2轮，下轮着生于花萼筒的中部稍上面，上轮着生于花萼筒的喉部稍下面；子房长圆状倒卵形，无毛；花柱粗短。果实卵形或近球形，无毛。种子卵形。花期4—5月，果期5—7月。

生境及分布：生于海拔1500 ~ 2000 m的山坡杂木林中。分布于正安、仁怀、桐梓、印江、都匀、威宁等地。

采收加工：根皮秋季采收，洗净，晒干。果实成熟时采收。花开放时采收。

功能与主治：根皮入药，祛风除湿，止痛散瘀；主治风湿性关节炎，风湿疼痛。果实熬膏入药，清热解毒，利尿；主治梅毒性鼻炎，下疳。花入药，清热解毒；主治肺脓肿。

附注：种分布区域较广，但产藏量不大，开发利用的同时应加以保护。

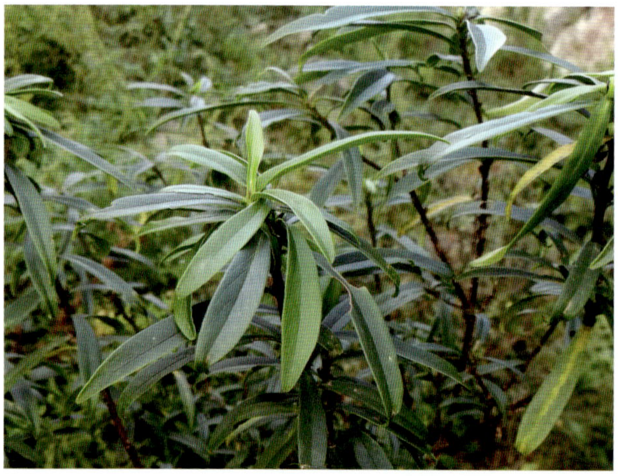
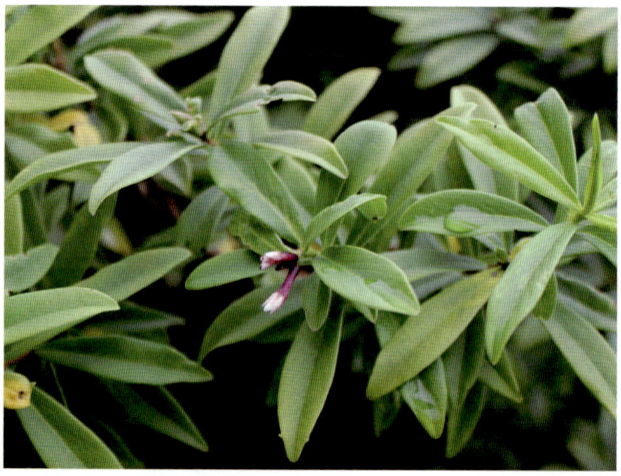
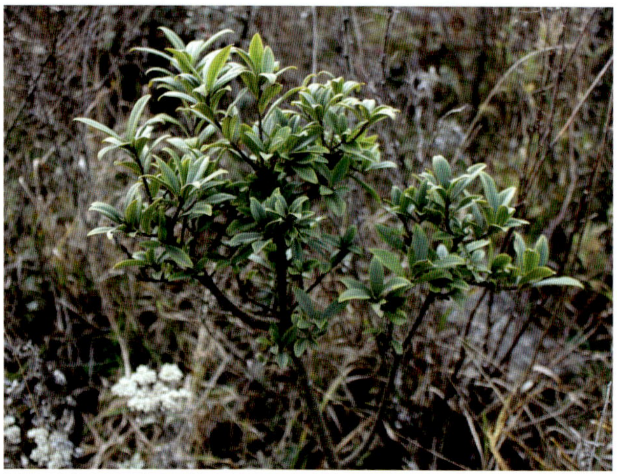
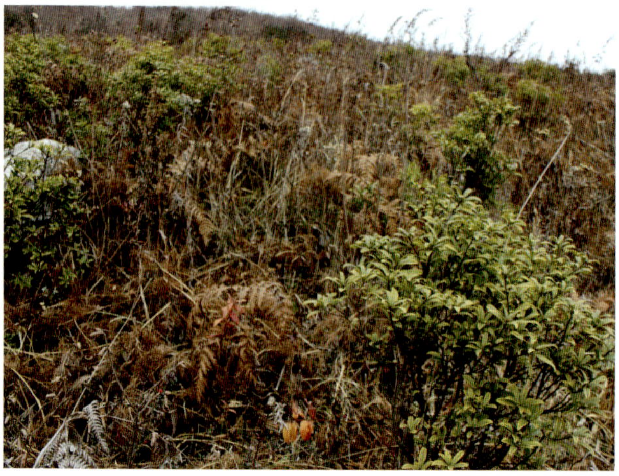

植物名称：结香 *Edgeworthia chrysantha* Lindley

别称：梦花、打结花、黄瑞香

植物形态：灌木，高0.7～1.5 m。小枝粗壮，褐色，常三叉分枝，幼枝常被短柔毛，极坚韧，叶痕大，直径约5 mm。叶在花前凋落，长圆形、披针形至倒披针形，先端短尖，基部楔形或渐狭，长8～20 cm，宽2.5～5.5 cm，两面均被银灰色绢状毛，下面较多。头状花序顶生或侧生，具花30～50朵，呈绒球状，外围10枚左右被长毛而早落的总苞；花芳香，无梗；花萼长1.3～2 cm，宽4～5 mm，外面密被白色丝状毛，内面无毛，黄色，顶端4裂；雄蕊8枚，2列。果实椭圆形，绿色，顶端被毛。花期冬末春初。

生境及分布：多生于阴湿土壤肥沃处，或栽培。分布于赫章、镇远、望谟、册亨、贵定，以及遵义、贵阳等地。

采收加工：花蕾冬末春初花未开时采收，晒干。根皮及茎皮全年均可剥取，洗净，晒干。

功能与主治：花蕾入药，滋养肝肾，明目消翳；主治夜盲，目赤流泪。根皮及茎皮入药，祛风活络，滋养肝肾；主治风湿痹痛，跌打损伤。

附注：该种在贵州各地均有栽培，主要作为观赏植物。

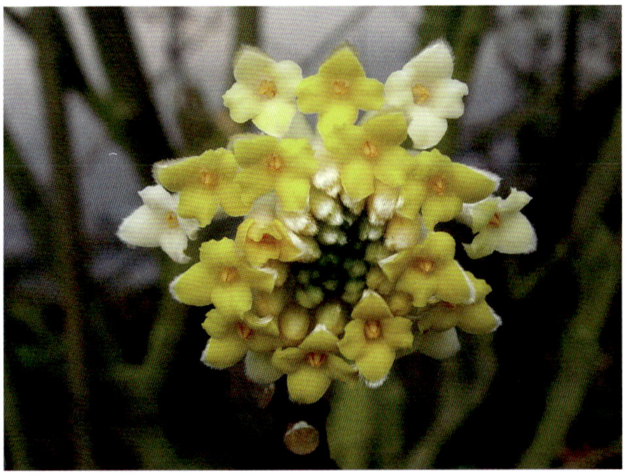

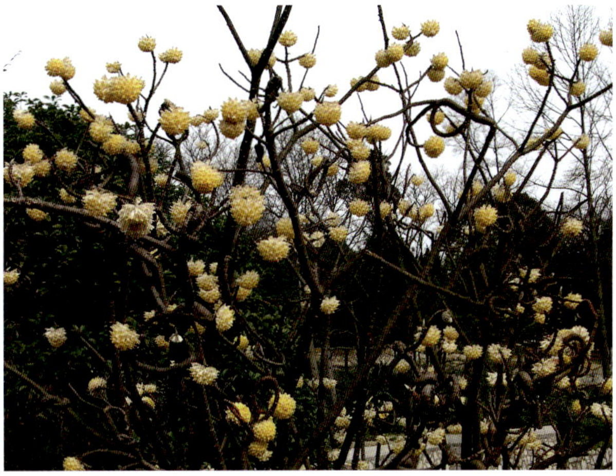

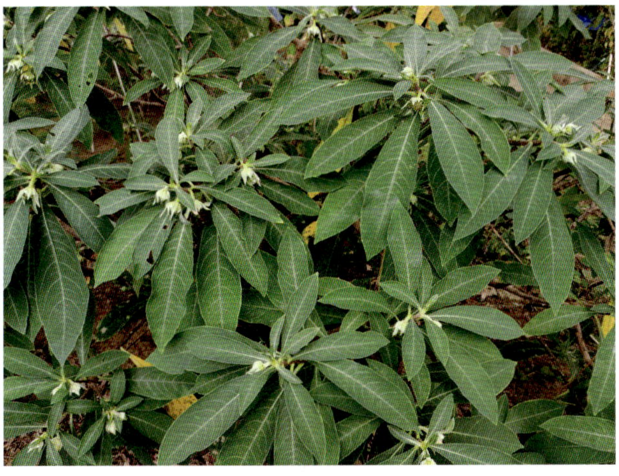

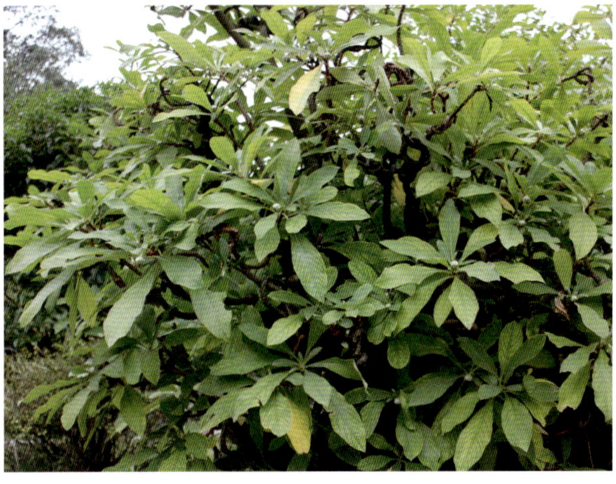

植物名称：狼毒 *Stellera chamaejasme* Linnaeus

别称：瑞香狼毒、断肠草

植物形态：多年生草本，高20 ~ 50 cm。根状茎木质，粗壮，圆柱形，不分枝或分枝，表面棕色，内面淡黄色；地上茎直立，不分枝，纤细，绿色，有时紫色。叶散生，稀对生或近轮生，薄纸质，披针形或长圆状披针形，稀长圆形，长12 ~ 28 mm，宽3 ~ 10 mm，先端渐尖或急尖，稀钝形，基部圆形至钝形或楔形。花白色、黄色或紫红色，芳香；头状花序，顶生，呈圆球形；苞片绿色叶状；花萼筒纤细，无毛；萼片5枚，卵状长圆形；雄蕊10枚，2轮。果实圆锥形，上部或顶部有灰白色柔毛，被宿存的花萼筒包围。

生境及分布：生于干燥、向阳的山坡草丛中。分布于威宁、赫章、大方、水城、盘州、普安、安龙、兴仁等地。

采收加工：秋季采挖，洗净，切片晒干。

功能与主治：根入药，逐水祛痰，破积杀虫。主治水气胀肿，瘰疬，疥癣，外伤出血，疮疡，跌打损伤。

附注：该种为《贵州省中药材民族药材质量标准》收载品种，是贵州布依族、苗族常用药物。有一定资源量，但有毒，须谨慎开发利用。

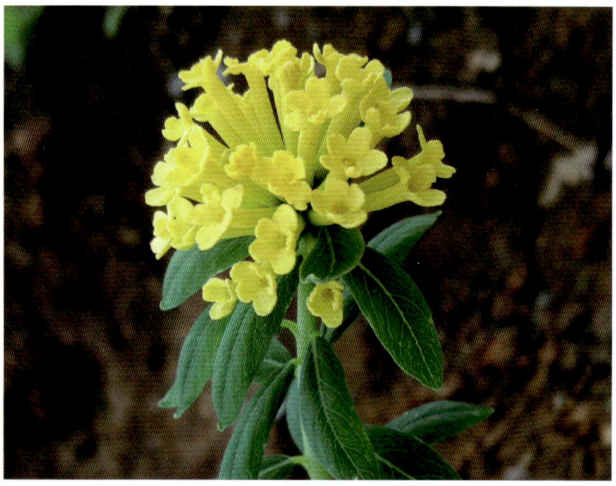

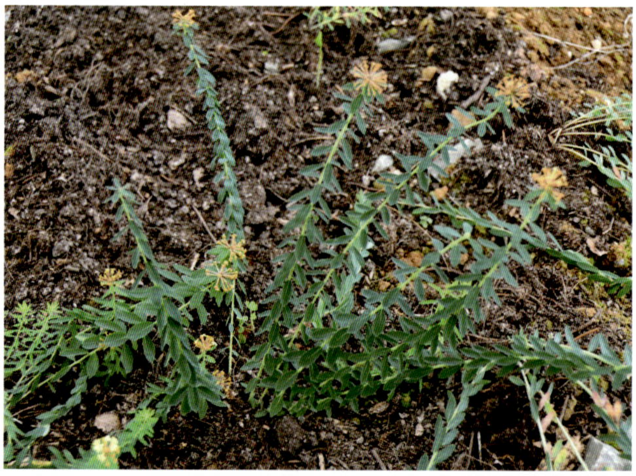

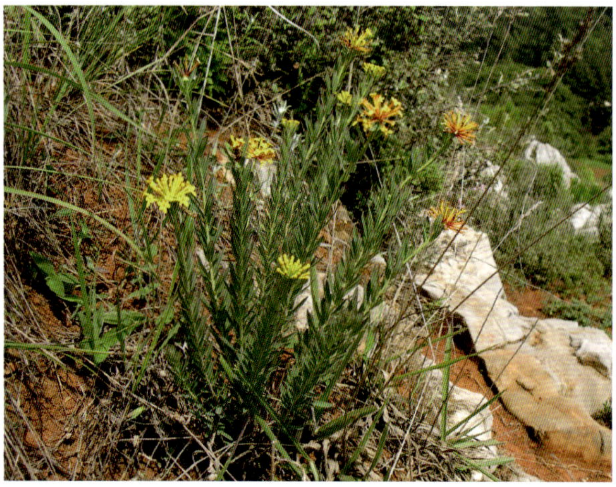

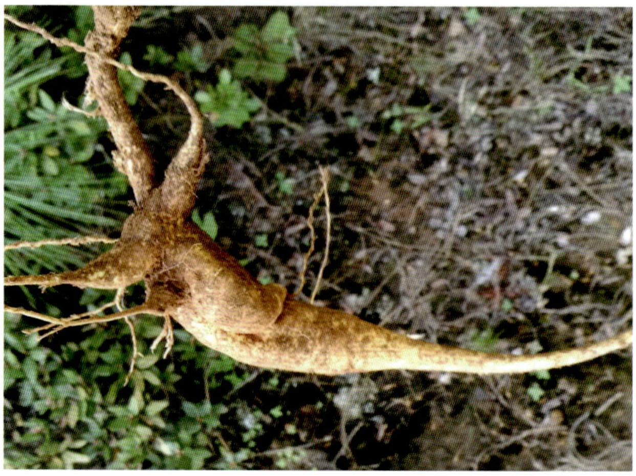

植物名称：岩杉树 *Wikstroemia angustifolia* Hemsley

植物形态：灌木，高0.3 ~ 1 m。除花序略被毛外，植株各部均无毛，直立；小枝纤细，有棱角，节间短。叶革质，对生或近对生，常窄长圆状匙形，长0.8 ~ 2.5 cm，宽2 ~ 3 mm，先端钝圆常具细尖头，基部略钝，边缘常反卷，无毛；叶柄短，与叶基部截然分开。总状花序无花序梗；花梗极短；花萼近肉质，白黄色或有时变红色；花萼筒圆柱形；雄蕊8枚，2列；子房倒卵形，具子房柄，顶端被柔毛；花柱短；柱头头状。浆果红色。

生境及分布：生于海拔150 ~ 200 m的山地灌丛中。分布于紫云、赤水、黎平、瓮安等地。

采收加工：秋后或初春采挖，洗净，晒干。

功能与主治：根入药，清热镇痛。主治牙痛，痨病。

附注：该种分布区域狭窄，野生资源量小，应加以保护。

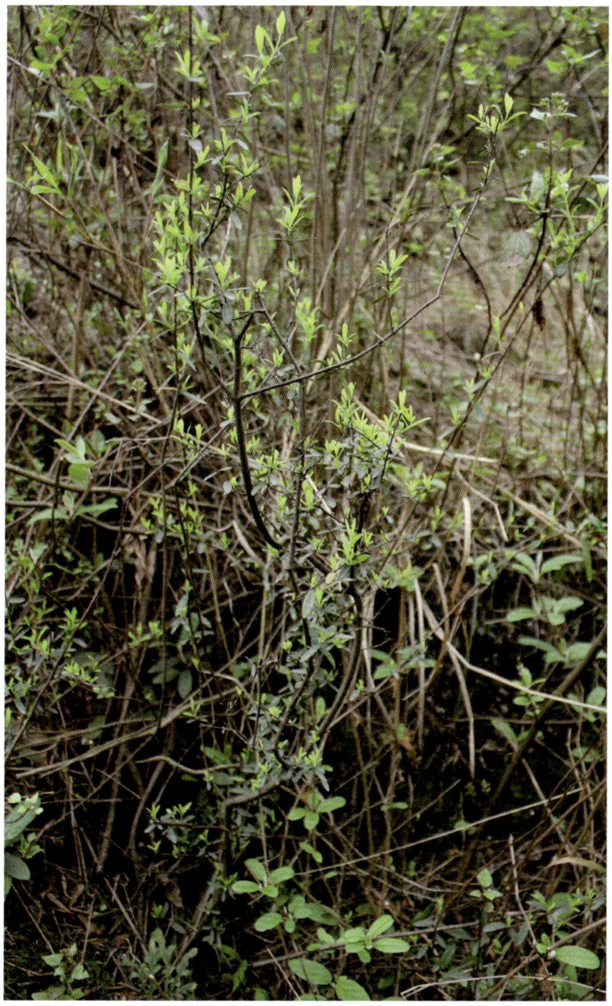

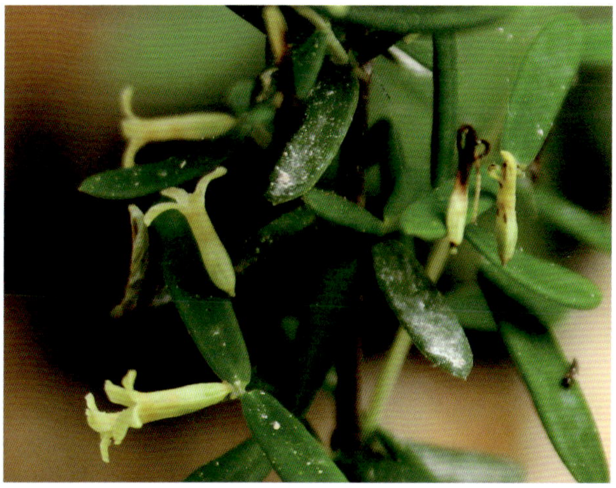

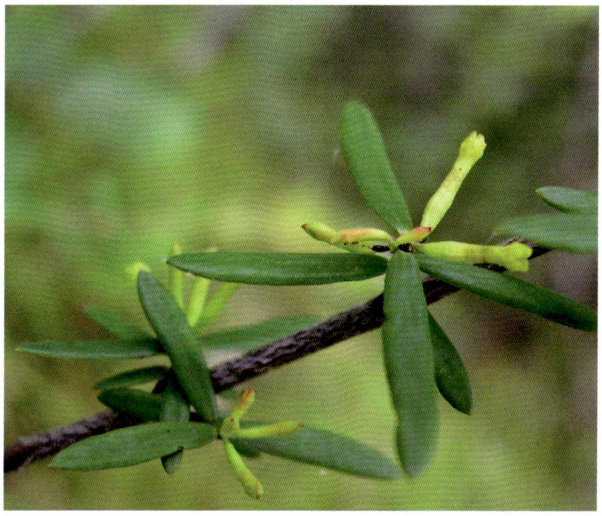

植物名称：一把香 *Wikstroemia dolichantha* Diels

别称：土箭七、长花荛花

植物形态：灌木，高0.5～1 m。多分枝，老枝渐变为紫红色，幼枝被灰色绢状毛。叶互生，纸质，长圆形至倒披针状长圆形，长1.5～3 cm，宽0.4～1 cm，先端短渐尖，基部宽楔形，上面灰绿色，下面苍白色，略被疏柔毛。穗状花序具花序梗，被绢状疏柔毛，再组成纤弱的圆锥花序；花黄色；花萼筒窄圆柱形，外面被绢状柔毛；雄蕊10枚，2列；子房棒状，上端被疏柔毛；花柱短；柱头球形。果实长纺锤形，被残存花萼筒包围。

生境及分布：生于海拔1000 m左右的灌丛中。分布于关岭、德江、独山、惠水、龙里等地。

采收加工：秋后或初春采挖，洗净，晒干。

功能与主治：根入药，清热镇痛。主治牙痛，痨病。

附注：该种分布区域狭窄，野生资源量小，应加以保护。

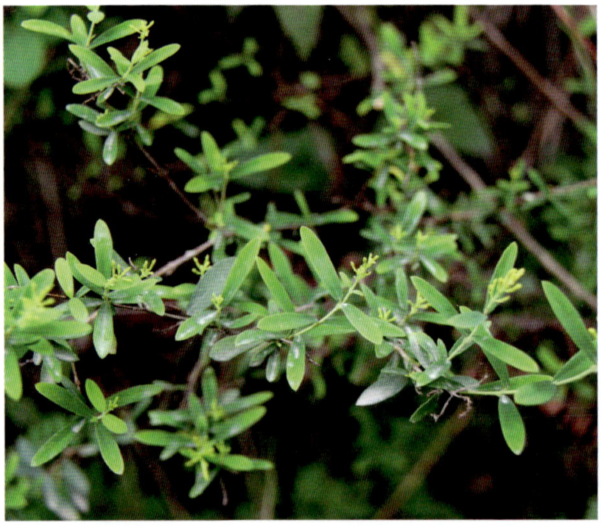

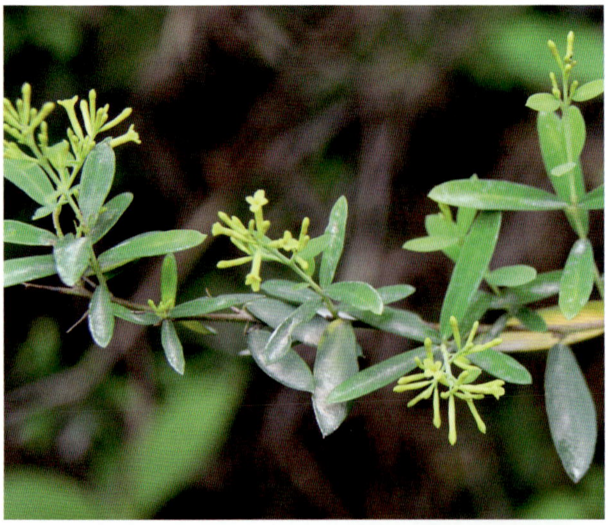

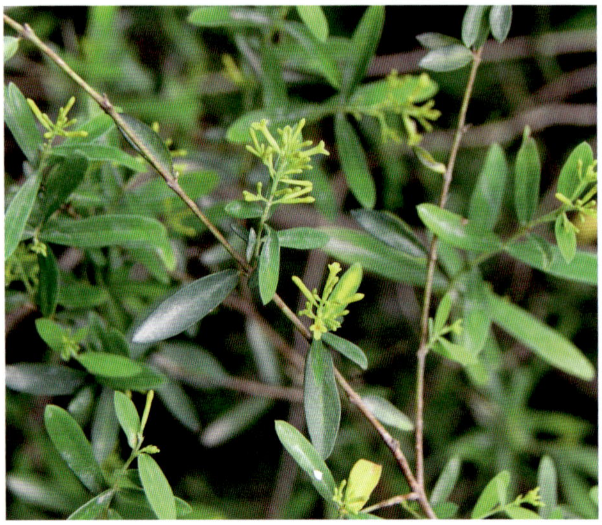

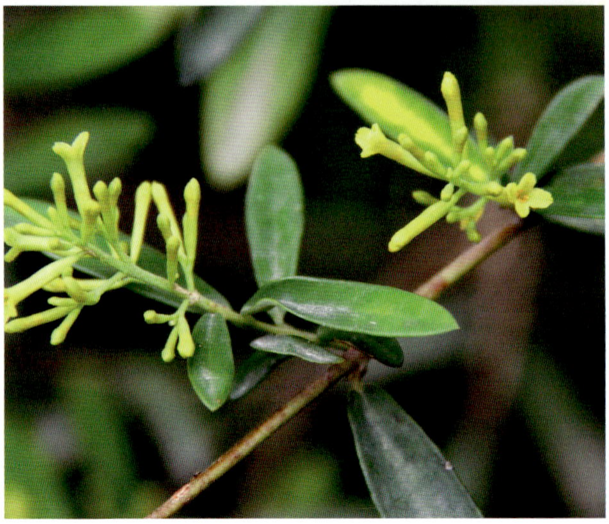

植物名称：了哥王 *Wikstroemia indica* (Linnaeus) C. A. Meyer

别称：地棉根、桐皮子

植物形态：灌木，高0.5 ~ 2 m或更高。小枝红褐色，无毛。叶对生，纸质至近革质，倒卵形、椭圆状长圆形或披针形，长2 ~ 5 cm，宽0.5 ~ 1.5 cm，先端钝或急尖，基部阔楔形或窄楔形，干时棕红色，无毛。花黄绿色，数朵组成顶生的头状总状花序；花萼筒长7 ~ 12 mm，近无毛；萼片4枚，宽卵形至长圆形，长约3 mm，顶端尖或钝；雄蕊8枚，2列；花柱极短或近无；柱头头状；花盘鳞片通常2或4枚。果实椭圆形，成熟时红色至暗紫色。

生境及分布：生于山地丘陵草坡、灌丛中。分布于印江、凯里、黎平、册亨、安龙、独山、荔波等地。

采收加工：根全年均可采挖，洗净，切片晒干或烘干。茎叶夏季采收，晒干。

功能与主治：根入药，清热利尿，解毒，杀虫，破积；主治肺炎，腮腺炎，水肿，臌胀，瘰疬，疮疡，跌打损伤。茎叶入药，清热解毒，消肿散结，止痛；主治痈肿，风湿疼痛，百日咳，跌打损伤。

附注：该种为《贵州省中药材民族药材质量标准》收载品种，是贵州侗族常用药物，资源量较小，有毒，须谨慎开发利用。

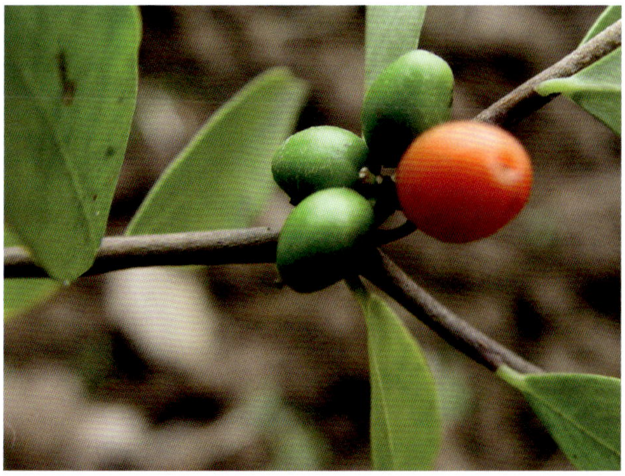

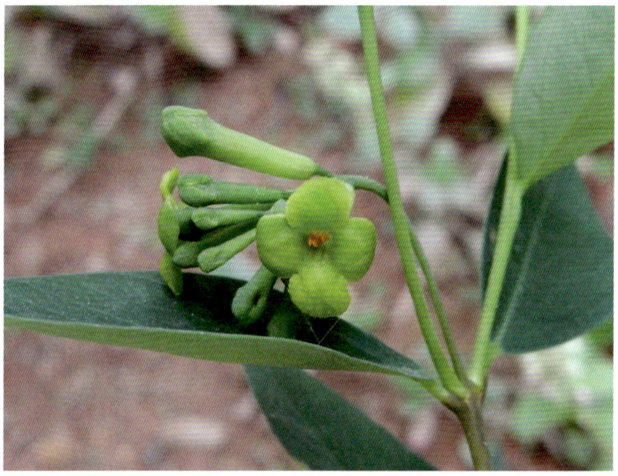

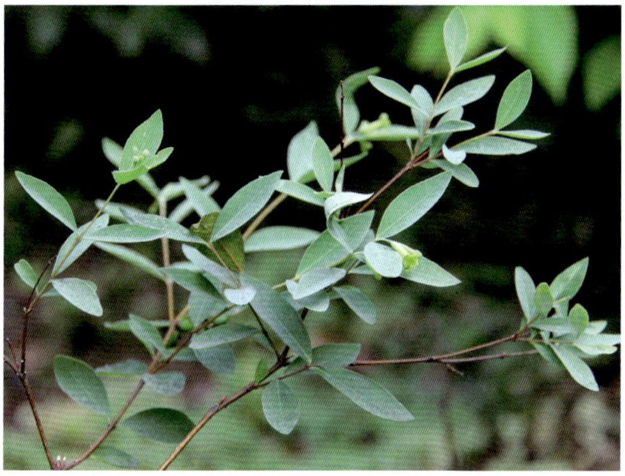

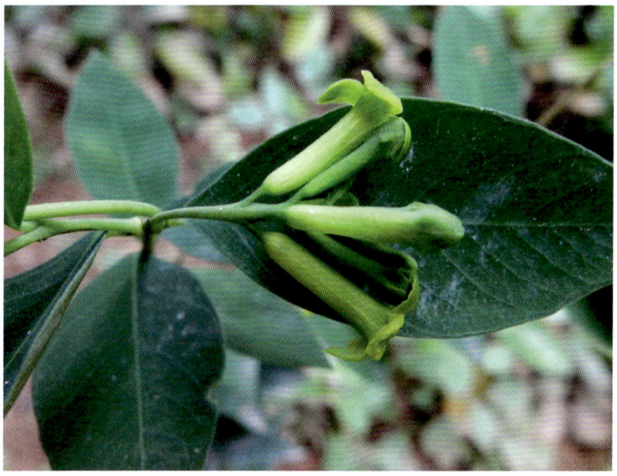

植物名称：小黄构 *Wikstroemia micrantha* Hemsley

别称：野棉皮、香构

植物形态：灌木，高0.5～3 m。除花萼有时被极稀疏的柔毛外，余部无毛；小枝纤弱，圆柱形，幼时绿色，后渐变为褐色。叶坚纸质，通常对生或近对生，长圆形、椭圆状长圆形或窄长圆形，稀倒披针状长圆形或匙形，长0.5～4 cm，宽0.3～1.7 cm，先端钝或具细尖头，基部通常圆形。总状花序单生、簇生，有时为顶生的小圆锥花序，无毛或被疏散的短柔毛；花黄色，疏被柔毛；花萼近肉质，长4～6 mm；雄蕊8枚，2列；花药线形；花盘鳞片小；子房倒卵形，顶端被柔毛；花柱短；柱头头状。果实卵圆形，黑紫色。

生境及分布：生于海拔750～1200 m的山谷、沟边、坡地或田埂上。分布于德江、松桃、安龙、瓮安、独山、荔波、赤水，以及贵阳等地。

采收加工：全年均可采挖，洗净，切片晒干。

功能与主治：根入药，止咳化痰，清热解毒。主治咳喘，百日咳，疮痈肿毒。

附注：该种分布区域狭窄，野生资源量小，应加以保护。

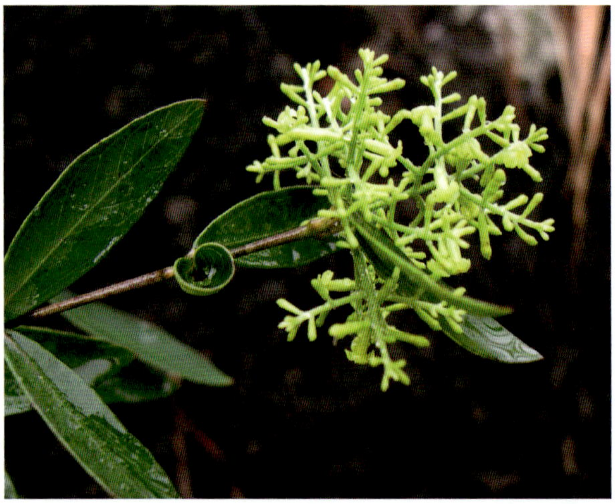

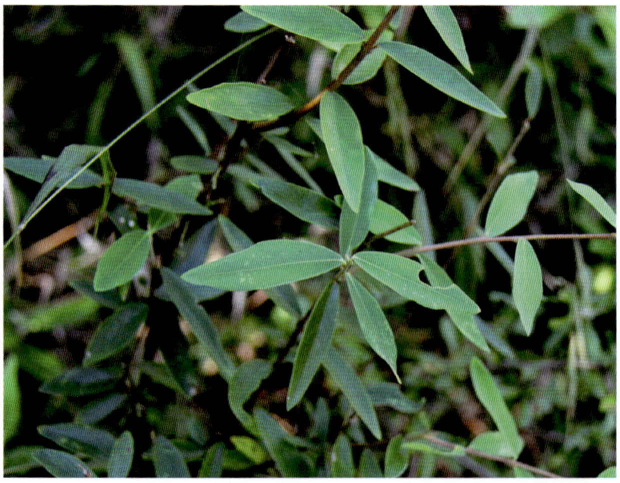

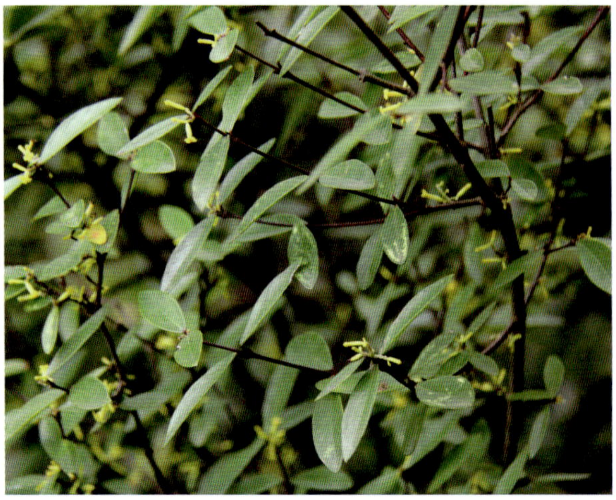

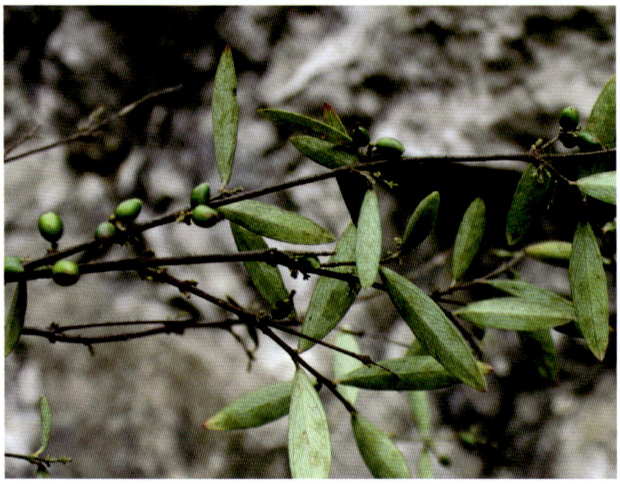

植物名称：北江荛花 *Wikstroemia monnula* Hance

别称：山棉皮

植物形态：灌木，高0.5～0.8 m。枝暗绿色，无毛，小枝被短柔毛。叶对生或近对生，纸质或坚纸质，卵状椭圆形至椭圆形或椭圆状披针形，长1～3.5 cm，宽0.5～1.5 cm，先端尖，基部宽楔形或近圆形。总状花序顶生，有8～12朵花；花黄色带紫色或淡红色；花萼外面被白色柔毛，长0.9～1.1 cm，顶端4裂；雄蕊8枚，2列；子房具柄，顶端密被柔毛；花柱短；柱头球形，顶基压扁；花盘鳞片1～2枚。果实干燥，卵圆形，基部被宿存花萼包围。

生境及分布：生于海拔1000 m左右的山谷灌丛中。分布于凯里、贵定、赤水、龙里等地。

采收加工：全年均可采挖，洗净，切片晒干。

功能与主治：根入药，散结散瘀，清热消肿，通经逐水。主治跌打损伤，水肿，痞满。

附注：该种野生资源量小，有小毒，应加以保护并慎用。

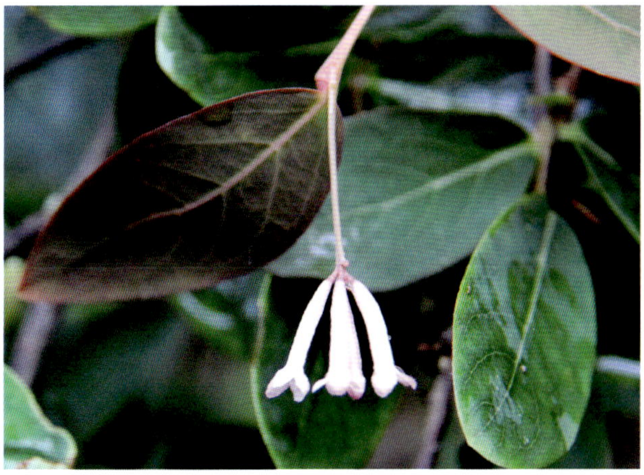

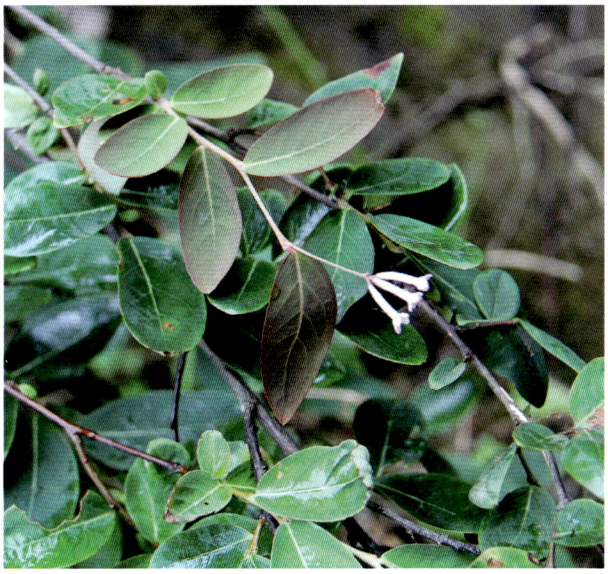

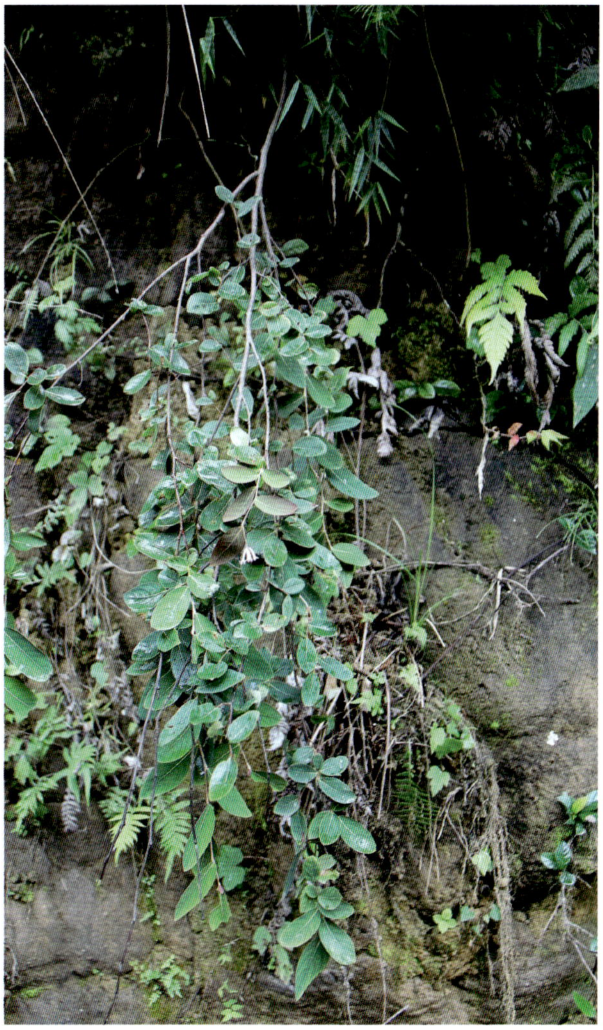

胡颓子科 Elaeagnaceae

常绿或落叶直立灌木或攀缘藤本，稀乔木。有刺或无刺，全株被银白色或褐色至锈色的盾形鳞片或星状茸毛。单叶互生，稀对生或轮生，全缘，羽状叶脉，具柄，无托叶。花两性或单性，稀杂性，单生或数朵花组成腋生的伞形总状花序，通常整齐，白色或黄褐色；花萼常连合成筒，顶端4裂，稀2裂，在子房上面通常明显收缩；无花瓣；雄蕊着生于花萼筒喉部或上部；花丝分离；子房上位，包被于花萼筒内，1枚心皮，1室，1枚胚珠；花柱单一，直立或弯曲；花盘通常不明显。果实为瘦果或坚果，被增厚的花萼筒包围，核果状；种皮骨质或膜质。

本科有3属90余种，主要分布于亚洲、欧洲及北美洲。我国有2属约74种，遍布全国各地。

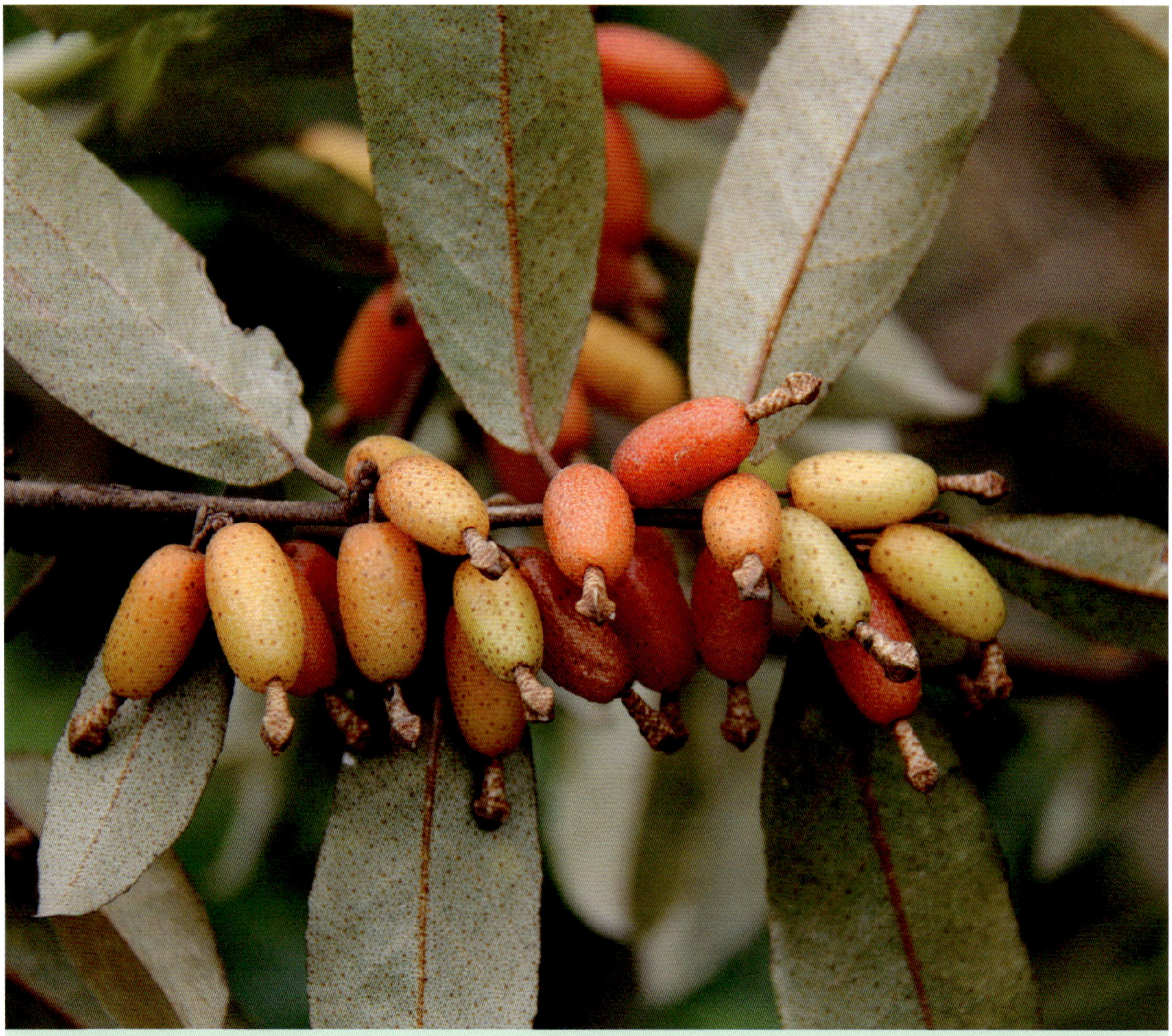

披针叶胡颓子 *Elaeagnus lanceolata* Warburg ex Diels

植物名称：长叶胡颓子 *Elaeagnus bockii* Diels

别称：羊奶奶树

植物形态：常绿直立灌木，高1～3 m。通常具粗壮的刺；幼枝密被锈色或褐色鳞片，老枝鳞片脱落，带黑色。叶纸质或近革质，窄椭圆形或窄矩圆形，长4～9 cm，宽1～3.5 cm，两端渐尖或微钝，上面幼时被褐色鳞片，成熟后脱落，深绿色，下面银白色，密被银白色鳞片和散生少数褐色鳞片。花白色，密被鳞片，常5～7朵花簇生于叶腋短小枝上，组成伞形总状花序；花萼筒在花蕾时呈四棱形，待其开放后呈圆筒形或漏斗状圆筒形。果实短矩圆形，幼时密被银白色鳞片和少数褐色鳞片，成熟时红色；果肉较薄。花期10—11月，果期第二年4月。

生境及分布：生于海拔1300～1700 m的山坡灌丛中或沟旁。分布于梵净山及贵阳等地。

采收加工：根、枝叶全年均可采收，洗净，晒干。果实成熟时采收，晒干。

功能与主治：根、枝叶、果实入药，止咳平喘，活血止痛。主治咳嗽气喘，跌打损伤，风湿关节痛。

附注：该种分布区域狭窄，野生资源量小，应加以保护。

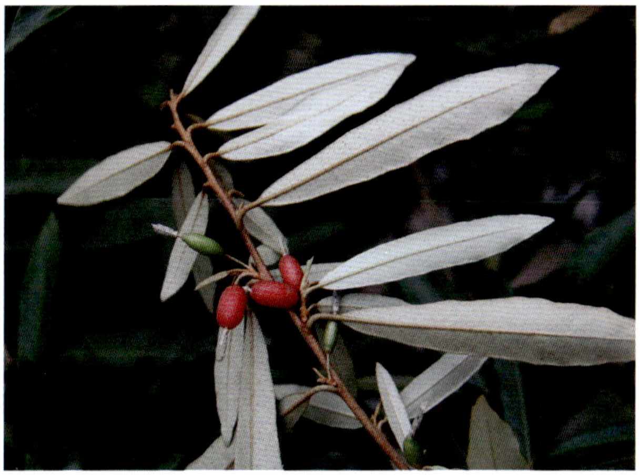

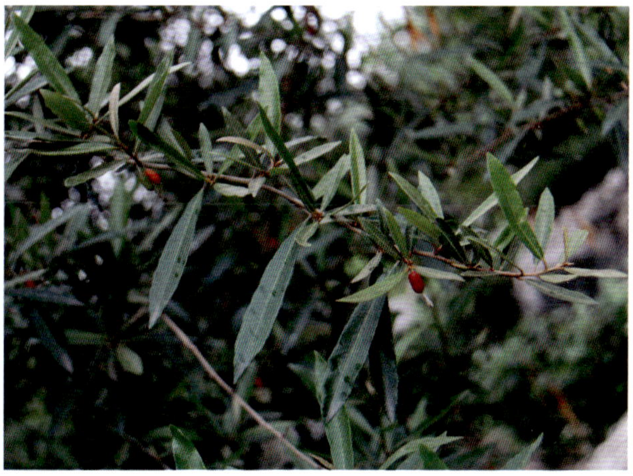

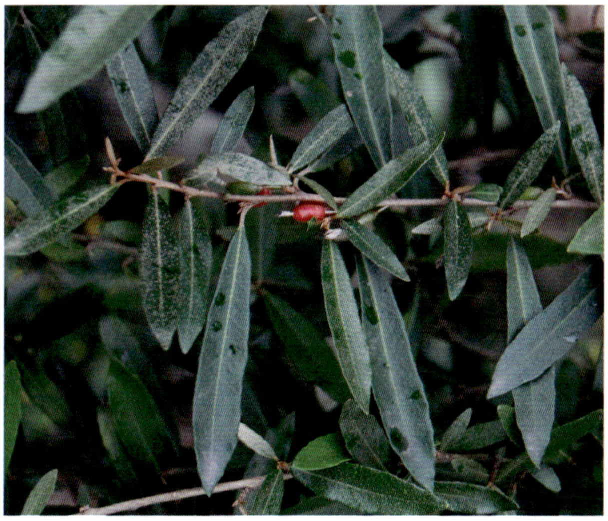

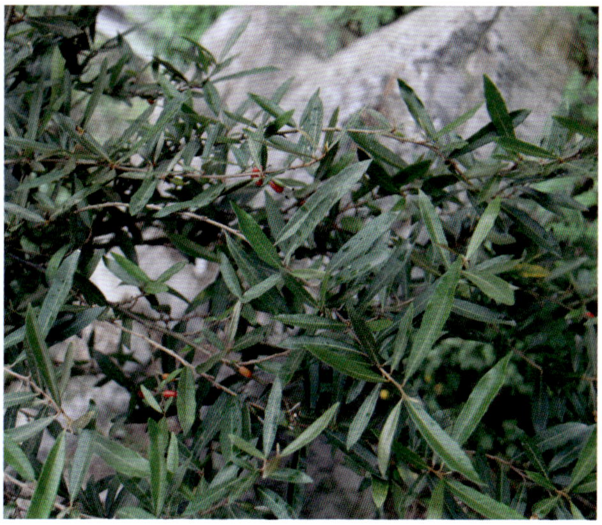

植物名称：巴东胡颓子 *Elaeagnus difficilis* Servettaz

别称：铜色叶胡颓子

植物形态：常绿直立或蔓状灌木，高2 ~ 3 m。无刺或有时具短刺；幼枝褐锈色，密被鳞片，老枝鳞片脱落，灰黑色或深灰褐色。叶纸质，椭圆形或椭圆状披针形，长7 ~ 13.5 cm，宽3 ~ 6 cm，顶端渐尖，基部圆形或楔形，上面幼时散生锈色鳞片，成熟后脱落，绿色，下面灰褐色或淡绿褐色，密被锈色和淡黄色鳞片。花深褐色，密被鳞片，数朵花生于叶腋短小枝上，组成伞形总状花序；花枝锈色；花萼筒钟形或圆筒状钟形；雄蕊的花丝极短；花药长椭圆形；花柱弯曲，无毛。果实长椭圆形，被锈色鳞片，成熟时橘红色。

生境及分布：生于海拔800 ~ 1700 m的向阳山坡的灌丛中或林中。分布于德江、印江、雷山、凯里、平塘，以及贵阳等地。

采收加工：全年均可采挖，洗净，切片晒干。

功能与主治：根入药，温下焦，祛寒湿，收敛止泻。主治小便失禁，外感风寒。

附注：该种产藏量较大，可加以开发利用。

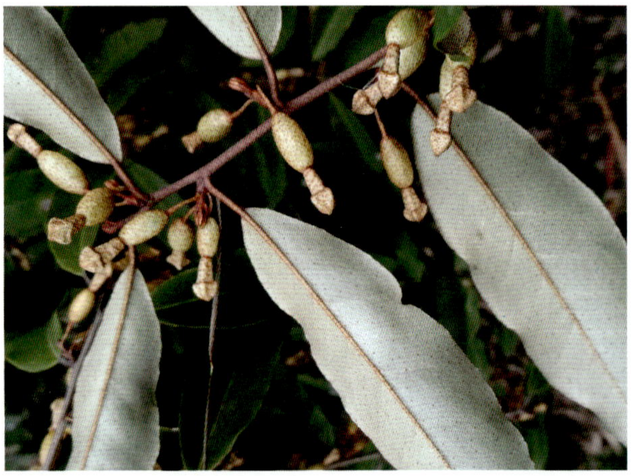
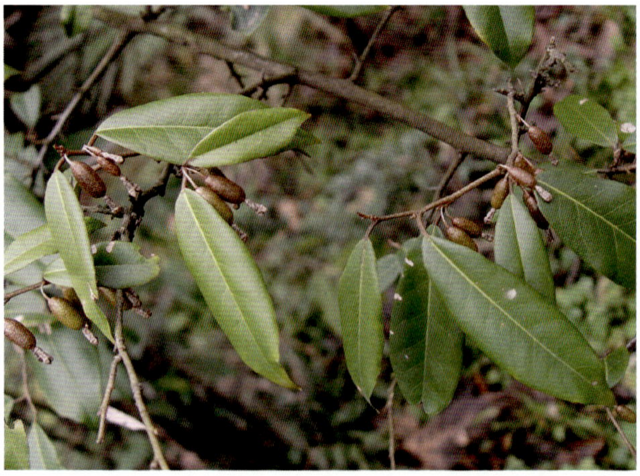
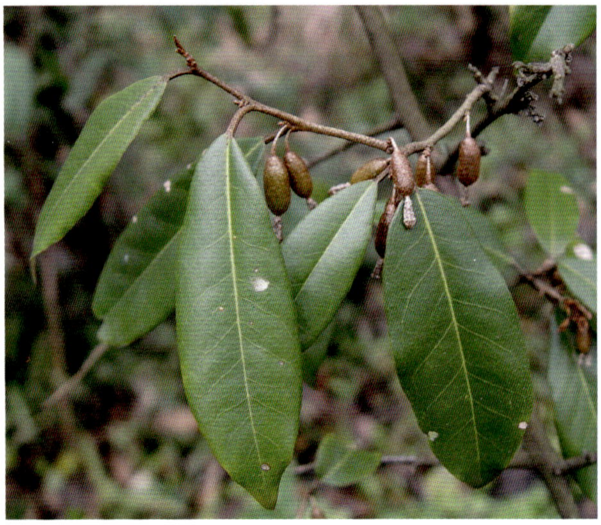
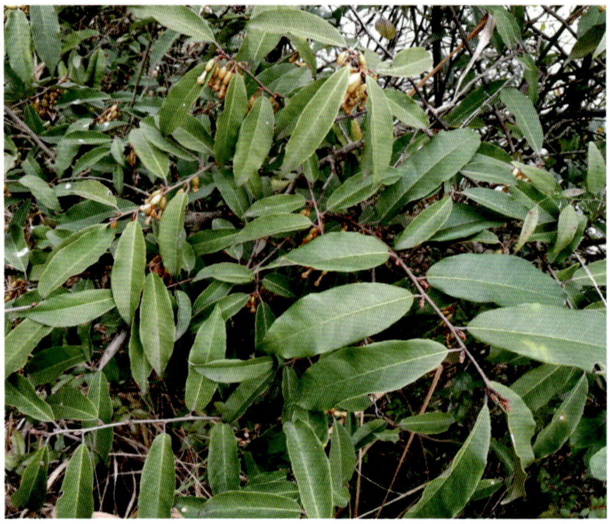

植物名称：蔓胡颓子 *Elaeagnus glabra* Thunberg

别称：加豆叶、蒲颓子

植物形态：常绿蔓生或攀缘灌木，高达5 m。无刺，稀具刺；幼枝密被锈色鳞片，老枝鳞片脱落，灰棕色。叶革质或薄革质，卵形或卵状椭圆形，长4～12 cm，宽2.5～5 cm，顶端渐尖或长渐尖，基部圆形，稀阔楔形，上面幼时具褐色鳞片，成熟后脱落，深绿色，具光泽，下面灰绿色或铜绿色，被褐色鳞片。花淡白色，下垂，密被银白色鳞片和散生少数褐色鳞片，常3～7朵花密生于叶腋短小枝上，组成伞形总状花序；花萼筒漏斗形，质较厚。果实矩圆形，稍有汁，被锈色鳞片，成熟时红色。花期9—11月，果期第二年4—5月。

生境及分布：生于海拔350～1300 m的丘陵或山地的灌丛中。分布于德江、江口、独山、平塘、瓮安、赤水，以及安顺、贵阳等地。

采收加工：果实成熟时采收，鲜用或晒干。叶、根全年均可采收，洗净，晒干。

功能与主治：果实入药，收敛止泻，止痢；主治肠炎，腹泻。叶入药，止咳平喘；主治咳嗽气喘。根入药，清热利湿，通淋止血，散瘀止痛；主治甲型肝炎，石淋，跌打损伤。

附注：该种为《贵州省中药材民族药材质量标准》收载品种，产藏量较大，可加以开发利用。

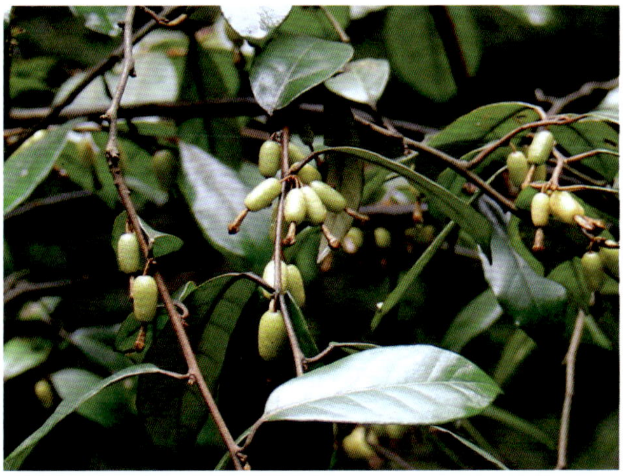
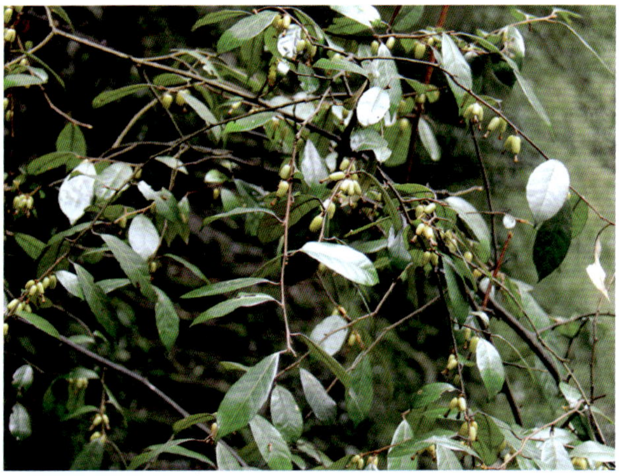
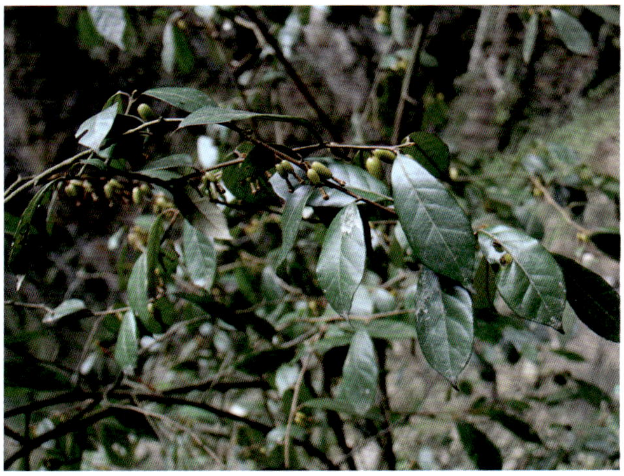
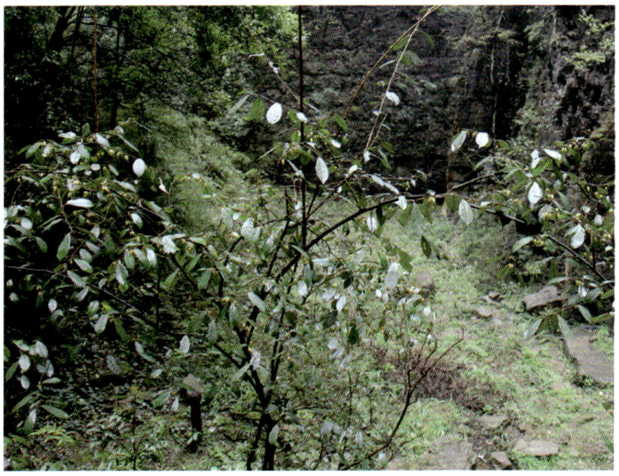

植物名称：宜昌胡颓子 *Elaeagnus henryi* Warburg ex Diels

别称：羊奶奶

植物形态：常绿直立灌木，高3～5 m。具刺；刺生于叶腋，长8～20 mm，略弯曲；幼枝淡褐色，被鳞片，老枝鳞片脱落，黑色或灰黑色。叶革质至厚革质，阔椭圆形或倒卵状阔椭圆形，长6～15 cm，宽3～6 cm，顶端渐尖或急尖，上面幼时被褐色鳞片，成熟后脱落，深绿色，下面银白色，密被白色鳞片和散生少数褐色鳞片。花淡白色，质厚，密被鳞片，1～5朵花生于叶腋短小枝上，组成短总状花序；花枝锈色；花萼筒圆筒状漏斗形。果实矩圆形，幼时被银白色鳞片和散生少数褐色鳞片，淡黄白色或黄褐色，成熟时红色；果核里面具丝状棉毛。

生境及分布：生于海拔400～2000 m的灌丛中。分布于印江、江口、黎平、安龙、普安、龙里，以及贵阳等地。

采收加工：全年均可采收，鲜用或晒干。

功能与主治：茎叶入药，散瘀消肿，接骨止痛，平喘止咳。主治跌打损伤，骨折，风湿骨痛，哮喘。

附注：该种为《贵州省中药材民族药材质量标准》收载品种，是贵州苗族常用药物，有一定资源量，可加以开发利用。

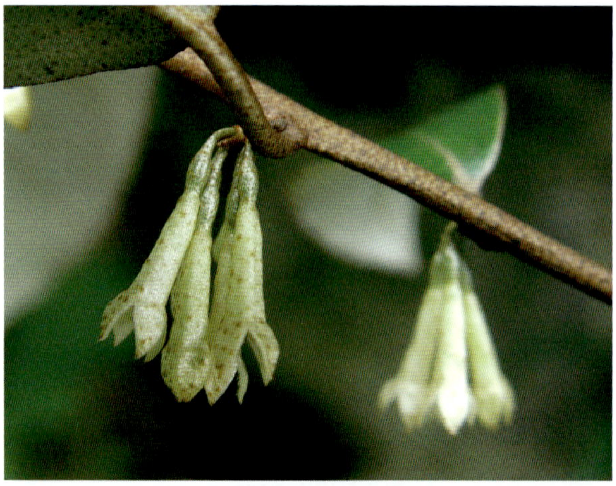

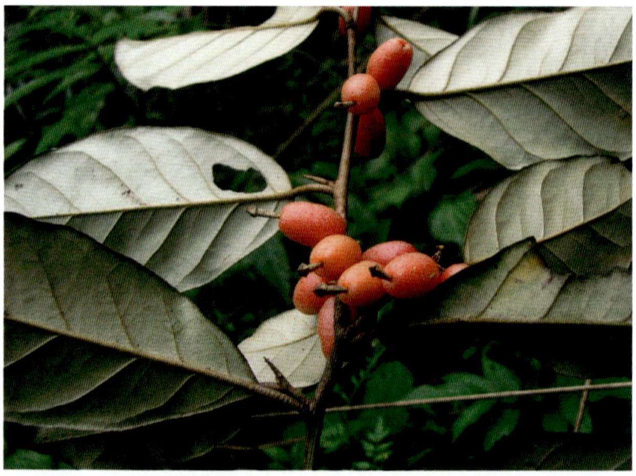

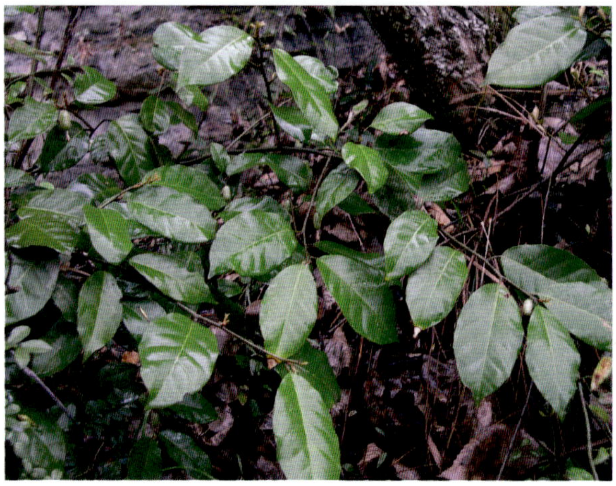

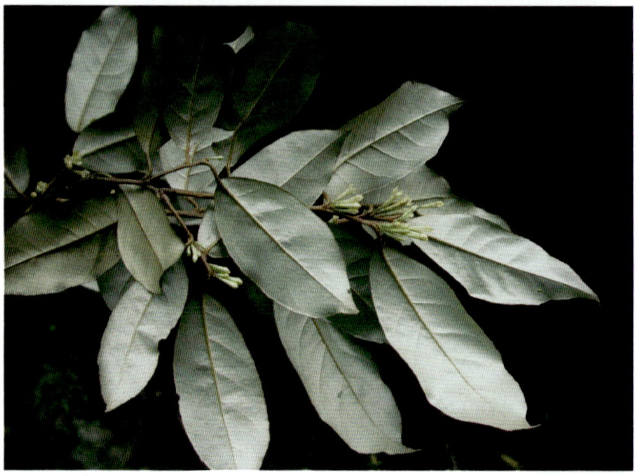

植物名称：披针叶胡颓子 *Elaeagnus lanceolata* Warburg ex Diels

别称：牛奶果

植物形态：常绿直立或蔓状灌木，高约4 m。无刺或老枝上具粗而短的刺；幼枝淡黄白色或淡褐色，密被银白色和淡黄褐色鳞片；芽锈色。叶革质，披针形或椭圆状披针形至长椭圆形，长5 ~ 14 cm，宽1.5 ~ 3.6 cm，顶端渐尖，基部圆形，稀阔楔形，上面幼时被褐色鳞片，成熟后脱落，具光泽，下面银白色，密被银白色鳞片和鳞毛，散生少数褐色鳞片。花淡黄白色，下垂，密被银白色鳞片和鳞毛，散生少褐色鳞片和鳞毛，常3 ~ 5朵花簇生叶腋短小枝上，组成伞形总状花序；花萼筒圆筒形。果实椭圆形，密被褐色或银白色鳞片，成熟时红黄色。

生境及分布：生于海拔1000 m左右的山地林中、林缘或灌丛中。分布于松桃、印江、兴仁等地。

采收加工：全年均可采收，洗净，鲜用或晒干。

功能与主治：根、叶入药，活血通络，疏风止咳，温肾缩尿。主治跌打损伤，骨折，劳伤，风寒咳嗽，小便失禁。

附注：该种有一定的资源量，可加以开发利用。

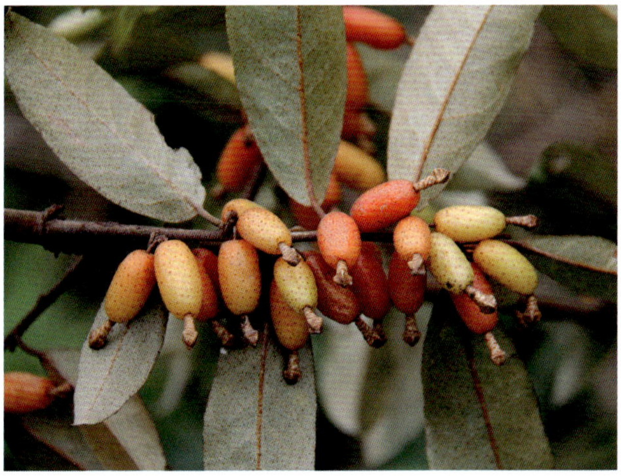
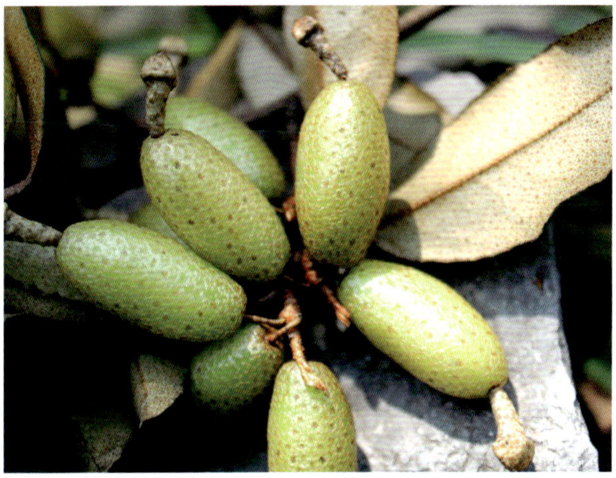
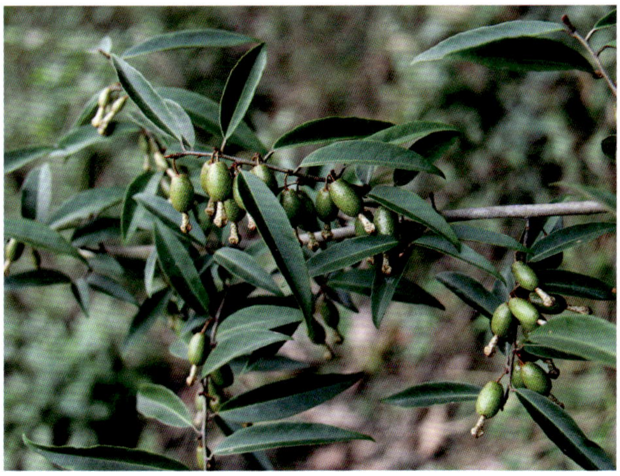
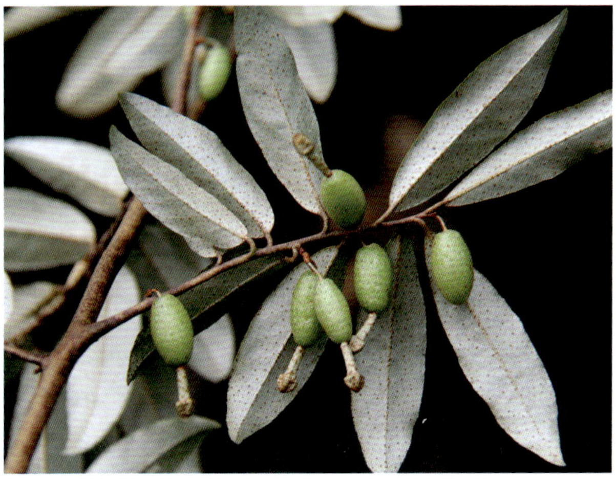

植物名称：银果牛奶子 *Elaeagnus magna* (Servettaz) Rehder

别称：银果胡颓子

植物形态：落叶直立散生灌木，高1～3 m。通常具刺，稀无刺；幼枝被银白色鳞片，老枝鳞片脱落；芽黄色或黄褐色，锥形。叶纸质或膜质，倒卵状矩圆形或倒卵状披针形，长4～10 cm，宽1.5～3.7 cm，顶端钝尖或钝形，基部阔楔形，稀圆形，上面幼时具互相不重叠的白色鳞片，下面灰白色，密被银白色鳞片和散生少数淡黄色鳞片，有光泽。花银白色，密被鳞片，1～3朵花着生于新枝基部；花萼筒圆筒形。果实矩圆形或长椭圆形，密被银白色鳞片和散生少数褐色鳞片，成熟时粉红色；果梗直立，粗壮，银白色。

生境及分布：生于海拔1500 m左右的山地林中或林缘。分布于绥阳、罗甸、荔波、龙里，以及贵阳等地。

采收加工：全年均可采收，洗净，鲜用或晒干。

功能与主治：根、叶入药，清热解毒，解表透疹。主治麻疹不透，无名肿毒。

附注：该种分布区域狭窄，资源量小，应加以保护。

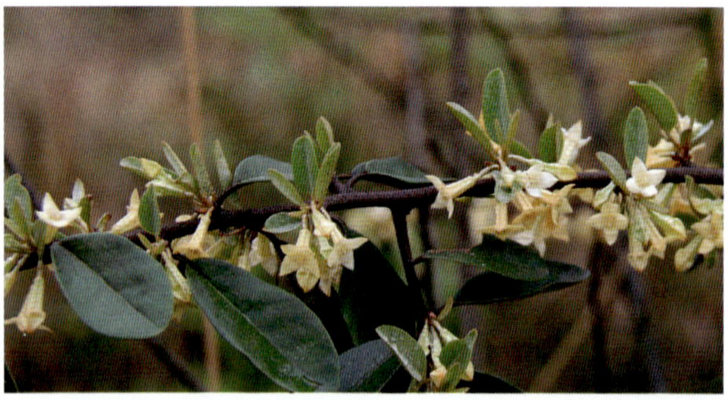

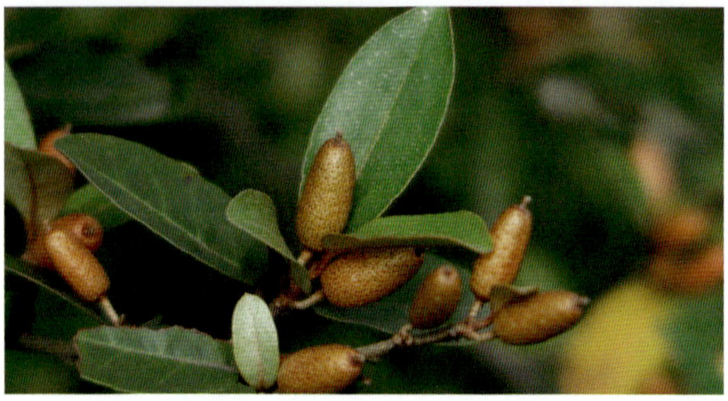

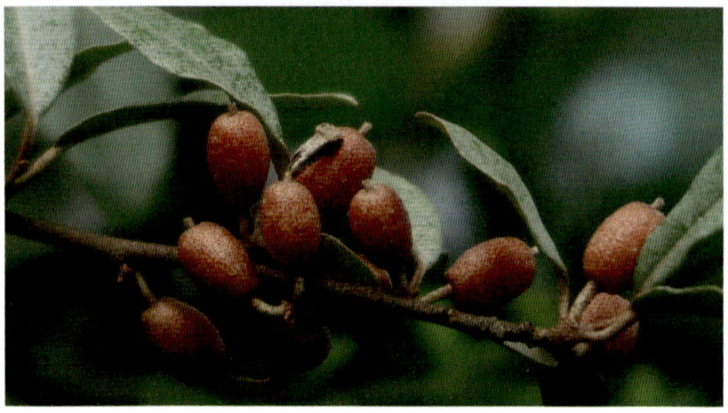

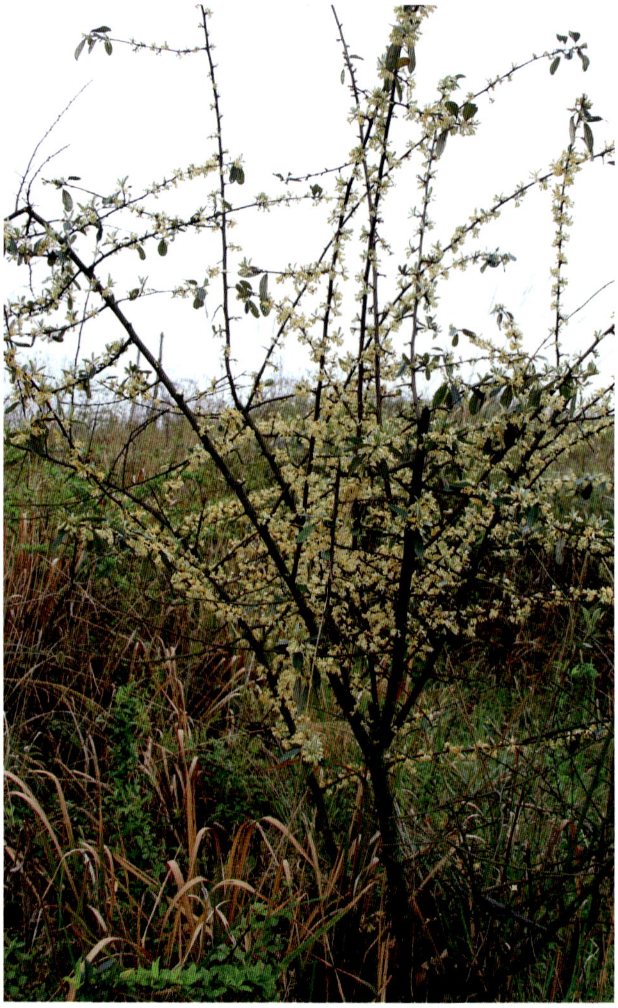

植物名称：胡颓子 *Elaeagnus pungens* Thunberg

别称：羊奶奶

植物形态：常绿直立灌木，高3～4 m。具刺；刺顶生或腋生，深褐色；幼枝微扁棱形，密被锈色鳞片，老枝鳞片脱落，黑色，具光泽。叶革质，椭圆形或阔椭圆形，稀矩圆形，长5～10 cm，宽1.8～5 cm，两端钝形或基部圆形，上面幼时具银白色鳞片和少数褐色鳞片，成熟后脱落，具光泽，下面密被银白色鳞片和少数褐色鳞片。花白色或淡白色，下垂，密被鳞片，1～3朵花生于叶腋锈色短小枝上；花萼筒圆筒形或漏斗状圆筒形。果实椭圆形，幼时被褐色鳞片，成熟时红色；果核里面具白色丝状棉毛。花期9—12月，果期第二年4—6月。

生境及分布：生于海拔2000 m以下的向阳山坡或路旁。分布于印江、江口、册亨、兴义、兴仁、普安、瓮安、罗甸，以及贵阳等地。

采收加工：果实4—6月成熟时采收，晒干。根夏季、秋采挖，洗净，切片晒干。叶全年均可采收。

功能与主治：果实、根、叶入药，收敛止泻，健脾消食，止咳平喘，止血。主治泄泻，痢疾，食欲不振，咳嗽气喘，痔疮出血。

附注：该种为《贵州省中药材民族药材质量标准》收载品种，是贵州侗族常用药物，有一定资源量，可加以开发利用。

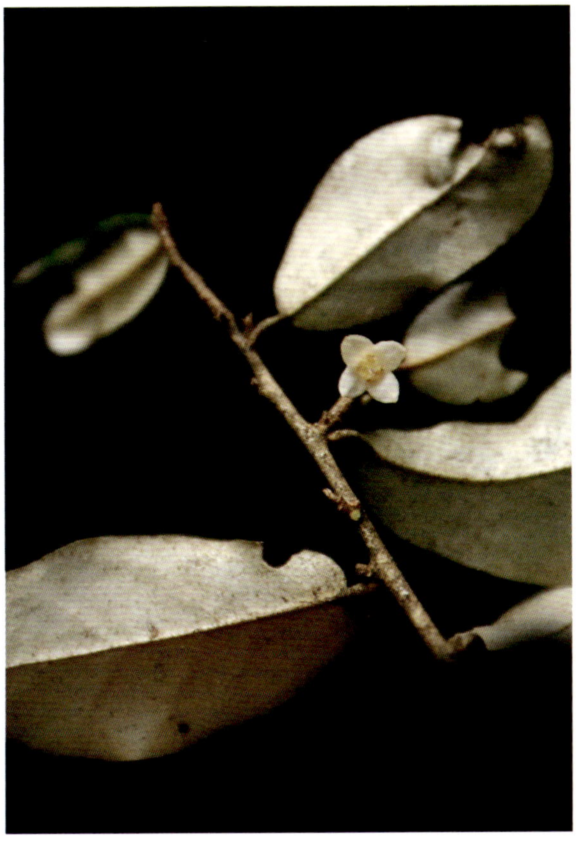

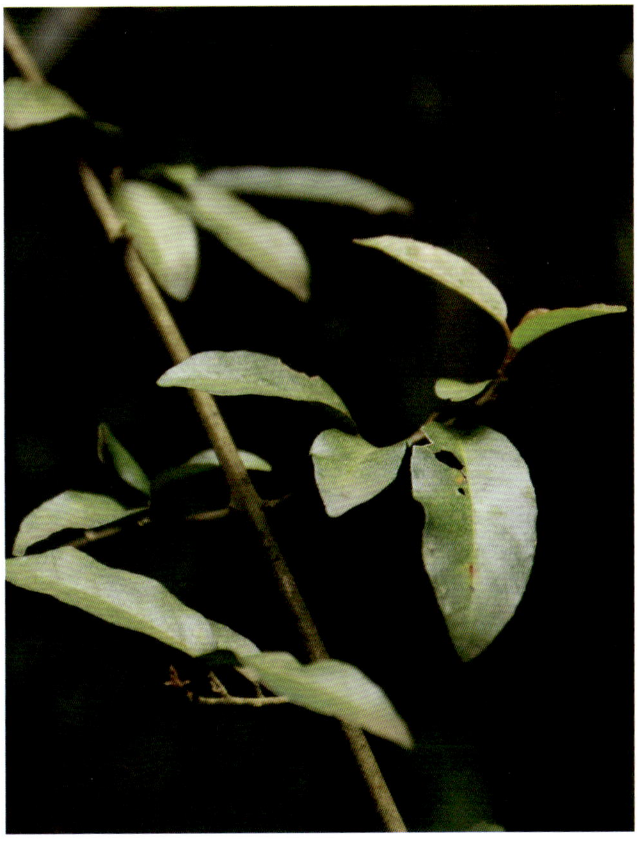

植物名称：星毛羊奶子 *Elaeagnus stellipila* Rehder

别称：马奶子、星毛胡颓子

植物形态：落叶或部分冬季残存的散生灌木，高可达2 m。无刺或者枝具刺；幼枝密被褐色或灰色星状短茸毛，老枝有毛或无毛，灰黑色。叶纸质，宽卵形或卵状椭圆形，长2～5.5 cm，宽1.5～3 cm，顶端钝形或短急尖，基部圆形或近心形，上面幼时被白色星状柔毛，成熟后无毛，下面密被淡白色星状茸毛，有时具鳞毛或鳞片。花淡白色，被银白色星状茸毛和散生褐色星状茸毛，常1～3朵花着生于新枝基部叶腋；花萼筒圆筒形，微具4条肋。果实长椭圆形或矩圆形，被褐色鳞片，成熟时红色。花期3—4月，果期7—8月。

生境及分布：生于海拔1200 m左右的向阳山地灌丛中。分布于贵阳等地。

采收加工：根夏季、秋季采挖，洗净，切片晒干。叶、果实采后晒干。

功能与主治：根、叶、果实入药，散瘀止痛，清热利湿。主治跌打损伤，痢疾。

附注：该种分布区域狭窄，野生资源量小，应加以保护。

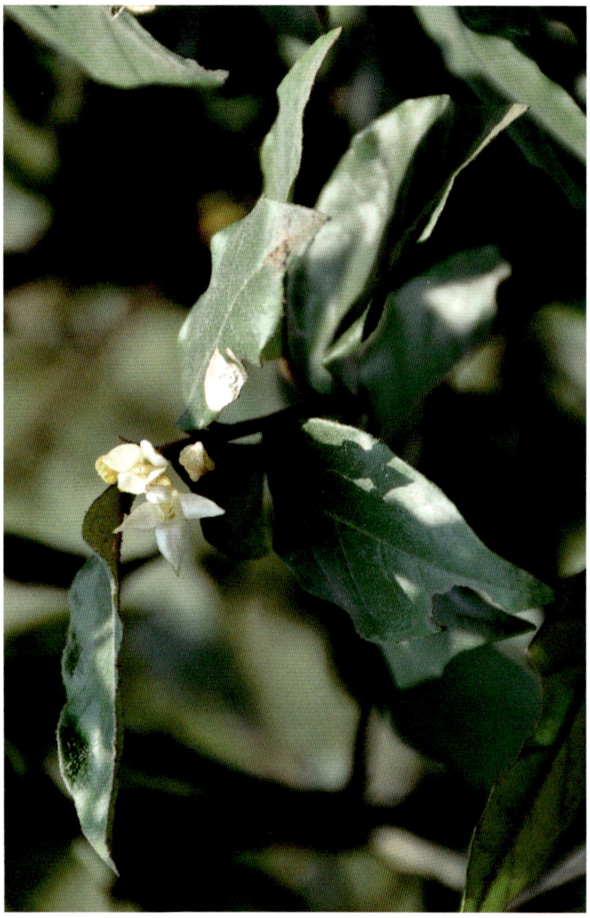

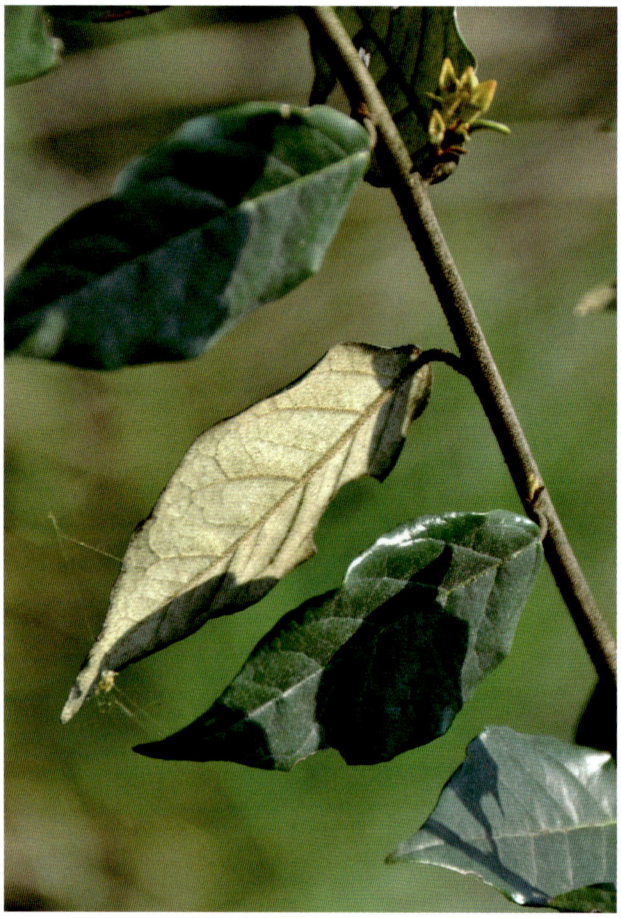

植物名称：牛奶子 *Elaeagnus umbellata* Thunberg

别称：甜枣、剪子果、秋胡颓子

植物形态：落叶直立灌木，高1～4 m。具刺；小枝多分枝，幼枝密被银白色鳞片和少数黄褐色鳞片，有时全被深褐色或锈色鳞片，老枝鳞片脱落。叶纸质或膜质，椭圆形至卵状椭圆形或倒卵状披针形，长3～8 cm，宽1～3.2 cm，顶端钝形或渐尖，上面幼时具白色星状短柔毛或鳞片，成熟后全部或部分脱落，下面密被银白色鳞片和散生少数褐色鳞片。花比叶先开放，黄白色，芳香，密被银白色盾形鳞片，1～7朵花簇生于新枝基部；花萼筒圆筒状漏斗形，稀圆筒形。果实近球形或卵圆形，幼时绿色，被银白色鳞片，有时被褐色鳞片，成熟时红色。花期4—5月，果期7—8月。

生境及分布：生于海拔2000～2500 m的灌丛中。分布于毕节等地。

采收加工：根夏季、秋季采挖，洗净，切片晒干。叶、果实采后晒干。

功能与主治：根、叶、果实入药，清热止咳，利湿解毒，收敛。主治泄泻，痢疾，热咳，哮喘，跌打损伤，崩漏。

附注：该种分布区域狭窄，野生资源量小，应加以保护。

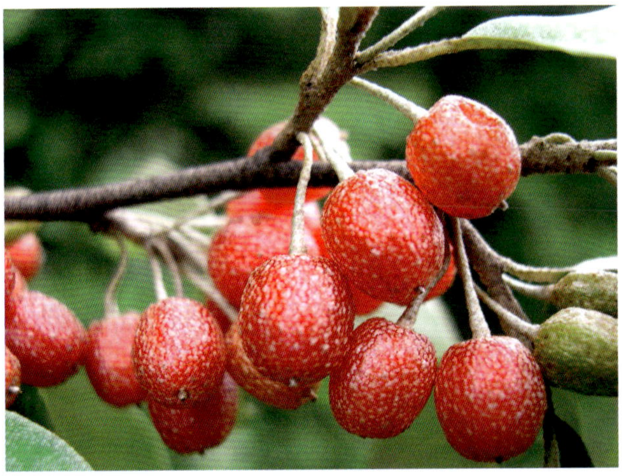
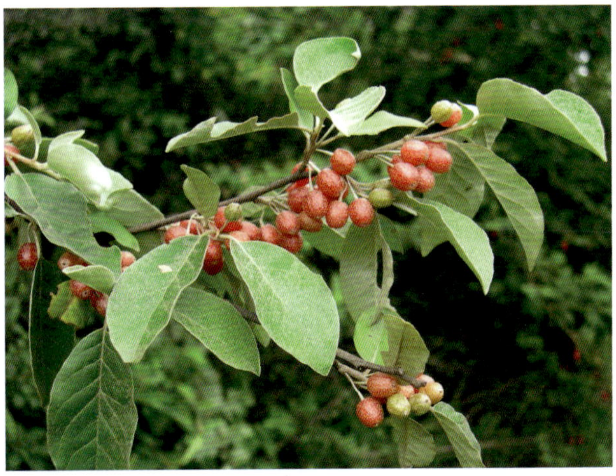
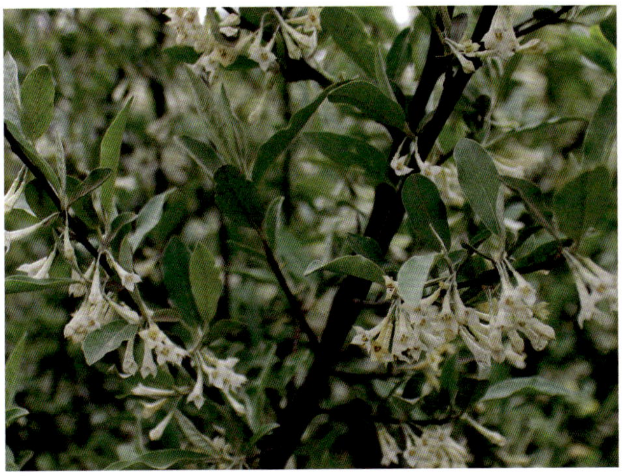
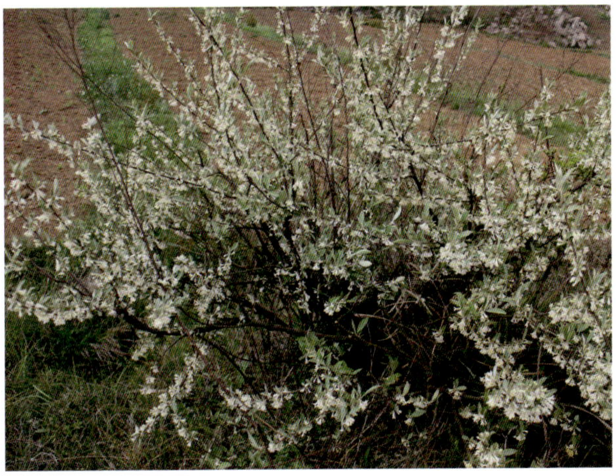

千屈菜科 Lythraceae

草本、灌木或乔木。枝通常四棱形，有时具棘状短枝。叶对生，稀轮生或互生，全缘；托叶细小或无托叶。花两性，通常辐射对称，稀左右对称，单生、簇生或组成顶生或腋生的穗状花序、总状花序或圆锥花序；花萼筒状或钟状，平滑或有棱，有时有距；花瓣与萼片同数或无花瓣，花瓣如存在，则着生于花萼筒边缘；雄蕊数量通常为花瓣数量的倍数，着生于花萼筒上，但位于花瓣的下方；花丝长短不一，常内折；花药2室，纵裂；子房上位；花柱单生，长短不一；柱头头状，稀2裂。蒴果革质或膜质，2～6室，稀1室。种子多数，形状不一，有翅或无翅。

本科有约31属625～650种，主要分布于热带和亚热带。我国有10属约43种，全国各地均有分布。

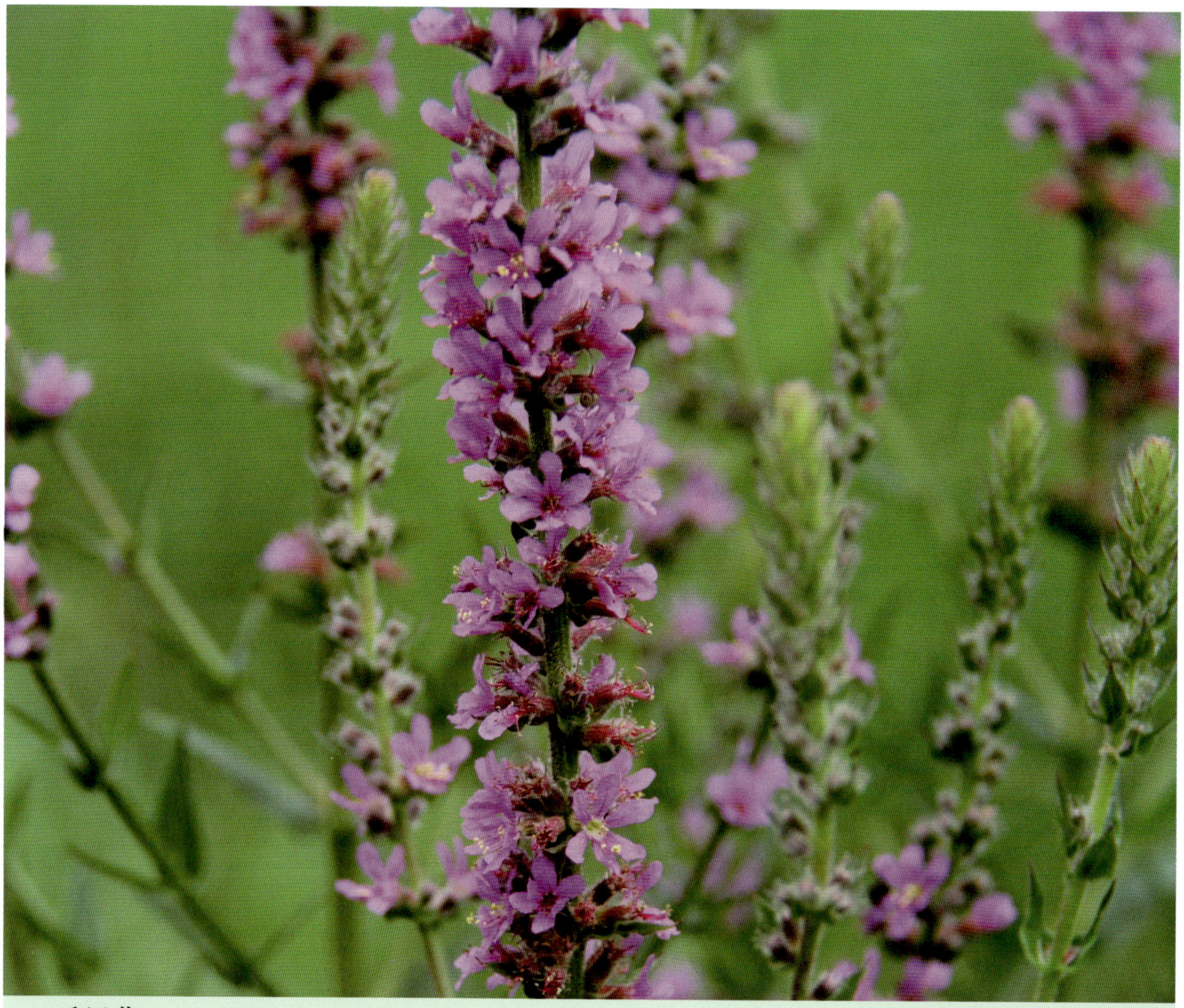

千屈菜 *Lythrum salicaria* Linnaeus

植物名称：紫薇 *Lagerstroemia indica* Linnaeus

别称：紫荆花、怕痒树

植物形态：落叶灌木或小乔木，高可达7 m。树皮平滑，灰色或灰褐色；枝干多扭曲，小枝纤细，具4条棱，略呈翅状。叶互生或有时对生，纸质，椭圆形、阔矩圆形或倒卵形，长2.5 ~ 7 cm，宽1.5 ~ 4 cm，顶端短尖或钝形，有时微凹，基部阔楔形或近圆形。花淡红色或紫色、白色，直径3 ~ 4 cm，常组成直径7 ~ 20 cm的顶生圆锥花序；花瓣6枚，皱缩，具长爪；雄蕊36 ~ 42枚；子房3 ~ 6室，无毛。蒴果椭圆状球形或阔椭圆形，幼时绿色至黄色，成熟时或干燥时呈紫黑色，室背开裂。种子有翅。花期6—9月，果期9—12月。

生境及分布：生于山坡灌丛中，或栽培。分布于松桃、兴义、安龙、都匀、罗甸、瓮安、凤冈，以及贵阳等地。

采收加工：根全年均可采挖，洗净，切片鲜用或晒干。根皮冬季采挖剥取，洗净，晒干。茎皮5—6月剥取，晒干。花5—8月采收，晒干。叶春季、夏季采收，洗净，鲜用或晒干。

功能与主治：根、根皮、茎皮入药，清热解毒，利湿祛风，活血止血；主治痔疖，痈疽，痢疾，跌打损伤，崩漏，内伤出血，外伤出血。花入药，清热解毒，凉血止血；主治疥疮，痈疽，小儿胎毒，疥癣，崩漏，带下病，肺痨咳血，小儿惊风。叶入药，清热解毒，利湿止血；主治疮痈肿毒，乳痈，痢疾，湿疹，外伤出血。

附注：该种为《贵州省中药材民族药材质量标准》收载品种，贵州各地多有栽培，资源量大，可大量开发利用。

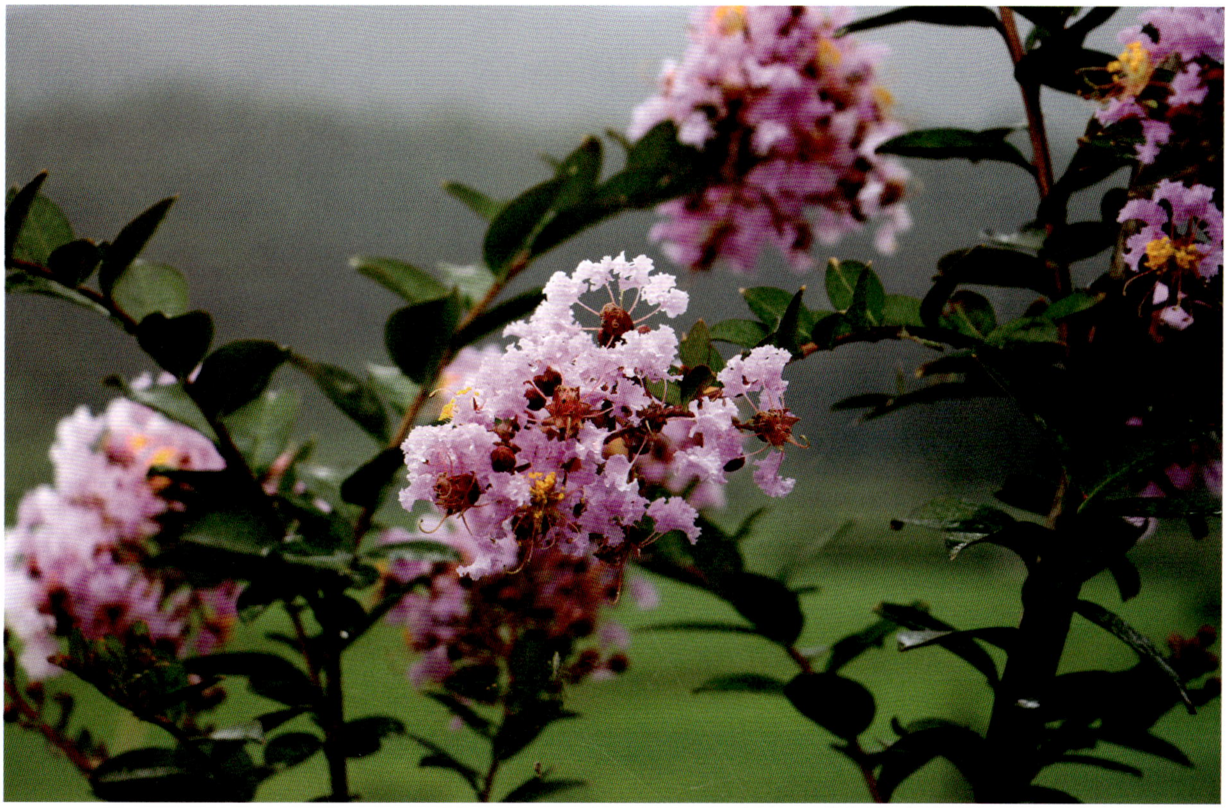

植物名称：千屈菜 *Lythrum salicaria* Linnaeus

别称：对月莲、蜈蚣草

植物形态：多年生草本。根状茎横卧于地下，粗壮；地上茎直立，多分枝，高30 ~ 100 cm；全株青绿色，略被粗毛或密被茸毛；枝通常具4条棱。叶对生或三叶轮生，披针形或阔披针形，长4 ~ 6(~10) cm，宽8 ~ 15 mm，顶端钝形或短尖，基部圆形或心形，有时略抱茎，全缘，无柄。花组成小聚伞花序，簇生；花瓣6枚，红紫色或淡紫色，倒披针状长椭圆形，基部楔形，着生于花萼筒上部，有短爪，稍皱缩；雄蕊12枚，6枚长，6枚短，伸出花萼筒之外；子房2室；花柱长短不一。蒴果扁圆形。

生境及分布：生于海拔1100 ~ 2000 m的河岸、湖畔、溪沟边或潮湿地。分布于锦屏、威宁、赫章、盘州、兴仁、贵定、清镇、龙里、惠水、长顺、习水等地。

采收加工：秋季采收，洗净，切碎鲜用或晒干。

功能与主治：全草入药，清热解毒，收敛止血。主治痢疾，崩漏，疮疡溃烂，吐血。

附注：该种产藏量大，可加以开发利用。

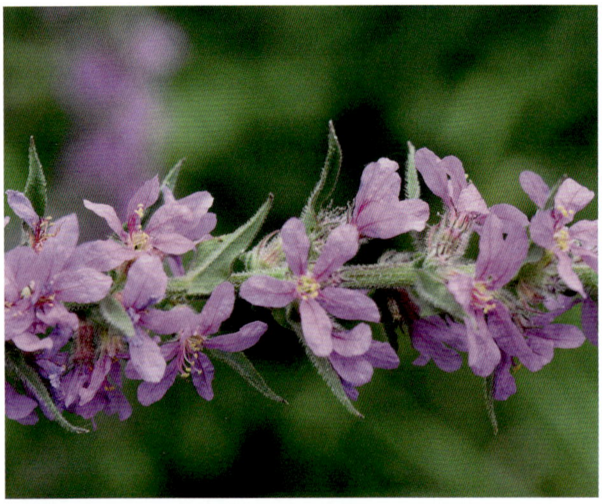
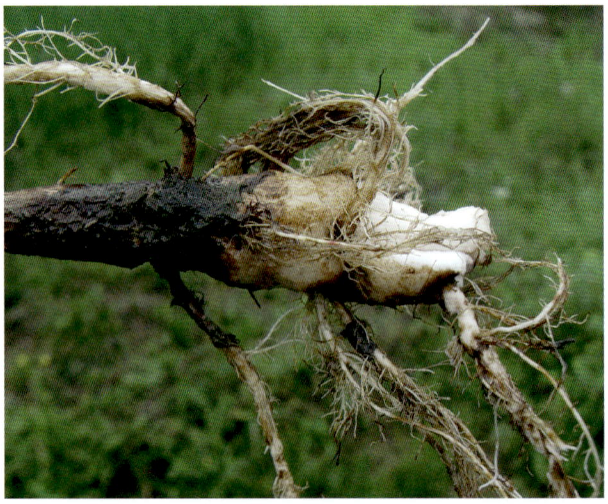
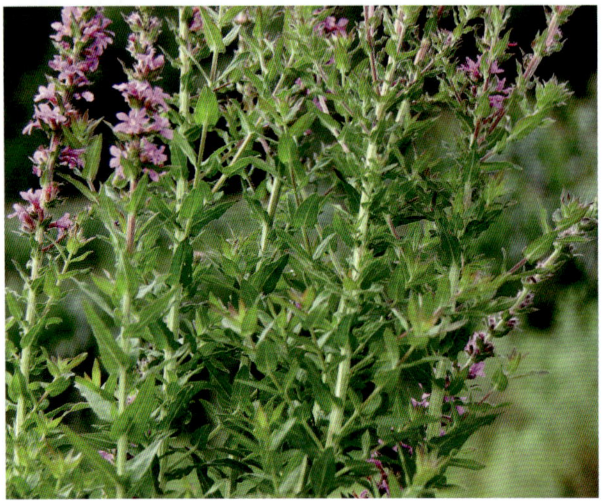
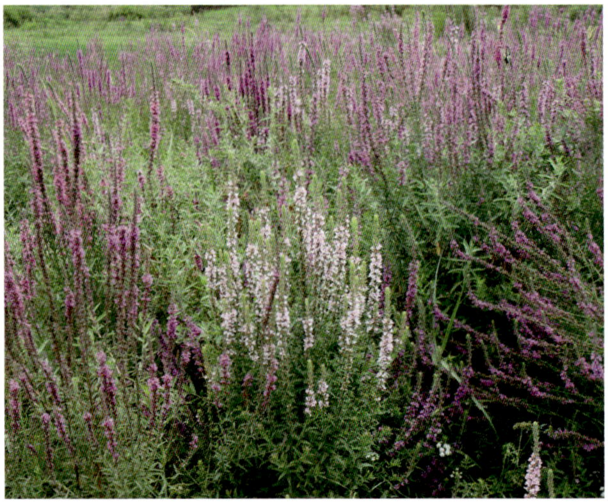

植物名称：石榴 *Punica granatum* Linnaeus

别称：安石榴

植物形态：落叶灌木或乔木，高通常3～5 m，稀达10 m。枝顶常形成尖锐长刺，幼枝具棱角，无毛，老枝近圆柱形。叶通常对生，纸质，矩圆状披针形，长2～9 cm，顶端短尖、钝尖或微凹，基部短尖至稍钝形。花大，1～5朵生于枝顶；花萼筒长2～3 cm，通常红色或淡黄色；萼片略外展，卵状三角形；花瓣通常大，红色、黄色或白色，顶端圆形；花丝无毛；花柱比雄蕊长。浆果近球形，通常为淡黄褐色或淡黄绿色，有时白色，稀暗紫色。种子多数，钝角形，红色至乳白色；外种皮肉质。

生境及分布：贵州各地均有栽培。

采收加工：果皮秋季果实成熟时采收，晒干。根秋季采挖（忌用铁器），晒干。

功能与主治：果皮入药，涩肠止泻，凉血止血，驱虫；主治泄泻，痢疾，崩漏，带下病，虫积腹痛，烫伤。根入药，杀虫，涩肠，止带；主治蛔虫，绦虫，久泻，久痢，带下病。

附注：该种是贵州苗族、水族、仡佬族、侗族常用药物，栽培范围广，资源量大，可加以开发利用。

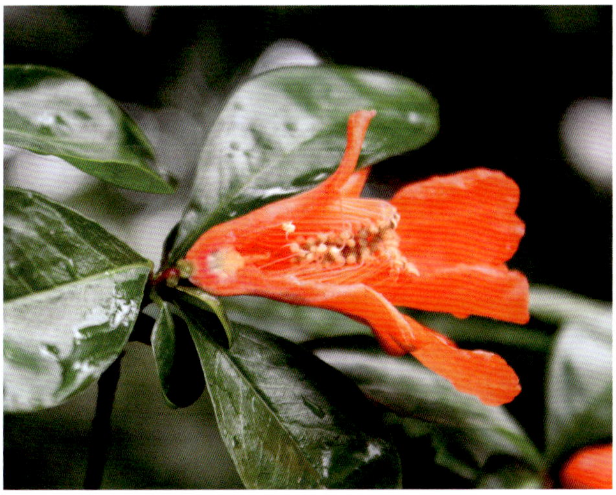
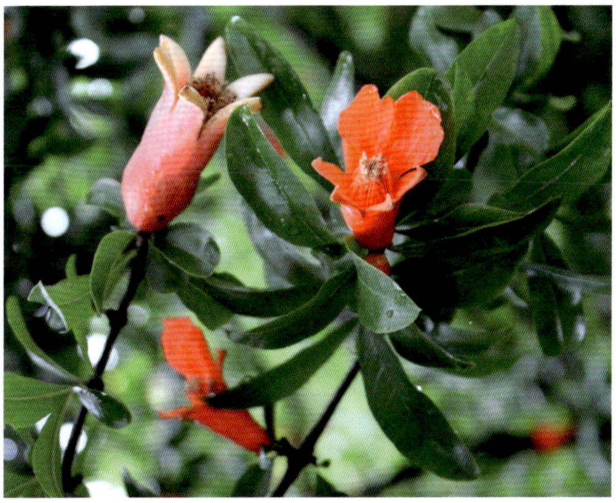
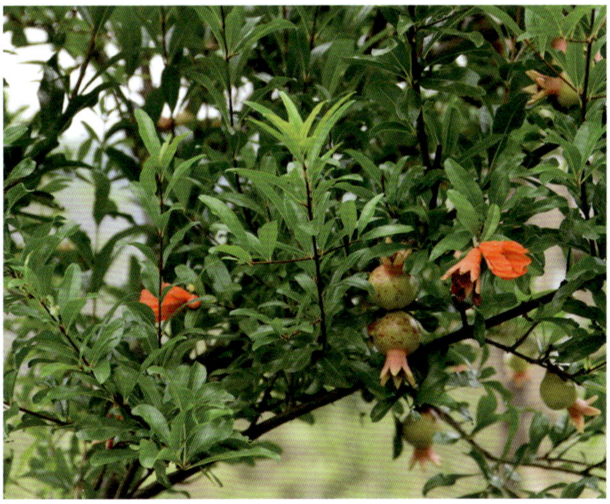
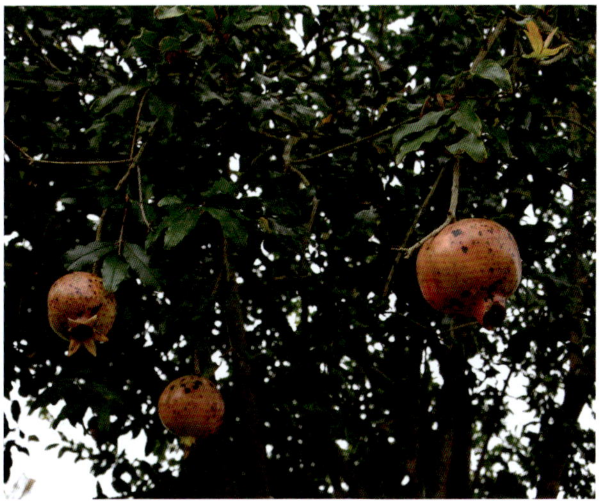

植物名称：圆叶节节菜 *Rotala rotundifolia* (Buchanan-Hamilton ex Roxburgh) Koehne

别称：冷水药、水马桑

植物形态：一年生草本。全株无毛；根状茎细长，匍匐地上；地上茎单一或稍分枝，直立，丛生。叶对生，无柄或具短柄，近圆形、阔倒卵形或阔椭圆形，长5 ~ 10 mm，有时可达20 mm，宽3.5 ~ 15 mm，顶端圆形，基部钝，无柄时近心形，全缘。花极小，长约2 mm，近无柄而单生于苞片内，组成顶生、稠密的穗状花序，花序长1 ~ 4 cm；花萼筒阔钟形，膜质，半透明；萼片4枚，三角形；花瓣4枚，倒卵形，淡紫红色，长约为萼片长的2倍；雄蕊4枚；子房近梨形；花柱紫色；柱头盘状。蒴果椭圆形。

生境及分布：生于水田边或潮湿处。黔中地区多有分布。

采收加工：夏季、秋季采收，洗净，鲜用或晒干。

功能与主治：全草入药，清热利湿，消肿解毒。主治痢疾，淋病，急性肝炎，疮痈肿毒。

附注：该种有一定资源量，可加以开发利用。

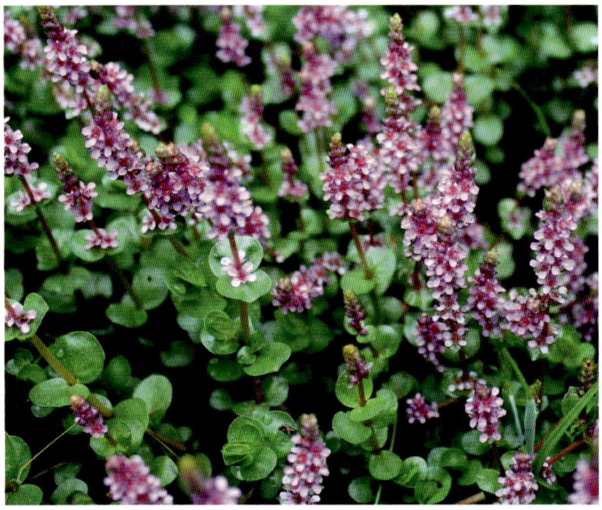

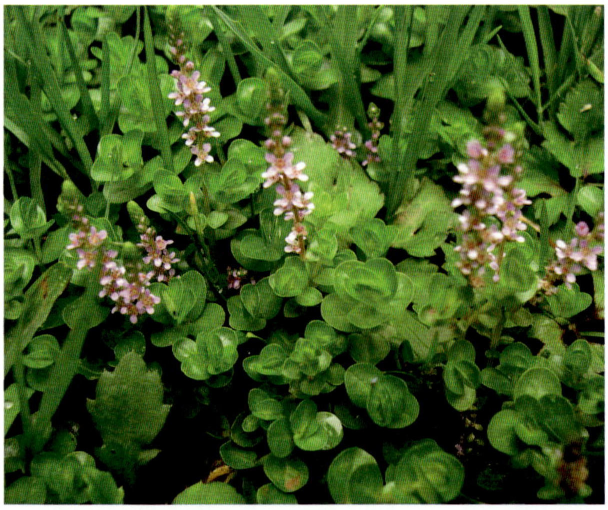

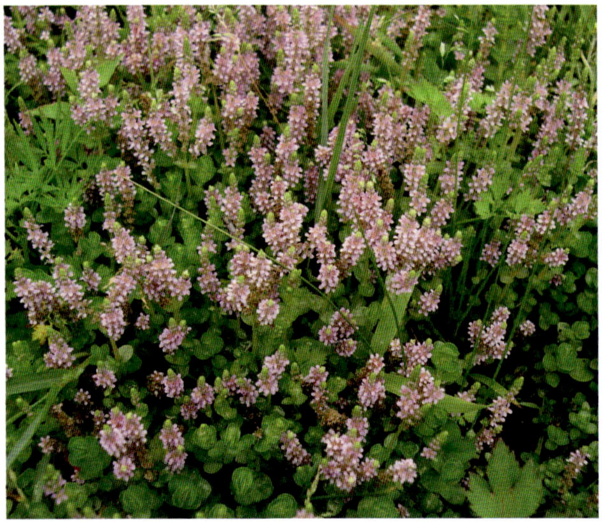

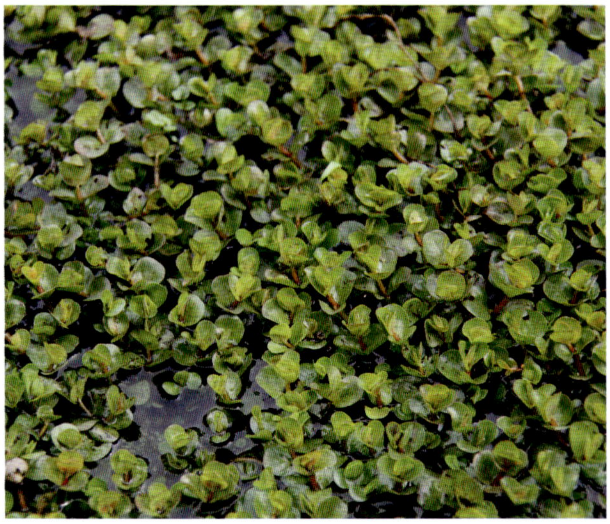

植物名称：虾子花 *Woodfordia fruticosa* (Linnaeus) Kurz

别称：虾仔花

植物形态：灌木，高3～5 m。分枝长而披散；幼枝有短柔毛，后脱落。叶对生，近革质，披针形或卵状披针形，长3～14 cm，宽1～4 cm，顶端渐尖，基部圆形或心形，上面通常无毛，下面被灰白色短柔毛，且具黑色腺点，有时全部无毛。1～15朵花组成短的聚伞圆锥花序，长约3 cm，被短柔毛；花萼筒花瓶状，鲜红色；萼片矩圆状卵形；花瓣小而薄，淡黄色，线状披针形，与萼片等长，稀比萼片长；雄蕊12枚，突出花萼外；子房矩圆形，2室，花柱细长，比雄蕊长。蒴果膜质，线状长椭圆形，开裂成2枚果瓣。花期春季。

生境及分布：生于海拔200～400 m的干热河谷地带草坡、灌丛中，或栽培。分布于册亨、兴义、安龙、望谟、罗甸等地。

采收加工：花4—5月采收，晒干。根全年均可采挖，洗净，切片晒干。

功能与主治：根、花入药，调经活血，凉血止血，收敛。主治崩漏，月经不调，风湿关节痛，腰肌劳损，鼻衄，咳血，痢疾。

附注：该种有一定资源量，可加以开发利用。

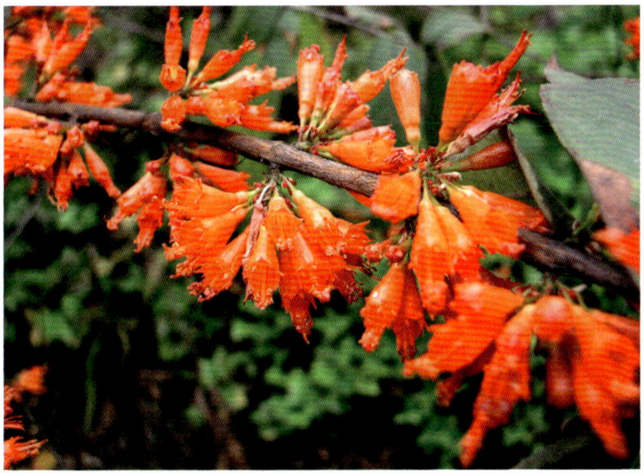
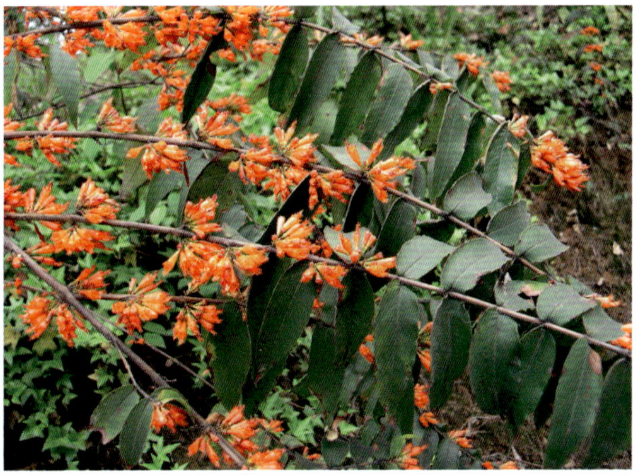
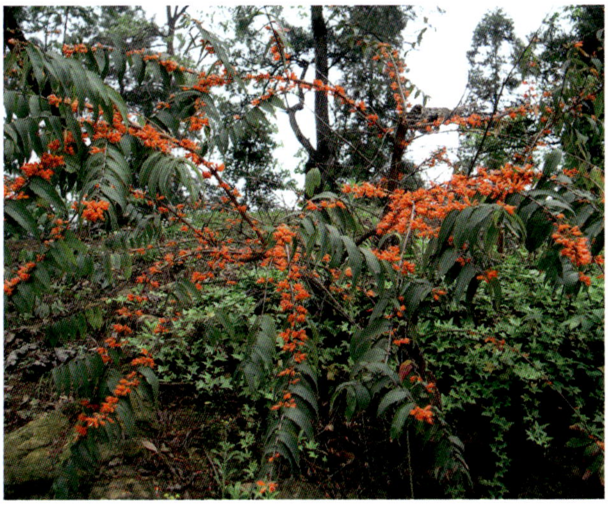
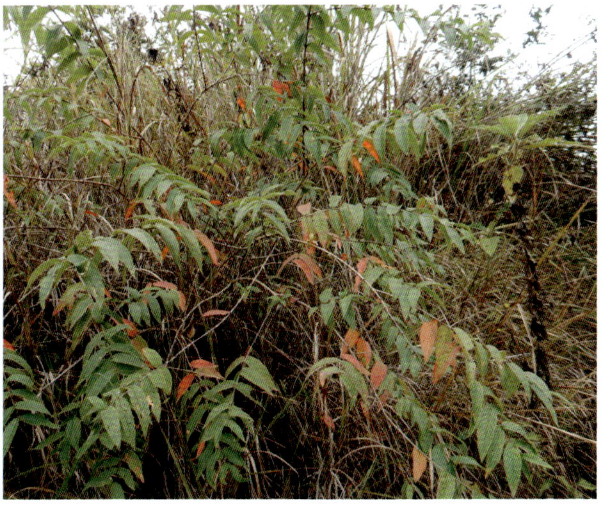

蓝果树科 Nyssaceae

落叶乔木，稀灌木。单叶互生，有叶柄，无托叶，边缘锯齿状或全缘。头状花序、总状花序或伞形花序；花单性或杂性，异株或同株，常无花梗或有短花梗。雄花花萼小，萼片齿牙状或短裂片状或不发育；花瓣5枚，稀更多；雄蕊数目常为花瓣数目的2倍，常排列成2轮，花丝线形或钻形，花药内向；花盘肉质，垫状，无毛。雌花花萼的管状部分常与子房合生，上部裂成齿状的裂片5枚；花瓣小，5或10枚；花盘垫状，无毛，有时不发育；子房下位，1室或6～10室；花柱钻形，上部微弯曲，有时分枝。果实为核果或翅果，外种皮很薄，纸质或膜质。

本科有5属30余种，分布于亚洲温带和北美洲。我国有3属10种。

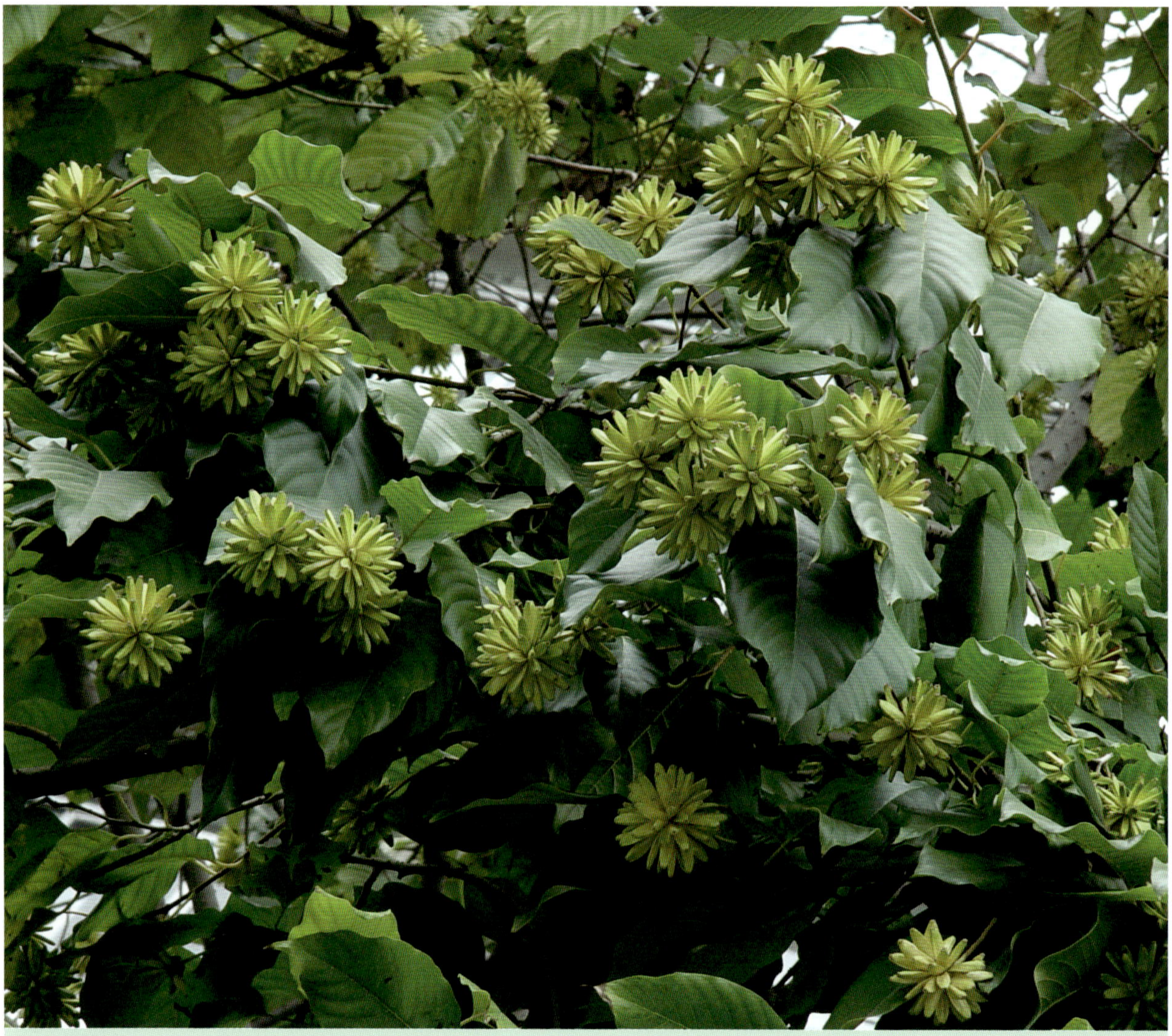

喜树 *Camptotheca acuminata* Decaisne

植物名称：喜树 *Camptotheca acuminata* Decaisne

别称：圆木

植物形态：落叶乔木，高约20 m。树皮灰色或浅灰色，纵裂成浅沟状；小枝圆柱形，平展，当年生枝紫绿色，有灰色微柔毛，多年生枝淡褐色或浅灰色。叶互生，纸质，矩圆状卵形或矩圆状椭圆形，长12 ~ 28 cm，宽6 ~ 12 cm，顶端短锐尖，基部近圆形或阔楔形。头状花序近球形，2 ~ 9个头状花序组成圆锥花序，顶生或腋生，通常上部为雌花序，下部为雄花序；花杂性，同株；花瓣5枚，淡绿色，矩圆形或矩圆状卵形。翅果矩圆形，顶端具宿存的花盘，两侧具窄翅，组成近球形的头状果序。

生境及分布：生于海拔1000 m以下的林边或溪边，或栽培。分布于黄平、凯里、册亨、兴义、兴仁、安龙、普安、望谟、罗甸、三都、都匀、独山、六枝、余庆、清镇、息烽、开阳、修文、龙里等地。

采收加工：果实10—11月成熟时采收，晒干。根、根皮秋季采挖，洗净，晒干或烘干。

功能与主治：果实、根、根皮入药，清热解毒，散结消肿。主治食管癌，贲门癌，肝癌，白血病，疮肿。

附注：该种为《贵州省中药材民族药材质量标准》收载品种，分布区域广，资源量大，可大量开发利用。

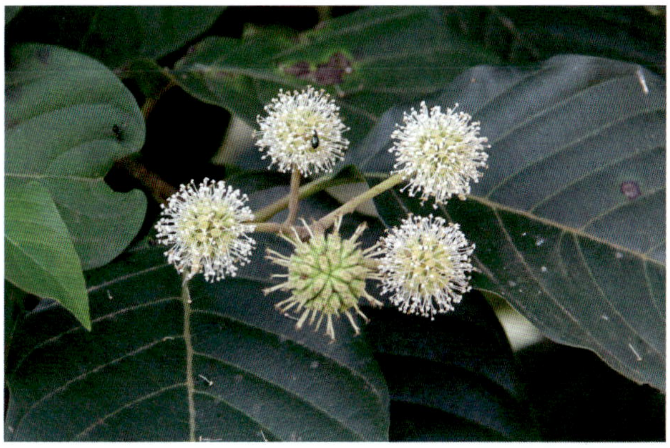
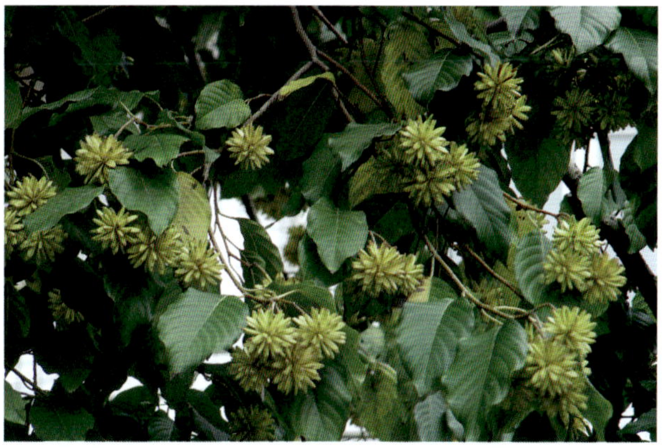
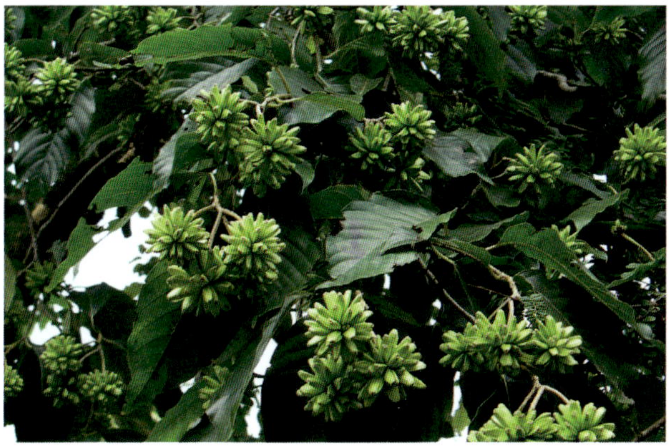
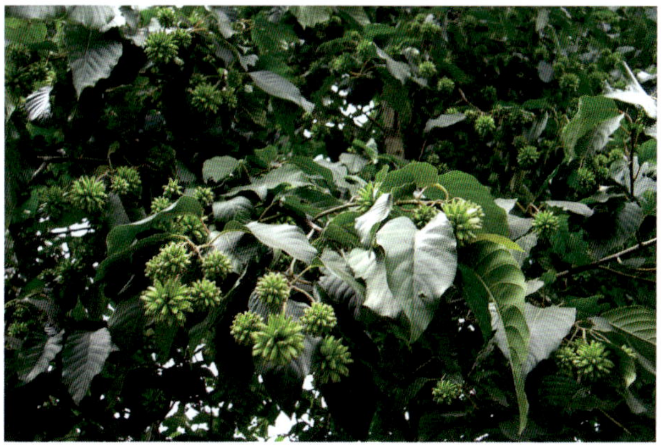

植物名称：珙桐 *Davidia involucrata* Baillon

别称：鸽子树

植物形态：落叶乔木。叶纸质，互生，无托叶，阔卵形或近圆形，常长9～15 cm，宽7～12 cm，顶端急尖或短急尖，基部心形或深心形，边缘有三角状的先端锐尖的粗锯齿。两性花与雄花同株，多数的雄花与1朵雌花或两性花组成近球形的头状花序，两性花位于花序的顶端，雄花环绕于其周围，基部具纸质、矩圆状卵形或矩圆状倒卵形花瓣状的苞片2～3枚，初淡绿色，继变为乳白色；雄花无花萼及花瓣，有雄蕊1～7枚；雌花或两性花子房下位，6～10室。核果长卵状圆形，紫绿色，具黄色斑点。种子3～5枚。

生境及分布：生于海拔700～1500 m的沟谷混交林中，或栽培。分布于江口、印江、松桃、绥阳等地。贵阳有栽培。

采收加工：根全年均可采挖，洗净，晒干。果实9—10月成熟时采收，鲜用。

功能与主治：根入药，收敛止血，止泻；主治多种出血，泄泻。果实入药，清热解毒；主治疮痈肿毒。

附注：该种是国家一级保护野生植物，应严加保护。

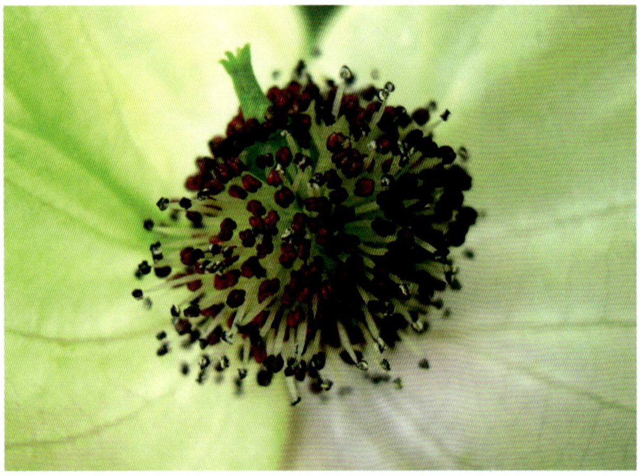

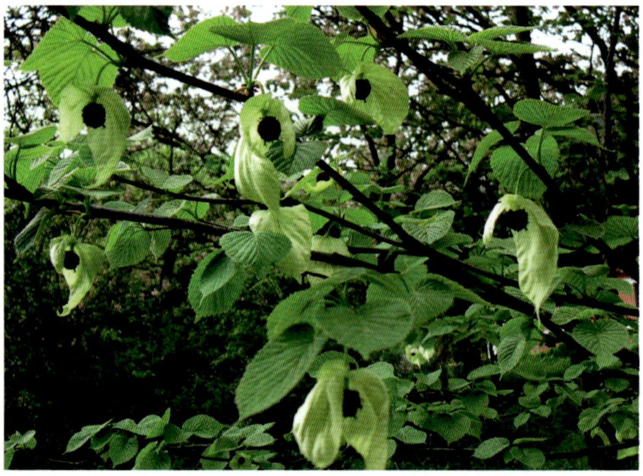

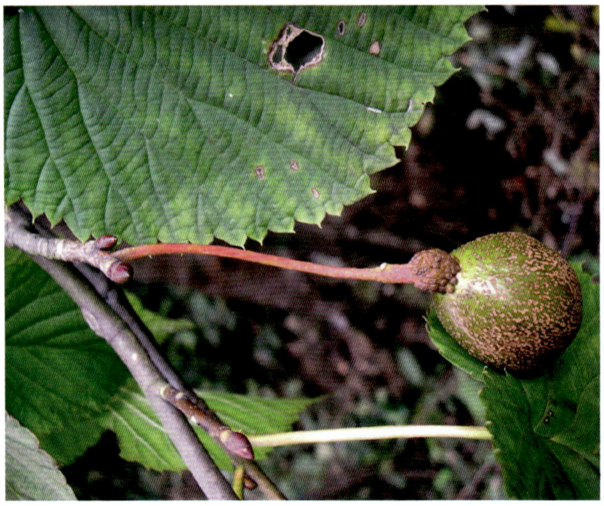

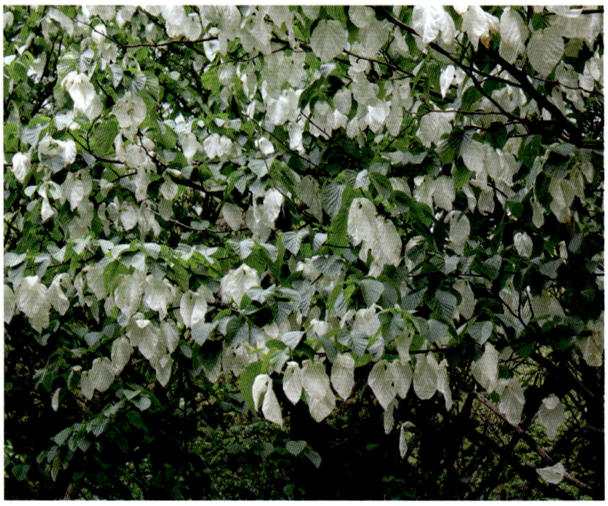

植物名称：光叶珙桐 *Davidia involucrata* Baillon var. *vilmoriniana* (Dode) Wangerin

别称：鸽子花、鸽子树

植物形态：该种与珙桐*Davidia involucrata* Baillon的区别在于其叶下面常无毛或幼时叶脉上被很稀疏的短柔毛及粗毛，有时下面被白霜。

生境及分布：生于混交林中，或栽培。分布于梵净山及清镇、纳雍、大方等地。贵阳有栽培。

采收加工：根全年均可采挖，洗净，晒干。果实9—10月成熟时采收，鲜用。

功能与主治：根入药，收敛止血，止泻；主治泄泻，多种出血。果实入药，清热解毒；主治疮痈肿毒。

附注：该种是国家二级保护野生植物，应严加保护。

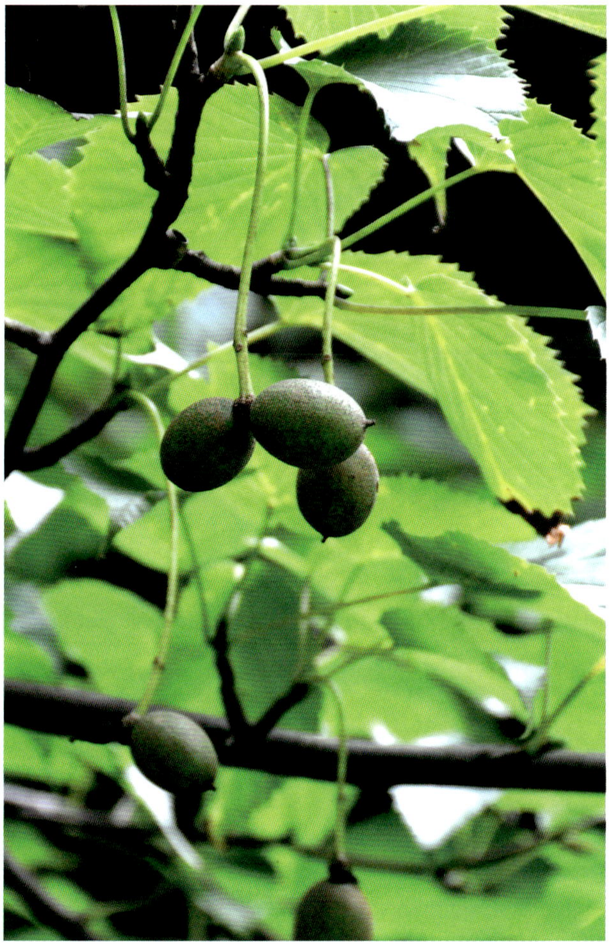

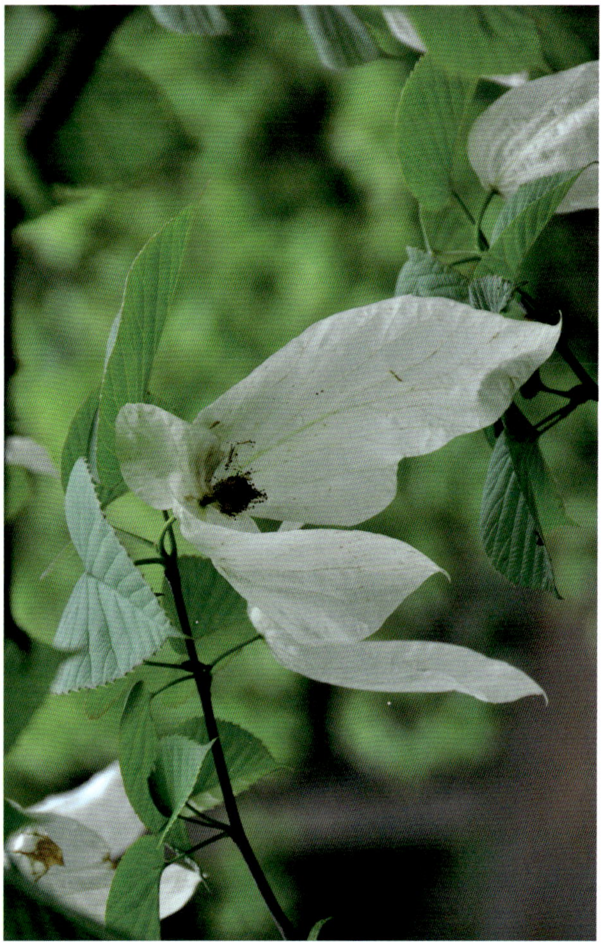

植物名称：蓝果树 *Nyssa sinensis* Oliver

别称：紫树

植物形态：落叶乔木，高达20 m。树皮淡褐色或深灰色，粗糙，常裂成薄片脱落；皮孔明显，近圆形。叶纸质或薄革质，互生，椭圆形或长椭圆形，稀卵形或近披针形，长12 ~ 15 cm，宽5 ~ 6 cm，稀达8 cm，顶端短急锐尖，基部近圆形。花序伞形或短总状；总花梗长3 ~ 5 cm；花单性；雄花着生于叶已脱落的老枝上，花瓣早落，窄矩圆形，较花丝短，雄蕊5 ~ 10枚；雌花生于具叶的幼枝上，花瓣鳞片状。核果矩圆状椭圆形或长倒卵圆形，稀长卵圆形，微扁。种子外壳坚硬，骨质，稍扁，有5 ~ 7条纵纹。

生境及分布：常生于海拔650 ~ 1500 m的山谷混交林中。分布于梵净山及黄平、从江、凯里、望谟、安龙、绥阳、龙里、贵定等地。

采收加工：果实10—11月成熟时采收，晒干。根全年均可采挖，晒干或烘干。

功能与主治：果实、根入药，清热解毒，散结消症。主治食管癌，贲门癌，胃癌，肠癌，肝癌，白血病，牛皮癣，疮肿。

附注：该种有一定资源量，可加以开发利用。

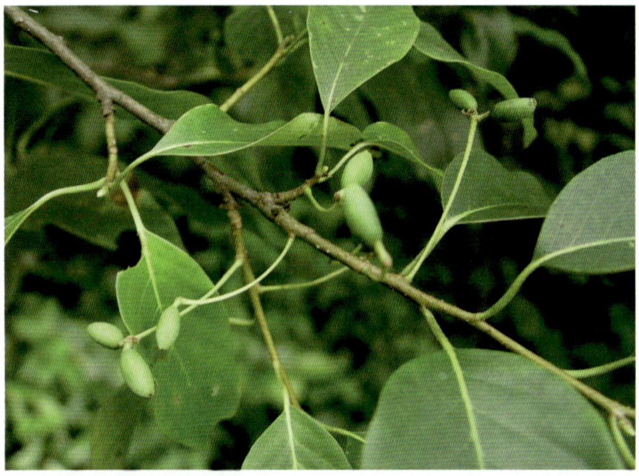

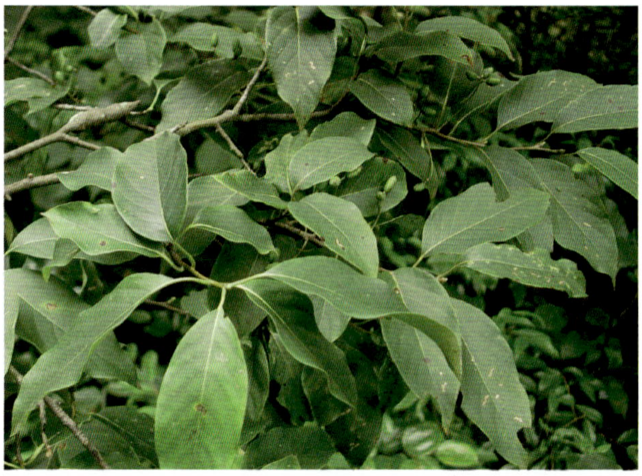

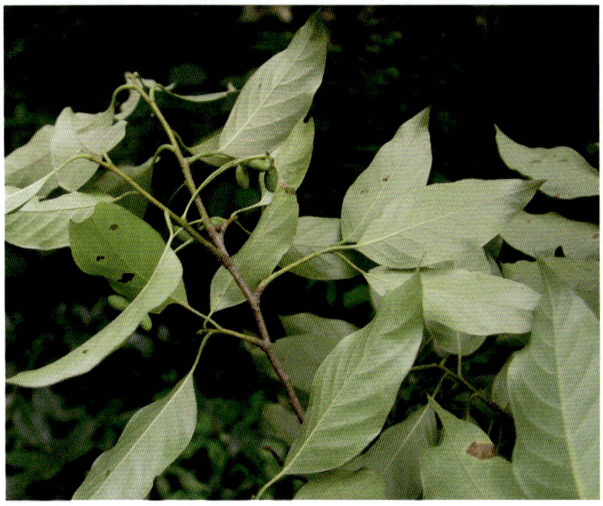

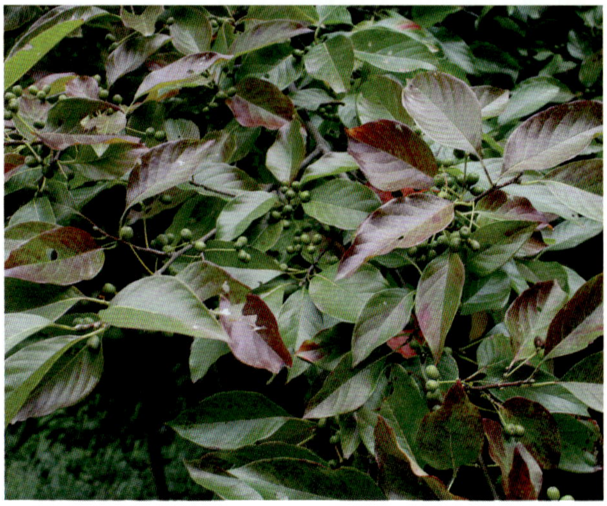

八角枫科 Alangiaceae

落叶乔木或灌木，稀攀缘，极稀有刺。枝圆柱形。单叶互生，有叶柄，无托叶，全缘或掌状分裂，基部两侧常不对称；羽状叶脉或由基部生出3～7条主脉呈掌状。花序腋生，聚伞状，极稀伞形或单生；苞片线形、钻形或三角形，早落；花两性，淡白色或淡黄色；花萼小；花萼筒钟形，与子房合生；花瓣4～10枚，线形，基部常互相黏合或否，花开后花瓣的上部常向外反卷；雄蕊与花瓣同数而互生或为花瓣数目的2～4倍；花丝略扁，线形，分离或其基部和花瓣微黏合，内侧常有微毛；花药线形；花盘肉质；子房下位；花柱位于花盘的中部；柱头头状或棒状。核果椭圆形、卵形或近球形，顶端有宿存的萼齿和花盘。

本科有1属约21种，主要分布于热带及亚热带。我国有11种。

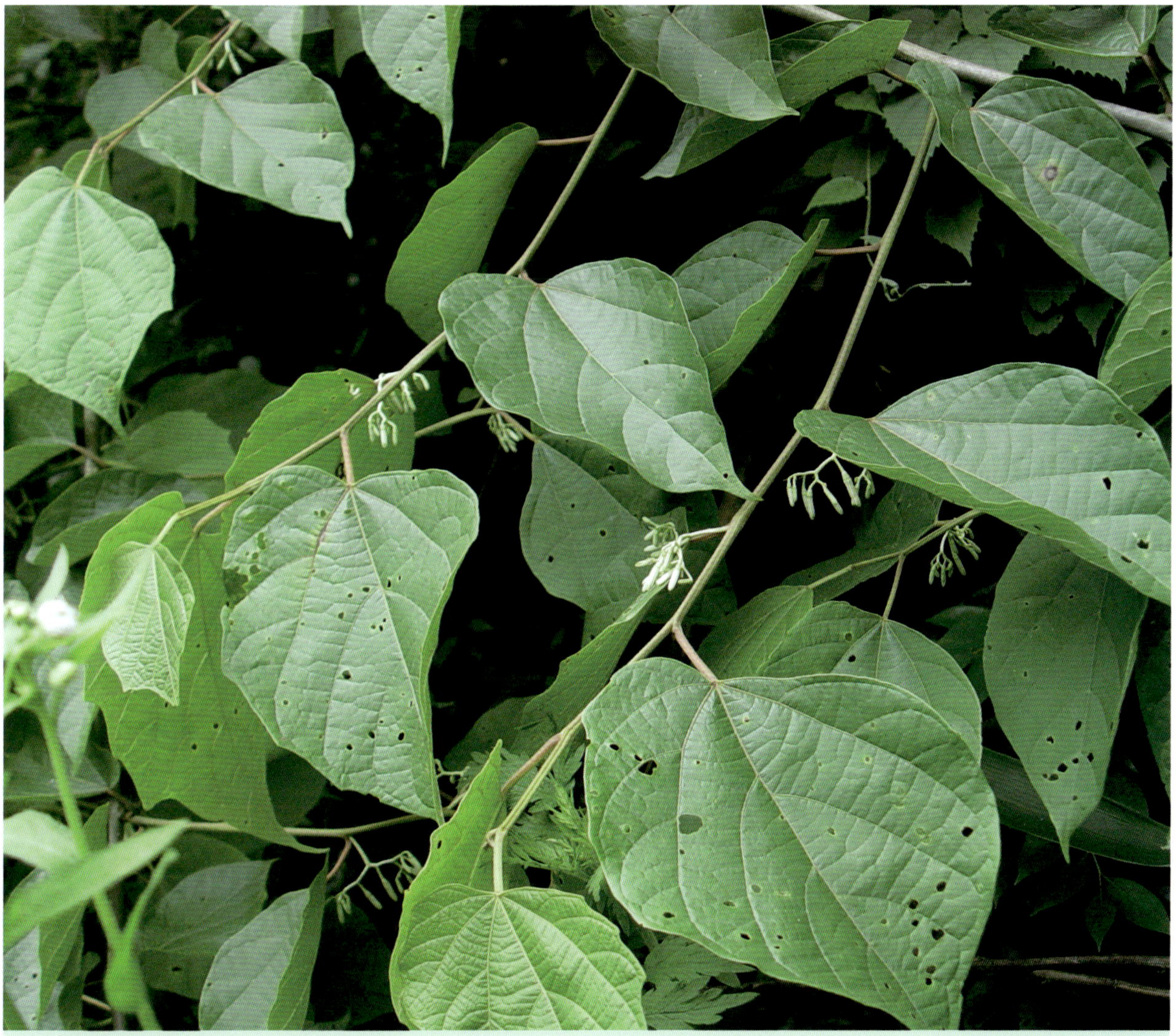

八角枫 *Alangium chinense* (Loureiro) Harms

植物名称：八角枫 *Alangium chinense* (Loureiro) Harms

别称：白龙须、白金条

植物形态：落叶乔木或灌木，高3～5 m，稀达15 m，直径20 cm。叶纸质，近圆形或椭圆形、卵形，顶端短锐尖或钝尖，基部两侧常不对称，阔楔形、截形，稀近于心形，长13～19(~26) cm，宽9～15(~22) cm，不分裂或3～7(~9)裂，裂片短锐尖或钝尖。聚伞花序腋生，被稀疏微柔毛，有7～30(~50）朵花；花冠圆筒形；花萼长2～3 mm，顶端分裂为5～8枚齿状萼片；花瓣5～6枚，线形，基部黏合，上部反卷；雄蕊和花瓣同数且近等长。核果卵圆形，幼时绿色，成熟后黑色，顶端有宿存的萼齿和花盘。种子1枚。

生境及分布：生于海拔250～1800 m的山地或疏林中。分布于德江、印江、雷山、黎平、黄平、三穗、大方、纳雍、赫章、紫云、盘州、兴义、兴仁、安龙、册亨、望谟、普安、贵定、都匀、罗甸、独山、荔波、平塘、岑巩、绥阳、习水，以及贵阳等地。

采收加工：根全年均可采挖，洗净，晒干。花、叶夏季采收，鲜用或晒干。

功能与主治：根入药，祛风除湿，舒筋活络，散瘀止痛；主治风湿痹痛，跌打损伤，骨折。花、叶入药，祛风除湿，舒筋活络，散瘀止痛；主治风湿关节痛，跌打损伤。

附注：该种为《贵州省中药材民族药材质量标准》收载品种，是贵州苗族、侗族常用药物，产藏量大，但有毒，须谨慎开发利用。

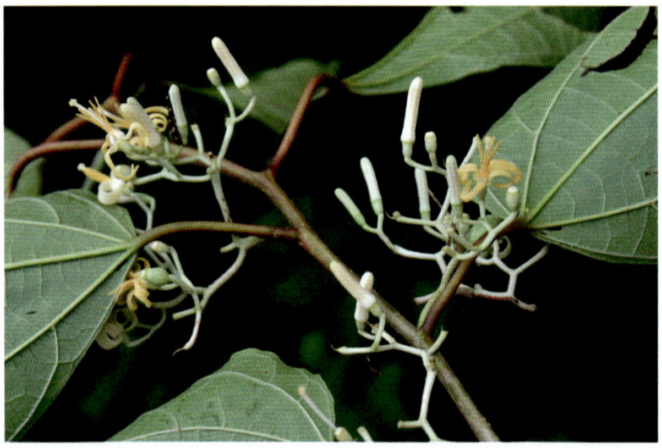

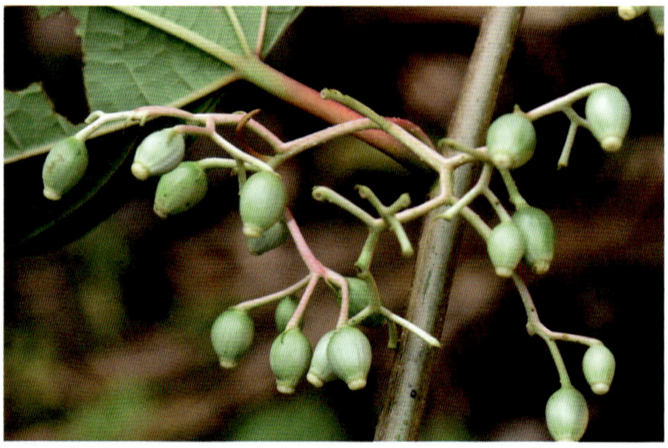

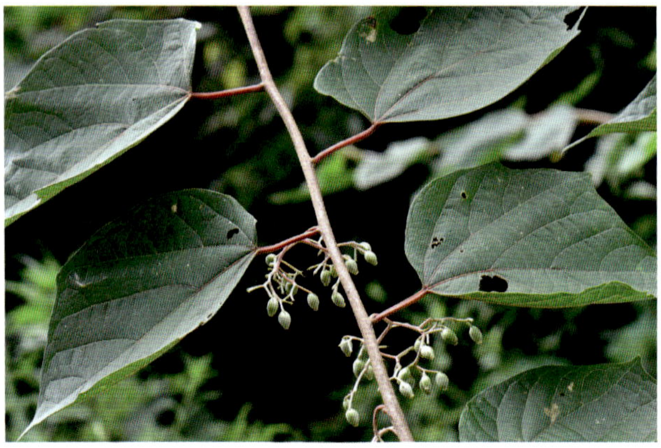

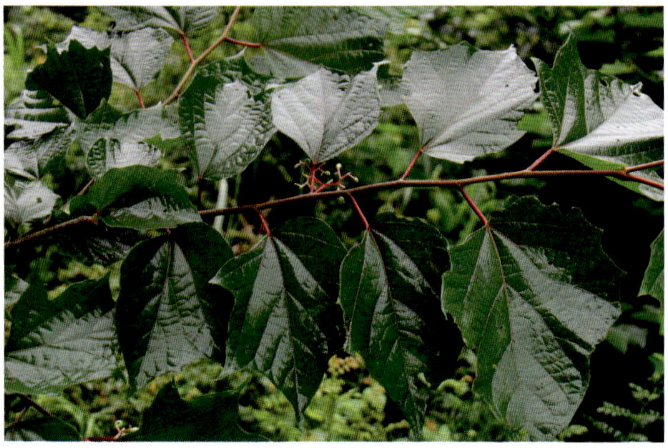

植物名称：稀花八角枫 *Alangium chinense* (Loureiro) Harms subsp. *pauciflorum* W. P. Fang

别称：少花八角枫

植物形态：纤细的灌木或小乔木。叶较小，卵形，顶端锐尖，常不分裂，稀3～5微裂，长6～9 cm，宽4～6 cm。花较稀少；花序仅有3～6朵花；花瓣、雄蕊均为8枚；花丝有白色疏柔毛。

生境及分布：生于海拔650～2000 m的山坡疏林中。分布于梵净山及绥阳、江口、罗甸，以及贵阳等地。

采收加工：根全年均可采挖，洗净，晒干。花、叶夏季采收，鲜用或晒干。

功能与主治：根入药，祛风除湿，舒筋活络，散瘀止痛；主治风湿痹痛，跌打损伤，骨折。花、叶入药，祛风除湿，舒筋活络，散瘀止痛；主治风湿关节痛，跌打损伤。

附注：该种分布区域狭窄，资源量小，应加以保护。

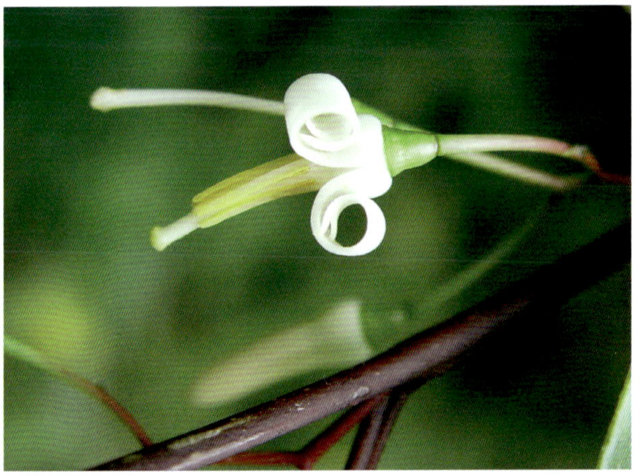

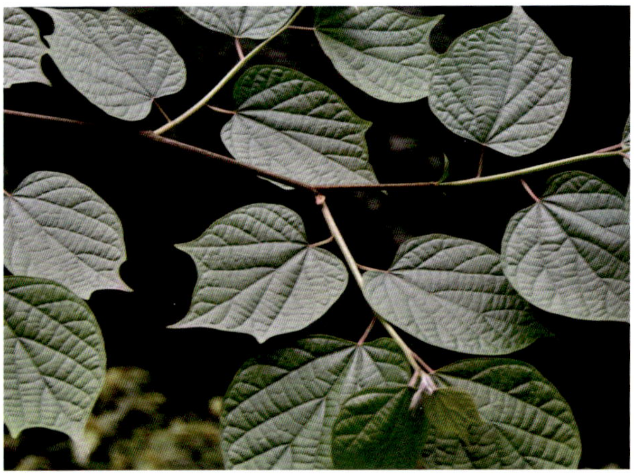

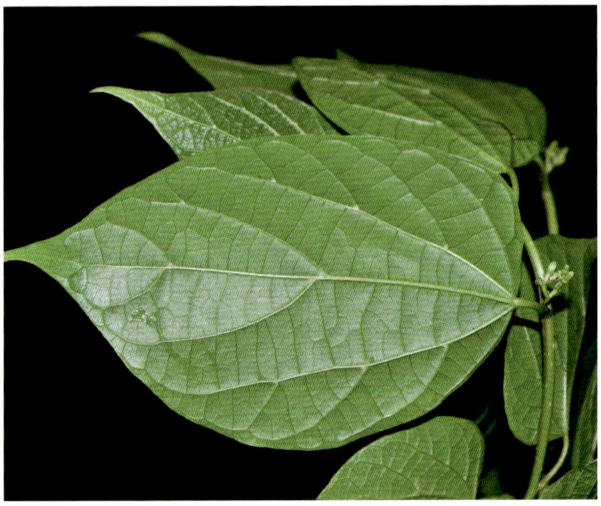

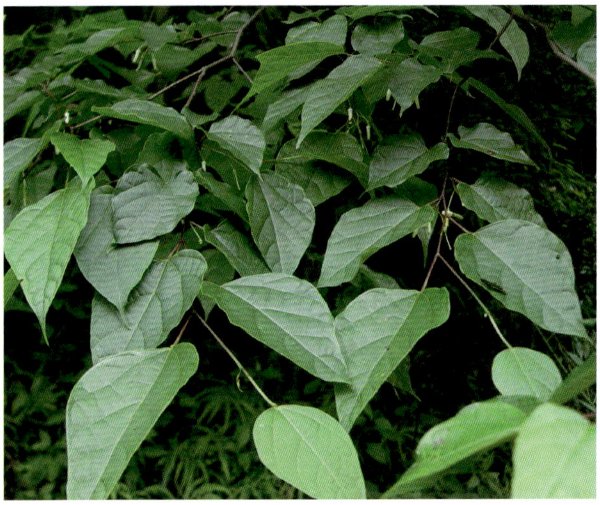

植物名称：伏毛八角枫 *Alangium chinense* (Loureiro) Harms subsp. *strigosum* W. P. Fang

植物形态：该种与八角枫*Alangium chinense* (Loureiro) Harms的主要区别在于其为比较粗壮的小乔木或灌木。小枝、花序和叶柄均密生淡黄色粗伏毛。叶较大，近圆形，长与宽均为15 ~ 17 cm，不分裂或3 ~ 5浅裂，下面叶脉比较明显；叶柄较短，长仅1 ~ 1.2 cm。花瓣长仅0.8 ~ 1.2 cm；花柱有毛；花丝两面均有毛。花期6—7月，果期8—9月。

生境及分布：生于海拔600 ~ 1300 m的山坡疏林中。分布于雷公山、梵净山及松桃、凯里、册亨、兴义、兴仁、安龙、望谟、贞丰、瓮安、独山，以及贵阳、安顺等地。

采收加工：全年均可采挖，洗净，晒干。

功能与主治：根入药，祛风除湿，舒筋活络，散瘀止痛。主治风湿痹痛，跌打损伤，骨折。

附注：该种分布区域广，资源量大，但有毒，须谨慎开发利用。

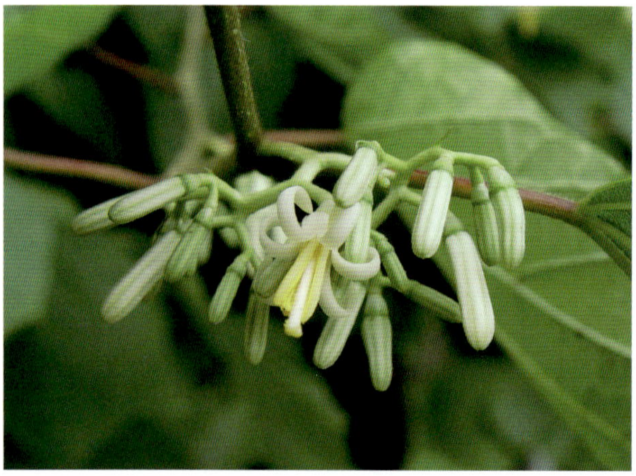
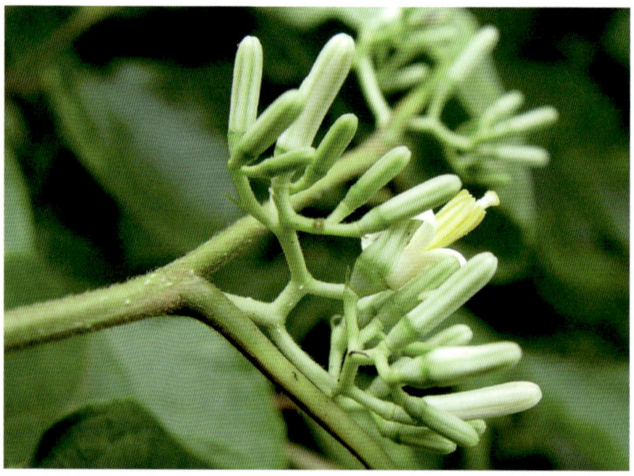
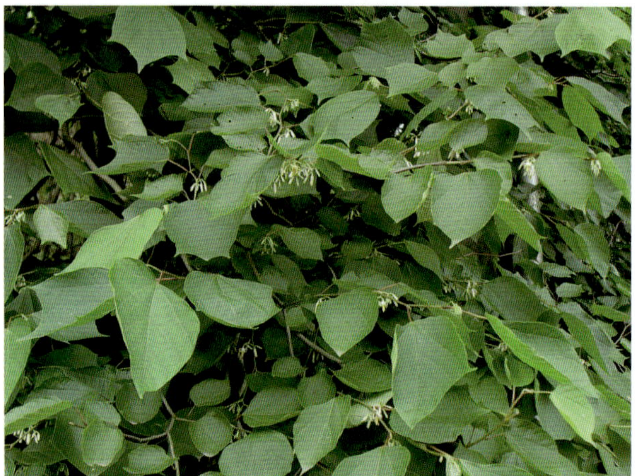
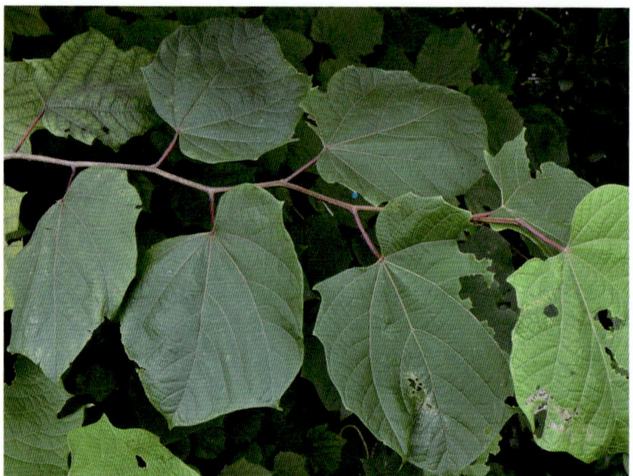

植物名称：小花八角枫 *Alangium faberi* Oliver

别称：狭叶八角枫

植物形态：落叶灌木，高1～4 m。树皮平滑，灰褐色或深褐色。叶薄纸质至膜质，不裂或掌状3裂，不分裂者矩圆形或披针形，顶端渐尖或尾状渐尖，基部倾斜，近圆形或心形，通常长7～12 cm，稀达19 cm，宽2.5～3.5 cm。聚伞花序短而纤细，有淡黄色粗伏毛，有5～10朵花，稀达20朵花；花萼近钟形，外面有粗伏毛；萼片7枚；花瓣5～6枚，线形，向外反卷；雄蕊5～6枚，和花瓣近等长；子房1室；花柱无毛；柱头近球形。核果近卵圆形或卵状椭圆形，顶端有宿存的萼齿。

生境及分布：生于海拔1200 m以下的疏林中。分布于梵净山及德江、沿河、印江、黄平、都匀、独山、龙里、湄潭，以及贵阳等地。

采收加工：夏季、秋季采收，洗净，晒干。

功能与主治：根、叶入药，祛风除湿，活血止痛。主治风湿痹痛，胃脘痛，跌打损伤。

附注：该种分布区域较广，有一定资源量，但有毒，须谨慎开发利用。

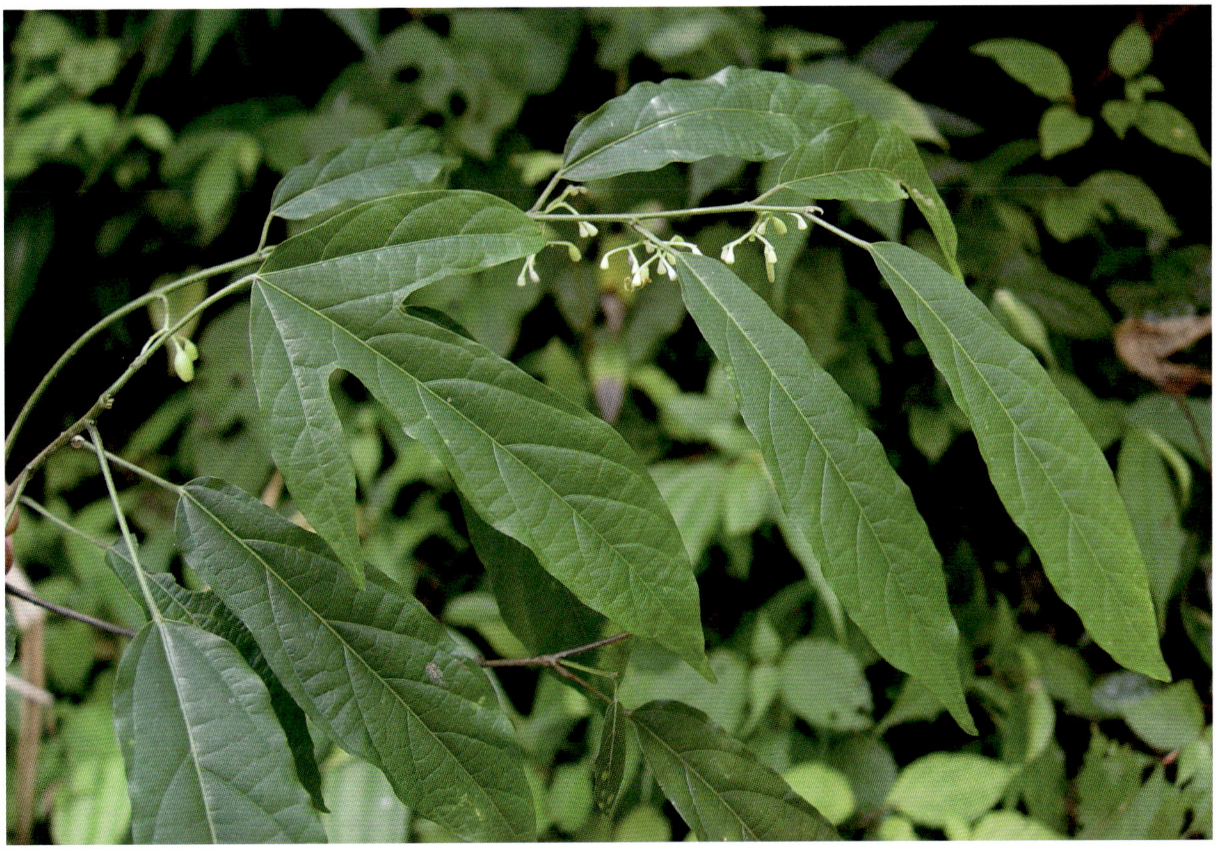

植物名称：异叶八角枫 *Alangium faberi* Oliver var. *heterophyllum* Y. C. Yang

植物形态：该种与小花八角枫*Alangium faberi* Oliver的区别在于叶或裂片比较窄而长，通常为线状披针形，长l0～20 cm，宽1～2 cm，基部近圆形，微倾斜，边缘微呈波状；叶柄长短变异很大。雄蕊药隔背面密被硬毛。

生境及分布：生于海拔1200 m以下的岩石上或疏林中。分布于开阳、修文、西秀、长顺、黄平、黎平、瓮安、三都、平塘等地。

采收加工：夏季、秋季采收，洗净，晒干。

功能与主治：根、叶入药，祛风除湿，活血止痛。主治风湿痹痛，胃脘痛，跌打损伤。

附注：该种分布区域广，但资源量小，应加以保护。

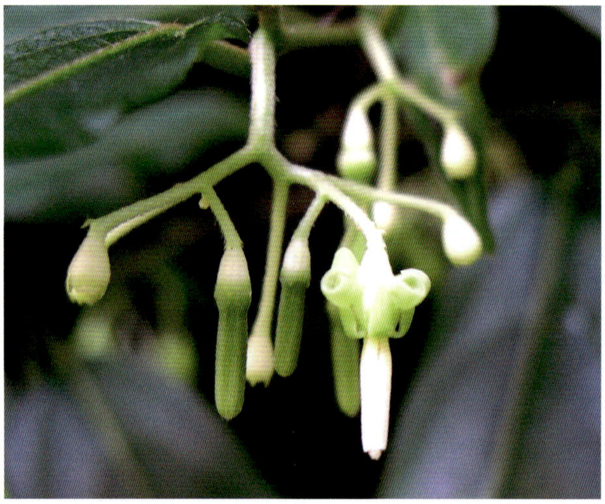

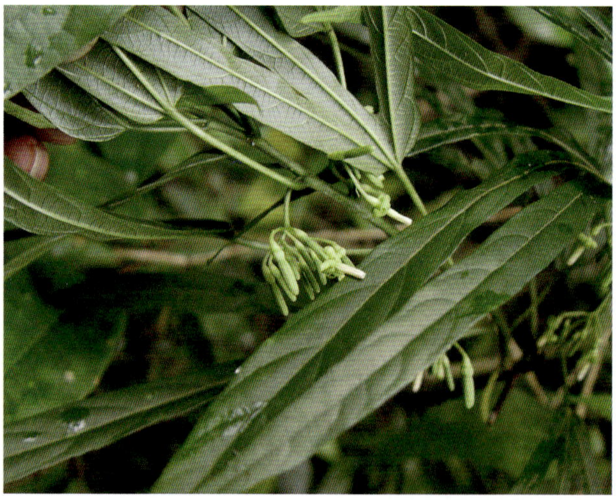

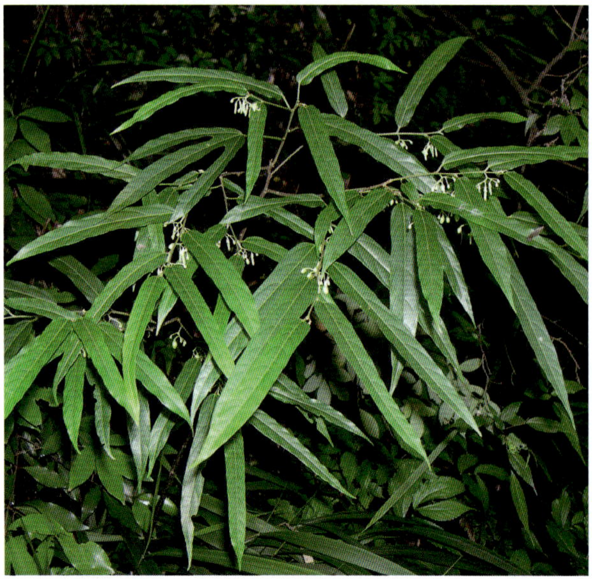

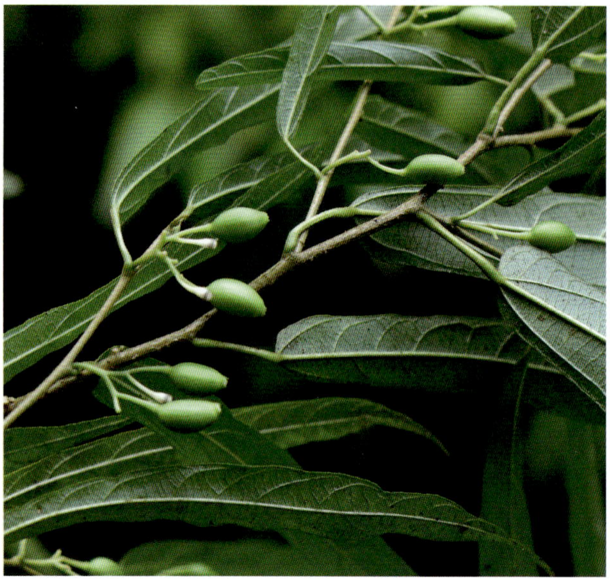

植物名称：小叶八角枫 *Alangiumfaberi* Oliver var. *perforatum* (H. Léveillé) Rehder

植物形态：该种与小花八角枫*Alangium faberi* Oliver的区别在于小枝呈紫褐色，幼枝及花序上有柔毛及先端有红褐色硬毛。叶较小而窄，长4 ~ 7 cm，宽5 ~ 8 mm，基部圆形或阔楔形，两侧常对称。雄蕊药隔背面无毛。

生境及分布：生于山坡疏林中。分布于雷山、黎平、榕江、正安，以及贵阳等地。

采收加工：夏季、秋季采收，洗净，晒干。

功能与主治：根、叶入药，祛风除湿，活血止痛。主治风湿痹痛，胃脘痛，跌打损伤。

附注：该种分布区域狭窄，资源量小，应加以保护。

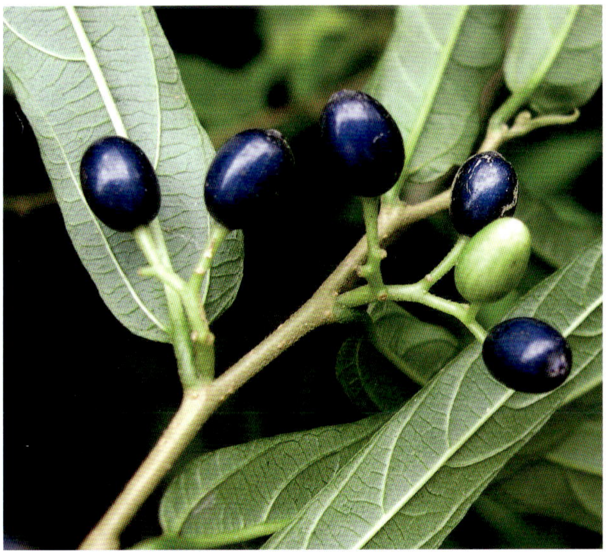

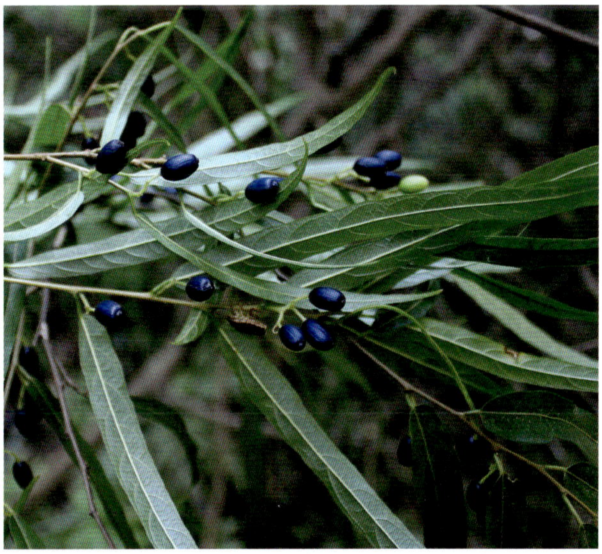

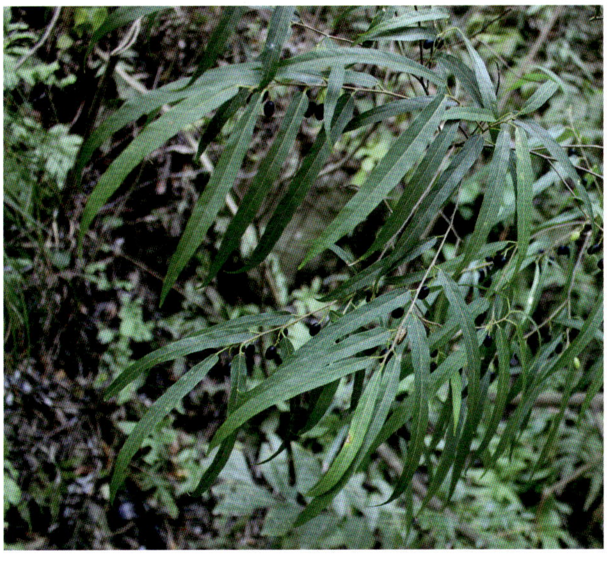

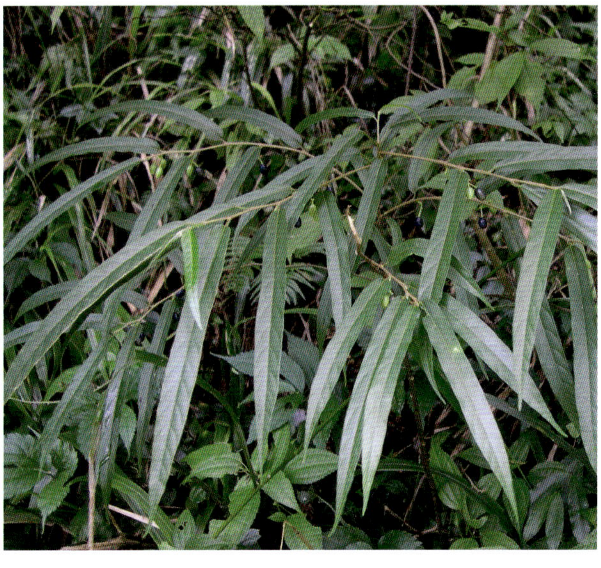

使君子科 Combretaceae

乔木、灌木或稀木质藤本，有些具刺。单叶对生或互生，极少轮生，边缘稍呈波状或全缘，稀有锯齿，具叶柄，无托叶。叶基部、叶柄或叶下缘齿间具腺体。花通常两性，有时两性花和雄花同株，辐射对称，偶有左右对称，多朵花组成头状花序、穗状花序、总状花序或圆锥花序；萼片4～5(~8)枚；花瓣4～5枚或不存在；雄蕊通常生于花萼管上，2枚或与萼片同数，或为萼片数目的2倍；花丝内弯；花药“丁”字形着生，纵裂；花盘通常存在；子房下位，1室；花柱单一。坚果、核果或翅果，常有2～5条棱。

本科有20属500余种，主要分布于热带、亚热带。我国有6属20种，分布于长江以南各省份。

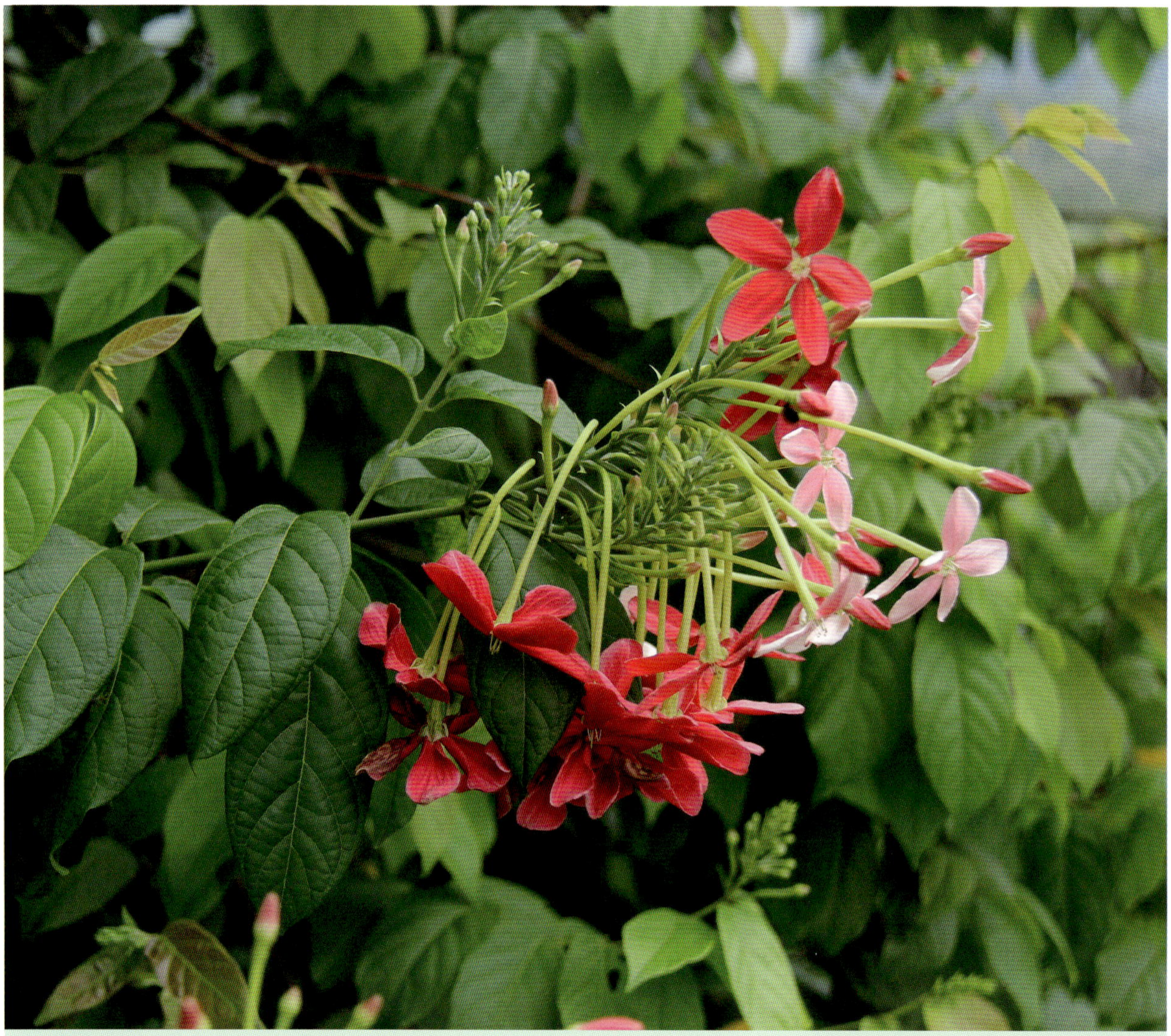

使君子 *Quisqualis indica* Linnaeus

植物名称：风车子 *Combretum alfredii* Hance

别称：使君子藤、华风车子

植物形态：多枝直立或攀缘状灌木，高约5 m。树皮浅灰色；小枝近方形、灰褐色，有纵槽。叶对生或近对生，长椭圆形至阔披针形，稀为椭圆状倒卵形或卵形，长12 ~ 16(~20) cm，宽4.8 ~ 7.3 cm，先端渐尖，基部楔尖，稀钝圆，全缘，两面无毛且稍粗糙。穗状花序腋生和顶生；花长约9 mm；花萼钟状，外面有黄色且有光泽的鳞片，被粗毛。果实椭圆形，有4枚翅，圆形、近圆形或梨形，被黄色或橙黄色鳞片；翅纸质，等大，两端钝圆或基部渐狭而呈楔尖。种子1枚，纺锤形，有8条纵沟。

生境及分布：生于海拔650 ~ 1350 m的石灰岩山地、山坡或路旁灌丛中。分布于松桃、榕江、紫云、镇宁、长顺、荔波等地。

采收加工：夏季采收，鲜用或晒干。

功能与主治：叶入药，清热解毒，健胃，驱虫。主治蛔虫病，鞭虫病。

附注：该种分布区域狭窄，资源量小，应加以保护。

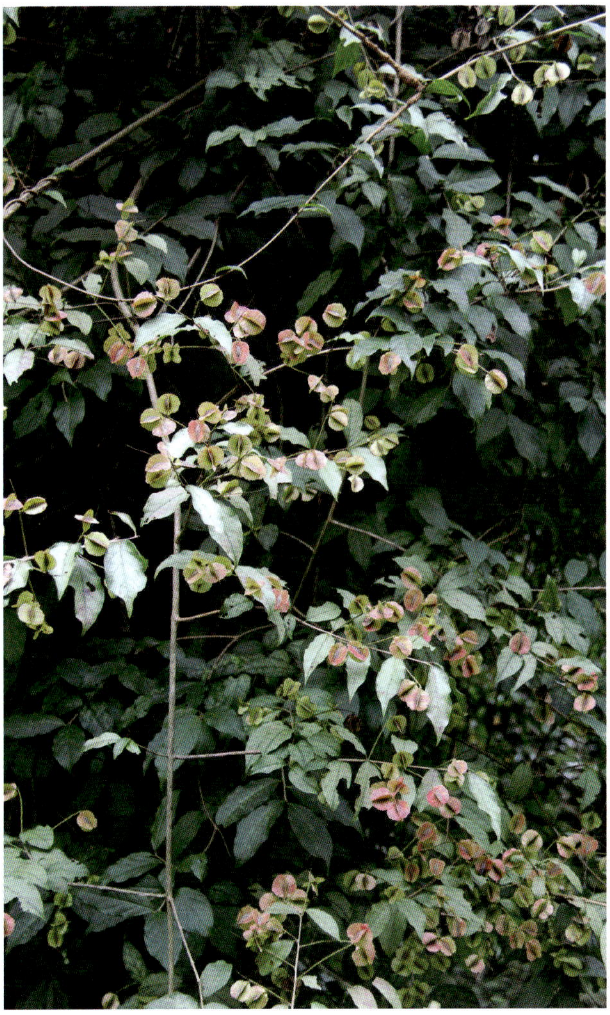

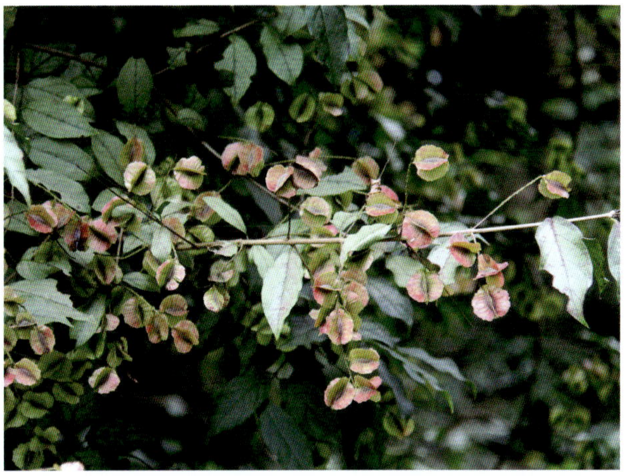

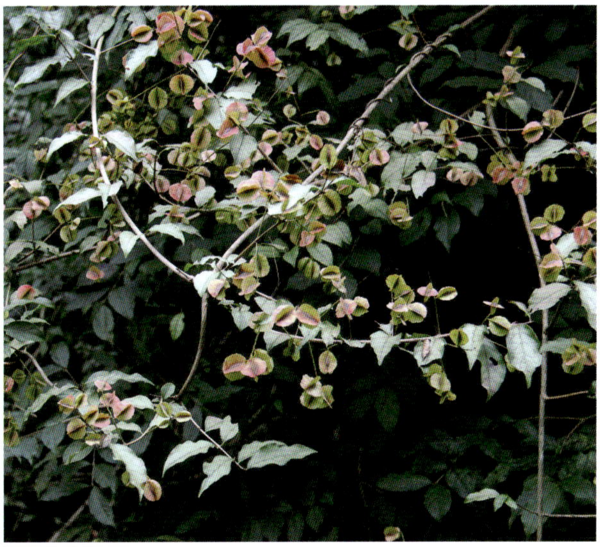

植物名称：石风车子 *Combretum wallichii* Candolle

别称：牛板金、瓦氏风车子、凌云风车子

植物形态：藤本，稀为灌木或小乔木状。幼枝压扁，有槽，密被鳞片和微柔毛，以后鳞片与柔毛渐脱落，纵裂成纤维状剥落。叶对生或互生，椭圆形至长圆状椭圆形，稀卵形，长5～13 cm，宽3～6 cm，坚纸质，先端短尖或渐尖，稀钝圆，基部渐狭。穗状花序腋生或顶生，单生，不分枝，在枝顶再排列成圆锥花序；花序轴被褐色鳞片及微柔毛；花小，长约9 mm，4数；花萼管较短，漏斗状或近钟形。果实具4枚翅，近圆形或扁椭圆形，先端钝圆，基部楔形至平截形或钝圆；翅红色，有绢丝光泽，被白色或金黄色鳞片。

生境及分布：生于海拔650～1350 m的石灰岩山地、山坡或路旁灌丛中。分布于榕江、从江、紫云、兴义、兴仁、安龙、册亨、荔波、罗甸、水城等地。

采收加工：夏季采收，鲜用或晒干

功能与主治：叶入药，祛风除湿，解毒，驱虫。主治风湿痹痛，疥疮，蛔虫病。

附注：该种分布区域广，有一定资源量，可加以开发利用。

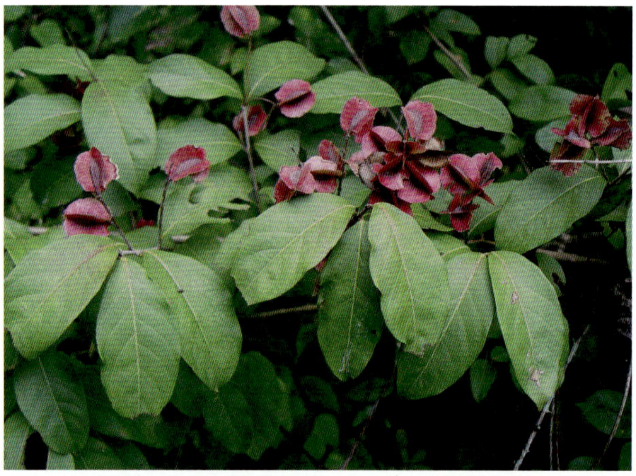
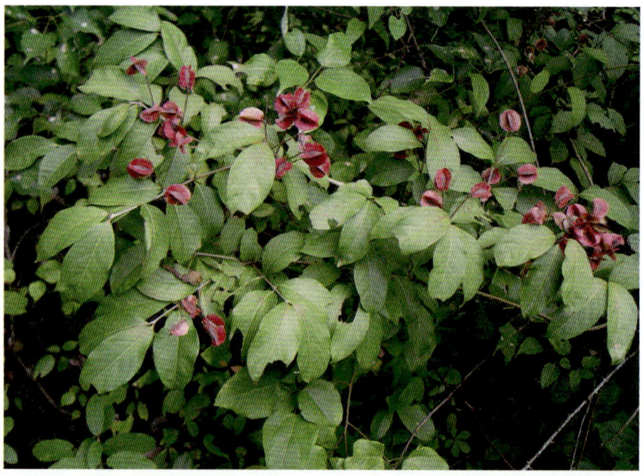
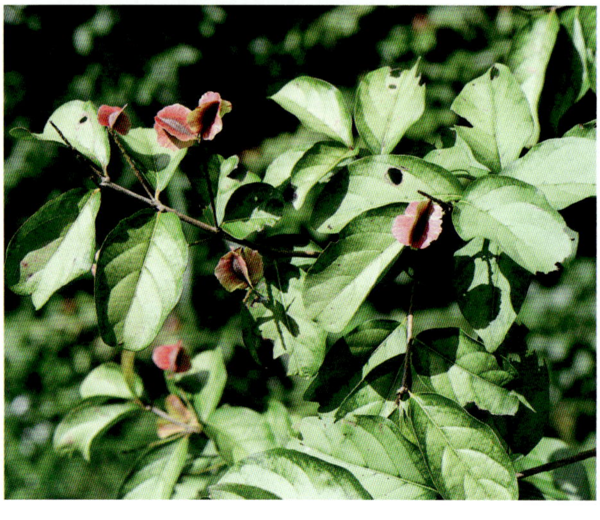
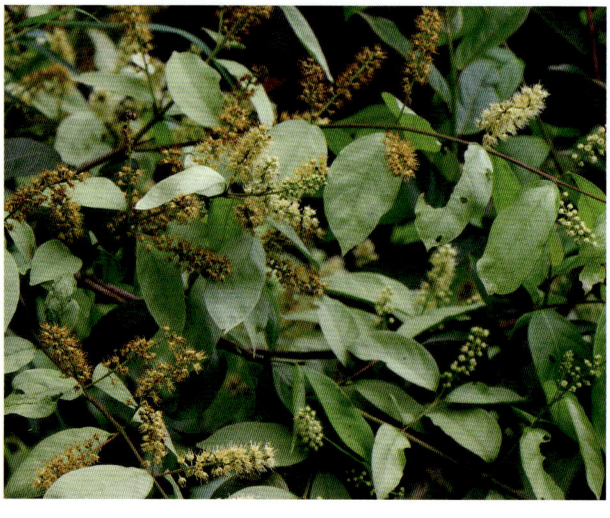

植物名称：使君子 *Quisqualis indica* Linnaeus

别称：四君子、史君子、舀求子

植物形态：攀缘状灌木，高2～8 m。小枝被棕黄色短柔毛。叶对生或近对生，膜质，卵形或椭圆形，长5～11 cm，宽2.5～5.5 cm，先端短渐尖，基部钝圆，上面无毛，下面有时疏被棕色柔毛。穗状花序顶生，再组成伞房花序；花萼管长5～9 cm，被黄色柔毛；花瓣5枚，先端钝圆，初为白色，后转淡红色。果实卵形，短尖，长2.7～4 cm，直径1.2～2.3 cm，无毛，具明显的5条锐棱；外果皮成熟时脆薄，呈青黑色或栗色。种子1枚，白色，圆柱状纺锤形。

生境及分布：生于山坡灌丛中，或栽培。分布于沿河、榕江、罗甸、荔波、赤水等地。

采收加工：果实9—10月果皮变紫黑时采收，晒干或烘干。根、叶随时可采。

功能与主治：果实入药，驱虫消积；主治蛔虫病，蛲虫病，小儿疳积。根入药，杀虫，开胃，健脾，止咳；主治咳嗽，蛔虫病，呃逆。叶入药，杀虫，消积，开胃；主治疳积。

附注：该种为《中华人民共和国药典》收载品种，分布区域狭窄，应加以保护。

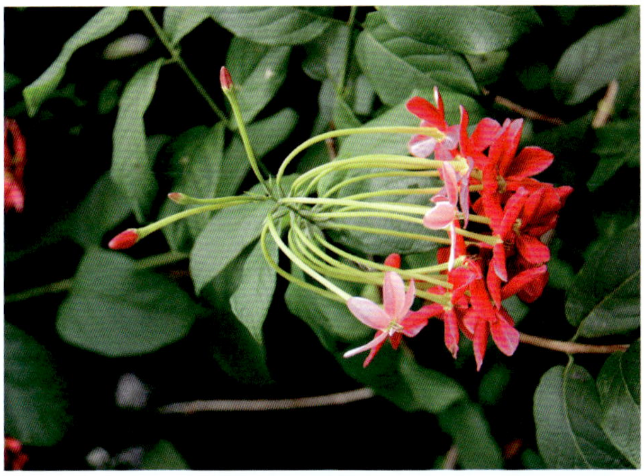
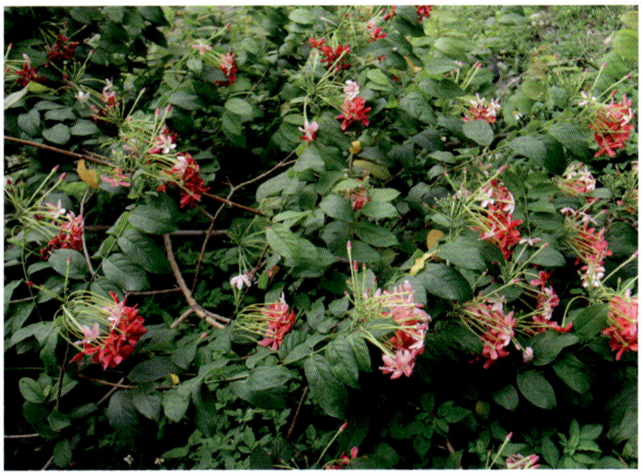
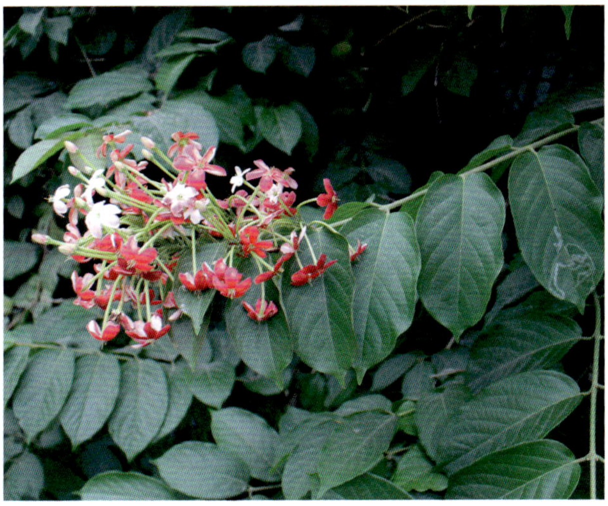
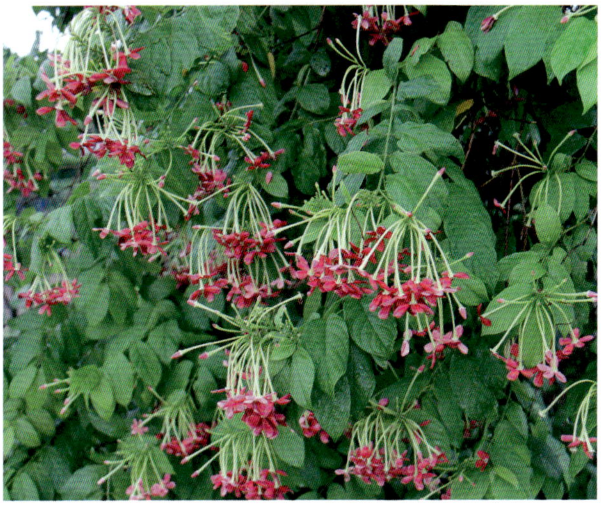

桃金娘科 Myrtaceae

乔木或灌木。单叶对生或互生，具羽状脉或基出脉，全缘，常有油腺点，无托叶。花两性，有时杂性，单生或排成各式花序；花萼管与子房合生；萼片4～5枚或更多；花瓣4～5枚，有时不存在，分离或连合成帽状体；雄蕊多数，很少是定数，生于花盘边缘；花丝分离或连合成短管或成束，与花瓣对生；花药2室，纵裂或顶裂，药隔末端常有1枚腺体；子房下位或半下位，心皮2至多枚，1室或多室，少数属出现假隔膜；花柱单一；柱头单一，有时2裂。果实为蒴果、浆果、核果或坚果，有时具分核，顶端常有突起的萼檐。种子1枚至多枚；种皮坚硬或薄膜质。

本科有约130属4500～5000种，主要分布于美洲热带、大洋洲及亚洲热带。我国有10属121种，主要分布于广东、广西及云南等地。

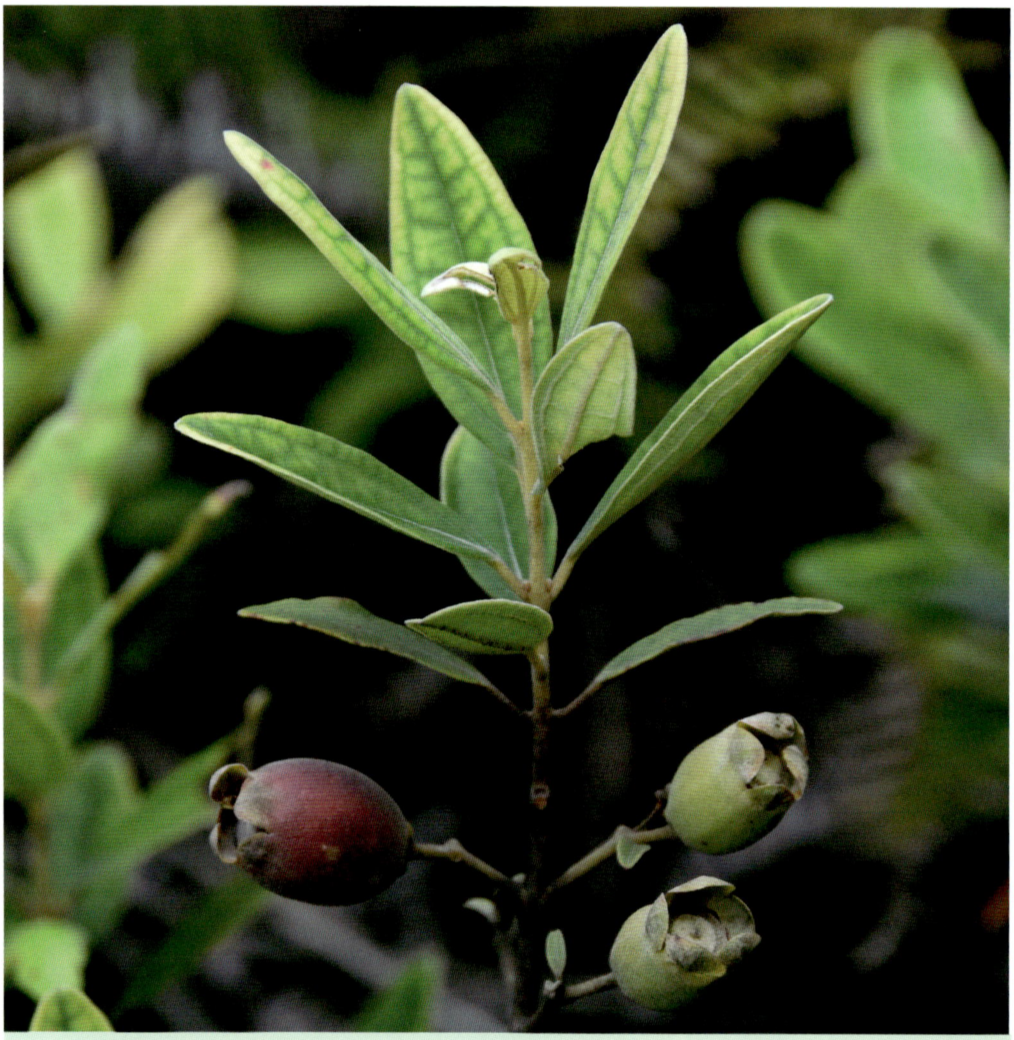

桃金娘 *Rhodomyrtus tomentosa* (Aiton) Hasskarl

植物名称：柳叶红千层 *Callistemon salignus* Candolle

植物形态：大灌木或小乔木。嫩枝圆柱形，有丝状柔毛。叶革质，线状披针形，长6～7.5 cm，宽约0.7 cm，先端渐尖或短尖，基部渐狭，两面均密生黑色腺点；侧脉纤细，锐角开出，边脉清晰可见，离边缘约0.5 mm；叶柄极短，长1.5～3 mm。穗状花序稠密，长达11.5 cm；花序轴有丝毛；花萼管长约3 mm；萼片阔而钝，有丝毛；花瓣膜质，近圆形，淡绿色，直径约3 mm；雄蕊苍黄色，很少为淡粉红色，长约13 mm。蒴果碗状或半球形，直径约5 mm，顶端截平形且略为收缩。

生境及分布：贵州西南部有零星引种栽培。

采收加工：全年均可采收，鲜用或晒干。

功能与主治：枝叶入药，祛风，化痰，消肿。主治感冒，咳喘，风湿痹痛，湿疹，跌打损伤。

附注：该种主要作为观赏植物引种栽培。

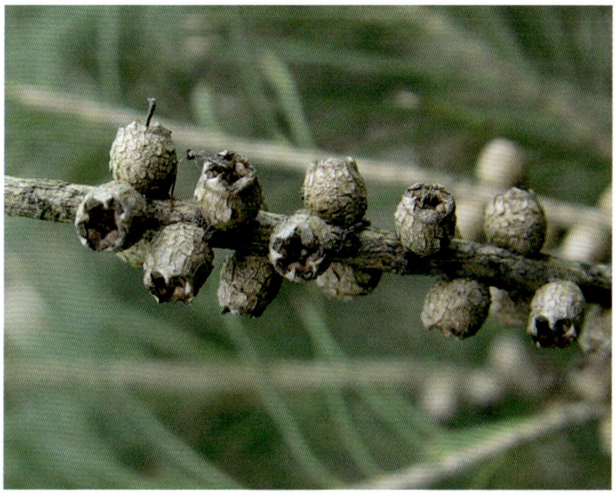

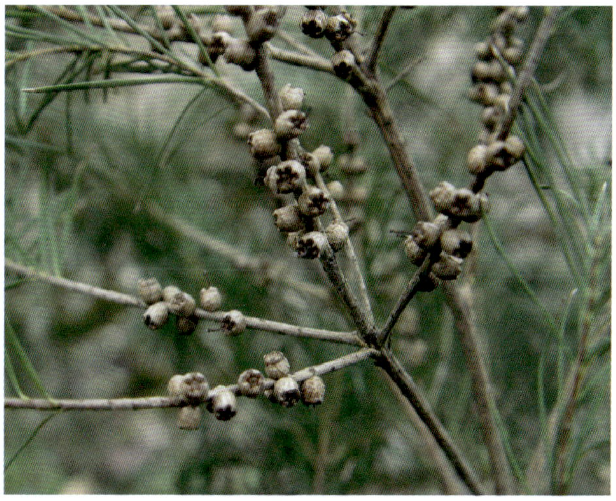

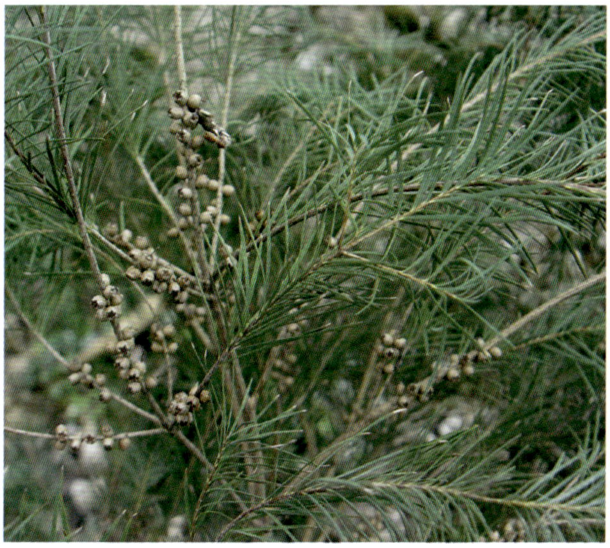

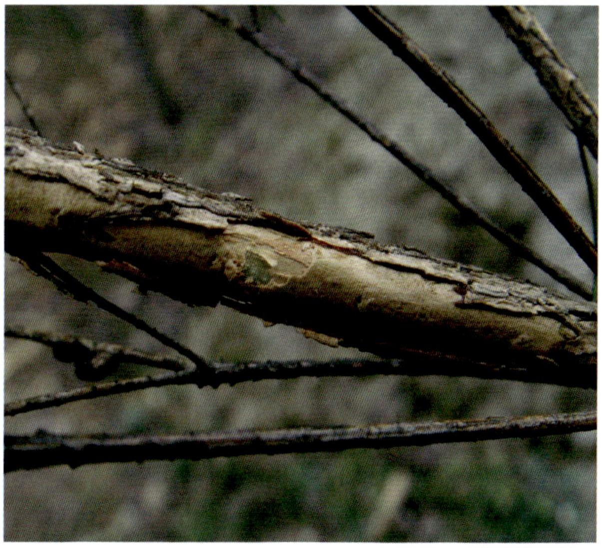

植物名称：子楝树 *Decaspermum gracilentum* (Hance) Merrill et L. M. Perry

别称：华夏子楝树、山稔

植物形态：灌木。嫩枝被灰色柔毛，圆柱形，纤细；老枝褐色，无毛。叶薄革质，椭圆形或卵状长圆形，有时为披针形，长4～7 cm，宽2～3 cm，先端渐尖，基部阔楔形或略圆，初时两面均被柔毛，以后变无毛，两面均有多数细小的腺点。花为腋生单花或4～6朵排成聚伞花序；花白色，直径约1 cm；花萼管被毛；萼片4枚，阔卵形，被微毛；花瓣4枚，卵形；雄蕊比花瓣略长；花柱比雄蕊短。浆果球形，直径约4 mm。

生境及分布：生于低、中海拔山坡灌丛中。分布于安龙、罗甸、荔波、望谟等地。

采收加工：根夏季、秋季采挖，洗净，切片晒干。叶全年均可采收，鲜用或晒干。

功能与主治：根入药，解毒止痢，止血；主治痢疾，肝炎，胃脘痛，腰肌劳损，月经不调。叶入药，理气化湿，解毒杀虫；主治风湿痹痛，跌打损伤。

附注：该种分布区域较狭窄，资源量较小，应加以保护。

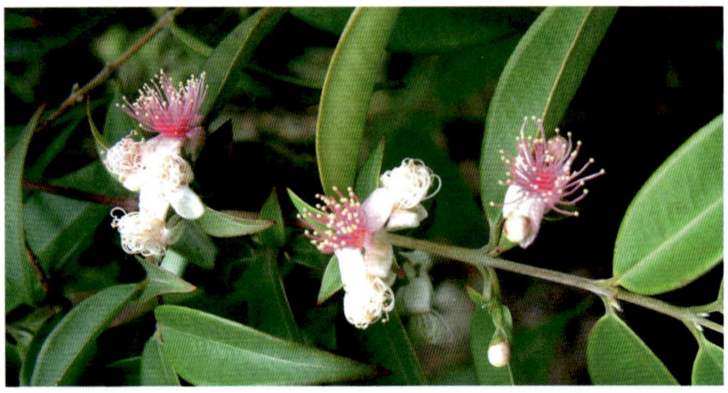

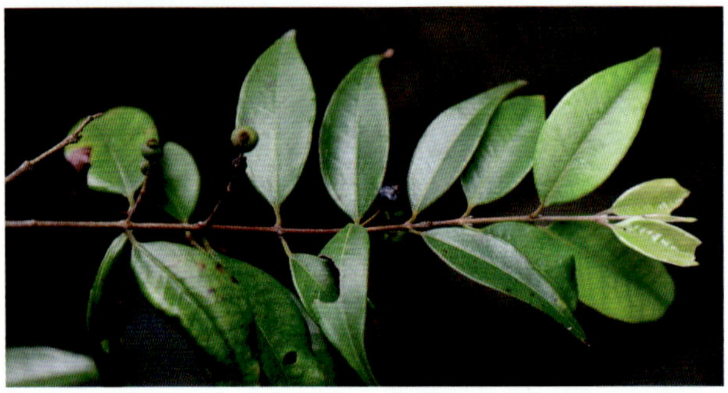

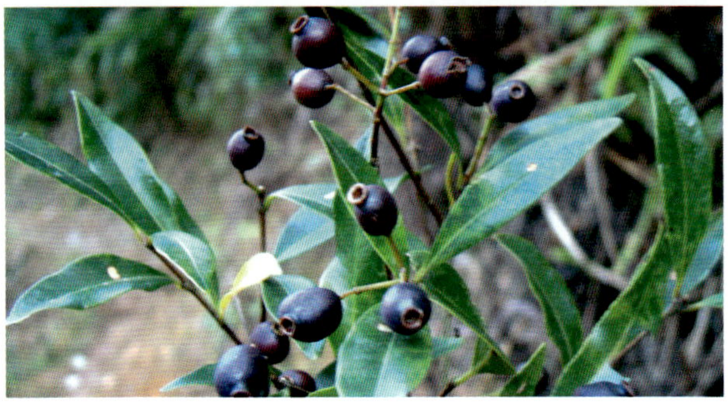

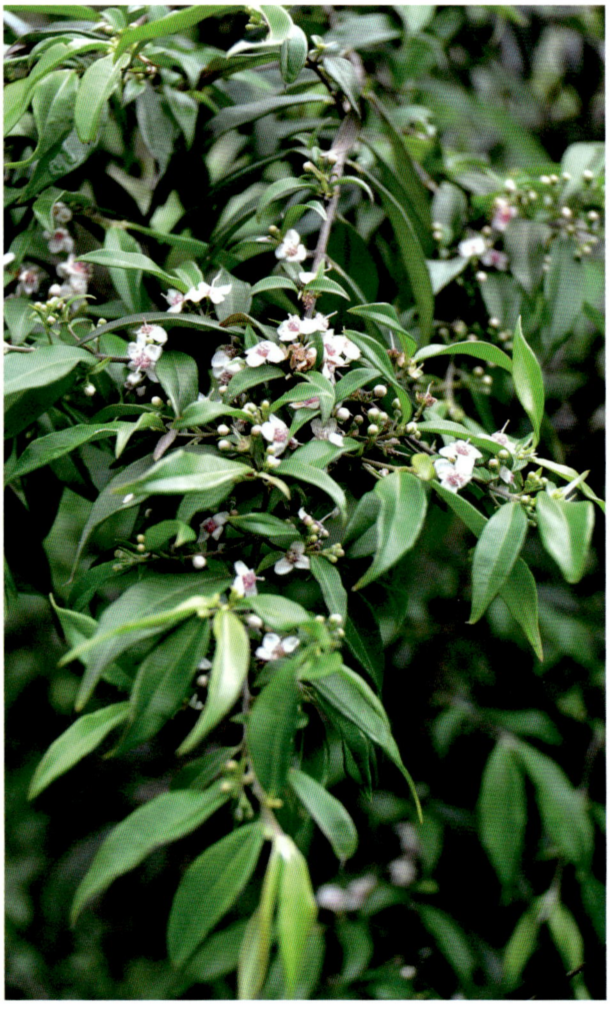

植物名称：赤桉 ***Eucalyptus camaldulensis*** **Dehnhardt**

别称：桉树

植物形态：大乔木，高25 m左右。树皮平滑，暗灰色，片状脱落；树干基部有宿存树皮；嫩枝圆形，最嫩部分略有棱。幼态叶对生，阔披针形，长6～9 cm，宽2.5～4 cm；成熟叶薄革质，狭披针形至披针形，长6～30 cm，宽1～2 cm，稍弯曲，两面均有黑色腺点。伞形花序腋生，有花5～8朵；花蕾卵形，长约8 mm；花萼管半球形；帽状体长约6 mm，近先端急剧收缩，尖锐；雄蕊长5～7 mm；花药椭圆形，纵裂。蒴果近球形；果缘突出2～3 mm；果瓣4枚，有时为3或5枚。花期8—12月。

生境及分布：望谟等地有零星栽培。

采收加工：果实成熟时采收，晒干。

功能与主治：果实入药，消积除疳。主治小儿疳积。

附注：该种栽培范围狭窄，资源量小，应加以保护。

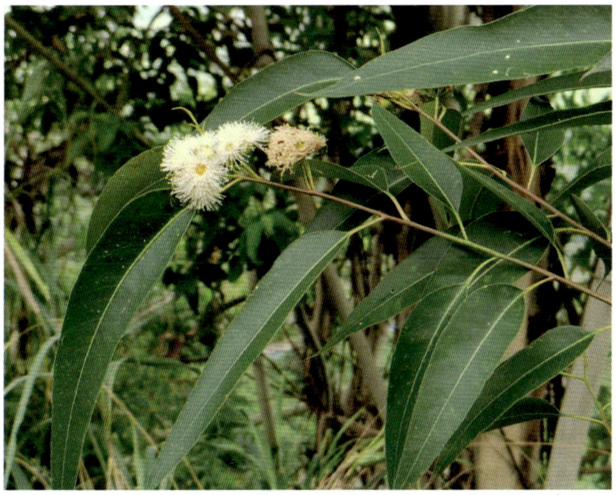
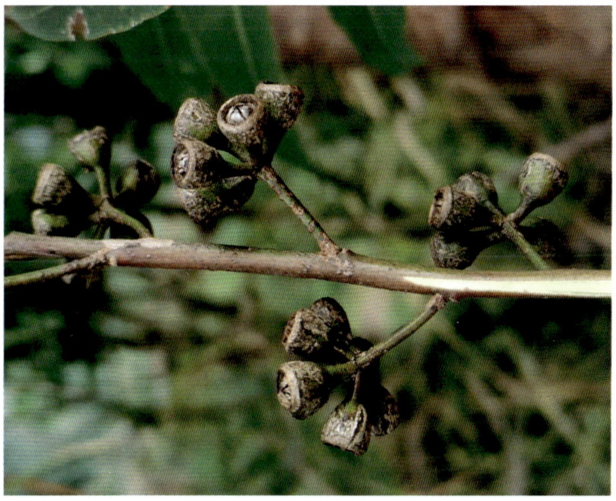
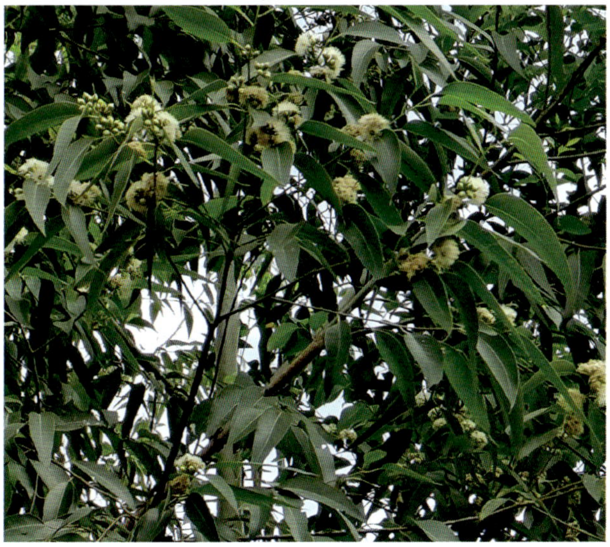
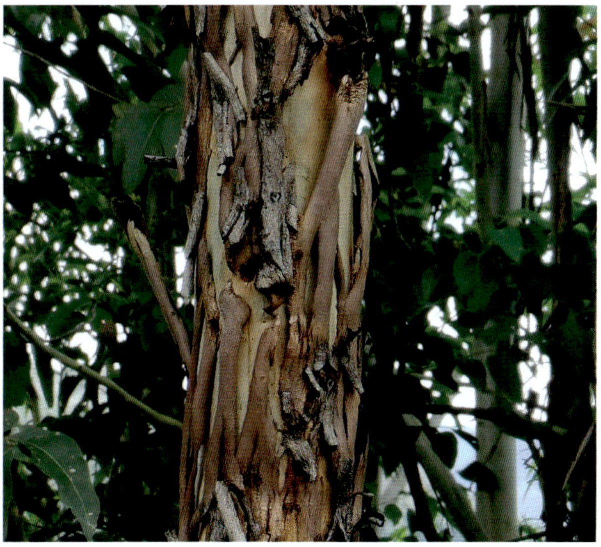

植物名称：短喙赤桉 *Eucalyptus camaldulensis* **Dehnhardt var.** ***brevirostris*** **(F. Mueller ex Miquel) Blakely**

植物形态：该种与原变种赤桉*Eucalyptus camaldulensis* Dehnhardt的区别在于花蕾长约5 mm；帽状体短而急尖，呈短喙状。果实也较小。

生境及分布：普安等地有零星栽培。

采收加工：果实成熟时采收，晒干。

功能与主治：果实入药，消积除疳。主治小儿疳积。

附注：该种栽培范围狭窄，资源量小，应加以保护。

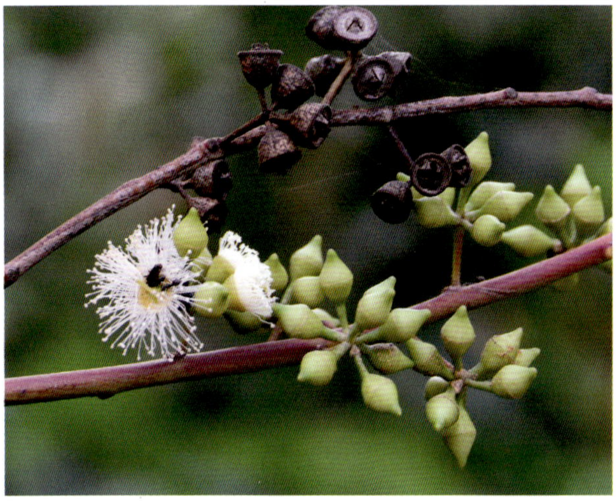
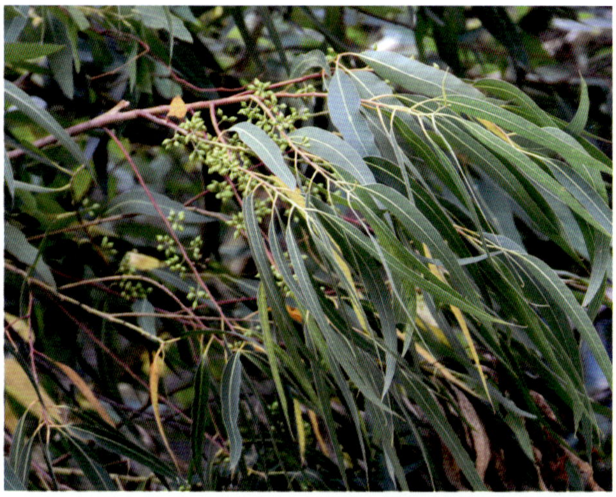
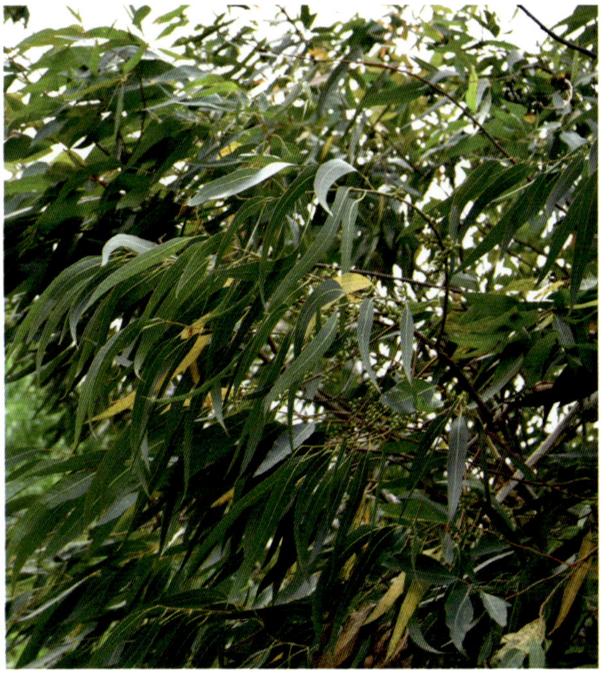
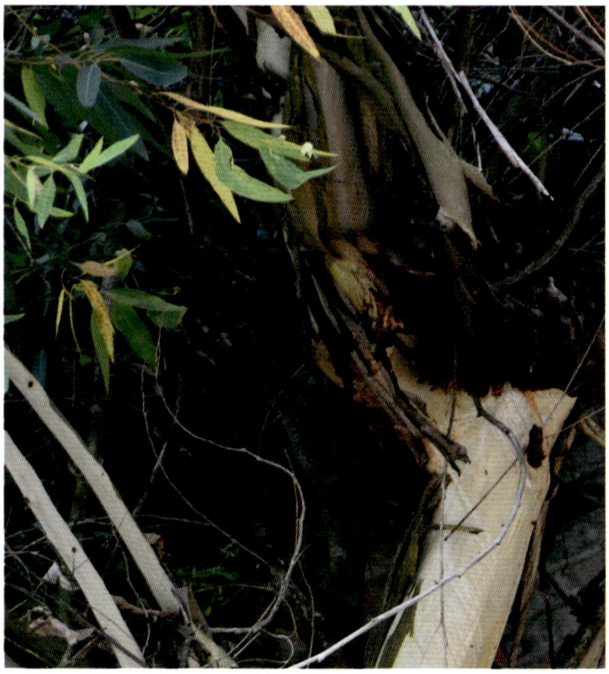

植物名称：蓝桉 *Eucalyptus globulus* Labillardière

别称：桉树、一口盅

植物形态：大乔木。树皮灰蓝色，片状剥落；嫩枝略有棱。幼态叶对生，卵形，基部心形，无柄，有白粉；成熟叶革质，披针形、镰状，长15～30 cm，宽1～2 cm，两面均有腺点。花大，单生或2～3朵聚生于叶腋；花梗无或极短；花萼管倒圆锥形，被白粉；帽状体稍扁平，中部为圆锥状突起，比花萼管短，外层平滑，早落。蒴果半球形，有4条棱，宽2～2.5 cm；果缘平而宽；果瓣不突出。

生境及分布：六枝、罗甸、三都、荔波、赤水，以及贵阳等地有栽培。

采收加工：叶全年均可采收，摘取老叶，阴干或鲜用。果实秋季采收，阴干。

功能与主治：叶、果实入药，疏风解热，防腐止痒。主治流行性感冒，流行性脑脊髓膜炎，咽喉肿痛，肺炎，急性、慢性肾盂肾炎，泄泻，痢疾，丝虫病，烧伤，烫伤。

附注：该种为《中华人民共和国药典》收载品种，栽培范围较广，资源量较大，可加以开发利用。

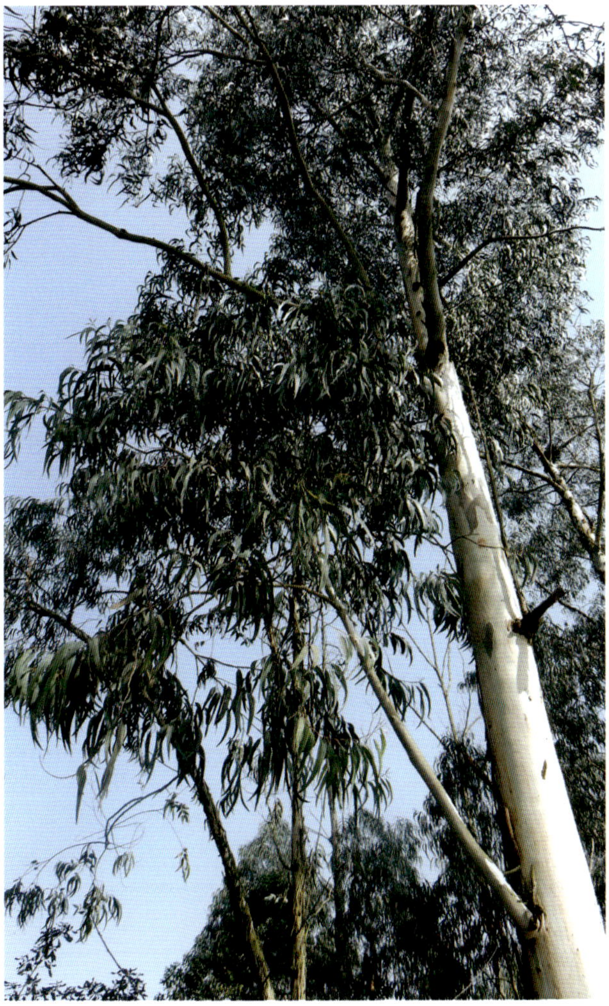

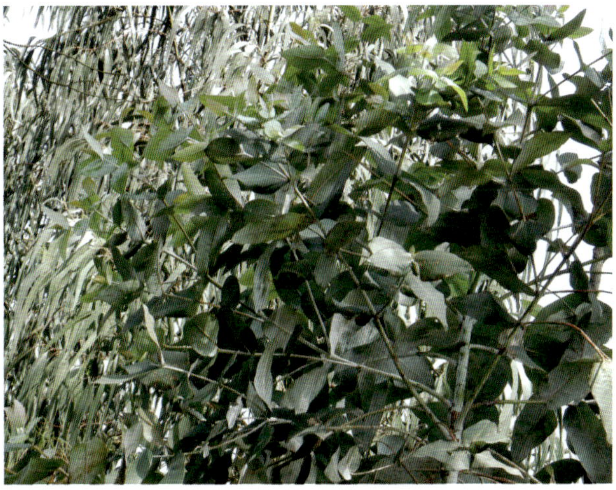

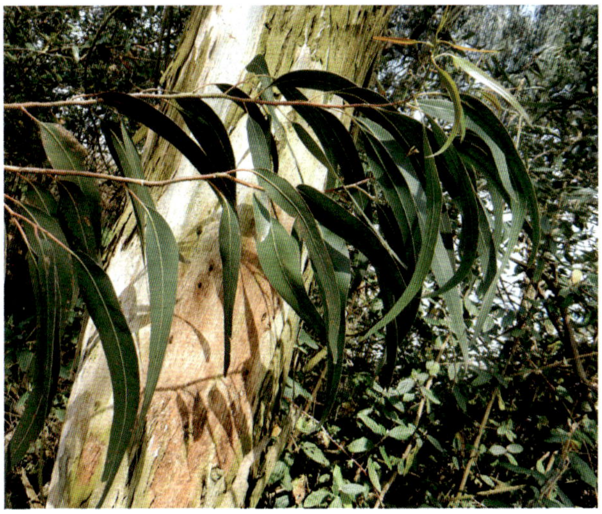

植物名称：桉 *Eucalyptus robusta* Smith

别称：大叶桉

植物形态：大乔木，高20 m左右。树皮宿存，深褐色，厚约2 cm，稍软松，有不规则斜裂沟；嫩枝有棱。幼态叶对生，厚革质，卵形，长约11 cm，宽达7 cm，有柄；成熟叶卵状披针形，厚革质，两侧不对等，长8～17 cm，宽3～7 cm，两面均有腺点。伞形花序粗大，有花4～8朵；花蕾长1.4～2 cm，宽7～10 mm；花萼管半球形或倒圆锥形；帽状体约与花萼管同长，先端收缩成喙。蒴果卵状壶形，长1～1.5 cm，上半部略收缩，蒴口稍扩大；果瓣3～4枚，深藏于花萼管内。

生境及分布：锦屏、六枝、望谟、册亨、罗甸、荔波、赤水、仁怀等地有栽培。

采收加工：叶全年均可采收，摘取老叶，阴干或鲜用。果实春季、冬季采收，晒干。

功能与主治：叶、果实入药，疏风解热，防腐止痒。主治咽喉肿痛，肺炎，流行性感冒，流行性脑脊髓膜炎，急性、慢性肾盂肾炎，泄泻，痢疾，丝虫病，烧伤，烫伤。

附注：该种为《中华人民共和国药典》收载品种，栽培范围较广，资源量较大，可加以开发利用。

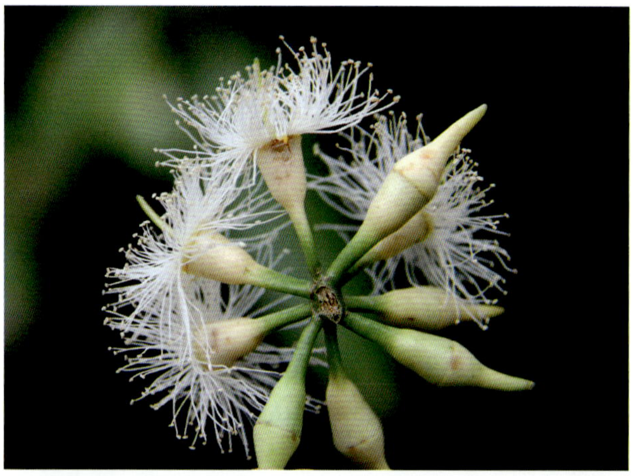
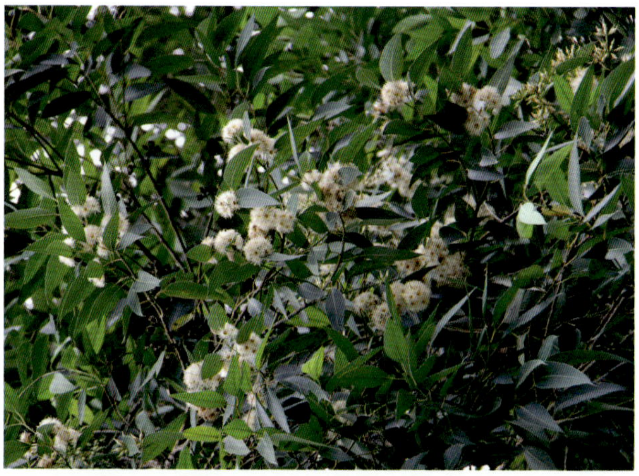
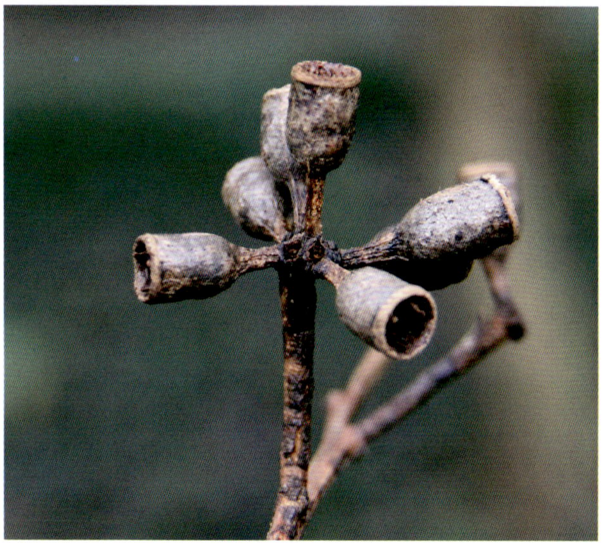
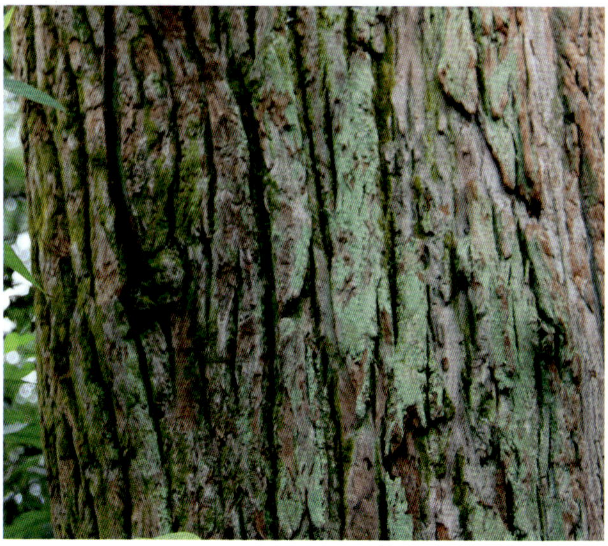

植物名称：细叶桉 *Eucalyptus tereticornis* Smith

别称：小叶桉

植物形态：大乔木，高25 m左右。树皮平滑，灰白色，长片状脱落；树干基部有宿存的树皮；嫩枝圆形，纤细，下垂。幼态叶卵形至阔披针形，宽达10 cm；成熟叶狭披针形，长10 ~ 25 cm，宽1.5 ~ 2 cm，稍弯曲，两面均有细腺点。伞形花序腋生，有花5 ~ 8朵；花蕾长卵形；花萼管长2.5 ~ 3 mm，宽4 ~ 5 mm；帽状体长7 ~ 10 mm，渐尖。蒴果近球形；果缘突出花萼管2 ~ 2.5 mm；果瓣4枚。

生境及分布：册亨、望谟、晴隆、罗甸、荔波、独山，以及遵义等地有栽培。

采收加工：叶全年均可采收，鲜用或阴干。果实春季、冬季采收，晒干。

功能与主治：叶、果实入药，疏风解热，止痒。主治咽喉肿痛，肺炎，急性、慢性肾盂肾炎，流行性感冒，流行性脑脊髓膜炎，泄泻，痢疾，丝虫病，烧伤，烫伤。

附注：该种栽培范围较广，资源量较大，可大量开发利用。

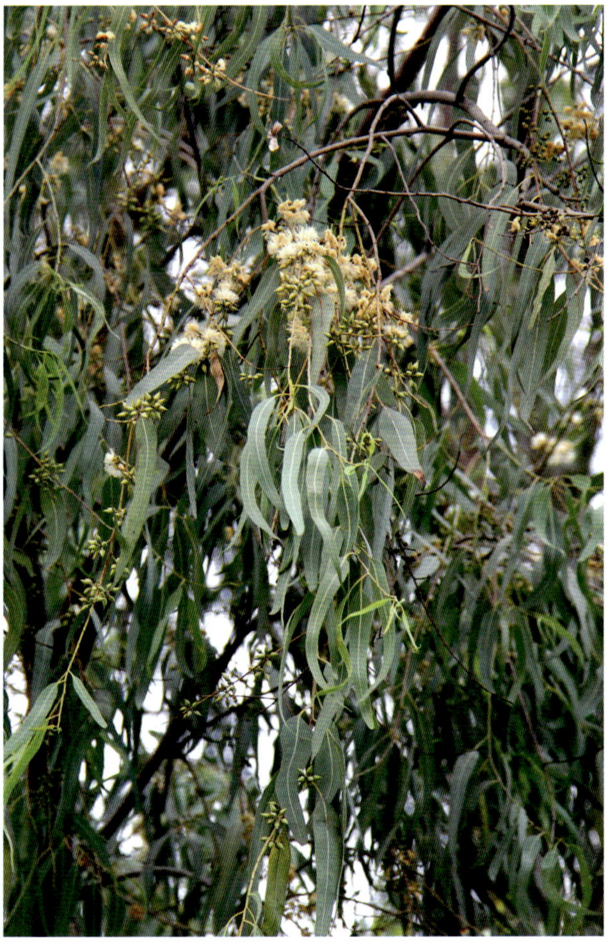

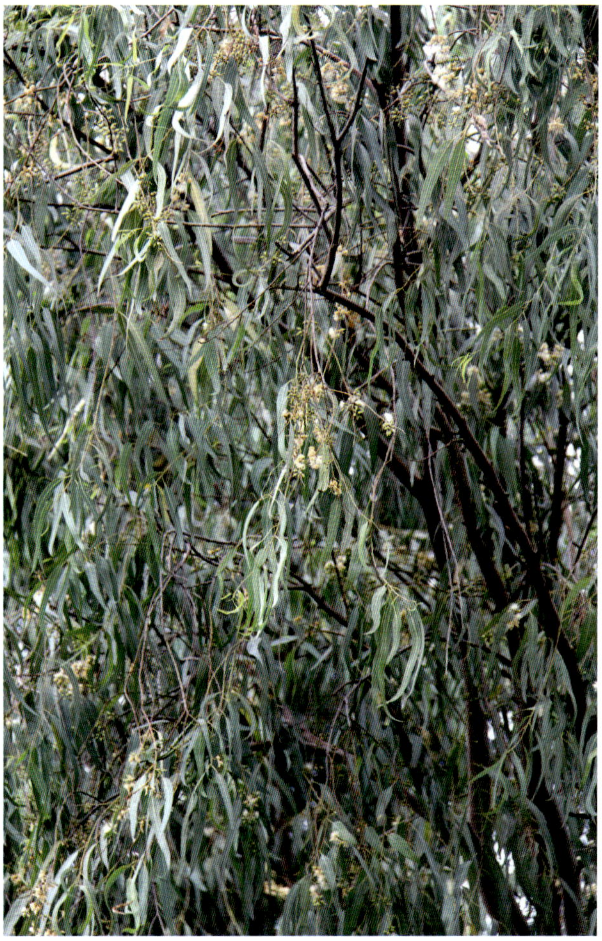

植物名称：白千层 *Melaleuca cajuputi* Powell subsp. *cumingiana* (Turczaninow) Barlow

植物形态：乔木，高18 m左右。树皮灰白色，厚而松软，呈薄层状剥落；嫩枝灰白色。叶互生，革质，披针形或狭长圆形，长4～10 cm，宽1～2 cm，两端尖，具多油腺点，香气浓郁；基出脉3～5(~7)条；叶柄极短。花白色，密集生于枝顶，在枝顶组成穗状花序，长达15 cm；花序轴常有短毛；花萼管卵形，长约3 mm，有毛或无毛；萼齿5枚，圆形，长约1 mm；花瓣5枚，卵形，长2～3 mm，宽约3 mm；雄蕊长约1 cm，常5～8枚连合成束；花柱线形，比雄蕊略长。蒴果近球形，直径5～7 mm。花期每年多次。

生境及分布：贵州有零星引种栽培。

采收加工：全年均可采收，阴干。

功能与主治：叶入药，芳香解表，祛风止痛；主治感冒发热，风湿关节痛，神经痛，肠炎，腹泻，过敏性皮炎，湿疹。树皮入药，安神；主治神经衰弱，失眠。

附注：该种主要作为观赏植物引种栽培。

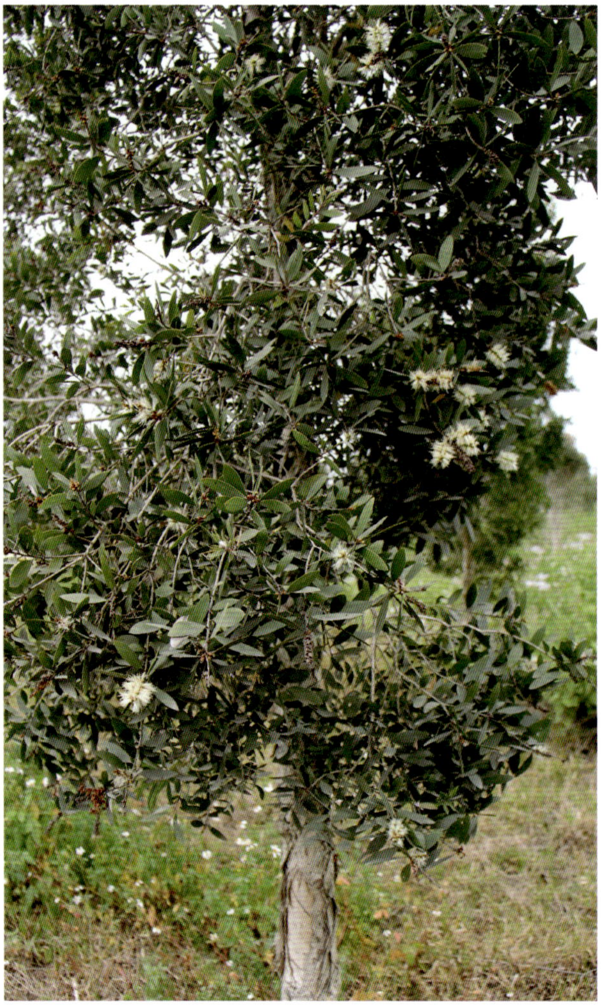

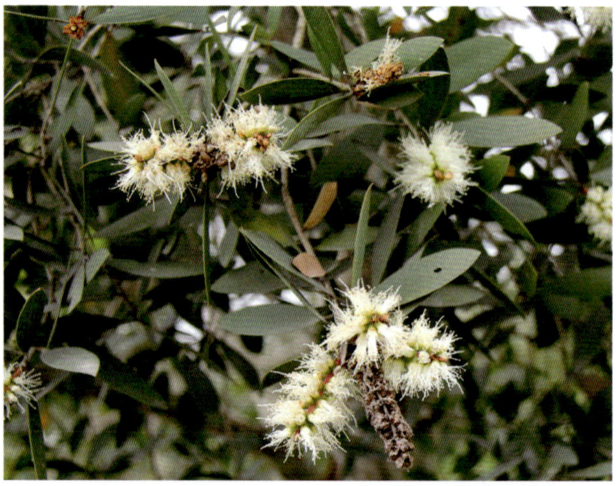

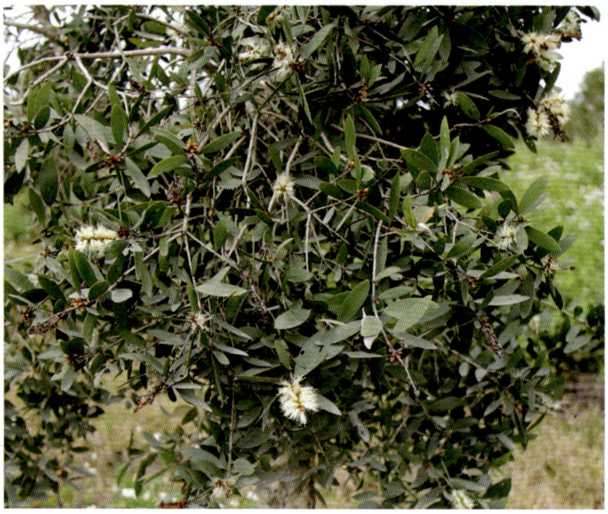

植物名称：番石榴 *Psidium guajava* Linnaeus

别称：芭乐、鸡屎果

植物形态：乔木，高约13 m。树皮平滑，灰色，片状剥落；嫩枝有棱，被毛。叶革质，长圆形至椭圆形，长6～12 cm，宽3.5～6 cm，先端急尖或钝，基部近圆形，上面稍粗糙，下面有毛。花单生或2～3朵排列成聚伞花序；花萼管钟形，有毛；花萼帽近圆形，不规则裂开；花瓣长1～1.4 cm，白色。浆果球形、卵圆形或梨形，长3～8 cm，顶端有宿存萼片；果肉白色、黄色；胎座肥大，肉质，淡红色。种子多数。

生境及分布：安龙、兴义、望谟、罗甸、册亨等地有栽培或野生。

采收加工：叶夏季、秋季采收，鲜用。果实秋季成熟时采收，晒干。树皮、根全年均可采收，洗净，晒干。

功能与主治：叶入药，消肿止血，敛疮；主治跌打损伤，外伤出血，臁疮久不愈合。果实入药，健脾消积，涩肠止泻；主治泄泻，痢疾，小儿消化不良。树皮入药，收涩止泻，敛疮；主治泄泻，痢疾。根入药，收涩止泻，止痛敛疮；主治泄泻，脘腹疼痛，脱肛，牙痛，糖尿病，疮疡，蛇虫咬伤。

附注：该种为《贵州省中药材民族药材质量标准》收载品种，有一定野生资源量，可发展种植以开发利用。

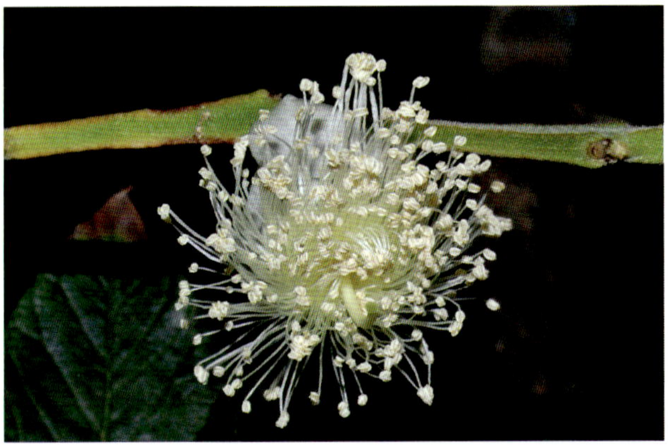
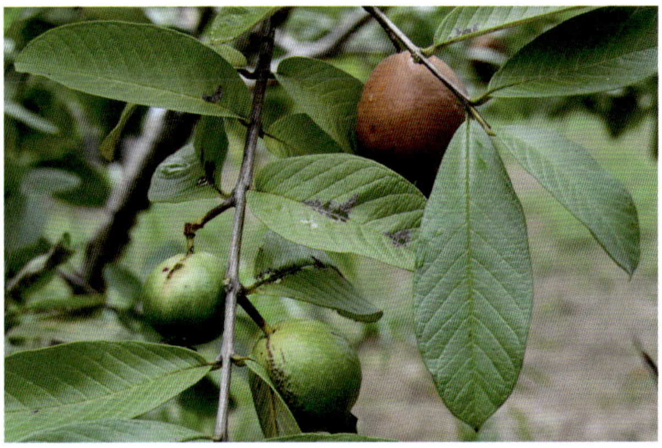
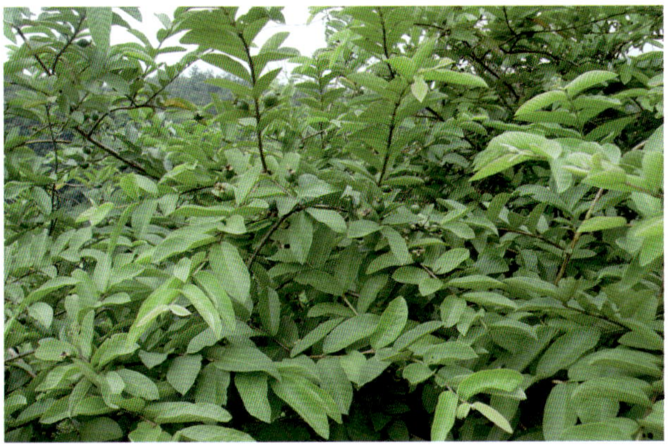
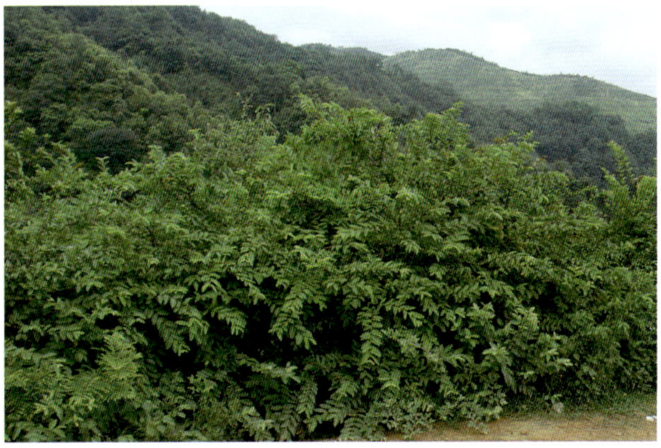

植物名称：桃金娘 *Rhodomyrtus tomentosa* (Aiton) Hasskarl

别称：山稔子、岗稔

植物形态：灌木，高1～2 m。嫩枝有灰白色柔毛。叶对生，革质，椭圆形或倒卵形，长3～8 cm，宽1～4 cm，先端圆或钝，常微凹入，有时稍尖，基部阔楔形，上面初时有毛，后变无毛，发亮，下面有灰色茸毛。花有长梗，常单生，紫红色，直径2～4 cm；花萼管倒卵形，有灰茸毛；萼片5枚，近圆形，宿存；花瓣5枚，倒卵形。浆果卵状壶形，长1.5～2 cm，宽1～1.5 cm，成熟时紫黑色。种子每室2列。花期4—5月。

生境及分布：生于山坡灌丛中。分布于罗甸、荔波等地。

采收加工：根、叶全年均可采收，鲜用或晒干。果实秋季成熟时采收，晒干。花5—7月采收，晒干。

功能与主治：根入药，祛风除湿，止血止痛；主治肝炎，崩漏，胃痛，风湿关节痛，疝气。叶入药，利湿止泻，生肌止血；主治头痛，泄泻，疳积，外伤出血，疮疖。果实入药，养血，止血，涩肠，固精；主治血虚，吐血，鼻衄，便血，痢疾，脱肛，遗精。花入药，行血；主治痰咳咯血。

附注：该种分布区域较狭窄，资源量较小，应加以保护。

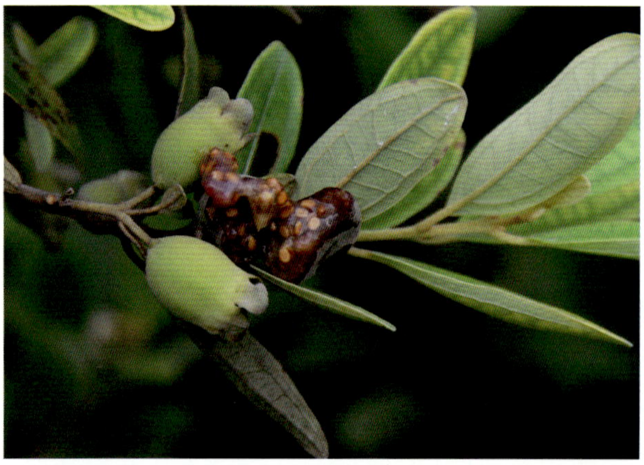
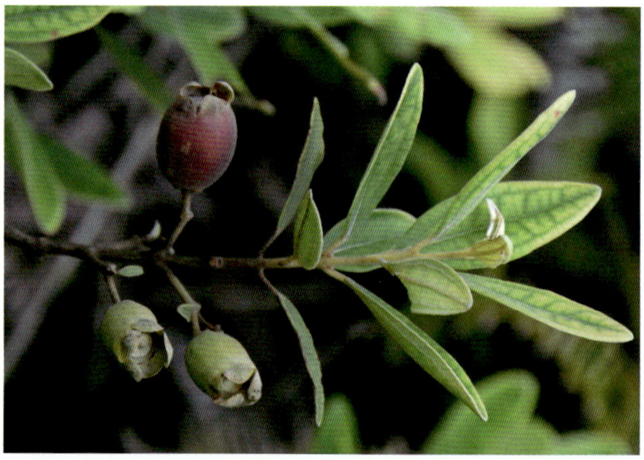
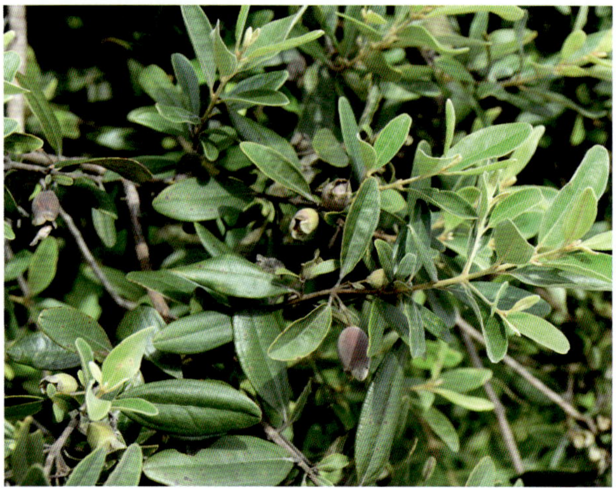
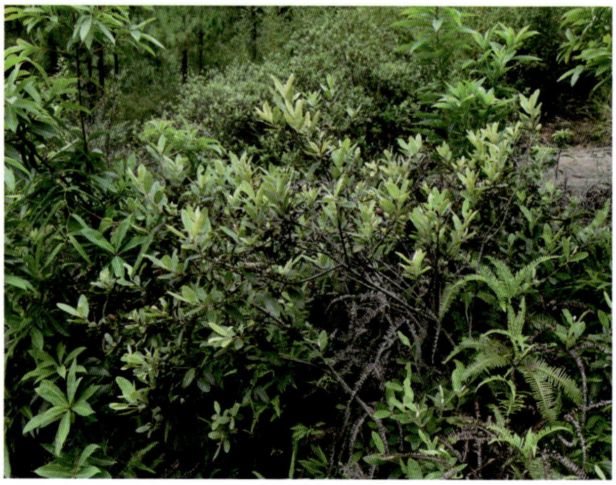

植物名称：华南蒲桃 ***Syzygium austrosinense*** **(Merrill et L. M. Perry) Hung T. Chang et R. H. Miao**

植物形态：灌木至小乔木，高达10 m。嫩枝有4条棱，干后褐色。叶革质，椭圆形，长4 ~ 7 cm，宽2 ~ 3 cm，先端尖锐或稍钝，基部阔楔形，干后上面绿褐色且有腺点，下面同色，也有腺点。聚伞花序顶生或近顶生，长1.5 ~ 2.5 cm；花蕾倒卵形，长约4 mm；花萼管倒圆锥形；萼片4枚，短三角形；花瓣分离，倒卵圆形。果实球形，宽6 ~ 7 mm。花期6—8月。

生境及分布：生于灌丛或常绿林中。分布于梵净山及荔波等地。

采收加工：全年均可采收，鲜用或晒干。

功能与主治：全株入药，收敛。主治泄泻。

附注：该种分布区域较狭窄，资源量较小，应加以保护。

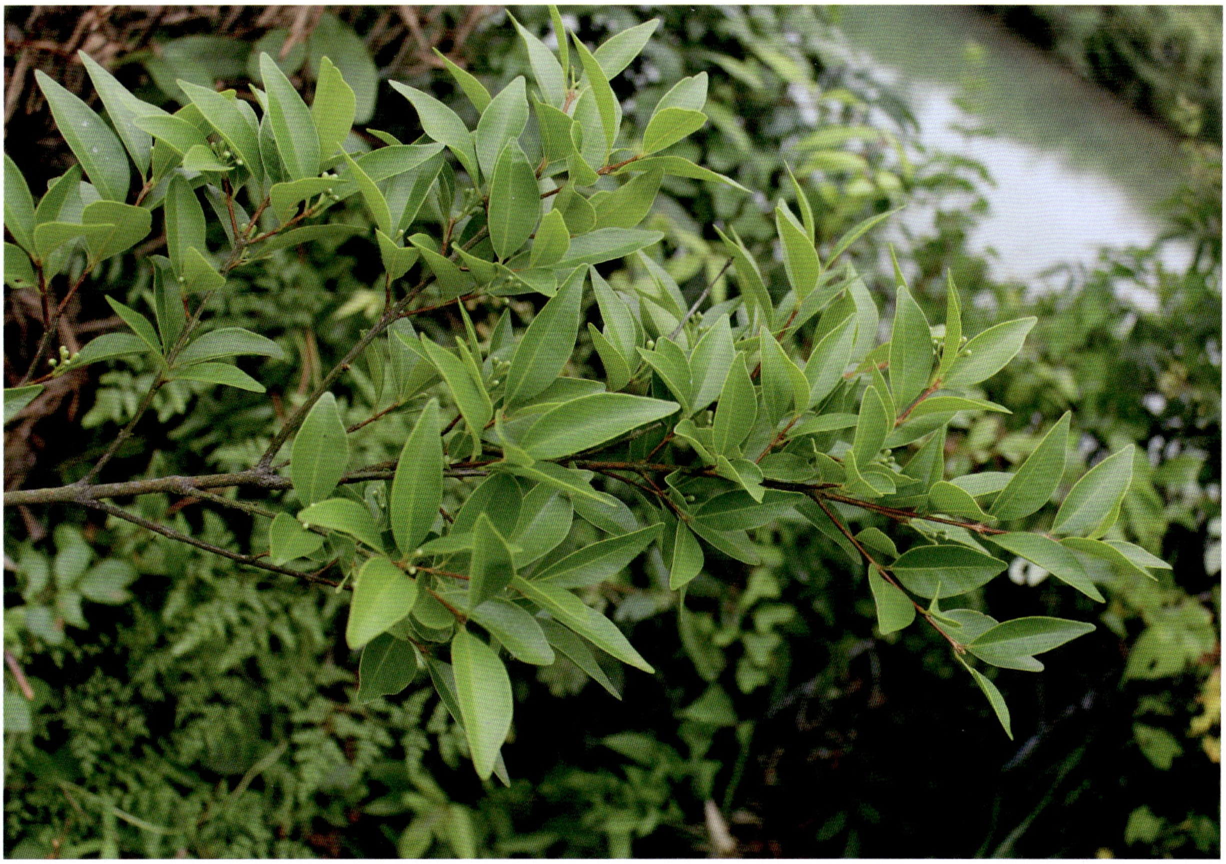

植物名称：赤楠 *Syzygium buxifolium* Hooker et Arnott

别称：鱼鳞木、牛金子、黄杨叶蒲桃

植物形态：灌木或小乔木。嫩枝有棱，干后黑褐色。叶革质，阔椭圆形至椭圆形，有时阔倒卵形，长1.5～3 cm，宽1～2 cm，先端圆或钝，有时有钝尖头，基部阔楔形或钝，干后上面暗褐色，无光泽，下面稍浅色，有腺点。聚伞花序顶生，长约1 cm，有花数朵；花蕾长约3 mm；花萼管倒圆锥形；萼齿浅波状；花瓣4枚，分离。果实球形，直径5～7 mm。花期6—8月。

生境及分布：生于疏林或灌丛中。分布于江口、锦屏、罗甸、荔波、龙里，以及遵义、贵阳等地。

采收加工：根夏季、秋季采挖，洗净，切片晒干。叶全年均可采收，鲜用或晒干。

功能与主治：根、叶入药，益肾定喘，健脾利湿，祛风活血，解毒消肿。主治喘咳，尿路结石，痢疾，肝炎，风湿痹痛，浮肿，跌打损伤。

附注：该种分布区域较狭窄，资源量较小，应加以保护。

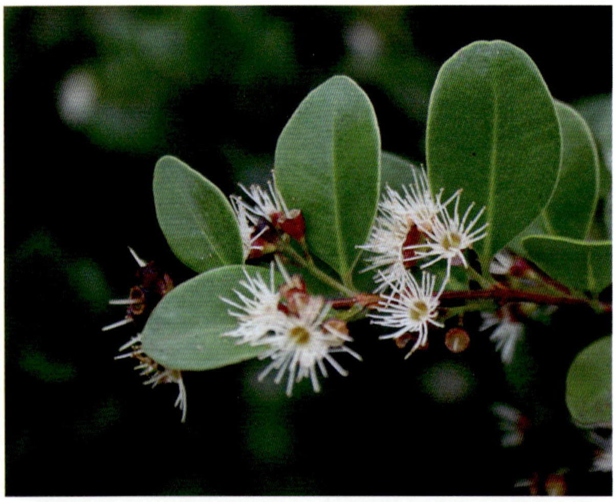

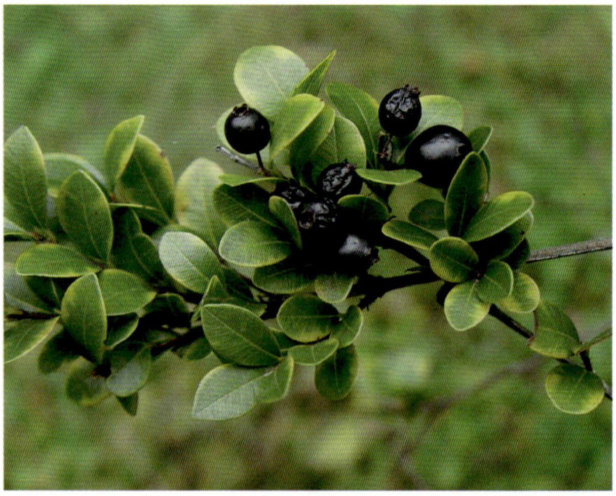

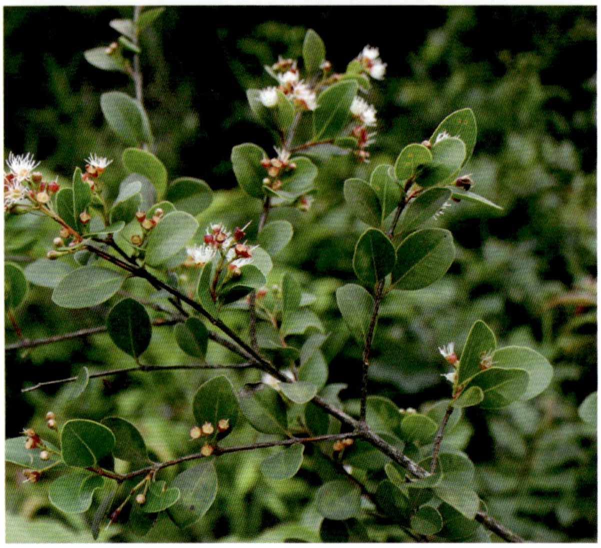

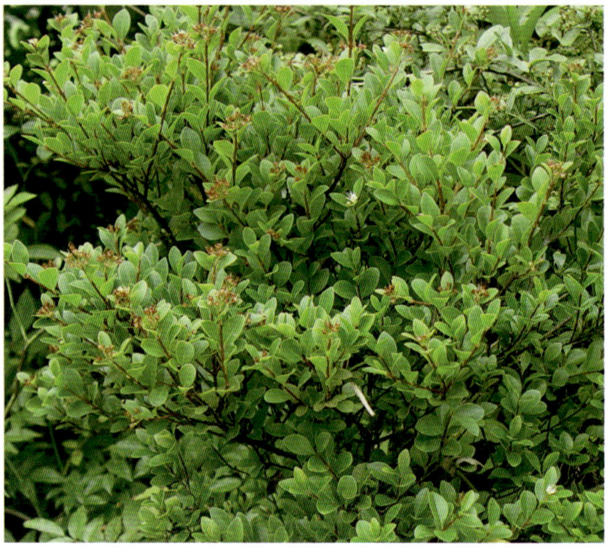

植物名称：簇花蒲桃 *Syzygium fruticosum* Roxburgh ex Candolle

植物形态：乔木，高12 m左右。嫩枝压扁或有槽，干后暗褐色，老枝灰白色。叶薄革质，狭椭圆形至椭圆形，长9 ~ 13 cm，宽3.5 ~ 5.5 cm，先端渐尖，基部阔楔形或略圆，干后上面褐色，发亮，多腺点，下面红褐色，多腺点。圆锥花序生于无叶老枝上，长4 ~ 7 cm；花无梗，5 ~ 7朵簇生于第三级花序梗上；花萼管倒圆锥形；萼齿不明显；花瓣4枚，分离，圆形。果实球形，直径约6 mm，成熟时红色。种子1枚。花期5月。

生境及分布：生于海拔450 ~ 1200 m的疏林中。分布于兴义、安龙等地。

采收加工：夏季、秋季剥取，晒干。

功能与主治：树皮入药，驱蛔。主治蛔虫腹痛。

附注：该种分布区域狭窄，野生资源量小，应加以保护。

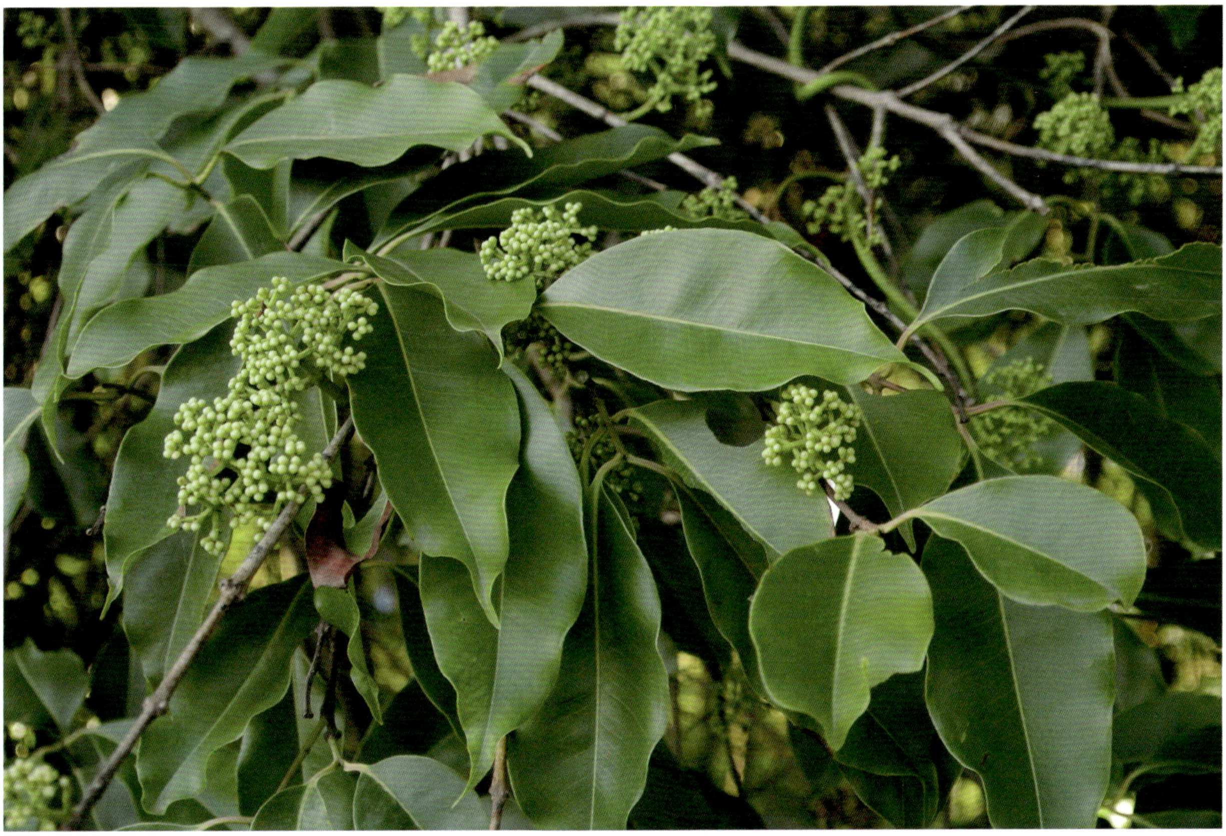

植物名称：贵州蒲桃 *Syzygium handelii* Merrill et L. M. Perry

植物形态：灌木，高2 m左右。嫩枝有4条棱，干后黄褐色。叶革质，披针形或狭窄长圆形，长3～6.5 cm，宽1～1.8 cm，先端渐狭窄而有一钝头，基部楔形，干后上面褐绿色，略有光泽，下面黄褐色，有腺点；侧脉多而密；叶柄长3～4 mm。圆锥花序顶生，长2～4 cm；花序轴有棱；苞片短小；花萼管倒圆锥形，长约3 mm，平滑，上部截形；萼齿不明显；花瓣通常4枚，分离，阔倒卵形，长约3 mm；雄蕊长5～8 mm；花柱长约7 mm。果实球形。花期5—6月。

生境及分布：生于海拔900 m以下的灌丛中。分布于安龙、荔波、锦屏等地。

采收加工：根夏季、秋季采挖，洗净，切片晒干。叶全年均可采收，鲜用或晒干。

功能与主治：根、叶入药，益肾定喘，健脾利湿，祛风活血，解毒消肿。主治喘咳，尿路结石，痢疾，肝炎，风湿痹痛，浮肿，跌打损伤。

附注：该种分布区域较窄，资源量较小，应加以保护。

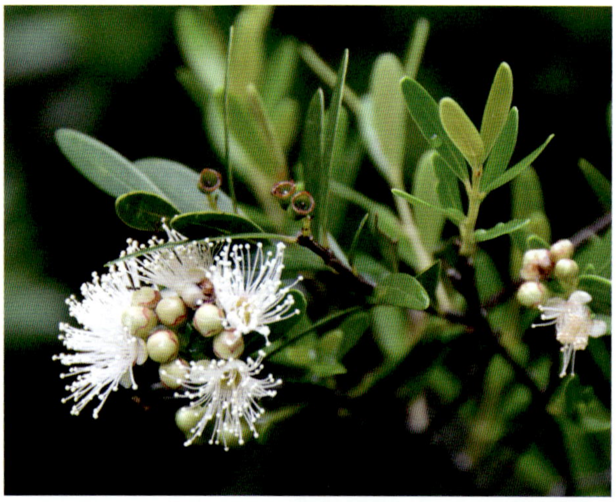
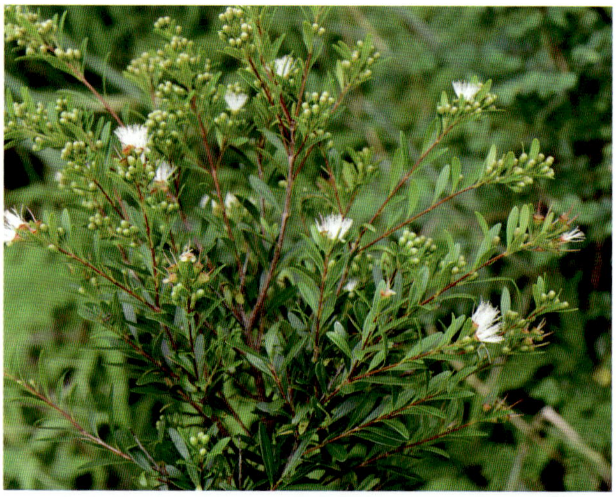
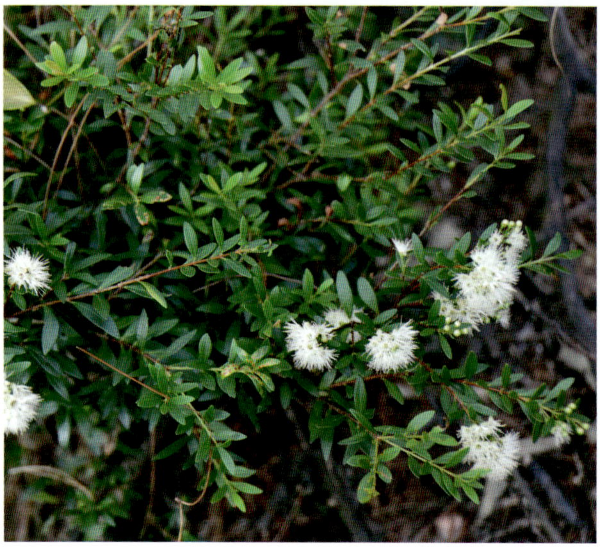
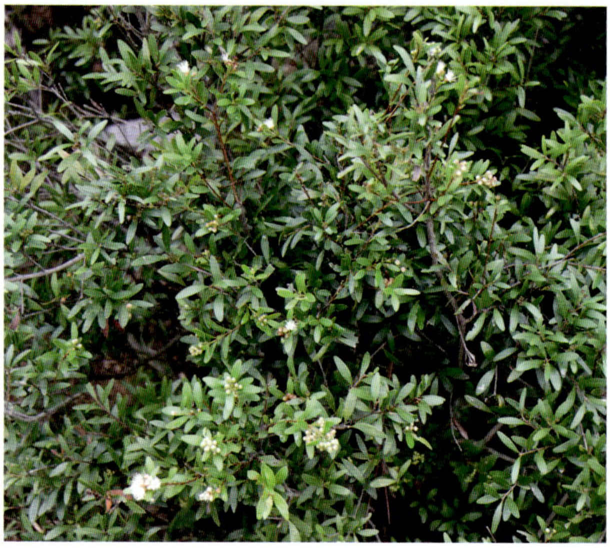

植物名称：蒲桃 *Syzygium jambos* (Linnaeus) Alston

别称：广东葡桃

植物形态：乔木，高10 m左右。主干极短，广分枝；小枝圆形。叶革质，披针形或长圆形，长12 ~ 25 cm，宽3 ~ 4.5 cm，先端长渐尖，基部阔楔形，上面具多数透明细小的腺点。聚伞花序顶生，有花数朵；花白色，直径3 ~ 4 cm；花萼管倒圆锥形；萼齿4枚，半圆形；花瓣分离，阔卵形。果实球形，直径3 ~ 5 cm；果皮肉质，成熟时黄色，有油腺点。种子1 ~ 2枚，多胚。

生境及分布：生于低山沟谷的灌丛中。分布于赤水、罗甸等地。

采收加工：根皮夏季、秋季剥取，洗净，晒干。果实6—8月成熟时采收，晒干。

功能与主治：根皮、果实入药，凉血收敛。主治刀伤，泄泻，痢疾。

附注：该种分布区域狭窄，野生资源量小，应加以保护。

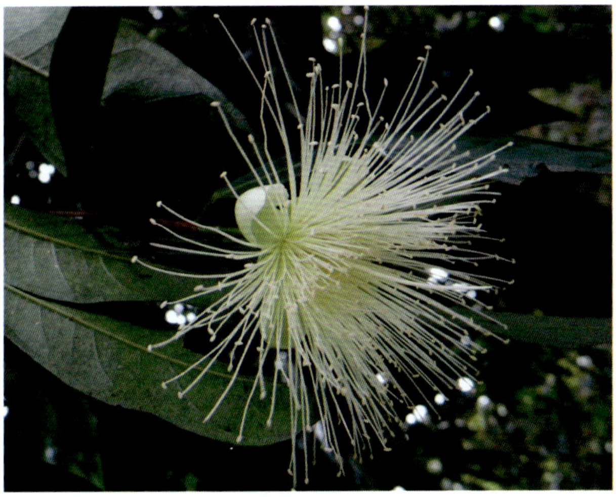
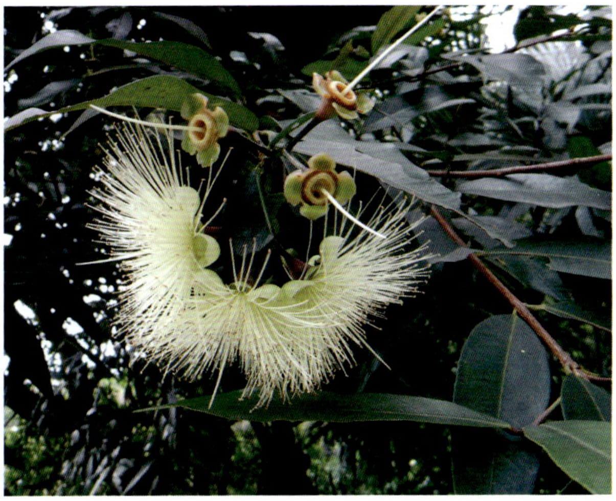
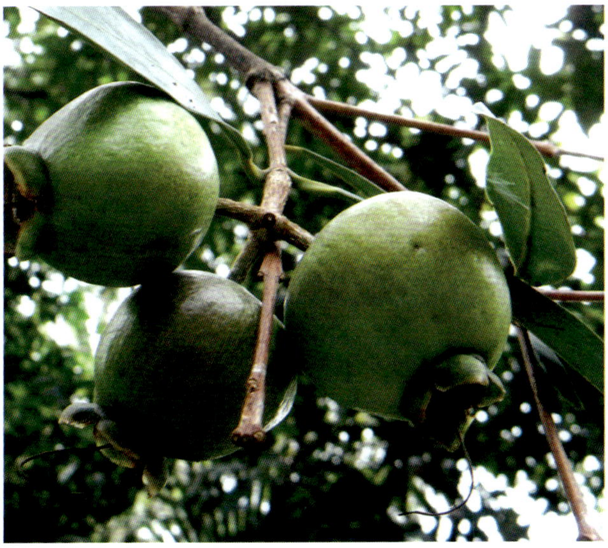
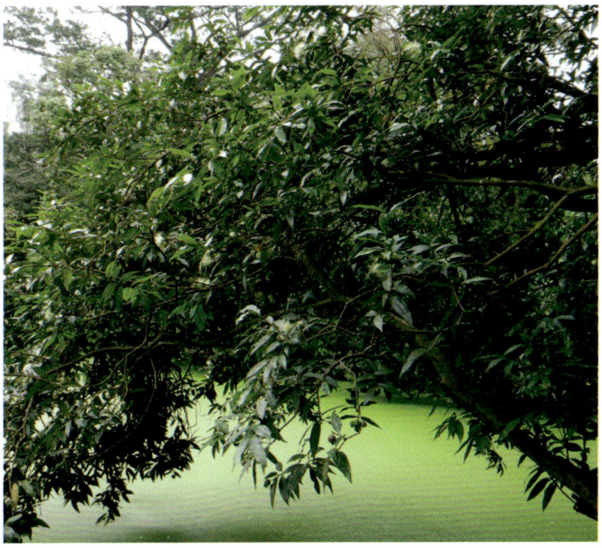

野牡丹科 Melastomataceae

草本、灌木或小乔木，直立或攀缘。单叶，对生或轮生，边缘具锯齿或全缘，通常有3～5(~7)条基出脉，稀9条，极少为羽状脉；叶柄有或无；托叶无。花两性，辐射对称，通常为4～5数；聚伞花序、伞形花序、伞房花序，或由上述花序再组成的圆锥花序或蝎尾状聚伞花序，稀单生；苞片有或无；小苞片对生，常早落；花萼漏斗形、钟形或杯形，常具4条棱；花瓣通常具鲜艳的颜色，着生于花萼管喉部，与萼片互生；雄蕊数目为花瓣数目的1倍或同数；花丝丝状，常向下渐粗；花药2室；子房下位或半下位，稀上位；花柱单一；中轴胎座或特立中央胎座，稀侧膜胎座；胚珠多数。蒴果或浆果，通常顶孔开裂。

本科有156～166属4500种，分布于热带及亚热带。我国有21属144种，主要分布于长江流域以南各地。

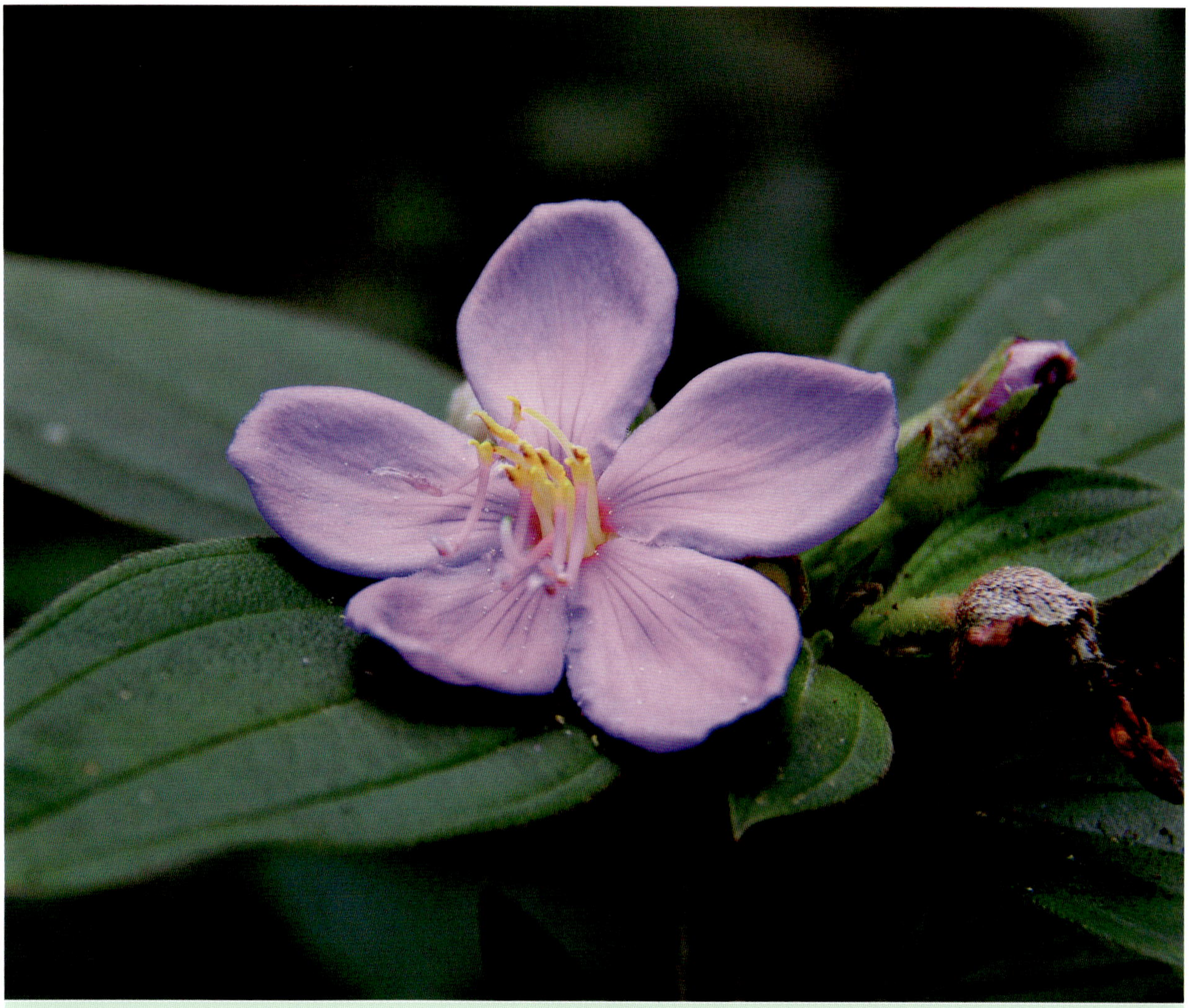

野牡丹 *Melastoma malabathricum* Linnaeus

植物名称：柏拉木 *Blastus cochinchinensis* Loureiro

别称：崩疮药、黄金梢

植物形态：灌木，高0.6 ~ 3 m。茎圆柱形，分枝多，幼时密被黄褐色小腺点，以后脱落。叶纸质或近坚纸质，披针形、狭椭圆形至椭圆状披针形，顶端渐尖，基部楔形，长6 ~ 12(~18) cm，宽2 ~ 4(~5) cm，边缘具极不明显的小浅波状齿或全缘，具3 ~ 5条基出脉，上面疏被小腺点，以后脱落。伞房状聚伞花序，腋生；花萼钟状漏斗形，密被小腺点；花瓣4 ~ 5枚，白色至粉红色，卵形；子房坛形，下位，4室，顶端具4枚小突起，疏被小腺点。蒴果椭圆形，4裂，为宿存花萼包围；宿存花萼与果实等长，檐部平截形，被小腺点。

生境及分布：生于海拔600 m左右的阔叶林中。分布于册亨等地。

采收加工：根秋季、冬季采挖，洗净，切片鲜用或晒干。叶秋季采收，鲜用或晒干。

功能与主治：根、叶入药，收敛止血，清热解毒。主治崩漏，月经过多，肠炎，腹泻，风湿骨痛，肝硬化，疮疡肿毒，烫伤，烧伤，跌打损伤，外伤出血，湿疹。

附注：该种分布区域狭窄，野生资源量小，应加以保护。

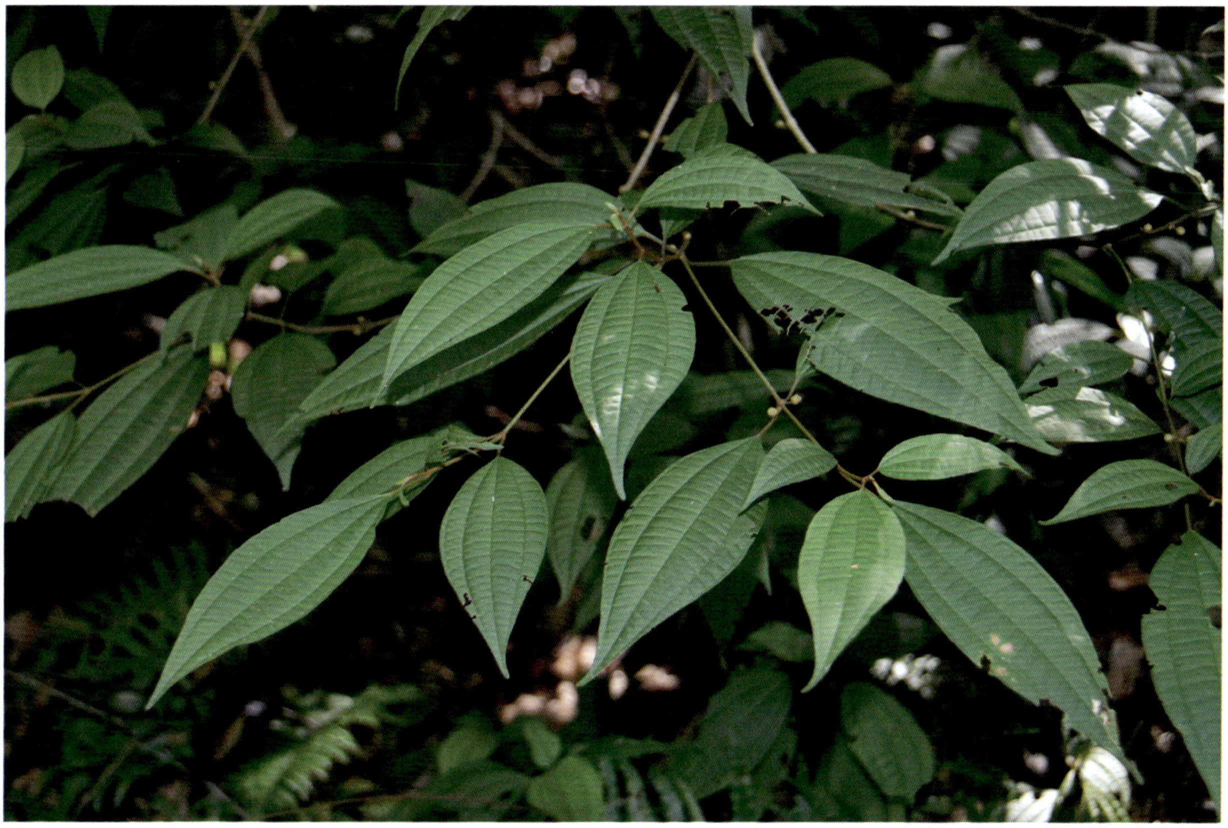

植物名称：少花柏拉木 *Blastus pauciflorus* (Bentham) Guillaumin

别称：匙萼柏拉木、黔桂野锦香、巨萼柏拉木

植物形态：灌木，高30～150 cm。茎圆柱形，分枝多，幼时密被锈色微柔毛和疏小腺点。叶纸质，卵形或披针状卵形，顶端渐尖，基部心形至圆形，长6.5～14 cm，宽2～7 cm，边缘具细浅波状齿或全缘，具5条基出脉，上面近无毛。聚伞花序再组成圆锥花序，顶生，长4.5～9 cm，宽3～6 cm，被微柔毛及疏小腺点；花萼漏斗形，具4条棱；萼片匙形；花瓣粉红色至紫红色，长圆形，顶端渐尖；子房半下位，卵形，顶端具4枚小突起，无毛。蒴果椭圆形，4纵裂，被宿存花萼包围；宿存花萼顶端平截形，被小腺点。

生境及分布：生于海拔700～1500 m的山坡疏林下或灌丛中。分布于雷山、都匀、独山、龙里等地。

采收加工：夏季、秋季采收，鲜用或晒干。

功能与主治：叶入药，止血，止带。主治外伤出血，带下病。

附注：*Flora of China*将匙萼柏拉木的拉丁名*Blastus cavaleriei* H. Léveillé et Vaniot和巨萼柏拉木的拉丁名*Blastus dunnianus* H. Léveillé处理为少花柏拉木现用拉丁名的异名。

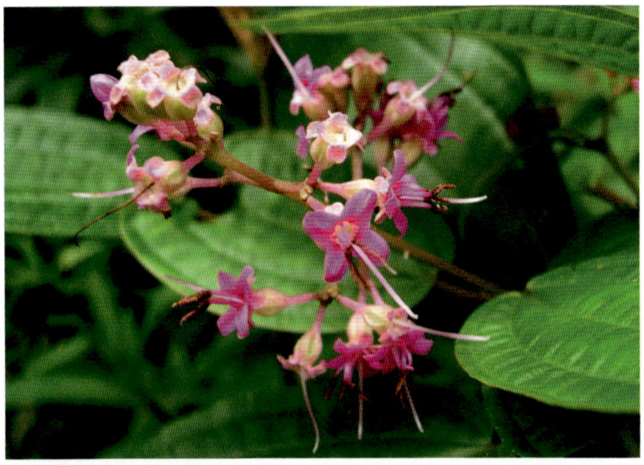

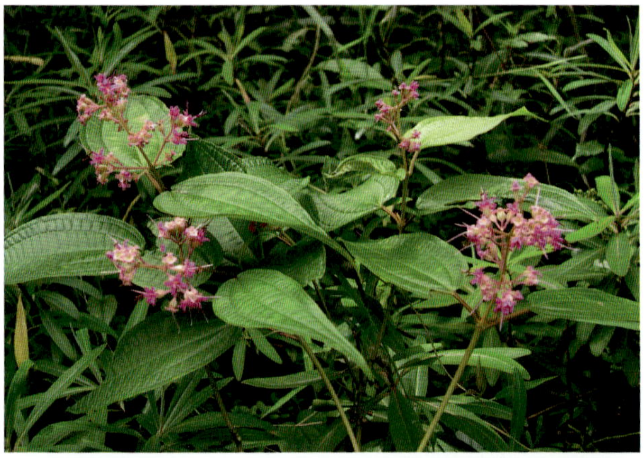

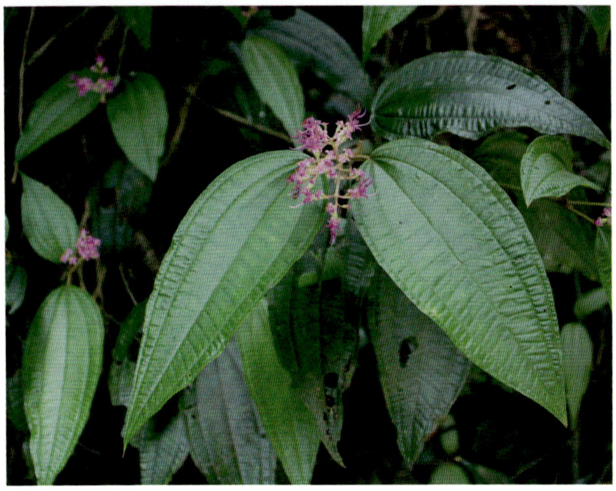

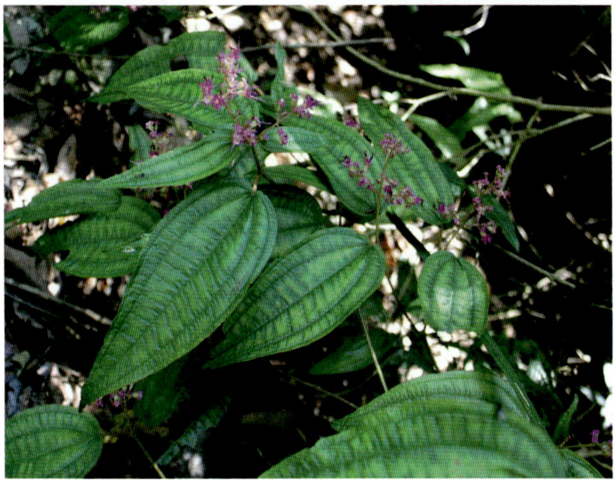

植物名称：赤水野海棠 *Bredia esquirolii* (H. Léveillé) Lauener

别称：心叶野海棠

植物形态：亚灌木，高约20 cm，稀达50 cm。茎圆柱形，具分枝，幼时钝四棱形；叶柄、花梗、花萼均密被柔毛及腺毛。叶坚纸质，卵形或长圆状卵形，顶端渐尖，基部心形，长5 ~ 10 cm，宽3 ~ 5.5 cm，边缘具细锯齿，齿尖具刺尖，具微柔毛状缘毛；基出脉7条。聚伞花序顶生，有花3 ~ 7朵；花萼钟状漏斗形；萼片线状披针形，两面被微柔毛，边缘具腺毛；花瓣红色或紫红色，卵形，一侧偏斜；雄蕊4枚长，4枚短；子房半下位，卵形，顶端具膜质的冠，冠缘具啮蚀状细齿，具腺点。蒴果杯形。

生境及分布：生于海拔800 ~ 1000 m林下或向阳山坡灌丛中。分布于赤水等地。

采收加工：夏季采收，洗净，鲜用或晒干。

功能与主治：全株入药，化痰止咳，活血止血。主治咳嗽，手脚麻木，鼻衄，胃出血，月经不调，崩漏，带下病，外伤出血。

附注：该种分布区域狭窄，野生资源量小，应加以保护。

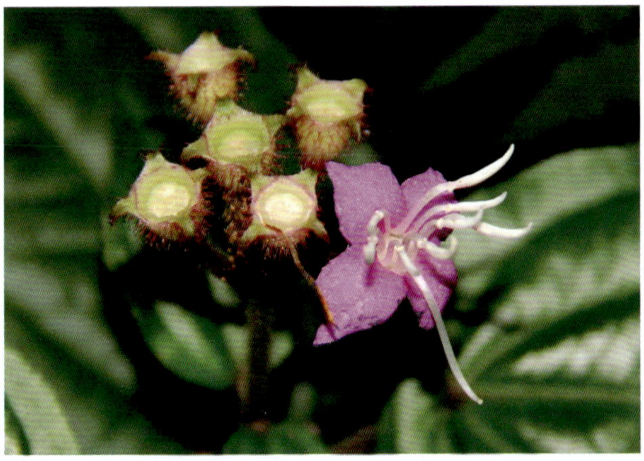
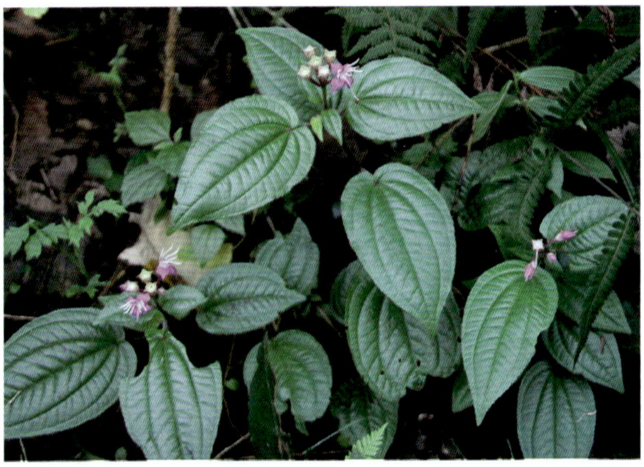
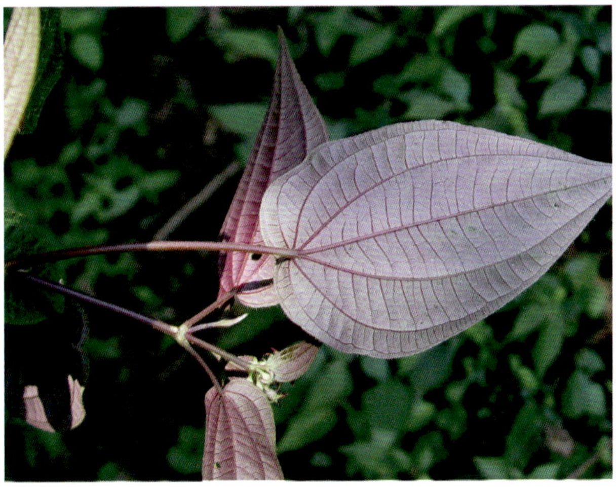
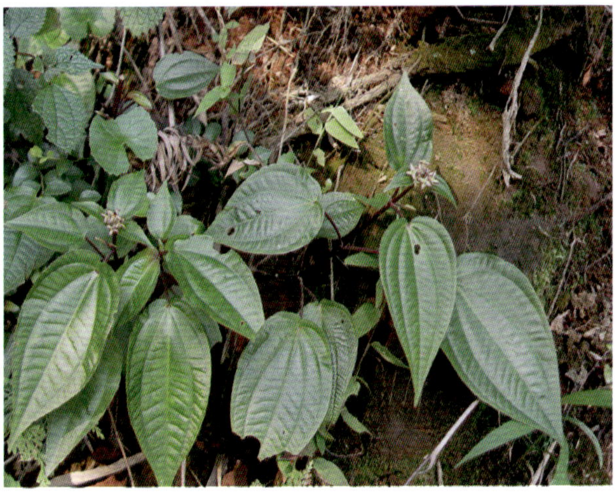

植物名称：叶底红 *Bredia fordii* (Hance) Diels

别称：红毛野海棠、小花叶底红

植物形态：小灌木、半灌木或近草本，高20 ~ 50 cm，稀达1 m。茎幼时四棱形，上部与叶柄、花序、花梗及花萼均密被柔毛及长腺毛。叶坚纸质，心形、椭圆状心形至卵状心形，顶端短渐尖或钝急尖，基部圆形至心形，边缘具细重齿牙、缘毛和短柔毛；基出脉7 ~ 9条。伞形花序、聚伞花序或聚伞圆锥花序，顶生；花萼钟状漏斗形；花瓣紫色或紫红色，卵形至广卵形；花药披针形，通常近90° 弯曲；药隔膨大，下延，前后连成盘状。蒴果杯形，被宿存花萼包围。

生境及分布：生于海拔350 ~ 900 m的林下潮湿处或溪边土壤肥厚处。分布于榕江、印江等地。

采收加工：夏季、秋季采收，洗净，切段鲜用或晒干。

功能与主治：全株入药，养血调经。主治血虚萎黄，月经不调，闭经，痛经，带下病。

附注：该种分布区域狭窄，野生资源量小，应加以保护。

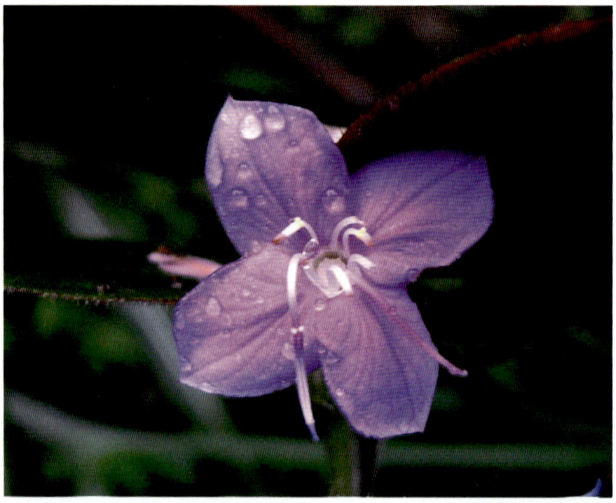
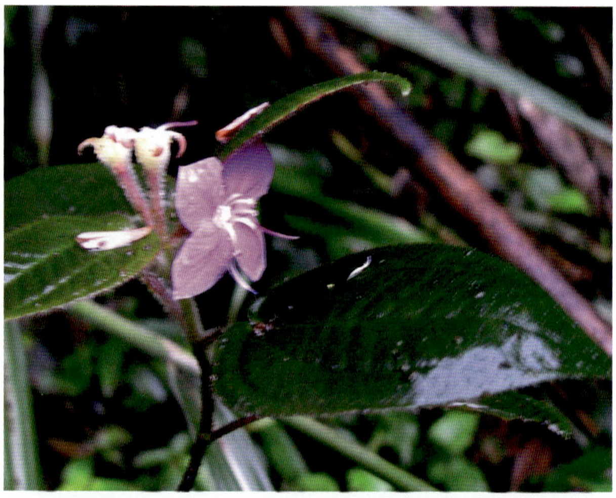
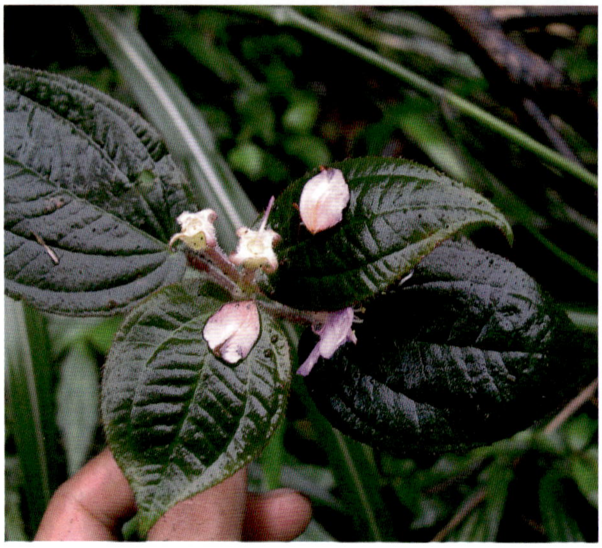
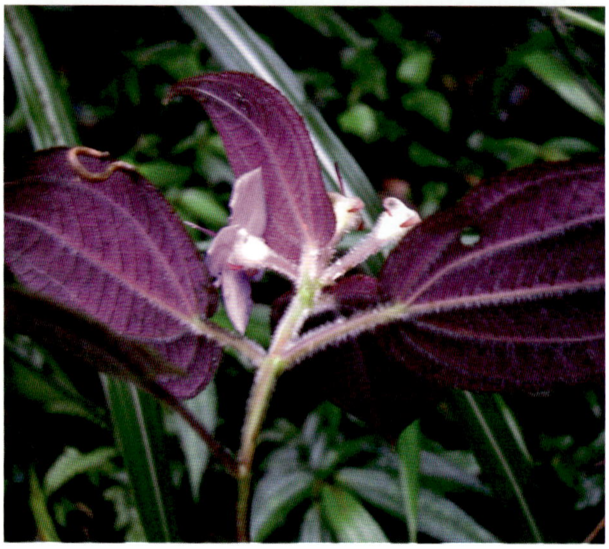

植物名称：异药花 *Fordiophyton faberi* Stapf

别称：酸猴儿、肥肉草

植物形态：草本或亚灌木，高30～80 cm。茎四棱形，有槽，无毛，不分枝。叶膜质，广披针形至卵形，稀披针形，顶端渐尖，基部浅心形，稀近楔形，长5～14.5 cm，宽2～5 cm，上面被紧贴的微柔毛，具5条基出脉。聚伞花序或伞形花序不明显，顶生；花序梗基部具1圈覆瓦状排列的苞片；苞片广卵形或近圆形，通常带紫红色，透明；花萼长漏斗形，具4条棱；花瓣红色或紫红色；雄蕊长者花药线形，基部呈羊角状，雄蕊短者花药长圆形，基部不呈羊角状。蒴果倒圆锥形，顶孔4裂；宿存花萼与蒴果同形，具不明显的8条纵肋。

生境及分布：生于海拔600～1300 m的林下、灌丛中、沟边或路旁。分布于榕江、雷山、兴仁、惠水、都匀、习水、赤水等地。

采收加工：夏季、秋季采收，鲜用或晒干。

功能与主治：叶入药，清肺解毒，祛风除湿。主治风湿痹痛，肺热咳嗽，漆疮。

附注：*Flora of China*将肥肉草的拉丁名*Fordiophyton fordii* (Oliver) Krasser处理为异药花现用拉丁名的异名。

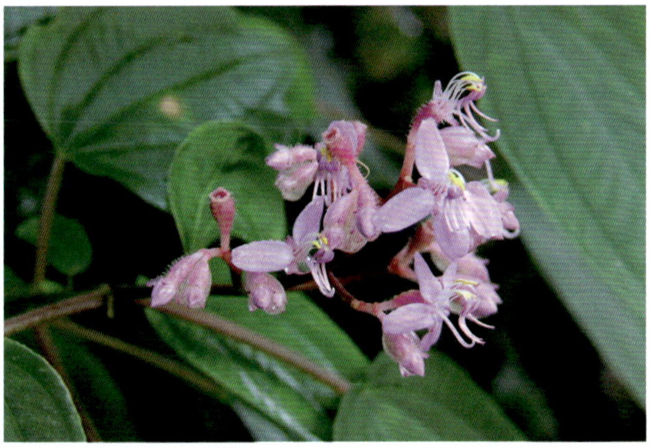
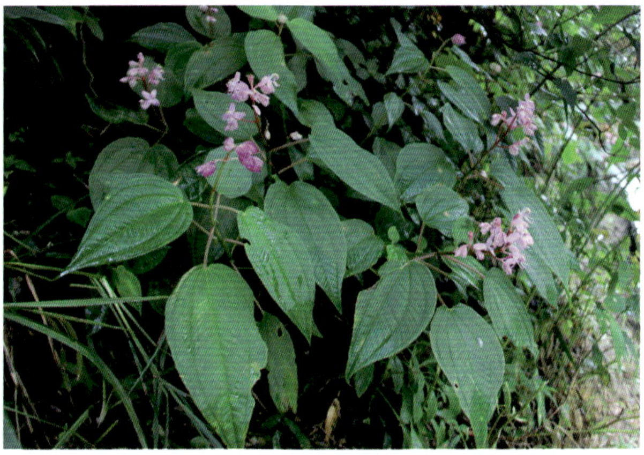
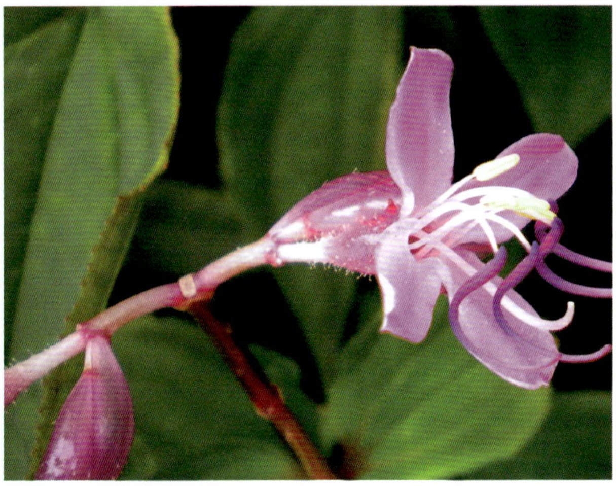
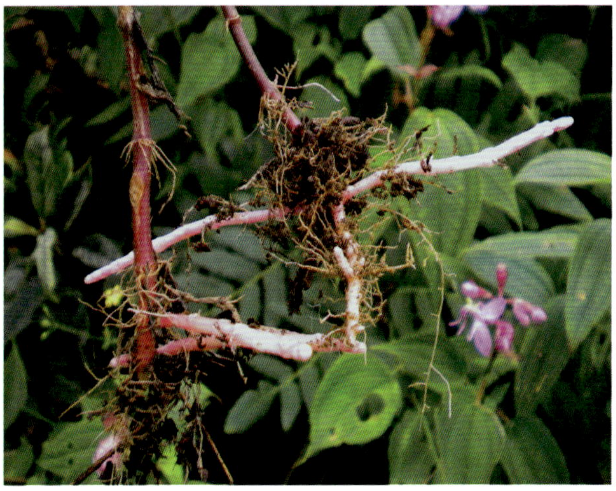

植物名称：地菍 *Melastoma dodecandrum* Loureiro

别称：地稔、地茄、铺地锦

植物形态：小灌木，长10～30 cm。茎匍匐上升，逐节生根，分枝多，幼时被糙伏毛，后变无毛。叶坚纸质，卵形或椭圆形，顶端急尖，基部广楔形，长1～4 cm，宽0.8～2(~3) cm，上面通常仅边缘被糙伏毛，具3～5条基出脉。聚伞花序，顶生，有花1～3朵，基部有苞片2枚，上部有苞片2枚；苞片卵形，具缘毛，外面被糙伏毛；花瓣淡紫红色至紫红色，菱状倒卵形；雄蕊长者药隔基部延伸，弯曲，末端具2枚小瘤，花丝较延伸的药隔略短，雄蕊短者药隔不延伸，药隔基部具2枚小瘤。果实坛状球形，肉质，不开裂；宿存花萼被疏糙伏毛。

生境及分布：生于山坡矮草丛中。分布于雷山、锦屏、榕江、都匀、独山、惠水、长顺、龙里、贵定、荔波，以及贵阳等地。

采收加工：地上部分5—6月采收，洗净，晒干或烘干。根冬季采挖，洗净，鲜用或晒干。果实秋季采收，洗净，晾干。

功能与主治：地上部分、根入药，清热解毒，活血止血；主治高热，赤白痢疾，黄疸，风湿痹痛，劳伤，痛经，吐血，毒蛇咬伤。果实入药，补肾养血，止血安胎；主治肾虚，腰膝酸软，血虚萎黄，气虚乏力，月经过多，崩漏，胎动不安，脱肛。

附注：该种为《贵州省中药材民族药材质量标准》收载品种，是贵州侗族常用药物，产藏量较大，可加以开发利用。

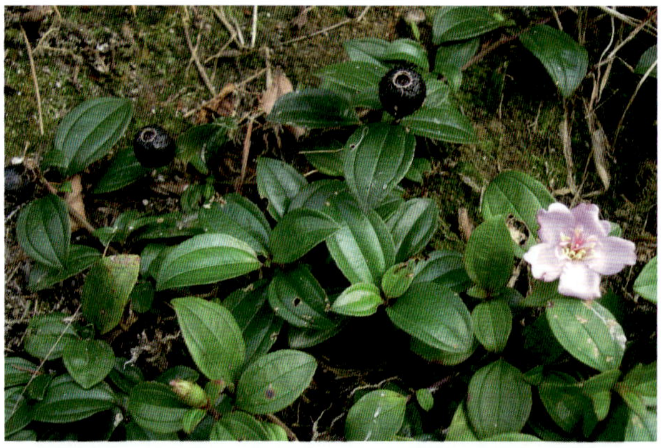
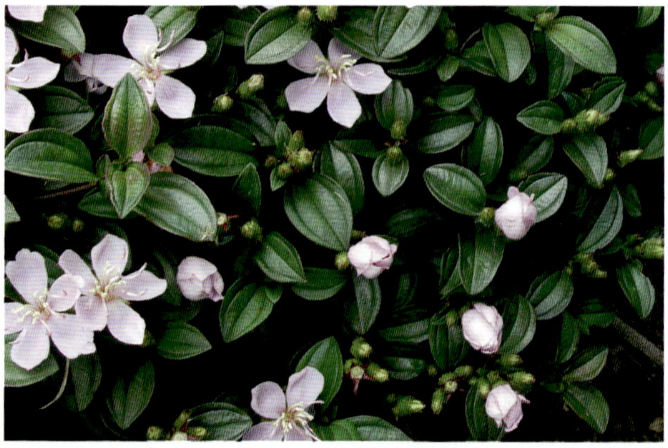
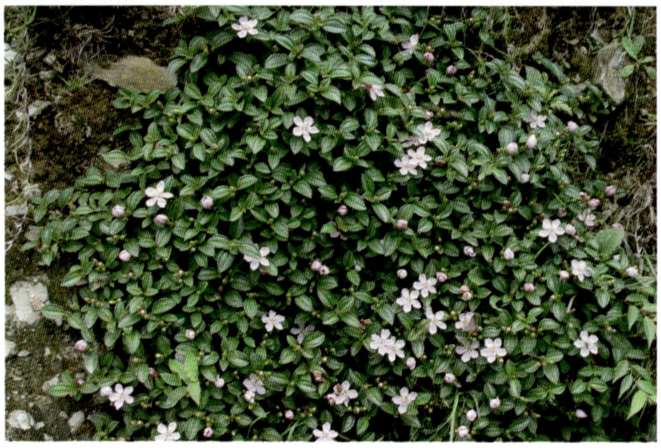
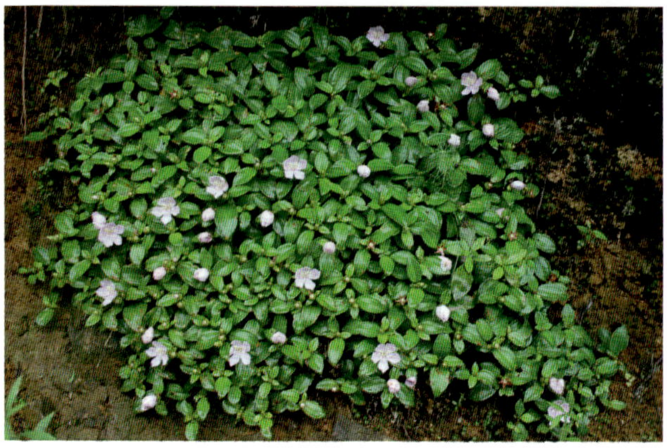

植物名称：野牡丹 *Melastoma malabathricum* Linnaeus

别称：多花野牡丹

植物形态：灌木，高约1 m。茎钝四棱形或近圆柱形，分枝多，密被紧贴的鳞片状糙伏毛，毛扁平，边缘流苏状。叶坚纸质，披针形、卵状披针形或近椭圆形，顶端渐尖，基部圆形或近楔形，长5.4～13 cm，宽1.6～4.4 cm，全缘，上面密被糙伏毛，具5条基出脉。伞房花序生于分枝顶端，近头状，有花10朵以上，基部具叶状苞片2枚；花瓣粉红色至红色，稀紫红色，倒卵形；雄蕊长者药隔基部伸长，末端2深裂，弯曲，雄蕊短者药隔不伸长，药室基部各具1枚小瘤。蒴果坛状球形，与宿存花萼贴生；宿存花萼密被鳞片状糙伏毛。

生境及分布：生于海拔400～1300 m的山坡湿润地、疏林、竹林、灌丛中或路旁。分布于雷山、榕江、兴仁、兴义、安龙、荔波等地。

采收加工：全年均可采收，鲜用或晒干。

功能与主治：全株入药，祛风除湿，活血止血。主治风湿痹痛，腰痛，吐血，崩漏，跌打损伤。

附注：*Flora of China*将展毛野牡丹的拉丁名*Melastoma normale* D. Don和多花野牡丹的拉丁名*Melastoma affine* D. Don处理为野牡丹现用拉丁名的异名。

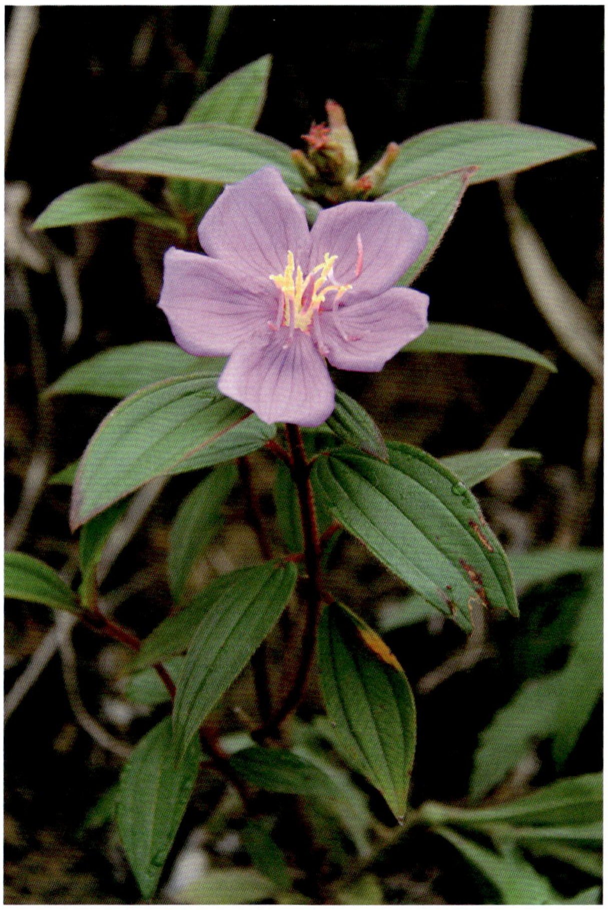

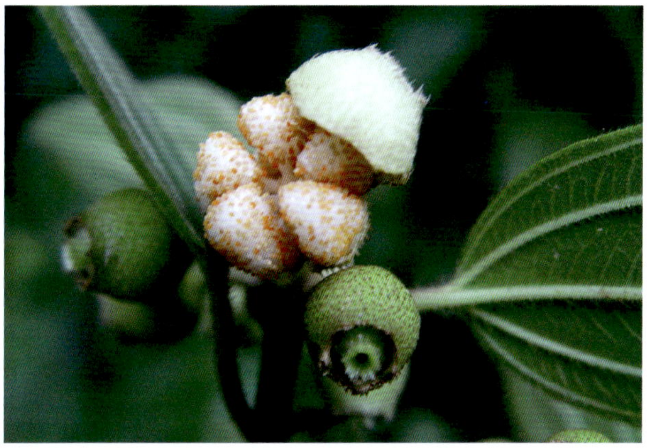

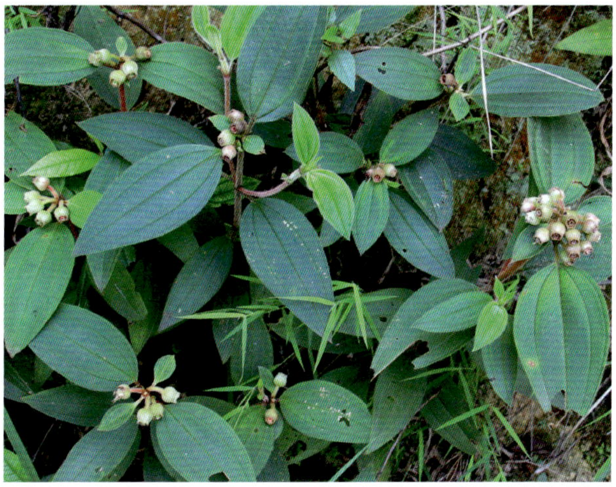

植物名称：星毛金锦香 *Osbeckia stellata* Buchanan-Hamilton ex Kew Gawler

别称：假朝天罐、痢疾罐、朝天罐

植物形态：灌木，高0.2～1.5 m，稀达2.5 m。茎四棱形，被疏或密且平展的刺毛。叶坚纸质，长圆状披针形、卵状披针形至椭圆形，顶端急尖至近渐尖，基部钝或近心形，长4～9 cm，稀达13 cm，宽2～3.5 cm，稀达5 cm，全缘，具缘毛，两面被糙伏毛，具5条基出脉。总状花序，顶生，有花2朵，常仅1朵发育，或为聚伞圆锥花序；花瓣紫红色，倒卵形；雄蕊常偏向一侧；花药黄色，顶部具长喙；药隔基部微膨大，向前微伸，向后呈短距。蒴果卵形，4纵裂；宿存花萼深紫色或黑紫色，坛状。

生境及分布：生于山坡向阳草地、山谷溪边或林缘湿润处。分布于梵净山及凯里、独山、都匀、赤水、湄潭、龙里、贵定，以及贵阳等地。

采收加工：春季采收，切段鲜用或晒干。

功能与主治：全株入药，敛肺益肾，活血止血。主治久咳，虚喘，体虚头晕，风湿痹痛，便血，月经不调，带下病。

附注：*Flora of China*将假朝天罐的拉丁名*Osbeckia crinita* Bentham ex Naudin和阔叶金锦香的拉丁名*Osbeckia opipara* C. Y. Wu et C. Chen处理为星毛金锦香现用拉丁名的异名。

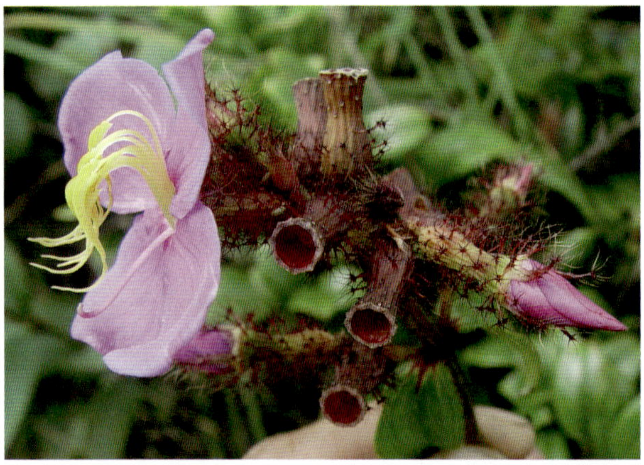

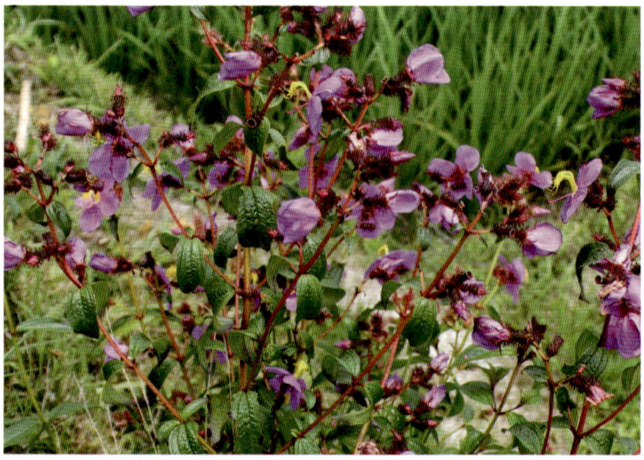

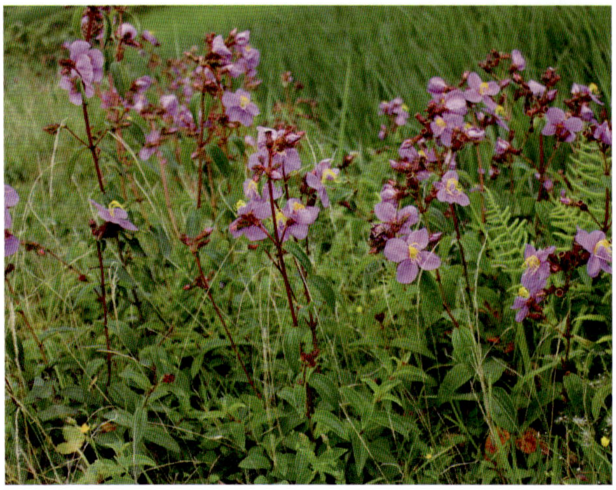

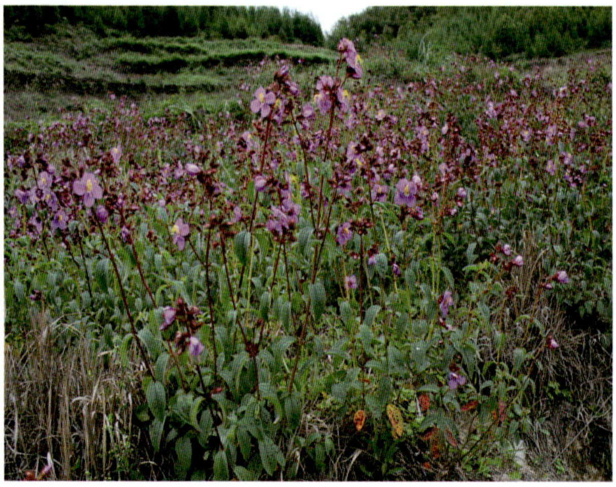

植物名称：尖子木 *Oxyspora paniculata* (D. Don) Candolle

别称：遍山红、称杆树

植物形态：灌木，高1～2 m，稀达6 m。茎四棱形或钝四棱形，通常具槽，幼时被糠秕状星状毛及疏刚毛。叶坚纸质，卵形、狭椭圆状卵形或近椭圆形，顶端渐尖，基部圆形或浅心形，长12～24 cm，宽4.6～11 cm，边缘具不整齐小齿，具7条基出脉。聚伞圆锥花序，顶生，被糠秕状星状毛，基部具叶状苞片2枚；花萼长约8 mm，狭漏斗形，具4条钝棱；花瓣红色至粉红色或深玫瑰红色，卵形；雄蕊长者紫色，药隔隆起而不伸长，雄蕊短者黄色，药隔隆起。蒴果倒卵形，顶端具胎座轴。

生境及分布：生于海拔400～600 m的林下阴湿处或溪边。分布于雷山、册亨、望谟、罗甸、兴义、紫云等地。

采收加工：根夏季、秋季采挖。地上部分全年均可采收，洗净，鲜用或晒干。

功能与主治：根、地上部分入药，清热利湿，凉血止血，消肿解毒。主治湿热泄泻，吐血，血尿，久咳，劳嗽，外伤出血，月经不调。

附注：该种有一定的产藏量，可加以开发利用。

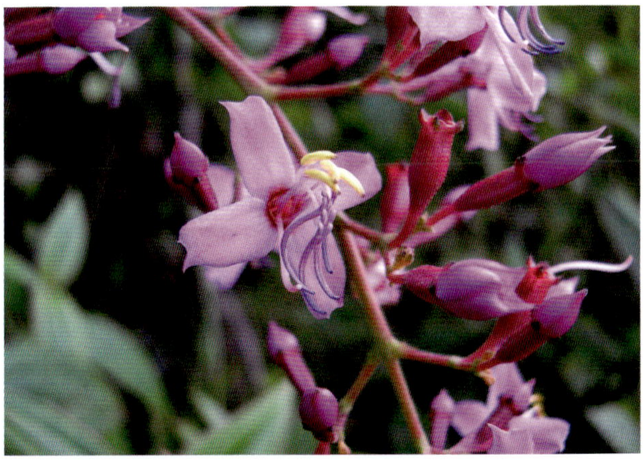
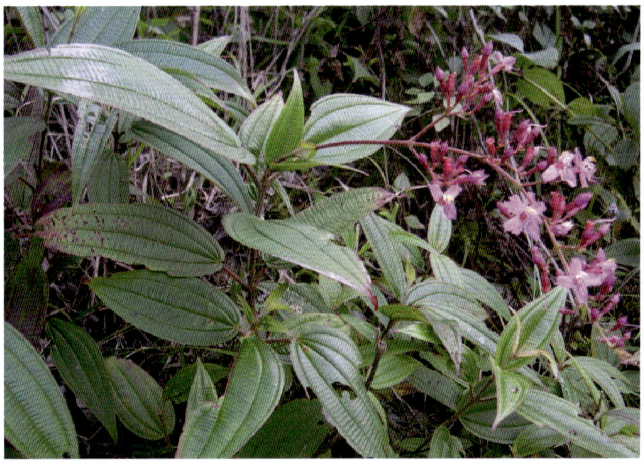
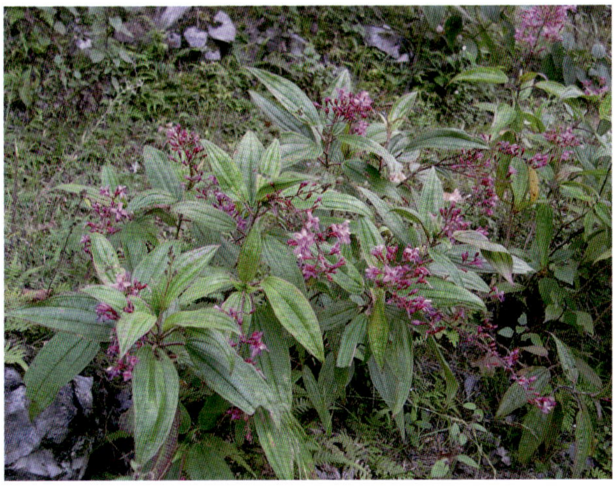
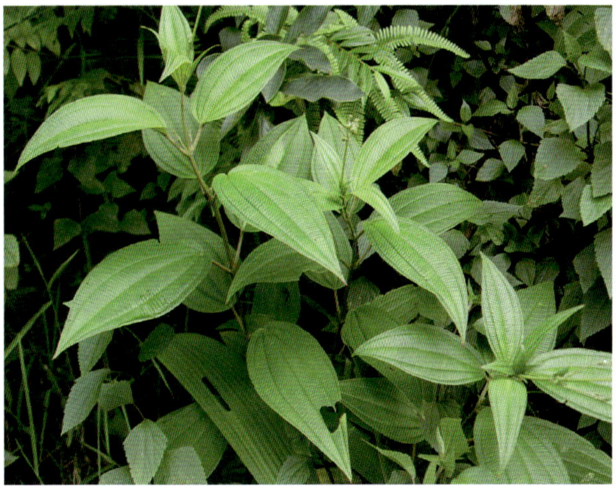

植物名称：锦香草 *Phyllagathis cavaleriei* (H. Léveillé et Vaniot) Guillaumin

别称：大叶地菍、熊巴掌、短毛熊巴掌、短毛锦香草

植物形态：草本，高10～15 cm。茎直立或匍匐，逐节生根，近肉质，密被长粗毛，四棱形，通常无分枝。叶纸质或近膜质，广卵形、广椭圆形或圆形，顶端广急尖至近圆形，有时微凹，基部心形，长6～12.5(~16) cm，宽4.5～11(~14) cm，边缘具不明显的细浅波齿及缘毛，具7～9条基出脉。伞形花序，顶生；花萼漏斗形；花瓣粉红色至紫色，广倒卵形，上部略偏斜，顶端急尖，与雄蕊近等长；花药长4～5 mm，基部具不明显小瘤；药隔下延呈短距。蒴果杯形，顶端冠4裂；宿存花萼具8条纵肋。

生境及分布：生于海拔400～1200 m的山谷、山坡林下或阴湿地。分布于松桃、雷山、黎平、榕江、从江、独山、惠水、正安等地。

采收加工：地上部分春季、夏季采收。根全年均可采挖，洗净，鲜用或晒干。

功能与主治：地上部分、根入药，清热凉血，利湿解毒。主治热毒血痢，湿热泄泻，月经不调，崩漏，痔疮出血，阴囊肿大。

附注：*Flora of China*将短毛锦香草的拉丁名*Phyllagathis cavaleriei*（H. Léveillé et Vaniot）Guillaum var. *tankahkeei* (Merrill) C. Y. Wu处理为锦香草现用拉丁名的异名。

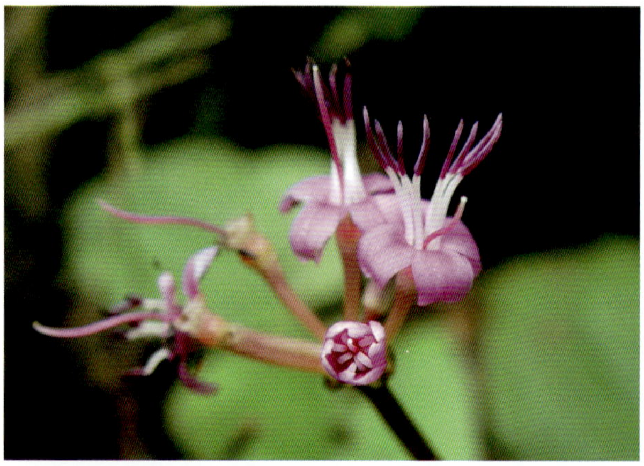
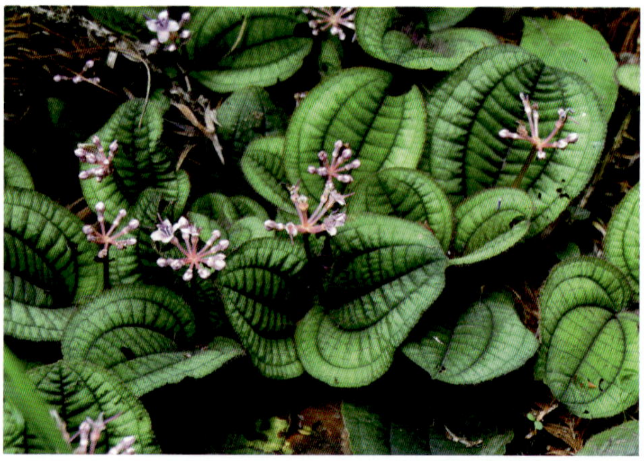
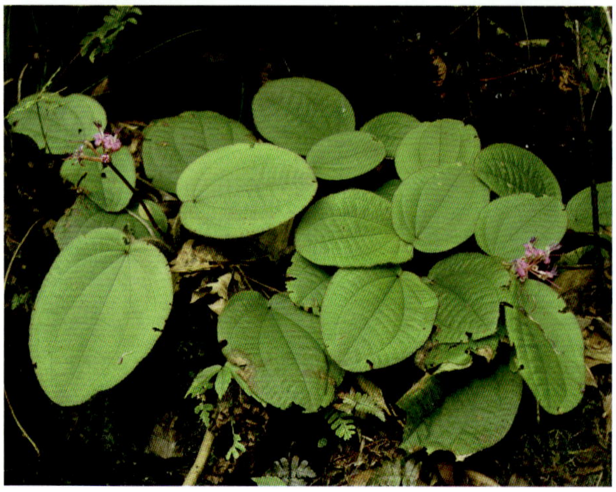
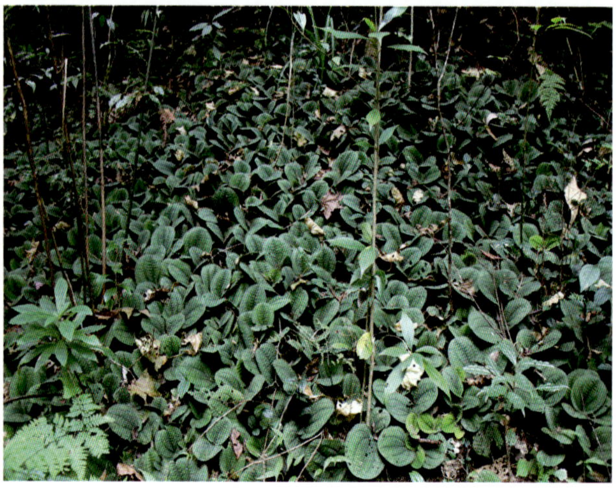

植物名称：大叶熊巴掌 *Phyllagathis longiradiosa* C. Chen

别称：大叶锦香草

植物形态：草本或小灌木，高30 ~ 100 cm。茎上部近肉质，圆柱形，具不明显的棱。叶纸质或近膜质，广卵形或近椭圆形，顶端渐尖，基部心形，长11 ~ 23 cm，宽7 ~ 13 cm，边缘具微细齿或近全缘，具缘毛，上面绿色，密被细糠秕及疏短糙伏毛，下面通常紫红色，密被糠秕及微柔毛，具7条基出脉。伞形花序，顶生；花萼长约1 cm，被基部膨大的肉质刺毛；花瓣玫瑰红色，广卵形，与雄蕊近等长；花药基部有2枚小瘤；药隔基部膨大成短距。蒴果顶端膜质的冠微露出宿存花萼外。

生境及分布：生于海拔500 ~ 1300 m的阔叶林下。分布于榕江、松桃、关岭等地。

采收加工：春季、夏季采收，洗净，晒干。

功能与主治：全草入药，清肺止咳，凉血止血。主治咽喉肿痛，肺热咳嗽，燥咳，咯血，吐血。

附注：该种分布区域狭窄，野生资源量小，应加以保护。

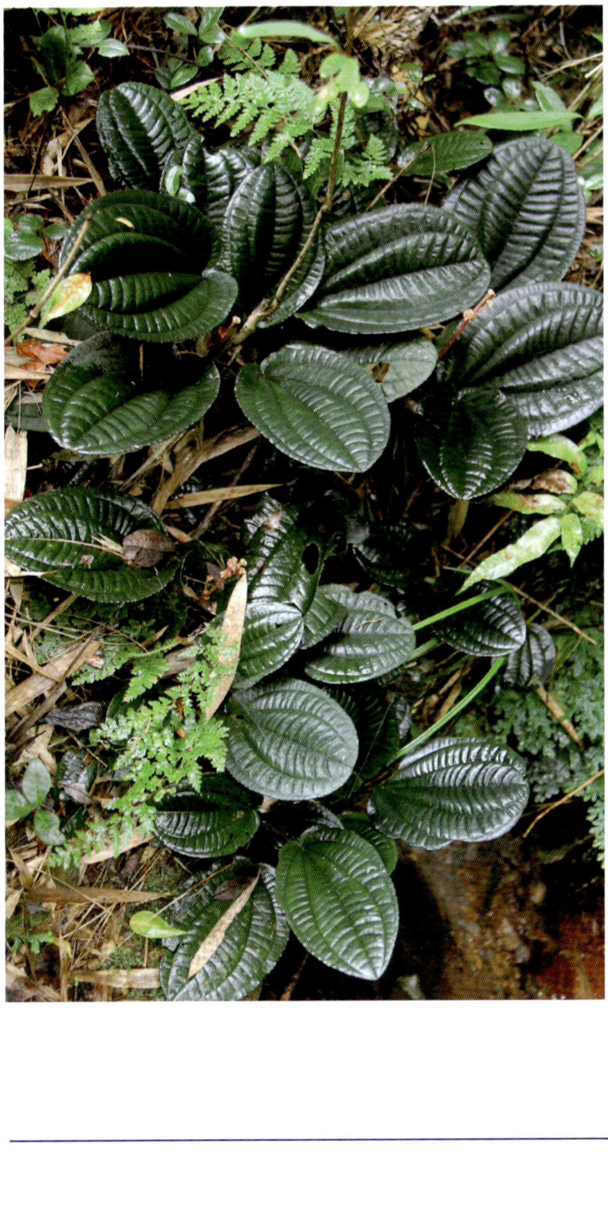

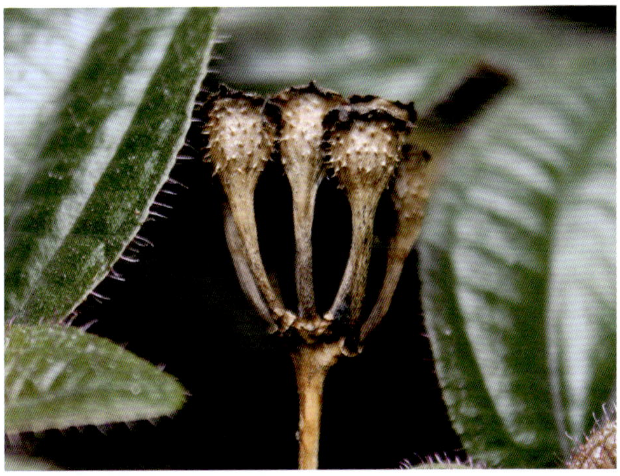

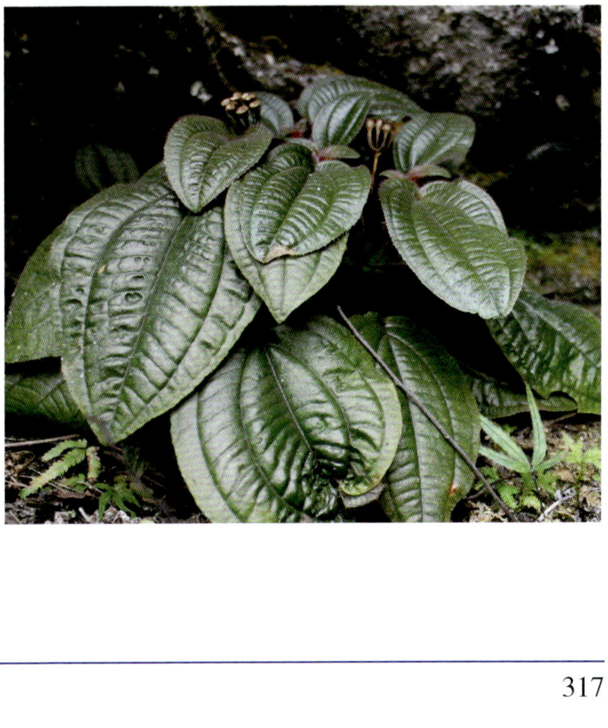

植物名称：偏瓣花 *Plagiopetalum esquirolii* (H. Léveillé) Rehder

别称：刺柄偏瓣花、光叶偏瓣花、七脉偏瓣花

植物形态：灌木，高0.5 ~ 1.2 m。茎幼时四棱形，棱上具狭翅，翅上常具疏刺毛及微柔毛。叶膜质或略厚，披针形至卵状披针形，顶端渐尖，基部钝或圆形，长6 ~ 14 cm，宽2.5 ~ 4 cm，边缘具整齐的细锯齿或近全缘，具刺毛状疏缘毛，上面近无毛或被疏微柔毛及极疏的糙伏毛，下面除基出脉外均密被微柔毛及疏糙伏毛。疏松的伞房花序或伞形花序组成复伞房花序；花萼钟形，具4条棱；花瓣红色至紫色，稀粉红色，倒卵形；子房顶端具4枚三角形的齿。蒴果球形，具4条棱；宿存花萼顶端平截形，冠以宿存萼片。

生境及分布：生于海拔500 ~ 1500 m的疏林下湿润处、林缘或灌丛中。分布于安龙、兴仁、贞丰等地。

采收加工：秋后采挖，洗净，切片鲜用或晒干。

功能与主治：根入药，清热泻火，解毒消肿。主治感冒，高热，无名肿毒。

附注：该种分布区域狭窄，野生资源量小，应加以保护。

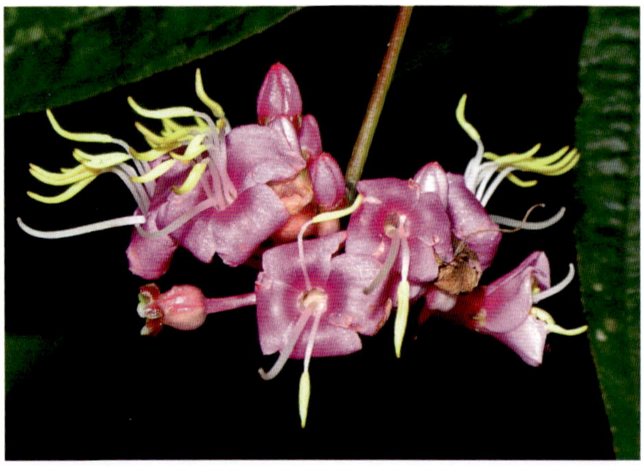
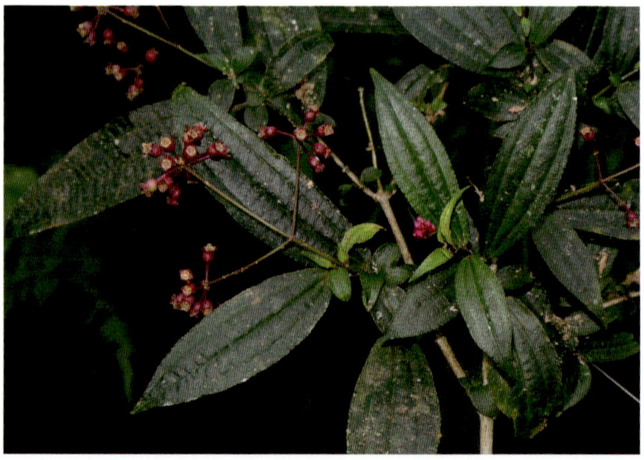
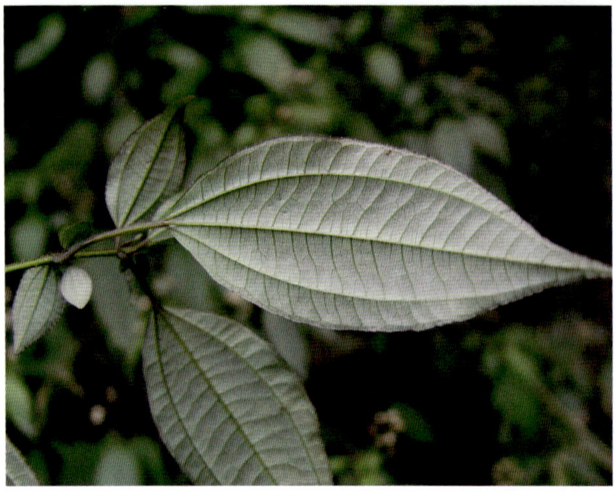
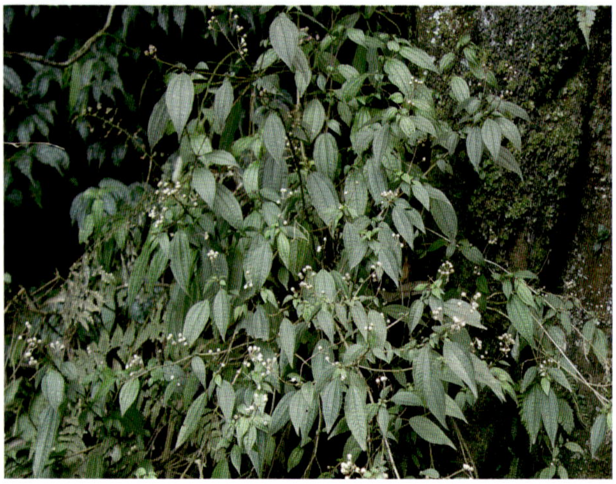

植物名称：肉穗草 *Sarcopyramis bodinieri* H. Léveillé et Vaniot

别称：肉穗野牡丹、圆齿肉穗草、小叶肉穗草、东方肉穗草

植物形态：小草本，纤细，高5～12 cm。具匍匐茎，无毛。叶纸质，卵形或椭圆形，顶端钝或急尖，基部圆形或近楔形，长1.2～3 cm，宽0.8～2 cm，边缘具疏浅波状齿，上面被疏糙伏毛，下面通常呈紫红色，极稀为绿色。聚伞花序顶生，有花1～3朵，稀5朵，基部具2枚叶状苞片；花萼长约3 mm，具4条棱，棱上有狭翅；花瓣紫红色至粉红色，宽卵形，略偏斜；雄蕊内向，花药黄色，近顶孔开裂；药隔基部延伸成短距，距上弯；子房坛状，顶端具膜质冠，冠檐具波状齿。蒴果通常白绿色，杯形，具4条棱。

生境及分布：生于海拔800～1700 m的山谷密林下阴湿处或石缝间。分布于松桃、雷山、大方、紫云、独山、都匀、赤水、龙里，以及贵阳等地。

采收加工：春季、夏季采收，洗净，晒干。

功能与主治：全草入药，清热利湿，消肿解毒。主治热毒血痢，泄泻，肺热咳嗽，疔疮肿毒，毒蛇咬伤。

附注：该种分布区域广，但资源量很小，应加以保护。

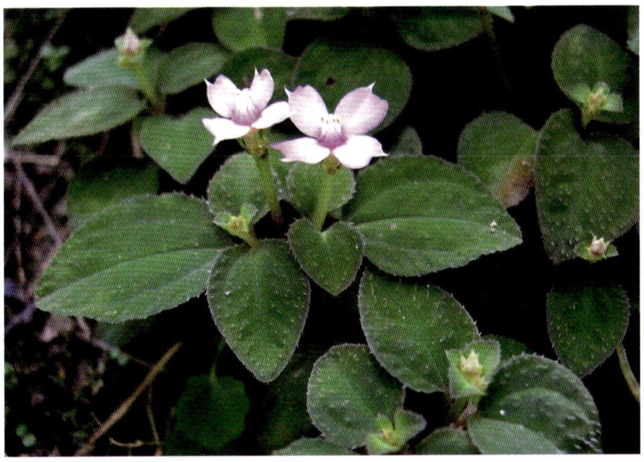
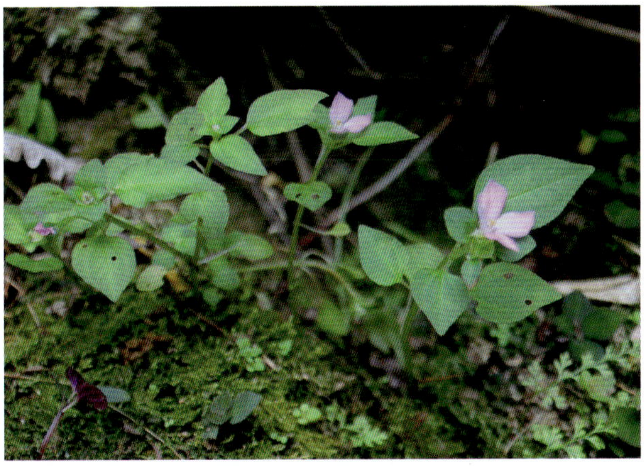
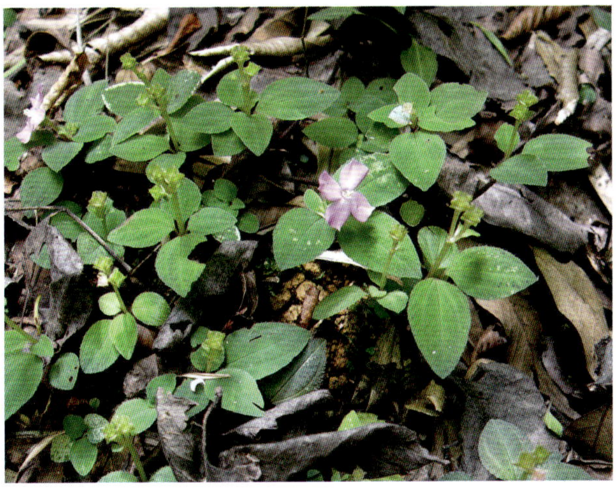
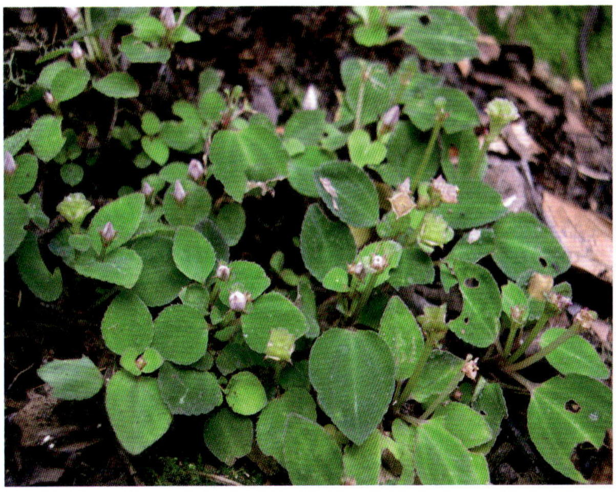

植物名称：楮头红 *Sarcopyramis napalensis* Wallich

别称：斑点楮头红

植物形态：直立草本，高10～30 cm。茎四棱形，肉质，无毛，上部分枝。叶膜质，广卵形或卵形，稀近披针形，顶端渐尖，基部楔形或近圆形，微下延，长(2～)5～10 cm，宽(1～)2.5～4.5 cm，边缘具细锯齿，上面被疏糙伏毛，下面被微柔毛或近无毛，具3～5条基出脉。聚伞花序生于分枝顶端，有花1～3朵，基部具2枚叶状苞片；花萼长约5 mm，四棱形，棱上有狭翅；花瓣粉红色，倒卵形；花丝向下渐宽；子房顶端具膜质冠，冠缘浅波状，微4裂。蒴果杯形，具4条棱。

生境及分布：生于海拔800～1700 m的林下阴湿地或溪边。分布于梵净山及松桃、雷山、大方、都匀、独山、务川等地。

采收加工：夏季、秋季采收，鲜用或晒干。

功能与主治：全草入药，清热平肝，利湿解毒。主治肺热咳嗽，眩晕，耳鸣，耳聋，肝炎，风湿痹痛，跌打损伤，无名肿毒。

附注：该种分布区域广，但资源量很小，应加以保护。

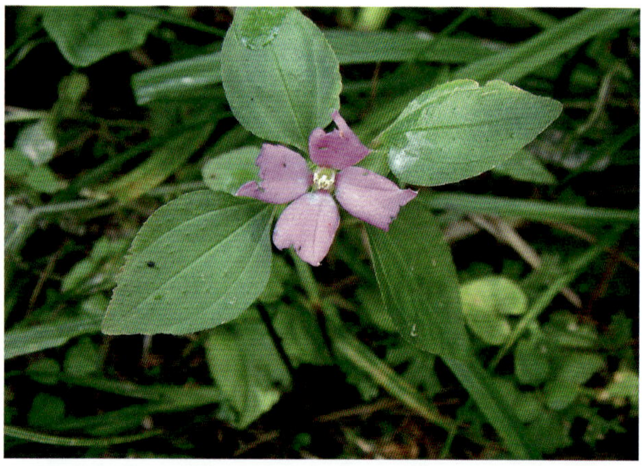
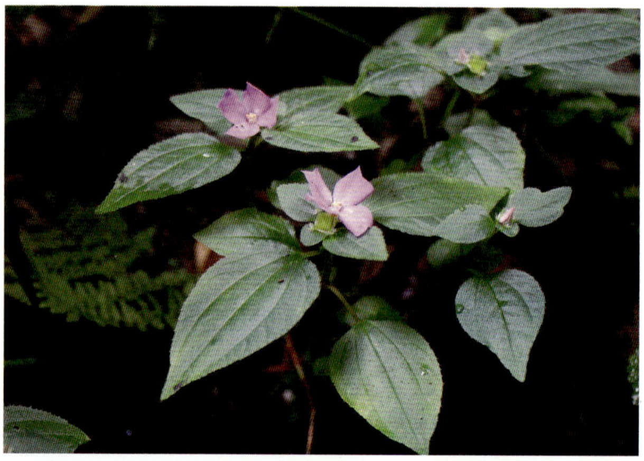
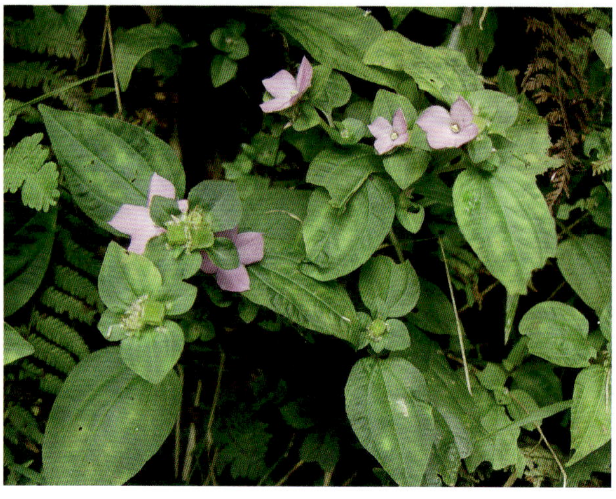
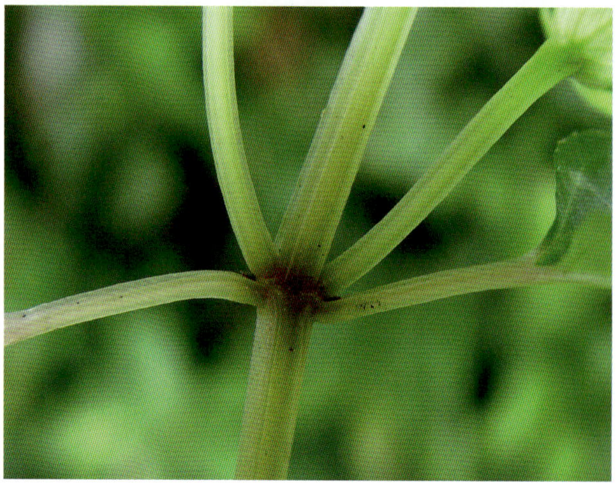

植物名称：溪边桑勒草 *Sonerila maculata* Roxburgh

别称：小蜂斗草

植物形态：小灌木或亚灌木，高15～30 cm。茎幼时四棱形，有槽，密被柔毛及疏腺点，具匍匐茎。叶纸质或近膜质，椭圆形或卵状椭圆形，顶端短渐尖，基部楔形，长5～10 cm，宽2～4 cm，有时长达14 cm，边缘具细密锯齿，上面被星散的紧贴短刺毛，下面有时紫红色。蝎尾状聚伞花序顶生，有2～7朵花，稀13朵；花萼钟状管形，具3条棱；花瓣紫红色或红色，卵状长圆形；雄蕊3枚，常偏向一侧，基部叉开；药隔不延长；子房瓶形，顶端平截形，膜质的冠3裂。蒴果倒圆锥形或管状倒圆锥形，略具3条棱。

生境及分布：生于海拔1300 m以下的山谷、林下阴湿地或沟边。分布于安龙、兴义等地。

采收加工：春季、夏季采收，鲜用或晒干。

功能与主治：全草入药，清热解毒。主治枪弹伤。

附注：该种分布区域狭窄，资源量较小，应加以保护。

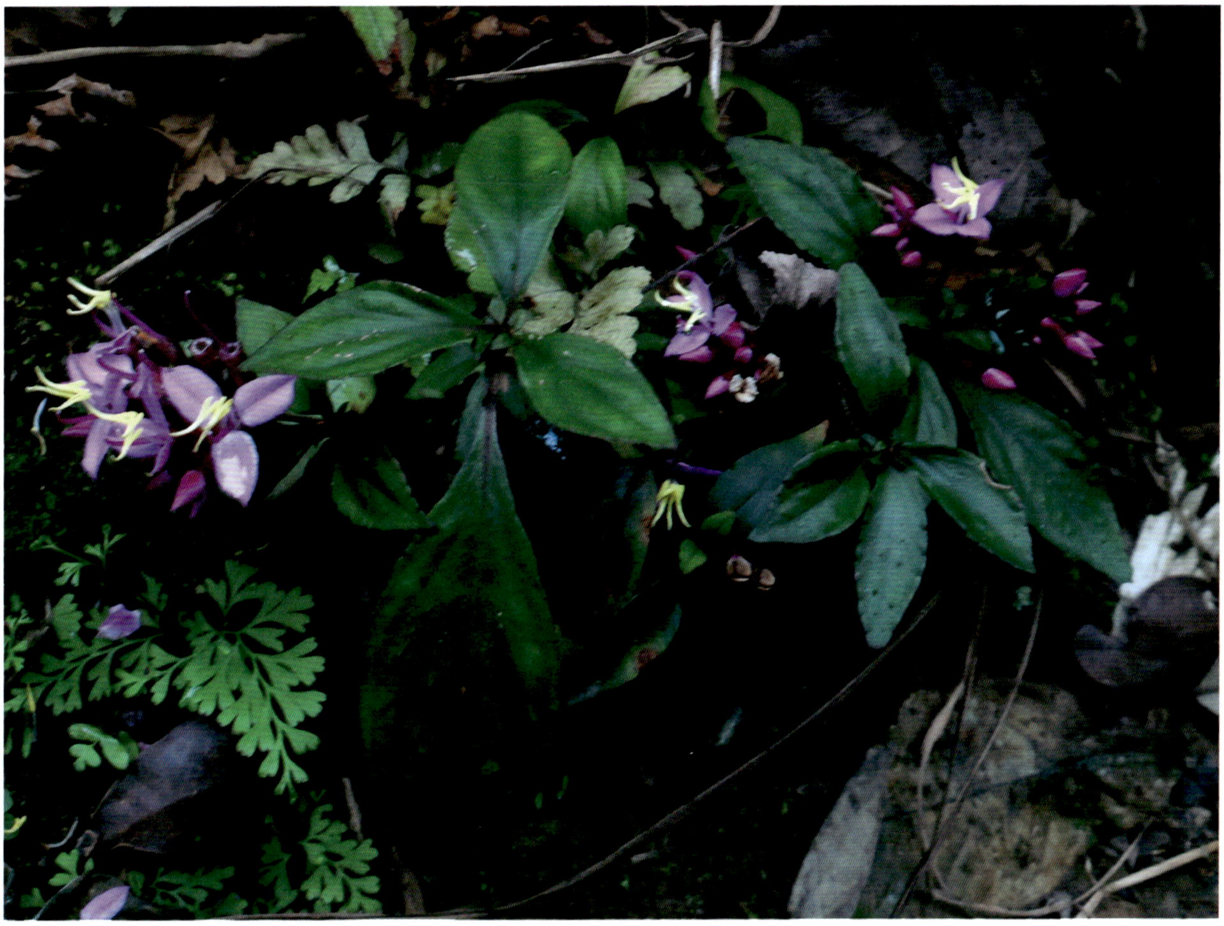

菱科 Trapaceae

一年生浮水或半挺水草本。根二型；茎常细长柔软，分枝，出水后节间缩短。叶二型：沉水叶互生，仅见于幼苗或幼株上，叶形小，宽圆形，边缘有锯齿，叶柄半圆柱状、肉质、早落；浮水叶互生或轮生状，先后发出多数绿叶集聚于茎的顶部，呈旋叠莲座状镶嵌排列，形成菱盘，菱状圆形，全缘，叶柄上部膨大成海绵质气囊；托叶2枚，生于沉水叶或浮水叶叶腋。花小，两性，单生于叶腋，水面开花，具短柄；花萼宿存或早落，与子房基部合生；花瓣4枚，排成1轮；雄蕊4枚，排成2轮，与花瓣交互对生；雌蕊基部膨大为子房；花柱细；柱头头状；子房半下位或稍呈周位，2室，每室有胚珠1枚。果实为坚果状，革质或木质，不开裂，顶端具1枚果喙，表面有时由退化残存的花萼、花瓣、雄蕊形成结节物或刺角。

本科仅有1属2种，分布于热带、亚热带和温带。我国有2种，分布于全国各地。

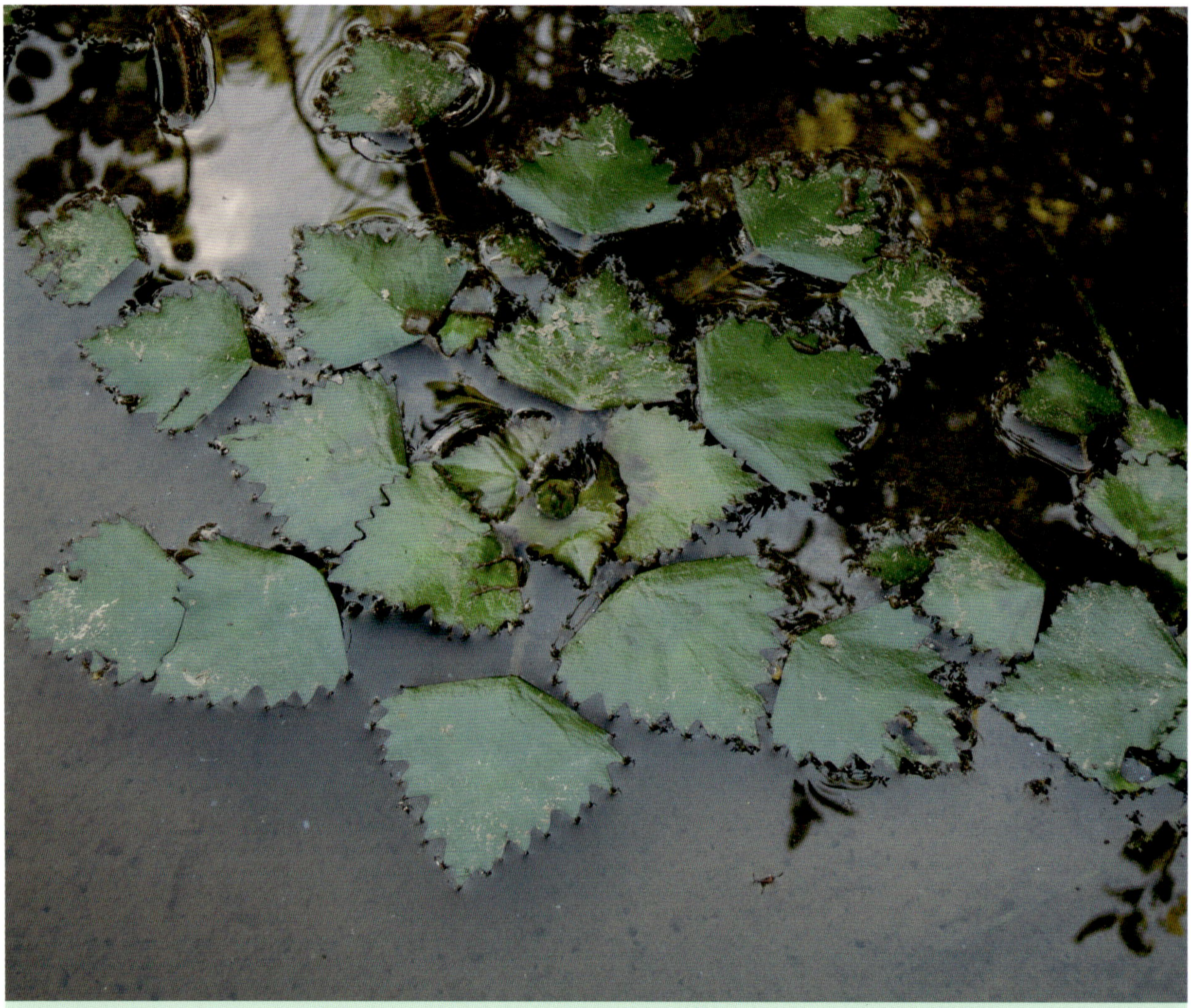

欧菱 *Trapa natans* Linnaeus

植物名称：欧菱 *Trapa natans* Linnaeus

别称：菱、菱角、二角菱

植物形态：一年生浮水水生草本。根二型；着泥根细铁丝状，着生于水底；同化根羽状细裂，裂片丝状。茎柔弱分枝。叶二型；浮水叶互生，聚生于主茎或分枝茎的顶端，呈旋叠状镶嵌排列，在水面形成莲座状的菱盘，长3.5 ~ 4 cm，宽4.2 ~ 5 cm。花小，单生于叶腋，两性；花萼4深裂，外面被淡黄色短毛；花瓣4枚，白色；雌蕊具半下位子房，心皮2枚，子房2室。果实三角状菱形，表面具淡灰色长毛，内具1枚白色种子。

生境及分布：清镇、息烽、开阳、修文、龙里等地有栽培。

采收加工：夏季采收，鲜用或晒干。

功能与主治：果肉、果柄、茎叶入药，健脾养胃，清热解毒，除烦止渴。主治脾虚泄泻，暑热烦渴，痢疾，疔疮肿毒。

附注：该种在贵州有栽培，但资源量不大，可发展种植以开发利用。

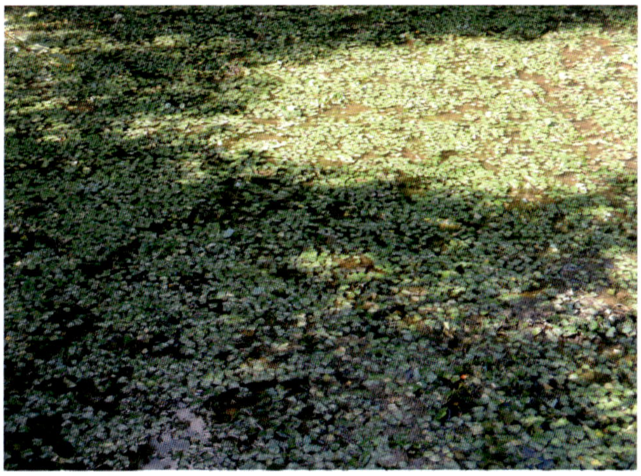
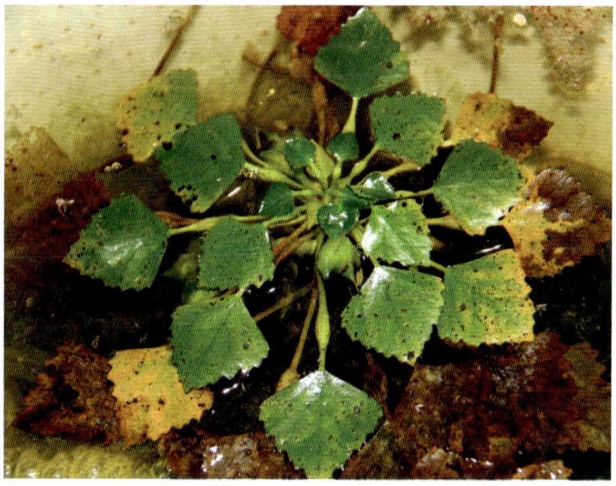
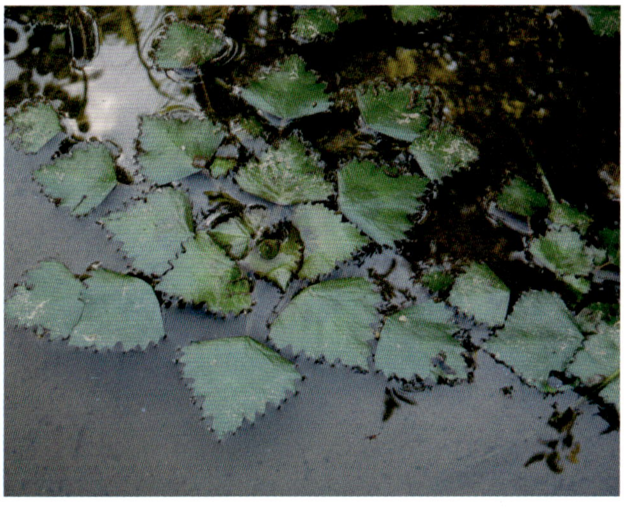
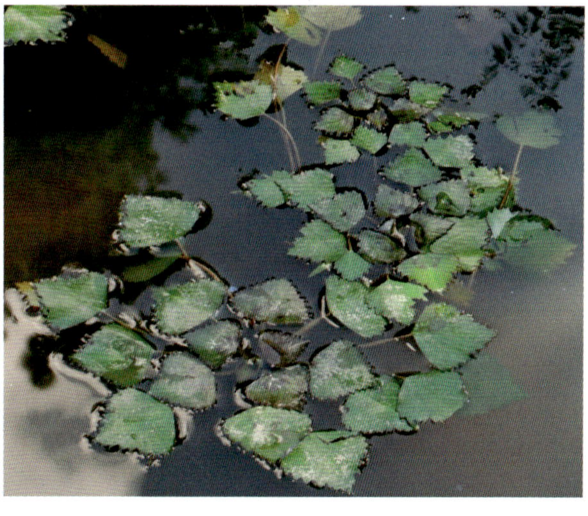

柳叶菜科 Onagraceae

一年生或多年生草本，有时为半灌木或灌木，稀为小乔木，有的为水生草本。叶互生或对生；托叶小或不存在。花两性，稀单性，辐射对称或两侧对称，单生于叶腋或排成顶生的穗状花序、总状花序或圆锥花序。花通常4数，稀2或5数；花管存在或不存在；萼片常4或5枚；花瓣常4或5枚；雄蕊通常4枚，稀8或10枚；花药"丁"字形着生，稀基部着生；子房下位，常4～5室，每室有少数或多数胚珠，中轴胎座；花柱1枚；柱头头状、棒状或具裂片。果实为蒴果，室背开裂、室间开裂或不开裂，有时为浆果或坚果。

本科有17属约650种，主要分布于温带与热带。我国有6属64种，分布于全国各地。

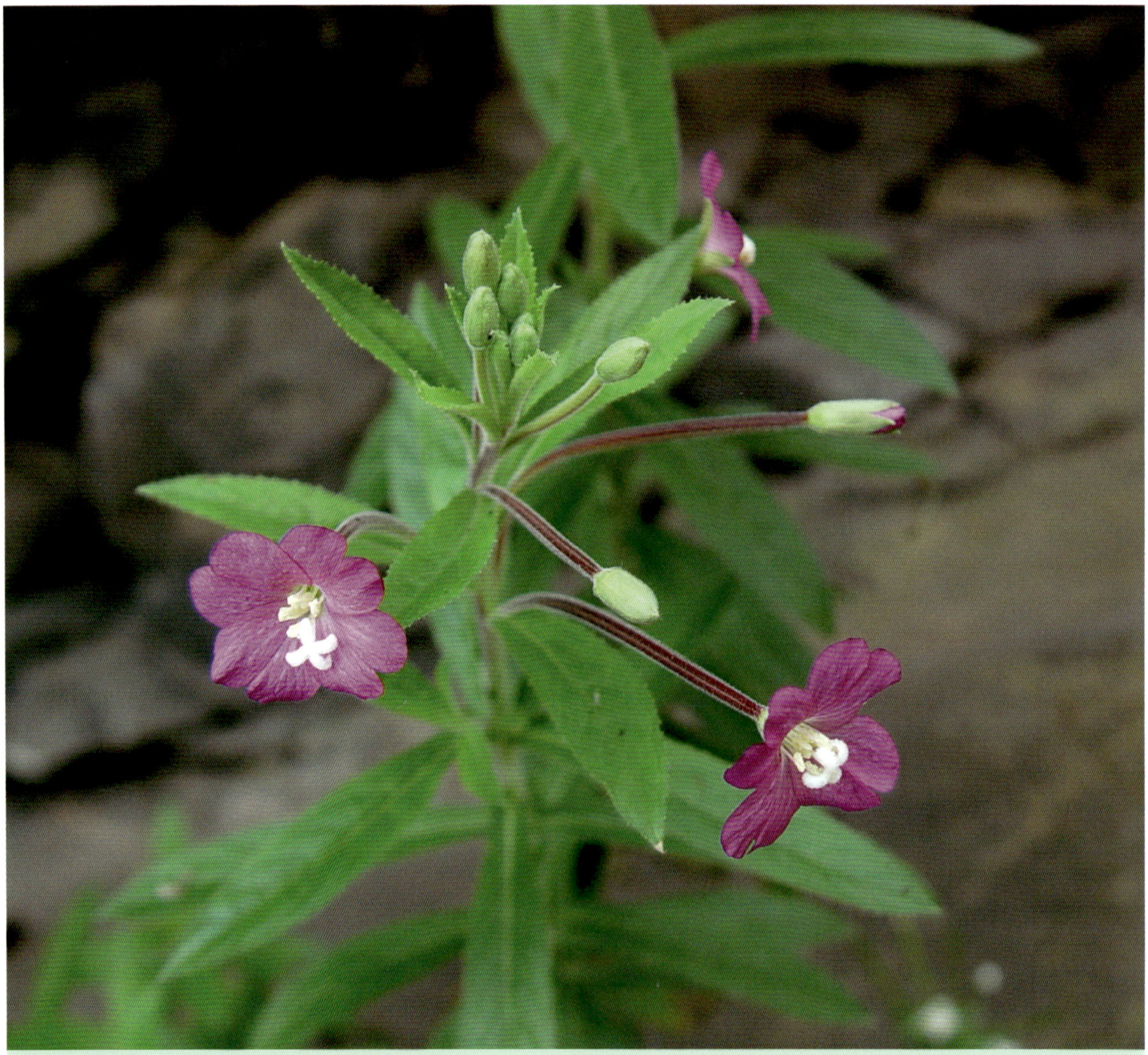

柳叶菜 *Epilobium hirsutum* Linnaeus

植物名称：高原露珠草 *Circaea alpina* **Linnaeus subsp.** ***imaicola*** **(Ascherson et Magnus) Kitamura**

植物形态：植株高3.5～4.5 cm。茎被毛。叶卵形至阔卵形，稀卵状圆形，长2～7 cm，宽1.4～4.5 cm，先端急尖至短渐尖，基部截形或圆形，边缘偶尔具明显牙齿或近全缘。花序被短腺毛，稀无毛，单花序或具分枝；花梗无毛，直立或呈上升，开花时花序轴停止延伸，花集生于花序轴顶端；萼片矩圆状椭圆形至卵形，先端钝圆；花瓣白色或粉红色，狭倒卵形至阔倒卵形。果实上的钩状毛不具色素。

生境及分布：生于海拔2200 m左右的山顶草地。分布于梵净山及威宁等地。

采收加工：7—8月采收，晒干。

功能与主治：全草入药，消肿解毒。主治骨折。

附注：该种分布区域狭窄，资源量较小，应加以保护。

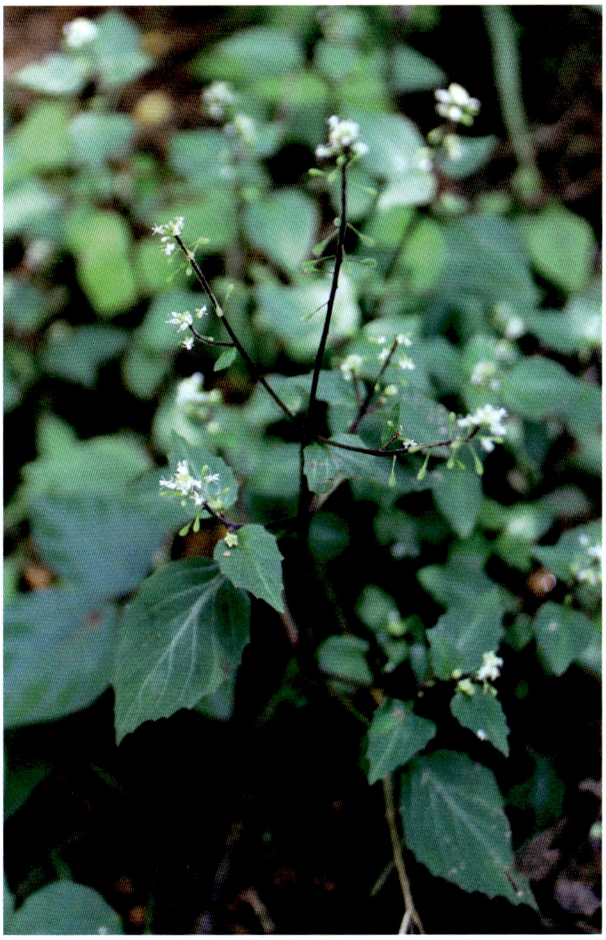

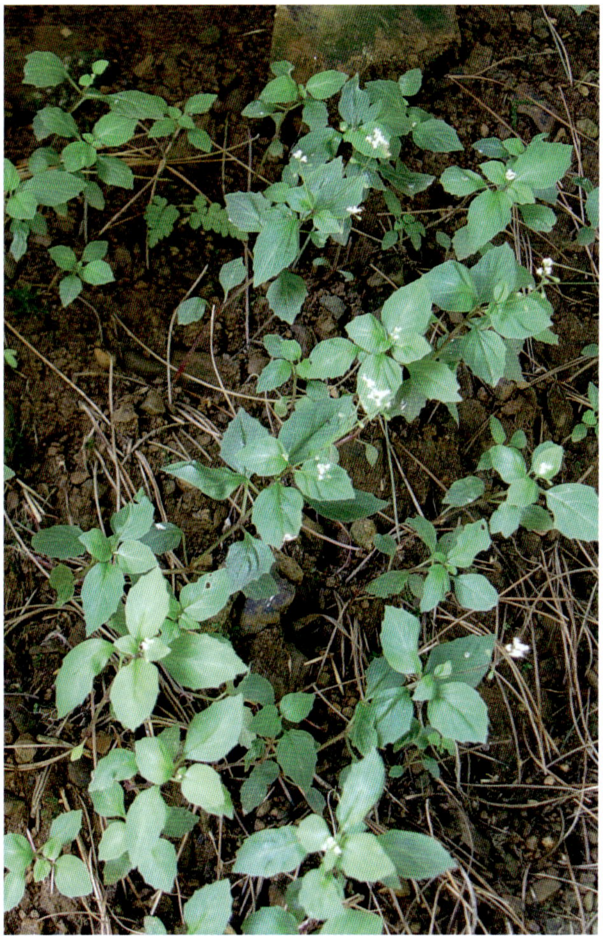

植物名称：露珠草 *Circaea cordata* Royle

别称：心叶露珠草、牛泷草

植物形态：粗壮草本，高20～150 cm。全株被平伸的长柔毛、镰状外弯的弯曲的柔毛和顶端头状或棒状的腺毛，毛被通常较密；根状茎上无块茎。叶狭卵形至宽卵形，中部的长4～11 (~13) cm，宽2.3～7 (~11) cm，基部常心形，有时阔楔形至阔圆形或截形，先端短渐尖。单总状花序顶生，或基部具分枝；花芽被直或微弯的稀具钩的长毛；萼片卵形至阔卵形，白色或淡绿色，开花时反卷；花瓣白色，倒卵形至阔倒卵形；雄蕊伸展，比花柱略短或与花柱等长。果实斜倒卵形，2室，具2枚种子。

生境及分布：生于海拔500～1200 m的林下阴湿地。分布于雷公山及施秉、剑河、威宁、都匀，以及遵义等地。

采收加工：秋季采收，鲜用或晒干。

功能与主治：全草入药，清热解毒，止血生肌。主治疮疡肿痛，疥疮，外伤出血。

附注：该种分布区域狭窄，资源量较小，应加以保护。

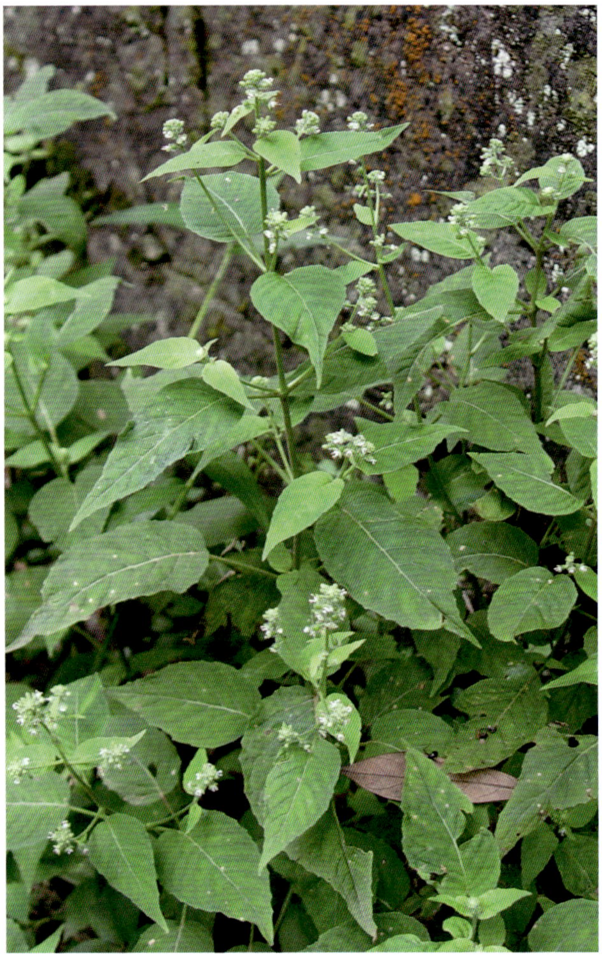

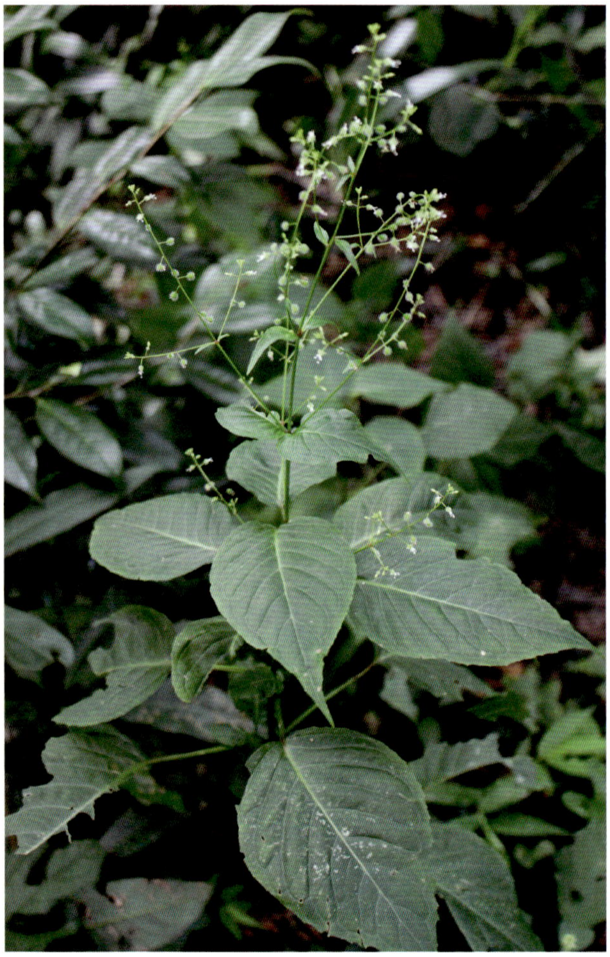

植物名称：谷蓼 *Circaea erubescens* Franchet et Savatier

别称：台湾露珠草

植物形态：植株高10～120 cm，无毛。根状茎上无块茎。叶披针形至卵形，稀阔卵形，长2.5～10 cm，宽1～6 cm，基部阔楔形至圆形或截形，稀近心形，先端短渐尖，边缘具锯齿。顶生总状花序不分枝或基部分枝，长2～20 cm；花芽无毛；萼片矩圆状椭圆形至披针形，红色至紫红色，先端渐尖，开花时反卷；花瓣狭倒卵状菱形至阔倒卵状菱形或倒卵形，粉红色；花瓣裂片具细圆齿或小的二级裂片；雄蕊短于花柱；蜜腺伸出于花萼管外。果实倒卵形至阔卵形，2室，具2枚种子。

生境及分布：生于海拔880～1600 m的林下或山谷阴湿地。分布于印江、榕江、盘州、都匀、贵定、龙里、惠水、长顺、绥阳等地。

采收加工：秋季采收，晒干。

功能与主治：全草入药，清热解毒，化瘀止血。主治无名肿毒，刀伤，疥疮。

附注：该种有一定资源量，可加以开发利用。

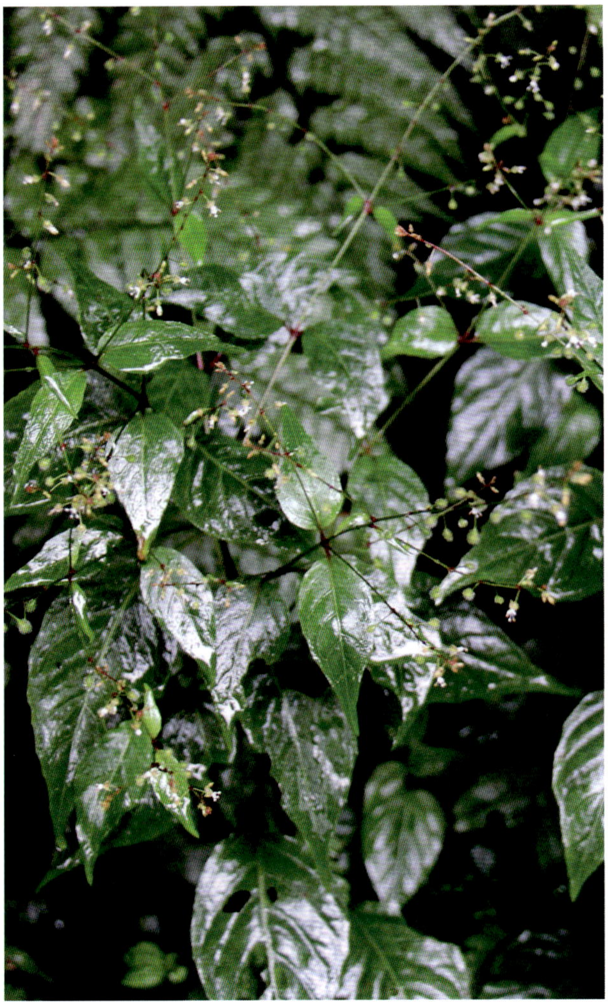

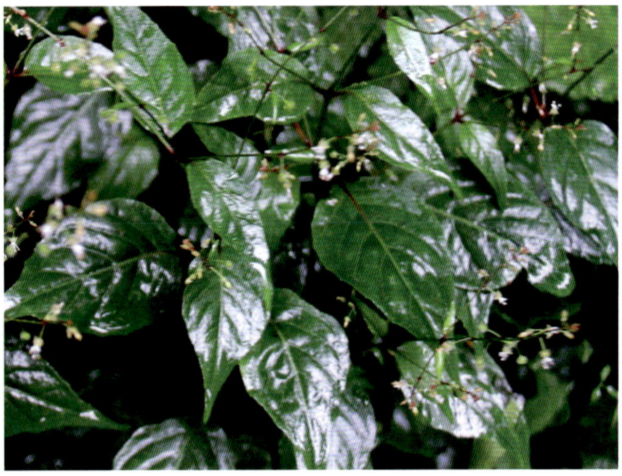

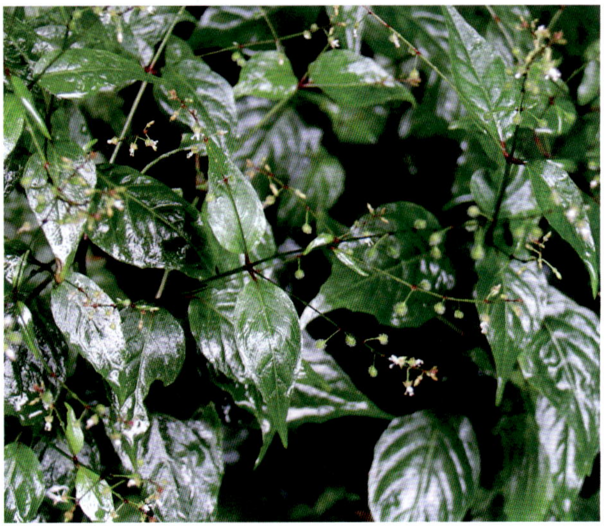

植物名称：南方露珠草 *Circaea mollis* Siebold et Zuccarini

别称：细毛谷蓼

植物形态：植株高25～150 cm，被镰状弯曲毛。根状茎上无块茎。叶狭披针形、阔披针形至狭卵形，长3～16 cm，宽2～5.5 cm，基部楔形或稀圆形，先端狭渐尖至近渐尖，边缘具锯齿或近全缘。顶生总状花序常于基部分枝，稀为单总状花序，生于侧枝顶端的总状花序通常不分枝；花芽无毛，或被弯曲的、直的、顶端头状的或顶端棒状的腺毛；萼片淡绿色或白色，开花时伸展或略反卷；花瓣白色，阔倒卵形；蜜腺明显，突出于花萼管外。果实狭梨形至阔梨形或球形，2室，具2枚种子。

生境及分布：生于海拔800～2200 m的山坡林下阴湿处。分布于梵净山及印江、思南、普安、赤水、习水、长顺，以及贵阳等地。

采收加工：地上部分夏季、秋季采收，鲜用或晒干。根秋季采挖，洗净，鲜用或晒干。

功能与主治：地上部分、根入药，祛风除湿，活血消肿，清热解毒。主治风湿痹痛，跌打瘀肿，乳痈，瘰疬，疮肿。

附注：该种有一定资源量，可加以开发利用。

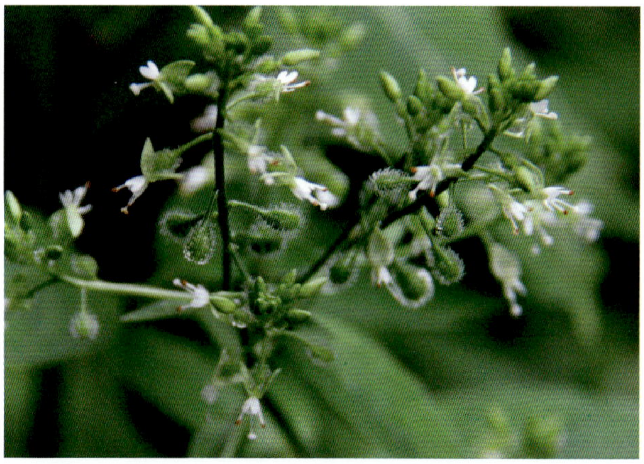
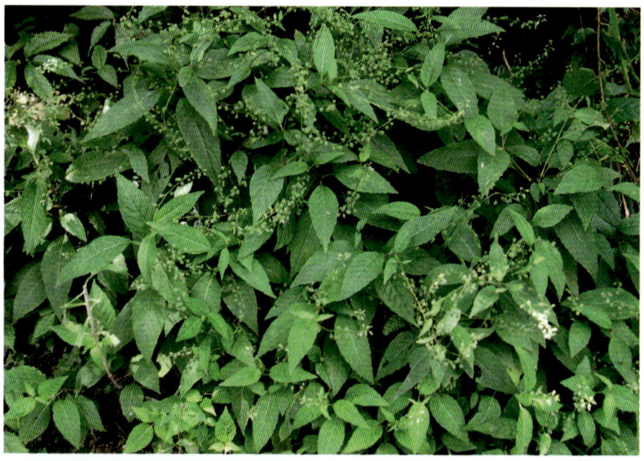
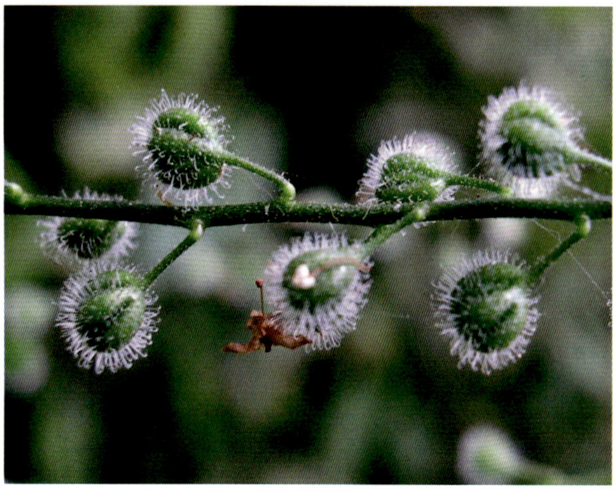
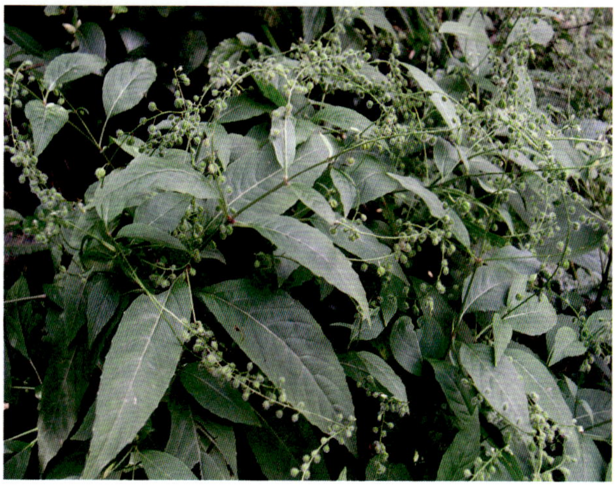

植物名称：毛脉柳叶菜 ***Epilobium amurense*** **Haussknecht**

别称：兴安柳叶菜

植物形态： 多年生直立草本。秋季自茎基部生出短的、肉质的、多叶的根蘖，伸长后有时形成莲座状芽，稀形成匍匐枝条。茎不分枝或少数分枝，上部有弯曲的柔毛与腺毛。叶对生，花序上的互生，近无柄或茎下部的有很短的柄，卵形，有时长圆状披针形，长2 ~ 7 cm，宽0.5 ~ 2.5 cm，先端锐尖，有时近渐尖，基部圆形或宽楔形。花序直立，有时初期稍下垂，常被弯曲的柔毛与腺毛。花在芽时近直立；花蕾椭圆状卵形；萼片披针状长圆形；花瓣白色、粉红色或玫瑰紫色，倒卵形。蒴果长1.5 ~ 7 cm，疏被柔毛，后变无毛。

生境及分布： 生于海拔2200 ~ 2800 m的山坡草丛中。分布于梵净山及雷山、大方、水城等地。

采收加工： 夏季、秋季采收，鲜用或晒干。

功能与主治： 全草入药，收敛固涩，止血，止痢。主治月经过多，带下病，久泄，久痢。

附注： 该种有一定的产藏量，可加以开发利用。

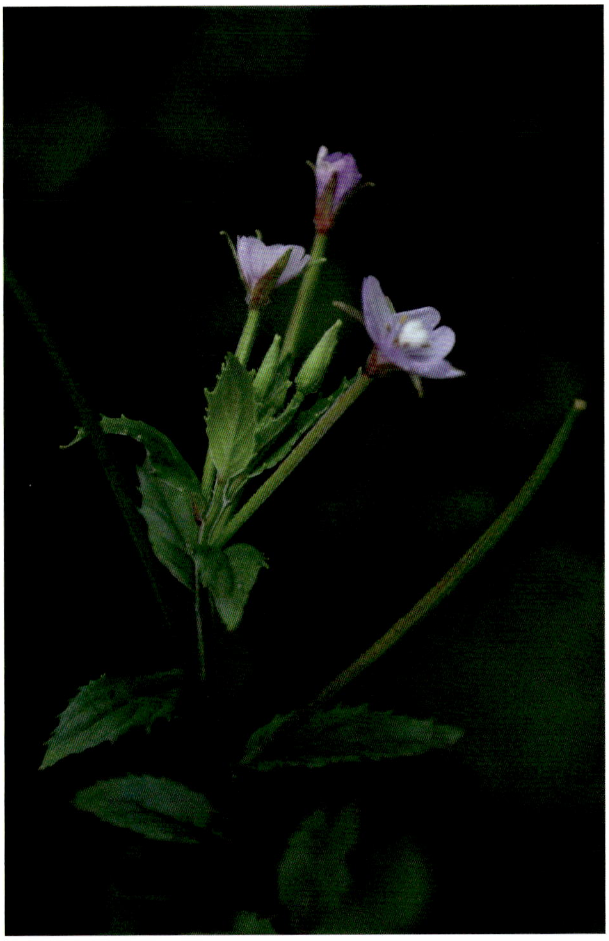

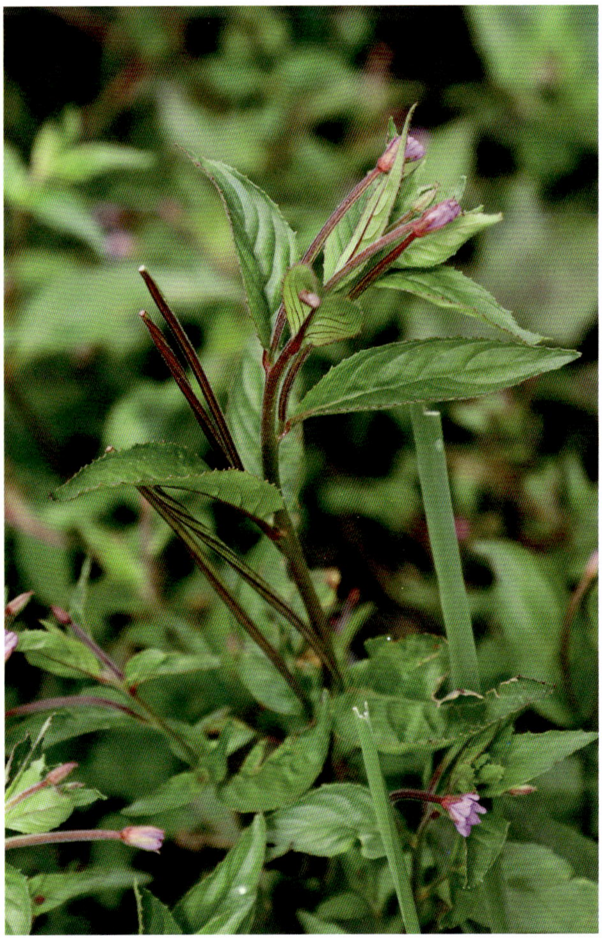

植物名称：光滑柳叶菜 *Epilobium amurense* Haussknecht subsp. *cephalostigma* (Haussknecht) C. J. Chen et al.

别称：水串草、光华柳叶菜

植物形态：该种与毛脉柳叶菜*Epilobium amurense* Haussknecht的主要区别在于茎常多分枝，上部周围只被弯曲的柔毛，无腺毛，中下部具不明显的棱线，但不贯穿节间，棱线上近无毛。叶长圆状披针形至狭卵形，基部楔形；叶柄长1.5 ~ 6 mm。花较小，长4.5 ~ 7 mm；萼片均匀地被稀疏的、弯曲的柔毛。花期6—9月，果期8—10月。

生境及分布：生于山坡草丛中、林缘或水沟旁。分布于凯里、大方，以及贵阳等地。

采收加工：夏季、秋季采收，鲜用或晒干。

功能与主治：全草入药，清热解毒。主治痢疾，刀伤。

附注：该种分布区域狭窄，资源量较小，应加以保护。

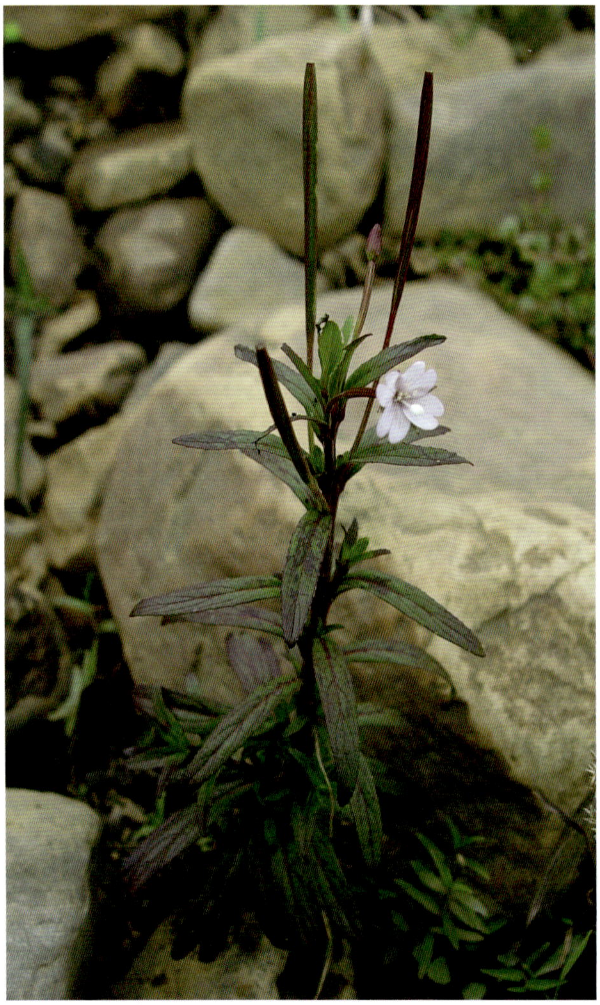

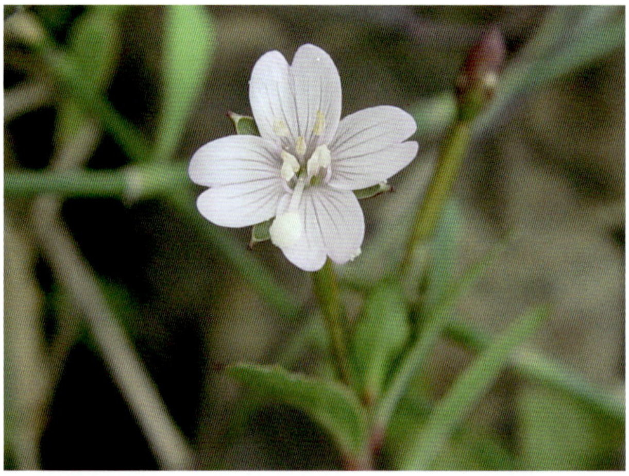

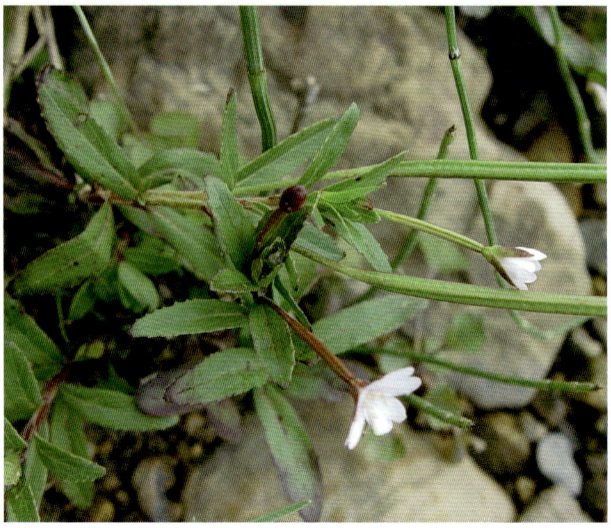

植物名称：腺茎柳叶菜 ***Epilobium brevifolium*** **D. Don subsp.** ***trichoneurum*** **(Haussknecht) P. H. Raven**

别称：短叶柳叶菜、广布柳叶菜

植物形态：多年生草本，直立。茎常上升，上部被腺毛与弯曲的柔毛。叶对生，花序上的互生，狭卵形至披针形，基部圆形或楔形，下面常变紫红色，脉上被较密的毛。花序直立或稍下垂；花直立或开花时稍下垂；花蕾狭卵状；子房被弯曲的柔毛，有时混生有腺毛；萼片披针状长圆形或龙骨状，被弯曲的柔毛和腺毛；花瓣粉红色至玫瑰紫色，倒心形。蒴果被弯曲的柔毛，有时混生有腺毛。种子长圆状倒卵形，顶端具短喙，暗褐色，表面具乳突；种缨灰白色，易脱落。

生境及分布：生于海拔1400 ~ 2300 m的林下湿处、沟边或沼泽地。分布于雷山、凯里、赫章、纳雍、盘州、普安，以及遵义等地。

采收加工：8—9月采收，鲜用或晒干。

功能与主治：全草入药，化瘀，利水，降压，通便。主治静脉曲张，肾炎，水肿，高血压，习惯性便秘。

附注：该种有一定的产藏量，可加以开发利用。

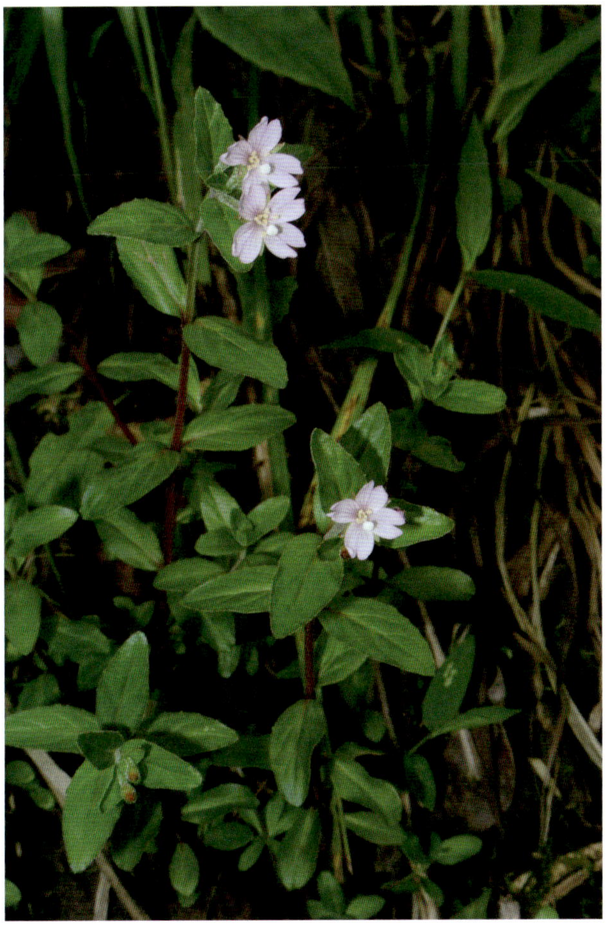
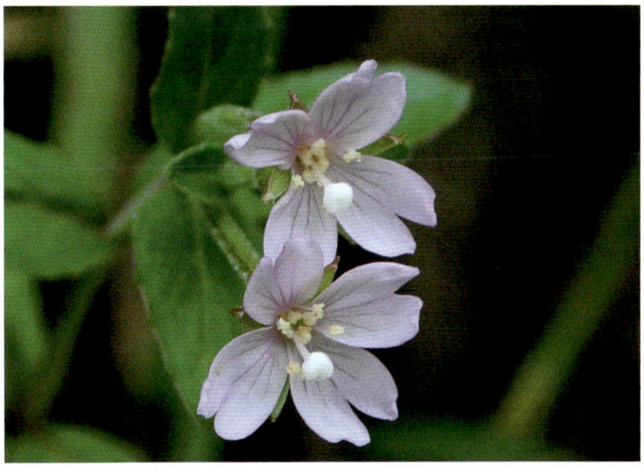
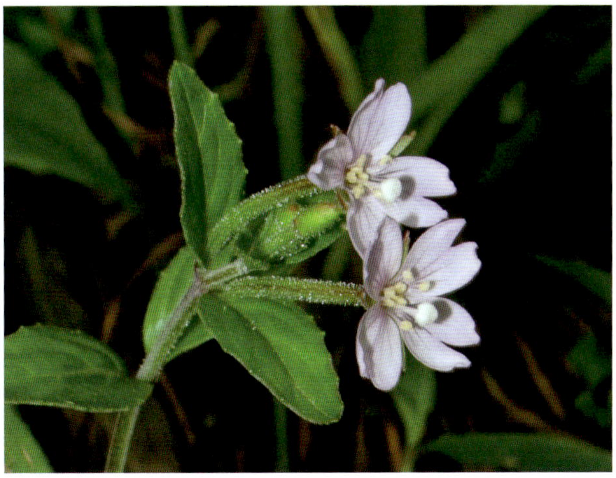

植物名称：柳叶菜 ***Epilobium hirsutum*** **Linnaeus**

别称：光阳草、小杨柳

植物形态：多年生粗壮草本。茎常在中上部多分枝，周围密被伸展的长柔毛，常混生较短而直的腺毛，尤花序上如此，稀密被白色绵毛。叶草质，对生，披针状椭圆形至狭倒卵形或椭圆形，稀狭披针形，长4 ~ 12 (~20) cm，宽0.3 ~ 3.5 (~5) cm，先端锐尖至渐尖。总状花序直立；子房灰绿色至紫色，密被长柔毛与短腺毛；萼片长圆状线形，背面隆起呈龙骨状；花瓣常玫瑰红色、粉红色、紫红色，宽倒心形。蒴果被毛。种子倒卵状，顶端具很短的喙；种缨黄褐色或灰白色，易脱落。

生境及分布：生于海拔1000 ~ 1700 m的林下湿处、沟边或沼泽地。分布于松桃、万山、思南、凯里、威宁、赫章、大方、平坝、水城、兴义、兴仁、册亨、贞丰、瓮安、绥阳，以及贵阳等地。

采收加工：全年均可采收，鲜用或晒干。

功能与主治：全草入药，清热解毒，利湿止泻，消食理气，活血接骨。主治湿热泄泻，食积，脘腹胀痛，月经不调，跌打损伤，骨折，疮肿。

附注：该种分布区域广，资源量大，可大量开发利用。

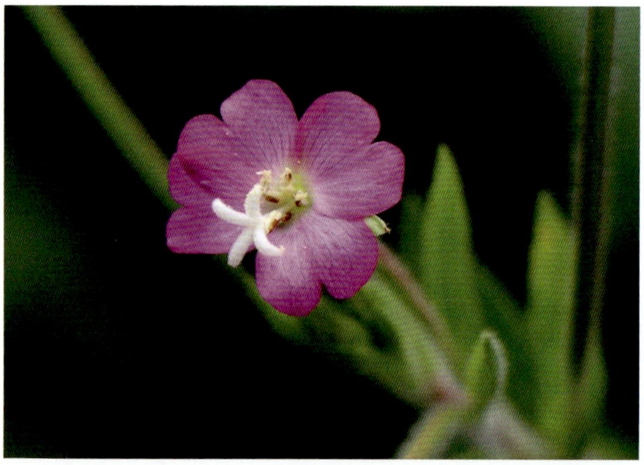
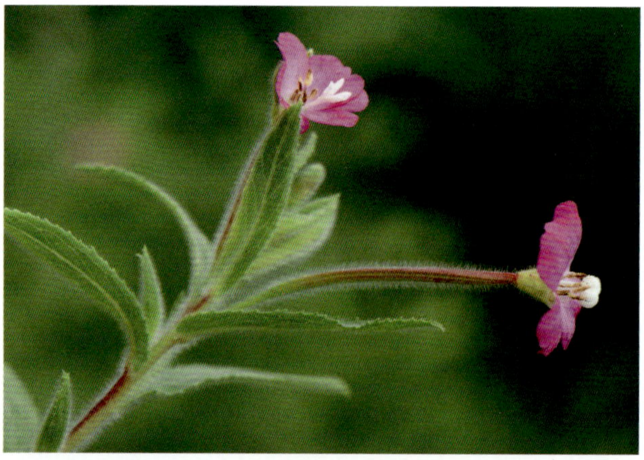
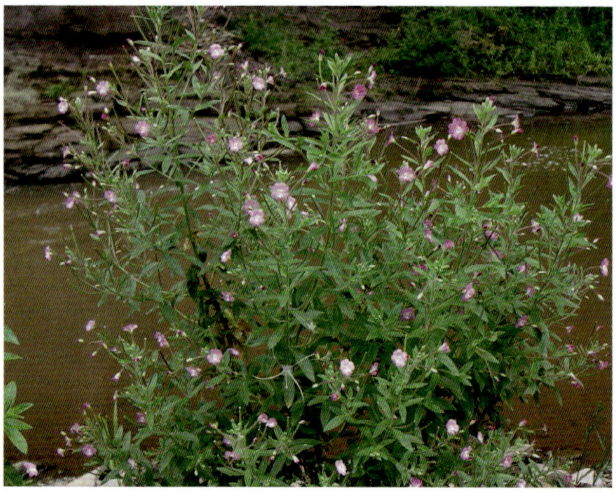
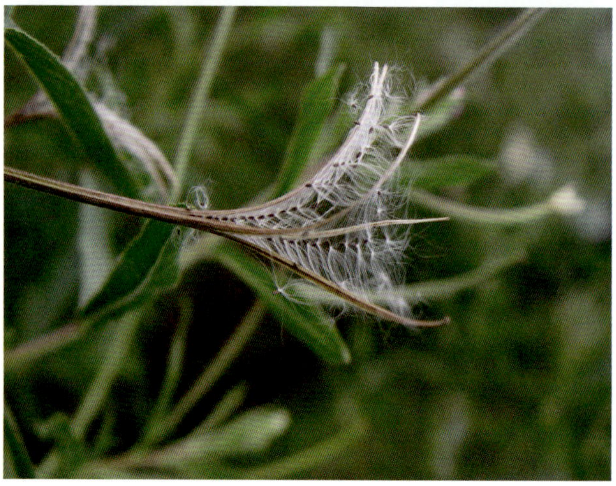

植物名称：锐齿柳叶菜 *Epilobium kermodei* P. H. Raven

别称：片马柳叶菜

植物形态：多年生粗壮草本。叶对生，花序上的互生，狭卵形至披针形，长3.5～11 cm，宽1.5～4.5 cm，先端锐尖，基部宽楔形至近圆形，两面脉上密生弯曲的柔毛；侧脉每侧5～6条。苞片叶状，与子房近等长；花直立；子房长2～5 cm，密被弯曲的柔毛与腺毛；萼片披针形；花瓣玫瑰色或紫红色，宽倒心形，长7～15 mm，宽4～11 mm，先端凹缺；花柱长4～10 mm，近基部有伸展的毛；柱头头状至宽棍棒状，开花时被外轮雄蕊包围。蒴果长7～11 cm，被弯曲的柔毛与腺毛。种子倒卵状；种缨白色，易脱落。花期2—7月，果期5—9月。

生境及分布：生于海拔900～2100 m的阴湿处。分布于印江、雷山、松桃、黄平、施秉、凯里、纳雍，以及贵阳等地。

采收加工：秋季采收，洗净，鲜用或晒干。

功能与主治：全草入药，清热利湿，止血安胎，解毒消肿。主治痢疾，吐血，咳血，便血，月经过多，胎动不安，疥疮，烫伤，跌打损伤，外伤出血。

附注：该种分布区域较广，有一定资源量，可加以开发利用。

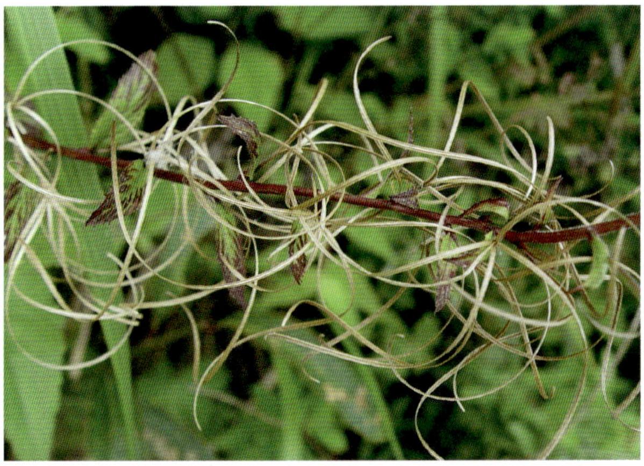

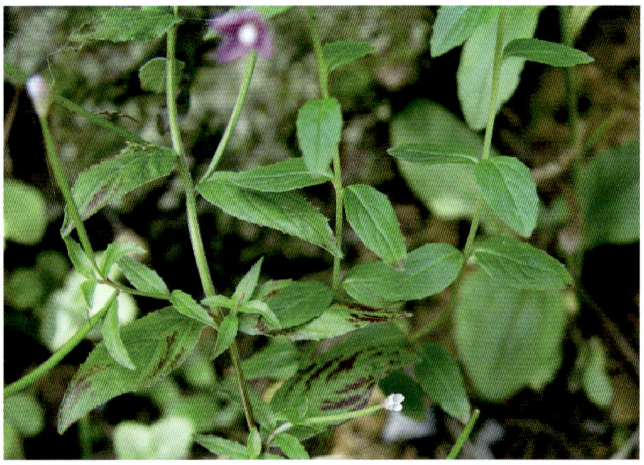

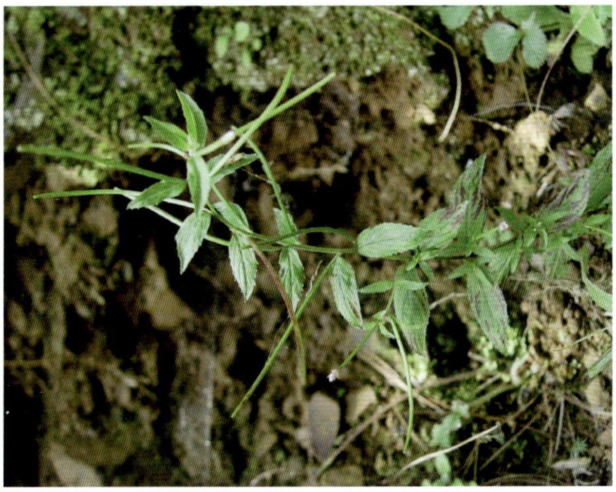

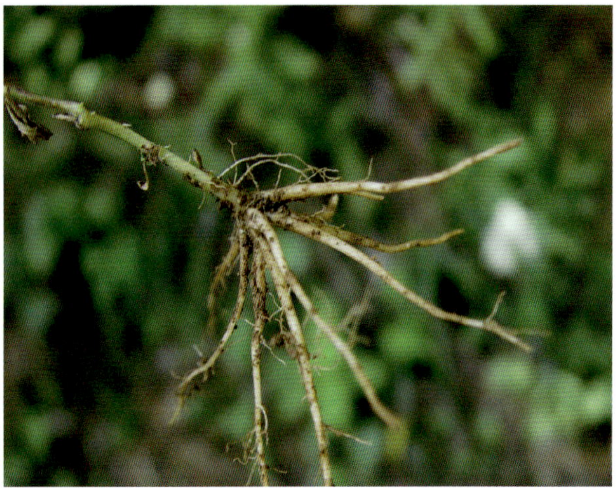

植物名称：小花柳叶菜 *Epilobium parviflorum* Schreber

植物形态：多年生粗壮草本，直立，秋季自茎基部生出莲座状叶芽。茎在上部常分枝，周围混生长柔毛与短的腺毛，下部被伸展的灰色长柔毛。叶对生，茎上部的互生，狭披针形或长圆状披针形，长3～12 cm，宽0.5～2.5 cm，先端近锐尖，基部圆形。总状花序直立，常分枝；苞片叶状；子房长1～4 cm，密被直立短腺毛；萼片狭披针形，背面隆起呈龙骨状，被腺毛与长柔毛；花瓣粉红色至鲜玫瑰紫红色，稀白色，宽倒卵形。蒴果被直立短腺毛。种子倒卵球状，具很不明显的喙，褐色；种缨深灰色或灰白色，易脱落。

生境及分布：生于海拔1500 m左右的沼泽地或阴湿处。分布于松桃、威宁、平坝，以及贵阳等地。

采收加工：秋季采挖，洗净，切片晒干。

功能与主治：根入药，祛风除湿，清热解毒。主治风湿痹痛，骨折，带下病。

附注：该种分布区域狭窄，资源量较小，应加以保护。

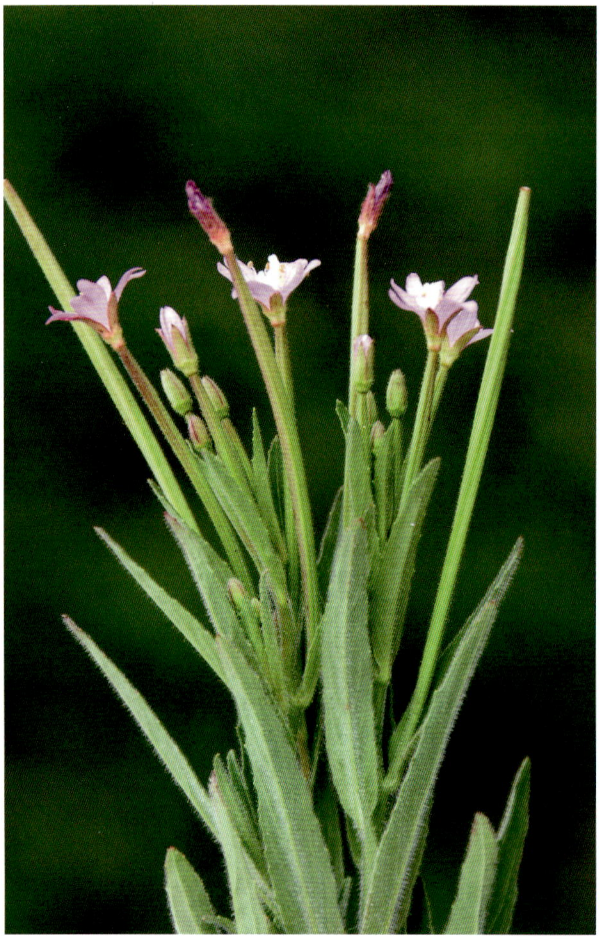

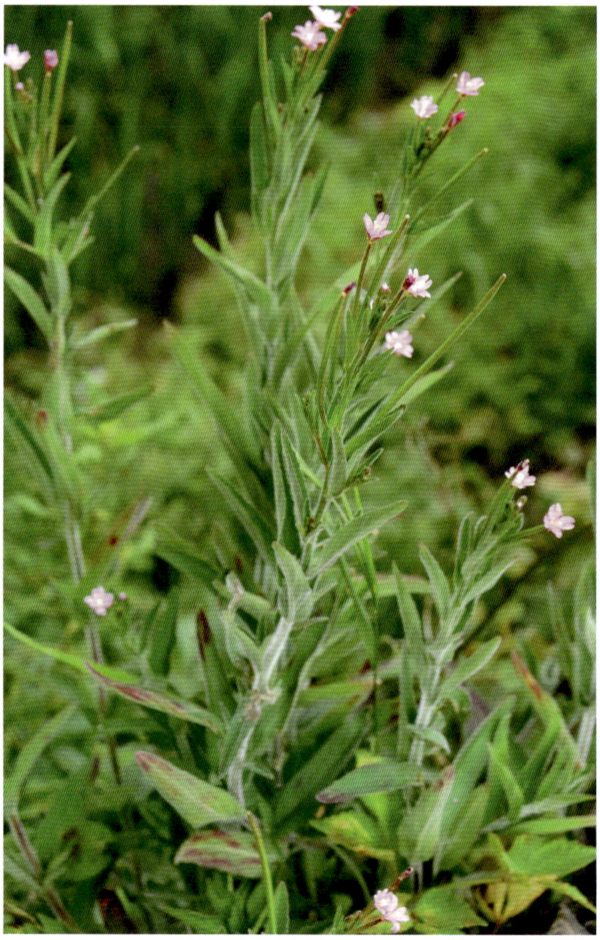

植物名称：长籽柳叶菜 ***Epilobium pyrricholophum*** **Franchet et Savatier**

别称：心胆草

植物形态：多年生草本。茎圆柱状，常多分枝。叶对生，花序上的互生，排列密，比节间长，近无柄，卵形至宽卵形，茎上部的有时披针形，长2～5 cm，宽0.5～2 cm，先端锐尖或下部的近钝形，基部钝或圆形，有时近心形，两面尤脉上被弯曲的柔毛，茎上部的混生腺毛。花序直立，密被腺毛与弯曲的柔毛；花直立；花蕾狭卵状；子房长1.5～3 cm，密被腺毛；萼片披针状长圆形，被弯曲的柔毛与腺毛；花瓣粉红色至紫红色。蒴果长3.5～7 cm，被腺毛。种子狭倒卵状，顶端渐尖；种缨红褐色，常宿存。

生境及分布：生于海拔700 m左右的林下湿处。分布于黎平、普安等地。

采收加工：秋季采收，洗净，鲜用或晒干。

功能与主治：全草入药，清热利湿，止血安胎，解毒消肿。主治痢疾，吐血，咳血，便血，月经过多，胎动不安，疖疮，烫伤，跌打损伤，外伤出血。

附注：该种分布区域狭窄，资源量较小，应加以保护。

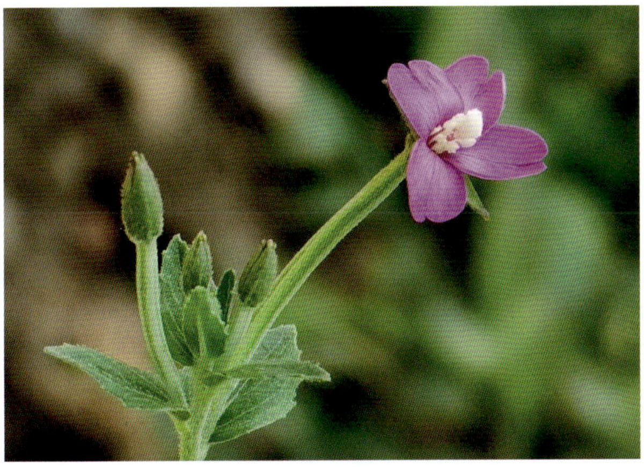
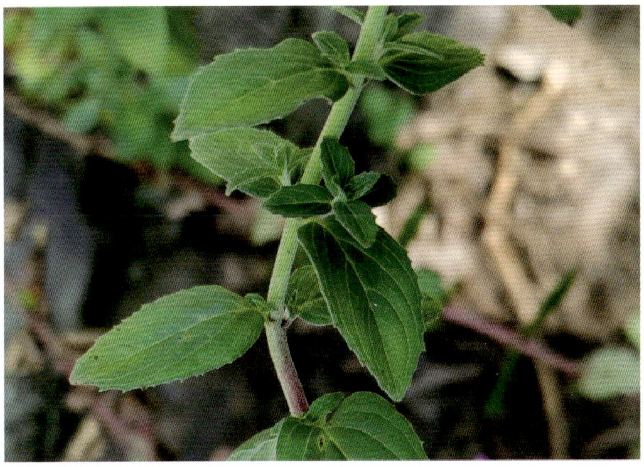
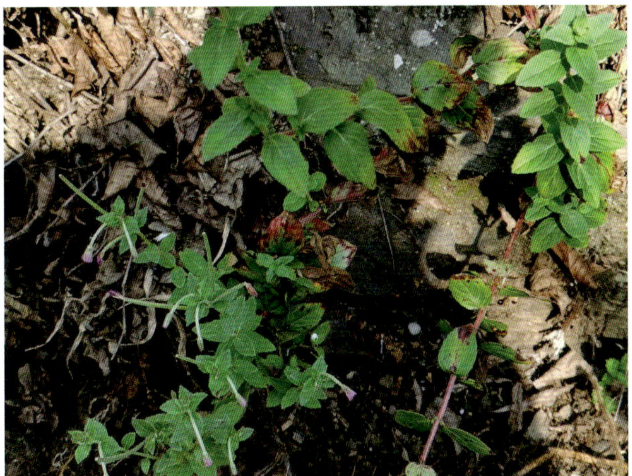
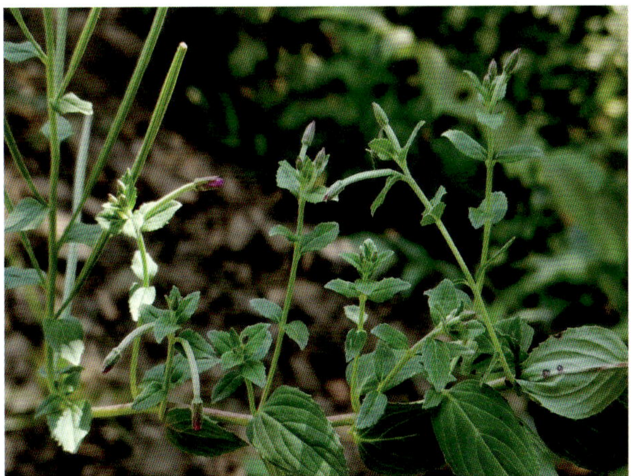

植物名称：中华柳叶菜 *Epilobium sinense* H. Léveillé

植物形态：多年生粗壮草本。叶近基部对生，其余螺旋状互生，狭匙形至长圆状披针形或线形，长1.2～7 cm，宽0.3～1 cm，先端钝，基部狭楔形；侧脉每侧4～5条。花序直立；花直立；花萼长圆状披针形；花瓣白色、粉红色或紫红色，倒卵形，长5.5～8 mm，宽3～4.5 mm，先端凹缺；花药长圆状椭圆形；花丝两轮；花柱长3.5～4 mm，无毛；柱头头状，有时宽棍棒状，开花时被外轮花药包围。蒴果长2.2～5.5 cm，褐色，疏被弯曲的柔毛或变无毛。种子长圆状倒卵形，顶端圆形，有时近急尖，具短喙，褐色；种缨淡红色，易脱落。花期6—9月，果期8—12月。

生境及分布：生于海拔1200～1900 m的水旁、沟边阴湿地。分布于七星关、纳雍、兴义等地。

采收加工：夏季、秋季采收，鲜用或晒干。

功能与主治：全草入药，清热利水。主治痢疾，刀伤。

附注：该种分布区域狭窄，资源量小，应加以保护。

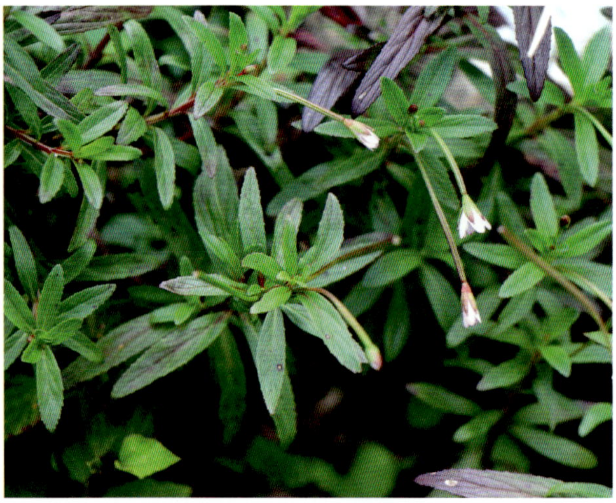
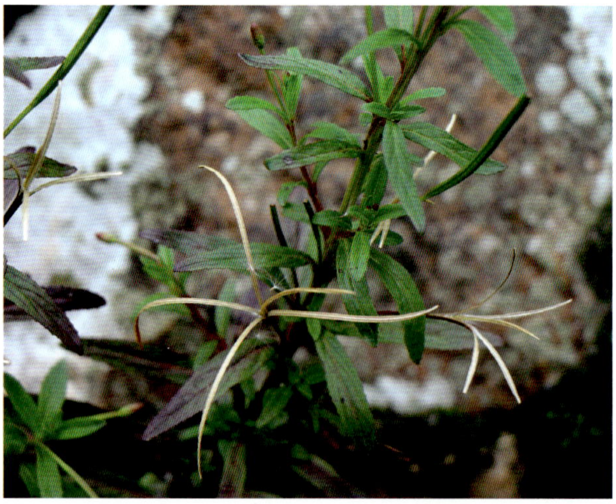
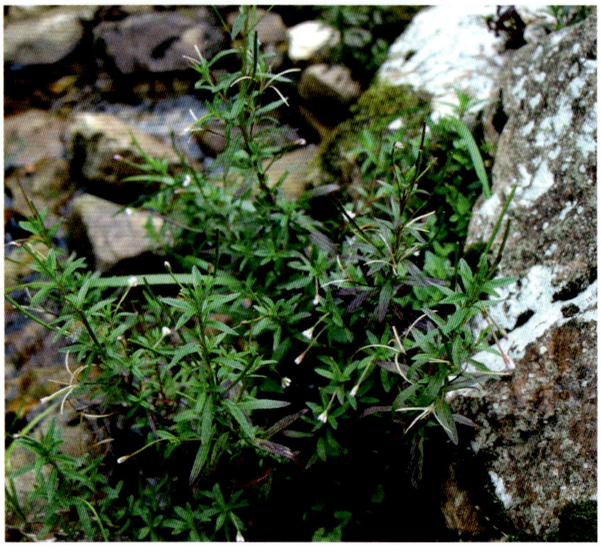
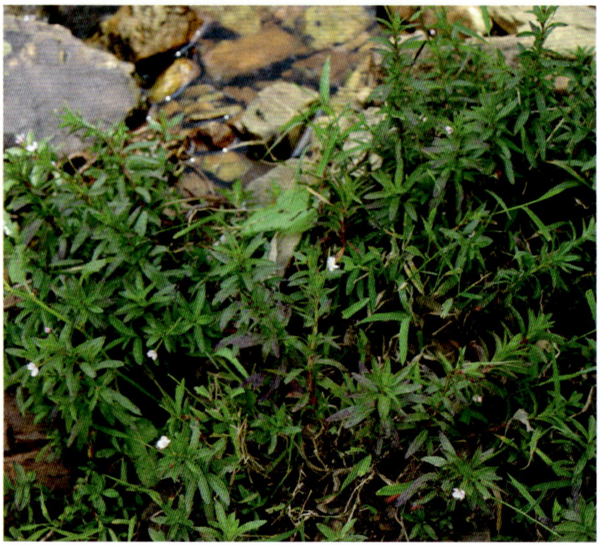

植物名称：丁香蓼 *Ludwigia prostrata* Roxburgh

别称：小疗药、小石榴叶、小石榴树

植物形态：一年生直立草本。茎下部圆柱状，上部四棱形，常淡红色，近无毛，多分枝，小枝近水平开展。叶狭椭圆形，长3～9 cm，宽1.2～2.8 cm，先端锐尖或稍钝，基部狭楔形，在下部骤变窄；叶柄稍具翅。萼片4枚，三角状卵形至披针形，疏被微柔毛或近无毛；花瓣黄色，匙形，先端近圆形，基部楔形；雄蕊4枚；花药扁圆形，开花时以四合花粉直接授在柱头上。蒴果四棱形，淡褐色，无毛，成熟时不规则室背开裂。

生境及分布：生于海拔500～590 m的田边、沟边湿地处。分布于金沙、黔西、水城、凤冈、镇远、天柱、锦屏、剑河、黎平、榕江、长顺、罗甸、独山、荔波等地。

采收加工：秋季结果时采收，切段鲜用或晒干。

功能与主治：全草入药，清热解毒，利尿通淋，化瘀止血。主治肺热咳嗽，咽喉肿痛，目赤肿痛，湿热泄泻，黄疸，水肿，带下病，吐血，血尿，肠风便血，疔肿，疥疮，跌打损伤，外伤出血，蛇虫咬伤，狂犬咬伤。

附注：该种分布区域广，有一定的资源量，可加以开发利用。

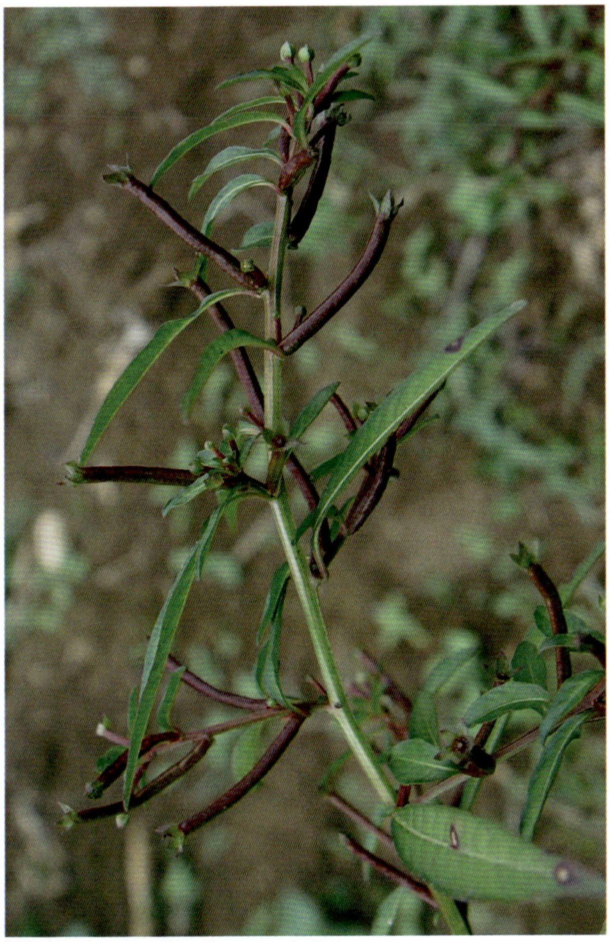

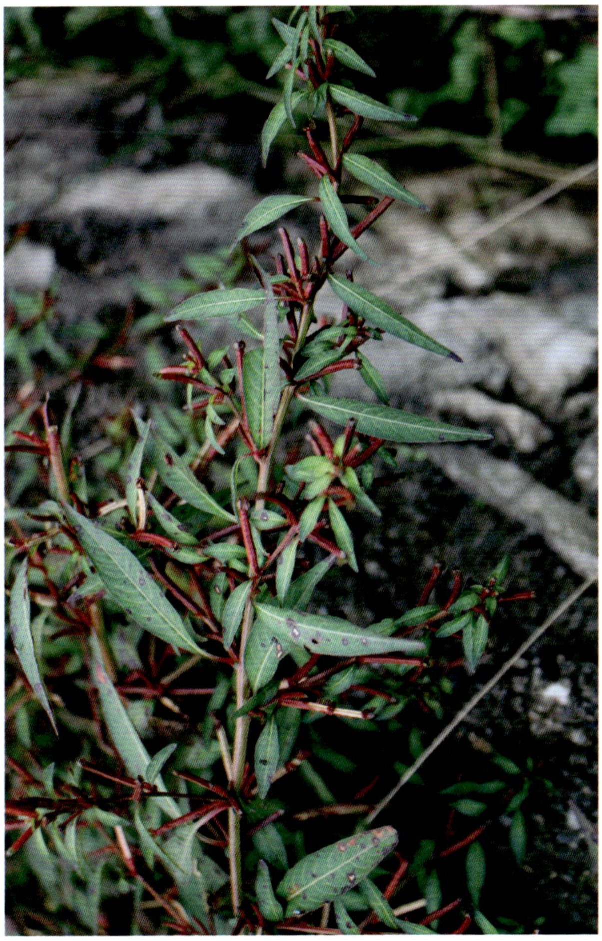

植物名称：月见草 *Oenothera biennis* Linnaeus

别称：夜来香、山芝麻

植物形态：直立二年生粗壮草本。基生莲座叶丛紧贴地面；茎不分枝或分枝，被弯曲的柔毛与伸展的长毛。基生叶倒披针形，先端锐尖，基部楔形，两面被弯曲的柔毛与长毛；茎生叶椭圆形至倒披针形，先端锐尖至短渐尖，基部楔形，两面被弯曲的柔毛与长毛。花序穗状，不分枝；萼片绿色，有时带红色，长圆状披针形；花瓣黄色，稀淡黄色，宽倒卵形；子房绿色，圆柱状，具4条棱，密被伸展的长毛与短腺毛。蒴果锥状圆柱形，向上变狭，绿色，被毛，但渐变稀疏，具明显的棱。种子在果中呈水平状排列，暗褐色，棱形。

生境及分布：贵州各地有零星栽培或逸为野生。

采收加工：根秋季采挖，洗净，晒干。月见草油7—8月果实成熟时取种子萃取。

功能与主治：根入药，祛风湿，强筋骨；主治风寒湿痹，筋骨酸软。月见草油入药，活血通络，平肝息风，消肿敛疮；主治胸痹心痛，中风偏瘫，疮疡。

附注：该种资源量不大，可发展种植以开发利用。

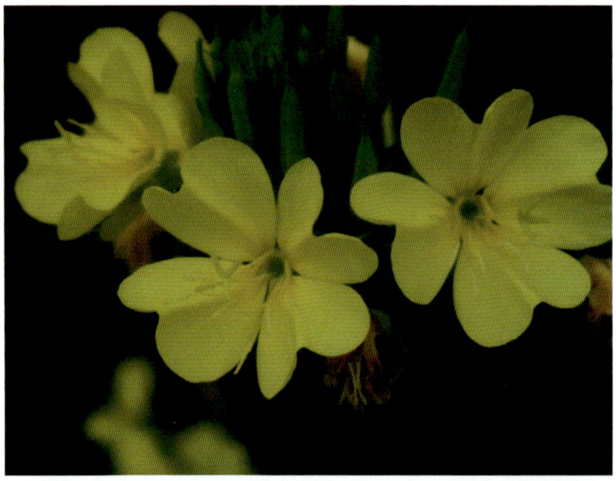
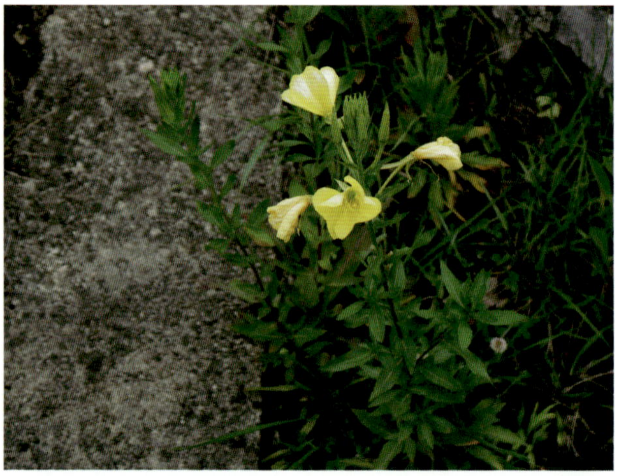
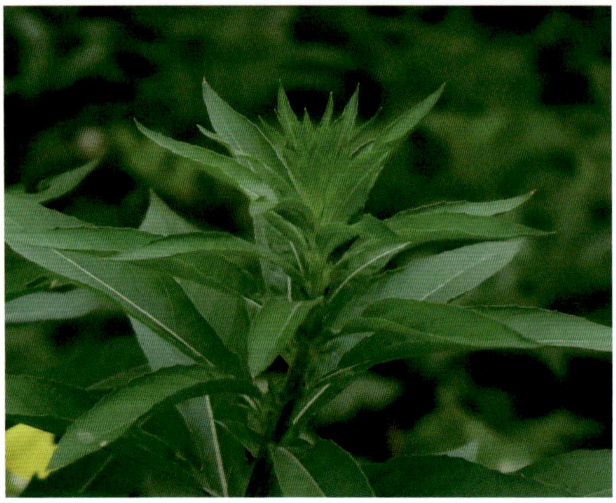
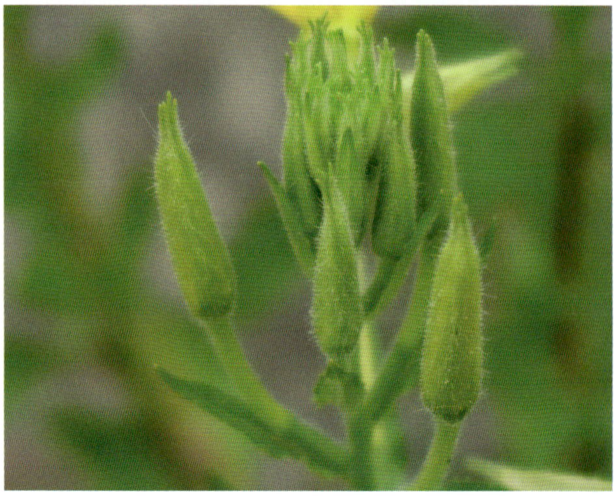

植物名称：黄花月见草 *Oenothera glazioviana* Micheli

别称：红萼月见草

植物形态：直立，二年生至多年生草本，具粗大主根。茎不分枝或分枝，常密被弯曲的柔毛，疏生伸展的长毛。基生叶莲座状，倒披针形，先端锐尖或稍钝，基部渐狭并下延为翅，两面被弯曲的柔毛与长毛；茎生叶螺旋状互生，狭椭圆形至披针形，自下向上变小，先端锐尖或稍钝，基部楔形，两面被弯曲的柔毛与长毛。花序穗状，生于枝端，密生弯曲的柔毛、长毛与短腺毛；萼片黄绿色，狭披针形，开花时反折；花瓣黄色，宽倒卵形；子房绿色，圆柱状，具4条棱。蒴果锥状圆柱形，向上变狭。种子棱形，褐色，具棱角，约有一半败育。

生境及分布：贵州各地有零星栽培或逸为野生

采收加工：秋季采收，洗净，晒干。

功能与主治：全草入药，解毒，化瘀，降压。主治热毒疮肿，冠心病，高血压。

附注：该种资源量不大，可发展种植以开发利用。

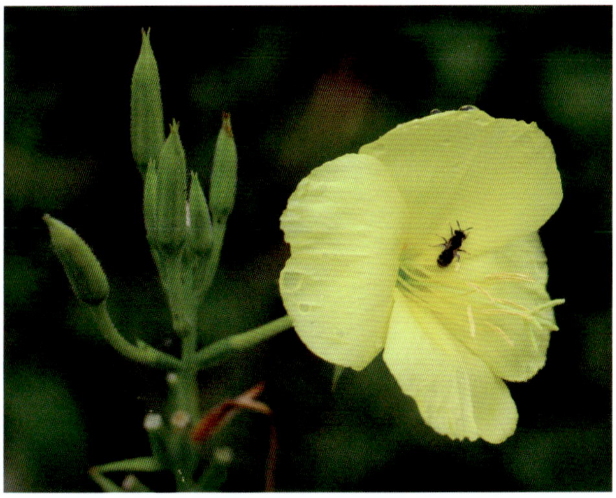
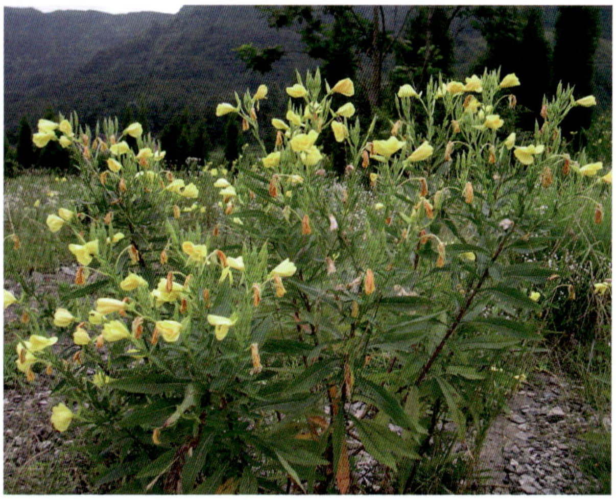
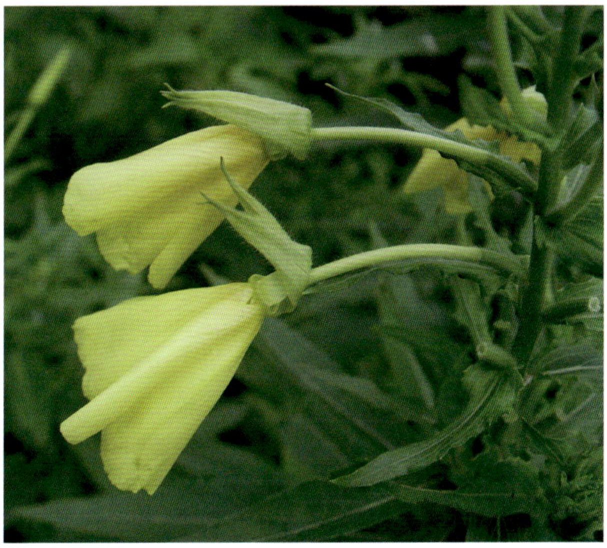
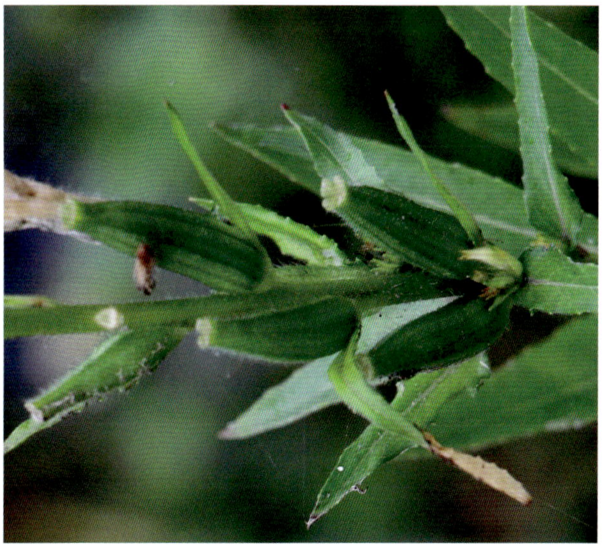

植物名称：粉花月见草 *Oenothera rosea* L' Héritier ex Aiton

别称：红花月见草

植物形态：多年生草本，具粗大主根。茎常丛生，上升，多分枝。基生叶紧贴地面，倒披针形，先端锐尖或钝圆，自中部渐狭或骤狭，常不规则羽状深裂并向下延伸至叶柄；茎生叶灰绿色，披针形或长圆状卵形，先端下部的钝状锐尖，中上部的锐尖至渐尖，基部宽楔形并骤缩向下延伸至叶柄，两面被弯曲的柔毛。花单生于茎、枝顶端叶腋，近日出时开放；萼片披针形，外面被弯曲的柔毛，开花时反折；花瓣粉红色至紫红色，宽倒卵形。蒴果棒状，具4条纵翅，翅具棱，顶端具短喙。种子每室多数，长圆状倒卵形。

生境及分布：逸生于湿地水沟旁。分布于贵阳等地。

采收加工：地上部分秋季采收，洗净，晒干。根秋后采挖，洗净，鲜用或晒干。

功能与主治：地上部分、根入药，解毒，化瘀，降压。主治热毒疮肿，冠心病，高血压。

附注：该种分布区域狭窄，资源量较小，应加以保护。

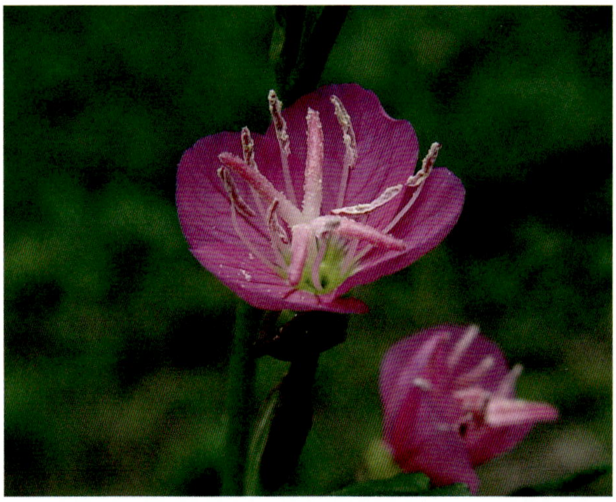
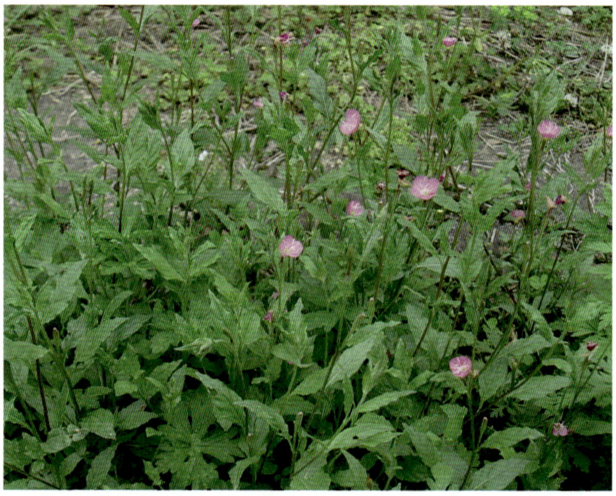
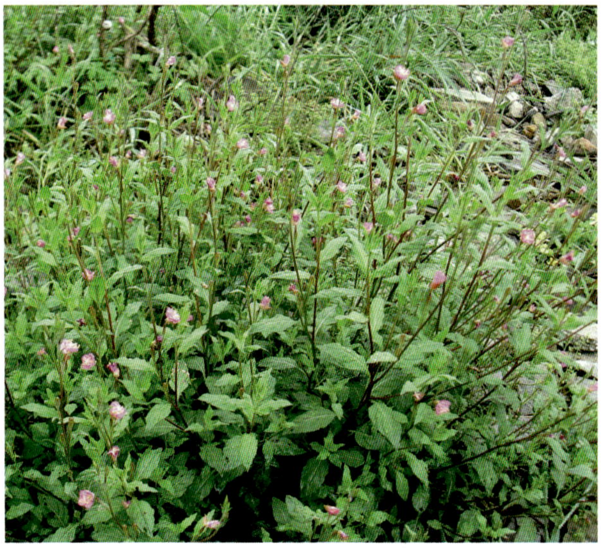
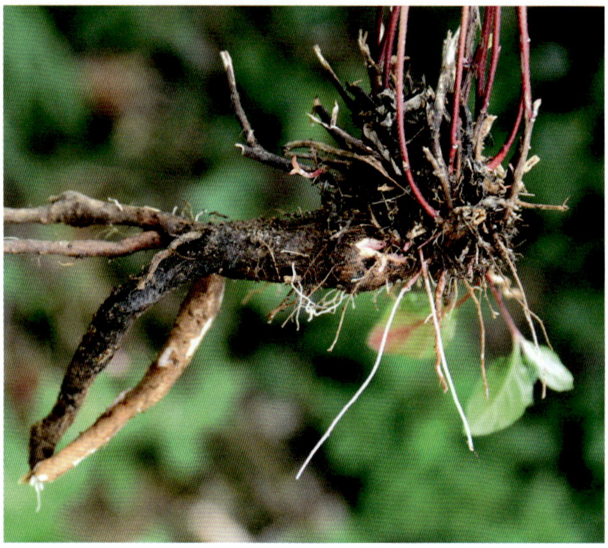

小二仙草科 Haloragaceae

水生或陆生草本，有时灌木状。叶互生、对生或轮生，生于水中的常篦齿状分裂；托叶缺。花小，两性或单性，腋生、单生或簇生，或排列成顶生的穗状花序、圆锥花序、伞房花序；花萼筒与子房合生；萼片2～4枚或缺；花瓣2～4枚，早落，或缺；雄蕊2～8枚，排成2轮；子房下位，2～4室；柱头2～4裂，无柄或具短柄；胚珠与花柱同数，倒垂于花柱顶端。果实为坚果或核果状，有时有翅，不开裂，或很少瓣裂。

本科有约8属100种，分布于全世界，主产于大洋洲。我国有2属13种，分布于全国各地。

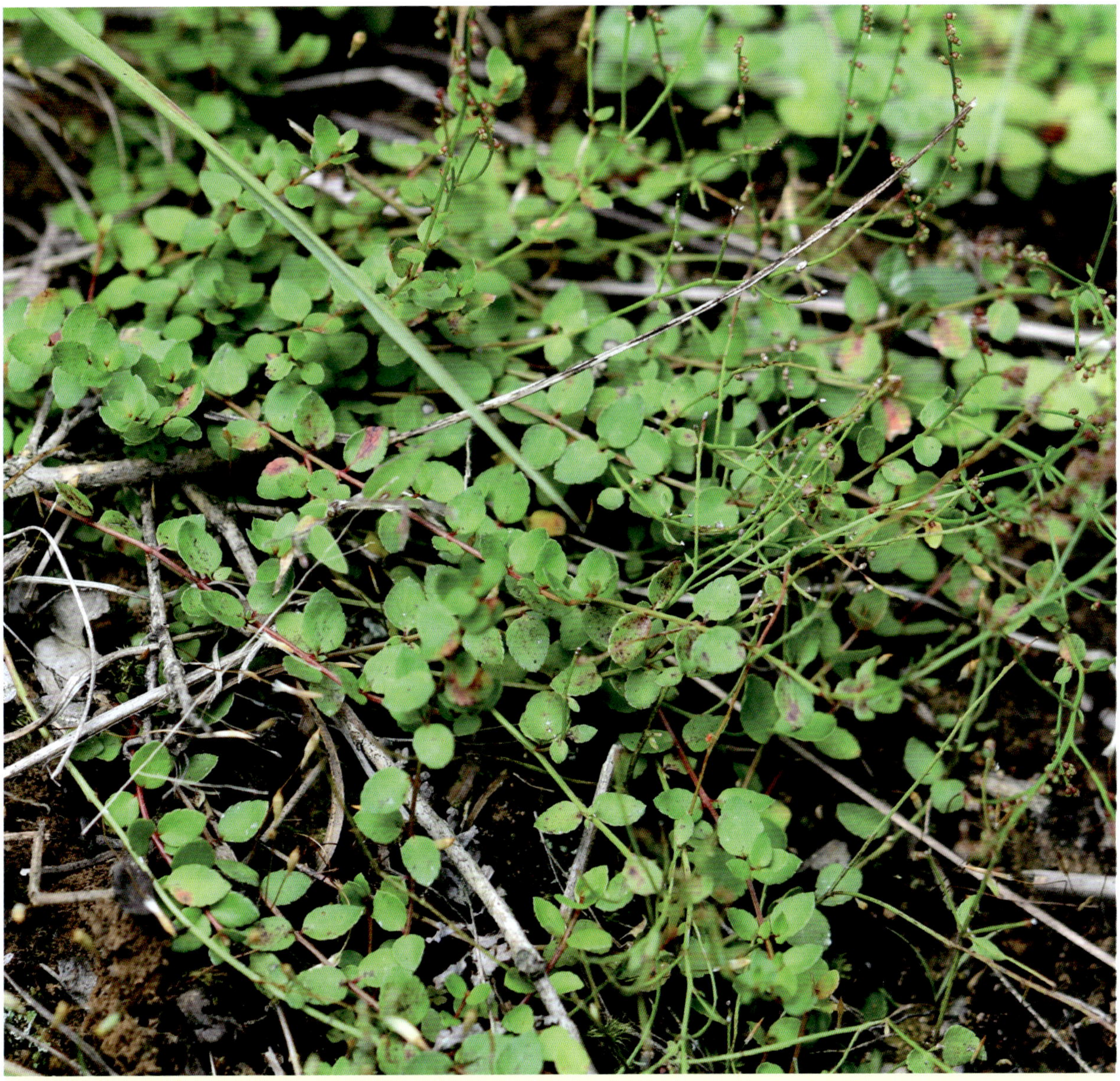

小二仙草 *Gonocarpus micranthus* Thunberg

植物名称：小二仙草 *Gonocarpus micranthus* Thunberg

别称：扁宿草、砂生草

植物形态：多年生陆生草本，高5 ~ 45 cm。茎直立或下部平卧，具纵槽，多分枝。叶通常对生，卵形或卵圆形，长6 ~ 17 mm，宽4 ~ 8 mm，基部圆形，先端短尖或钝，边缘具稀疏锯齿；茎上部的叶有时互生，逐渐缩小而变为苞片。圆锥花序顶生，由纤细的总状花序组成；花两性，极小，直径约1 mm，基部具3枚苞片，其中2枚为小苞片；花萼筒长约0.8 mm，4深裂，宿存，绿色；花瓣4枚，淡红色，比萼片长2倍。坚果近球形，有8条纵钝棱，无毛。

生境及分布：生于荒山或沙地上。分布于习水、仁怀，以及贵阳等地。

采收加工：夏季采收，洗净，鲜用或晒干。

功能与主治：全草入药，止咳平喘，清热利湿，调经活血。主治咳嗽，哮喘，热淋，便秘，痢疾，月经不调，跌打损伤，骨折。

附注：该种是贵州侗族常用药物，资源量不大，开发利用的同时应加以保护。

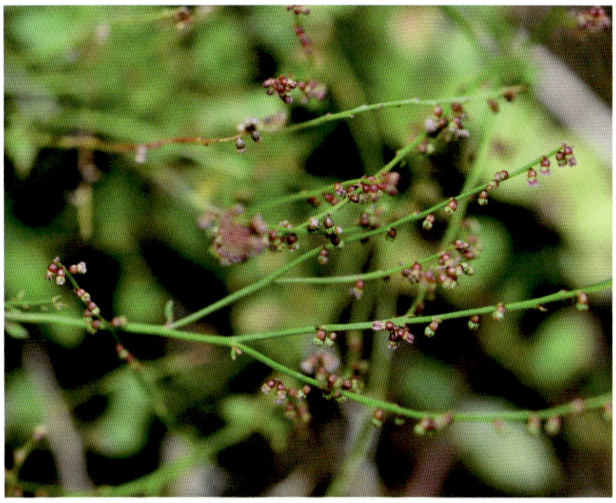
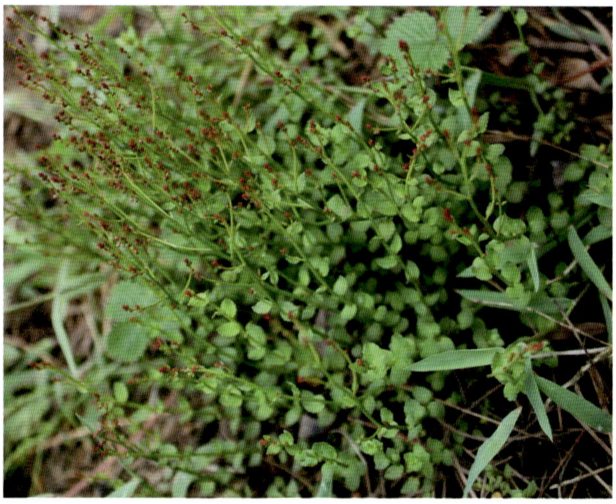
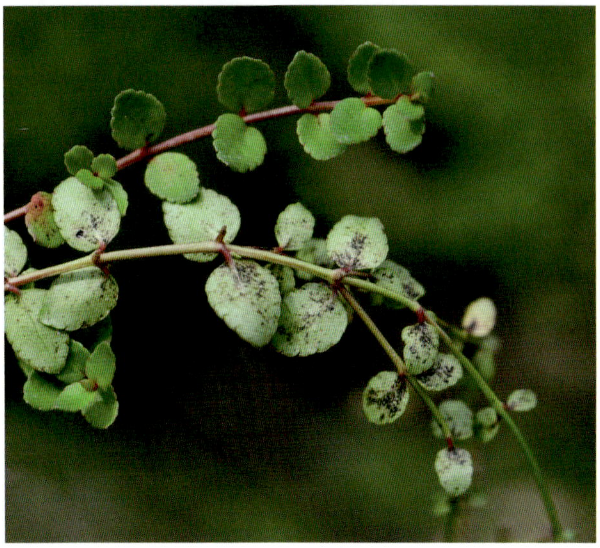
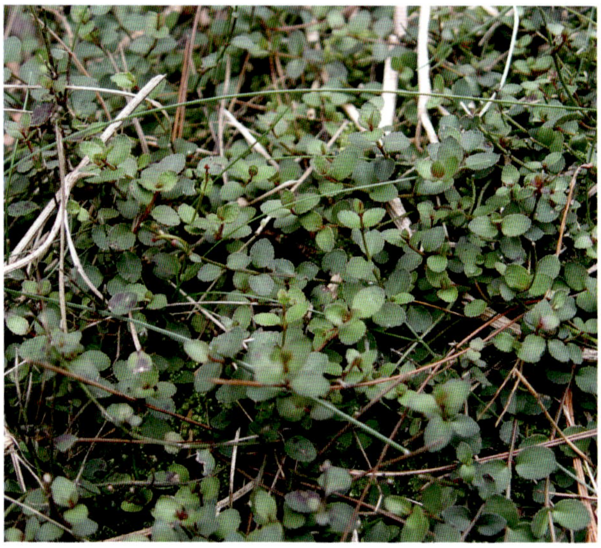

植物名称：穗状狐尾藻 *Myriophyllum spicatum* Linnaeus

别称：金鱼藻、聚藻、泥茜

植物形态：多年生沉水草本。根状茎发达，在水底泥中蔓延，节部生根；地上茎圆柱形，分枝极多。叶常5枚轮生，长约3.5 cm，丝状全细裂，裂片约13对，细线形。花两性，单性或杂性，雌雄同株，单生于苞片状叶腋，常4朵轮生，多数花排列成顶生或腋生的穗状花序，生于水面上。如为单性花，则上部为雄花，下部为雌花，中部有时为两性花，基部有一对苞片。雄花花萼筒广钟状，花瓣4枚，阔匙形，粉红色；雌花子房下位，4室，花柱4枚，柱头羽毛状。花期春季、秋季，果期4—9月。

生境及分布：生于池沼、湖泊或沟渠中。分布于清镇、开阳、修文、息烽等地。

采收加工：从春季到秋季，每隔2个月采收1次，鲜用或晒干。

功能与主治：全草入药，清热，凉血，解毒。主治热病烦渴，赤白痢，疥疮，烫伤。

附注：该种有一定资源量，可加以开发利用。

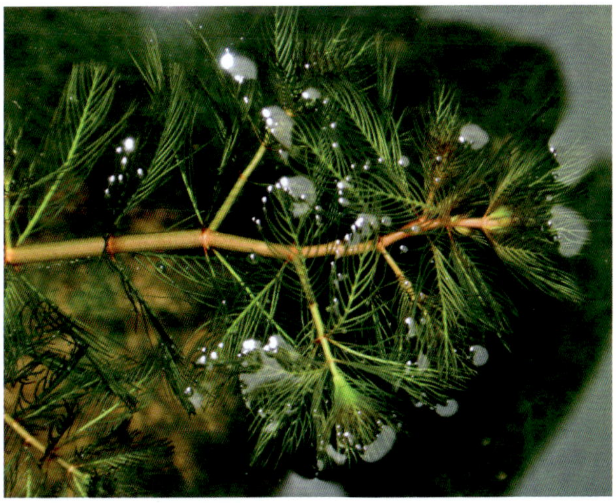
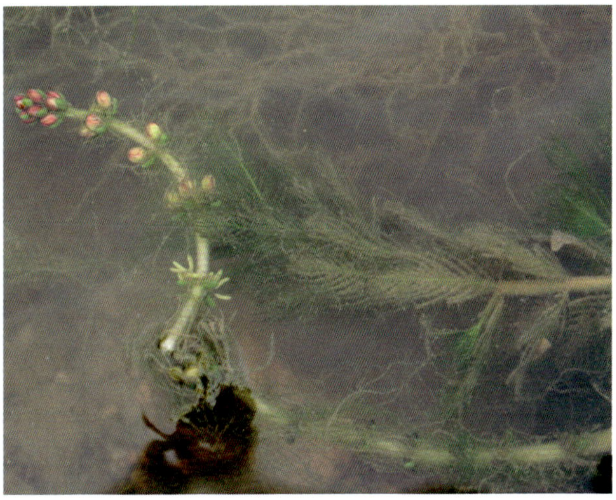
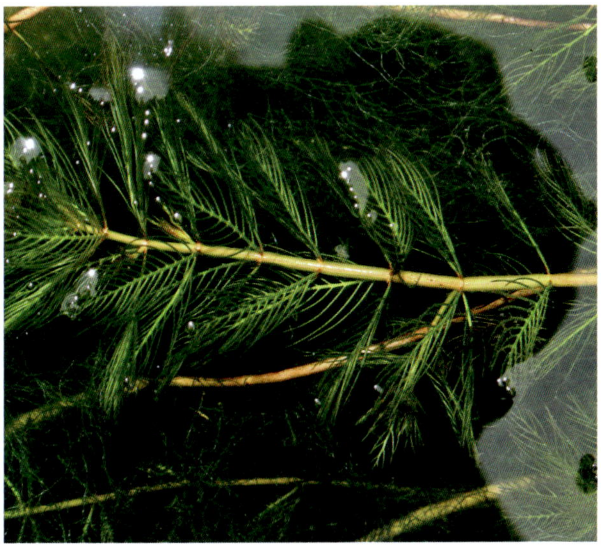
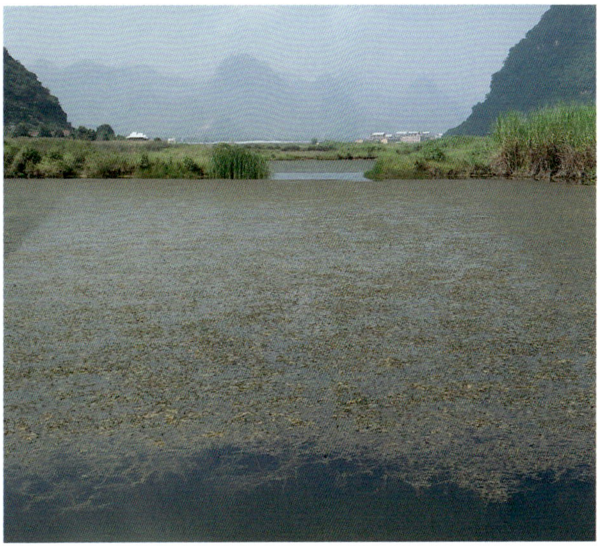

植物名称：狐尾藻 *Myriophyllum verticillatum* Linnaeus

别称：轮叶狐尾藻

植物形态：多年生粗壮沉水草本。根状茎发达，在水底泥中蔓延，节部生根；地上茎圆柱形，多分枝。叶通常4枚轮生，偶3或5枚轮生，水中叶较长，长4 ~ 5 cm，丝状全裂，无叶柄，裂片8 ~ 13对，互生，长0.7 ~ 1.5 cm；水上叶互生，披针形，长约1.5 cm，裂片较宽。花单性或杂性，雌雄同株，单生于水上叶的叶腋，每轮具4朵花，无花梗；雌花生于水上茎下部叶的叶腋，萼片与子房合生，花瓣4枚，舟状，早落，子房广卵形，4室；雄花雄蕊8枚，开花后伸出花冠外。果实广卵形，具4条浅槽，顶端具残存的萼片及花柱。

生境及分布：生于浅水沟、池塘或沼泽。分布于清镇、开阳、修文、息烽等地。

采收加工：从春季到秋季，每隔2个月采收1次，鲜用或晒干。

功能与主治：全草入药，清热。主治痢疾。

附注：该种有一定资源量，可加以开发利用。

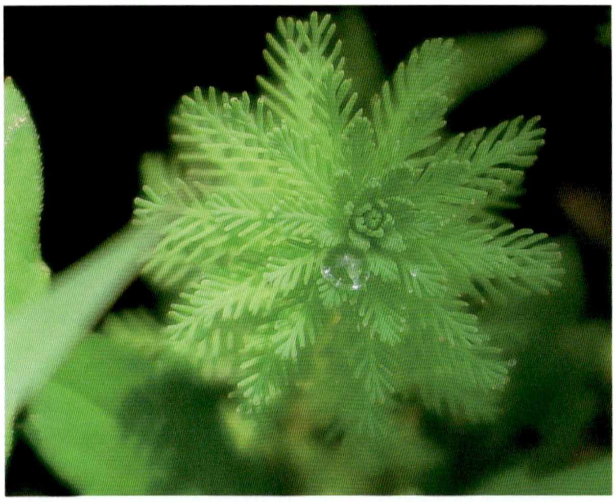

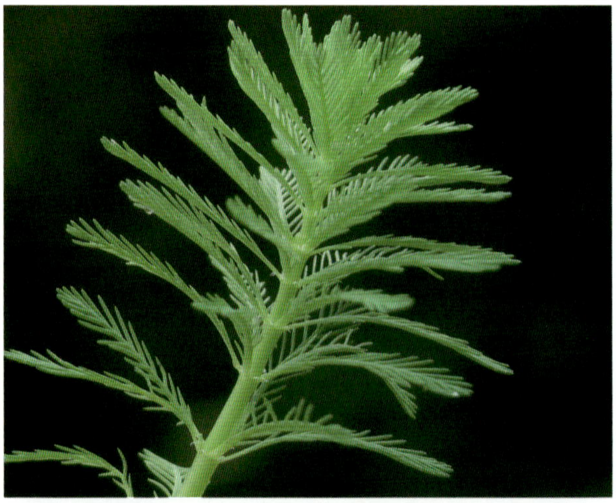

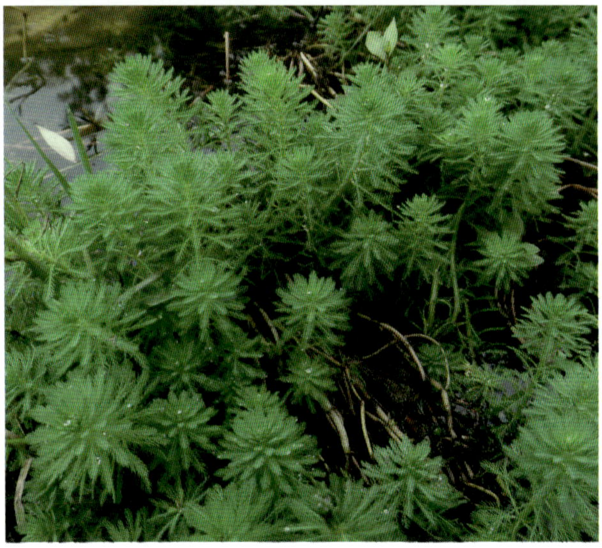

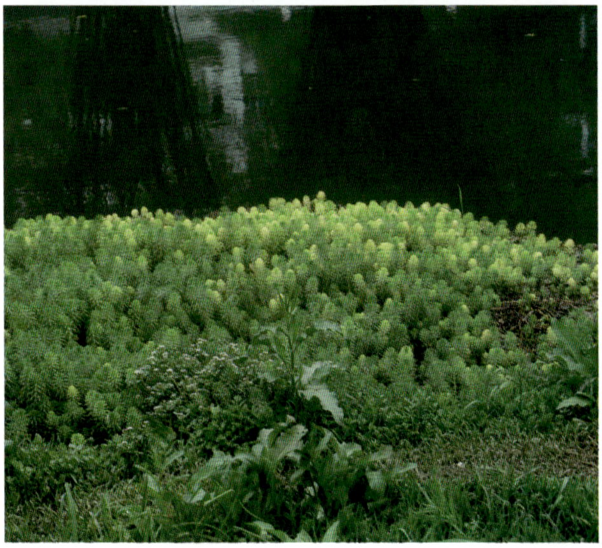

杉叶藻科 Hippuridaceae

在流水里茎长10～150 cm或更长。叶(4~)8～12轮，通常平展，披针形至线形，长1.5～2.5 cm，宽0.1～0.2 cm，边缘微具小齿或全缘，先端略加厚，稍尖。沉水叶比出水叶长。花略带紫色。雄蕊长约1.5 mm；子房长约1 mm。瘦果卵状椭圆形，长1.5～2.5 mm，平滑。花期4—9月，果期5—10月。

本科有1属2种，主要分布于北半球的温带。我国有1属2种。

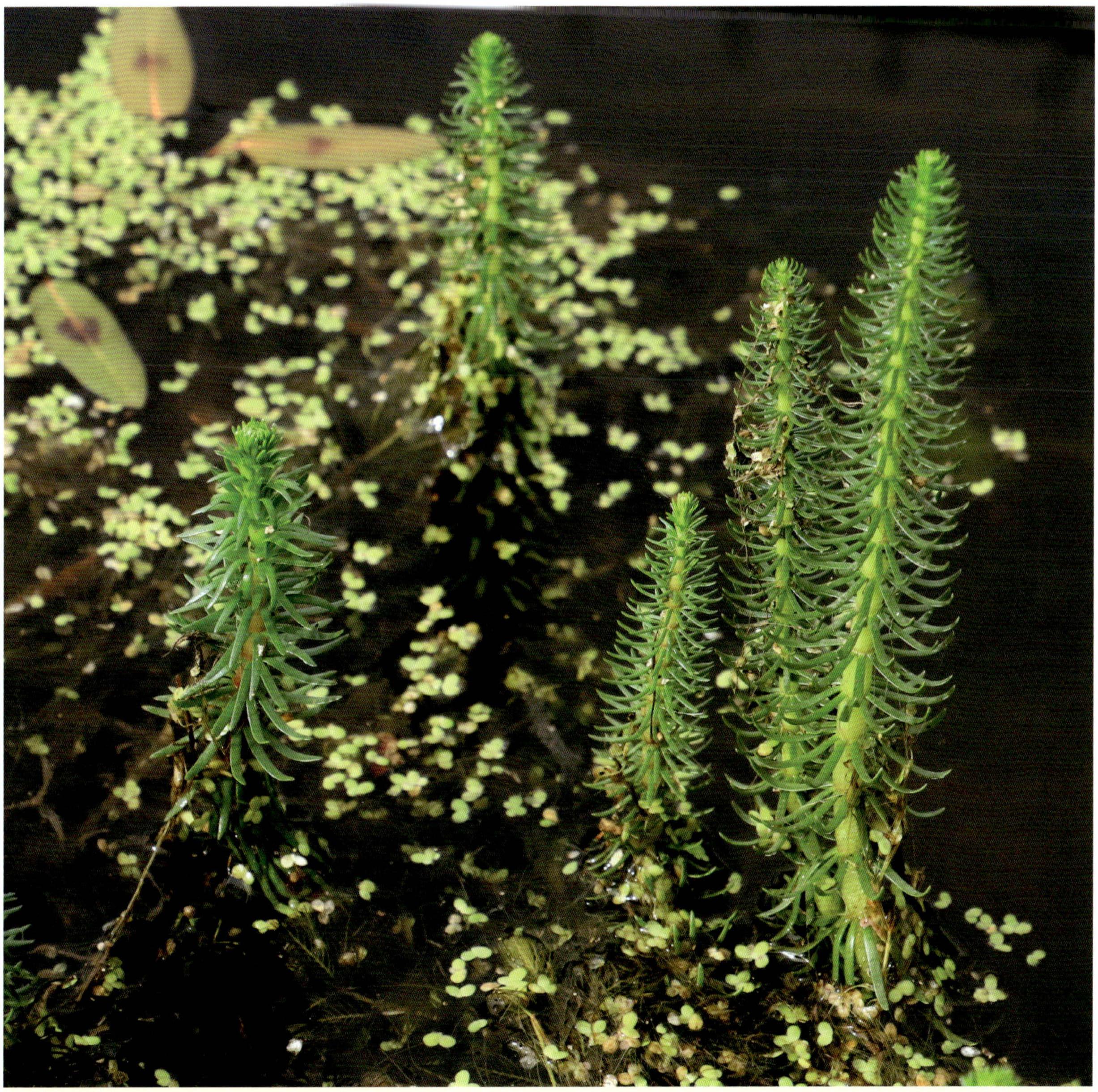

杉叶藻 *Hippuris vulgaris* Linnaeus

植物名称：杉叶藻 *Hippuris vulgaris* Linnaeus

别称：螺旋杉叶藻、分枝杉叶藻

植物形态：多年生水生草本。全株光滑无毛；茎直立，多节，常略带紫红色，上部不分枝，下部合轴分枝，有匍匐白色或棕色的肉质根状茎。叶条形，轮生，二型，无柄；沉水叶线状披针形，长1.5 ~ 2.5 cm，宽约1 ~ 1.5 mm，全缘，柔软脆弱；出水叶条形或狭长圆形，无柄，全缘。花细小，两性，稀单性，无梗，单生于叶腋；花萼与子房大部分合生成卵状椭圆形，花萼全缘，常略带紫色。果实为小坚果状，卵状椭圆形；外果皮薄；内果皮厚而硬。种子1枚。

生境及分布：生于浅水、河边、池沼或溪流水草地中。分布于梵净山、雷公山等地。

采收加工：从春季到秋季均可采收，鲜用或晒干。

功能与主治：全草入药，镇咳生津，止血，凉血，养阴生津。主治高热烦渴，咳嗽，骨蒸劳热，两肋疼痛，胃肠炎。

附注：该种分布区域狭窄，资源量较小，应加以保护。

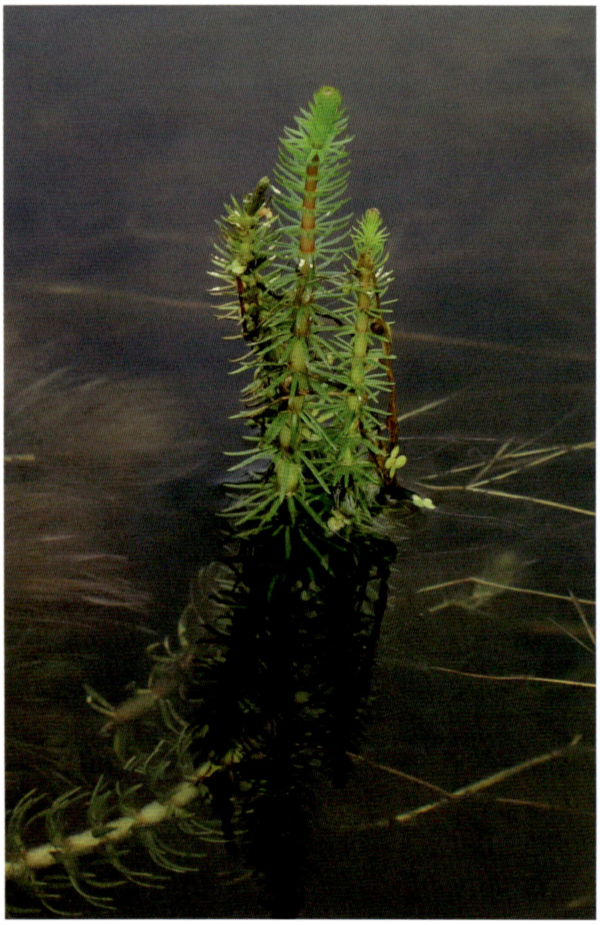

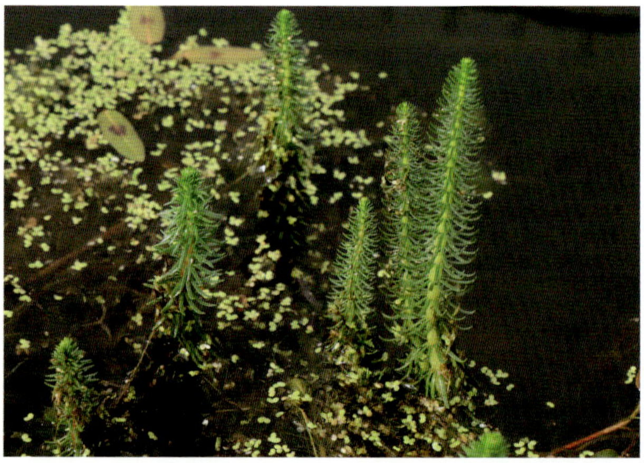

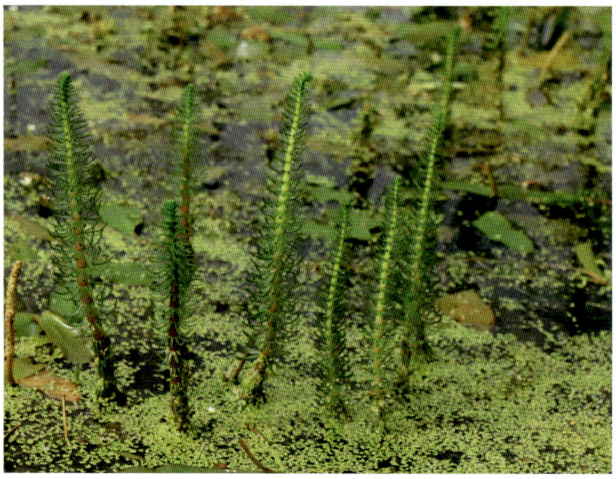

五加科 Araliaceae

乔木、灌木或木质藤本，稀多年生草本，有刺或无刺。叶互生，稀轮生，单叶、掌状复叶或羽状复叶；托叶通常与叶柄基部合生成鞘状，稀无托叶。花整齐，两性或杂性，稀单性，聚生为伞形花序、头状花序、总状花序或穗状花序，通常再组成圆锥花序；苞片宿存或早落；小苞片不明显；花萼筒与子房合生，边缘波状或有萼齿；花瓣5～10枚，通常离生；雄蕊与花瓣同数而互生，有时为花瓣的2倍，或无定数，着生于花盘边缘；花丝线形或舌状；花药长圆形或卵形；子房下位；花柱与子房室同数；花盘上位，肉质。果实为浆果或核果；外果皮通常肉质；内果皮骨质、膜质，有时肉质与外果皮不易区别。

本科有约50属1350种，分布于热带至温带。我国有23属180多种，除新疆未发现外，全国各地均有分布。

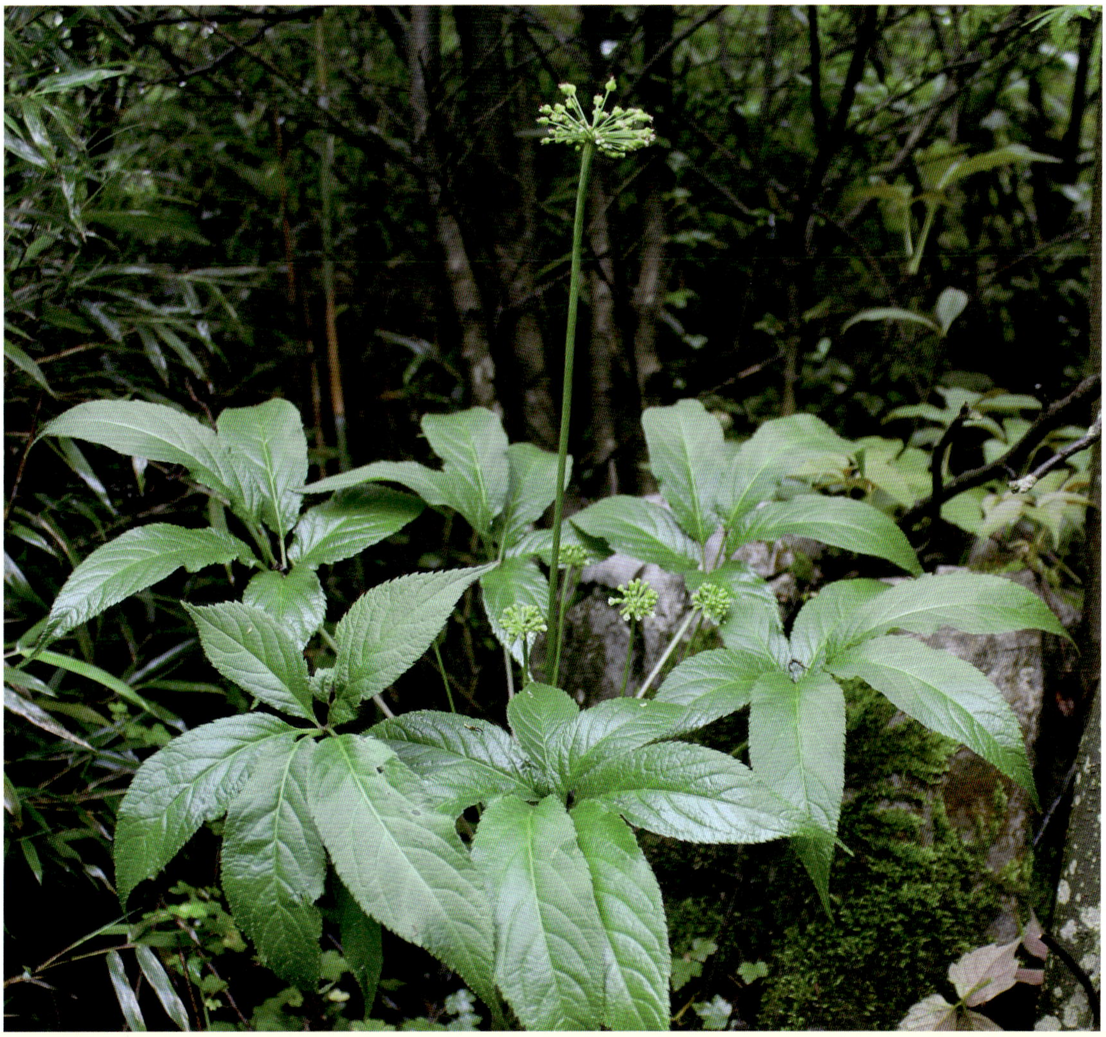

珠子参 *Panax japonicus* (T. Nees) C. A. Meyer var. *major* (Burkill) C. Y. Wu et K. M. Feng

植物名称：黄毛楤木 *Aralia chinensis* Linnaeus

别称：鸟不站、大鹰不扑

植物形态：灌木，有刺。二回羽状复叶，长达1.2 m；叶柄粗壮；托叶和叶柄基部合生；叶轴和羽片轴密生黄棕色茸毛；羽片有小叶7～13枚，基部有小叶1对；小叶革质，卵形至长圆状卵形，长7～14 cm，宽4～10 cm，上面密生黄棕色茸毛，下面毛更密，边缘有细尖锯齿；侧脉6～8对。圆锥花序大；伞形花序直径约2.5 cm，有花30～50朵；苞片线形；花梗密生细毛；小苞片宿存；花淡绿白色；花萼无毛，边缘有5枚小齿；花瓣卵状三角形；雄蕊5枚；子房5室；花柱5枚。果实球形，黑色，有5条棱。花期10月至第二年1月，果期12月至第二年2月。

生境及分布：生于杂木林中。分布于雷山、三都、独山、平塘、开阳、龙里等地。

采收加工：秋后采挖，洗净，切片鲜用或晒干。

功能与主治：根入药，祛风除湿，活血通经，解毒消肿。主治风热感冒头痛，咳嗽，风湿痹痛，黄疸，水肿。

附注：该种分布广，资源量大，可加以开发利用。

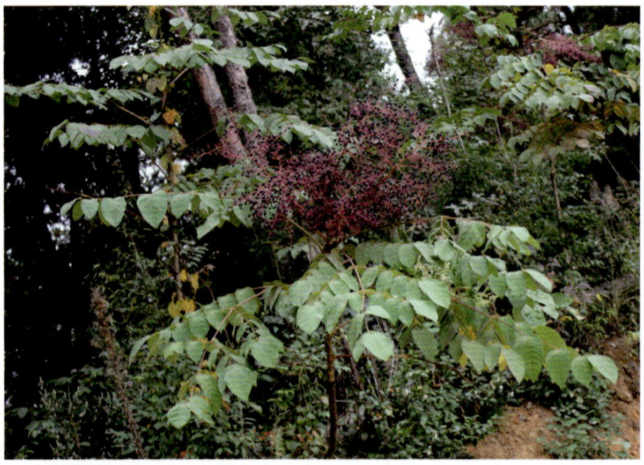

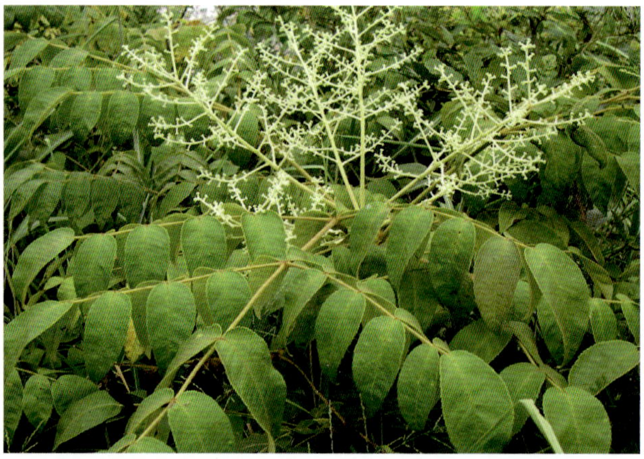

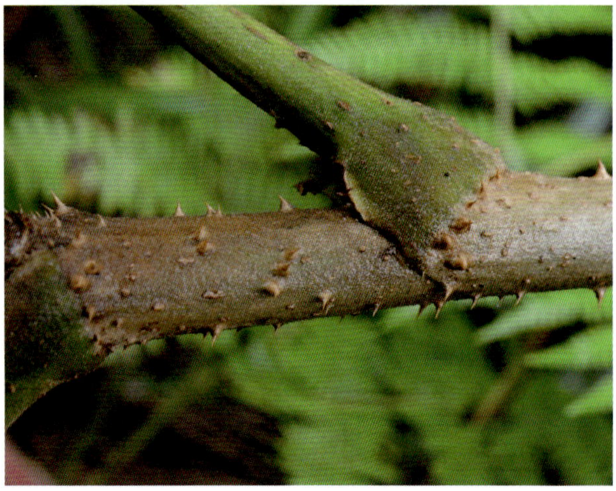

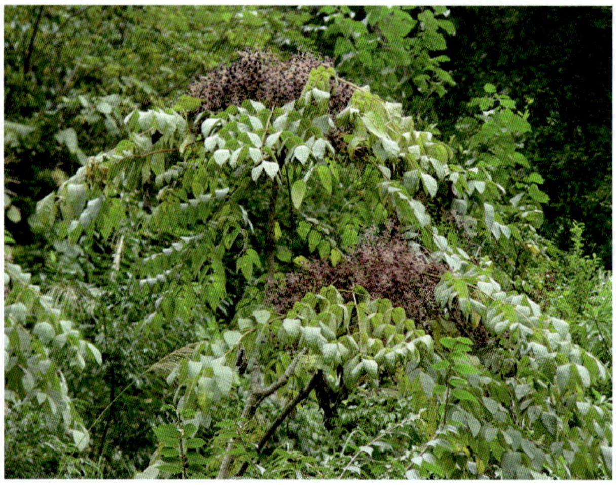

植物名称：食用土当归 *Aralia cordata* Thunberg

别称：九眼独活

植物形态：多年生草本。地下有长圆柱状根茎；地上茎粗壮。二回或三回羽状复叶；托叶和叶柄基部合生；羽片有小叶3～5枚；小叶膜质或薄纸质，长卵形至长圆状卵形，长4～15 cm，宽3～7 cm，先端突尖，基部圆形至心形，侧生小叶基部歪斜，上面无毛，下面脉上疏生短柔毛。圆锥花序大，顶生或腋生，稀疏，分枝少，着生数个总状排列的伞形花序；伞形花序有花多数或少数；总花梗长1～5 cm，有短柔毛；花梗通常丝状，有短柔毛；花白色。果实球形，紫黑色，有5条棱，花柱宿存。

生境及分布：生于海拔1300 m左右的山谷林中。分布于从江、台江、盘州等地。

采收加工：秋后采挖，洗净，切片晒干。

功能与主治：根、根状茎入药，祛风除湿，舒筋活络，活血止痛。主治风湿疼痛，腰膝酸痛，腰肌劳损，鹤膝风，手脚扭伤，骨折，头风，头痛，牙痛。

附注：该种为《贵州省中药材民族药材质量标准》收载品种，野生资源量小，应加以保护。

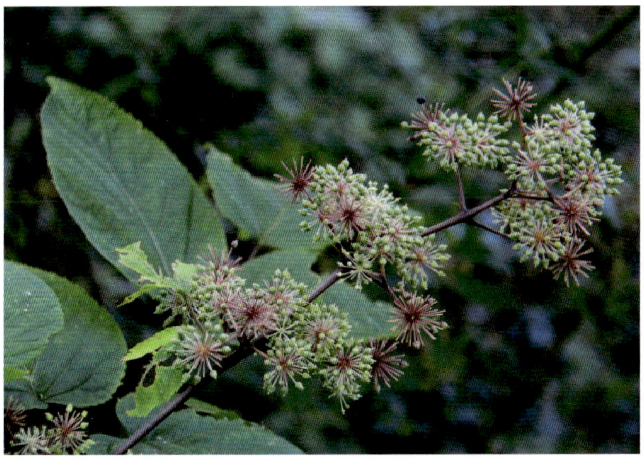
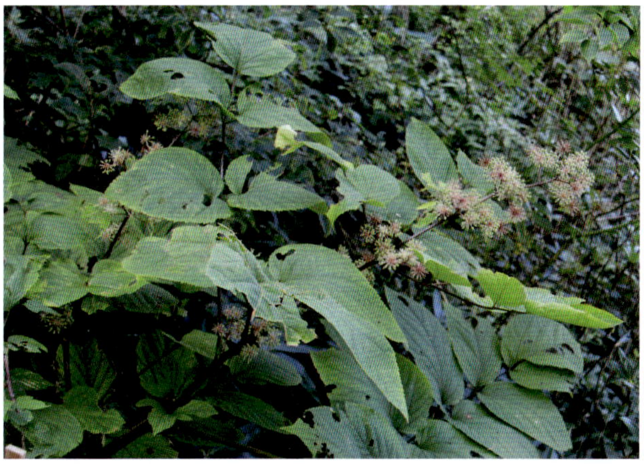
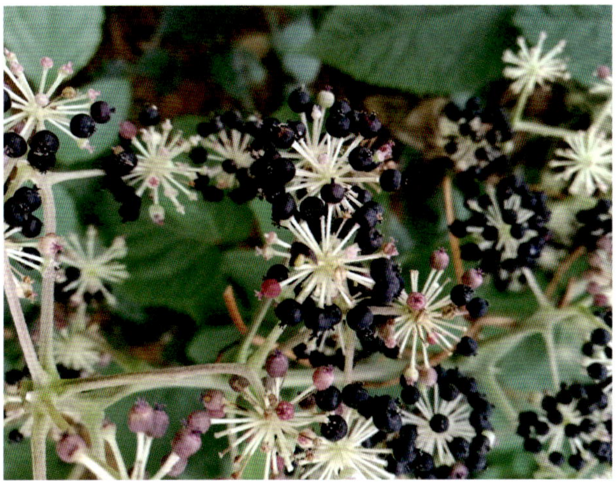
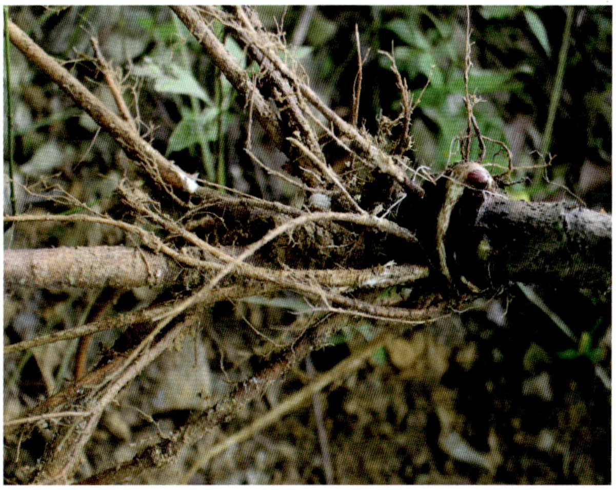

植物名称：头序楤木 *Aralia dasyphylla* Miquel

别称：毛叶楤木

植物形态：灌木或小乔木，高2～10 m。小枝有刺；新枝密生淡黄棕色茸毛。二回羽状复叶；叶轴和羽片轴密生黄棕色茸毛，有刺或无刺；羽片有小叶7～9枚；小叶薄革质，卵形至长圆状卵形，长5.5～11 cm，先端渐尖，基部圆形至心形，上面粗糙，下面密生棕色茸毛，边缘有细锯齿，齿有小尖头。圆锥花序大，长达50 cm；一级分枝长达20 cm，密生黄棕色茸毛；三级分枝长2～3 cm，有数个宿存苞片；无花梗；总花梗长0.5～1.5 cm，密生黄棕色茸毛。果实球形，紫黑色，有5条棱。

生境及分布：生于海拔650～1800 m的山坡灌丛中。分布于梵净山及黄平、册亨、贵定，以及安顺、贵阳等地。

采收加工：全年均可采挖，洗净，切片鲜用或晒干。

功能与主治：根入药，祛风除湿，杀虫。主治风湿痹痛，带下病，阴痒。

附注：*Flora of China*将毛叶楤木的拉丁名*Aralia chinensis* Linnaeus. var. *dasyphylloides* Handel-Mazzetti处理为头序楤木现用拉丁名的异名。

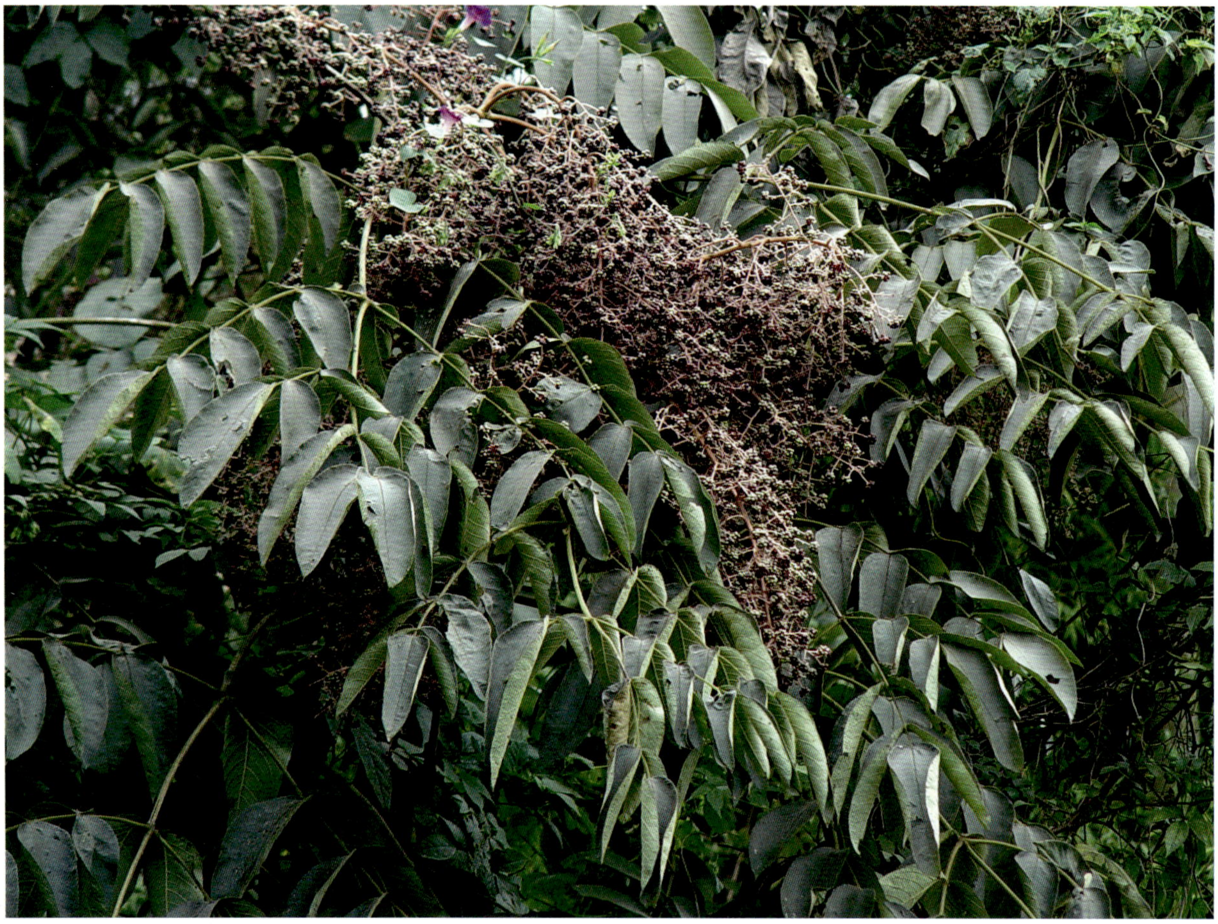

植物名称：台湾毛楤木 *Aralia decaisneana* Hance

别称：鸟不企

植物形态：灌木，高1 ~ 5 m。茎皮灰色，有纵纹和裂隙；新枝密生黄棕色茸毛，有刺。二回羽状复叶；叶轴和羽片轴密生黄棕色茸毛；羽片有小叶7 ~ 13枚，基部有小叶1对；小叶革质，卵形至长圆状卵形，长7 ~ 14 cm，宽4 ~ 10 cm，先端渐尖或尾尖，基部圆形，稀近心形，上面密生黄棕色茸毛，下面毛更密，边缘有细尖锯齿。圆锥花序大，分枝长达60 cm，密生黄棕色茸毛，疏生细刺，由数个伞形花序组成；伞形花序直径约2.5 cm，有花30 ~ 50朵；总花梗长2 ~ 4 cm；花淡绿白色。果实球形，黑色，有5条棱。

生境及分布：生于杂木林中。分布于雷山、三都、独山、平塘，以及贵阳等地。

采收加工：秋后采挖，洗净，切片鲜用或晒干。

功能与主治：根入药，祛风除湿，活血通经，解毒消肿。主治风热感冒头痛，咳嗽，风湿痹痛，黄疸，水肿。

附注：该种有一定的产藏量，可加以开发利用。

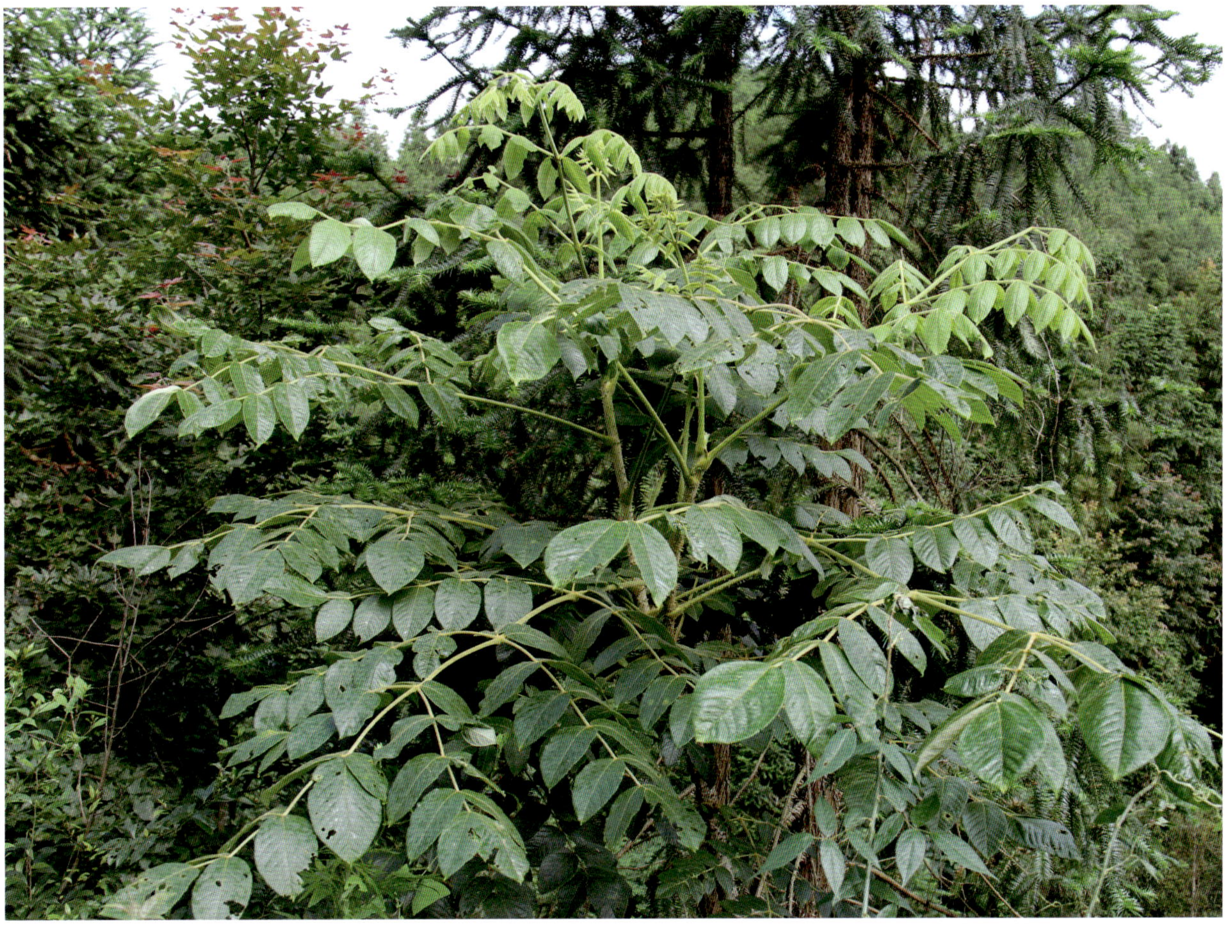

植物名称：棘茎楤木 *Aralia echinocaulis* Handel-Mazzetti

别称：红楤木

植物形态：小乔木，高达7 m。小枝密生细长的直刺。二回羽状复叶；托叶和叶柄基部合生，栗色；羽片有小叶5～9枚，基部有小叶1对；小叶膜质至薄纸质，长圆状卵形至披针形，长4～11.5 cm，宽2.5～5 cm，先端长渐尖，基部圆形至阔楔形，歪斜，两面均无毛，下面灰白色，边缘疏生细锯齿。圆锥花序大，长30～50 cm，顶生，主轴和分枝有糠屑状毛，后毛脱落，由数个伞形花序组成；伞形花序直径约1.5 cm，有花12～20朵，稀30朵；总花梗长1～5 cm；花白色。果实球形，有5条棱，花柱宿存。

生境及分布：生于海拔800～1400 m的杂木林中。分布于梵净山及雷山、湄潭等地。

采收加工：全年均可采挖，洗净，切片鲜用或晒干。

功能与主治：根入药，祛风除湿，活血行气，解毒消肿。主治风湿痹痛，跌打损伤，骨折，胃脘胀痛，疝气，崩漏，骨髓炎，痈疽，蛇虫咬伤。

附注：该种有一定的产藏量，可加以开发利用。

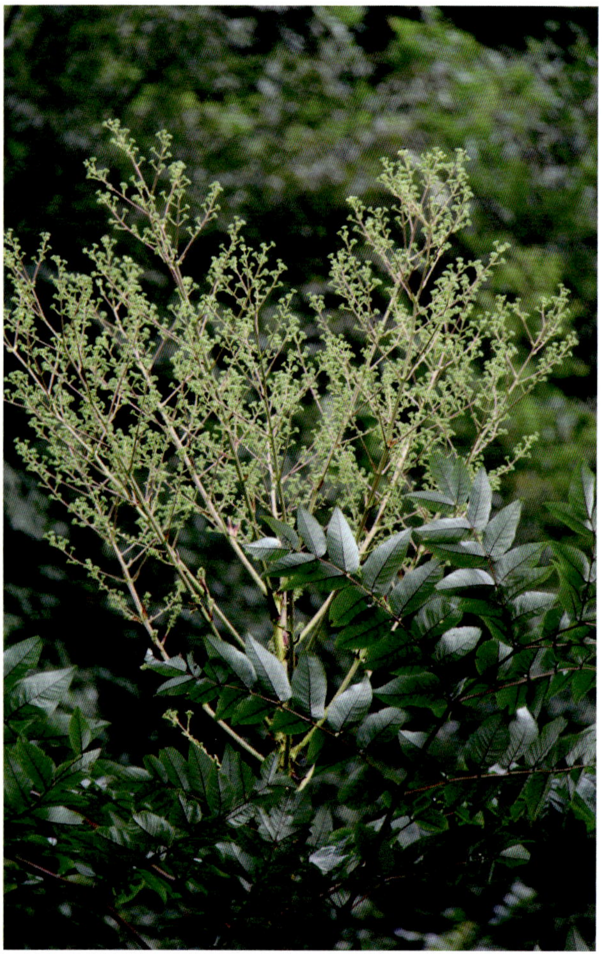

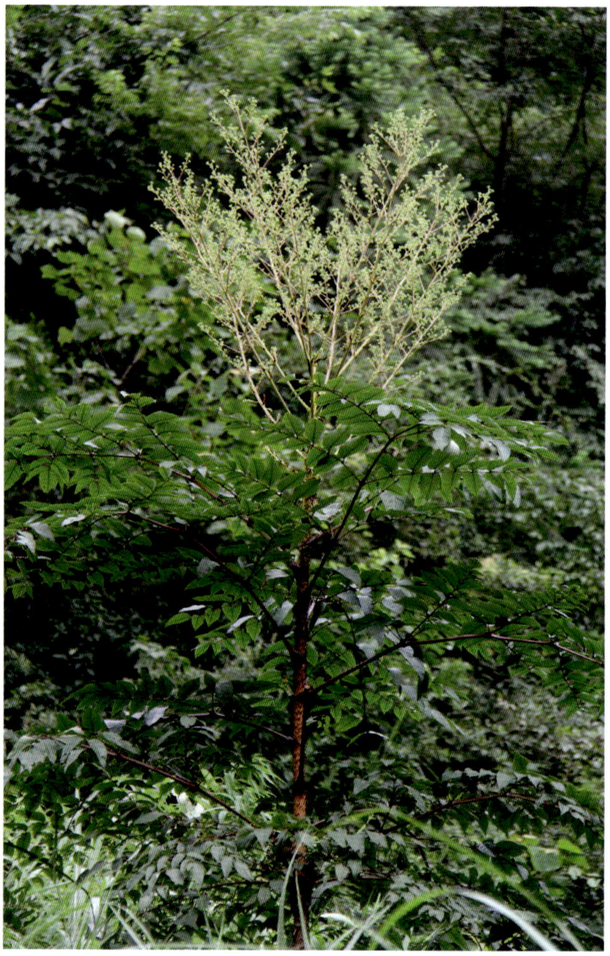

植物名称：楤木 *Aralia elata* (Miquel) Seemann

别称：辽东楤木

植物形态：灌木或乔木，高达12 m。小枝密生黄棕色茸毛，有刺。二回羽状复叶；羽片对生，有小叶9枚，基部有小叶1对；小叶纸质，卵形至长圆状卵形，长8～13 cm，宽3～6 cm，先端长渐尖或短渐尖，基部圆形，上面粗糙，脉上密生细糙毛，下面密生黄棕色茸毛，边缘有锯齿，齿有刺尖。圆锥花序顶生，主轴短，分枝2～5个，指状排列，密生黄棕色茸毛，至果实成熟时无毛，由数个伞形花序组成；伞形花序在二级分枝上单个顶生，或另有1～2个侧生的伞形花序，有花10～20朵；花白色。果实球形，直径约4 mm，黑色，有5条棱。

生境及分布：生于海拔800 m左右的山坡沟旁灌丛中。分布于黎平等地。

采收加工：根皮秋季、冬季剥取，除去杂质，鲜用或晒干。叶生长茂盛季节采收，晒干。果实成熟时采收，晒干。

功能与主治：根皮入药，健胃，利水，祛风除湿，活血止痛；主治胃、十二指肠溃疡，慢性胃炎，肝炎，糖尿病，风湿性关节炎，水肿。叶入药，清热利湿；主治湿热泄泻，痢疾，水肿。果实入药，下乳；主治乳汁不足。

附注：该种为《贵州省中药材民族药材质量标准》收载品种，野生资源量小，应加以保护。

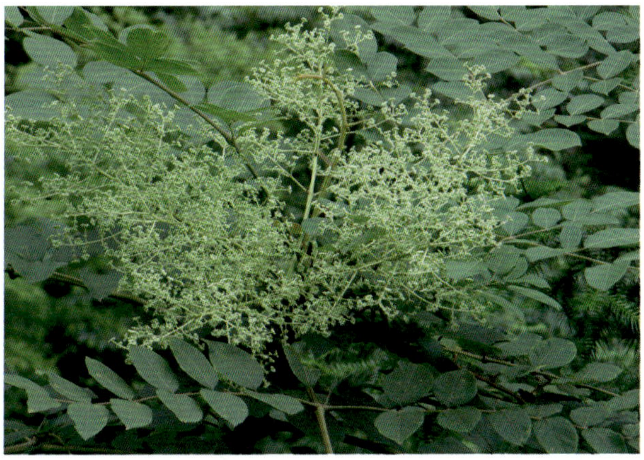
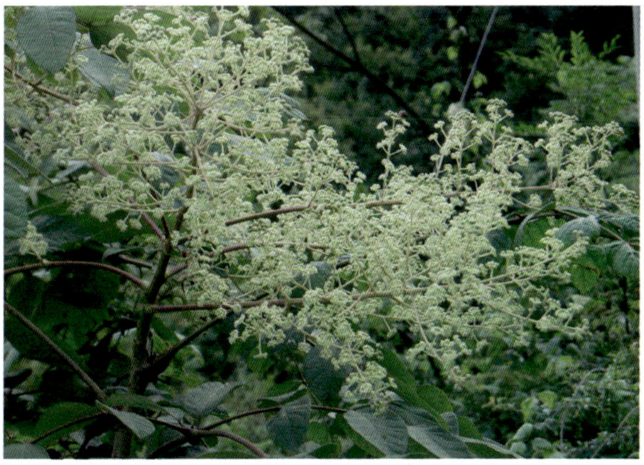
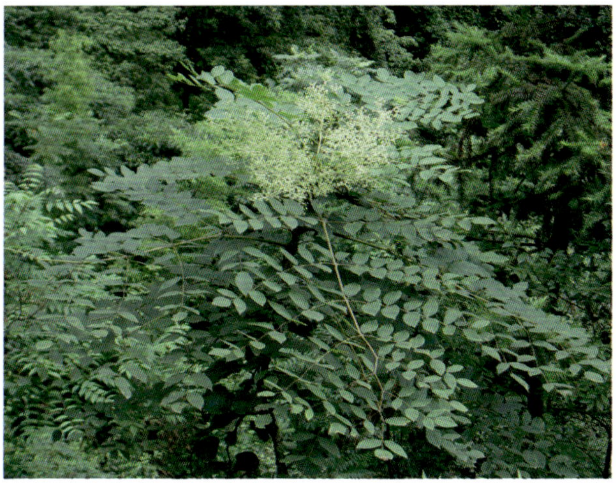
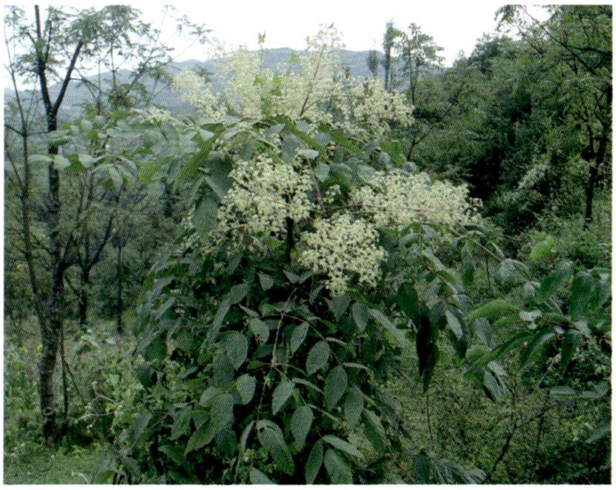

植物名称：虎刺楤木 *Aralia finlaysoniana* (Wallich ex G. Don) Seemann

别称：刺老包

植物形态：多刺灌木，高达4 m。刺短，基部宽扁，先端通常弯曲。三回羽状复叶，长60 ~ 100 cm；托叶和叶柄基部合生，先端截形；叶轴和羽片轴疏生细刺；羽片有小叶5 ~ 9枚，基部有小叶1对；小叶纸质，长圆状卵形，长4 ~ 11 cm，宽2 ~ 5 cm，先端渐尖，基部圆形或心形，歪斜，两面脉上疏生小刺，下面密生短柔毛，后毛脱落。圆锥花序大，长达50 cm，主轴和分枝有短柔毛或无毛，疏生钩曲短刺，由数个伞形花序组成；伞形花序直径2 ~ 4 cm，有花多数；总花梗长1 ~ 5 cm，有刺和短柔毛。果实球形，有5条棱。

生境及分布：生于海拔600 ~ 1100 m的灌丛中。分布于从江、册亨、罗甸、望谟、荔波等地。

采收加工：枝叶春季、夏季采收。根秋后采挖，鲜用或晒干。

功能与主治：枝叶、根入药，散瘀，祛风，利湿，解毒。主治跌打损伤，风湿痹痛，黄疸，水肿，痢疾，带下病，胃脘痛，头痛，咽喉肿痛，乳痈，无名肿毒。

附注：该种分布区域狭窄，资源量较小，应加以保护。

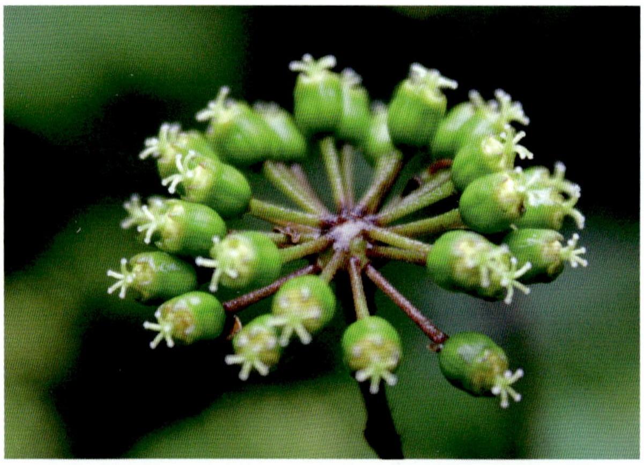

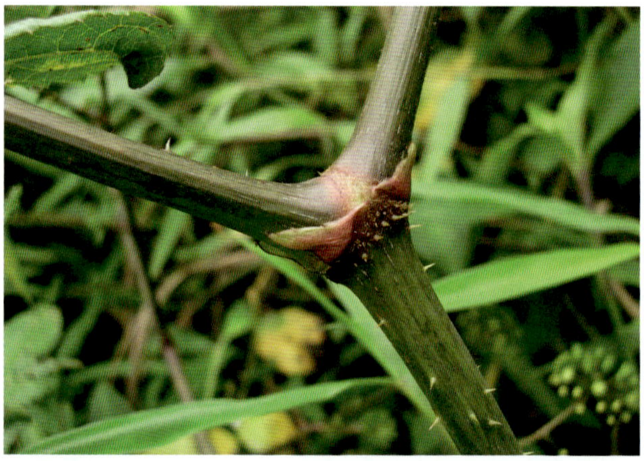

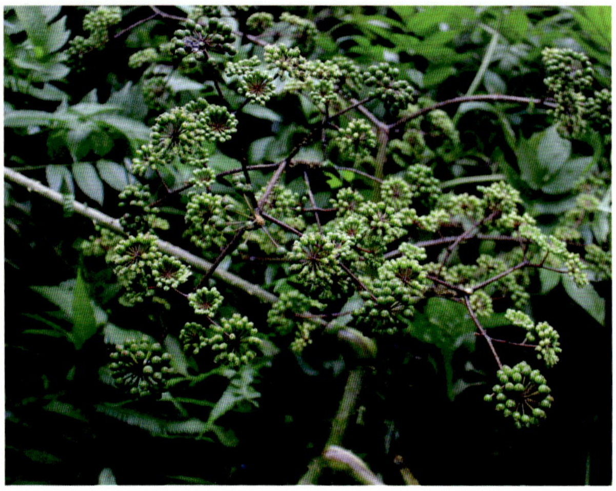

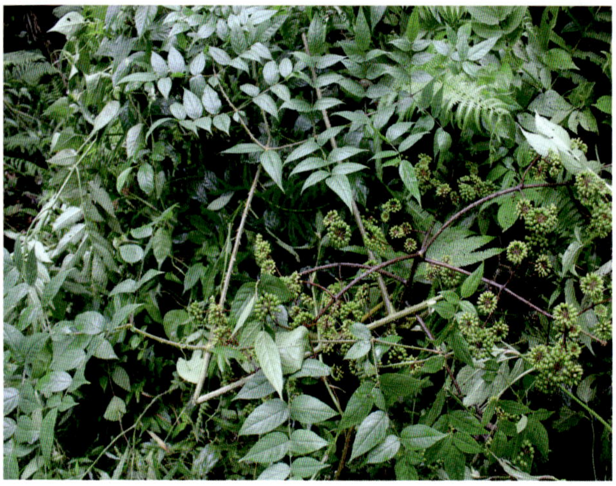

植物名称：柔毛龙眼独活 *Aralia henryi* Harms

植物形态：多年生草本。根状茎短；地上茎有纵纹，疏生长柔毛。二回或三回羽状复叶；托叶和叶柄基部合生；羽片有3枚小叶；小叶膜质，长圆状卵形，长3.5～10 cm，宽2～6 cm，先端长尾尖，基部钝形至浅心形，侧生小叶基部歪斜，两面脉上疏生长柔毛，边缘有钝锯齿。圆锥花序伞房状，顶生，花序轴有长柔毛，基部有叶状总苞，由数个伞形花序组成；伞形花序有花3～10朵；花瓣5枚，阔三角状卵形。果实近球形，有5条棱，花柱宿存，放射状，不外露。

生境及分布：生于海拔1500～2300 m的林下。分布道真、都匀等地。

采收加工：秋后采收，洗净，切片晒干。

功能与主治：根及根茎入药，祛风除湿，舒筋活络，活血止痛。主治风湿疼痛，腰膝酸痛，腰肌劳损，鹤膝风，手脚扭伤，骨折，头风，头痛，牙痛。

附注：该种为贵州新纪录物种，分布区域狭窄，产藏量极小，应严加保护。

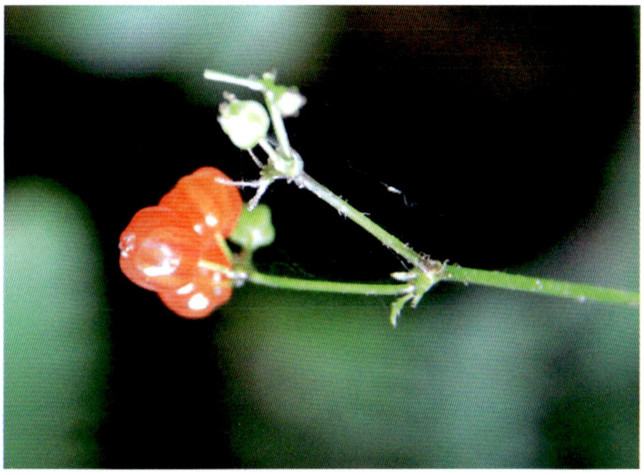

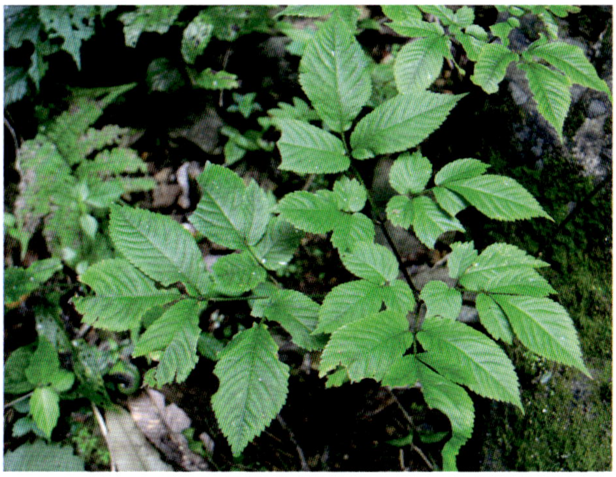

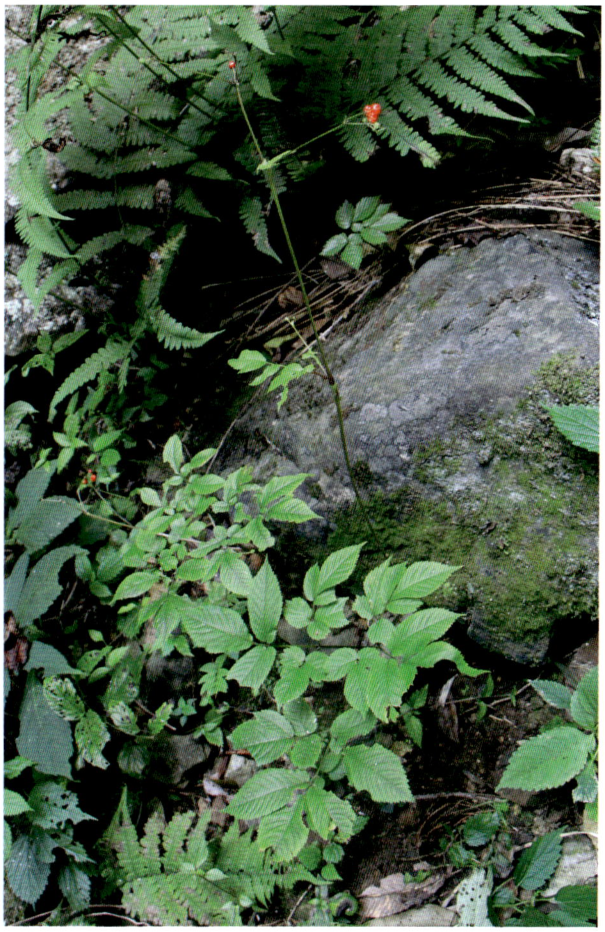

植物名称：黑果土当归 *Aralia melanocarpa* (H. Léveillé) Lauener

别称：丛枝土当归

植物形态：多年生草本。地下有长的根状茎；地上茎高达1.5 m。一至二回羽状复叶；托叶和叶柄基部合生，半圆形，边缘有纤毛；羽片有小叶3～5枚；小叶膜质，阔心形，长2～4 cm，宽2～4.5 cm，先端长渐尖，基部心形，沿脉疏生白色刺毛，边缘有重锯齿，齿有刺尖。圆锥花序顶生，稀疏，长15～25 cm，主轴下部常有腋生的单伞形花序；伞形花序有花12～18朵；总花梗长约2.5 cm，有短柔毛。果实球形，黑色。

生境及分布：生于海拔2400～2550 m的山坡沟旁灌丛中。分布于威宁、赫章等地。

采收加工：秋季、冬季采挖，洗净，切片鲜用或晒干。

功能与主治：根入药，补中益气，解毒消肿。主治气虚头晕，耳鸣，疮痈，慢性化脓性骨髓炎。

附注：该种分布区域狭窄，资源量极小，应严加保护。

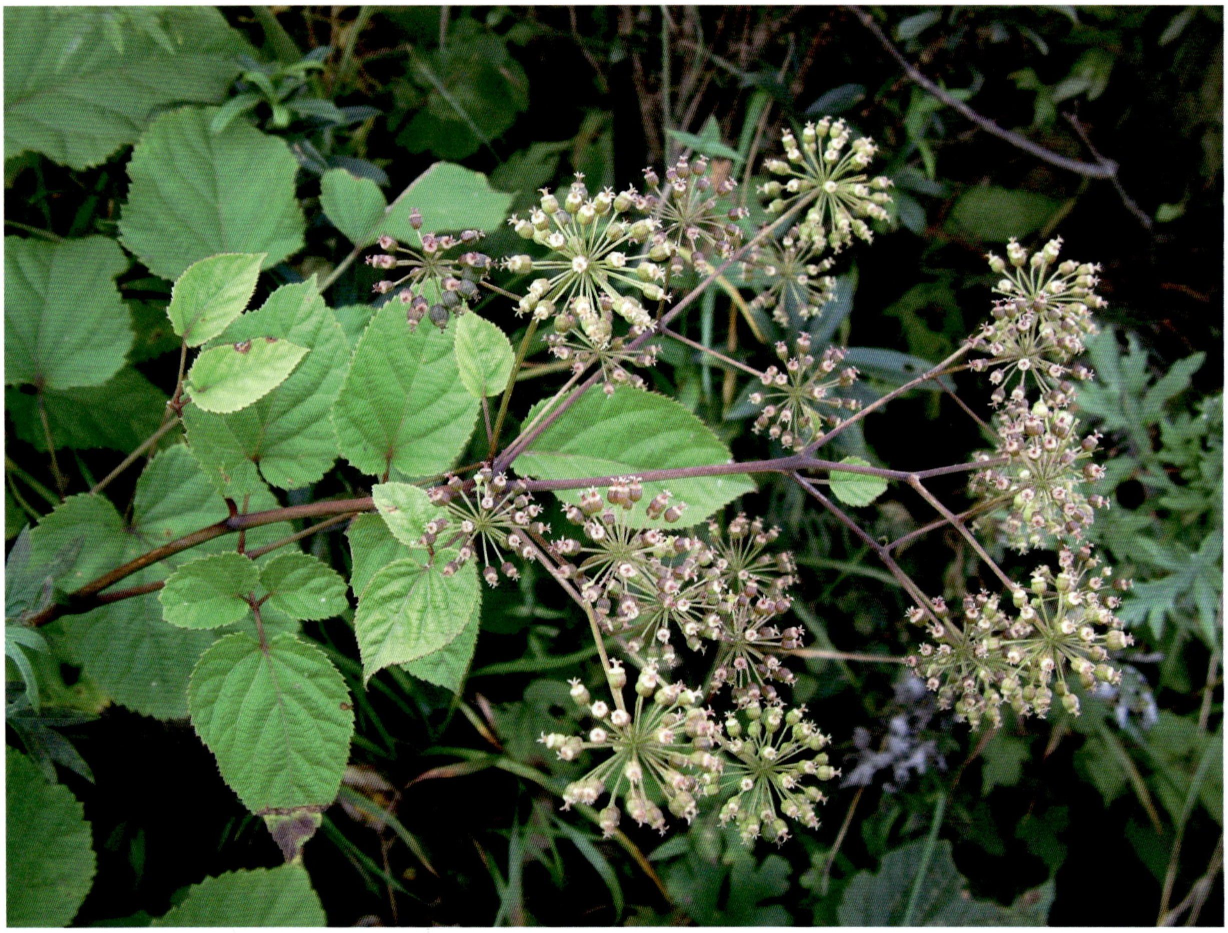

植物名称：西藏土当归 *Aralia tibetana* G. Hoo

植物形态：多年生细弱草本。叶在茎上部为二回羽状复叶，长25 ~ 45 cm；叶轴和羽片轴有短柔毛或无毛；羽片有小叶3 ~ 5枚；小叶片膜质或纸质，顶生者长圆状卵形，先端长渐尖，基部圆形至浅心形，侧生者菱状长圆形或心形，菱状长圆形者先端长渐尖，心形者先端急尖。圆锥花序顶生；分枝细弱，有短柔毛，在主轴基部者单生；伞形花序1 ~ 3个在分枝上总状着生，花多数。果实卵球形，有5条棱，成熟时黑紫色。

生境及分布：生于海拔3200 ~ 3500 m的林下或灌丛中，分布于赫章等地。

采收加工：夏秋后采挖，洗净晒干。

功能与主治：根入药，补中益气，燥湿疗疮。主治中气不足，痈疽疥疮。

附注：该种为贵州新纪录物种，分布区域狭窄，产藏量极小，应严加保护。

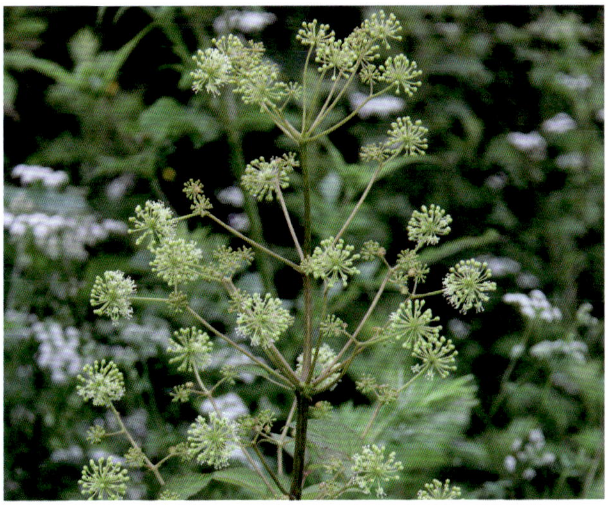

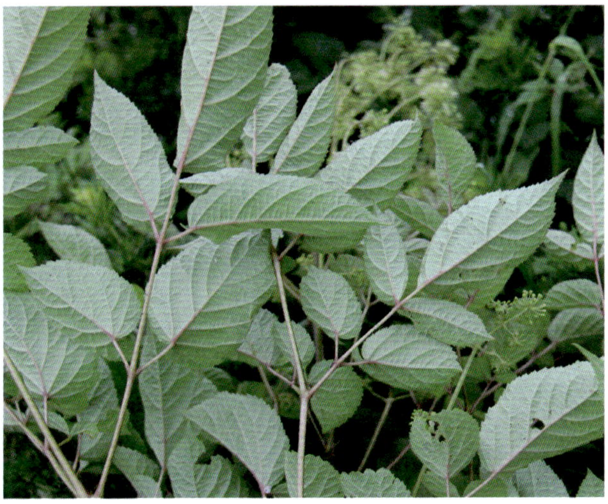

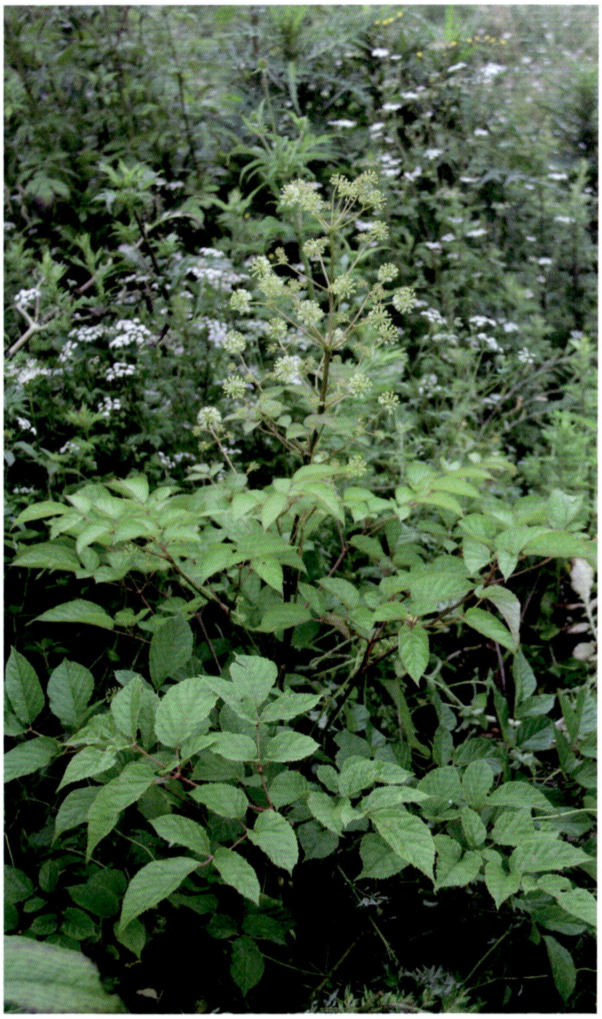

植物名称：波缘楤木 *Aralia undulata* Handel-Mazzetti

别称：三百棒、红刺老包

植物形态：灌木或乔木，有刺。小枝有短而粗的刺。叶大，二回羽状复叶；羽片有小叶5 ~ 15枚，基部有小叶1对；小叶纸质，卵形至卵状披针形，长5 ~ 13.5 cm，宽2.5 ~ 6 cm，先端长渐尖或尾尖状，基部圆形，边缘有波状齿，齿有小尖头。圆锥花序大，主轴短，长5 ~ 10 cm，分枝长达55 cm，指状排列，又分生多数总状排列的二级分枝；二级分枝顶端有3 ~ 5个伞形花序，组成复伞形花序；伞形花序有花多数或少数；总花梗有棕色糠屑状粗毛；花白色。果实球形，黑色，有5条棱。

生境及分布：生于密林或山谷疏林中。分布于锦屏、清镇等地。

采收加工：夏季、秋季采挖，洗净，切片鲜用或晒干。

功能与主治：根入药，活血化瘀，通经止痛，祛风除湿。主治跌打损伤，痞块，闭经，风湿痹痛。

附注：该种分布区域狭窄，资源量较小，应加以保护。

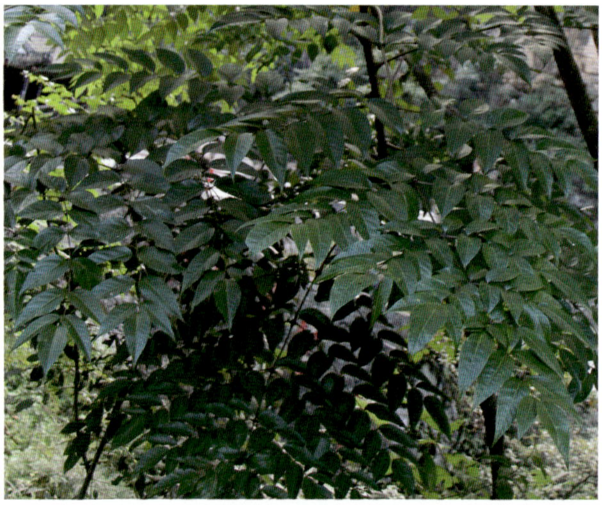

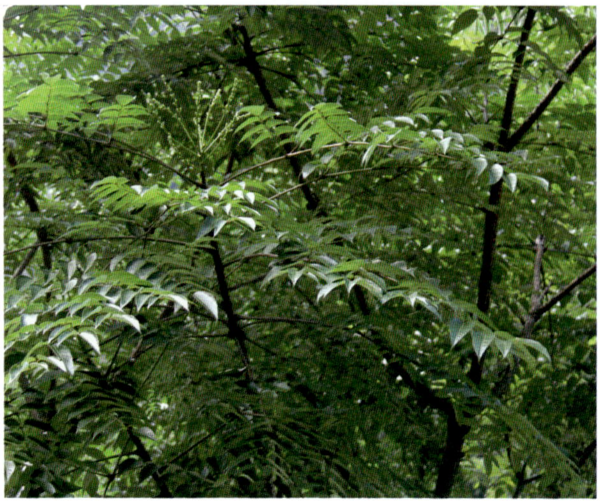

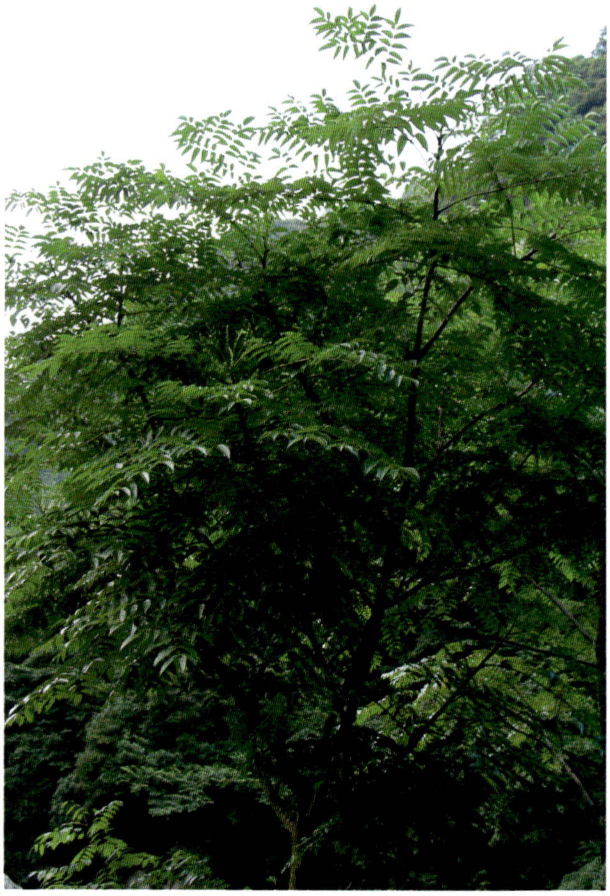

植物名称：罗伞 *Brassaiopsis glomerulata* (Blume) Regel

别称：柏那参、刺鸭脚木

植物形态：灌木或乔木，高3～20 m。树皮灰棕色，上部的枝有刺，新枝有锈色茸毛。小叶5～9枚；叶柄无毛或上端残留有锈色茸毛；小叶纸质或薄革质，椭圆形至阔披针形，长15～35 cm，宽6～15 cm，先端渐尖，基部通常楔形，稀阔楔形至圆形，幼时两面均疏生锈色星状茸毛，不久毛脱落至近无毛。圆锥花序大，长40 cm以上，下垂，主轴及分枝有锈色茸毛，后毛渐脱落，由数个伞形花序组成；伞形花序直径2～3 cm，有花20～40朵；总花梗长2～5 cm，花后延长；花白色，芳香。果实阔扁球形或球形，紫黑色；花柱宿存。

生境及分布：生于海拔650～1400 m的山谷密林中。分布于册亨、兴义、安龙、荔波、赤水等地。

采收加工：根皮、树皮秋季、冬季剥取，除去杂质，鲜用或晒干。叶多鲜用。

功能与主治：根皮、树皮、叶入药，祛风除湿，散瘀止痛。主治感冒发热，咳嗽，风湿痹痛，腰肌劳损，脘腹痛，跌打损伤。

附注：*Flora of China*将长梗罗伞的拉丁名*Brassaiopsis glomerulata* (Blume) Regel var. *longipedicellata* H. L. Li处理为罗伞现用拉丁名的异名。

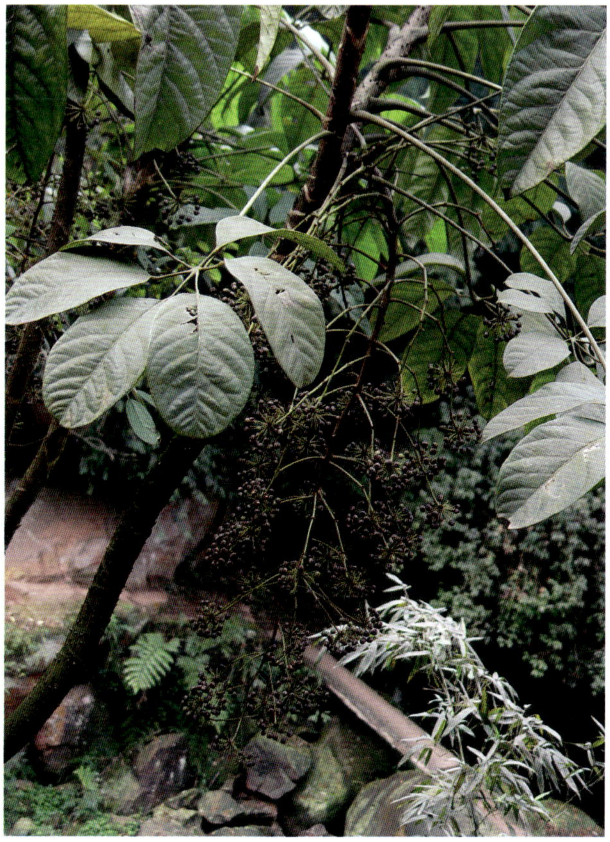

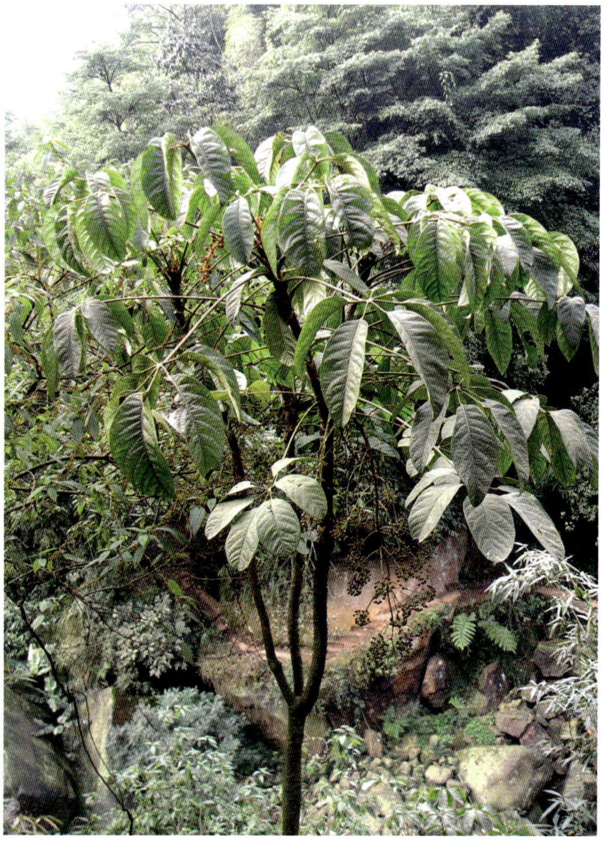

植物名称：栎叶罗伞 *Brassaiopsis quercifolia* G. Hoo

别称：山刺楸

植物形态：小乔木，高约4 m。小枝粗壮，灰棕色，节上疏生圆锥形短刺。小叶5～7枚；叶柄长9～20 cm，有纵条纹，无毛；小叶薄革质，长圆形，长10～15 cm，宽3.5～4.5 cm，先端长渐尖，基部圆形，边缘有锐尖锯齿。圆锥花序顶生，长约35 cm，主轴和分枝有锈色茸毛，后毛渐脱落，由数个伞形花序组成；伞形花序单生于分枝顶端；总花梗长2～6 cm；花未见。果实（未成熟）椭圆状球形，2室，有锈色茸毛；宿存萼齿三角形，有锈色茸毛；花柱宿存。

生境及分布：生于海拔700 m左右的石灰岩林边。分布于镇宁、独山、荔波等地。

采收加工：全年均可采挖，除去杂质，切片鲜用或晒干。

功能与主治：根入药，祛风除湿，活血消肿。主治风湿痹痛，跌打损伤。

附注：该种分布区域狭窄，资源量较小，应加以保护。

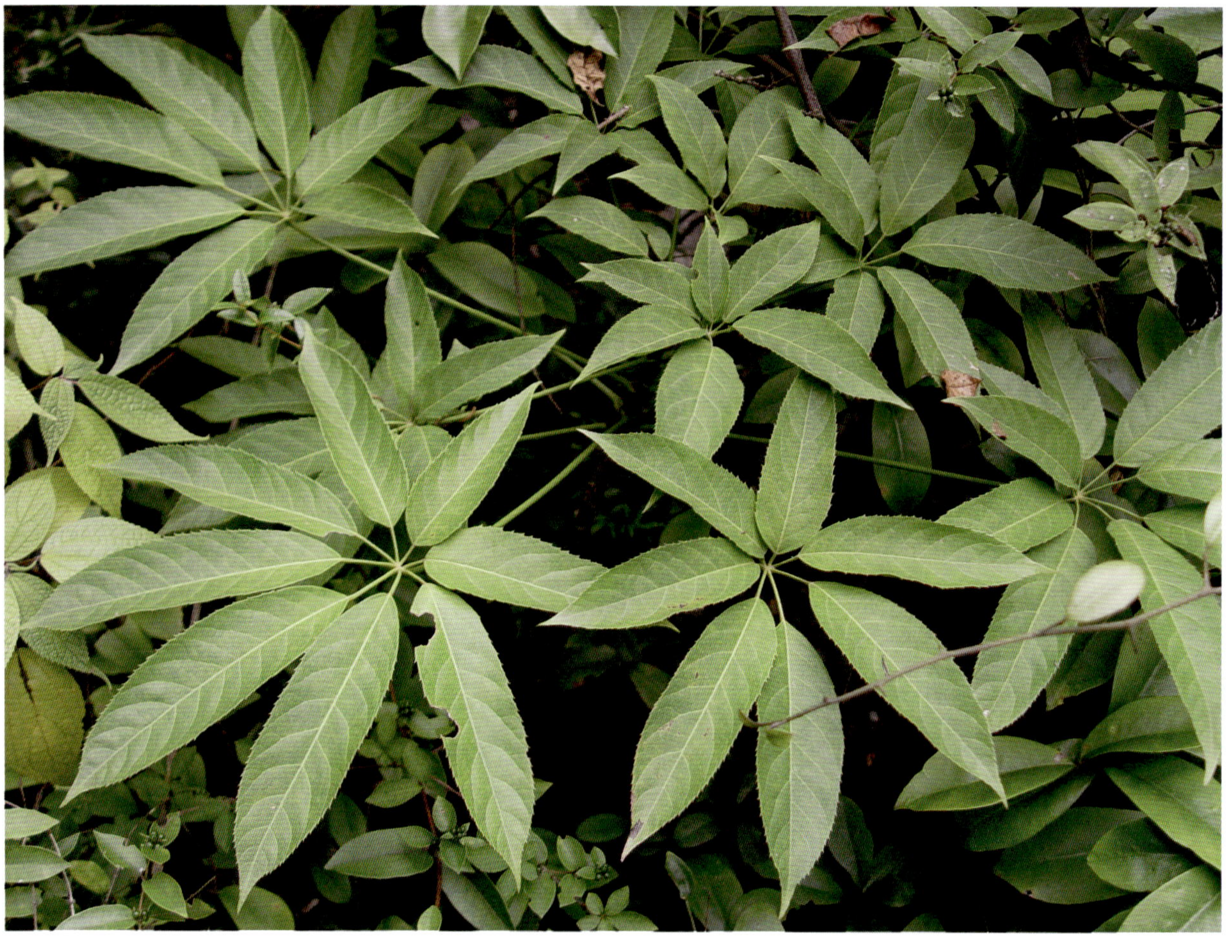

植物名称：显脉罗伞 *Brassaiopsis tripteris* (H. Léveillé) Rehder

别称：三叶罗伞、三叶莲

植物形态：有刺矮灌木，高约1 m。小叶3枚，稀4枚；叶柄长11 cm，无毛；托叶与叶柄基部合生，先端离生部分渐尖头；小叶纸质，倒卵状长圆形，长约13 cm，宽约5 cm，先端尖至渐尖，基部渐狭而长尖，两面均无毛，边缘有刺状细锯齿。圆锥花序顶生，稀疏，由数个伞形花序组成，主轴和分枝有刚毛及锈色茸毛或近无毛；伞形花序直径约2.5 cm，有花多数；总花梗长4.5 cm；花梗细长，长1 ~ 1.5 cm；花萼有锈色茸毛；花瓣5枚，卵形，无毛；子房2室，花盘隆起；花柱合生成柱状。

生境及分布：生于海拔600 ~ 800 m的山谷密林中。分布于册亨、罗甸等地。

采收加工：全年均可采收，鲜用或晒干。

功能与主治：全株入药，祛风湿，通经络，壮阳。主治风湿痹痛，跌打损伤，阳痿。

附注：该种分布区域狭窄，资源量较小，应加以保护。

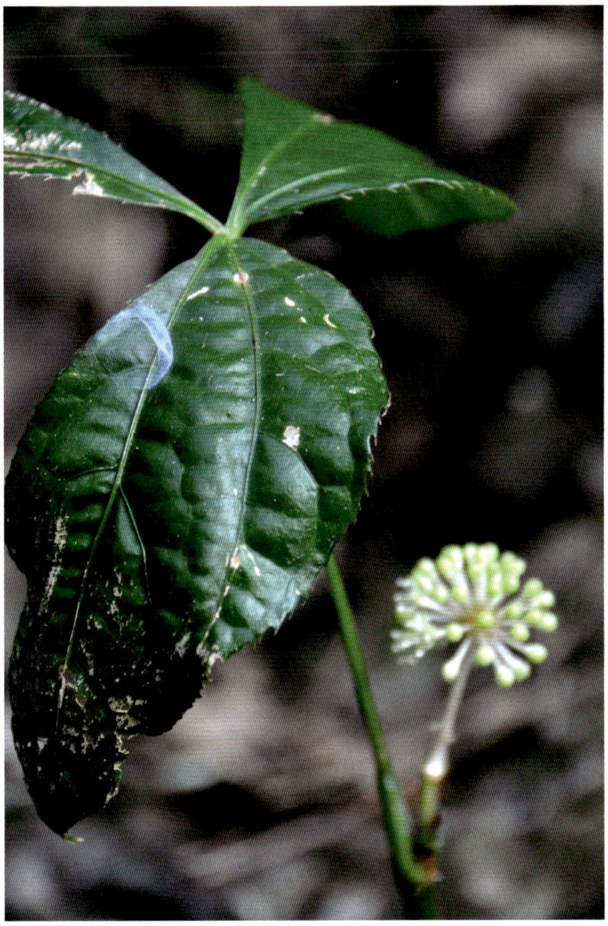

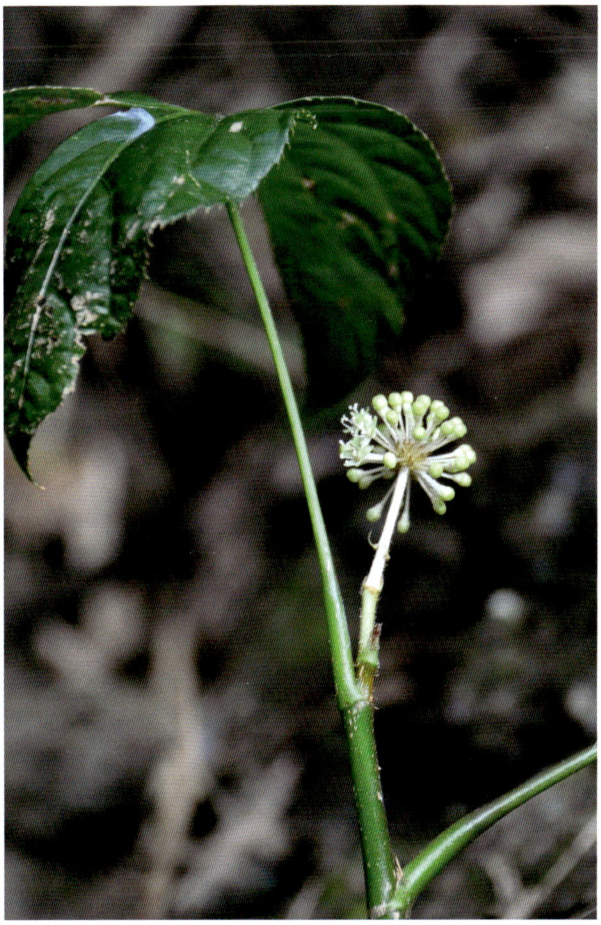

植物名称：树参 ***Dendropanax dentiger*** **(Harms) Merrill**

别称：胀果木五加、小荷枫、枫荷梨

植物形态：乔木或灌木，高2 ~ 8 m。叶厚纸质或革质，密生粗大、半透明的红棕色腺点，叶形变异很大；不分裂叶通常为椭圆形，稀长圆状椭圆形、椭圆状披针形、披针形或线状披针形，长7 ~ 10 cm，宽1.5 ~ 4.5 cm，有时更大，先端渐尖，基部钝形或楔形；分裂叶倒三角形，掌状2 ~ 3深裂或浅裂，稀5裂，两面均无毛。伞形花序顶生，单生或2 ~ 5个聚生成复伞形花序，有花20朵以上，有时较少；总花梗粗壮；花瓣5枚，三角形或卵状三角形。果实长圆状球形，稀近球形，有5条棱，每条棱又各有3条纵脊；花柱宿存。

生境及分布：生于海拔1000 ~ 1900 m的山谷密林中。分布于梵净山、雷公山及从江、榕江、安龙、独山、都匀、习水、绥阳等地。

采收加工：秋季、冬季采挖，切片鲜用或晒干。

功能与主治：根入药，祛风除湿，活血消肿。主治风湿痹痛，偏瘫，头痛，月经不调，跌打损伤，疮肿。

附注：该种分布区域狭窄，资源量较小，应加以保护。

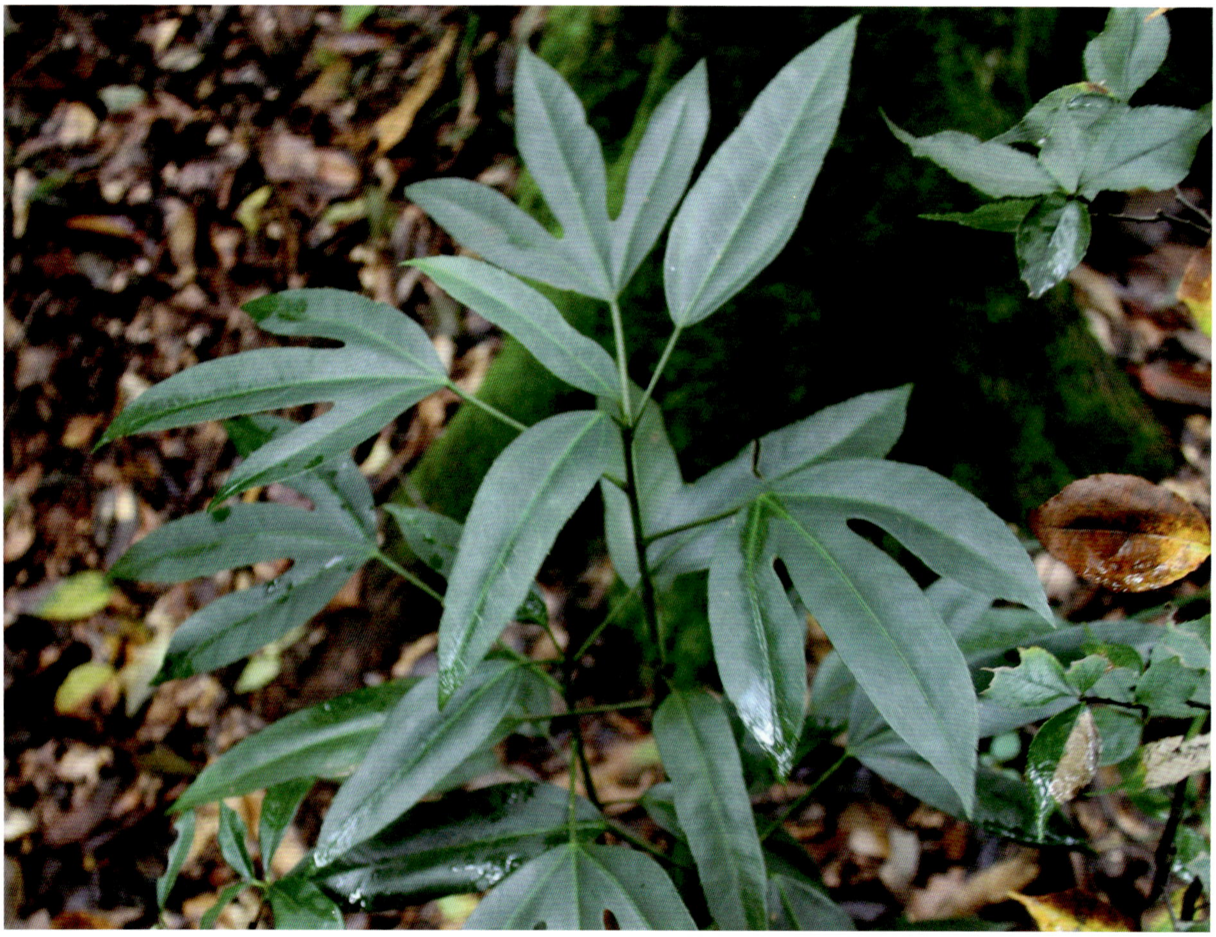

植物名称：变叶树参 *Dendropanax proteus* (Champion ex Bentham) Bentham

别称：细梗木五加

植物形态：直立灌木，高2～3 m。叶革质、纸质或薄纸质，无腺点，叶形变异很大；不分裂叶椭圆形、卵状椭圆形、椭圆状披针形、长圆状披针形至线状披针形或狭披针形，长2.5～12 cm，有时更大，宽1～7 cm，先端渐尖或长渐尖，稀急尖，基部楔形或阔楔形，有时钝形；分裂叶倒三角形，掌状2～3深裂，两面均无毛。伞形花序单生或2～3个聚生，有花数朵至数十朵；花瓣4～5枚，卵状三角形。果实球形，平滑；花柱宿存。

生境及分布：生于海拔950 m左右的山腹密林下。分布于黎平等地。

采收加工：秋季、冬季采收，鲜用或晒干。

功能与主治：根、枝叶入药，祛风除湿，舒筋活血。主治偏头痛，风湿性关节炎，类风湿关节炎，腰肌劳损，慢性腰腿痛，半身不遂，跌打损伤，扭伤，外伤出血。

附注：该种分布区域狭窄，产藏量小，应加以保护。

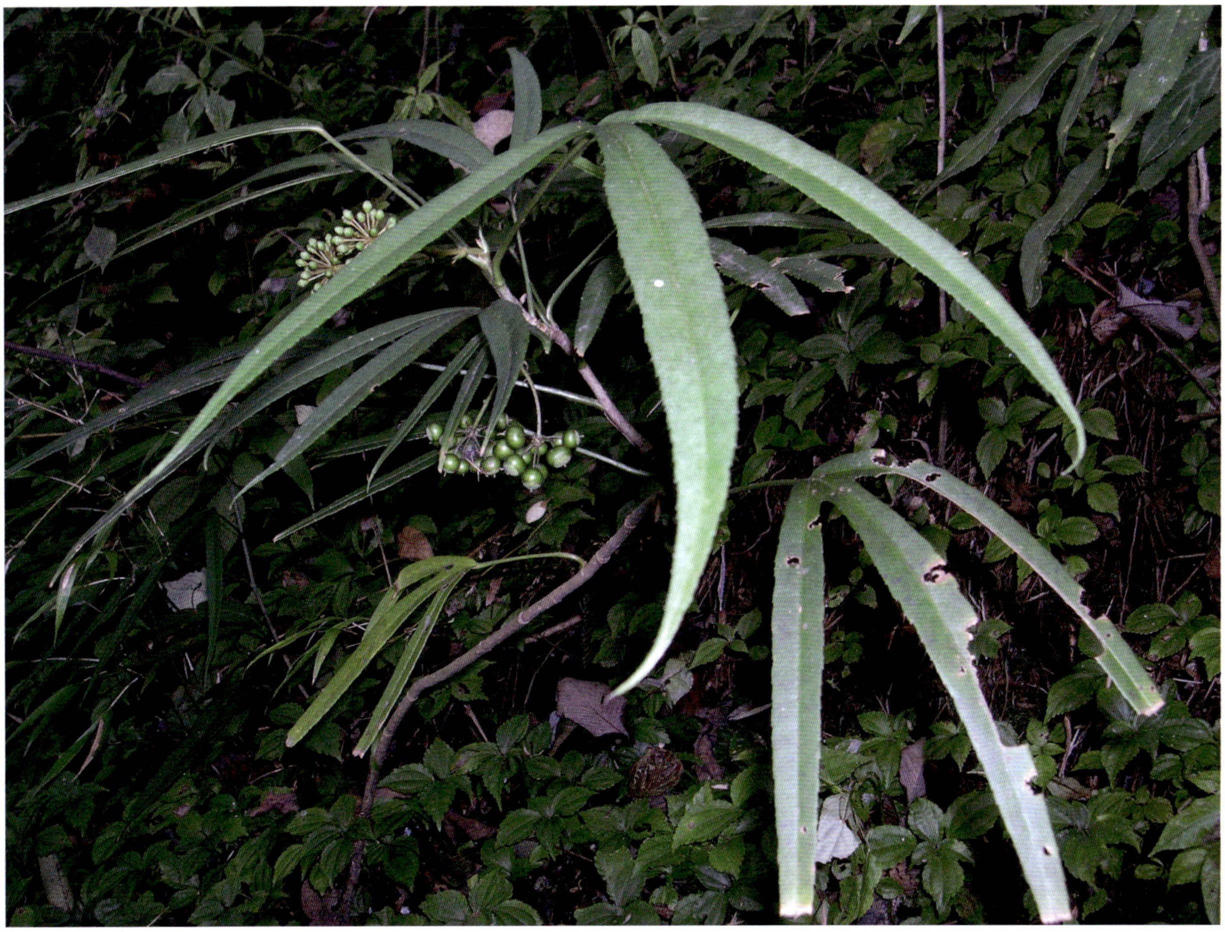

植物名称：毛梗糙叶五加 *Eleutherococcus henryi* Oliver var. *faberi* (Harms) S. Y. Hu

别称：两歧五加

植物形态：灌木，高1～3 m。枝灰棕色，无刺或疏生下向刺；刺粗壮，基部膨大，略扁。小叶5枚；叶柄密生茸毛，后毛脱落，无刺；小叶纸质，倒卵状长圆形至倒卵状披针形，或长圆状披针形，长4～7 cm，宽2～4 cm，先端尖或渐尖，基部狭尖，上面疏生短柔毛或无毛，下面密生短柔毛，稀无毛，边缘有锯齿或重锯齿。伞形花序单生或几个组成短圆锥花序，有花多数；花萼有短柔毛，边缘有5枚不明显的小齿。果实球形，黑色；花柱宿存。

生境及分布：生于海拔1000～2500 m的林缘或灌丛中。分布于道真、赫章等地。

采收加工：秋季剥取，洗净，晒干。

功能与主治：根皮入药，祛风利湿，活血舒筋，理气止痛。主治风湿痹痛，水肿，跌打损伤，疝气，腹痛。

附注：该种分布区域狭窄，产藏量小，应加以保护。

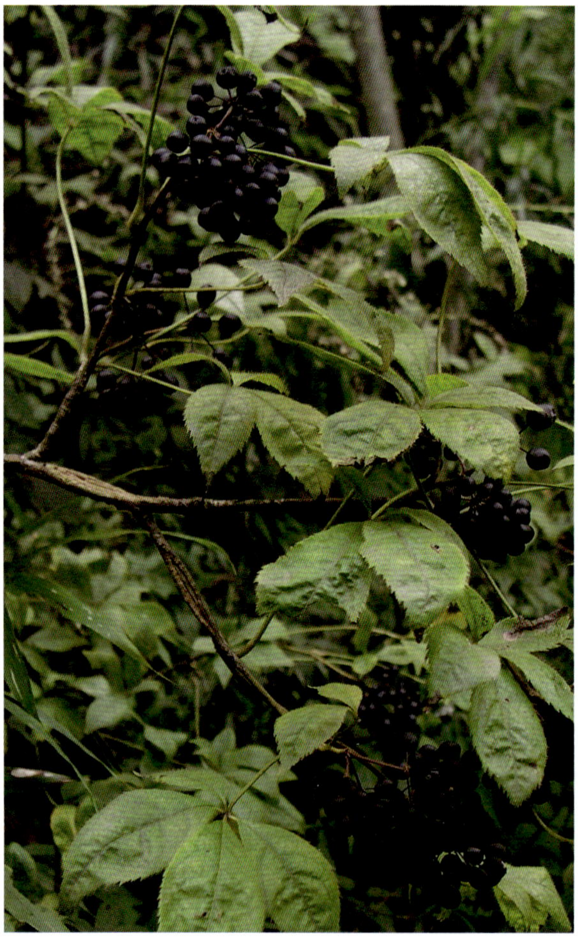
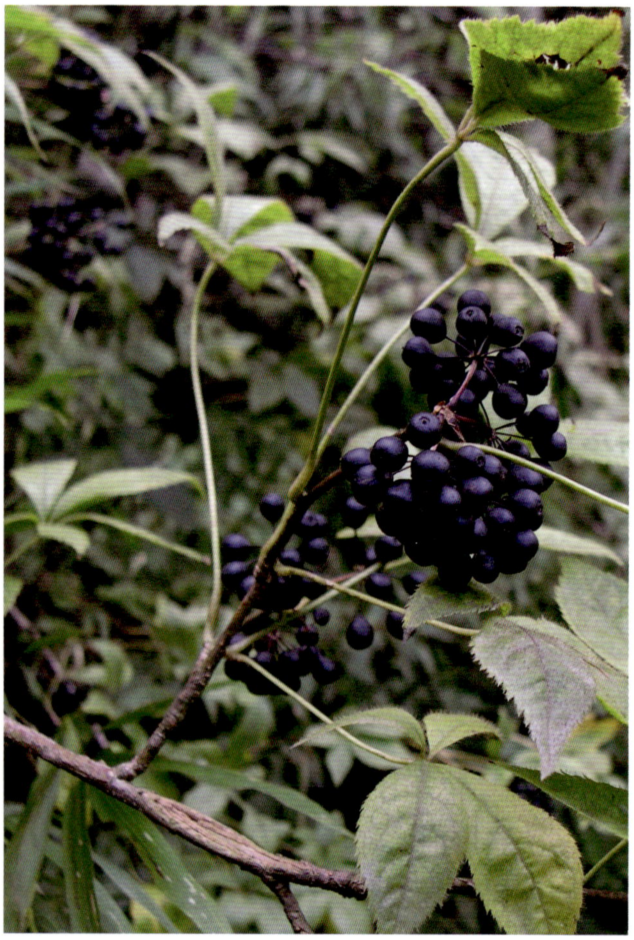

植物名称：藤五加 *Eleutherococcus leucorrhizus* Oliver

别称：白根五加、尾叶五加、腋毛藤五加

植物形态：灌木，高2～4 m，有时蔓生状。枝无毛，节上有刺数个或无刺，稀节间散生多数倒刺；刺细长，基部不膨大，下向。小叶通常5枚，稀3～4枚；叶柄长5～10 cm或更长，先端有时有小刺，无毛；小叶纸质，长圆形至披针形或倒披针形，稀倒卵形，先端渐尖，稀尾尖，基部楔形，长6～14 cm，宽2.5～5 cm，两面均无毛，边缘有锐利重锯齿。伞形花序单个顶生或数个组成短圆锥花序，有花多数；总花梗长2～8 cm，稀更长；花梗长1～2 cm；花绿黄色。果实卵球形，有5条棱；宿存花柱短。

生境及分布：生于海拔1700 m左右的山坡林中。分布于雷公山等地。

采收加工：茎皮全年均可剥取，晒干或炕干。根秋季采挖，晒干或炕干。

功能与主治：茎皮、根入药，祛风湿，通经络，强筋骨。主治风寒湿痹，腰膝酸软，半身不遂，跌打损伤，水肿，皮肤湿痒，阴囊湿肿。

附注：该种分布区域狭窄，资源量较小，应加以保护。

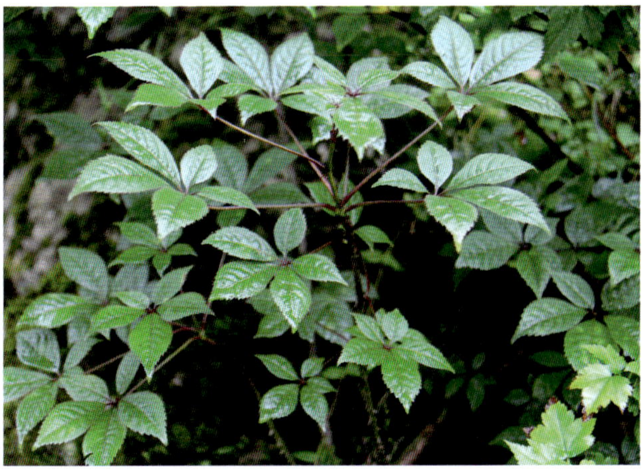
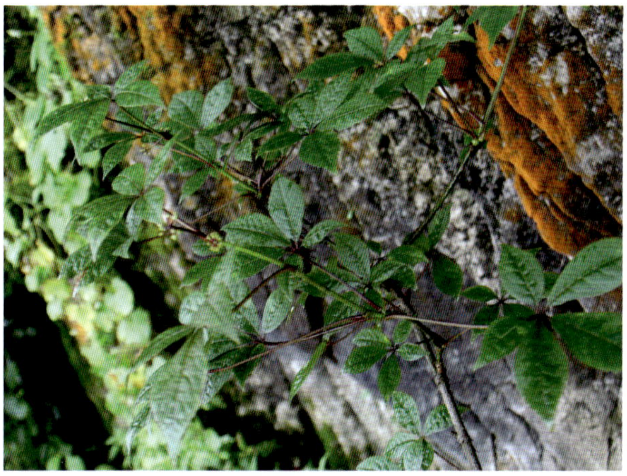
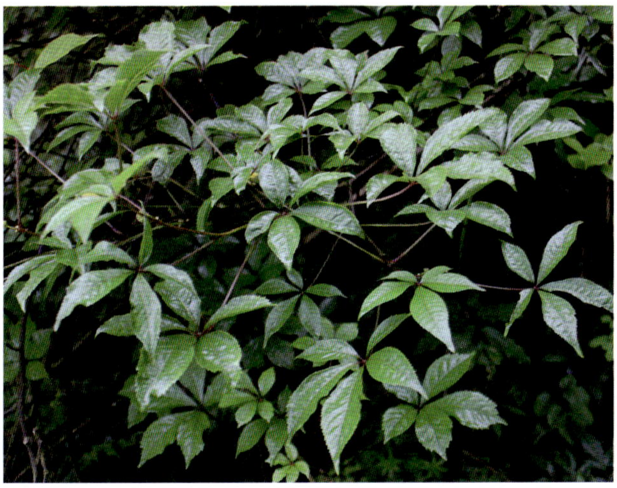
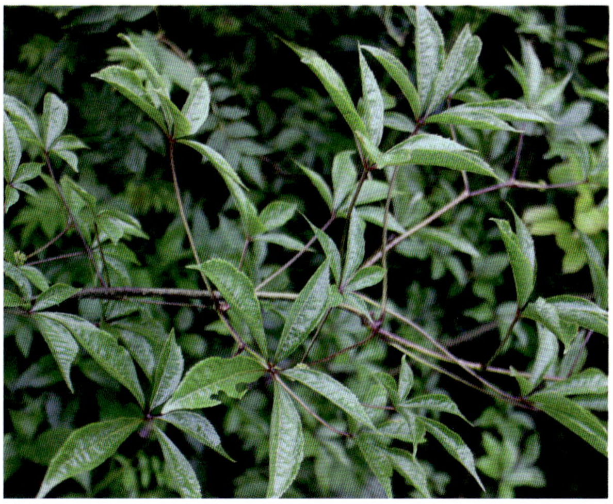

植物名称：糙叶藤五加 *Eleutherococcus leucorrhizus* Oliver var. *fulvescens* (Harms et Rehder) Nakai

别称：毛五加皮

植物形态：该种和藤五加*Eleutherococcus leucorrhizus* Oliver的区别在于小叶边缘有锐利锯齿，稀重锯齿状，上面有糙毛，下面脉上有黄色短柔毛；小叶柄密生黄色短柔毛。

生境及分布：生于海拔1500 m左右的山坡灌丛中。分布于绥阳等地。

采收加工：5—6月剥取，晒干或炕干。

功能与主治：茎皮入药，祛风湿，通经络，强筋骨，活血止痛。主治风寒湿痹，腰膝酸软，足膝无力，半身不遂，跌打损伤，阴囊湿肿。

附注：该种分布区域狭窄，资源量较小，应加以保护。

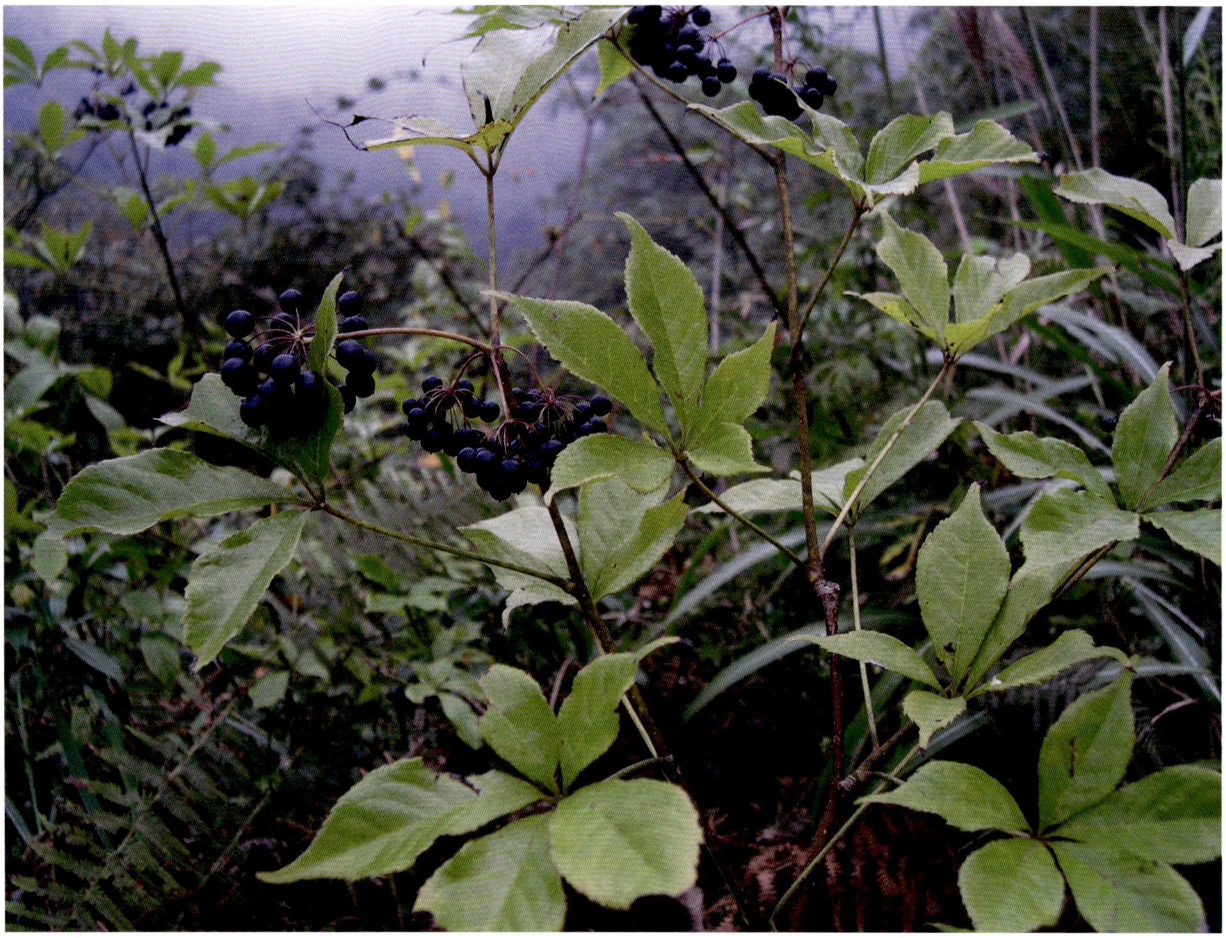

植物名称：狭叶藤五加 *Eleutherococcus leucorrhizus* Oliver var. *scaberulus* (Harms et Rehder) Nakai

别称：刚毛五加、雷五加

植物形态：灌木，高达3 m。枝无毛，通常有下弯粗刺。小叶5枚，稀3～4枚；叶柄长5～10 cm，无刺或散生细刺；小叶纸质，长圆形或倒披针形，先端渐尖，基部楔形，长5～12 cm，宽1.5～4 cm，上面亮绿色，下面淡绿色，两面脉上均有刚毛，有时下面密生柔毛，边缘有锐利重锯齿，稀单锯齿状；小叶柄长2～7 mm，无刺或疏生细刺。伞形花序数个组成顶生圆锥花序，有花多数；总花梗长1～6 cm，无毛；花梗长0.4～1.2 cm，无毛；花淡绿色。果实卵球形，有5条棱，黑色；花柱宿存。

生境及分布：生于海拔1400～2000 m的山坡林中或灌丛中。分布于雷公山及大方、纳雍、独山、绥阳等地。

采收加工：根皮秋季剥取，晒干或炕干。叶鲜用。

功能与主治：根皮入药，祛风除湿，强筋骨，活血止痛；主治风寒湿痹，腰膝酸软，骨折，头痛，脘腹痛，痛经，脚气，无名肿毒。叶入药，止血；主治外伤出血。

附注：*Flora of China*将长梗刚毛五加的拉丁名*Acanthopanax simonii* Simon-Louis ex Mouillefert var. *longipedicellatus* G. Hoo和刚毛五加的拉丁名*Acanthopanax simonii* Simon-Louis ex Mouillefert处理为狭叶藤五加现用拉丁名的异名。

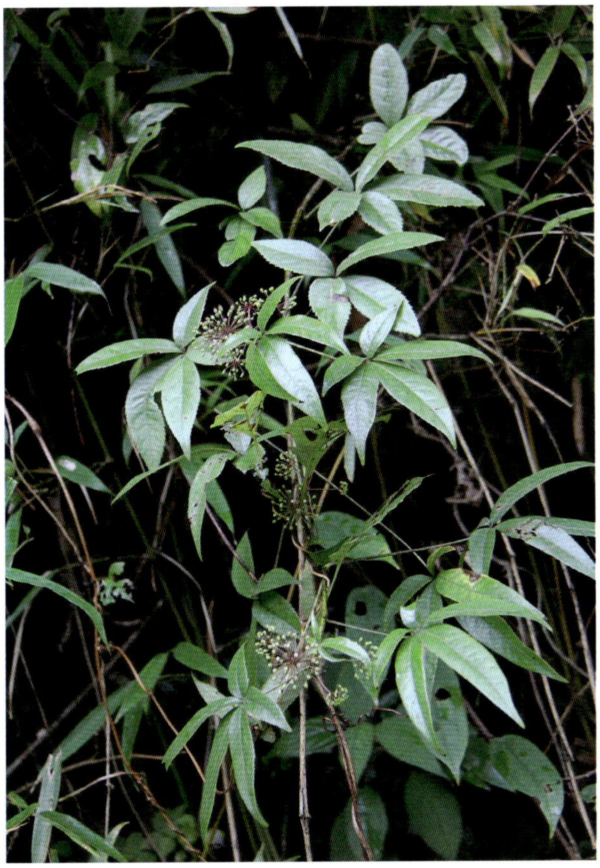

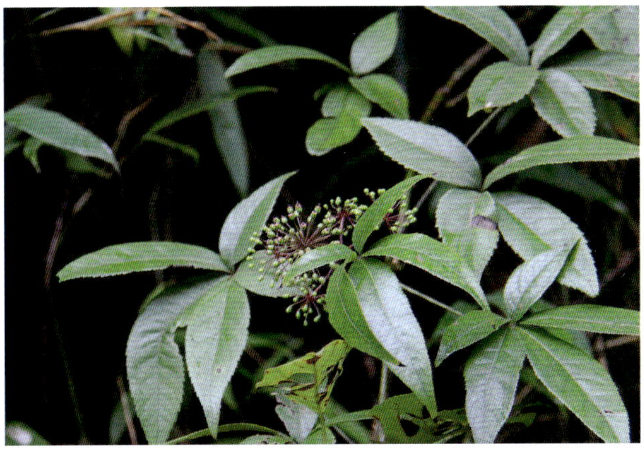

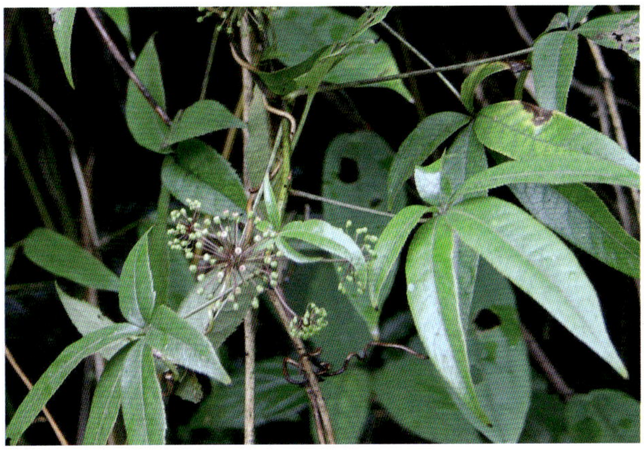

植物名称：细柱五加 *Eleutherococcus nodiflorus* (Dunn) S. Y. Hu

别称：五加、五加皮

植物形态：灌木，高2～3 m。枝灰棕色，软弱而下垂，蔓生状，无毛，节上通常疏生反卷扁刺。小叶5枚，稀3～4枚，在长枝上互生，在短枝上簇生；叶柄无毛，常有细刺；小叶膜质至纸质，倒卵形至倒披针形，长3～8 cm，宽1～3.5 cm，先端尖至短渐尖，基部楔形，两面无毛或沿脉疏生刚毛，边缘有细钝齿；小叶柄近无。伞形花序单个，稀2个，腋生或顶生在短枝上，有花多数；总花梗长1～2 cm，结果后延长，无毛；花梗细长，长6～10 mm，无毛；花黄绿色。果实扁球形，黑色；花柱宿存，反卷。

生境及分布：生于灌丛中、林缘、山坡路旁或村落中。分布于梵净山及黎平、威宁、纳雍、安龙、普安、望谟、贵定、三穗、龙里，以及贵阳等地。

采收加工：夏季、秋季剥取，晒干或炕干。

功能与主治：根皮入药，祛风湿，补肝肾，强筋骨，活血脉。主治风寒湿痹，肝肾亏虚，小儿行迟，跌打损伤，骨折。

附注：*Flora of China*将糙毛五加的拉丁名*Acanthopanax gracilistylus* W. W. Smith var. *nodiflorus* (Dunn) H. L. Li和短毛五加的拉丁名*Acanthopanax gracilistylus* W. W. Smith var. *pubescens* (Pampanini) H. L. Li处理为细柱五加现用拉丁名的异名。

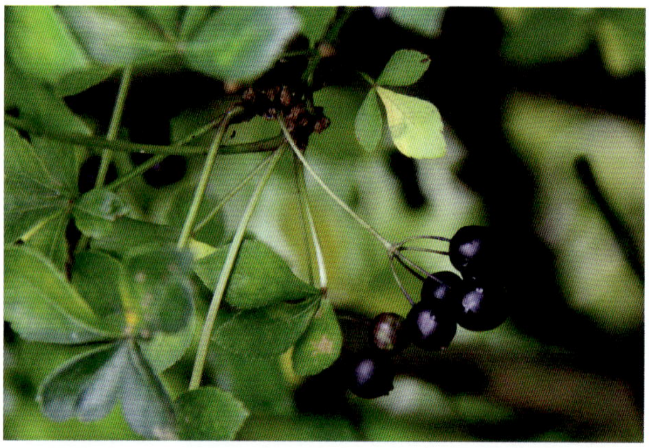
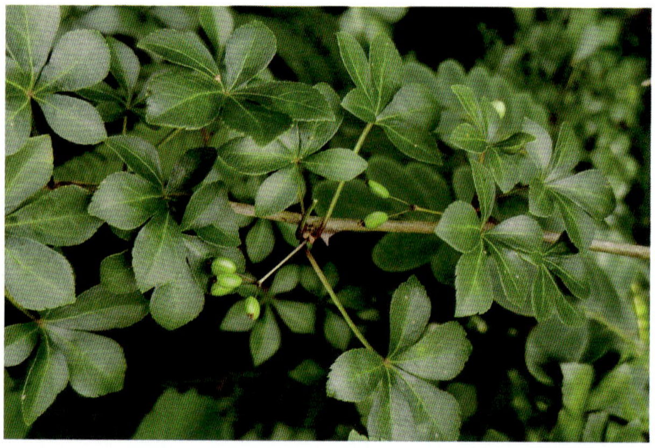
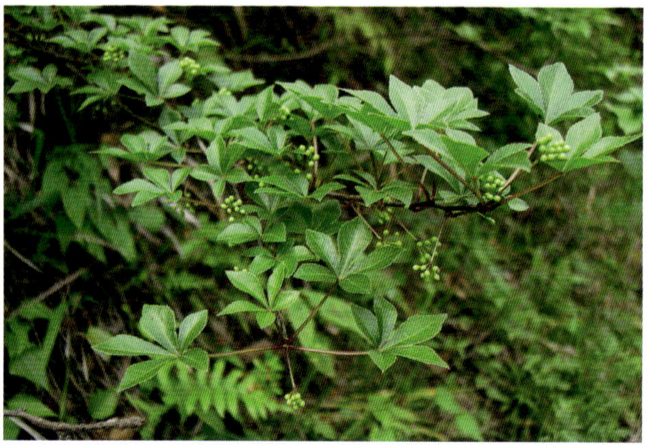
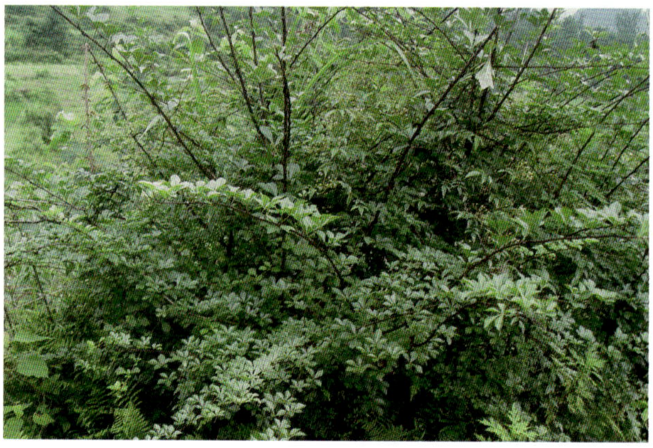

植物名称：刺五加 *Eleutherococcus senticosus* (Ruprecht et Maximowicz) Maximowicz

别称：短蕊刺五加、刺拐棒

植物形态：灌木，高1～6 m。分枝多；刺直而细长，针状，下向，基部不膨大，脱落后遗留圆形刺痕。小叶5枚，稀3枚；叶柄常疏生细刺；小叶纸质，椭圆状倒卵形或长圆形，长5～13 cm，宽3～7 cm，先端渐尖，基部阔楔形，上面粗糙，深绿色，脉上有粗毛，下面淡绿色，脉上有短柔毛。伞形花序单个顶生或2～6个组成稀疏的圆锥花序，有花多数；花紫黄色；花瓣5枚，卵形。果实球形或卵球形，有5条棱，黑色；花柱宿存。

生境及分布：生于海拔500 m左右的山谷、森林、灌丛中。分布于碧江等地。

采收加工：春季、秋季采挖，去泥土，晒干。

功能与主治：根及根状茎入药，益气健脾，补肾安神。主治脾肾阳虚，体虚乏力，食欲不振，腰膝酸痛，失眠多梦。

附注：该种为《中华人民共和国药典》收载品种，分布区域窄，产藏量小，应加以保护。

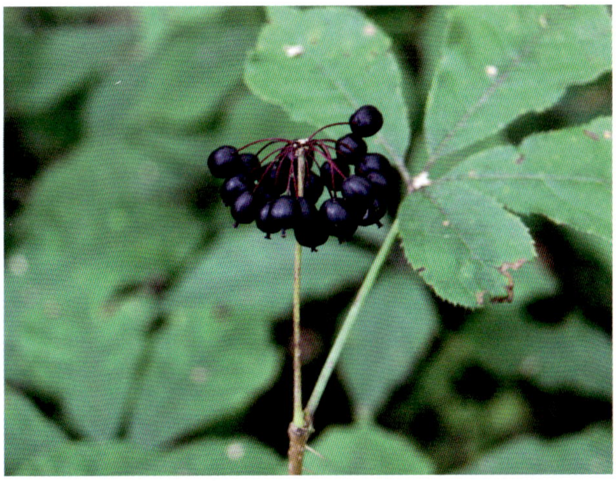
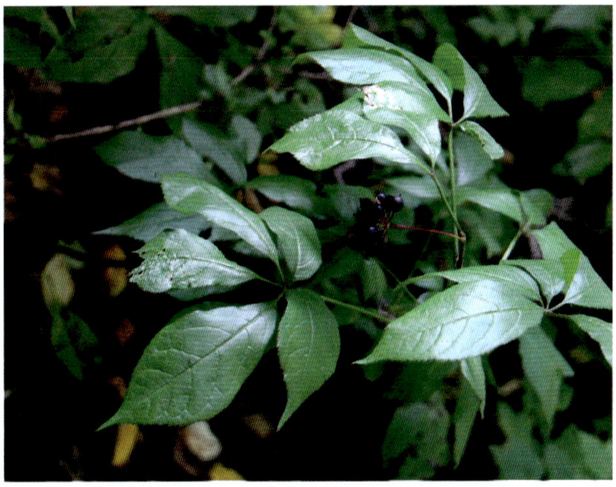
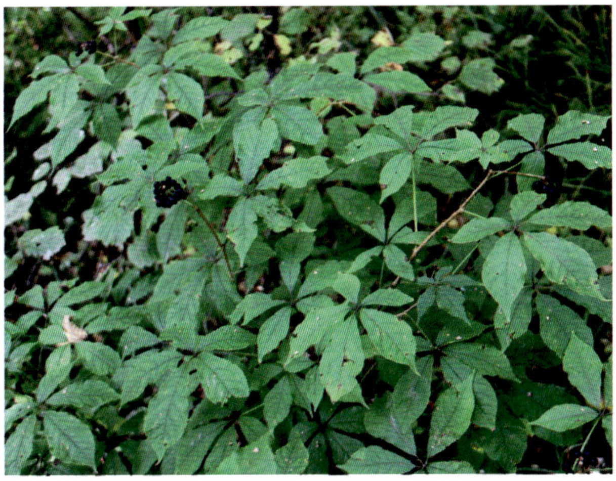
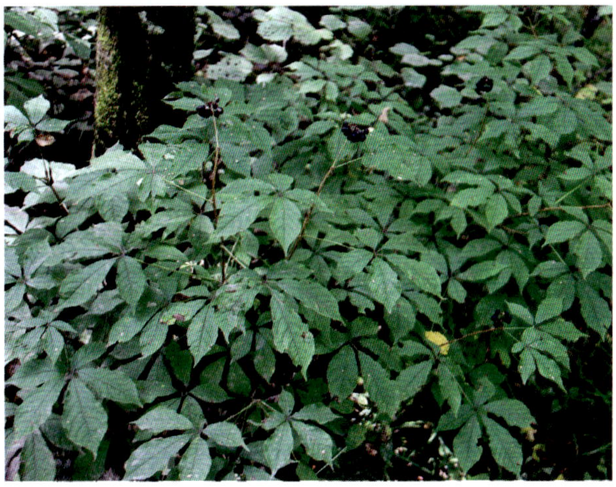

植物名称：无梗五加 *Eleutherococcus sessiliflorus* (Ruprecht et Maximowicz) S. Y. Hu

别称：短梗五加、乌鸦子、小果无梗五加

植物形态：落叶灌木或小乔木，高2～5 m。小枝无刺或疏被粗壮刺，刺直或弯曲。小叶3～5枚，倒卵形，长8～18 cm，宽3～7 cm，两面近无毛。头状花序5～6个组成圆锥花序；花序梗密被柔毛；花萼筒密被白色茸毛，具5枚小齿；花瓣紫色，初被柔毛；子房2室，花柱连合，顶端离生。果实倒卵状球形，成熟时黑色；花柱宿存。

生境及分布：生于海拔200～1000 m的森林或灌丛中。分布于赫章等地。

采收加工：夏季、秋季剥取，晒干。

功能与主治：根皮入药，祛风湿，强筋骨，活血祛瘀。主治风寒湿痹，筋骨挛急，腰痛，阳痿，脚弱，小儿行迟，水肿，脚气，疮痈肿毒，跌打损伤。

附注：该种分布区域狭窄，产藏量小，应加以保护。

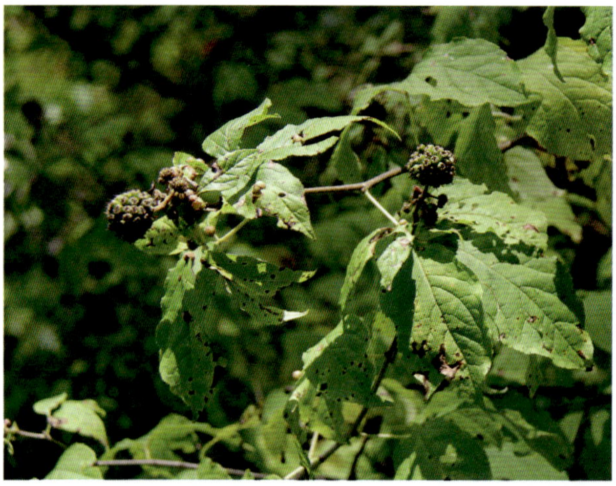

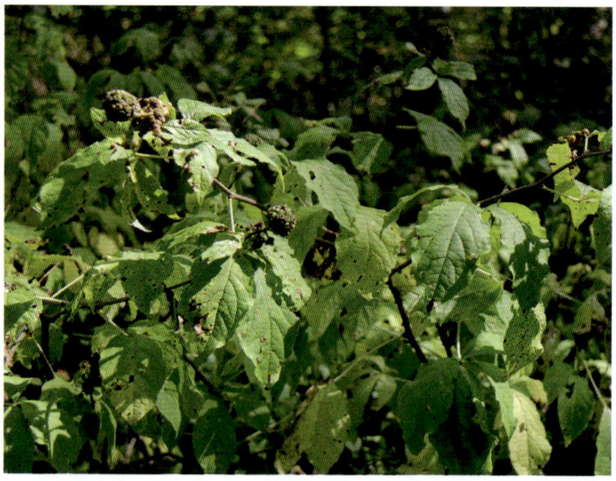

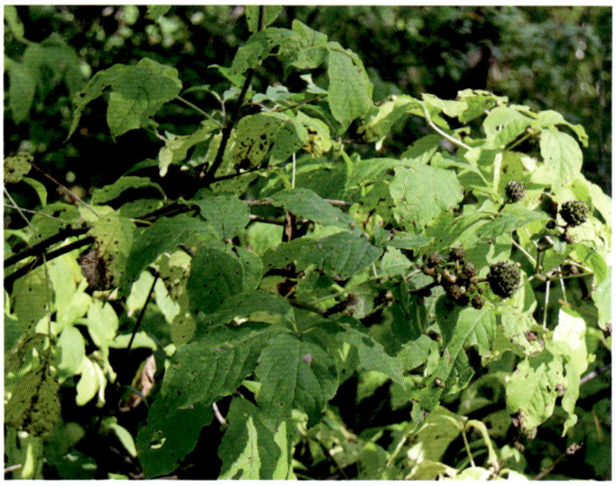

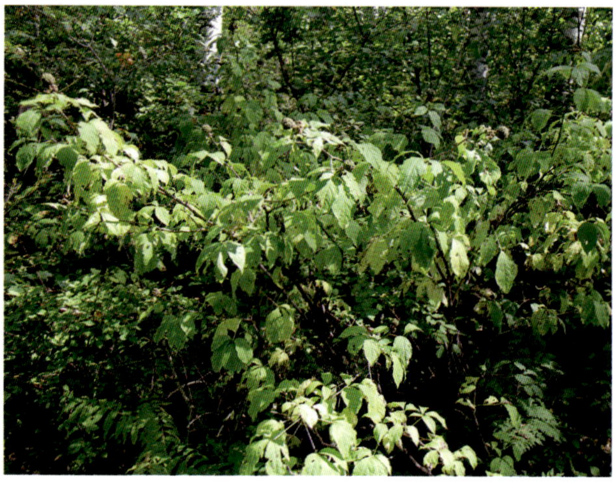

植物名称：刚毛白簕 *Eleutherococcus setosus* (H. L. Li) Y. R. Ling

别称：毛三叶五加

植物形态：该种与白簕*Eleutherococcus trifoliatus* (Linnaeus) S. Y. Hu的区别在于小叶片通常较长，先端长渐尖，上面脉上刚毛较多，边缘的锯齿有长刚毛。

生境及分布：生于山坡路旁、林缘或灌丛中。分布于从江、晴隆、册亨、兴义、贞丰等地。

采收加工：秋季采挖，鲜用或晒干。

功能与主治：根入药，清热解毒，祛风利湿，活血舒筋。主治感冒发热，咳嗽，胸痛，痢疾，黄疸，石淋，跌打损伤，风湿痹痛。

附注：该种为《贵州省中药材民族药材质量标准》收载品种，是贵州苗族常用药物，有一定的资源量，可加以开发利用。

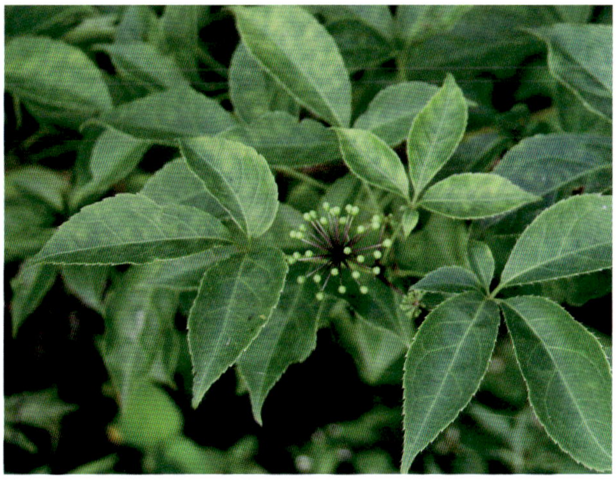

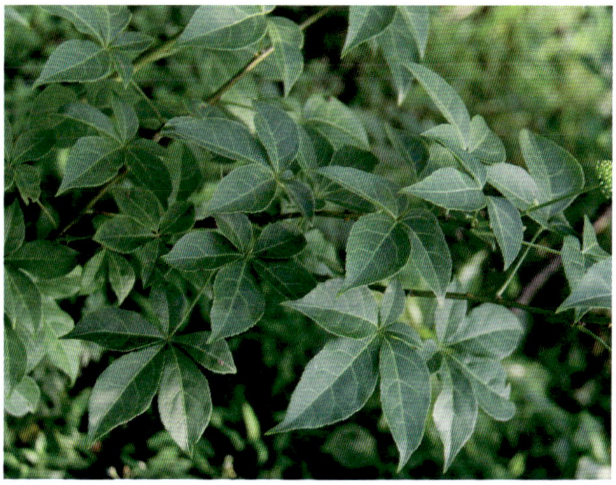

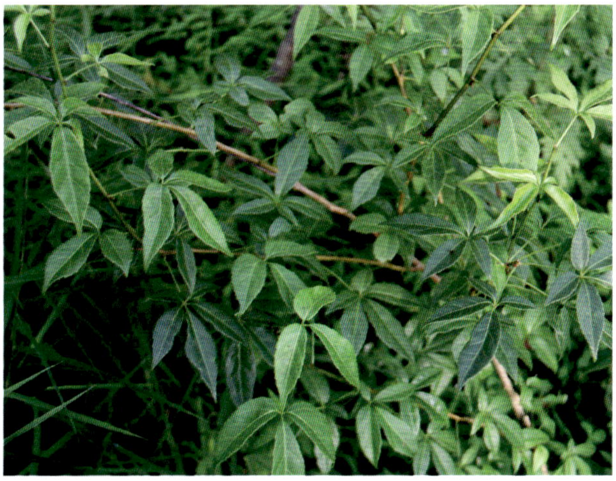

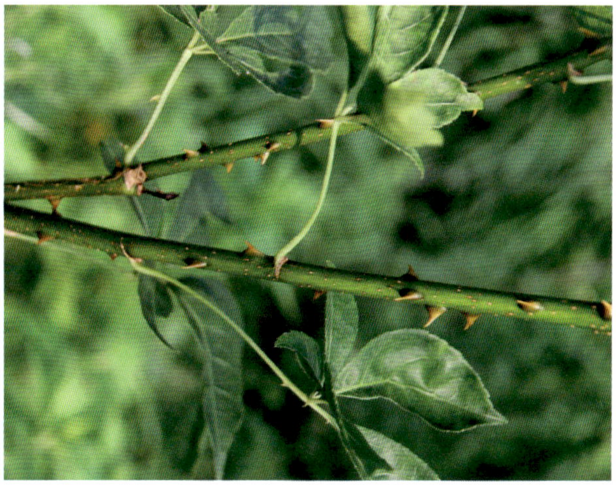

植物名称：白簕 *Eleutherococcus trifoliatus* (Linnaeus) S. Y. Hu

别称：三加皮、三加

植物形态：灌木，高1～7 m。枝铺散，常攀援他物，老枝灰白色，新枝黄棕色，疏生下向刺；刺基部扁平，先端具钩。小叶3枚，稀4～5枚；叶柄长2～6 cm，有刺或无刺，无毛；小叶纸质，稀膜质，椭圆状卵形至椭圆状长圆形，稀倒卵形，长4～10 cm，宽3～6.5 cm，先端尖至渐尖，基部楔形，两侧小叶基部歪斜，两面无毛。伞形花序3～10个（稀20个）组成顶生的复伞形花序或圆锥花序，有花多数，稀少数；总花梗长2～7 cm，无毛；花梗细长，长1～2 cm，无毛；花黄绿色。果实扁球形，黑色。

生境及分布：生于山坡路旁、林缘或灌丛中。分布于梵净山及松桃、德江、天柱、兴仁、都匀、贵定、惠水、瓮安、习水、湄潭，以及安顺、贵阳等地。

采收加工：根秋季采挖，鲜用或晒干。嫩枝叶春季、夏季采收，鲜用或晒干。

功能与主治：根入药，清热解毒，祛风除湿，散瘀止痛；主治黄疸，泄泻，胃痛，风湿关节痛，腰腿痛，跌打损伤，疥疮肿毒，湿疹。嫩枝叶入药，主治疔疮痈肿，疥癣，创伤，胃痛。

附注：该种为《贵州省中药材民族药材质量标准》收载品种，是贵州苗族、侗族常用药物，资源量较大，可大量开发利用。

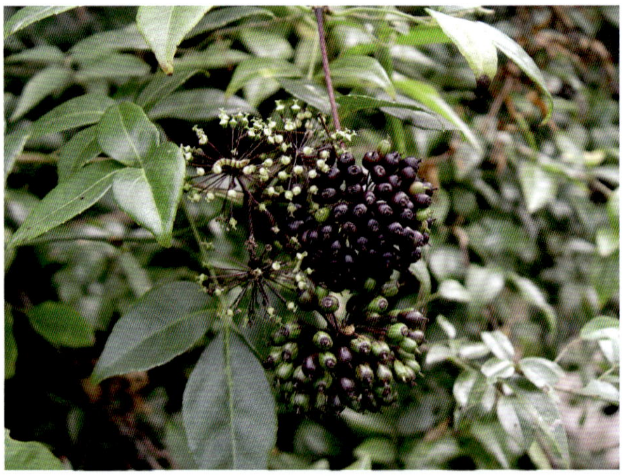
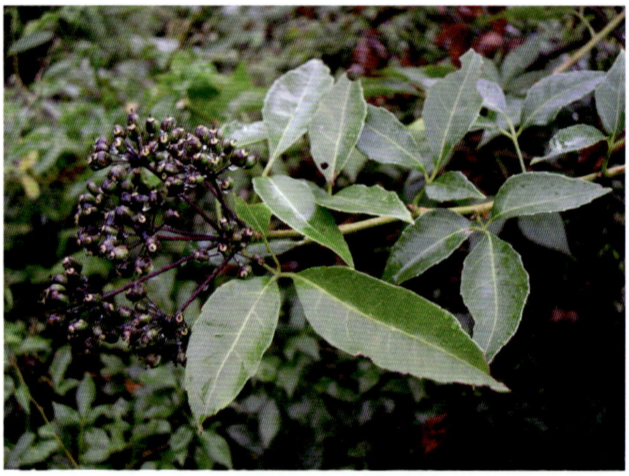
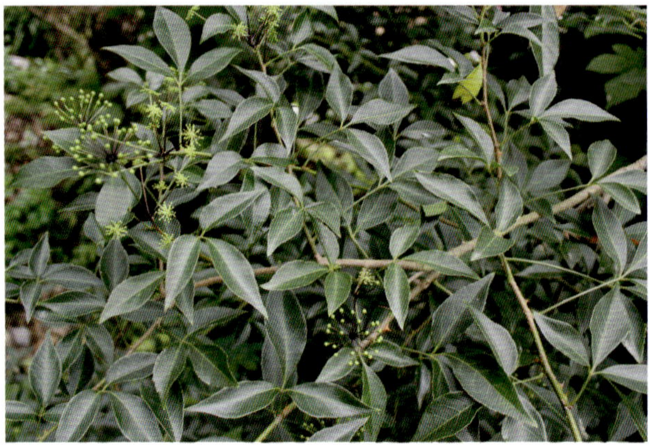
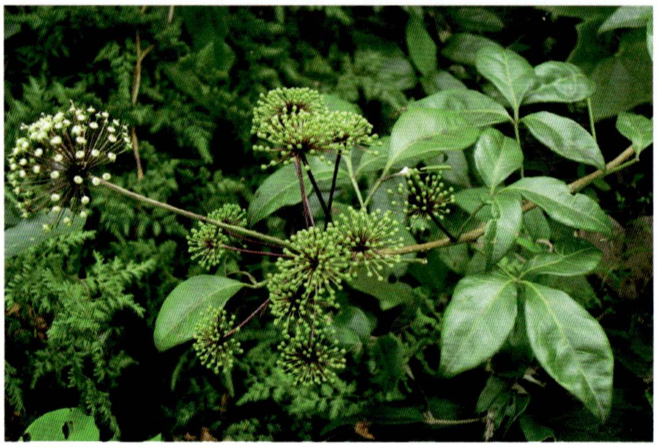

植物名称：八角金盘 *Fatsia japonica* (Thunberg) Decaisne et Planchon

别称：手树

植物形态：灌木或小乔木。单叶，掌状分裂；托叶不明显。花两性或杂性，聚生为伞形花序；伞形花序再组成顶生圆锥花序；花梗无关节；花萼筒全缘或有5枚小齿；花瓣5枚，在花芽中镊合状排列；雄蕊5枚；子房5或10室；花柱5或10枚，离生；花盘隆起。果实卵形。

生境及分布：贵州各地有零星栽培。

采收加工：叶夏季、秋季采收。根皮全年均可剥取，鲜用或晒干。

功能与主治：叶、根皮入药，化痰止咳，散风除湿，化瘀止痛。主治咳嗽痰多，风湿痹痛，痛风，跌打损伤。

附注：该种多作为园林绿化植物。

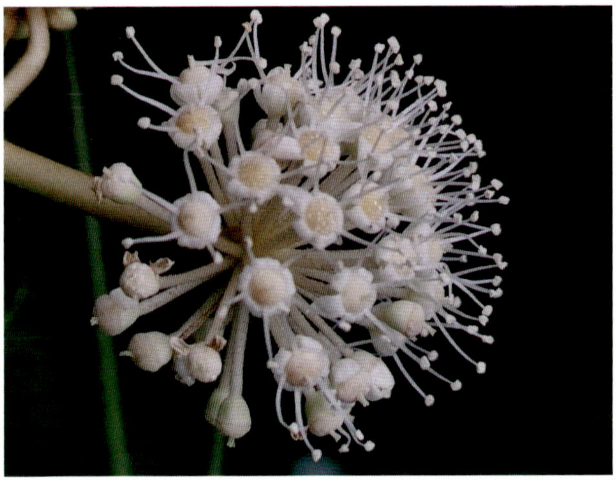
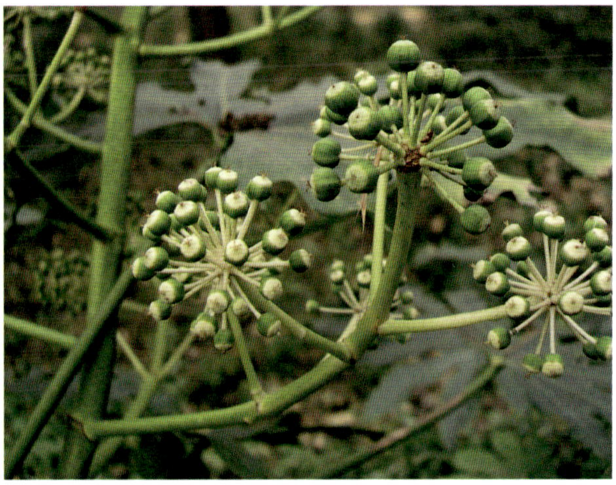
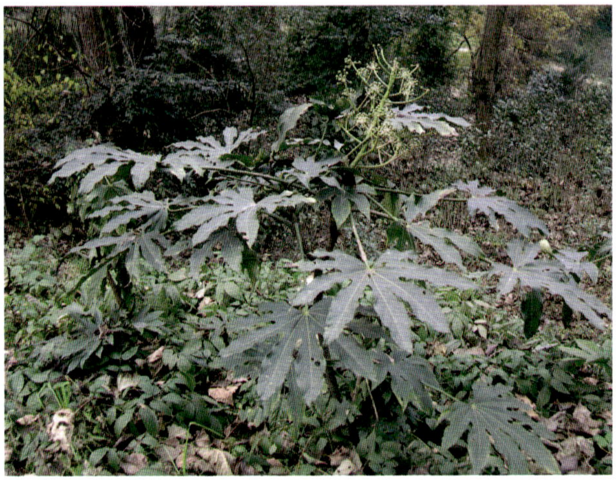
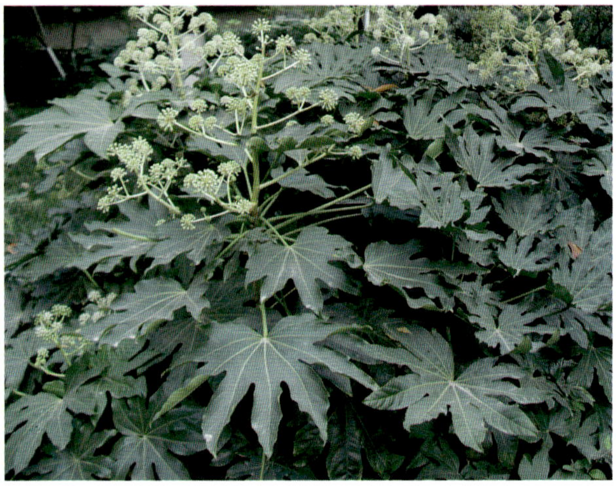

植物名称：萸叶五加 *Gamblea ciliata* C. B. Clarke

别称：吴茱萸五加、锈毛吴茱萸五加

植物形态：灌木或乔木，高2～12 m。枝暗色，无刺，新枝红棕色，无毛，无刺。小叶3枚，在长枝上互生，在短枝上簇生；小叶纸质至革质，长6～12 cm，宽3～6 cm，中央小叶椭圆形至长圆状倒披针形或卵形，先端短渐尖或长渐尖，基部楔形或狭楔形，两侧小叶基部歪斜，较小，上面无毛，无柄或有短柄。伞形花序通常几个组成顶生的复伞形花序，稀单生；花萼常无毛，边缘全缘；花瓣5枚，长卵形，开花时反卷；子房2～4室。果实球形或略长，黑色，有2～4条浅棱；花柱宿存。

生境及分布：生于灌丛中、林缘、山坡路旁或村落中。分布于雷公山及道真、绥阳等地。

采收加工：夏季、秋季剥取，晒干。

功能与主治：根皮入药，祛风利湿，活血舒筋，理气化痰。主治风湿痹痛，腰膝酸痛，水肿，跌打损伤，劳伤咳嗽，哮喘，吐血。

附注：*Flora of China*将锈毛吴茱萸五加的拉丁名*Acanthopanax evodiaefolius* Franchet var. *ferrugineus* W. W. Smith作为萸叶五加现用拉丁名的异名。

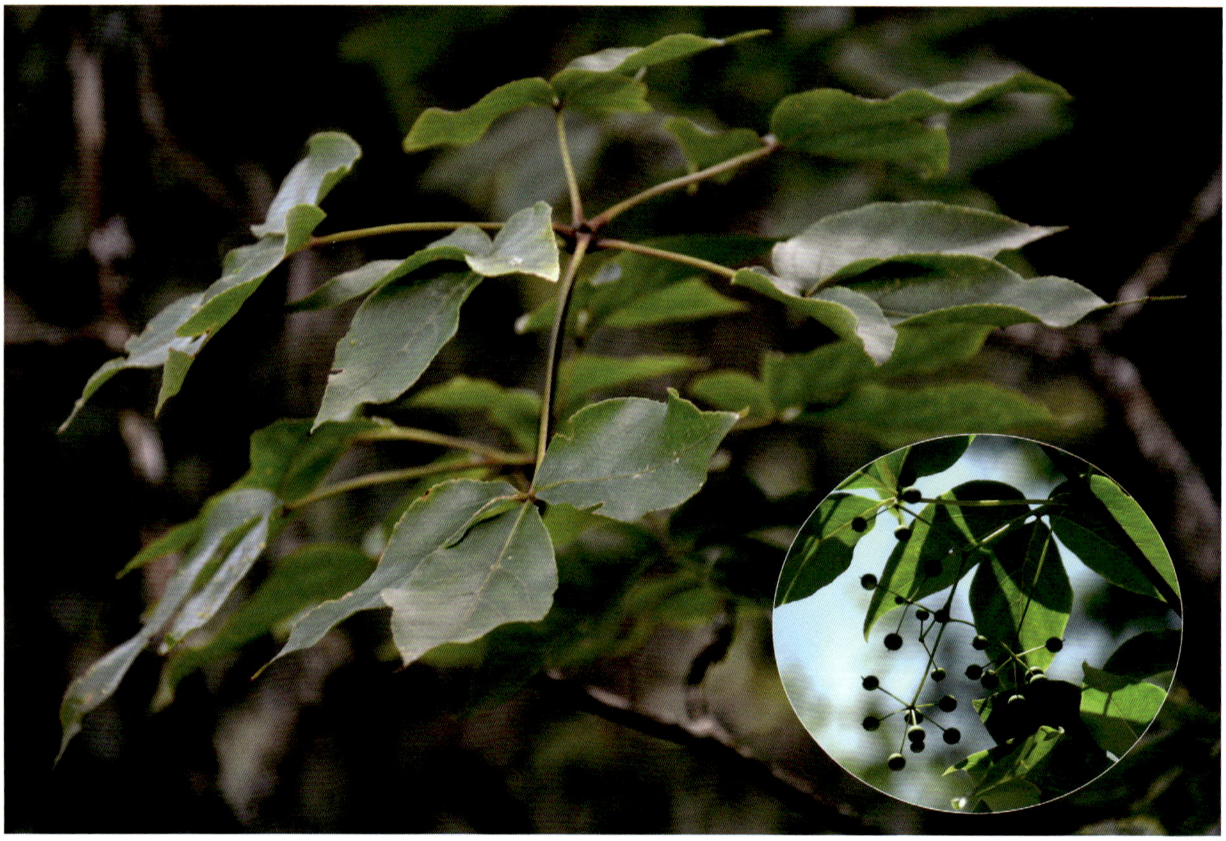

植物名称：常春藤 *Hedera nepalensis* K. Koch var. *sinensis* (Tobler) Rehder

别称：中华常青藤、追风藤、三角风

植物形态：常绿攀缘灌木。茎长3～20 m，有气生根。叶革质，在不育枝上通常为三角状卵形或三角状长圆形，稀三角形或箭形，先端短渐尖，基部截形，稀心形，全缘或3裂；花枝上的叶通常为椭圆状卵形至椭圆状披针形，略歪斜而带菱形，稀卵形或披针形，先端渐尖或长渐尖，基部楔形或阔楔形，稀圆形，全缘或1～3浅裂。伞形花序单个顶生或2～7个组成圆锥花序，有花5～40朵；总花梗长1～3.5 cm，通常有鳞片；花淡黄白色或淡绿白色，芳香。果实球形，红色或黄色。

生境及分布：生于阔叶林中的树干上或沟谷阴湿的岩壁上。贵州大部分地区有分布。

采收加工：茎叶生长茂盛季节采收，切段晒干。果实成熟后采收，晒干。

功能与主治：茎叶、果实入药，祛风利湿，活血，解毒。主治风湿痹痛，瘫痪，跌打损伤，衄血，月经不调，肝炎。

附注：该种为《贵州省中药材民族药材质量标准》收载品种，是贵州苗族、布依族、侗族常用药物，产藏量大，可大量开发利用。

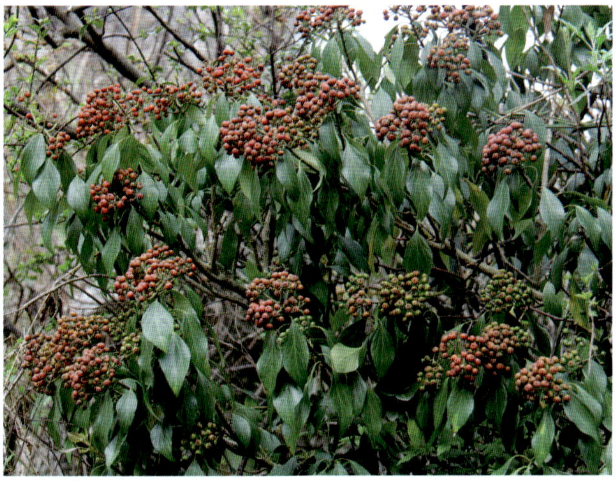
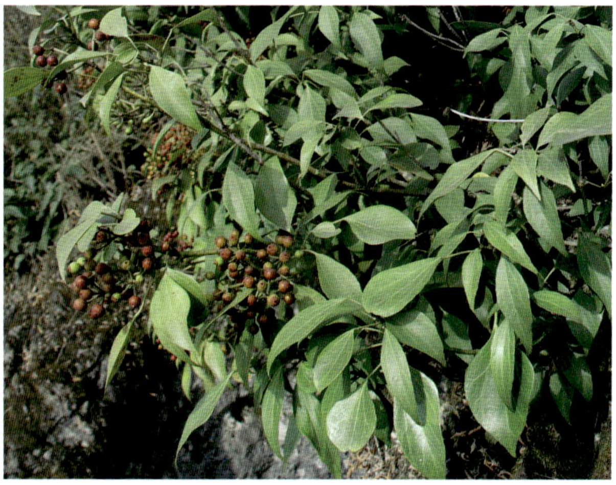
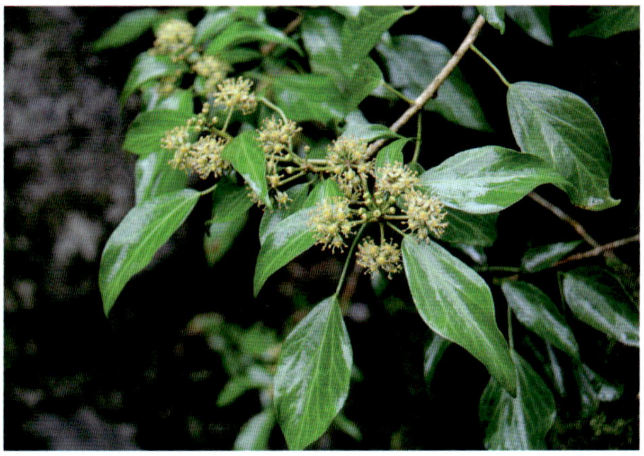
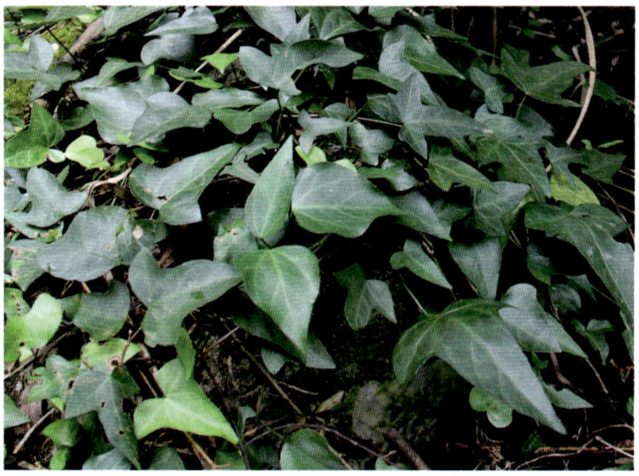

植物名称：华幌伞枫 *Heteropanax chinensis* (Dunn) H. L. Li

植物形态：常绿灌木，高2～3 m。树皮灰色；新枝密生锈色茸毛。三至五回羽状复叶，长50～60 cm；叶柄长15～30 cm；托叶小，不明显；小叶在羽片轴上对生，椭圆状披针形，长2.5～5.5 cm，宽0.8～2 cm，先端长渐尖，基部狭楔形，上面深绿色，下面略带灰白色，两面均无毛，边缘反卷。圆锥花序顶生，长约30 cm，主轴及分枝密生锈色茸毛，由数个伞形花序组成；伞形花序直径约2 cm，有花多数；总花梗长1～1.5 cm；花梗长约4 mm，密生锈色茸毛；花黄色，芳香。果实黑色；花柱宿存。

生境及分布：生于海拔500 m左右的山地林缘。分布于荔波等地。

采收加工：秋冬采挖，洗净，切片鲜用或晒干。

功能与主治：根入药，消肿解毒。主治跌打损伤，疮毒，烫伤，烧伤。

附注：该种分布区域狭窄，资源量较小，应加以保护。

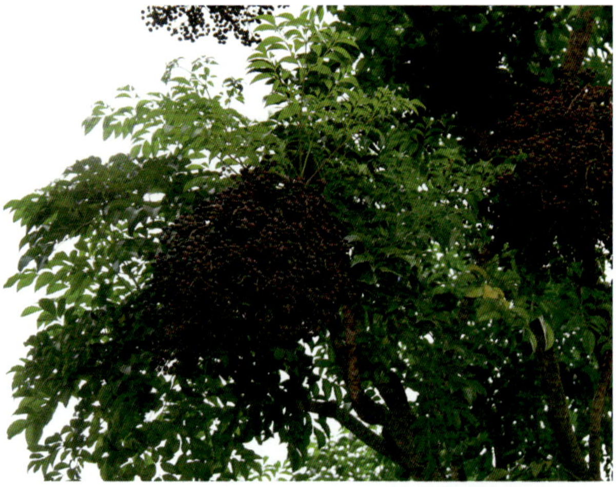

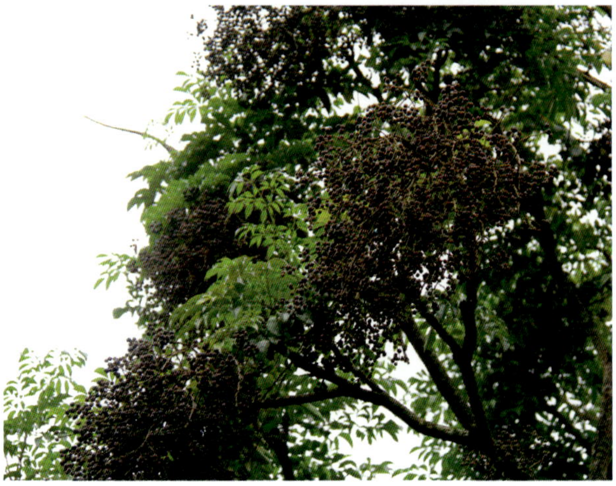

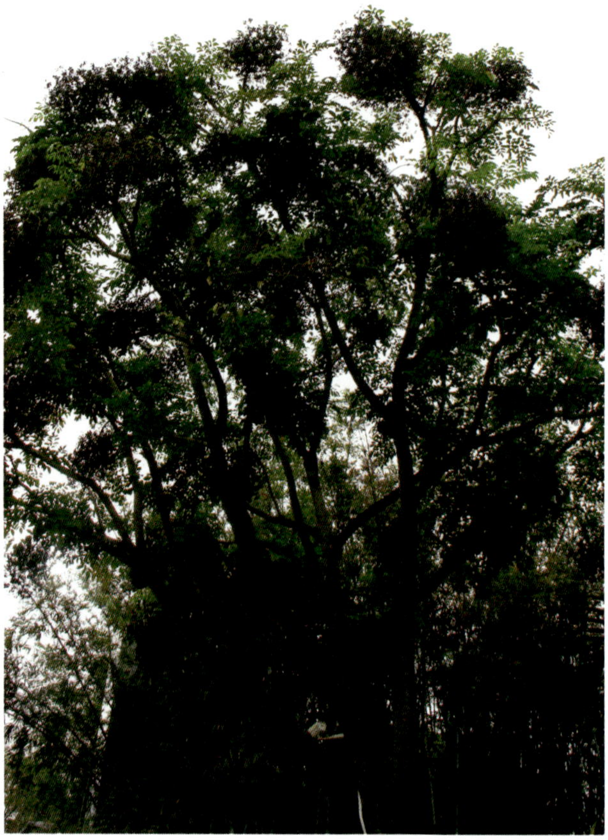

植物名称：刺楸 ***Kalopanax septemlobus*** **(Thunberg) Koidzumi**

别称：刺楸、刺桐、刺枫树、鼓钉刺

植物形态：落叶乔木，树皮暗灰棕色。小枝淡黄棕色或灰棕色，散生粗刺；刺基部宽阔扁平。叶纸质，在长枝上互生，在短枝上簇生，圆形或近圆形，直径9～25 cm，稀达35 cm，掌状5～7浅裂，裂片阔三角状卵形至长圆状卵形，苗壮枝上的叶分裂较深，先端渐尖，基部心形。圆锥花序大，长15～25 cm，直径20～30 cm，由数个伞形花序组成；伞形花序直径1～2.5 cm，有花多数；总花梗细长，无毛；花梗细长，无毛或稍有短柔毛，长5～12 mm；花白色或淡绿黄色。果实球形，蓝黑色；花柱宿存。

生境及分布：生于山坡稀疏灌丛中。分布于从江、册亨、兴仁、贵定、平塘、荔波、湄潭、龙里，以及贵阳、安顺等地。

采收加工：茎枝、树皮全年均可采收，洗净，晒干。根夏末秋初采挖，洗净，切片鲜用或晒干。

功能与主治：茎枝入药，祛风除湿，活血止痛；主治风湿痹痛，胃脘痛。树皮入药，祛风湿，通络，止痛；主治类风湿关节炎，腰膝疼痛，跌打损伤。根入药，祛风利湿，活血止痛；主治腰膝酸痛，肾炎，水肿，跌打损伤，便血。

附注：该种为《贵州省中药材民族药材质量标准》收载品种，是贵州苗族、水族常用药物，产藏量较大，可大量开发利用。

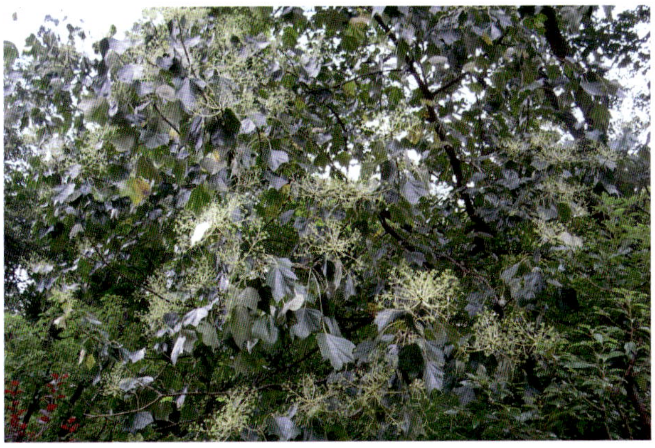
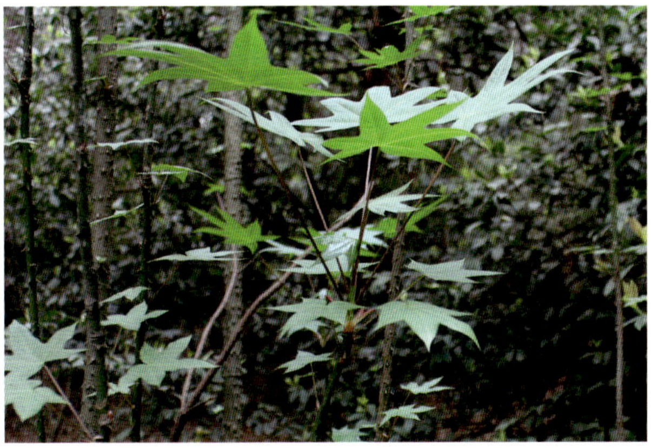
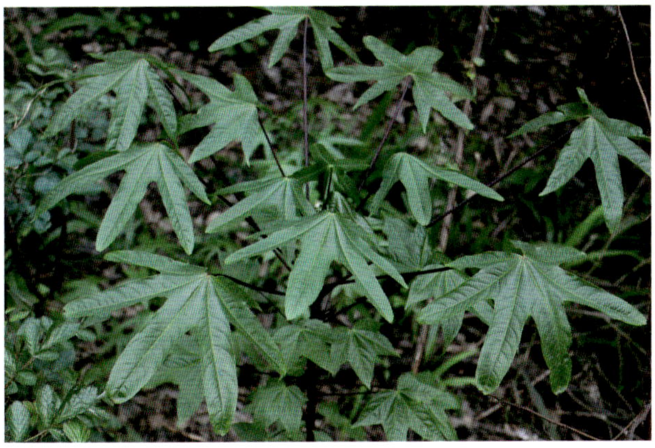
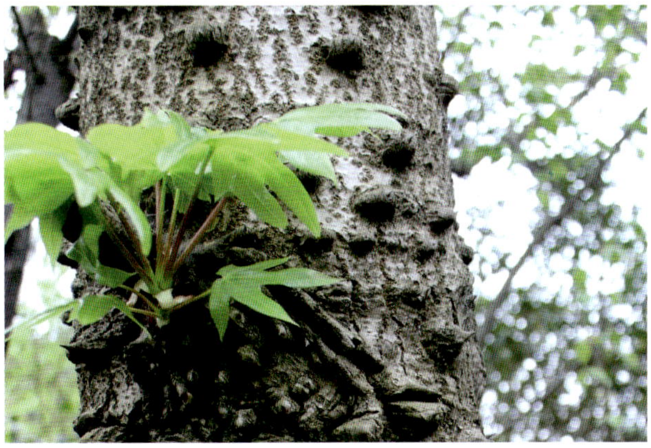

植物名称：短梗大参 *Macropanax rosthornii* (Harms) C. Y. Wu ex G. Hoo

别称：七叶风、七角枫

植物形态：常绿灌木或小乔木。枝暗棕色，小枝淡黄棕色，无毛。小叶3 ~ 5枚，稀7枚，纸质，倒卵状披针形，长6 ~ 18 cm，宽1.2 ~ 3.5 cm，先端短渐尖或长渐尖，尖头长1 ~ 3 cm，基部楔形，上面深绿色，下面淡绿白色，两面均无毛，边缘疏生钝齿或锯齿，齿有小尖头。圆锥花序顶生，长15 ~ 20 cm，主轴和分枝无毛，由数个伞形花序组成；伞形花序直径约1.5 cm，有花5 ~ 10朵；总花梗长0.8 ~ 1.5 cm，无毛；花白色。果实卵球形；花柱宿存。

生境及分布：生于海拔500 ~ 1800 m的山谷林中或灌丛中。分布于榕江、从江、天柱、册亨、兴义、兴仁、普安、三都、绥阳、赤水等地。

采收加工：根秋季、冬季采挖，洗净泥土，切片鲜用或晒干。叶夏季、秋季采收，多鲜用。

功能与主治：根、叶入药，祛风除湿，化瘀通络，健脾。主治风湿痹痛，跌打伤肿，骨折，小儿疳积。

附注：该种分布区域广，有一定资源量，可加以开发利用。

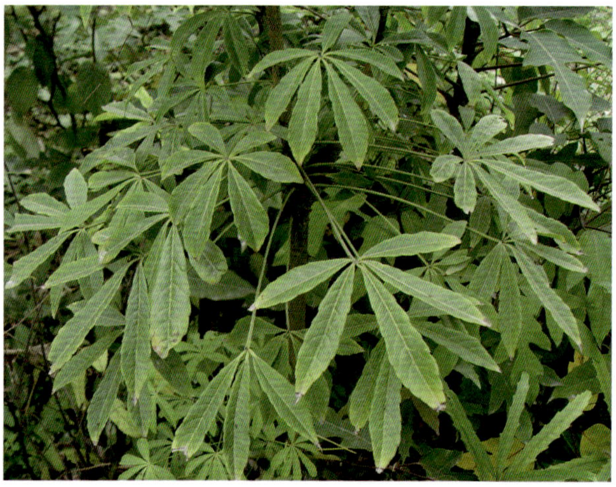

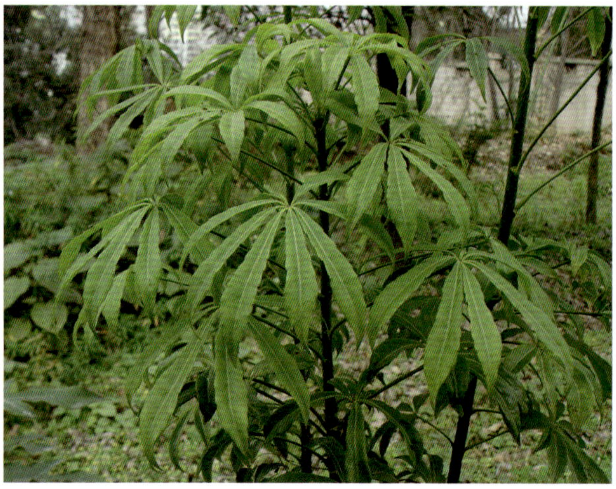

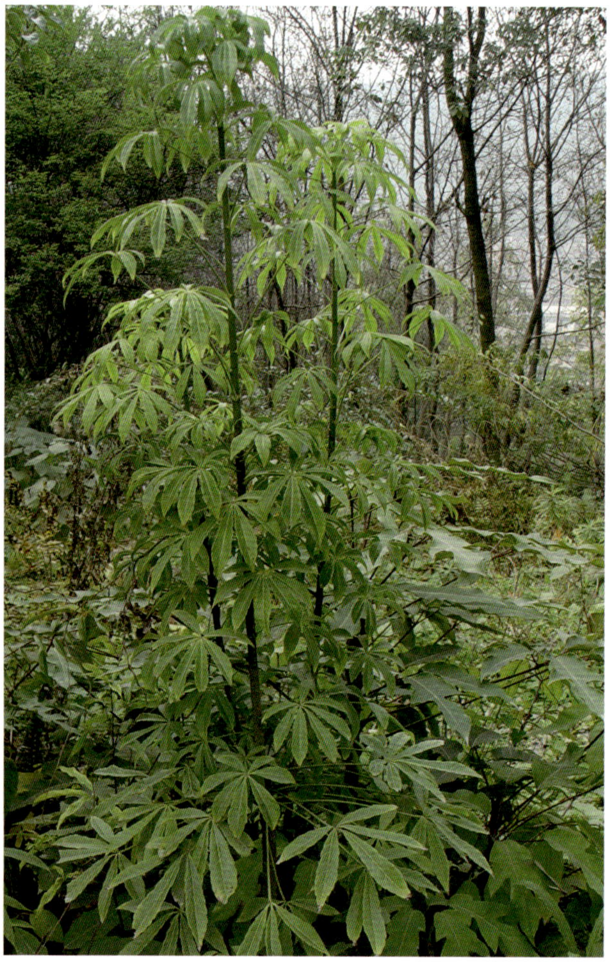

植物名称：异叶梁王茶 *Metapanax davidii* (Franchet) J. Wen et Frodin

别称：大卫梁王茶、染王茶

植物形态：灌木或乔木。单叶，稀在同一枝上有具3枚小叶的掌状复叶，薄革质至厚革质，长圆状卵形至长圆状披针形或三角形至卵状三角形，不分裂、掌状2 ~ 3浅裂或深裂，长6 ~ 21 cm，宽2.5 ~ 7 cm，先端长渐尖，基部阔楔形或圆形；叶柄长5 ~ 20 cm。圆锥花序顶生，长达20 cm，由数个伞形花序组成；伞形花序直径约2 cm，有花10余朵；总花梗长1.5 ~ 2 cm；花梗有节；花白色或淡黄色，芳香。果实球形，黑色；花柱宿存。

生境及分布：生于海拔800 ~ 2100 m的林缘、路边或岩石上。分布于梵净山及德江、石阡、黄平、施秉、榕江、纳雍、盘州、瓮安、绥阳、道真、修文、开阳、龙里等地。

采收加工：茎皮、根皮秋季、冬季剥取，洗净，鲜用或晒干。叶夏季、秋季采收，鲜用。

功能与主治：茎皮、根皮、叶入药，祛风除湿，活血止痛。主治风湿痹痛，劳伤腰痛，跌打损伤，骨折，月经不调。

附注：该种分布区域广，资源量大，可大量开发利用。

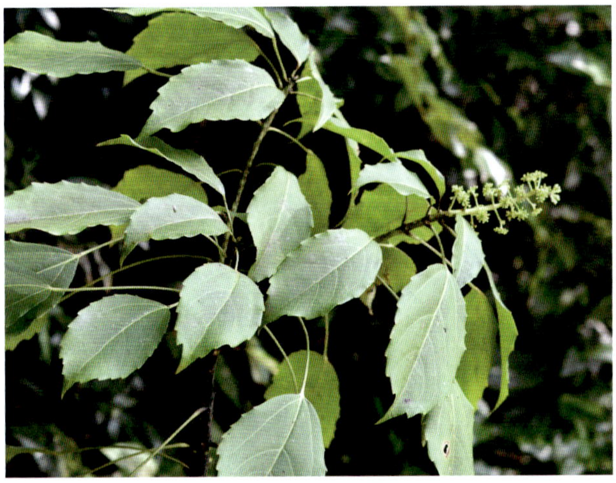

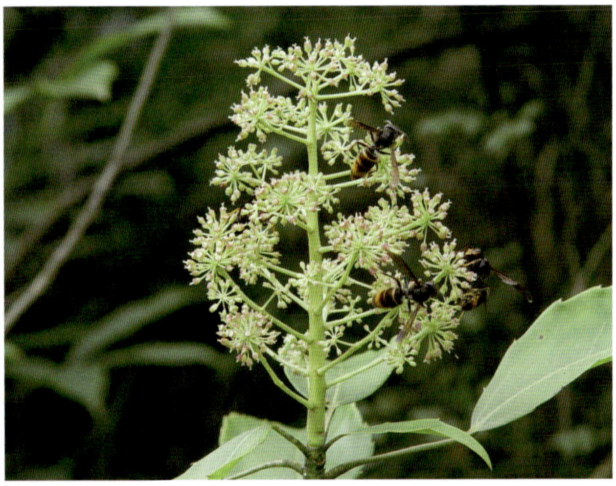

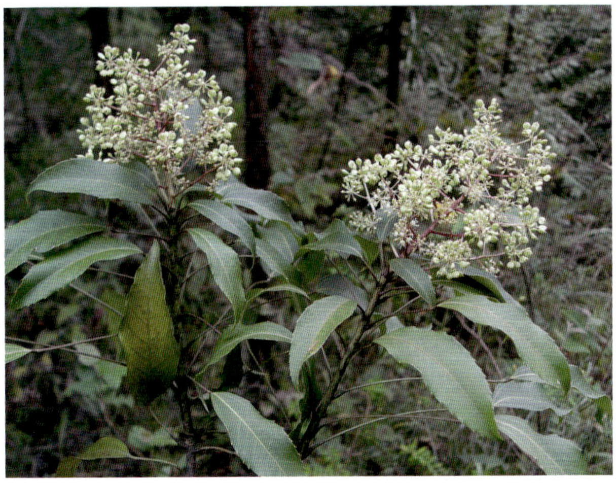

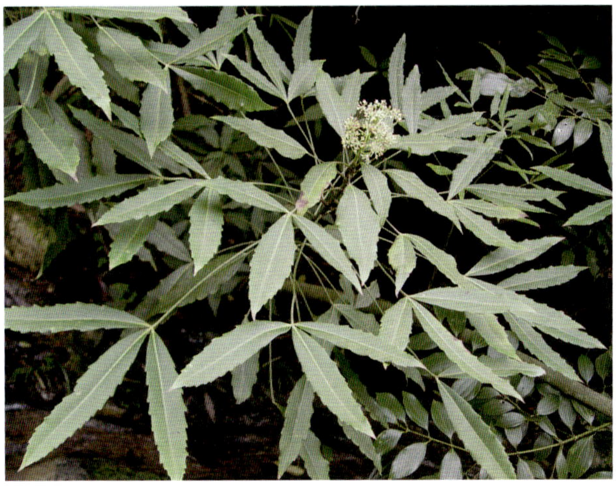

植物名称：梁王茶 *Metapanax delavayi* (Franchet) J. Wen et Frodin

别称：掌叶梁王茶

植物形态：灌木。叶为掌状复叶，稀单叶；小叶3～5枚，稀2或7枚，长圆状披针形至椭圆状披针形，长6～12 cm，宽1～2.5 cm，先端渐尖至长渐尖，基部楔形，上面绿色，下面淡绿色，两面均无毛，边缘疏生钝齿或近全缘。圆锥花序顶生，长约15 cm，由数个伞形花序组成；伞形花序直径约2 cm，有花10余朵；总花梗长1～1.5 cm；花梗有节，长8～10 mm；花白色。果实球形，直径约5 mm；花柱宿存。

生境及分布：生于海拔1200～1900 m的山谷林中。分布于梵净山及纳雍、安龙等地。

采收加工：树皮全年均可剥取，洗净，鲜用或晒干。叶夏季、秋季采收，鲜用。

功能与主治：树皮、叶入药，清热解毒，活血舒筋。主治咽喉肿痛，目赤肿痛，消化不良，月经不调，风湿腰腿痛，跌打损伤，骨折。

附注：该种分布区域狭窄，资源量较小，应加以保护。

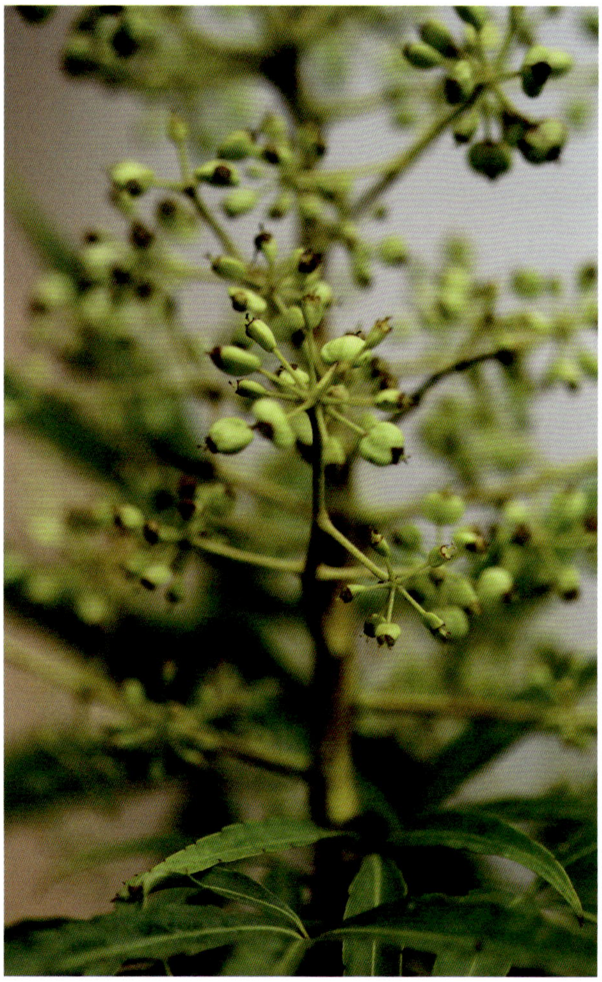

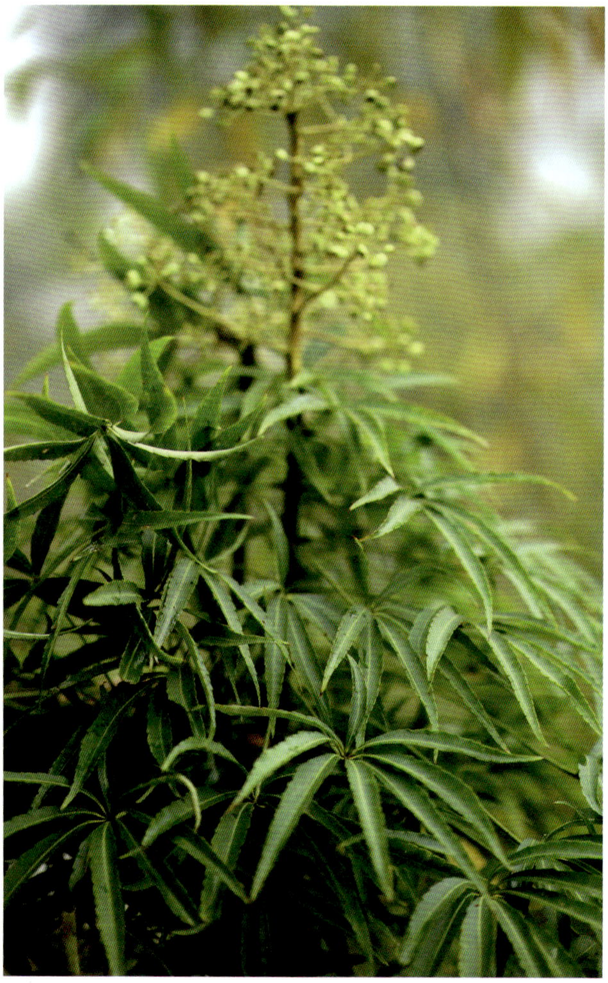

植物名称：疙瘩七 ***Panax japonicus*** **(T. Nees) C. A. Meyer var.** ***bipinnatifidus*** **(Seemann) C. Y. Wu et K. M. Feng**

别称：羽叶三七

植物形态：该种与竹节参*Panax japonicus* (T. Nees) C. A. Meyer的区别在于根状茎多为串珠状，稀为典型竹鞭状，也有竹鞭状及串珠状的混合型。叶偶有托叶残存；小叶长圆形，二回羽状深裂，稀一回羽状深裂，裂片有不整齐的小裂片和锯齿。与其他变种容易区别。

生境及分布：生于山坡密林下或灌丛中。分布于江口、织金等地。

采收加工：根状茎9—10月采挖，洗净，除去杂质，晒干或烘干。叶秋季采收，鲜用或晒干。

功能与主治：根状茎入药，补虚，止咳祛痰，散瘀止血，消肿止痛；主治病后体弱，食欲不振，虚劳咳嗽，各种出血，跌打损伤，风湿关节痛，痈肿。叶入药，清热解毒，生津利咽；主治口干舌燥，暑热伤津，咽痛音哑。

附注：该种是国家二级保护野生植物，分布区域狭窄，资源量极小，须严加保护。

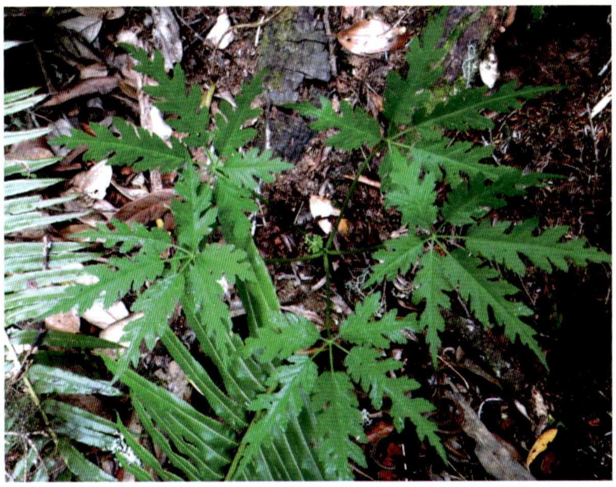

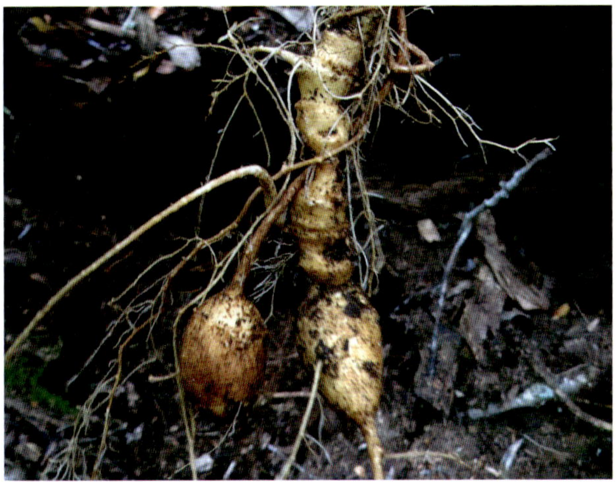

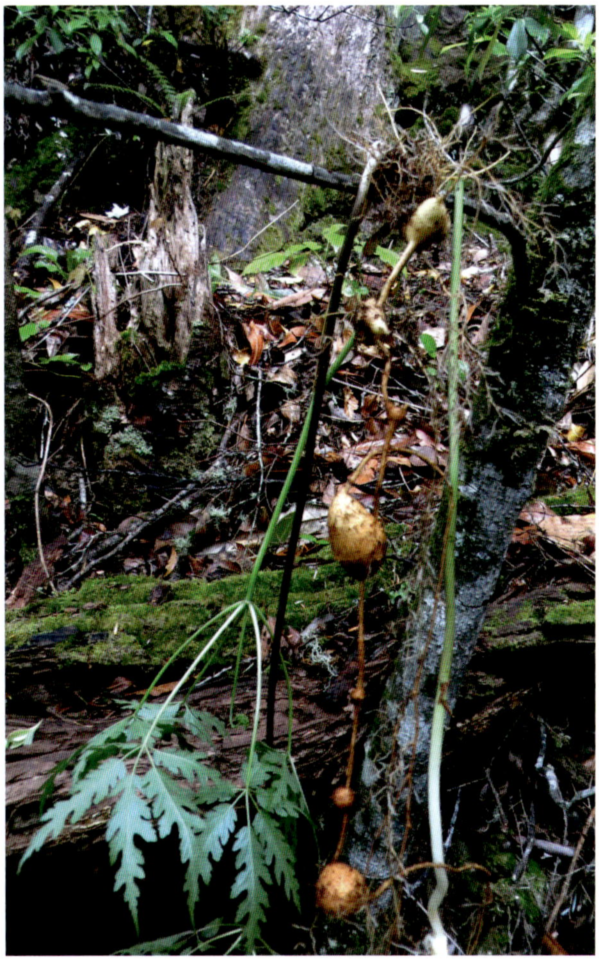

植物名称：人参 *Panax ginseng* C. A. Meyer

别称：棒槌、山参

植物形态：多年生草本。根状茎（芦头）短，直立或斜上，不增厚成块状；主根肥大，纺锤形或圆柱形；地上茎单生，高30～60 cm，有纵纹，无毛，基部有宿存鳞片。掌状复叶，3～6枚轮生于茎顶，幼株的叶数目较少；叶柄长3～8 cm，有纵纹，无毛，基部无托叶；小叶3～5枚，幼株常为3枚，薄膜质，中央小叶椭圆形至长圆状椭圆形，长8～12 cm，宽3～5 cm，最外一对侧生小叶卵形或菱状卵形，长2～4 cm，宽1.5～3 cm，先端长渐尖，基部阔楔形，向下延伸，边缘有锯齿，齿有刺尖，上面散生少数刚毛，刚毛长约1 mm，下面无毛；侧脉5～6对，在两面明显，网脉不明显；小叶柄长0.5～2.5 cm，侧生者较短。伞形花序单个顶生，直径约1.5 cm，有花30～50朵，稀5～6朵；总花梗通常比叶长，长15～30 cm，有纵纹；花梗丝状，长0.8～1.5 cm；花淡黄绿色；花萼无毛，边缘有5枚三角形小齿；花瓣5枚，卵状三角形；雄蕊5枚；花丝短；子房2室；花柱2枚，离生。果实扁球形，鲜红色，长4～5 mm，宽6～7 mm。种子肾形，乳白色。

生境及分布：贵州大方有少量引种栽培。

采收加工：根、根状茎秋季采挖，洗净，晒干或烘干。叶秋季采收，晾干或烘干。

功能与主治：根、根状茎入药，补气，固脱，生津，安神，益智；主治气短喘促，心悸，健忘，口渴，多汗，食少无力，失血后引起的休克、虚脱。叶入药，补气，益肺，祛暑，生津；主治气虚咳嗽，暑热烦躁，津伤口渴，四肢倦乏。

附注：该种为《中华人民共和国药典》收载品种，贵州有少量栽培，品质待研究。

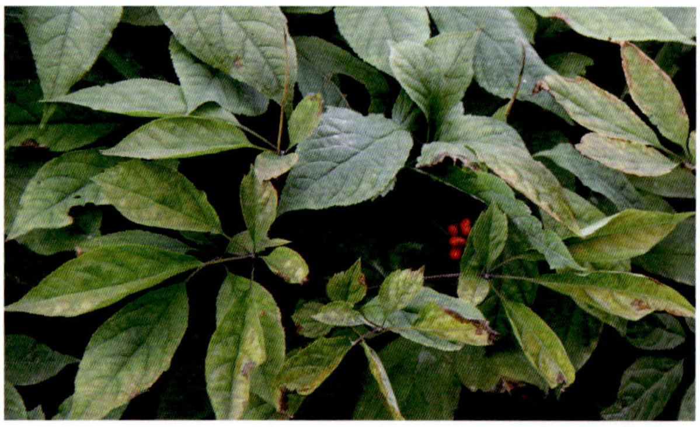

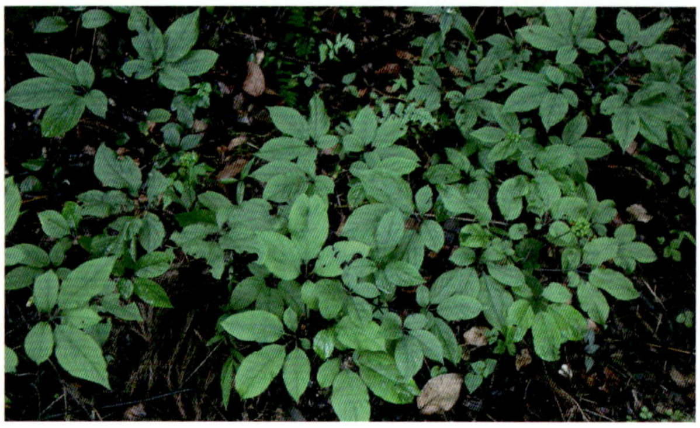

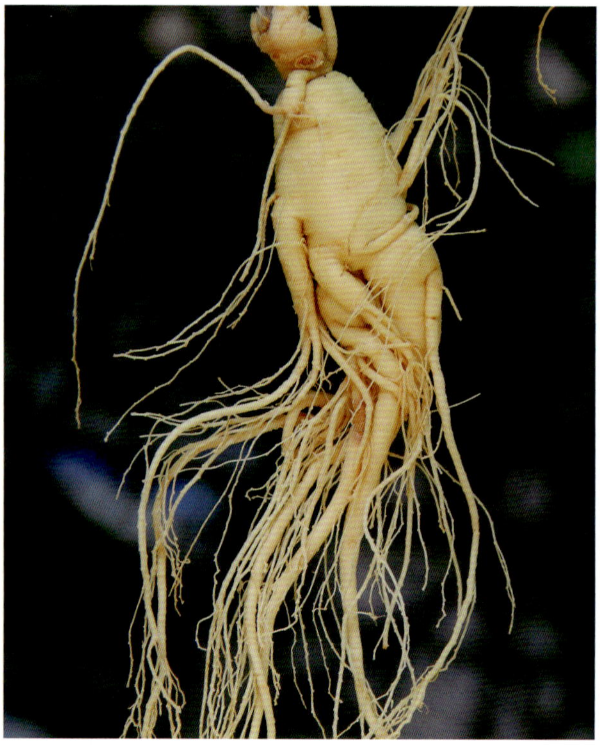

植物名称：竹节参 *Panax japonicus* (T. Nees) C. A. Meyer

别称：竹节人参

植物形态：多年生草本。根状茎短，竹鞭状，横生，有多条肉质根；肉质根圆柱形；地上茎单生，有纵纹，无毛，基部有宿存鳞片。掌状复叶，4枚轮生于茎顶；小叶3～4枚，薄膜质，透明，倒卵状椭圆形至倒卵状长圆形，中央的小叶长9～10 cm，宽3.5～4 cm，侧生的小叶较小，先端长渐尖，基部渐狭，下延，边缘有重锯齿，齿有刺尖，上面脉上密生刚毛，下面无毛。伞形花序单个顶生，直径约3.5 cm，有花20～50朵；总花梗长约12 cm，有纵纹，无毛；花梗纤细，无毛。

生境及分布：生于海拔1200～1800 m的山谷密林下。分布于雷山、盘州、安龙、龙里、绥阳、道真，以及贵阳等地。

采收加工：根状茎9—10月采挖，洗净，除去杂质，晒干或烘干。叶秋季采收，鲜用或晒干。

功能与主治：根状茎入药，补虚，止咳祛痰，散瘀止血，消肿止痛；主治病后体弱，食欲不振，虚劳咳嗽，各种出血，跌打损伤，风湿关节痛，痈肿。叶入药，清热解毒，生津利咽；主治口干舌燥，暑热伤津，咽痛音哑。

附注：该种为《中华人民共和国药典》收载品种，是国家二级保护野生植物，须严加保护。

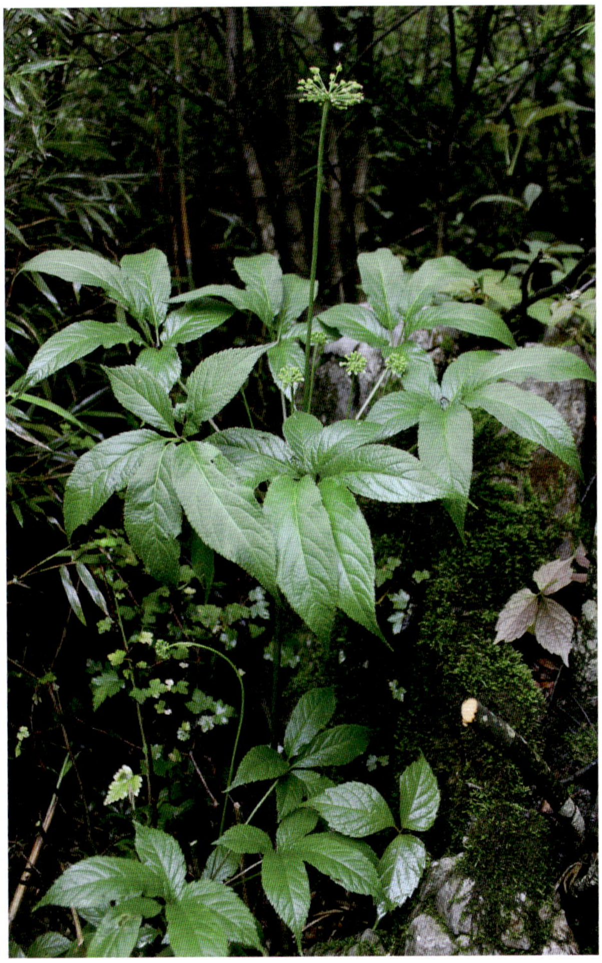

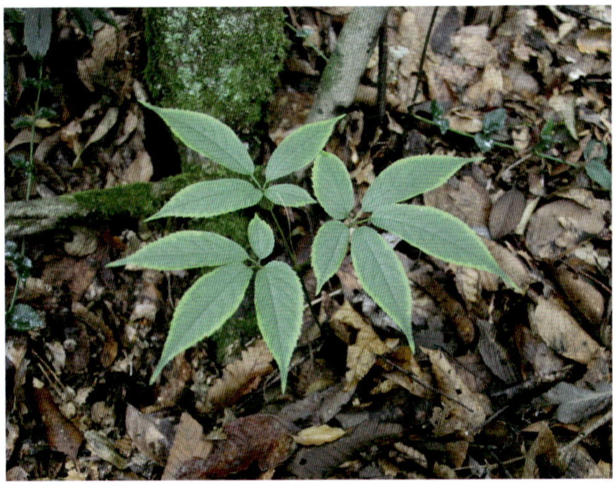

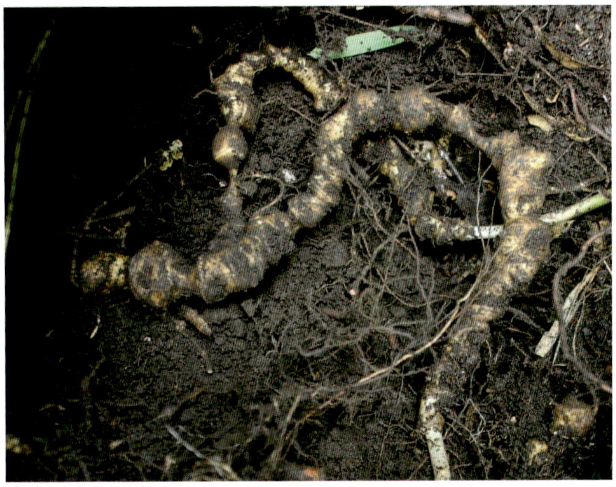

植物名称：狭叶竹节参 *Panax japonicus* (T. Nees) C. A. Meyer var. *angustifolius* (Burkill) C. C. Cheng et Chu

植物形态：该种与竹节参*Panax japonicus* (T. Nees) C. A. Meyer的区别在于根状茎为竹鞭状；小叶披针形或线状披针形，长为宽的5倍以上，最宽处在基部或接近基部。

生境及分布：生于海拔1750 ~ 2000 m的山谷林下或灌丛中。分布于大方、安龙等地。

采收加工：9—10月采挖，洗净，除去杂质，晒干或烘干。

功能与主治：根状茎入药，散瘀止血，活血定痛，解毒消肿。主治咯血，吐血，衄血，血尿，便血，崩漏，瘀血腹痛，闭经，跌打损伤，疮疡肿毒，蛇虫咬伤。

附注：该种是国家二级保护野生植物，分布区域狭窄，资源量较小，须严加保护。

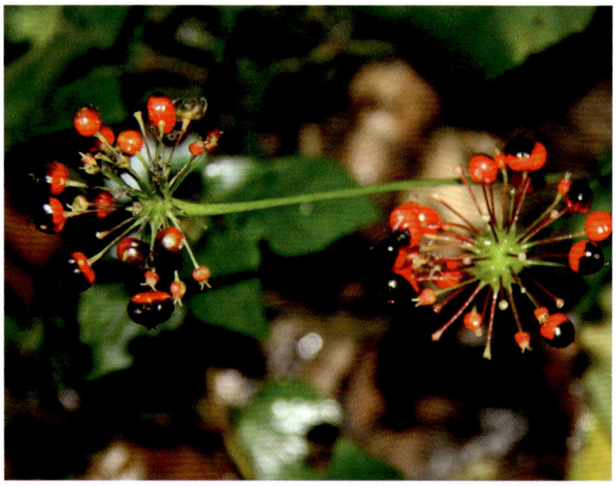
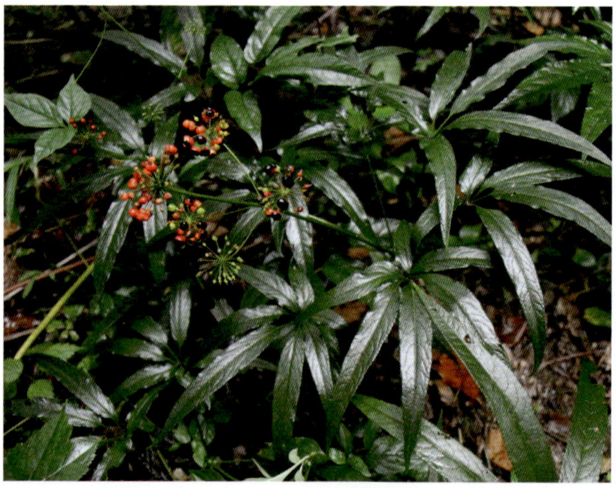
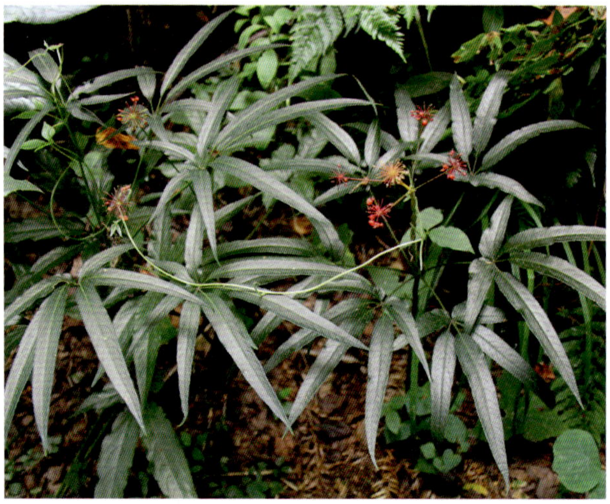
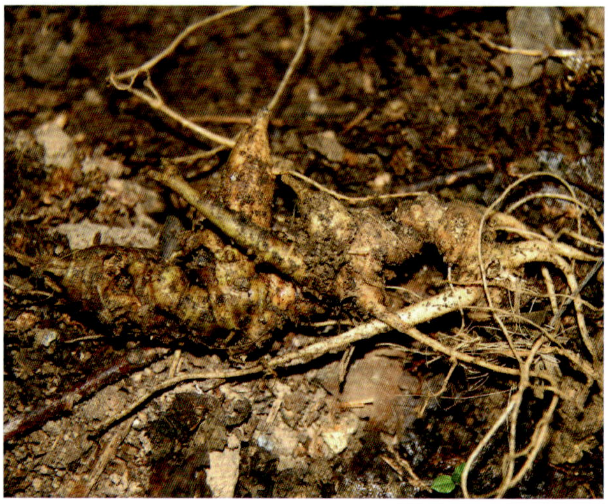

植物名称：珠子参 ***Panax japonicus*** **(T. Nees) C. A. Meyer var.** ***major*** **(Burkill) C. Y. Wu et K. M. Feng**

别称：钮子七

植物形态：该种与竹节参*Panax japonicus* (T. Nees) C. A. Meyer的区别在于根状茎为串珠状；小叶倒卵状椭圆形至椭圆形，长为宽的2～3倍，最宽处在中部以下。

生境及分布：生于海拔2000～2550 m的山坡密林下或灌丛中。分布于威宁、纳雍、赫章等地。

采收加工：根状茎9—10月采挖，洗净，除去杂质，晒干或烘干。叶秋季采收，鲜用或晒干。

功能与主治：根状茎入药，补虚，止咳祛痰，散瘀止血，消肿止痛；主治病后体弱，食欲不振，虚劳咳嗽，跌打损伤，风湿关节痛，痈肿。叶入药，清热解毒，生津利咽；主治口干舌燥，暑热伤津，咽痛音哑。

附注：该种为《贵州省中药材民族药材质量标准》收载品种，是国家二级保护野生植物，野生资源量小，须严加保护。

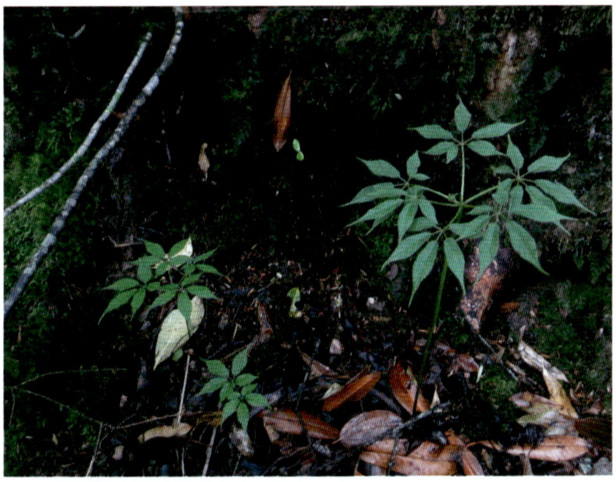

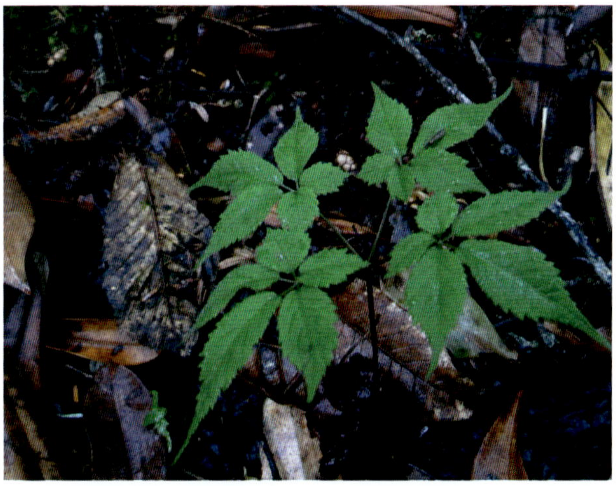

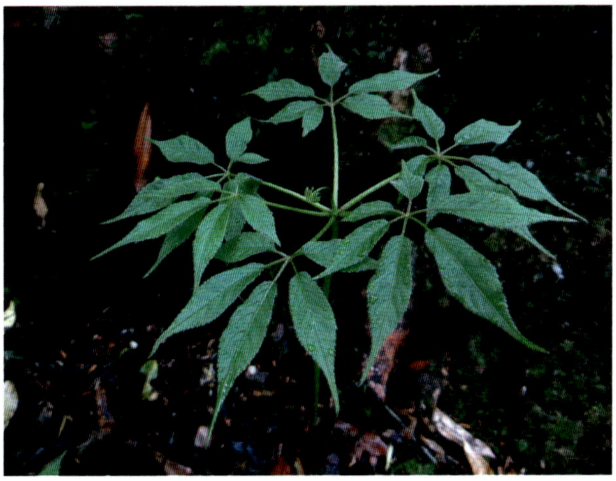

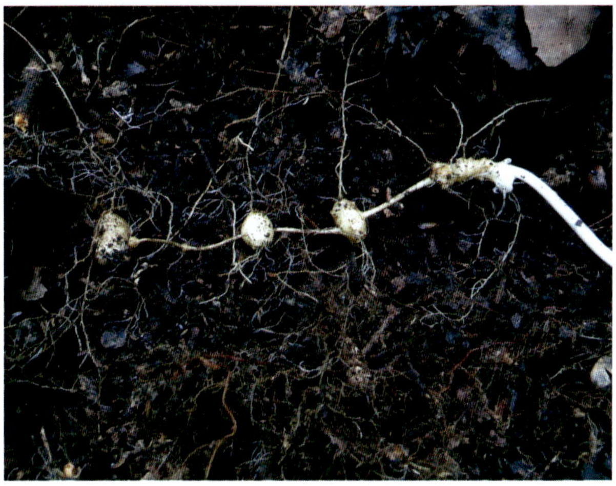

植物名称：三七 ***Panax notoginseng*** **(Burkill) F. H. Chen ex C. Chow et W. G. Huang**

别称：金不换、人参三七

植物形态：多年生直立草本。主根肉质，呈纺锤形；茎暗绿色，先端变紫色，光滑无毛，具纵向粗条纹。指状复叶3～6枚轮生于茎顶；小叶膜质，倒卵形或倒卵状长椭圆形，长3.5～13 cm，宽1.5～7 cm，先端渐尖至长渐尖，基部偏斜，边缘具刚毛。伞形花序单生于茎顶，有花80～100朵；总花梗长7～25 cm，有条纹，无毛或疏被短柔毛；苞片多数簇生于花梗基部，卵状披针形；花小，淡黄绿色。果实肾形，内有种子2枚。

生境及分布：盘州、水城有少量栽培。

采收加工：一般种植4年后采收，8—9月收获的被称为“春七”，11月收获的被称为“冬七”，晒干或烘干（36～38 ℃）。

功能与主治：根入药，散瘀止血，消肿止痛。主治咯血，吐血，衄血，便血，崩漏，外伤出血，胸腹刺痛，跌打损伤。

附注：该种为《中华人民共和国药典》收载品种，是国家二级保护野生植物，在贵州有零星栽培，资源量小，可发展种植。

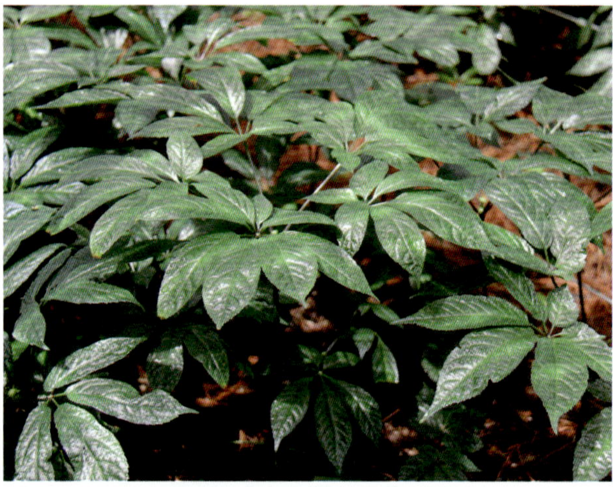

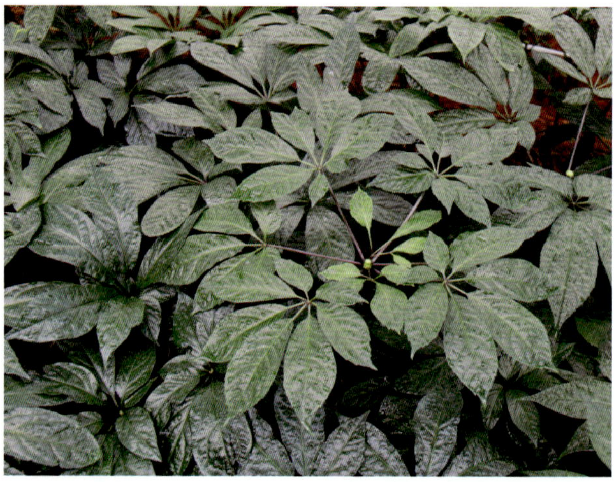

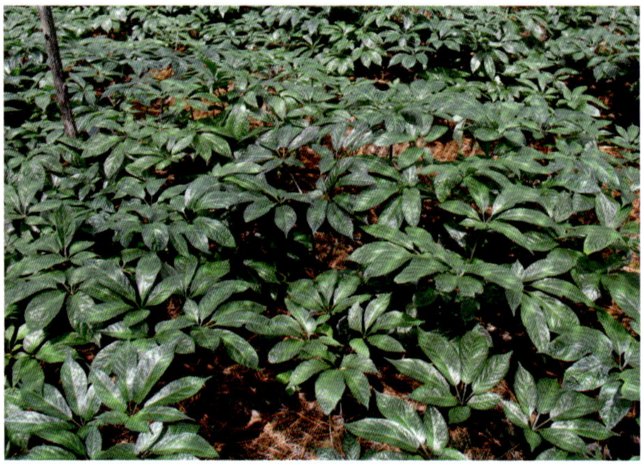

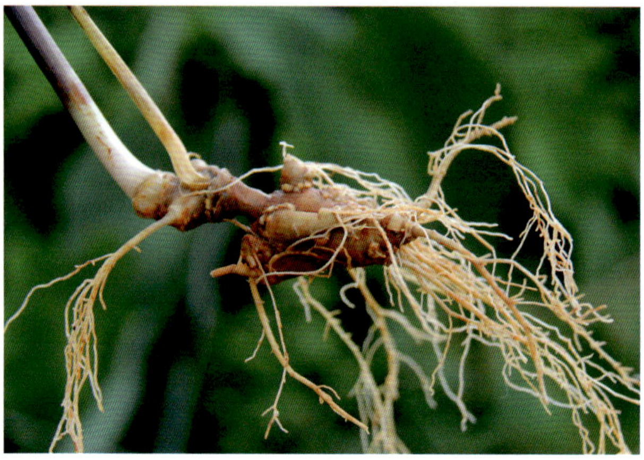

植物名称：西南羽叶参 *Pentapanax wilsonii* (Harms) C. B. Shang

别称：西南楤木

植物形态：灌木，高2 ~ 3 m。小枝无毛或近无毛，无刺。二回羽状复叶，长15 ~ 30 cm；小叶3 ~ 5枚，稀7枚，基部有小叶1对，纸质至革质，卵状长圆形至卵状披针形，长2 ~ 7 cm，宽1.5 ~ 3.5 cm，先端尖或渐尖，基部阔楔形至圆形，侧生小叶基部歪斜，边缘有不整齐的锐尖细锯齿或重锯齿。圆锥花序稀疏，分枝总状或近伞状排列；花萼无毛，边缘有5枚卵形的钝齿；花瓣5枚，卵状三角形。果实球形。

生境及分布：生于海拔2500 ~ 2700 m的丛林中。分布于惠水、长顺，以及贵阳等地。

采收加工：夏季、秋季采挖，洗净，晒干。

功能与主治：根入药，补中益气，祛风除湿。主治风湿痹痛，病后体弱。

附注：该种分布区域狭窄，资源量较小，应加以保护。

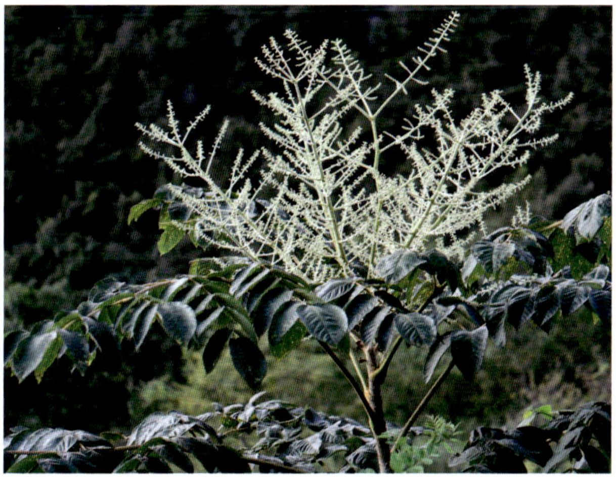

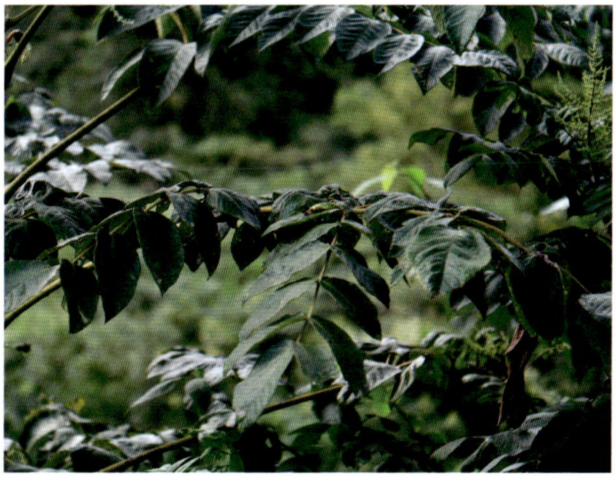

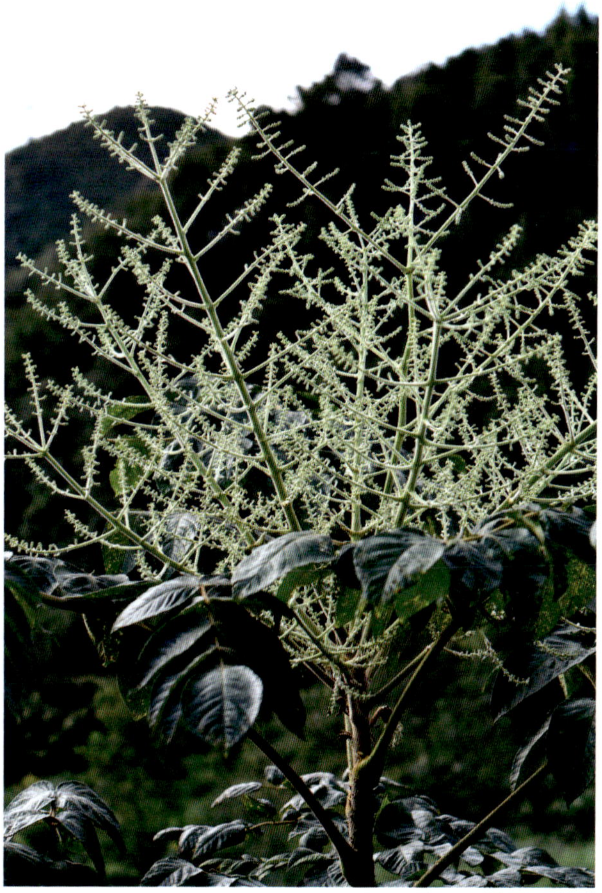

植物名称：鹅掌藤 *Schefflera arboricola* (Hayata) Merrill

别称：七加皮、招财树

植物形态：藤状灌木，高2～3 m。小枝有不规则纵皱纹，无毛。小叶5～10枚；托叶和叶柄基部合生成鞘状；小叶革质，倒卵状长圆形或长圆形，长6～10 cm，宽1.5～3.5 cm，先端急尖或钝形，稀短渐尖，基部渐狭或钝形。圆锥花序顶生，长20 cm以下，主轴和分枝幼时密生星状茸毛，后毛渐脱净；伞形花序十几个至几十个总状排列在圆锥花序分枝上，有花3～10朵；花白色；花瓣5～6枚，有3条脉，无毛；花盘略隆起。果实卵形，有5条棱。

生境及分布：贵州各地均有栽培，常作为园林绿化或观赏植物。

采收加工：全年可采，洗净，晒干备用。

功能与主治：以茎及叶入药，止痛散瘀，消肿。主治跌打损伤，风湿关节痛，胃及十二指肠溃疡疼痛，外用治外伤出血。

附注：该种常作为园林绿化或观赏植物。

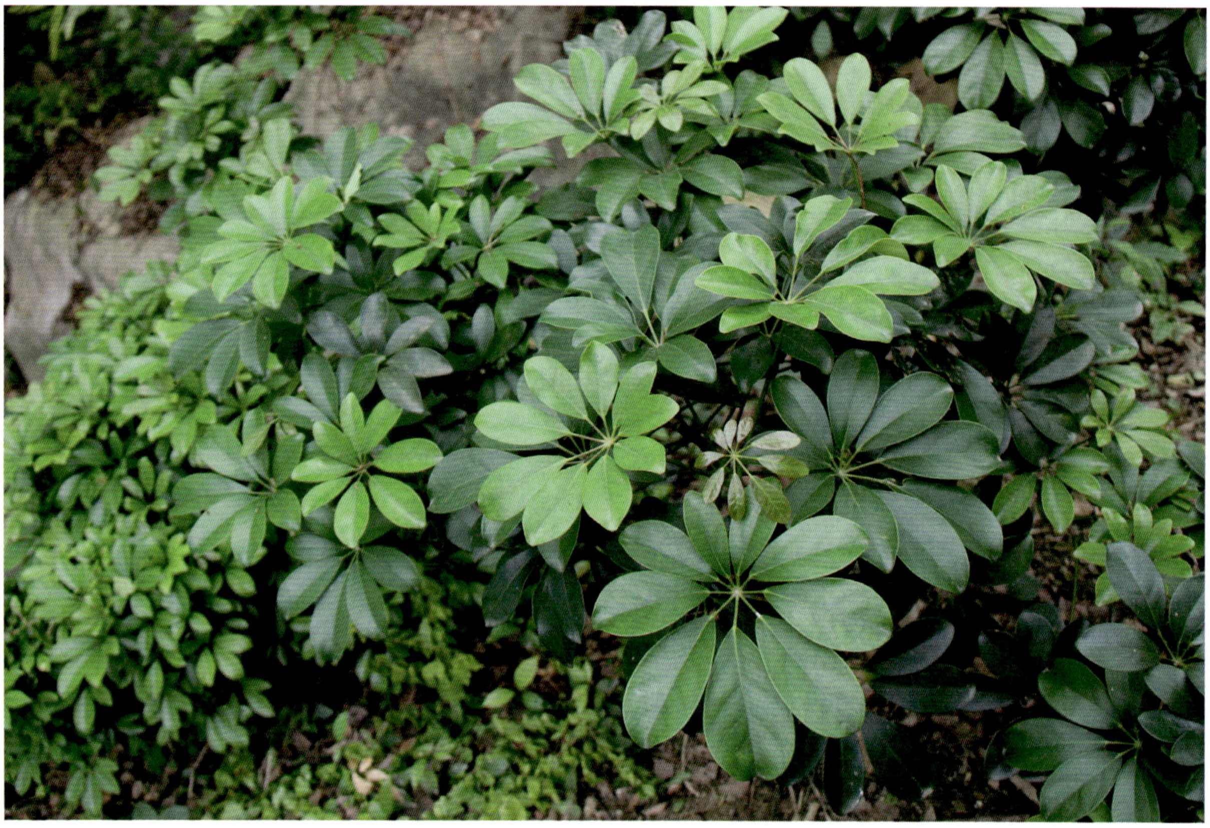

植物名称：短序鹅掌柴 *Schefflera bodinieri* (H. Léveillé) Rehder

别称：川黔鸭脚木、七叶莲

植物形态：灌木或小乔木。小枝棕紫色或红紫色，被星状短柔毛，很快脱净。小叶6～9枚，稀11枚，膜质、薄纸质或坚纸质，长圆状椭圆形、披针状椭圆形或线状披针形，长11～15 cm，宽1～5 cm，先端长渐尖，尖头有时镰刀状，基部阔楔形至钝形。圆锥花序顶生，长不超过15 cm，主轴和分枝被灰白色星状短柔毛，不久后毛脱净；伞形花序单个顶生或数个总状排列在圆锥花序分枝上，有花约20朵；总花梗长1～2 cm；花梗被疏生灰白色星状短柔毛；花白色。果实球形或近球形，近无毛，红色。

生境及分布：生于海拔800～1500 m的山谷灌丛中、林缘或疏林中。分布于梵净山及石阡、台江、安龙、兴仁、瓮安、贵定、龙里、赤水、习水，以及贵阳、安顺等地。

采收加工：夏季、秋季采收，鲜用或晒干。

功能与主治：根、茎叶入药，祛风除湿，行气止痛。主治风湿痹痛，肾虚腰痛，胃痛，跌打损伤。

附注：该种有一定资源量，可加以开发利用。

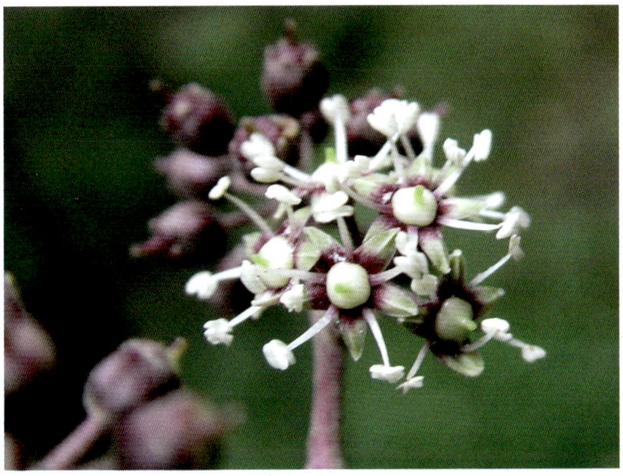

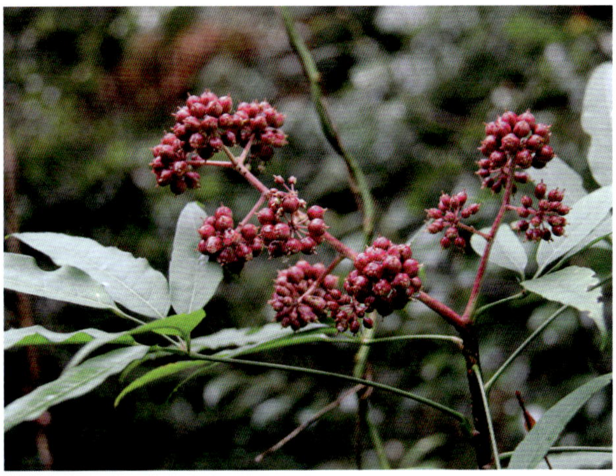

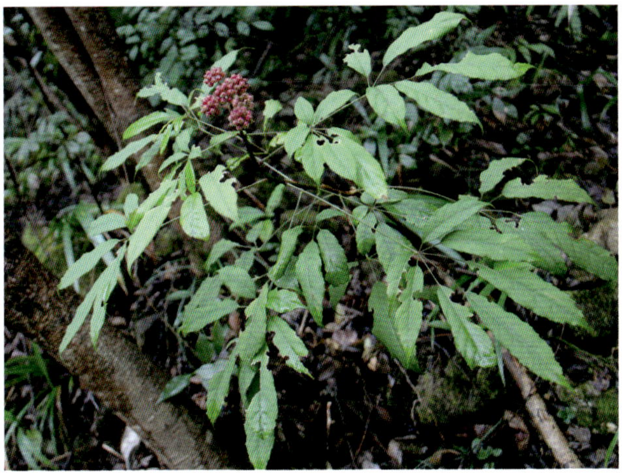

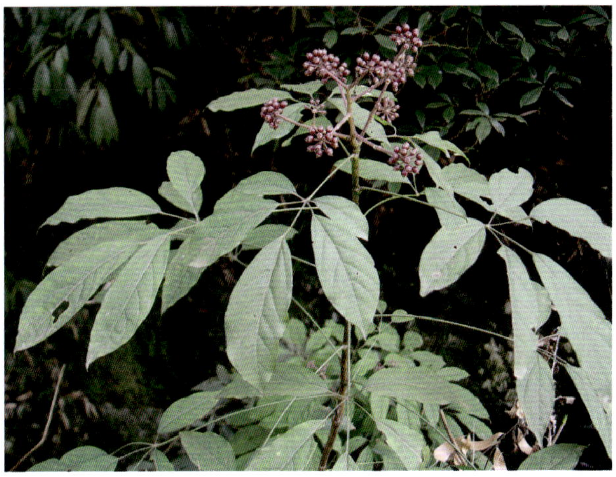

植物名称：穗序鹅掌柴 *Schefflera delavayi* (Franchet) Harms

别称：大泡通、假通脱木

植物形态：乔木或灌木。小枝粗壮，幼时密生黄棕色星状茸毛，不久后毛脱净；髓白色，薄片状。小叶4～7枚，纸质至薄革质，稀革质，形状变化很大，椭圆状长圆形、卵状长圆形、卵状披针形或长圆状披针形，稀线状长圆形，长6～20 cm，最长可达35 cm，宽2～8 cm或稍宽，先端急尖至短渐尖，基部钝形至圆形，有时截形。花密集组成穗状花序，再组成长40 cm以上的圆锥花序；圆锥花序主轴和分枝幼时均密生星状茸毛，后毛渐脱稀；花白色。果实球形，紫黑色，近无毛；花柱宿存。

生境及分布：生于海拔500～1400 m的山谷阔叶林、沟旁、林缘或山坡疏林中。分布于雷山、施秉、从江、黎平、三都、平塘、龙里、惠水、长顺、普安，以及遵义、贵阳等地。

采收加工：根、枝条、茎皮全年均可采收，鲜用或晒干。叶全年均可采收，鲜用或晒干研粉。

功能与主治：根、枝条、茎皮入药，祛风活络，补肝肾，强筋骨；主治骨折，扭伤，腰肌劳损，风湿关节痛，肾虚腰痛，跌打损伤。叶入药，祛风燥湿，解毒敛疮；主治风疹，湿疹，皮炎，皮肤皲裂。

附注：该种分布区域广，资源量大，可大量开发利用。

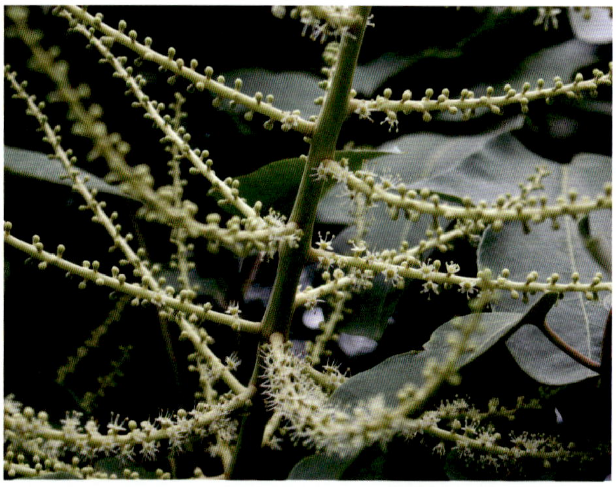
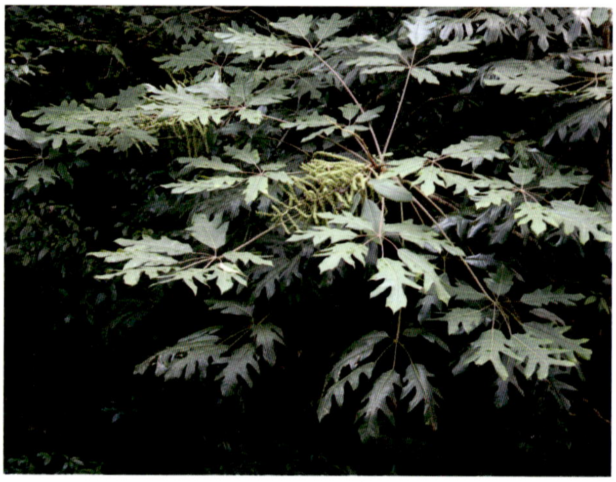
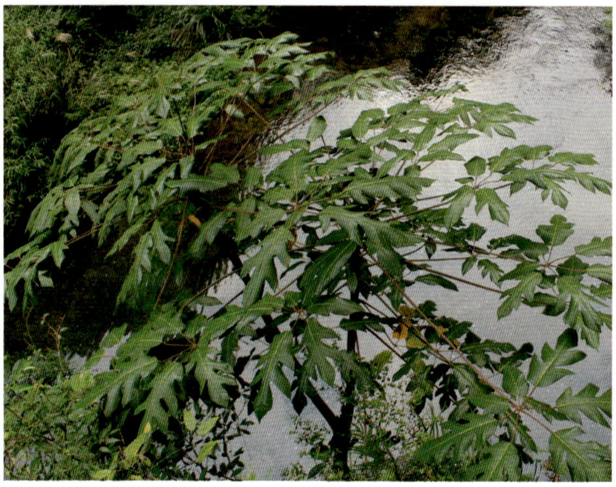
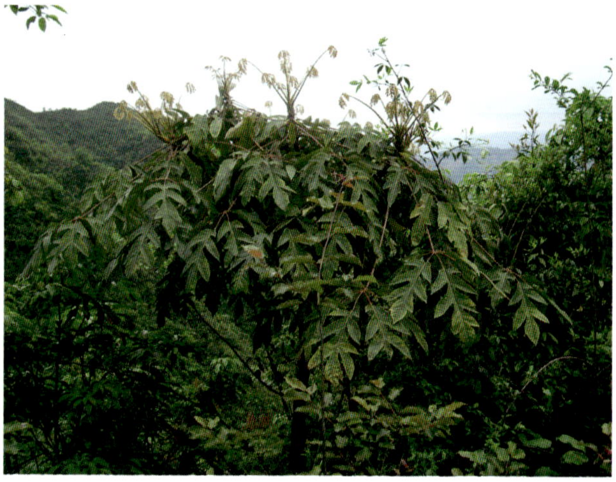

植物名称：密脉鹅掌柴 *Schefflera elliptica* (Blume) Harms

别称：福建鹅掌柴、兰屿鹅掌柴

植物形态：灌木或小乔木，有时为附生藤状灌木。小叶5～7枚，稀4枚，革质，椭圆形或长圆形，长11～16 cm，宽4～6 cm，先端急尖或短渐尖，基部渐狭，钝形至近圆形，两面均无毛，边缘全缘而反卷；中脉在上面微隆起，在下面隆起，侧脉5～6对，有时多达8对，网脉稠密而隆起。圆锥花序顶生，幼时密生星状茸毛，后变无毛；伞形花序有花7～10朵，10～20个总状排列在圆锥花序分枝上；总花梗长5～7 mm，结果时长约1.5 cm；花梗长1～2 mm，结果时长4～5 mm。果实卵形或近球形，有5条棱，红色。

生境及分布：生于海拔800～1000 m的山谷密林中。分布于罗甸、兴义等地。

采收加工：全年均可采收，洗净，鲜用或晒干。

功能与主治：茎叶入药，祛风活络，活血消肿。主治风湿痹痛，胃脘痛，跌打损伤，骨折，外伤出血。

附注：该种分布区域狭窄，资源量较小，应加以保护。

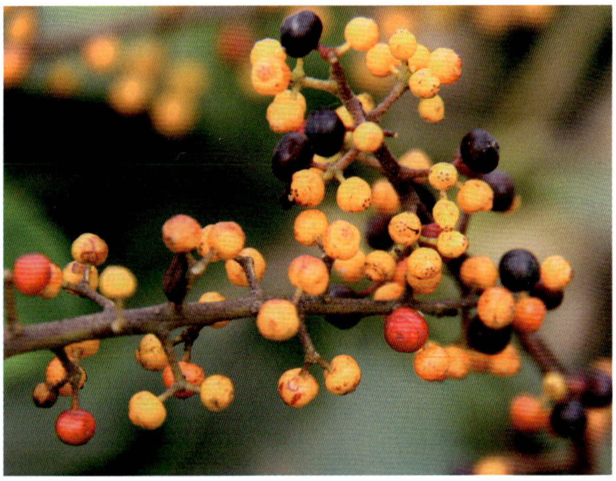

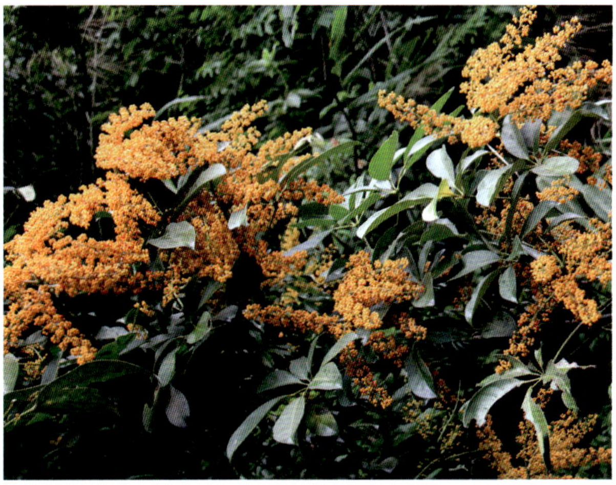

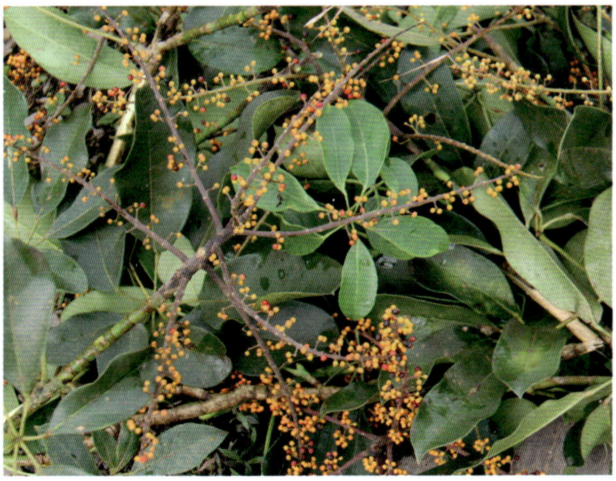

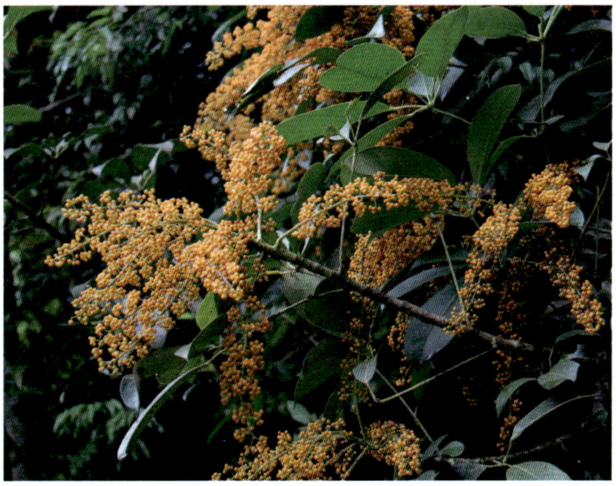

植物名称：鹅掌柴 *Schefflera heptaphylla* (Linnaeus) Frodin

别称：鸭脚木、鸭母树、红花鹅掌柴

植物形态：乔木或灌木。小叶6～9枚，最多11枚，纸质至革质，椭圆形、长圆状椭圆形或倒卵状椭圆形，稀椭圆状披针形，长9～17 cm，宽3～5 cm，幼时密生星状短柔毛，后毛渐脱落，先端急尖或短渐尖，稀圆形，基部渐狭，楔形或钝形，全缘。圆锥花序顶生，主轴和分枝幼时密生星状短柔毛，后毛渐脱稀，分枝斜生；伞形花序有花10～15朵；总花梗纤细，具星状短柔毛；花白色。果实球形，黑色，有不明显的棱；宿存花柱很粗短。

生境及分布：生于海拔500～800 m的山谷疏林中。分布于安龙、罗甸等地。

采收加工：根、根皮、茎皮全年均可采收，洗净，鲜用或晒干。叶夏季、秋季采收，多鲜用。

功能与主治：根、根皮、茎皮、叶入药，清热解毒，止痒，散瘀消肿。主治感冒发热，咽喉肿痛，风湿骨痛，跌打损伤，过敏性皮炎，湿疹。

附注：该种分布区域狭窄，资源量较小，应加以保护。

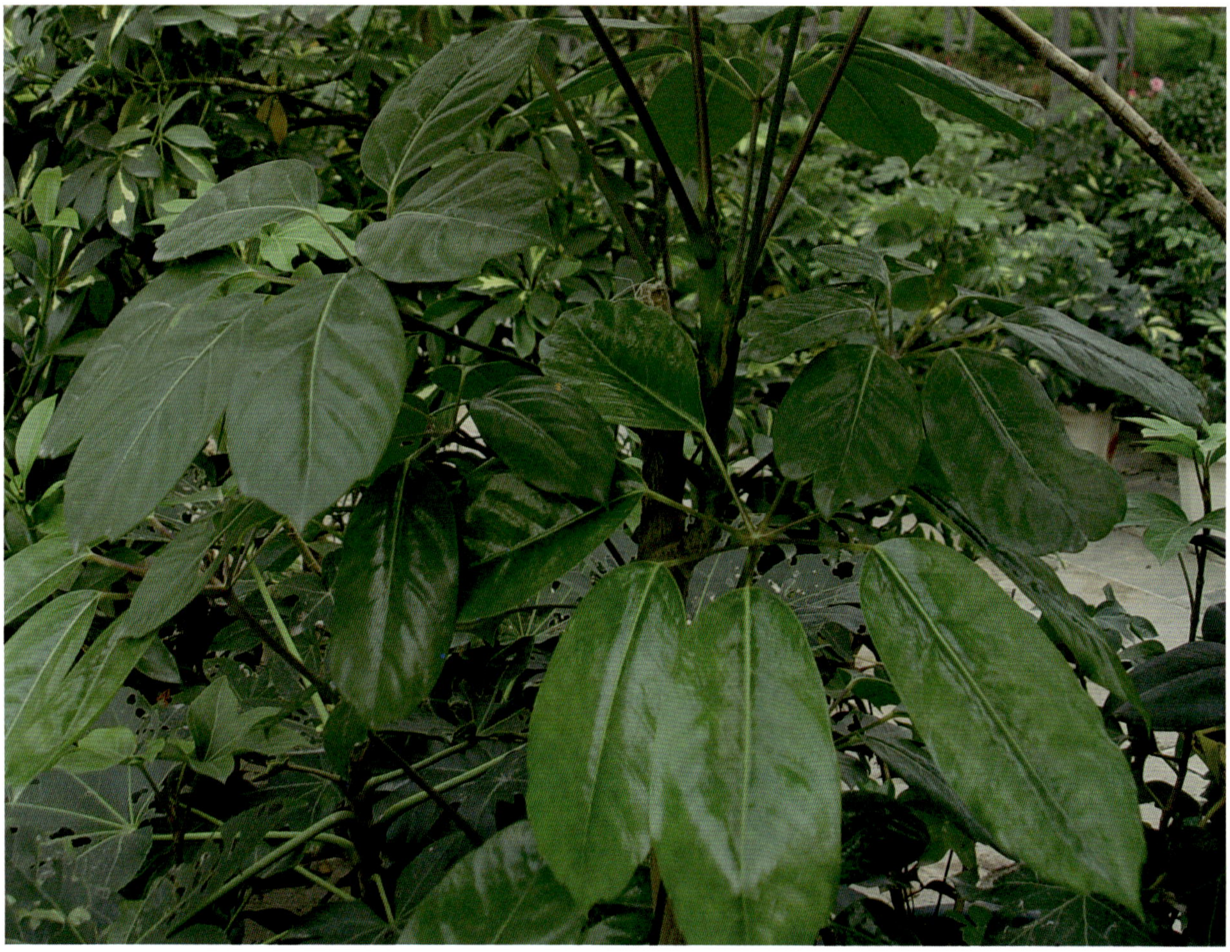

植物名称：红河鹅掌柴 *Schefflera hoi* (Dunn) R. Viguier

别称：何氏鹅掌柴

植物形态：小乔木。小枝粗壮，有不规则的皱纹。小叶5～9枚，稀3枚，薄革质，狭长圆形、长圆形或倒披针形，长8～20 cm，宽1.5～5 cm，先端渐尖至长渐尖，基部钝形或渐狭，两面均无毛，全缘。圆锥花序顶生，长40～50 cm，疏生星状短柔毛至近无毛，上部分枝为总状花序，下部分枝常为复总状花序；花单生或2～3朵聚生于苞腋；苞片三角形，长达5 mm，有星状短柔毛；花梗长2～4 mm，结果时长5～10 mm，疏生星状短柔毛。果实球形，有5条不明显的棱。

生境及分布：生于山坡沟谷密林中。分布于罗甸等地。

采收加工：秋季采收，鲜用或晒干。

功能与主治：茎、髓心入药，清热，利尿，通气。主治胃痛，腰膝痛。

附注：该种分布区域狭窄，资源量较小，应加以保护。

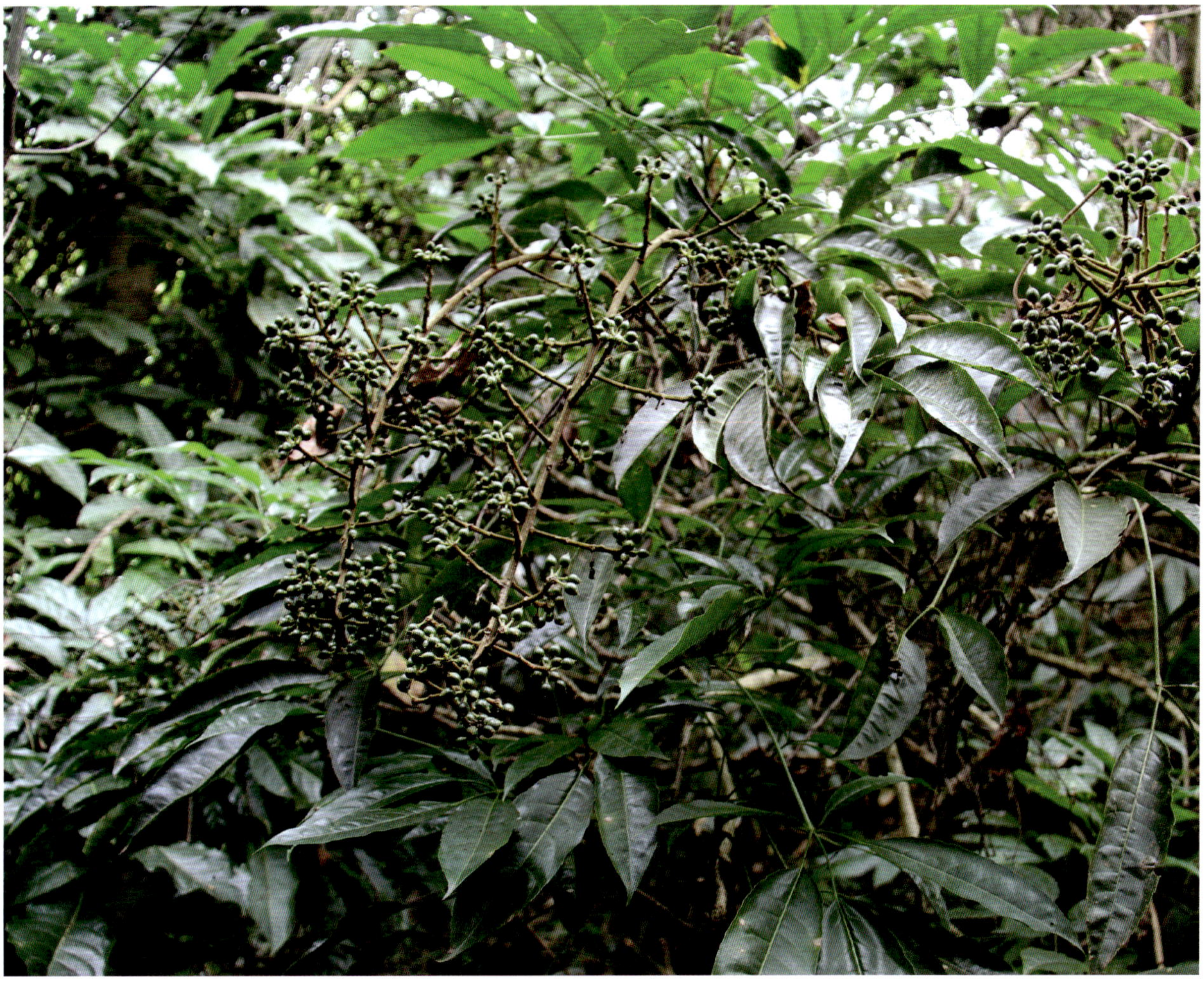

植物名称：白花鹅掌柴 *Schefflera leucantha* R. Viguier

别称：广西鸭脚木、细序鹅掌柴、云南鹅掌柴

植物形态：灌木。小叶5～7枚，革质，长圆状披针形，稀椭圆状长圆形，长6～9 cm，宽1.5～3 cm，先端渐尖，基部楔形；侧脉5～6对；叶柄长4～8 cm，幼时密生短柔毛，很快变无毛。圆锥花序顶生，分枝很少，略呈伞房状；伞形花序直径约1 cm，总状排列在长约7 cm的圆锥花序分枝上；花瓣5枚，无毛；雄蕊5枚；子房5室；无花柱。果实卵形，有5条棱，黄红色，无毛。花期4月，果期5月。

生境及分布：贵州各地均有栽培。

采收加工：全年均可采收，洗净，鲜用或晒干。

功能与主治：全株入药，祛风止痛，舒筋活络。主治风湿痹痛，坐骨神经痛，偏头痛，三叉神经痛，脘腹疼痛，痛经，跌打损伤。

附注：该种常作为园艺植物。

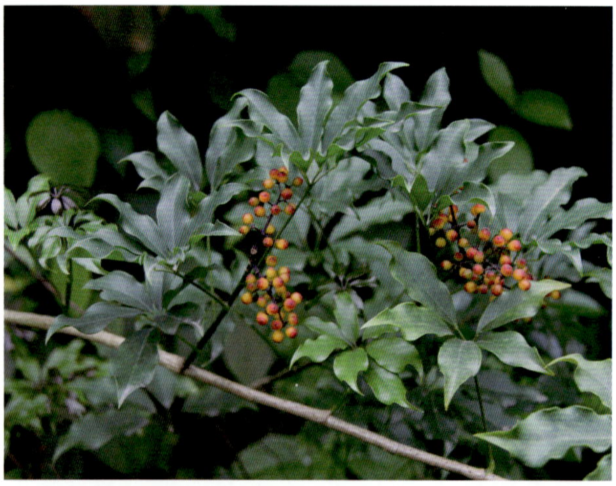
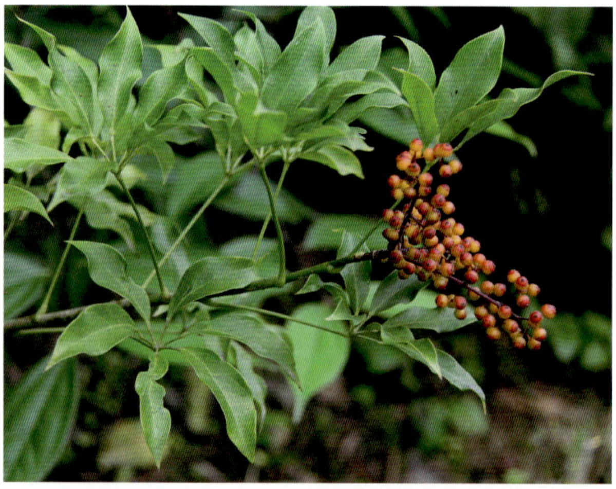
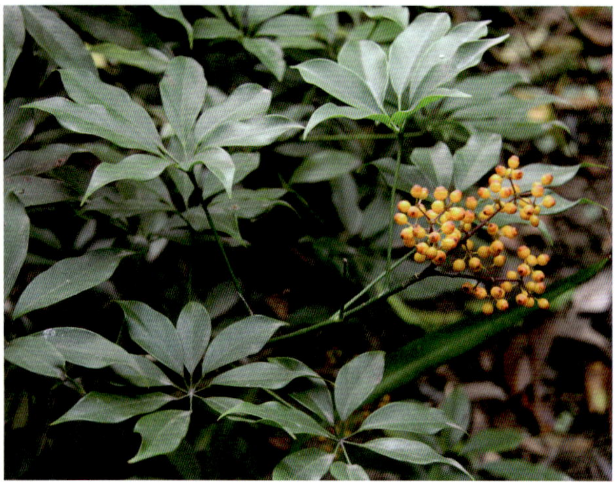
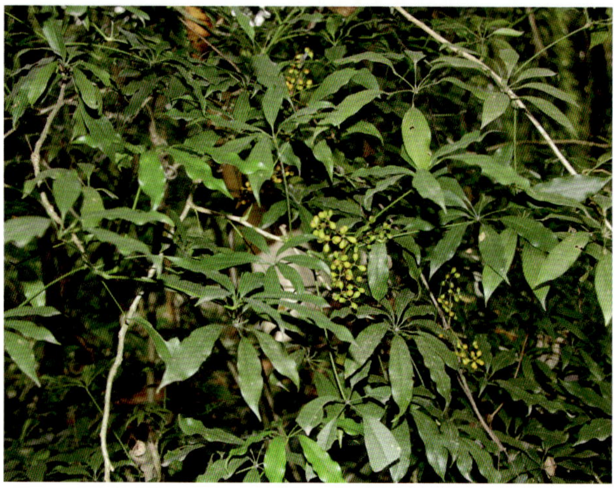

植物名称：星毛鹅掌柴 *Schefflera minutistellata* Merrill ex H. L. Li

别称：小泡通树、星毛鸭脚木

植物形态：灌木或小乔木。小叶7～15枚，纸质至薄革质，卵状披针形至长圆状披针形，稀长圆状椭圆形，长10～16 cm或更长，宽4～6 cm，先端急尖至渐尖，基部钝形至圆形，稍歪斜。圆锥花序顶生，分枝疏散，上部分枝较短，往往只在顶端着生1个伞形花序，下部分枝较长，顶端也有1个较大的伞形花序，其下有较小的伞形花序几个至十几个；伞形花序有花10～30朵；总花梗长2.5～3 cm；花梗、花萼略被淡黄灰色星状茸毛。果实球形，有5条棱，有毛或近无毛，有宿存花萼；花柱宿存。

生境及分布：生于海拔1100～1500 m的山地密林或疏林中。分布于兴仁、贞丰、贵定、三都、独山、荔波等地。

采收加工：夏季、秋季采收，鲜用或晒干。

功能与主治：茎、根或根皮入药，发散风寒，活血止痛。主治风寒感冒，风湿痹痛，脘腹胀痛，跌打损伤，骨折，劳伤。

附注：该种是贵州布依族常用药物，有一定资源量，可加以开发利用。

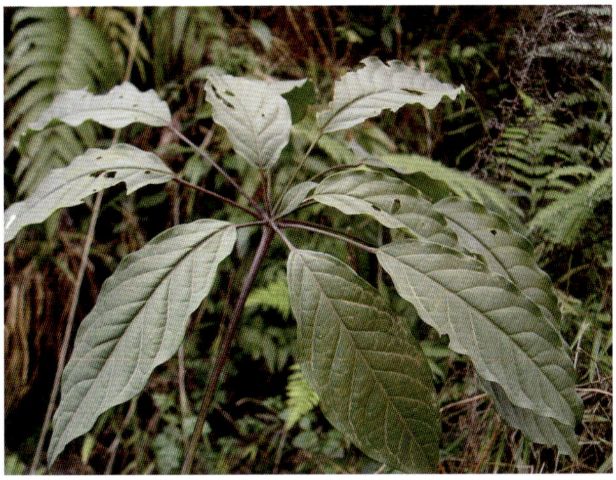
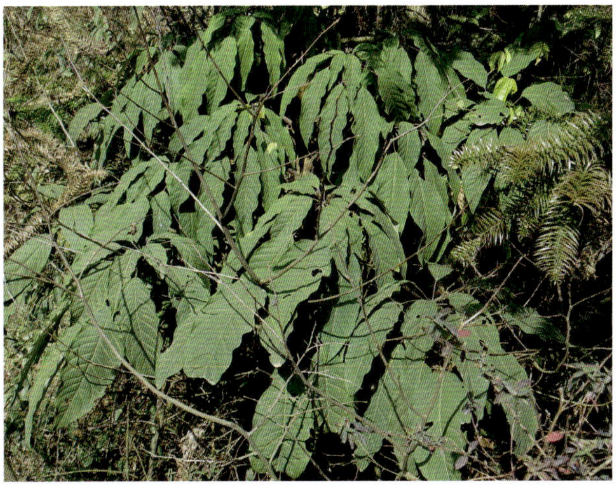
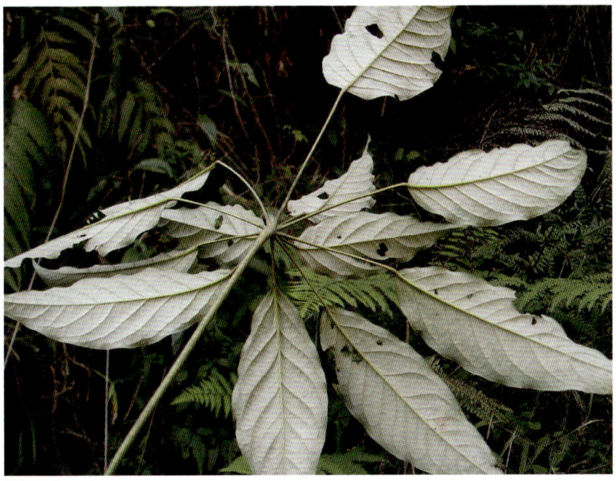
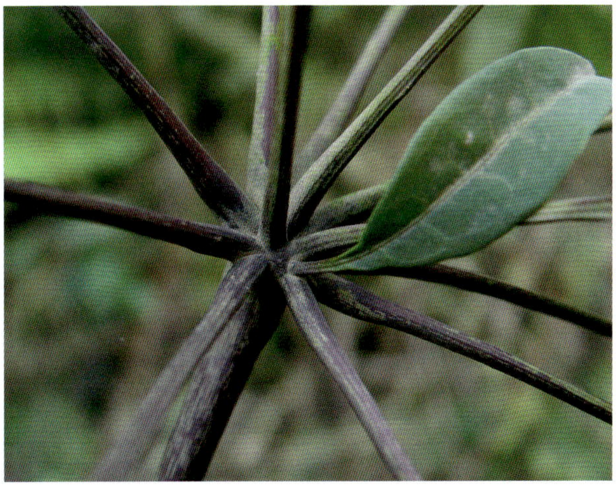

植物名称：球序鹅掌柴 *Schefflera pauciflora* R. Viguier

别称：团花鸭脚木

植物形态：乔木或灌木，高3～7 m，稀缠绕藤本，长达15 m。小叶5～7枚，革质，倒卵状椭圆形、倒卵状长圆形，稀椭圆形或长圆状椭圆形，长8～15 cm，宽3～5 cm，先端渐尖，基部钝形或楔形，上面有光泽，下面灰绿色，两面均无毛，全缘；侧脉通常8对，与稠密的网脉在两面微隆起；叶柄长12～17 cm，无毛。圆锥花序顶生，长15～30 cm，主轴和分枝幼时有星状茸毛，后变稀至无毛；总花梗长约5 mm，疏生星状茸毛。果实卵形，有5条棱。

生境及分布：生于海拔350～800 m的山坡疏林中。分布于册亨、贞丰、平塘、三都、荔波、独山等地。

采收加工：根全年均可采挖，洗净，切片晒干。茎皮夏季、秋季剥取，洗净，鲜用或晒干。

功能与主治：根、茎皮入药，祛风活络，散瘀止痛，消症利水。主治风湿痹痛，跌打损伤，骨折，肝硬化腹水。

附注：该种分布区域狭窄，资源量较小，应加以保护。

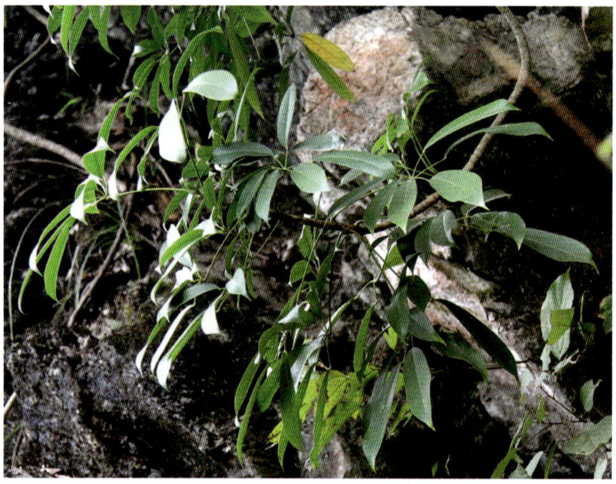

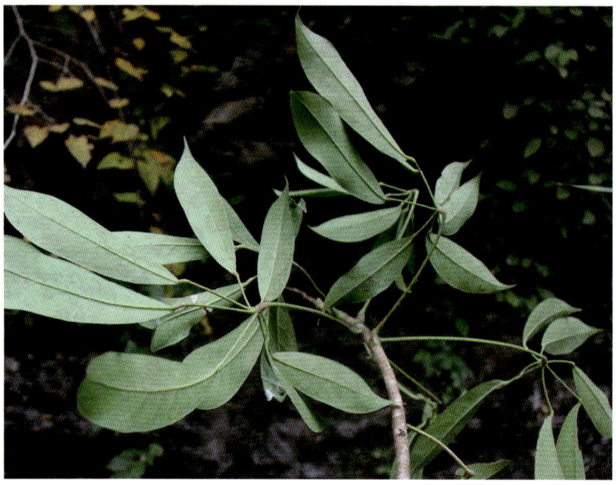

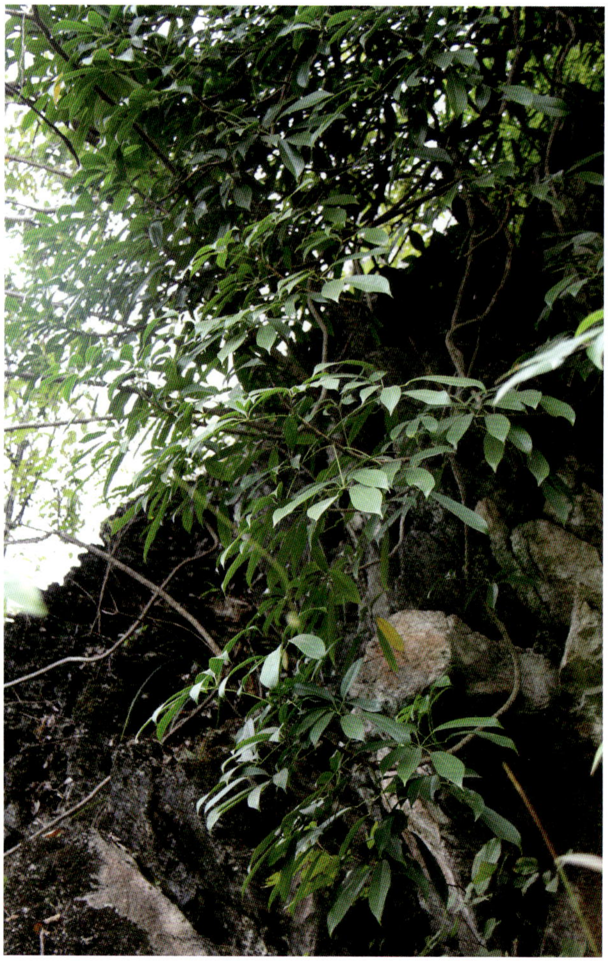

植物名称：通脱木 *Tetrapanax papyrifer* (Hooker) K. Koch

别称：通大海、大通草

植物形态：常绿灌木或小乔木。新枝淡棕色或淡黄棕色，有明显的叶痕和大型皮孔，幼时密生黄色星状厚茸毛，后毛渐脱落。叶大，集生于茎顶，纸质或薄革质，长50～75 cm，宽50～70 cm，掌状5～11裂，裂片倒卵状长圆形或卵状长圆形，通常再分裂为2～3枚小裂片，先端渐尖，上面深绿色，无毛，下面密生白色厚茸毛。圆锥花序长50 cm或更长，分枝多，由数个伞形花序组成；苞片披针形，密生白色或淡棕色星状茸毛；伞形花序直径1～1.5 cm，花多数，淡黄白色；总花梗长1～1.5 cm，与花梗均密生白色星状茸毛。果实球形，紫黑色。

生境及分布：生于向阳肥厚的土壤中。分布于黎平、施秉、安龙、普安、望谟、三都、罗甸、平塘、荔波、瓮安、修文、开阳、兴仁、都匀等地。

采收加工：秋季采收，晒干。

功能与主治：茎、髓心入药，清热利水，通乳。主治淋证，小便不利，水肿，黄疸，乳少，闭经，带下病。

附注：该种为《中华人民共和国药典》收载品种，是贵州苗族、水族常用药物，产藏量较大，可大量开发利用。

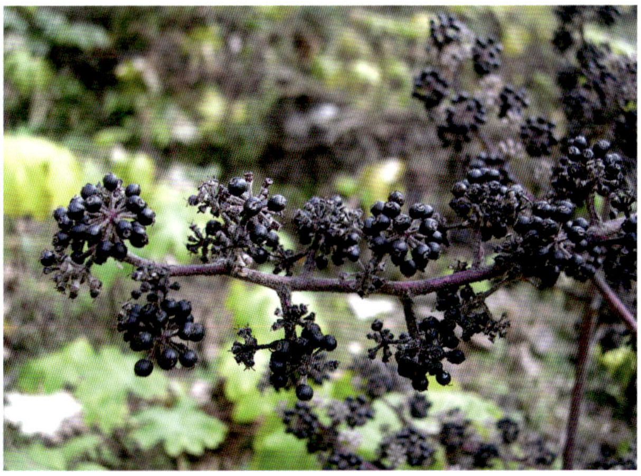
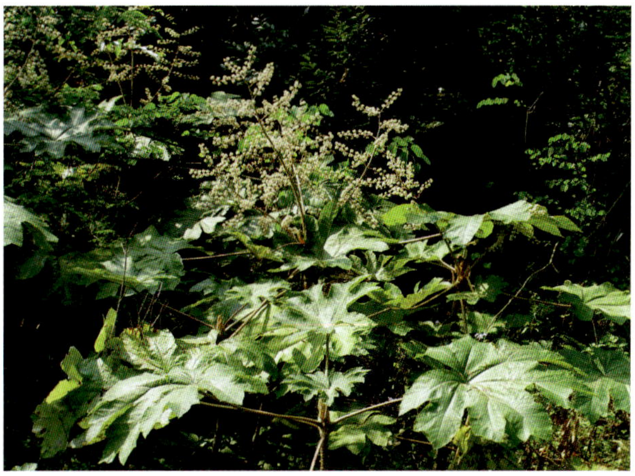
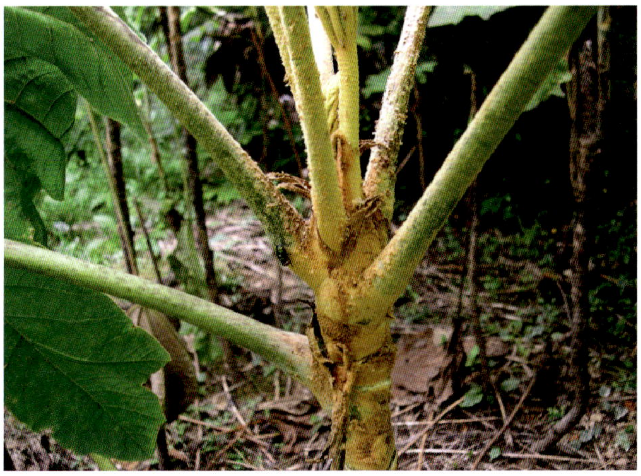
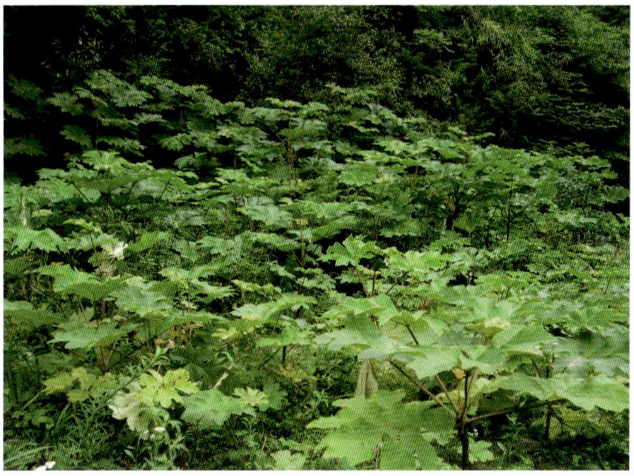

植物名称：刺通草 *Trevesia palmata* (Roxburgh ex Lindley) Visiani

别称：天罗伞、裂叶木通

植物形态：常绿小乔木，高3～8 m。树皮淡黄灰色，有刺或无刺；刺短，基部膨大，先端锐尖。单叶，叶片大，直径60～90 cm，革质，掌状深裂，裂片5～9枚，披针形，先端长渐尖，边缘有大锯齿，上面无毛或两面都疏生星状茸毛。圆锥花序大，长约50 cm，主轴和分枝幼时有锈色茸毛，后毛渐脱落，由数个伞形花序组成；伞形花序大，直径约4.5 cm，花多数，淡黄绿色；花萼有锈色茸毛；花瓣6～10枚，长圆形，先端具钩，外面稍有锈色茸毛，内面有脊；雄蕊和花瓣同数；花柱合生成柱状。果实卵球形，具不明显的棱。

生境及分布：生于海拔500～1100 m的山谷林中。分布于关岭、贞丰、册亨、安龙、普安、晴隆、兴义、望谟、开阳等地。

采收加工：全年均可采收，晒干。

功能与主治：叶入药，化瘀止痛。主治跌打损伤，创伤，腰痛。

附注：该种分布区域狭窄，资源量较小，应加以保护。

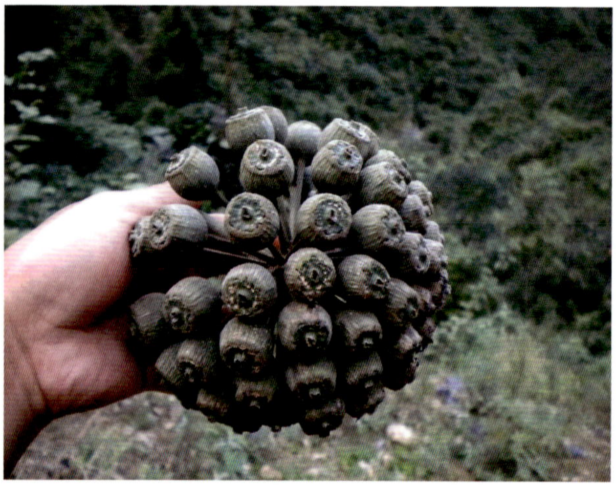
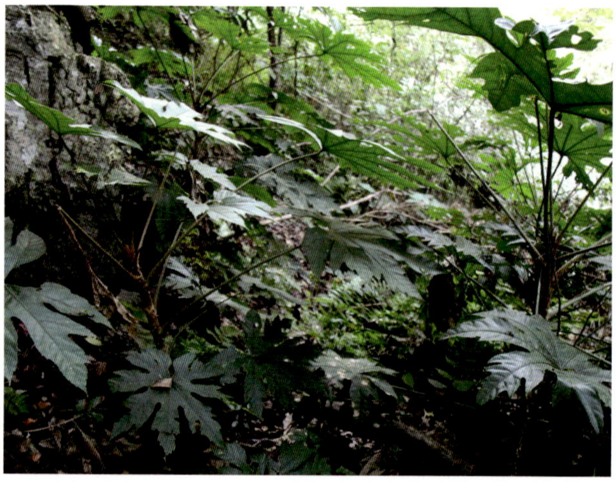
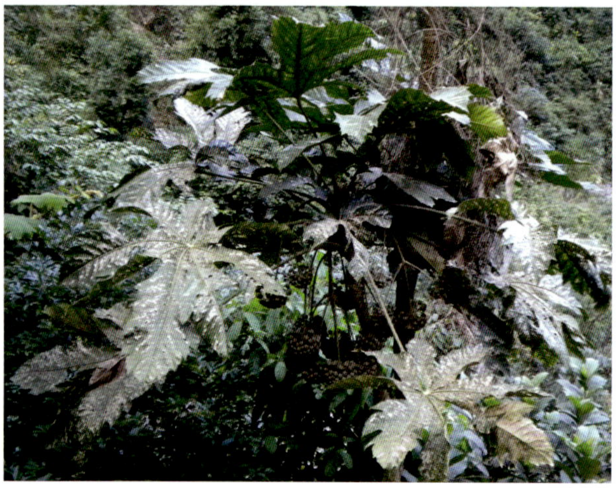
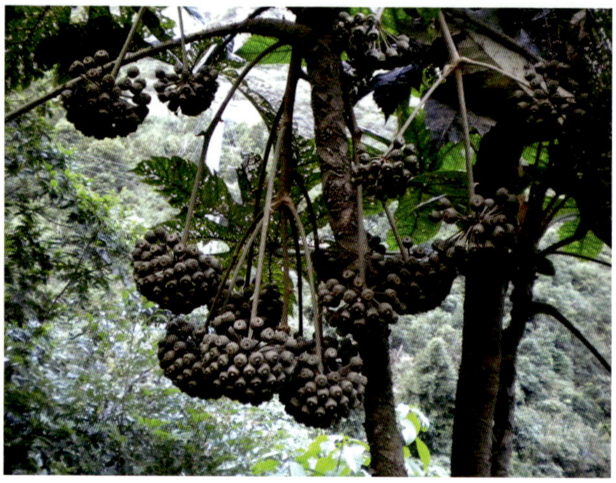

伞形科 Umbelliferae

一年生至多年生草本，稀矮小灌木。根通常肉质且粗。茎直立或匍匐上升。叶互生，通常分裂或多裂，一回掌状分裂的复叶或一至四回羽状分裂的复叶，或一至二回三出式羽状分裂的复叶，很少为单叶；叶柄的基部有叶鞘。花小，两性或杂性，组成顶生或腋生的复伞形花序或单伞形花序，很少为头状花序；伞形花序的基部有总苞，全缘、齿裂、很少羽状分裂；花萼与子房贴生，萼齿5枚或无；花瓣5枚；雄蕊5枚，与花瓣互生；子房下位，2室；花柱2枚，直立或外曲；柱头头状。果实多为干果，通常裂成2枚分生果，果实由2枚背面或侧面扁平的心皮合成，成熟时2枚心皮从合生面分离，每枚心皮有1个纤细的心皮柄和果柄相连而倒悬其上，因此2枚分生果又称“双悬果”，心皮的外面有5条主棱；外果皮表面平滑或有毛、皮刺、瘤状突起；棱和棱之间有沟槽，有时槽处发展为次棱，而主棱不发育。

本科有250～440属3300～3700种。我国有100属614种，全国均有分布。

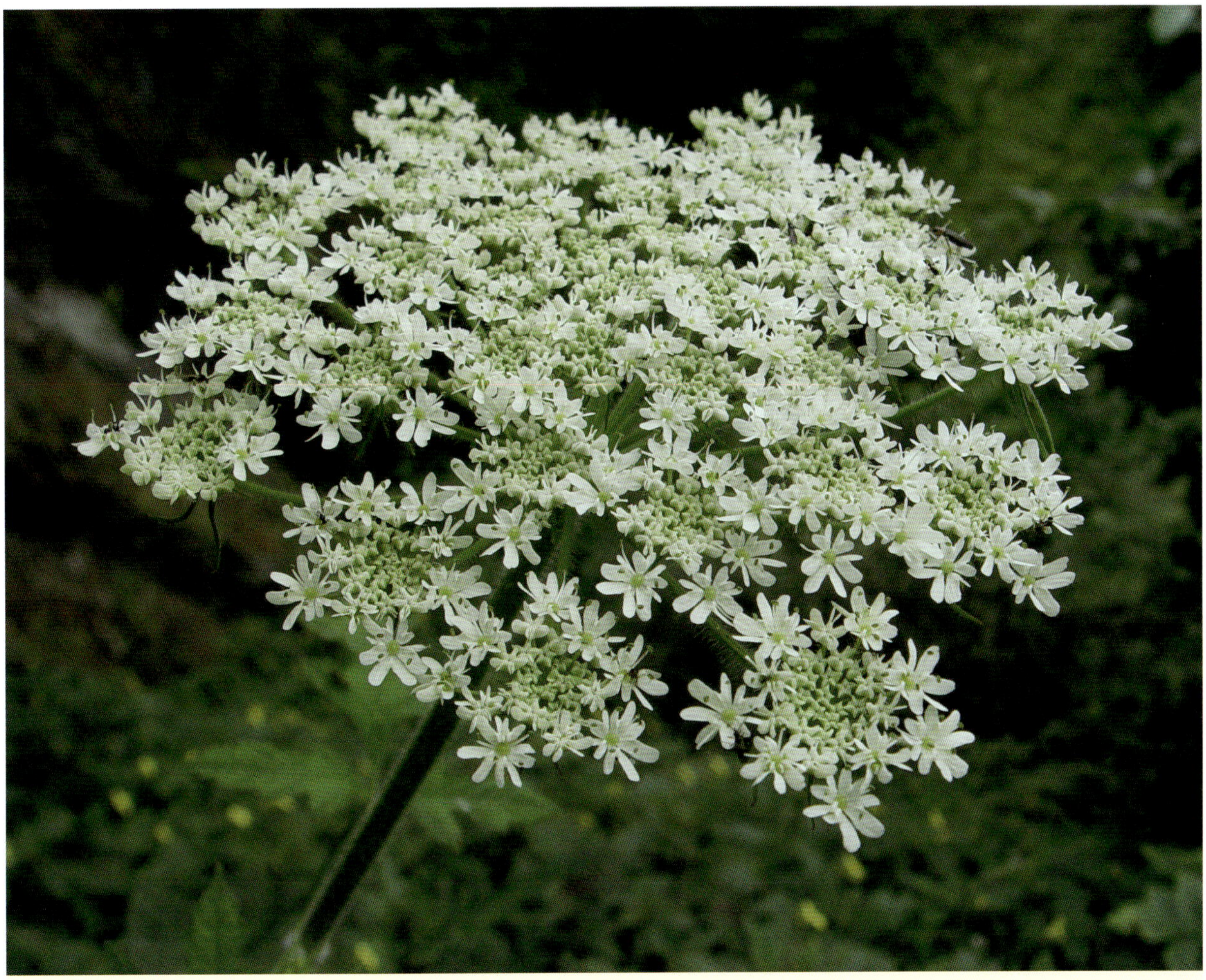

短毛独活 *Heracleum meollendorffii* Hance

植物名称：狭叶当归 *Angelica anomala* Avé-Lallemant

别称：川白芷

植物形态：多年生草本。根粗大，纺锤形至圆柱形，常分枝。基生叶开展，近贴伏地面，三回羽状全裂；茎生叶二至三回羽状全裂，卵状三角形，长15～20 cm，宽8～15 cm，有一回羽片2～4对；叶柄比叶短，基部膨大成长椭圆状披针形的叶鞘，抱茎，近不开展，外面密生短毛，茎上部叶的叶柄全部呈长圆筒状的鞘，不膨大，贴伏抱茎，带紫色。复伞形花序；花序梗、伞幅和花梗均密生短糙毛；小伞形花序有花20～40朵；花白色；萼齿不明显；花瓣倒卵形。果实长圆形至卵形。

生境及分布：生于海拔500～1000 m的林缘或溪边。分布于德江、沿河、黄平、金沙、盘州、平坝、正安、赤水，以及贵阳等地。

采收加工：夏季、秋季叶黄时采挖，抖去泥土，晒干或烘干。

功能与主治：根入药，祛风除湿，消肿止痛。主治头痛，牙痛，痈疽疮毒。

附注：该种有一定资源量，可加以开发利用。

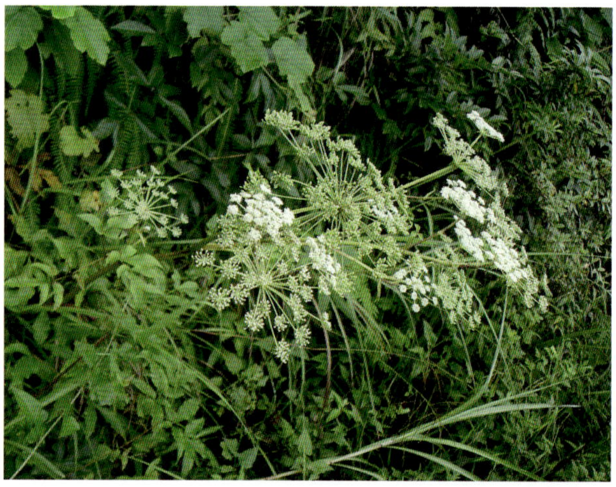

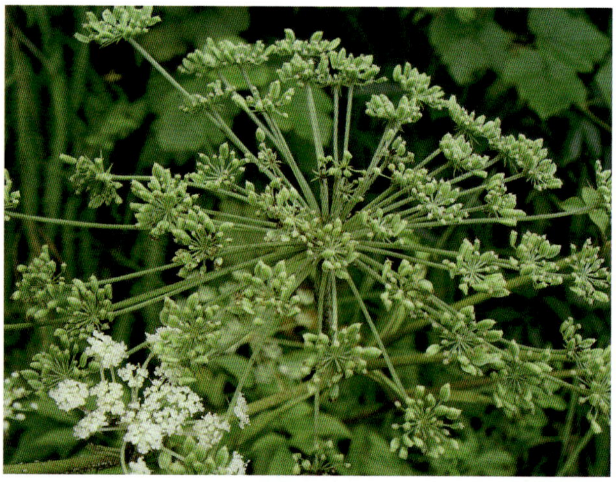

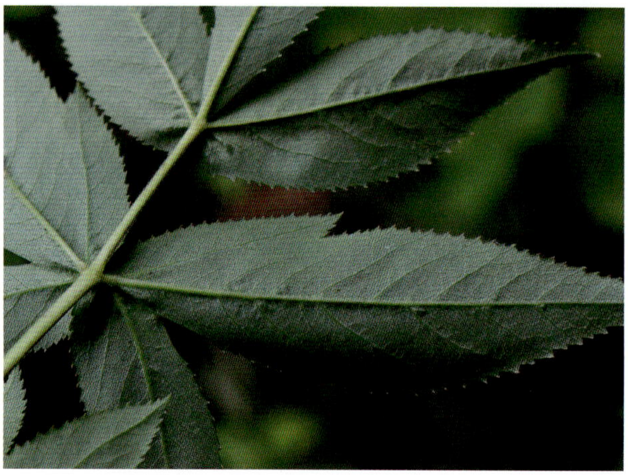

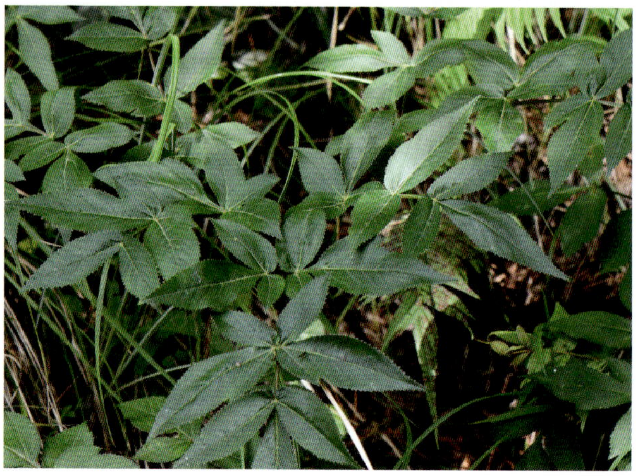

植物名称：台湾当归 *Angelica dahurica* **(Fischer ex Hoffmann) Bentham et J.D. Hooker ex Franchet et Savatier var.** ***formosana*** **(H. de Boissieu) Yen**

别称：香白芷、杭白芷

植物形态：多年生草本，高1～2 m。根圆锥形，具4条棱；茎直径4～7 cm，茎和叶鞘均为黄绿色。茎下部的叶大，叶柄长，基部鞘状抱茎，二至三回羽状分裂，深裂或全裂，最终裂片阔卵形至卵形或长椭圆形，先端尖，边缘密生尖锐重锯齿，基部下延伸成柄，无毛或脉上有毛；茎上部的叶仅存卵形囊状的叶鞘。小苞片长约5 mm，通常比小伞形花序梗短；复伞形花序密生短柔毛；花瓣黄绿色。双悬果被疏毛。

生境及分布：施秉、清镇等地有少量栽培。

采收加工：夏季、秋季叶黄时采挖，抖去泥土，晒干或烘干。

功能与主治：根入药，祛风除湿，通窍止痛，消肿排脓。主治感冒头痛，眉棱骨痛，牙痛，鼻塞，鼻渊，带下病，疮疡肿痛。

附注：该种为《中华人民共和国药典》收载品种，贵州有零星栽培，资源量小，可发展种植。

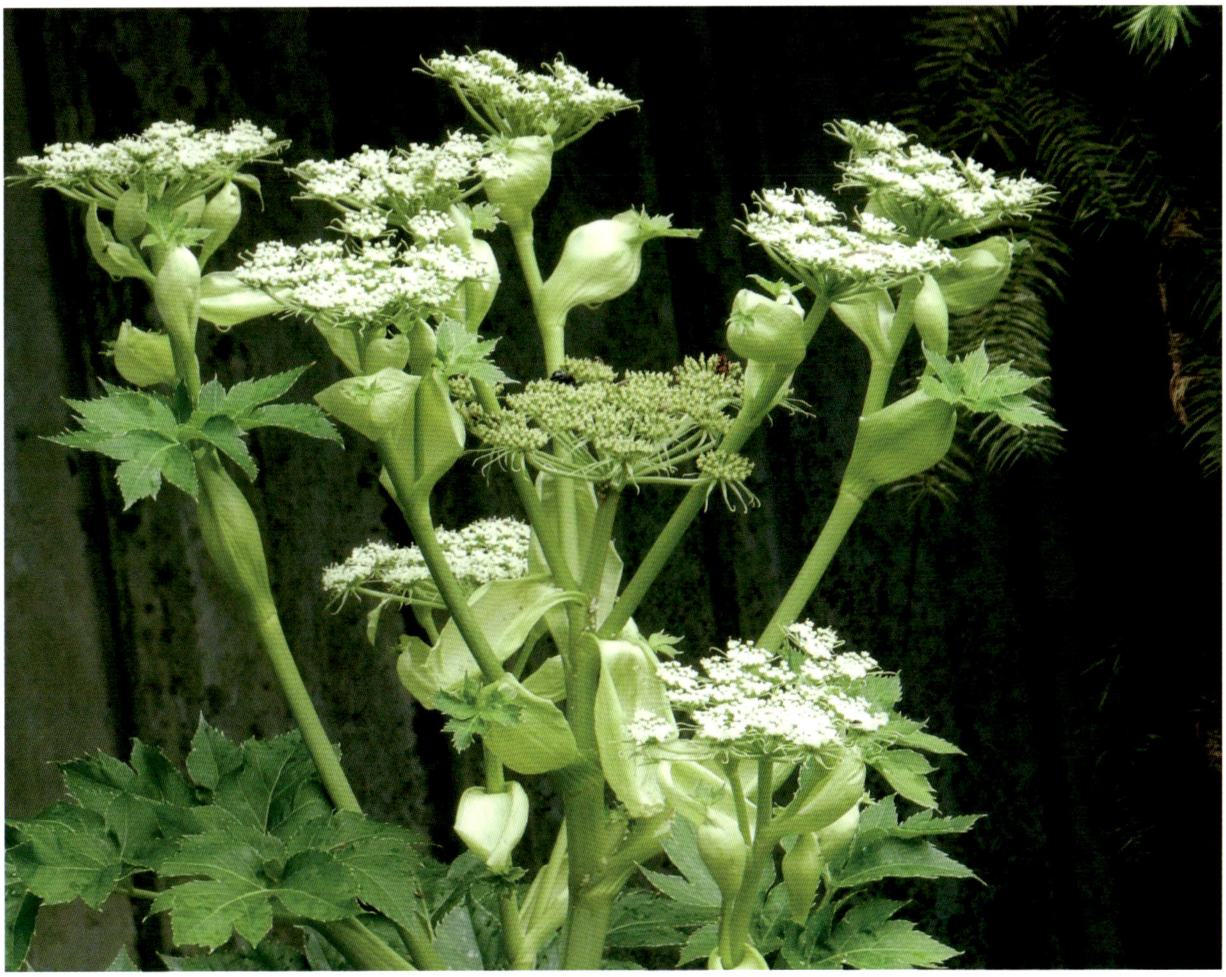

植物名称：祁白芷 *Angelica dahurica* 'Qibaizhi' Yuan et Shan

别称：白芷

植物形态：该种与台湾当归*Angelica dahurica* (Fischer ex Hoffmann) Bentham et J. D. Hooker ex Franchet et Savatier var. *formosana* (H. de Boissieu) Yen的区别在于根呈圆锥形，表面灰黄色至黄棕色，皮孔样的横向突起散生，断面灰白色，粉性略差，油性较大。

生境及分布：贵阳等地有少量栽培。

采收加工：夏季、秋季叶黄时采挖，抖去泥土，晒干或烘干。

功能与主治：根入药，祛风除湿，通窍止痛，消肿排脓。主治感冒头痛，眉棱骨痛，牙痛，鼻塞，鼻渊，带下病，疮疡肿痛。

附注：该种为《中华人民共和国药典》收载品种，贵州有零星栽培，资源量小，可发展种植。

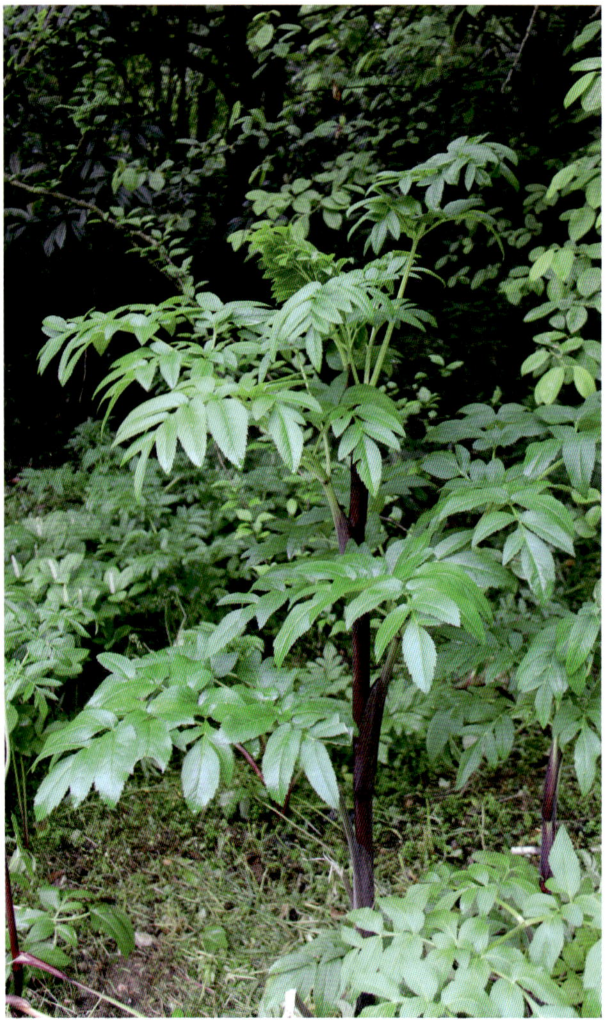

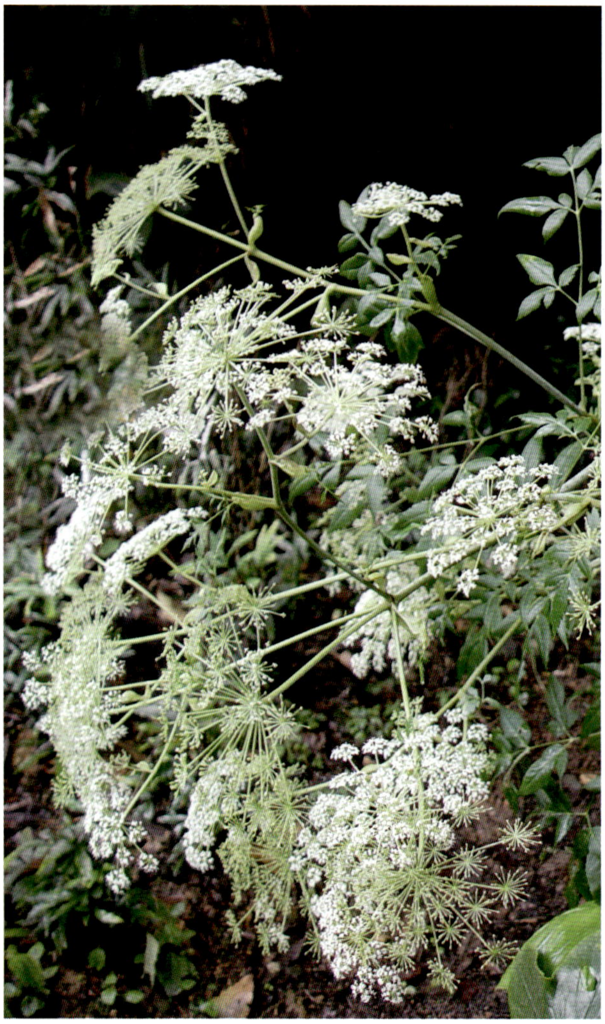

植物名称：紫花前胡 *Angelica decursiva* (Miquel) Franchet et Savatier

别称：土当归、野当归、鸭脚前胡

植物形态：多年生草本。根圆锥状，有少数分枝，有强烈气味；茎高1～2 m，直立，常为紫色，无毛，有纵沟纹。根生叶和茎生叶有长柄，基部膨大成圆形的紫色叶鞘，抱茎，外面无毛；叶三角形至卵圆形，坚纸质，长10～25 cm，一回三全裂或一至二回羽状分裂；茎上部叶简化成囊状膨大的紫色叶鞘。复伞形花序顶生和侧生；花序梗长3～8 cm，有柔毛；花深紫色；萼齿明显，线状锥形或三角状锥形。果实长圆形至卵状圆形，背棱线状隆起，尖锐，侧棱有较厚的狭翅，与果实近等宽。

生境及分布：生于山坡林缘、溪边或杂木林、灌丛中。分布于桐梓、龙里、长顺、惠水，以及贵阳等地。

采收加工：冬季至第二年春季茎叶枯萎时采挖，洗净，晒干。

功能与主治：根入药，散风清热，降气化痰。主治外感风热，肺热痰阻，咳喘痰多。

附注：该种为《中华人民共和国药典》收载品种，有一定资源量，可加以开发利用。

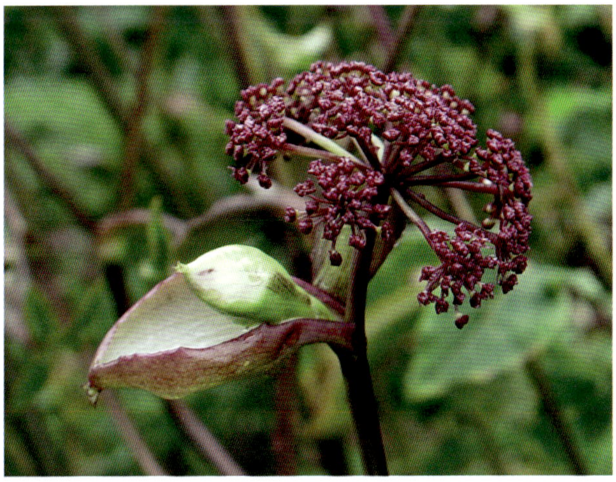
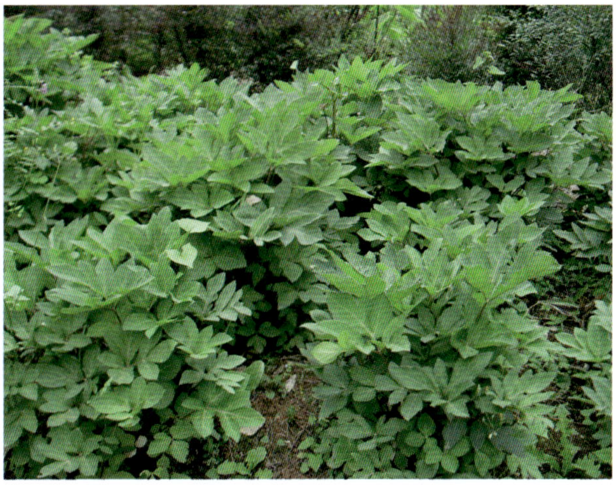
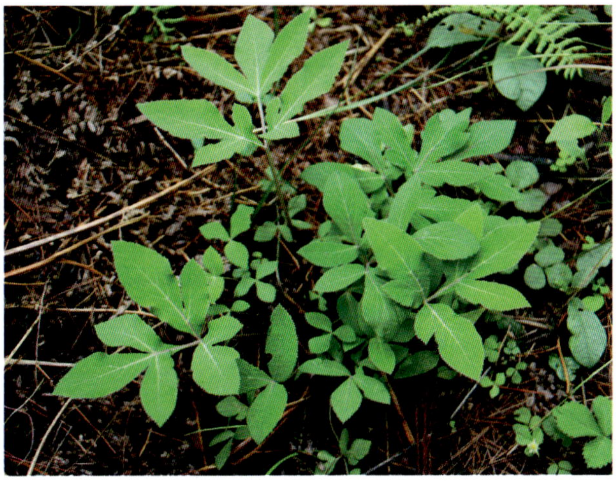
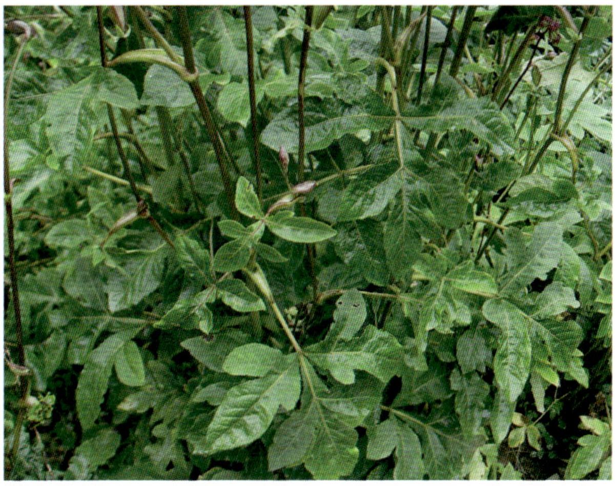

植物名称：峨参 *Anthriscus sylvestris* (Linnaeus) Hoffmann

植物形态：二年生或多年生草本。茎较粗壮，高0.6～1.5 m，多分枝，近无毛或下部有细柔毛。基生叶有长柄，柄长5～20 cm，基部有长约4 cm、宽约1 cm的鞘，卵形，二回羽状分裂，长10～30 cm，下面疏生柔毛；茎上部叶有短柄或无柄，基部呈鞘状，有时边缘有毛。复伞形花序直径2.5～8 cm；花白色，通常带绿色或黄色；花柱比花柱基长2倍。果实长卵形至线状长圆形，长5～10 mm，宽1～1.5 mm；果柄顶端常有一环白色小刚毛，分生果横剖面近圆形，油管不明显，胚乳有深槽。

生境及分布：生于山坡林下、路旁、山谷或溪边石缝中。分布于梵净山及江口、水城，以及贵阳等地。

采收加工：春季、秋季采挖，晒干或炕干。

功能与主治：根入药，益气健脾，活血止痛。主治脾虚腹胀，乏力食少，肺虚咳喘，劳伤，痛经。

附注：该种分布区域狭窄，资源量较小，应加以保护。

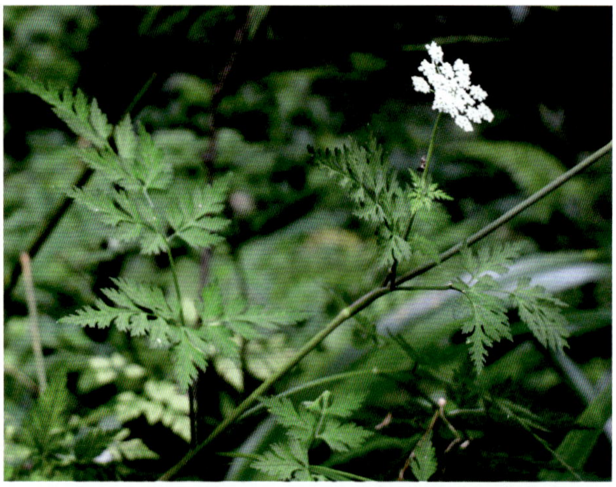
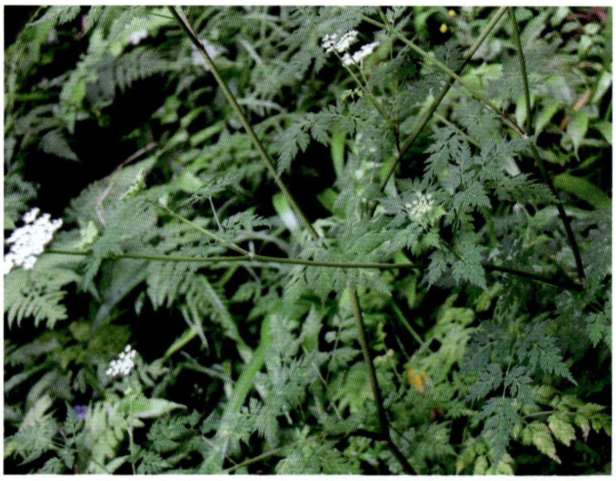
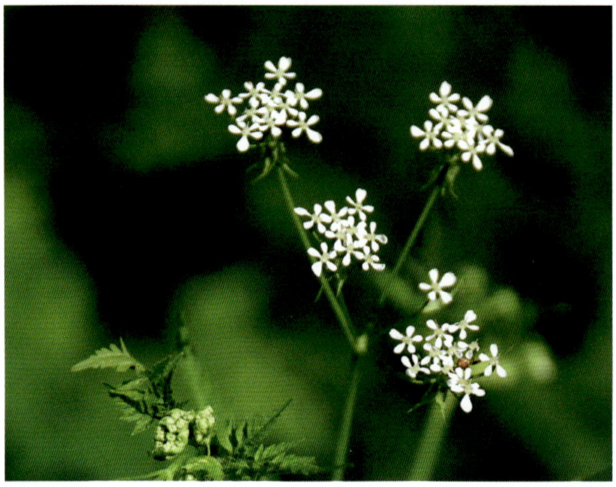
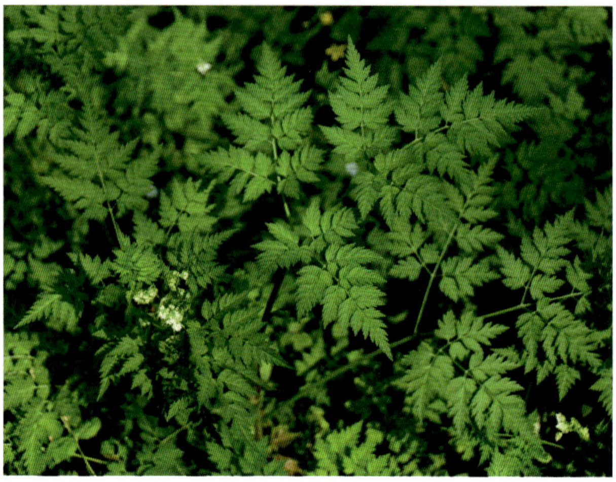

植物名称：旱芹 *Apium graveolens* Linnaeus

别称：芹菜、香芹

植物形态：二年生或多年生草本，高15 ~ 150 cm，有强烈香气。根圆锥形，支根多数，褐色；茎直立，光滑，有少数分枝，并有棱角和直槽。根生叶有柄，基部略扩大成膜质叶鞘，长圆形至倒卵形，长7 ~ 18 cm、宽3.5 ~ 8 cm，裂片近菱形。复伞形花序顶生或与叶对生；花序梗长短不一，有时缺少；小伞形花序有花7 ~ 29朵；小伞形花序梗长1 ~ 1.5 mm；萼齿小或不明显；花瓣白色或黄绿色，圆卵形，顶端有内折的小舌片。分生果圆形或长椭圆形；果棱尖锐。

生境及分布：贵州各地均有栽培。

采收加工：春季、夏季采收，洗净，多为鲜用。

功能与主治：全草入药，平肝，清热，祛风，利水，止血，解毒。主治肝阳上亢，眩晕，高血压，风热头痛，黄疸，血尿。

附注：该种在贵州各地均有栽培，资源量大，可加以开发利用。

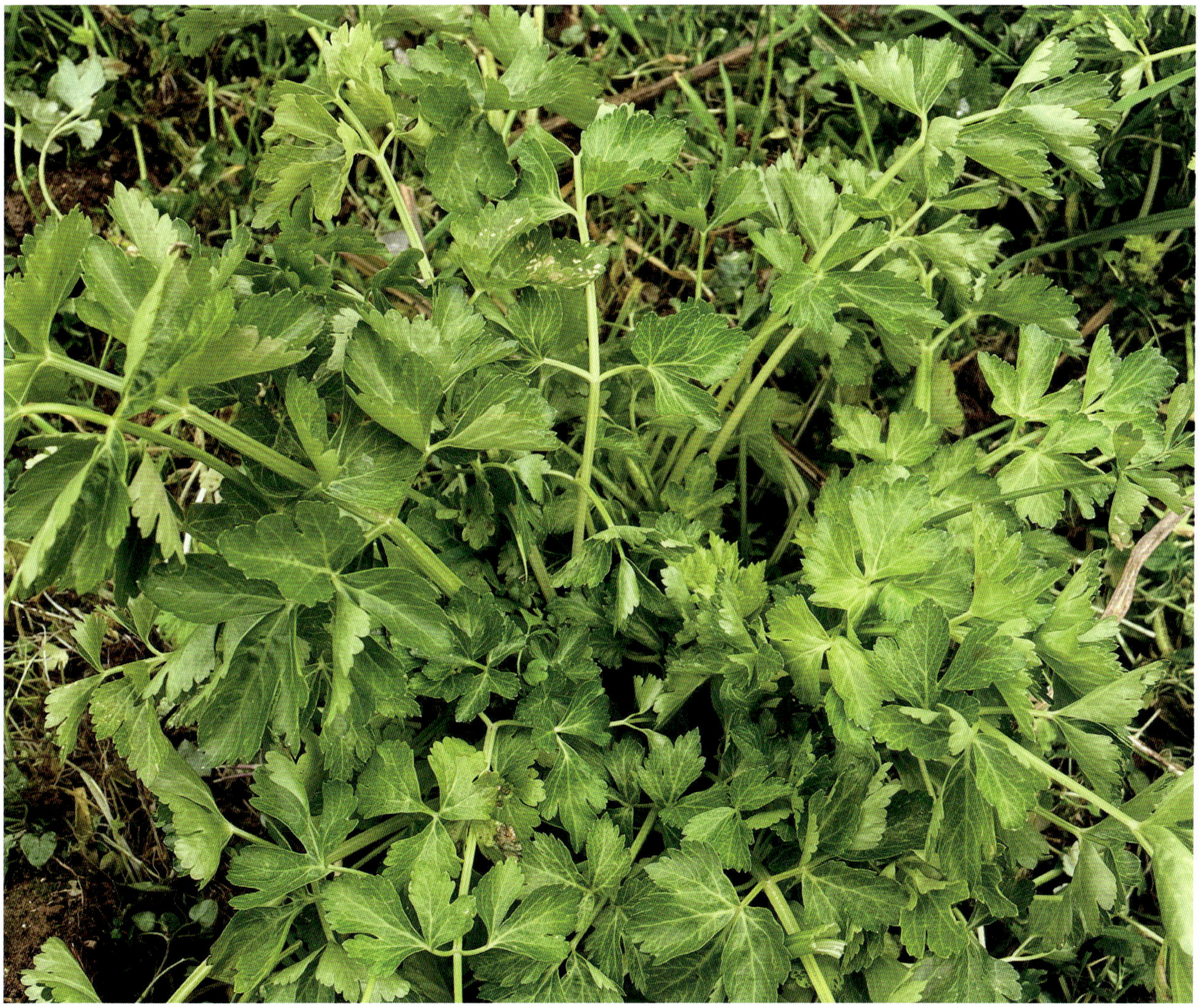

植物名称：北柴胡 *Bupleurum chinense* de Candolle

别称：柴胡、硬苗柴胡

植物形态：多年生草本，高50 ~ 85 cm。主根较粗大，质坚硬；茎单一或数茎，表面有细纵槽纹，实心，上部多回分枝，微呈“之”字形。基生叶倒披针形，顶端渐尖，基部收缩成柄，早枯落；茎中部叶倒披针形，长4 ~ 12 cm，宽6 ~ 18 mm，顶端渐尖或急尖，有短芒尖头，基部收缩成叶鞘抱茎，上面常有白霜。复伞形花序多；花序梗细，常水平伸出，形成疏松的圆锥状；小伞形花序直径4 ~ 6 mm，有花5 ~ 10朵；小伞形花序梗长约1 mm；花直径1.2 ~ 1.8 mm；花瓣鲜黄色。果实阔椭圆形，棕色；棱狭翼状，淡棕色。

生境及分布：绥阳及毕节等地有少量栽培。

采收加工：春季、秋季采挖，抖净泥土，晒干。

功能与主治：根入药，解表清热，疏肝解郁，升举阳气。主治外感发热，寒热往来，疟疾，头痛，目眩，月经不调，气虚下陷脱肛、子宫下垂、胃下垂。

附注：该种为《中华人民共和国药典》收载品种，贵州有零星栽培，可发展种植。

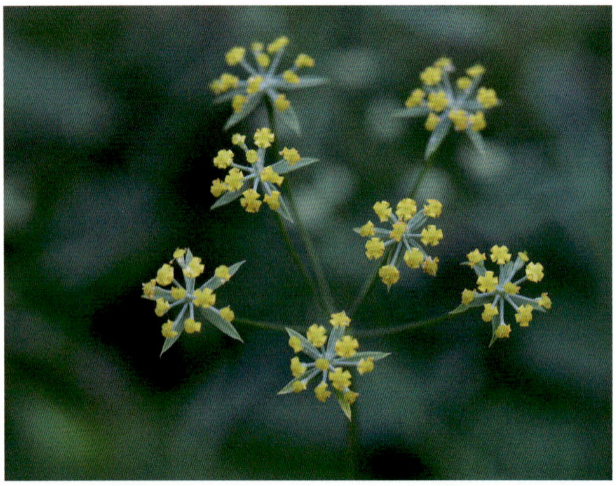
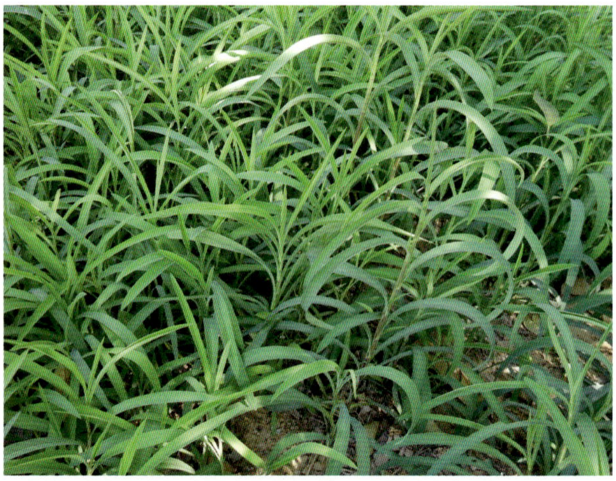
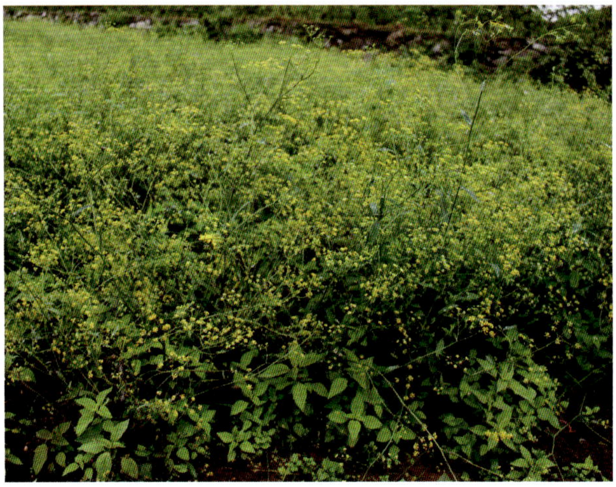
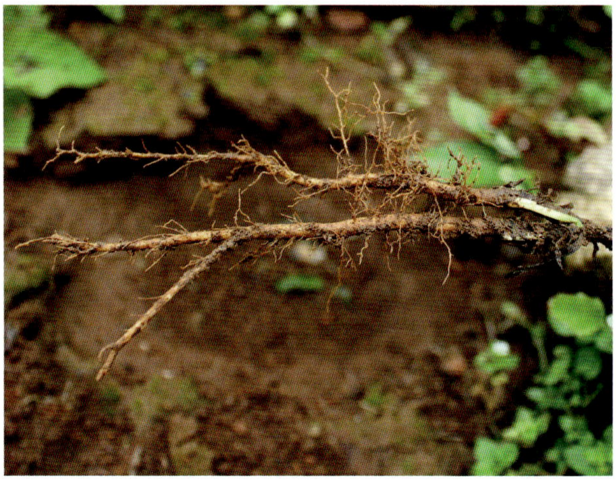

植物名称：小柴胡 ***Bupleurum hamiltonii* N. P. Balakrishnan**

别称：金柴胡、芫荽柴胡

植物形态：二年生草本，高20 ~ 80 cm。根细瘦，木质化，淡土黄色；茎基部近木质化，带紫褐色。叶小，长圆状披针形或线形，长3 ~ 8 cm，宽4 ~ 8 mm，顶端钝或圆，有小突尖头，基部略收缩抱茎，无柄，具7 ~ 9条脉，沿小脉边缘和末端均有棕黄色的油脂积聚。复伞形花序小而多；花序梗细长，长2 ~ 3.5 cm，有棱角；伞幅2 ~ 5个，线形；小伞形花序多数，有花3 ~ 5朵；花瓣近圆形，上端内折，每个小伞形花序通常有发育果3枚，其余多不发育。果实阔卵圆形或椭圆形，棕色；棱粗而明显，淡黄色；分生果横切面呈五角形，棱呈三角形。

生境及分布：生于海拔1500 ~ 2400 m的向阳山坡草丛中。分布于雷公山及湄潭、盘州、普安，以及毕节、贵阳等地。

采收加工：春季、秋季采收，晒干。

功能与主治：全草入药，解表退热，疏肝解郁，升举阳气。主治外感发热，疟疾，头痛，目眩，气虚下陷之脱肛、子宫脱垂、胃下垂。

附注：该种分布区域狭窄，资源量较小，应加以保护。

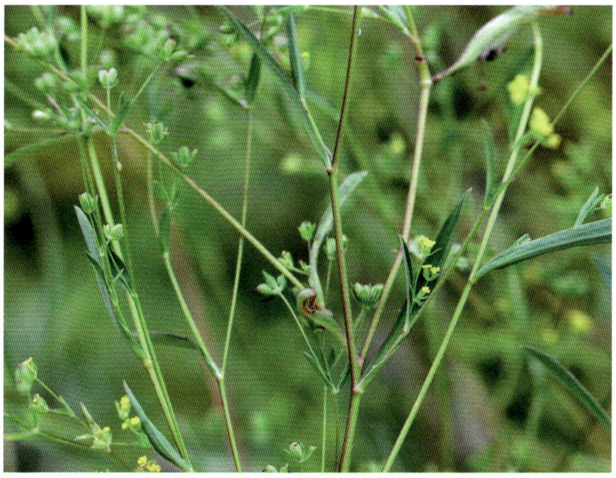

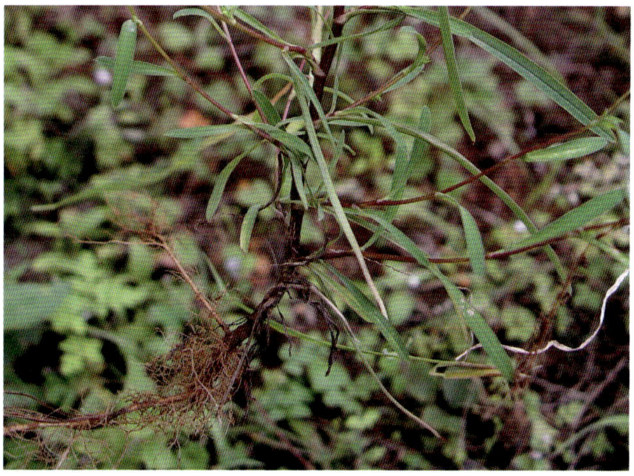

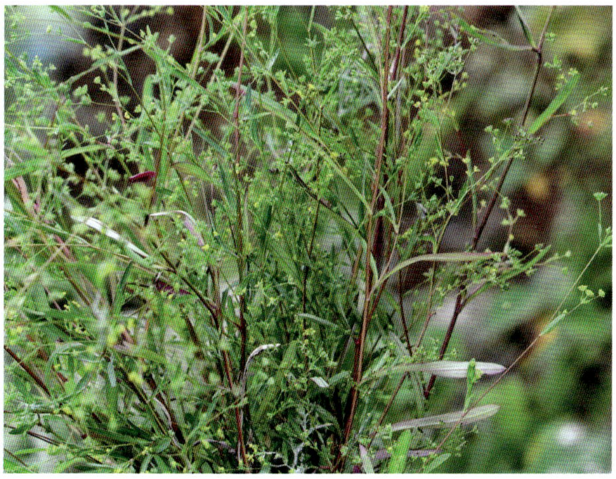

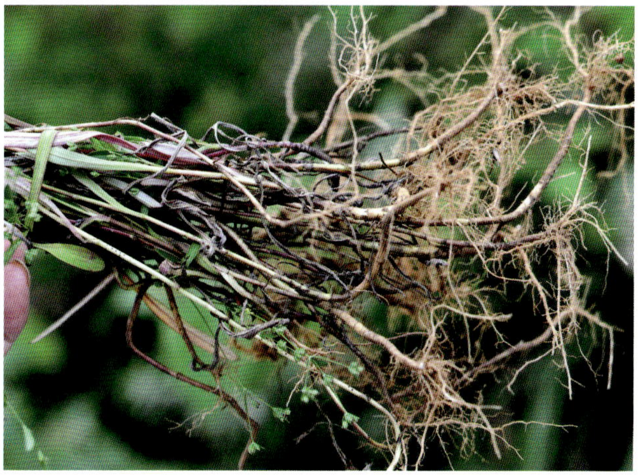

植物名称：贵州柴胡 *Bupleurum kweichowense* R. H. Shan

植物形态：多年生草本。茎高20 ~ 40 cm，直立。基生叶很多，质软，狭匙形至披针形，基部收缩成长柄；茎下部叶和茎中部叶排成2列，长椭圆状披针形，长7 ~ 12 cm，宽1 ~ 1.5 cm，顶端钝尖，基部略变窄抱茎；茎上部叶渐短而小，长椭圆形，长1 ~ 4 cm，宽5 ~ 10 mm，有11 ~ 13条脉。复伞形花序顶生或腋生；伞幅5 ~ 6个；小苞片5枚，倒卵形至倒阔卵形；小伞形花序有花10 ~ 14朵。果实卵形或椭圆形，褐色；棱粗，淡褐色。花期8—9月，果期9—10月。

生境及分布：生于海拔2150 m左右的山坡草地或岩石山坡上。分布于梵净山等地。

采收加工：春季、秋季采收，晒干。

功能与主治：全草入药，疏肝解热。主治肝郁气滞。

附注：该种分布区域狭窄，产藏量小，应加以保护。

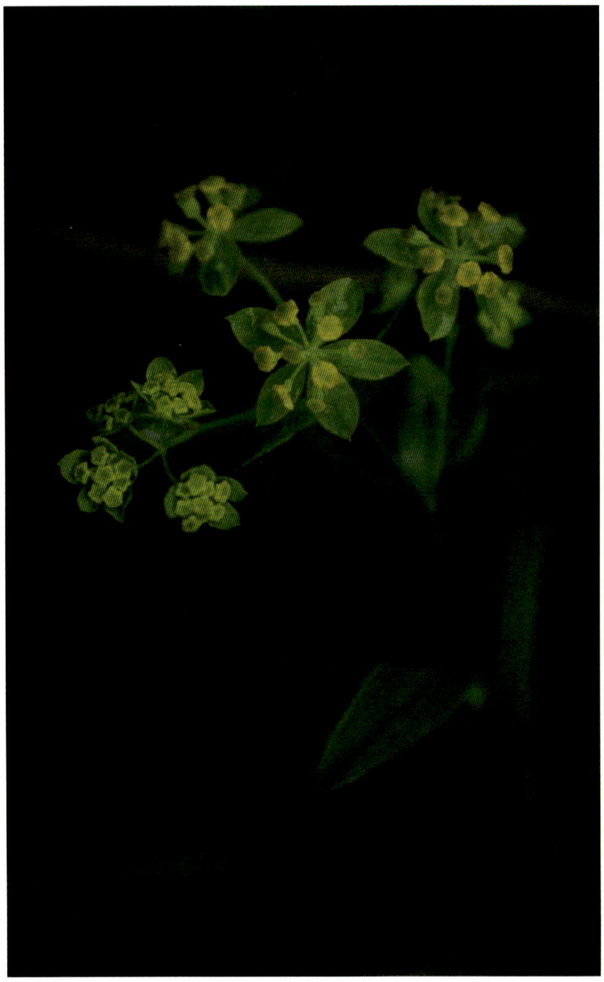

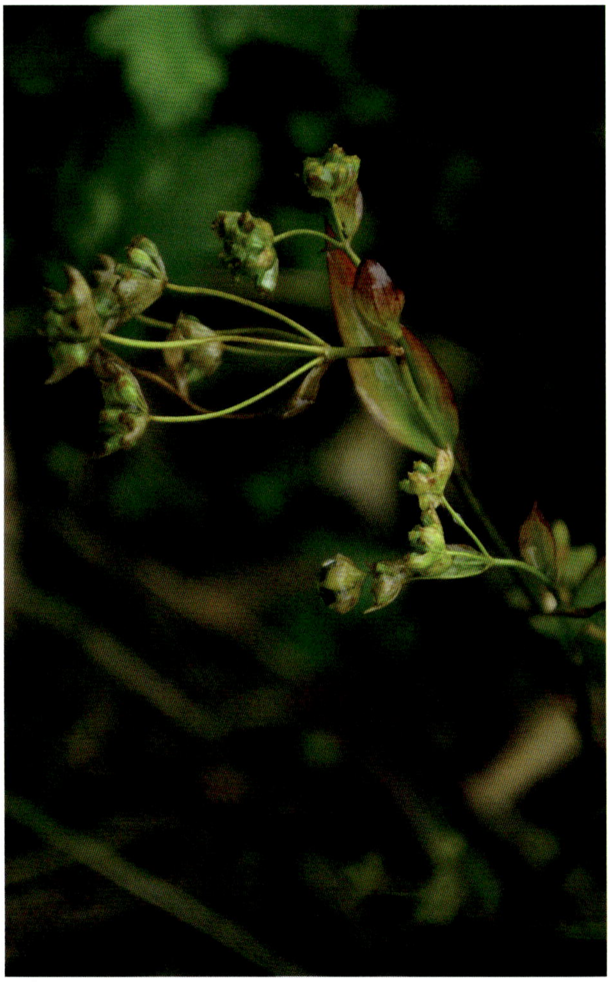

植物名称：空心柴胡 ***Bupleurum longicaule*** **Wallich ex de Candolle var.** ***franchetii*** **H. de Boissieu**

植物形态：多年生草本。茎高50～100 cm，通常单生，挺直，中空；嫩枝常带紫色，节间长，叶稀少。基部叶狭长圆状披针形，长10～19 cm，宽7～15 mm，顶端尖，下部基生叶稍窄抱茎，无明显的柄，有9～13条脉，中部基生叶狭长椭圆形，有13～17条脉；托叶狭卵形至卵形，顶端急尖或圆，基部无耳。小伞形花序直径8～15 mm，有花8～15朵。果实长3～3.5 mm，宽2～2.2 mm，有浅棕色狭翼。

生境及分布：生于海拔2300 m左右的荒山草地或岩石山坡上。分布于威宁、赫章、水城等地。

采收加工：地上部分夏季、秋季采收，洗净，切段晒干。根春季、秋季采挖，洗净，晒干。果实成熟后采收，除去杂质，晒干。

功能与主治：地上部分、根、果实入药，解表清热，疏肝解郁，升举阳气。主治外感发热，寒热往来，疟疾，肝郁胁痛，头痛，目眩，月经不调，脱肛，子宫下垂，胃下垂，食滞。

附注：该种分布区域狭窄，资源量较小，应加以保护。

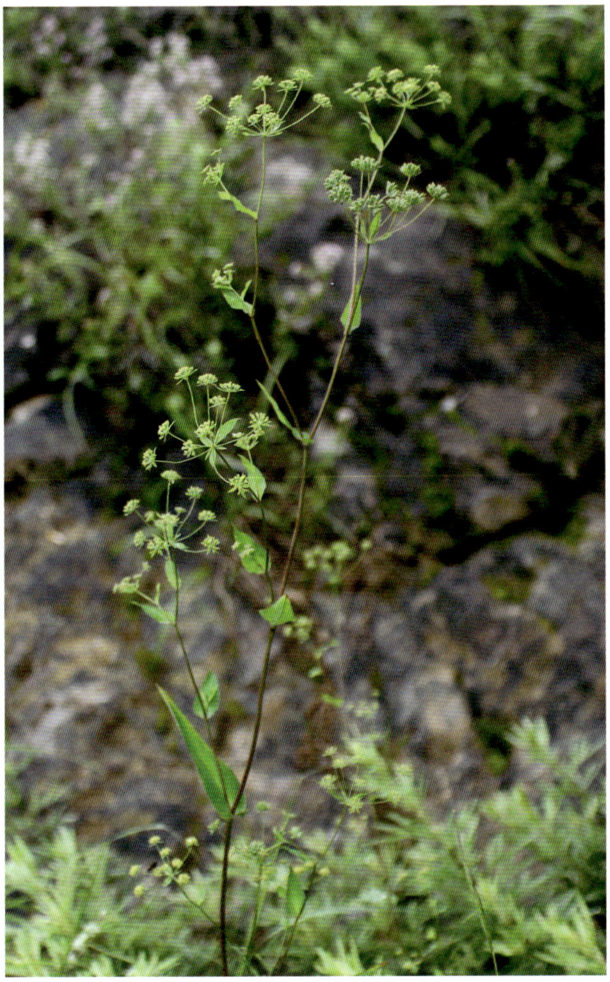

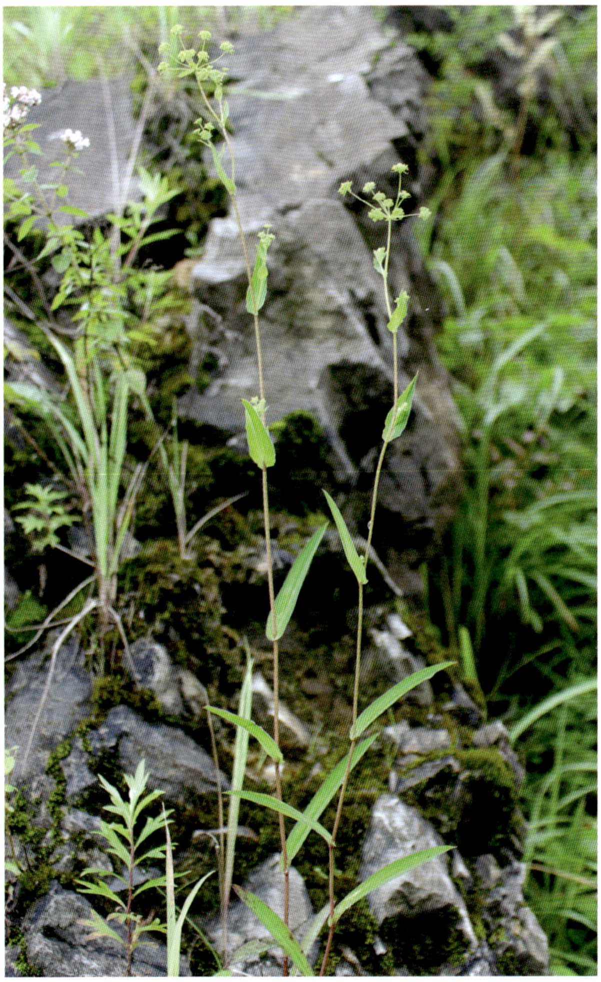

植物名称：竹叶柴胡 *Bupleurum marginatum* Wallich ex de Candolle

别称：紫柴胡

植物形态：多年生高大草本。根木质化，直根发达，外皮深红棕色，纺锤形，根的顶端常有一段红棕色的地下茎；地上茎绿色，硬挺，基部常木质化，带紫棕色。叶革质或近革质，边缘软骨质，较宽，下部叶与中部叶同形，长披针形或线形，长10 ~ 16 cm，宽6 ~ 14 mm，顶端急尖或渐尖，有硬尖头，长约1 mm，基部微收缩抱茎。复伞形花序多，顶生花序往往短于侧生花序，直径1.5 ~ 4 cm；小伞形花序直径4 ~ 9 mm；花瓣浅黄色，顶端反折处较平而不凸起，小舌片较大，方形。果实长圆形，棕褐色，具狭翼。

生境及分布：生于山坡草地或林下。分布于安龙、正安、湄潭、兴仁、盘州、兴义、普安，以及贵阳等地。

采收加工：春季、秋季采收，抖净泥土，晒干。

功能与主治：全草入药，解表清热，疏肝解郁。主治寒热往来，头痛，目眩，月经不调，胃下垂。

附注：该种为《贵州省中药材民族药材质量标准》收载品种，有一定资源量，可加以开发利用。

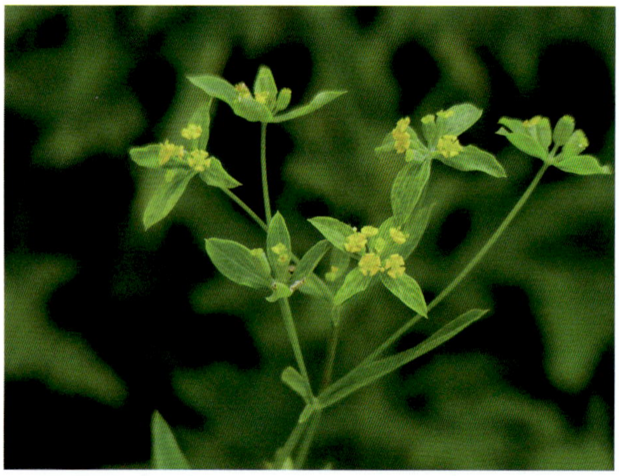
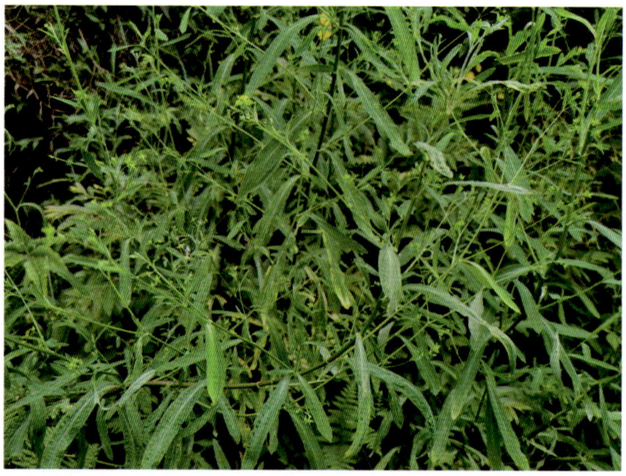
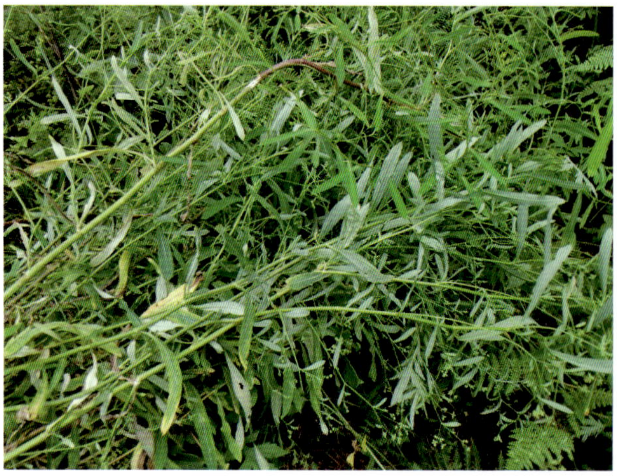
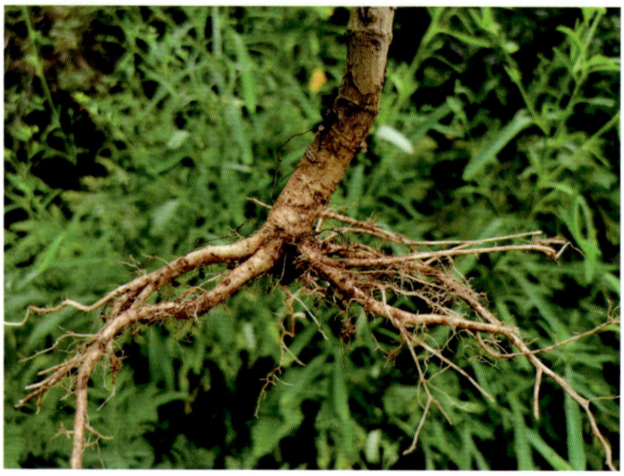

植物名称：积雪草 *Centella asiatica* (Linnaeus) Urban

别称：落得打、铜钱草、马蹄草、崩大碗

植物形态：多年生草本。茎匍匐，细长，节上生根。叶膜质至草质，圆形、肾形或马蹄形，长1～2.8 cm，宽1.5～5 cm，边缘有钝锯齿，基部阔心形，两面无毛或在下面脉上疏生柔毛。伞形花序梗2～4个，聚生于叶腋，有或无毛；苞片通常2枚，很少3枚，卵形，膜质；每一个伞形花序有花3～4朵，聚集呈头状；花无柄或有长约1 mm的短柄；花瓣卵形，紫红色或乳白色，膜质。果实圆球形，基部心形至平截形，每侧有数条纵棱，棱间有明显的小横脉，表面有毛或平滑。

生境及分布：生于海拔400～2000 m的阴湿草地、田边或沟边。贵州各地均有分布。

采收加工：夏季采收，鲜用或晒干。

功能与主治：全草入药，清热利湿，活血止血，解毒消肿。主治发热，肠炎，痢疾，水肿，痛经，跌打损伤，外伤出血。

附注：该物种为《中华人民共和国药典》收载品种，是贵州苗族、水族、布依族常用药物，产藏量较大，可大量开发利用。

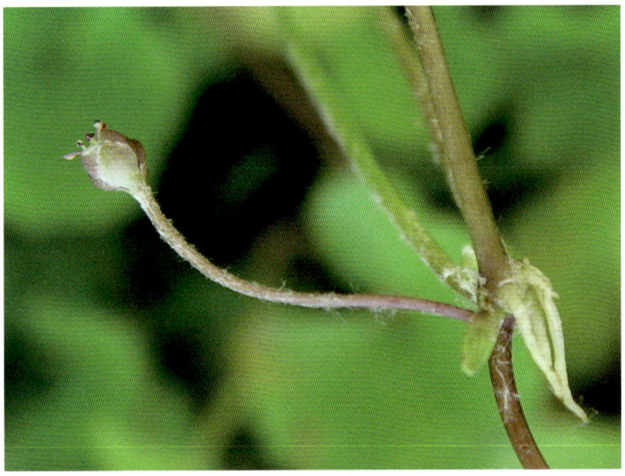
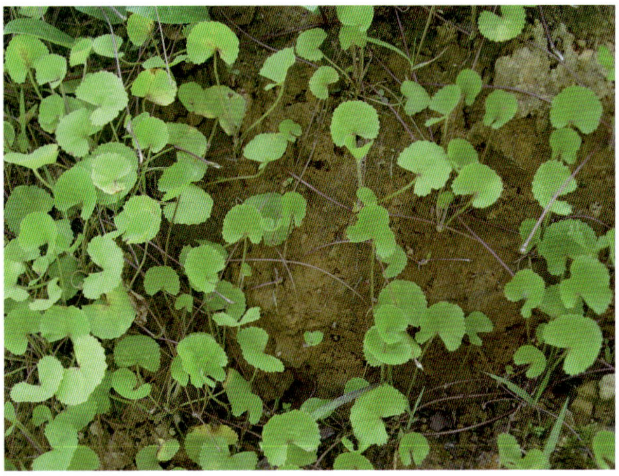
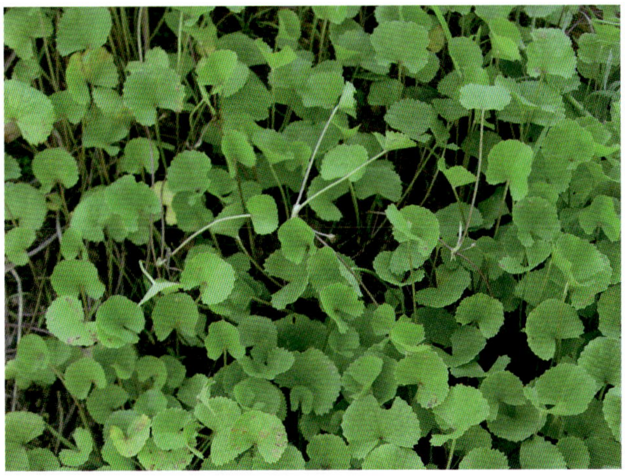
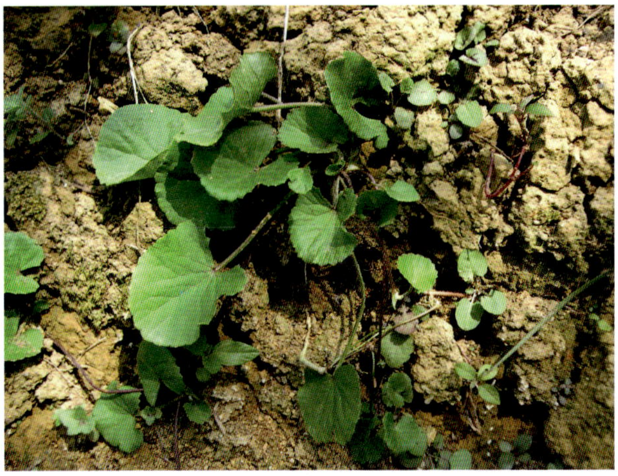

植物名称：蛇床 *Cnidium monnieri* (Linnaeus) Cusson

别称：山胡萝卜、蛇床子

植物形态：一年生草本，高10～60 cm。根圆锥状，较细长；茎直立或斜生，多分枝。下部叶具短柄，叶鞘短宽，边缘膜质，上部叶叶柄全部鞘状；叶卵形至三角状卵形，长3～8 cm，宽2～5 cm，二至三回三出式羽状全裂，羽片卵形至卵状披针形。复伞形花序直径2～3 cm；苞片6～10枚，线形至线状披针形；伞幅8～20个，不等长，棱上粗糙；小伞形花序具花15～20朵；萼齿无；花瓣白色，先端具内折小舌片。分生果长圆状，横剖面近五角形；每棱槽内有油管1个，合生面有油管2个。花期4—7月，果期6—10月。

生境及分布：生于山坡、田野、路旁、沟边或河边湿地。分布于梵净山及安龙、望谟、罗甸、开阳、修文、息烽、清镇、兴义等地。

采收加工：夏季、秋季果实成熟时采收，晒干。

功能与主治：果实入药，温肾壮阳，燥湿杀虫，祛风止痒。主治阳痿，阴囊湿痒，宫寒不孕，阴痒肿痛，风湿痹痛。

附注：该物种为《中华人民共和国药典》收载品种，产藏量较小，应加以保护。

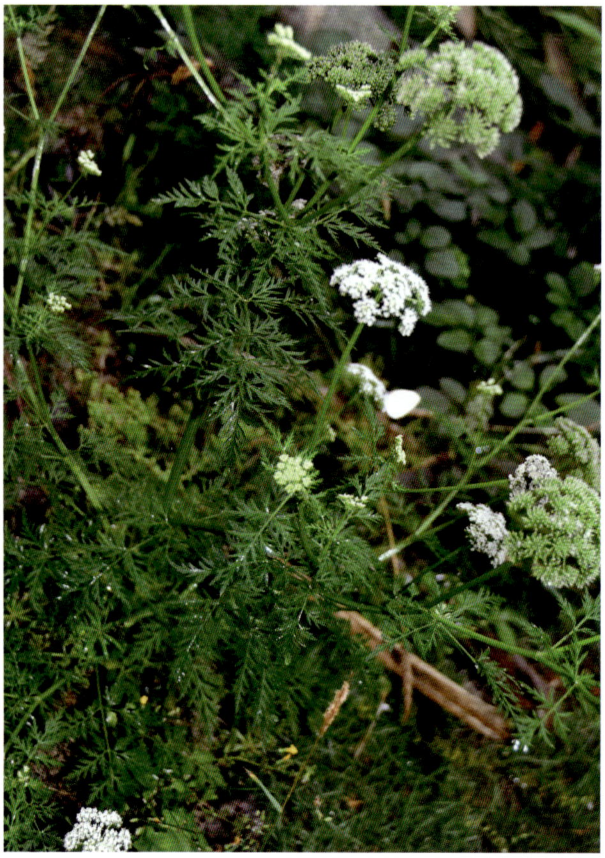

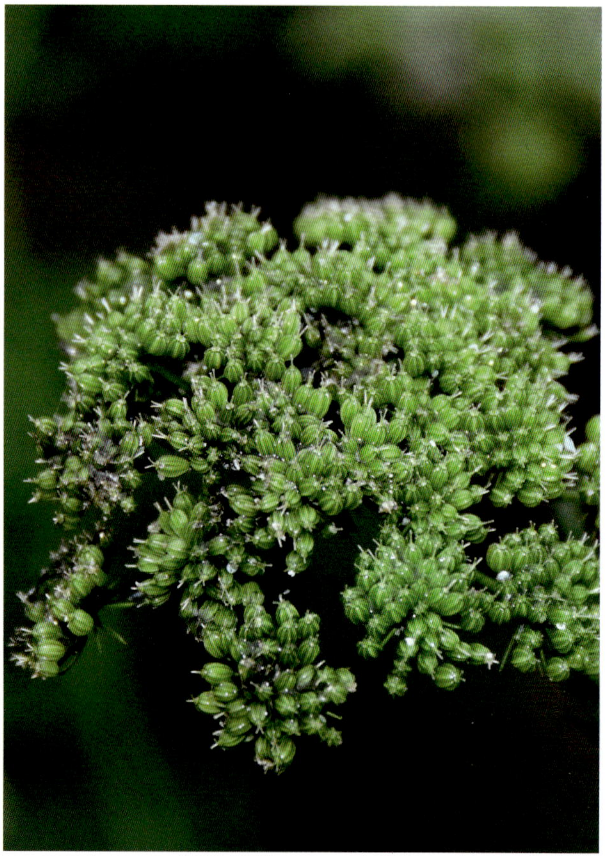

植物名称：芫荽 *Coriandrum sativum* Linnaeus

别称：香菜、胡荽

植物形态：一年生或二年生草本，有强烈气味。根纺锤形，细长；茎圆柱形，直立，多分枝。叶一或二回羽状全裂，羽片阔卵形或扇形半裂，长1～2 cm，宽1～1.5 cm，边缘有钝锯齿、缺刻或深裂，上部的茎生叶三回至多回羽状分裂，末回裂片狭线形，顶端钝，全缘。复伞形花序顶生或与叶对生；花序梗长2～8 cm；伞幅3～7个；小伞形花序有花3～9朵；花白色或略带淡紫色；花瓣倒卵形，顶端有内凹的小舌片；花柱幼时直立，果实成熟时向外反卷。果实圆球形，背面主棱及相邻的次棱明显。花期、果期4—11月。

生境及分布：贵州各地均有栽培。

采收加工：果实成熟时采收，洗净，晒干。茎春季割取，洗净，晒干。

功能与主治：果实入药，发表透疹；主治麻疹初起，透发不畅，发热无汗。茎入药，宽中健胃，透疹；主治脘腹胀满，消化不良，麻疹不透。

附注：该种为《贵州省中药材民族药材质量标准》收载品种，是贵州苗族、水族常用药物，资源量大，可大量开发利用。

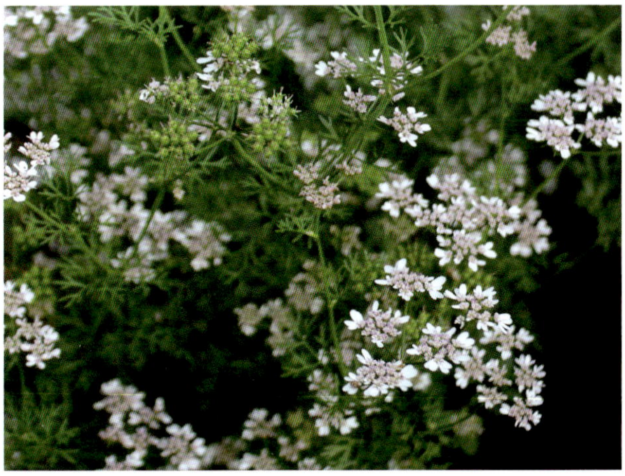

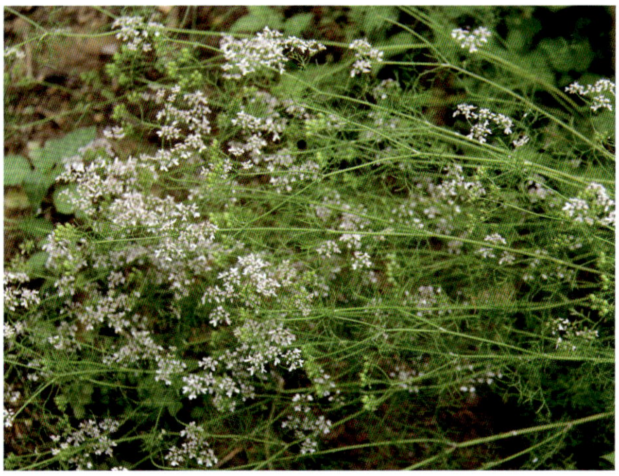

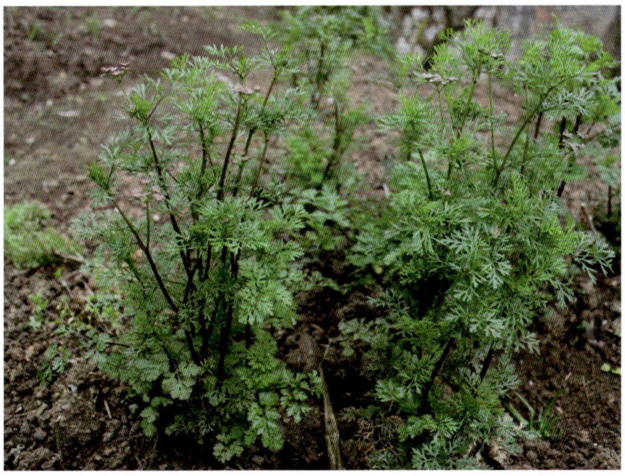

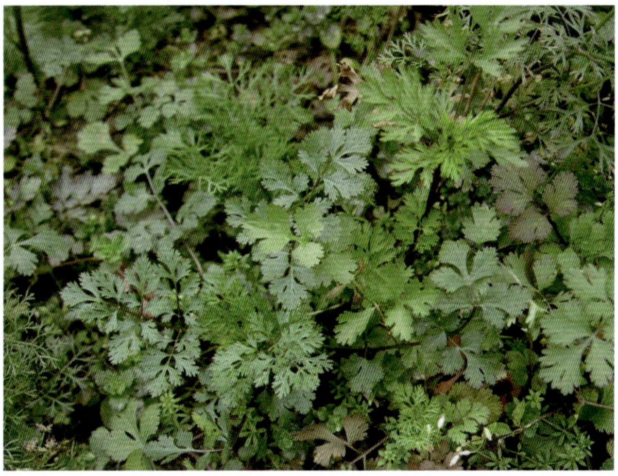

植物名称：鸭儿芹 *Cryptotaenia japonica* Hasskarl

别称：鸭脚板、鸭脚芹

植物形态：多年生草本，高20～100 cm。主根短，侧根多数，细长；茎直立，光滑，有分枝。基生叶或上部叶有柄，叶鞘边缘膜质；叶三角形至阔卵形，长2～14 cm，宽3～17 cm，通常有3枚小叶；中间小叶呈菱状倒卵形或心形，顶端短尖，基部楔形，两侧小叶斜倒卵形至长卵形，近无柄。复伞形花序呈圆锥状；花序梗不等长；苞片1枚，线形或钻形；小伞形花序有花2～4朵；花瓣白色，倒卵形，顶端有内折的小舌片。分生果线状长圆形；每棱槽内有油管1～3个，合生面有油管4个。花期4—5月，果期6—10月。

生境及分布：生于山地、山沟或林下较湿地区。贵州大部分地区有分布。

采收加工：茎叶、根夏季、秋季采收，鲜用或晒干。果实7—10月采收，除去杂质，洗净，晒干。

功能与主治：茎叶入药，祛风止咳，利湿解毒，化瘀止痛；主治感冒咳嗽，月经不调，皮肤瘙痒，跌打损伤。根入药，发表散寒，止咳化痰；主治风寒感冒，跌打损伤。果实入药，消积顺气；主治食积腹胀，尿闭，无名肿毒。

附注：该种分布区域广，资源量大，可大量开发利用。

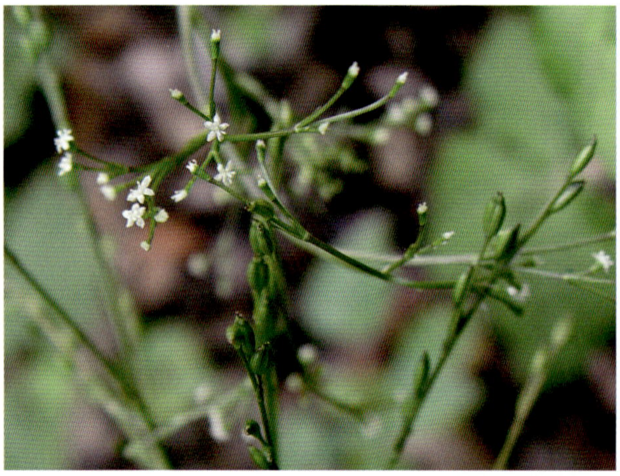
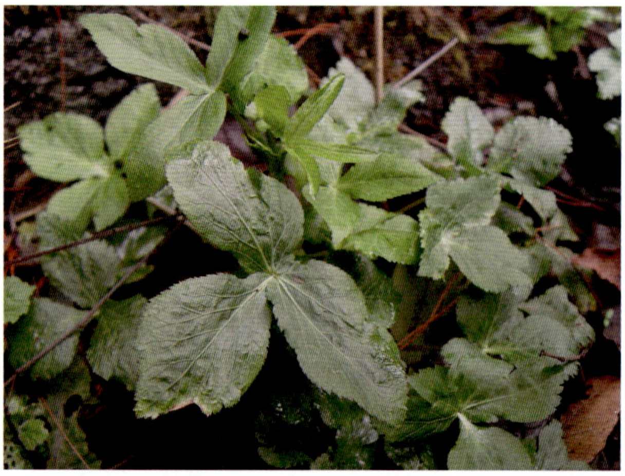
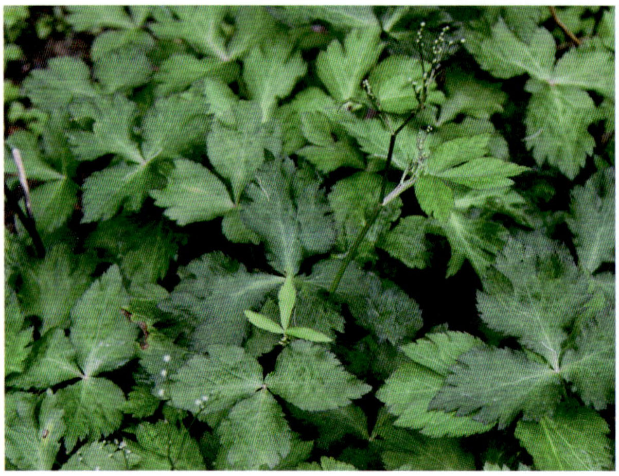
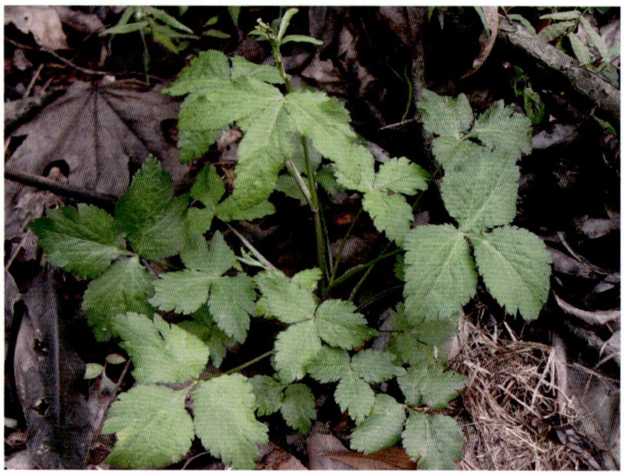

植物名称：野胡萝卜 *Daucus carota* Linnaeus

别称：南鹤风、窃衣子、鹤虱草

植物形态：二年生草本，高15～120 cm。茎单生，全株被白色粗硬毛。基生叶薄膜质，长圆形，二至三回羽状全裂，末回裂片线形或披针形，长2～15 mm，宽0.5～4 mm，顶端尖锐，光滑或有糙硬毛；茎生叶近无柄，有叶鞘，末回裂片小或细长。复伞形花序；花序梗长10～55 cm，有糙硬毛；总苞有多数苞片，呈叶状，羽状分裂；伞幅多数，长2～7.5 cm，结果时外缘的伞幅向内弯曲；花通常白色，有时带淡红色；花梗不等长。果实圆卵形；棱上有白色的刺毛。花期5—7月。

生境及分布：生于海拔700～1300 m的山坡路旁、旷野或田间。分布于贵州各地。

采收加工：夏季果实成熟时采收，除去杂质，晒干。

功能与主治：果实入药，杀虫消积。主治蛔虫病，蛲虫病，绦虫病，小儿疳积。

附注：该种为《中华人民共和国药典》收载品种，分布区域广，产藏量较大，可加以开发利用，但有小毒，须慎用。

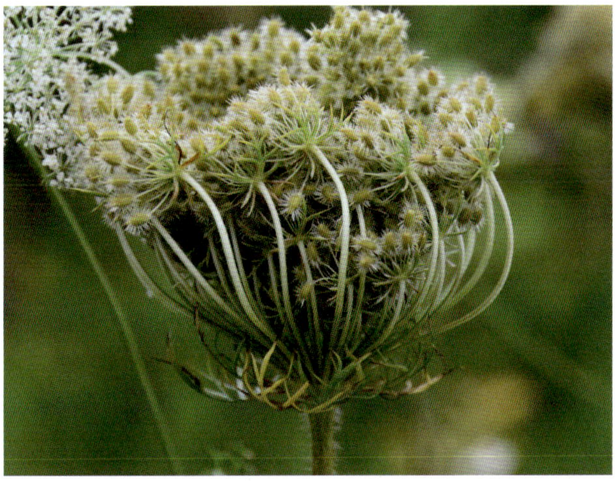

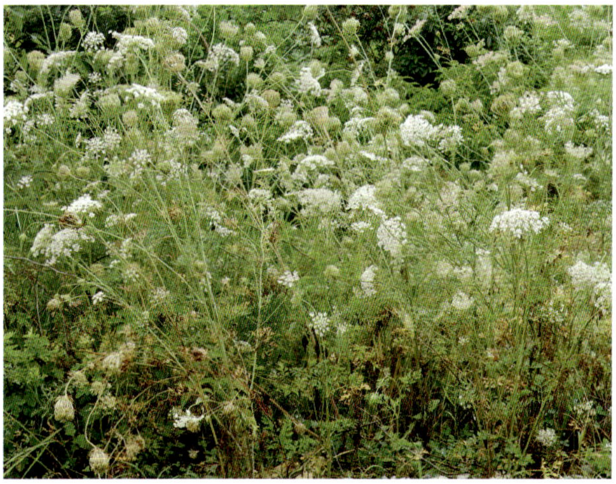

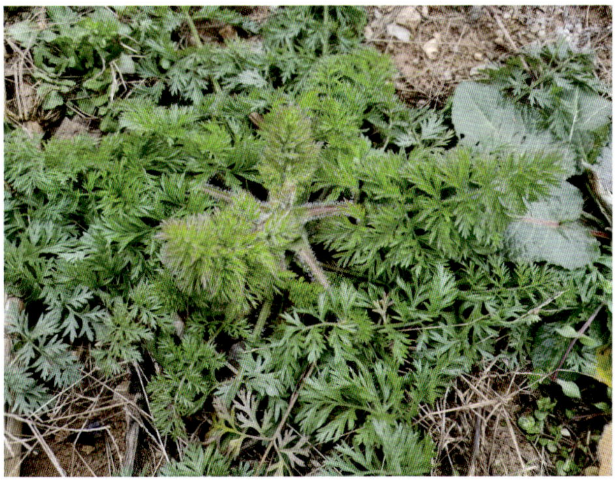

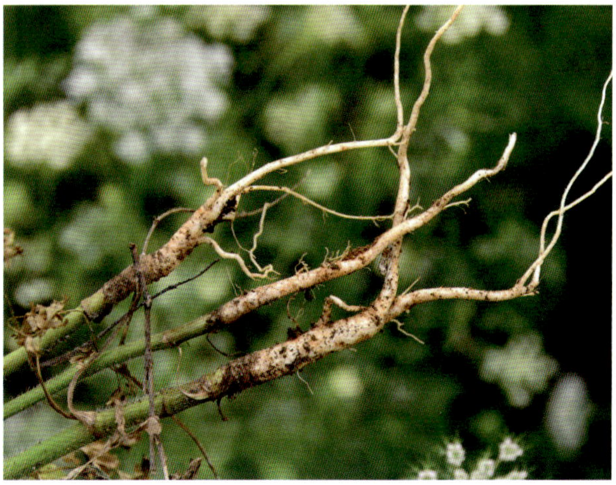

植物名称：胡萝卜 *Daucus carota* Linnaeus var. *sativa* Hoffmann

别称：红萝卜

植物形态：该种与野胡萝卜*Daucus carota* Linnaeus的区别在于根肉质，长圆锥形，粗肥，呈红色或黄色。

生境及分布：贵州各地均有栽培。

采收加工：根冬季采挖，除去茎叶、须根，洗净。果实夏季成熟时采收，除净杂质，晒干。

功能与主治：根入药，健脾和中，养肝明目，化痰止咳，清热解毒；主治脾虚食少，视物昏花，咳喘，咽喉肿痛。果实入药，燥湿散寒，利水杀虫；主治久痢，久泻，虫积，水肿，宫冷腹痛。

附注：该种分布区域广，产藏量大，可大量开发利用。

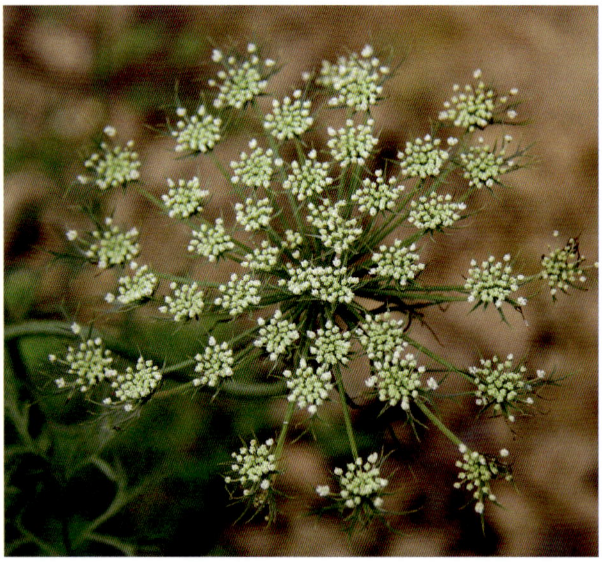
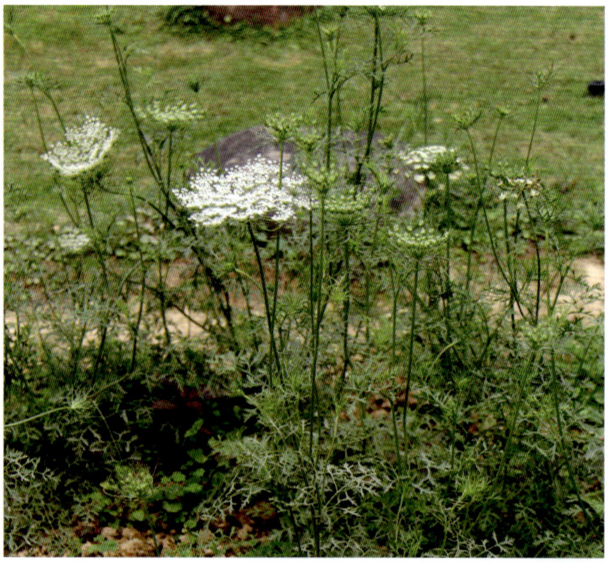
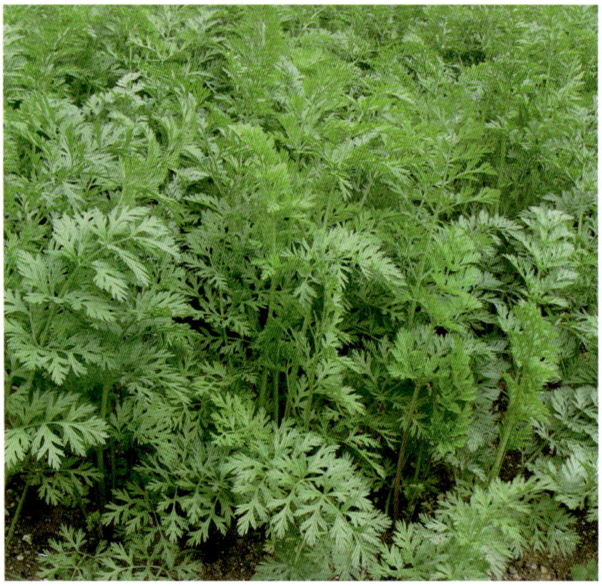
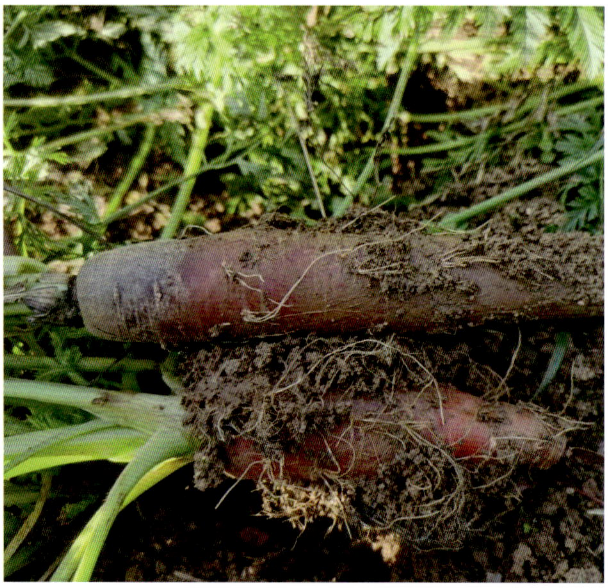

植物名称：马蹄芹 *Dickinsia hydrocotyloides* Franchet

别称：大苞芹

植物形态：一年生草本。根状茎短，须根细长；茎直立，无节，光滑。基生叶圆形或肾形，长2～5 cm，宽5～11 cm，顶端稍凹入，基部深心形，边缘有圆锯齿，齿的顶端常微凹。苞片2枚，着生于茎的顶端，叶状，对生，长2～3 cm，宽5～6 cm，无柄；花序梗3～6个，生于两叶状苞片之间，不等长，通常两侧的较短，中间的与苞片近等长或稍超出；伞形花序有花9～40朵；花梗幼时软弱，果实成熟时粗壮；花瓣白色或草绿色，卵形。果实背腹扁压，近四棱形；背面有主棱5条；边缘扩展呈翅状。

生境及分布：生于海拔1400 m左右的山脚路旁潮湿处。分布于印江、绥阳、道真，以及贵阳等地。

采收加工：夏季、秋季采收，洗净，鲜用或晒干。

功能与主治：全草入药，祛风清热，燥湿止痒。主治感冒，头痛，麻疹，斑疹，风疹，湿疹，皮肤瘙痒。

附注：该种分布区域狭窄，资源量较小，应加以保护。

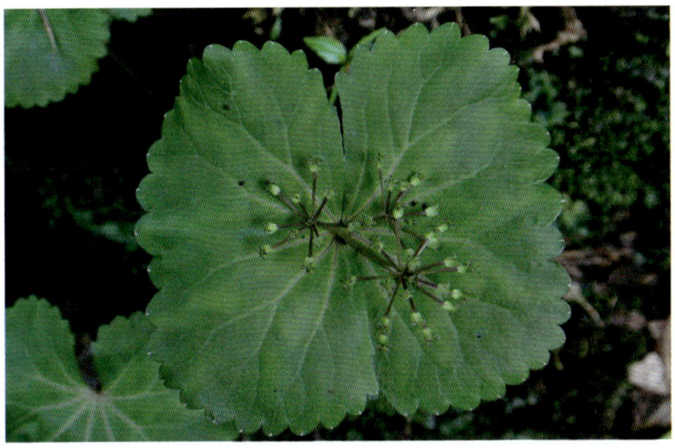

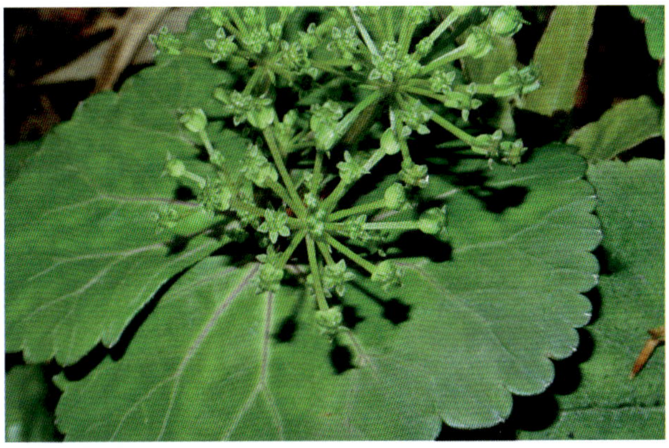

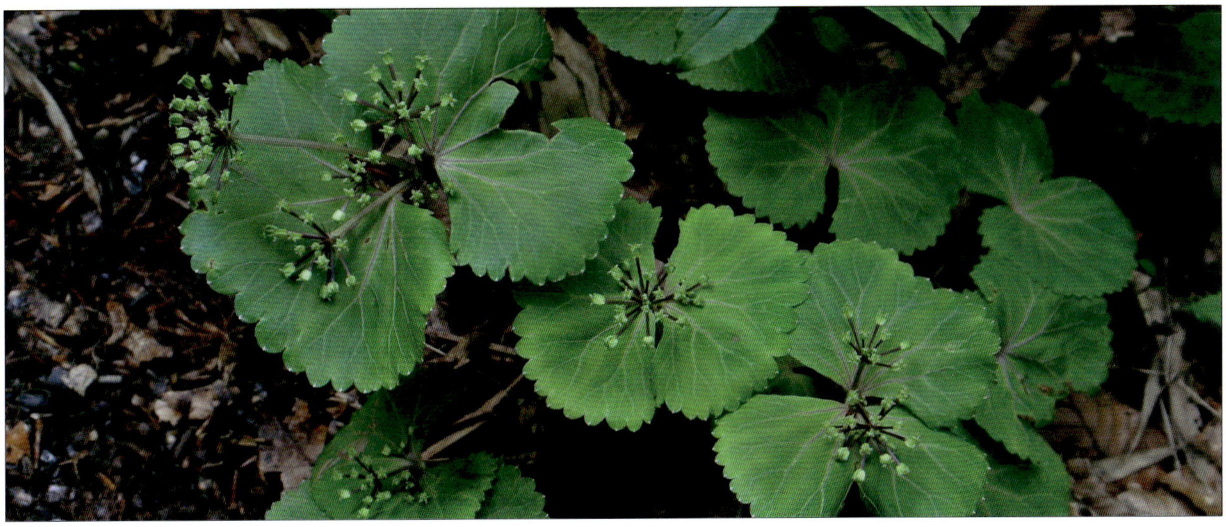

植物名称：刺芹 *Eryngium foetidum* Linnaeus

别称：刺芫荽

植物形态：二年生或多年生草本，高11～40 cm或更高。主根纺锤形；茎绿色直立。基生叶披针形或倒披针形，不分裂，革质，长5～25 cm，宽1.2～4 cm，顶端钝，基部渐窄，有膜质叶鞘；茎生叶着生在每一个叉状分枝的基部，对生，无柄，边缘有深锯齿，齿尖刺状。头状花序生于茎的分叉处及上部枝条的短枝上，呈圆柱形，无花序梗；苞片4～7枚，叶状；花瓣倒披针形至倒卵形，顶端内折，白色、淡黄色或草绿色。果实卵圆形或球形，表面有瘤状凸起；果棱不明显。

生境及分布：生于海拔700～1500 m的丘陵山地、林下、路旁或沟边湿处。分布于罗甸、荔波、兴义等地。

采收加工：夏季、秋季采收，阴干或鲜用。

功能与主治：全草入药，疏风解热，健胃。主治感冒，麻疹，气管炎，肠炎，腹泻，急性病毒性肝炎，跌打损伤。

附注：该种分布区域狭窄，产藏量较小，应加以保护。

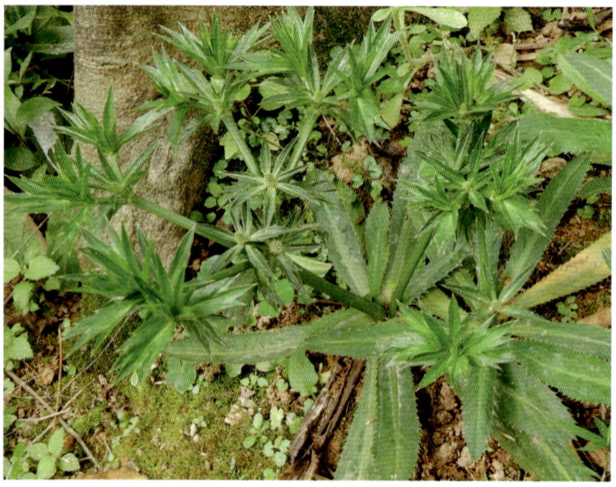
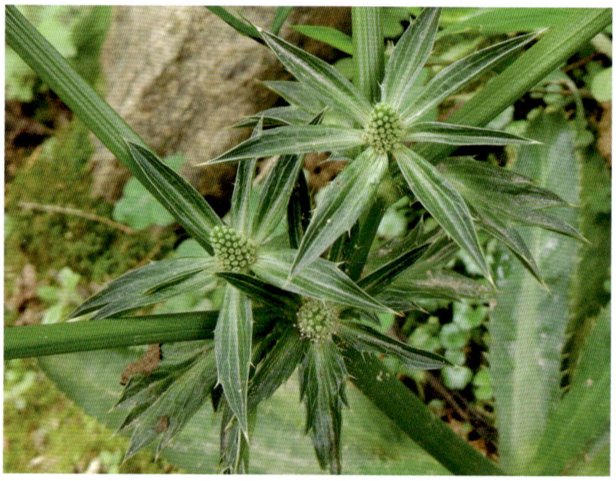
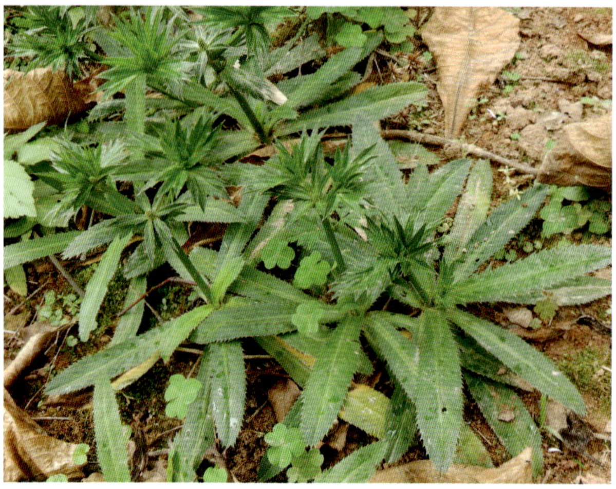
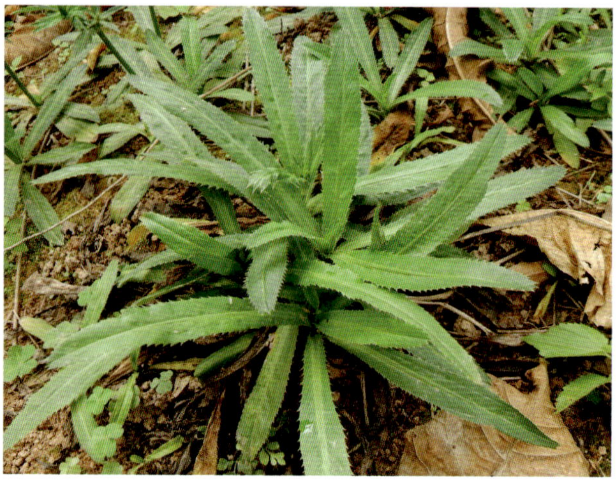

植物名称：茴香 *Foeniculum vulgare* Miller

别称：小茴香、香子

植物形态：草本，高0.4～2 m。茎直立，光滑，灰绿色或苍白色，多分枝。下部的茎生叶叶柄长5～15 cm，中部或上部的叶柄部分或全部呈鞘状，叶鞘边缘膜质；叶阔三角形，长4～30 cm，宽5～40 cm，四至五回羽状全裂，末回裂片线形。复伞形花序顶生与侧生；花序梗长2～25 cm；伞幅6～29个，不等长；小伞形花序有花14～39朵；花瓣黄色，倒卵形或近倒卵圆形，先端有内折的小舌片，中脉1条；花柱圆锥形，极短，向外叉开或贴伏在花柱基上。果实长圆形，有主棱5条，尖锐。花期5—6月，果期7—9月。

生境及分布：贵州各地均有栽培。

采收加工：果实成熟时采收，晒干。根7月采挖，洗净，晒干。

功能与主治：果实入药，温肾暖肝，行气止痛，和胃；主治寒疝，腹痛，睾丸偏坠，食少吐泻，肾虚腰痛，痛经。根入药，温肾和中，行气止痛；主治寒疝，胃寒呕逆，腹痛，风湿关节痛。

附注：该种为《中华人民共和国药典》收载品种，是贵州苗族、仡佬族、布依族常用药物，分布区域广，产藏量大，可大量开发利用。

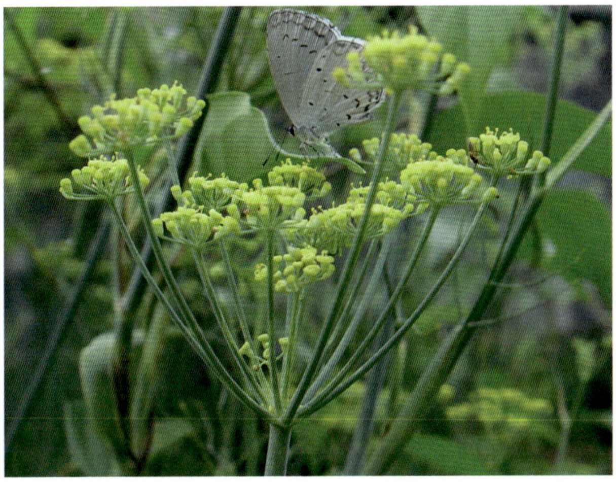
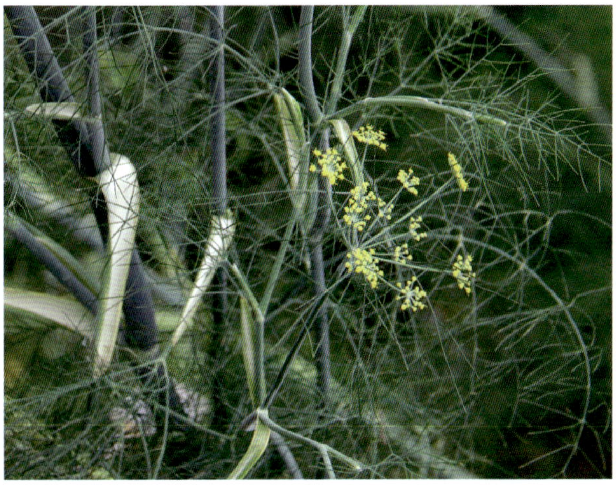
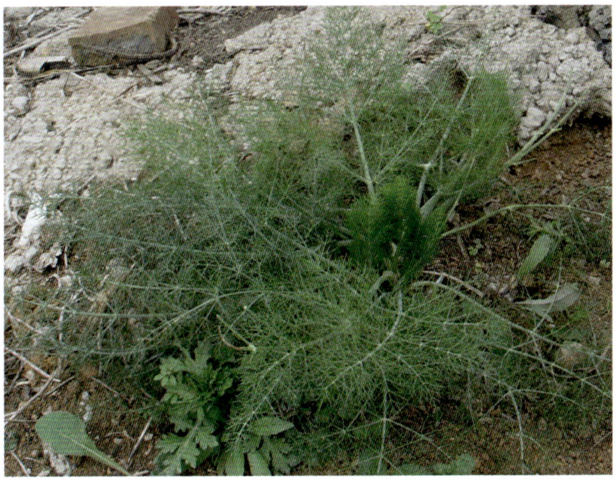
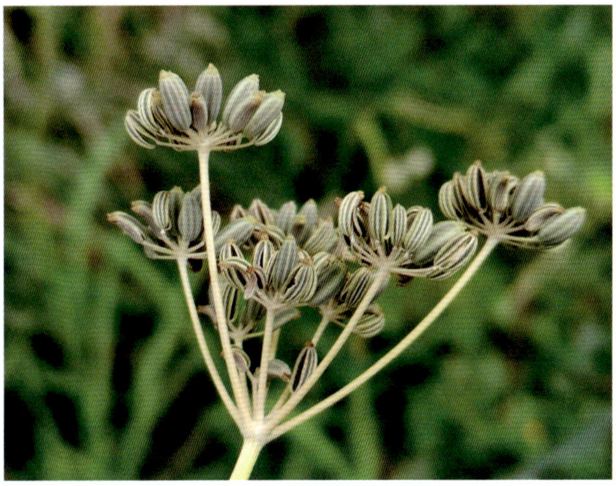

植物名称：短毛独活 *Heracleum moellendorffii* Hance

别称：牛尾独活

植物形态：多年生草本，高1～2 m。根圆锥形，粗大，多分枝，灰棕色；茎直立，有棱槽，上部开展分枝。叶阔卵形，薄膜质，三出式分裂，裂片阔卵形、圆形、心形，长10～20 cm，宽7～18 cm，裂片边缘具粗大的锯齿，尖锐至长尖；小叶叶柄长3～8 cm；茎上部叶有显著开展的叶鞘。复伞形花序顶生和侧生；花序梗长4～15 cm；苞片少数，线状披针形；伞幅12～30个，不等长；花梗细长；花瓣白色，二型。分生果圆状倒卵形，顶端凹陷，背部扁平。花期7月，果期8—10月。

生境及分布：生于山地灌丛中或林缘。分布于贵定、兴义，以及安顺、贵阳等地。

采收加工：秋季采挖，洗净，切片晒干。

功能与主治：根入药，祛风散寒，燥湿止痛。主治感冒，头痛，牙痛，风寒湿痹，腰膝疼痛，鹤膝风。

附注：该种为《贵州省中药材民族药材质量标准》收载品种，分布区域狭窄，野生资源量小，应加以保护。

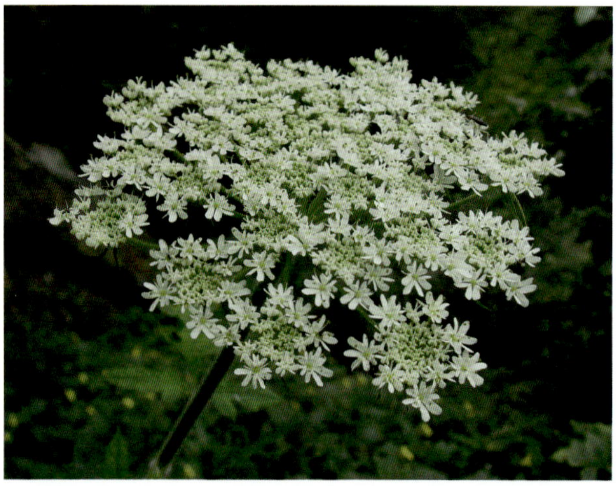

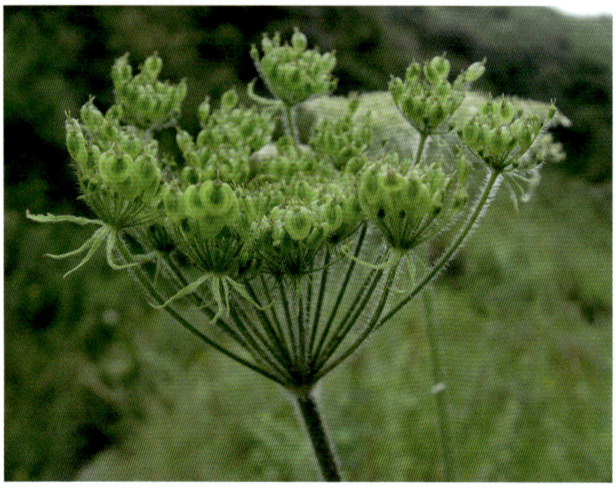

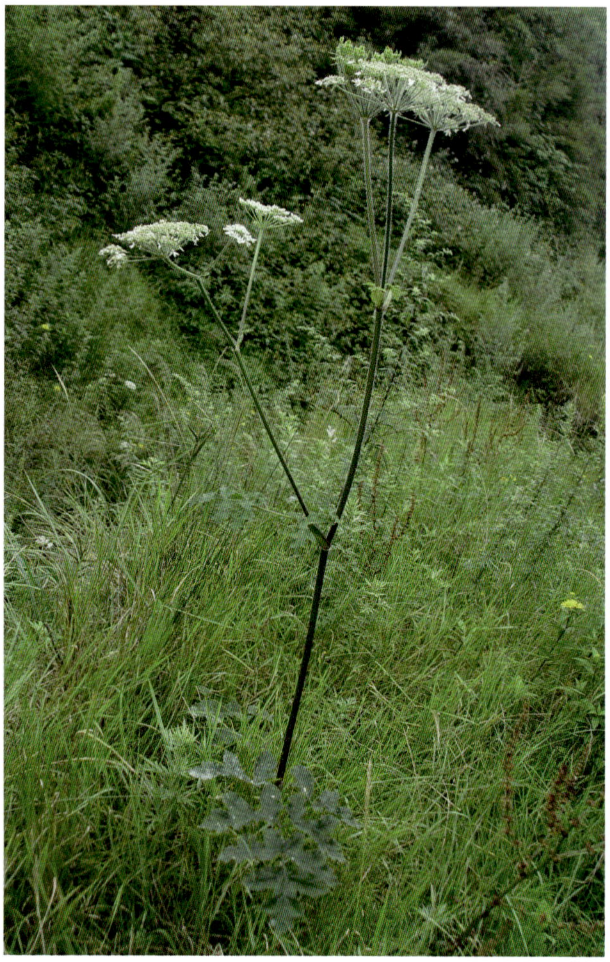

植物名称：红马蹄草 *Hydrocotyle nepalensis* Hooker

别称：大地星宿、大马蹄草

植物形态：多年生草本，高5～45 cm。茎匍匐。叶膜质至硬膜质，圆形或肾形，长2～5 cm，宽3.5～9 cm，边缘通常5～7浅裂，裂片有钝锯齿，基部心形，疏生短硬毛，上面密被柔毛，下面无毛或有毛。伞形花序数个簇生于茎端叶腋；花序梗比叶柄短，有柔毛；小伞形花序有花20～60朵；花瓣卵形，白色或乳白色，有时有紫红色斑点。果实长1～1.2 mm，宽1.5～1.8 mm，基部心形，光滑或有紫色斑点，成熟后常呈黄褐色或紫黑色，中棱和背棱明显。

生境及分布：生于山坡、路旁、阴湿地、水沟或溪边草丛中。分布于梵净山及印江、黄平、榕江、册亨、安龙、罗甸、独山、赤水、兴仁、龙里，以及贵阳等地。

采收加工：夏季、秋季采收，洗净，鲜用或晒干。

功能与主治：全草入药，清热利湿，化瘀止血，解毒。主治感冒，痢疾，痛经，月经不调，跌打损伤。

附注：该种分布区域广，有一定产藏量，可加以开发利用。

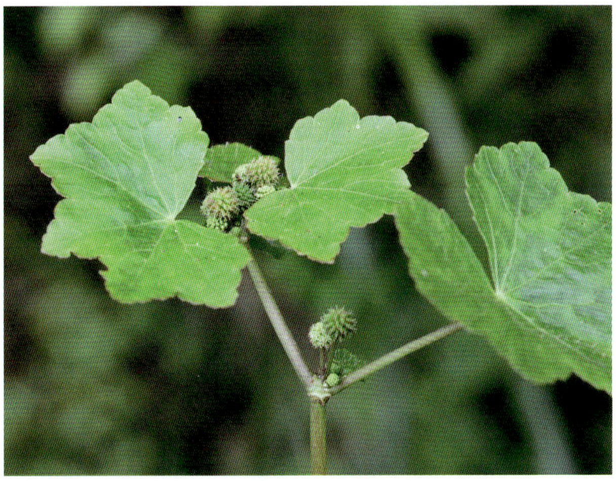
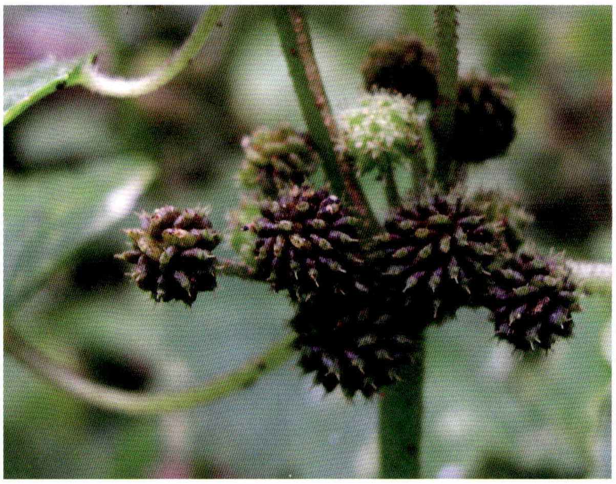
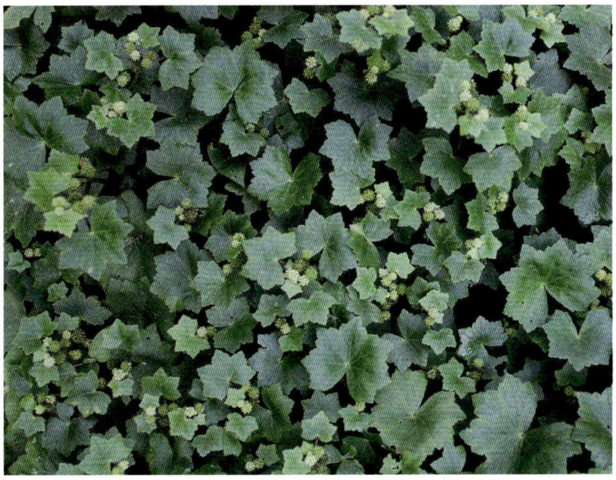
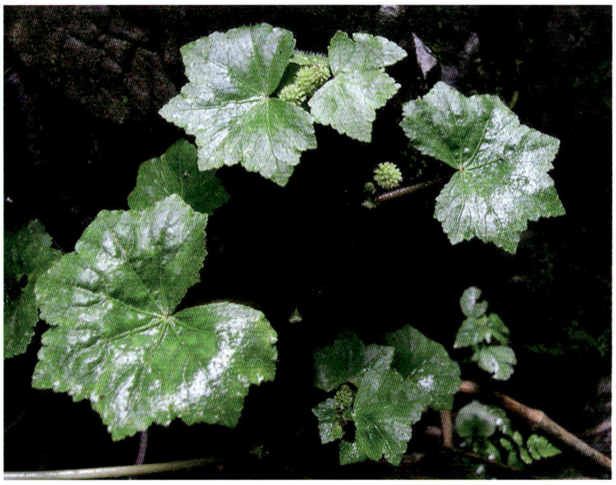

植物名称：天胡荽 *Hydrocotyle sibthorpioides* Lamarck

别称：地星宿、小铜钱草

植物形态：多年生草本，有气味。茎细长而匍匐，平铺成片，节上生根。叶膜质至草质，圆形或肾圆形，长0.5～1.5 cm，宽0.8～2.5 cm，基部心形，不分裂或5～7裂，裂片阔倒卵形，边缘有钝齿，表面光滑，下面脉上疏被粗伏毛，有时两面光滑或密被柔毛。伞形花序与叶对生，单生于节上；花序梗纤细；小伞形花序有花5～18朵；花无柄或有极短的柄；花瓣卵形，绿白色，有腺点。果实略呈心形，幼时表面草黄色，成熟时有紫色斑点；中棱在果实成熟时明显隆起。花期、果期4—9月。

生境及分布：生于湿润的路旁、草地、沟边或林下。分布于贵州各地。

采收加工：夏季、秋季采收，洗净，鲜用或晒干。

功能与主治：全草入药，清热利湿，解毒消肿。主治黄疸，痢疾，水肿，喉肿，疮痈肿毒，带状疱疹，跌打损伤。

附注：该种为《贵州省中药材民族药材质量标准》收载品种，是贵州苗族、仡佬族、侗族、布依族常用药物，产藏量大，可加以开发利用。

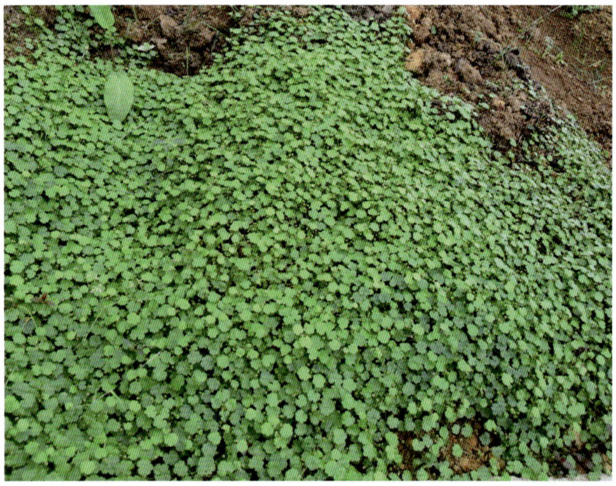

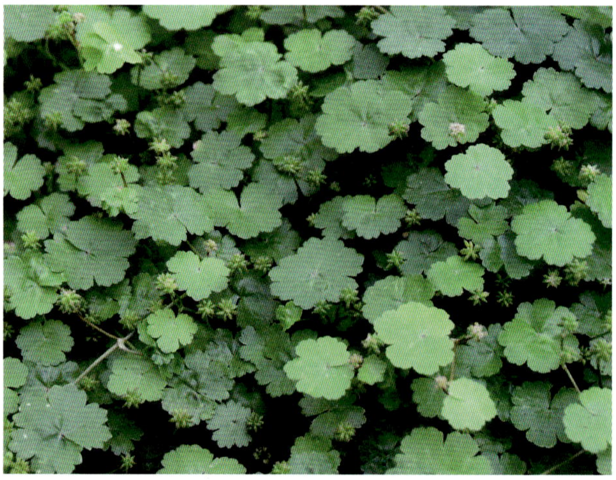

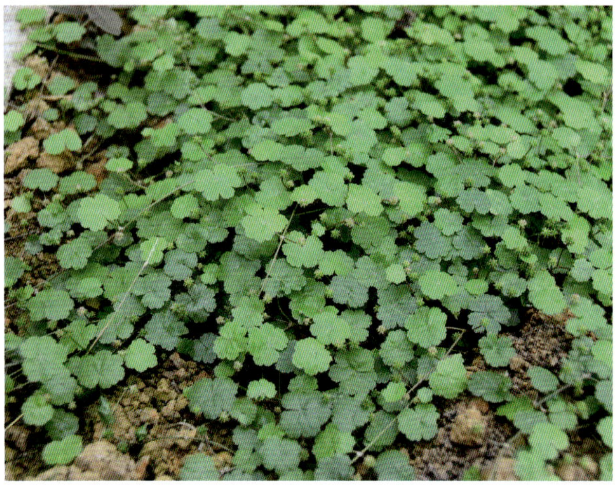

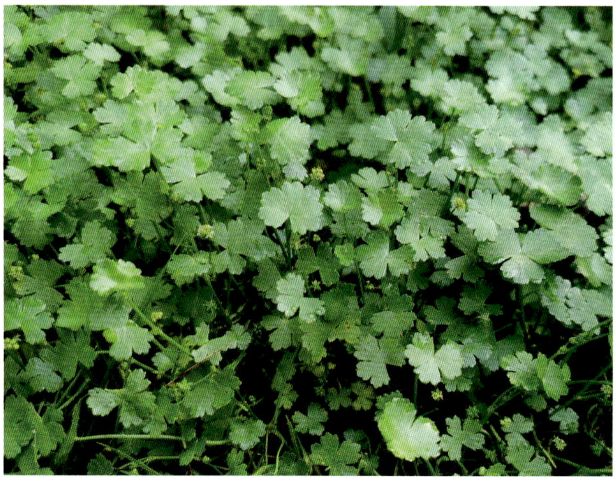

植物名称：肾叶天胡荽 ***Hydrocotyle wilfordii*** **Maximowicz**

别称：鱼藤草、大样雷公根

植物形态：多年生草本。茎直立或匍匐，高15～45 cm，有分枝，节上生根。叶膜质至草质，圆形或肾圆形，长1.5～3.5 cm，宽2～7 cm，边缘不明显7裂，裂片通常有3枚钝圆齿，基部心形或弯缺处开展呈锐角，两面光滑或在背面脉上被极疏的短刺毛；叶柄上部被柔毛，下部光滑或有疏毛。花序梗纤细，单生于枝条上部，与叶对生；小伞形花序有多数花；花无柄或有极短的柄；花瓣卵形，白色至淡黄色。果实基部心形，幼时草绿色，成熟时紫褐色或黄褐色，有紫色斑点；中棱明显隆起。

生境及分布：生于湿润的路旁、草地、沟边或林下。分布于大方等地。

采收加工：夏季、秋季采收，洗净，鲜用或晒干。

功能与主治：全草入药，清热利湿，解毒。主治痢疾，黄疸，小便淋痛，疮肿，鼻炎，耳痛，口疮。

附注：该种分布区域狭窄，野生资源量小，应加以保护。

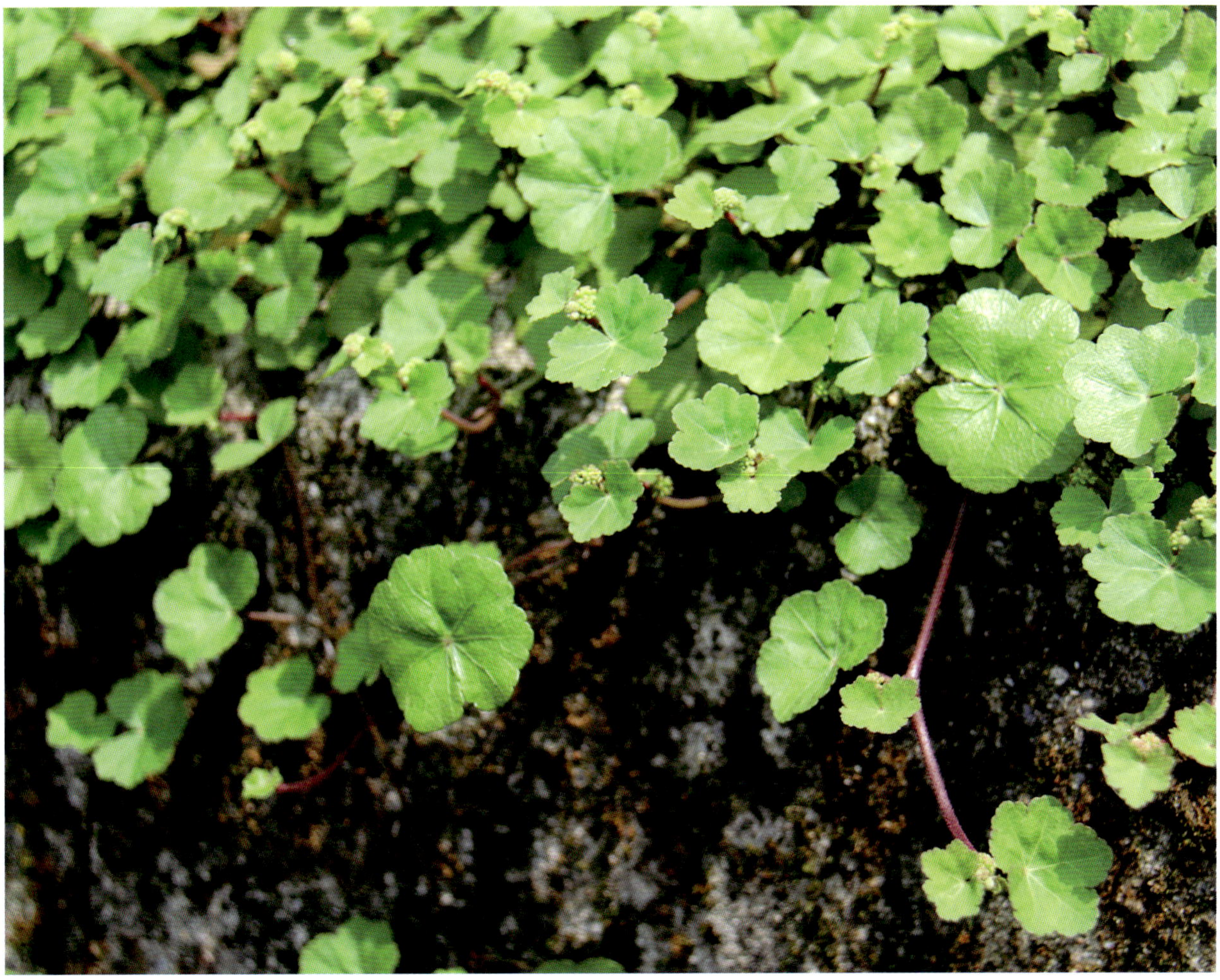

植物名称：尖叶藁本 *Ligusticum acuminatum* Franchet

别称：水藁本、藁本菜

植物形态：多年生草本。茎圆柱形，中空。叶纸质，宽三角状卵形，长约15 cm，宽约17 cm，三回羽状全裂，一回羽片三角状卵形，长8 ~ 10 cm，宽6 ~ 7 cm；二回羽片长圆状披针形；末回羽片近卵形，基部楔形。复伞形花序具长梗，顶端密被糙毛；小伞形花序顶生，直径约4 cm；苞片6枚，线形，常早落；伞幅12 ~ 23个，排列紧密；小苞片6 ~ 10枚，线形。分生果卵形；背棱突起或呈翅状，侧棱扩大成翅。花期7—8月，果期9—10月。

生境及分布：生于海拔1500 ~ 3500 m的林下、草地及石崖上。分布于都匀等地。

采收加工：秋季挖取，洗净，晒干或烘干。

功能与主治：根、根状茎入药，发散风寒，祛湿止痛。主治风寒感冒，头痛，风寒湿痹，腹痛，疝气。

附注：该种分布区域狭窄，产藏量小，应加以保护。

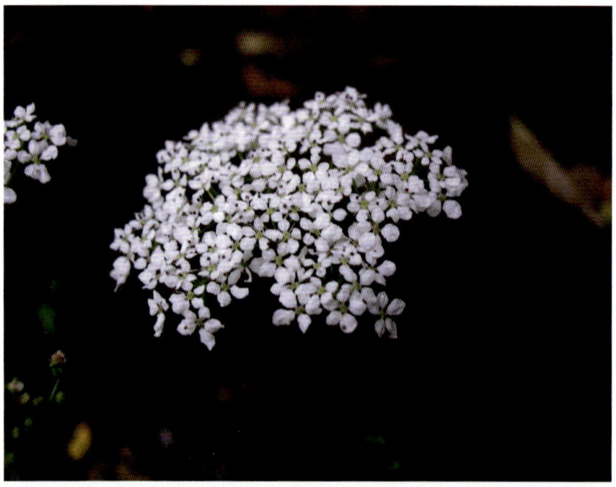
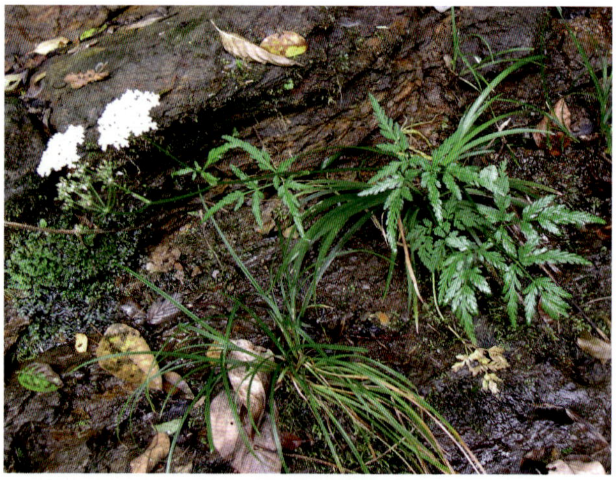
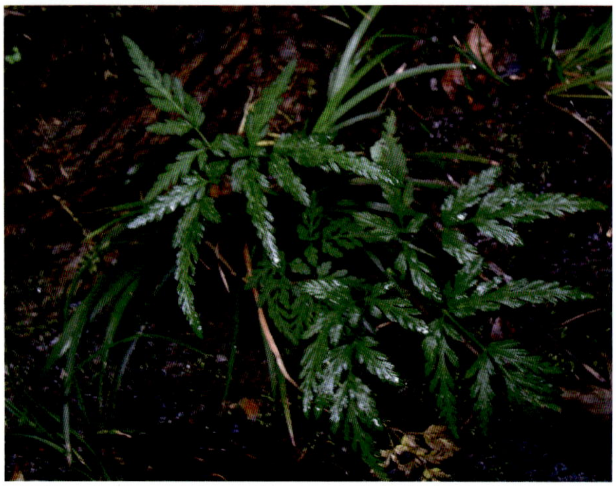
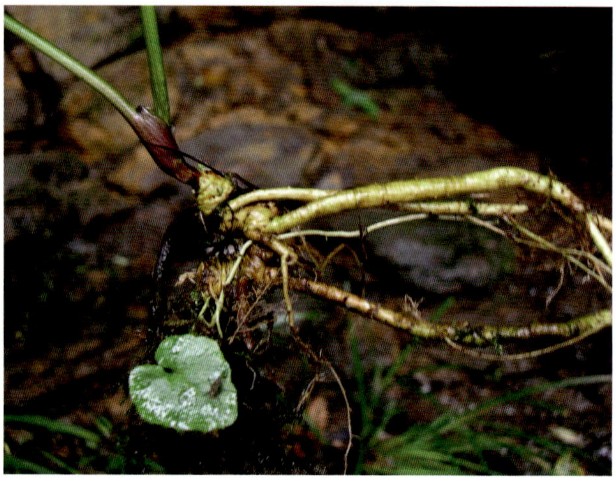

植物名称：短片藁本 *Ligusticum brachylobum* Franchet

别称：川防风

植物形态：多年生草本，高1 m左右。全株具微毛；根分叉，根状茎密被粗硬的纤维状残留叶鞘；茎直立，多分枝，圆柱形。基生叶具柄，基部扩大成叶鞘，三角状卵形，长10～20 cm，宽8～18 cm，三至四回羽状全裂，末回裂片线形；茎生叶向上渐小，常无柄。复伞形花序顶生或侧生；总苞片2～4枚，叶状，多糙毛；伞幅(15～)24～33个，粗糙，常向外反卷；萼齿5枚，极明显，近钻形；花瓣白色，心形。分生果长圆形；背棱明显突起，侧棱扩成宽约1 mm的翅，背棱槽内有油管2～3个，侧棱槽内有油管3个，合生面有油管4个。

生境及分布：生于海拔1500～1900 m的山坡草丛中。分布于梵净山及印江、大方、安龙等地。

采收加工：夏季、秋季采挖，洗净，晒干。

功能与主治：根入药，解表镇痛，祛风燥湿。主治外感表证，头痛昏眩，关节疼痛，四肢拘挛，目赤，疮疡，破伤风。

附注：该种分布区域狭窄，产藏量较小，应加以保护。

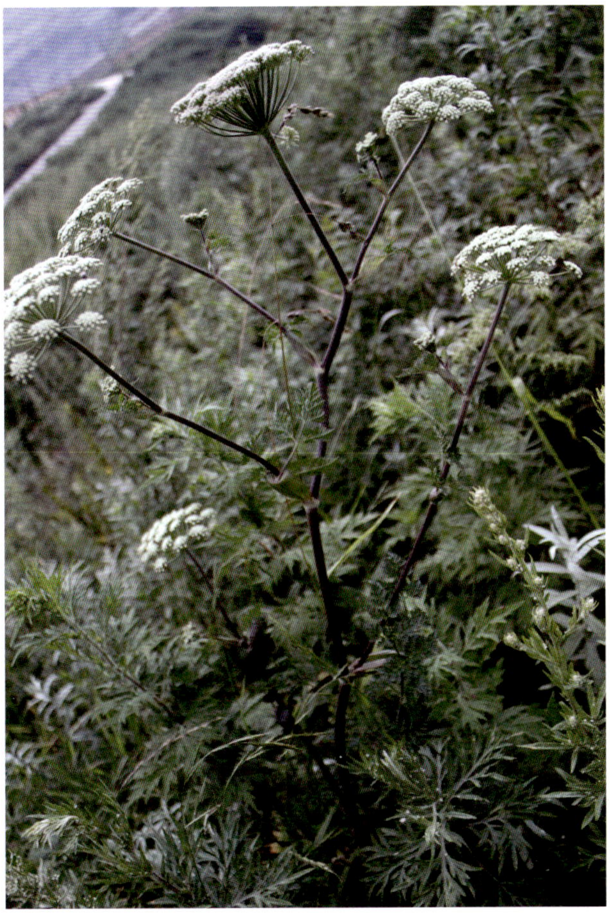

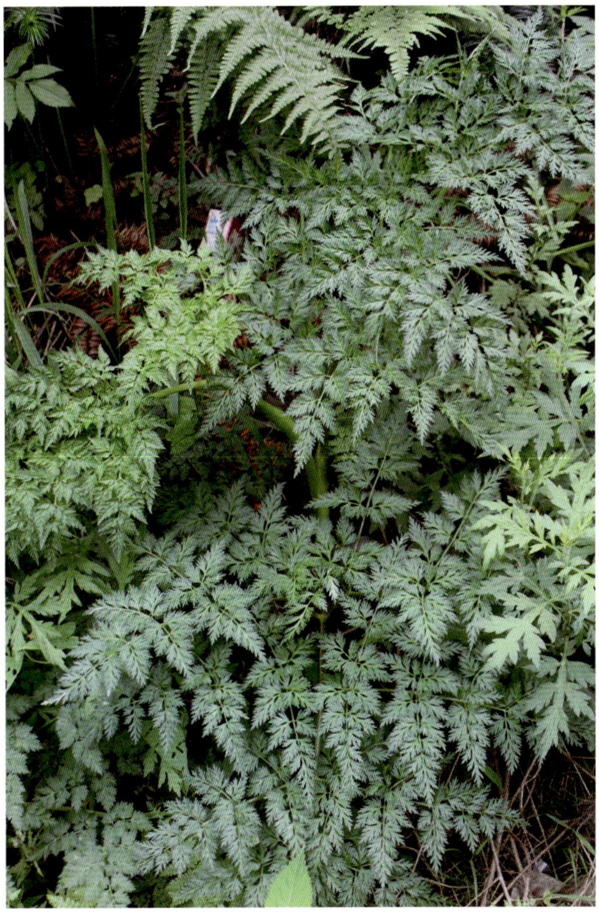

植物名称：藁本 *Ligusticum sinense* Oliver

别称：大叶川芎、西芎

植物形态：多年生草本，高约1 m。根状茎发达，具膨大的结节；地上茎直立，圆柱形，中空。基生叶具长柄，宽三角形，长10～15 cm，宽15～18 cm，二回三出式羽状全裂，一回羽片长圆状卵形，下部羽片具柄，基部略扩大，小羽片卵形，边缘齿状浅裂；茎中部叶较大；茎上部叶简化。复伞形花序顶生或侧生，结果时直径6～8 cm；苞片6～10枚，线形；伞幅14～30个，四棱形，粗糙；花白色；花梗粗糙。分生果幼嫩时宽卵形，成熟时长圆状卵形；背棱槽内有油管1～3个，侧棱槽内有油管3个，合生面有油管4～6个。

生境及分布：生于山地草丛中或潮湿地，或栽培。分布于松桃、惠水，以及贵阳等地。

采收加工：9—10月倒苗后采挖，晒干或烘干。

功能与主治：根状茎、根入药，祛风除湿，散寒止痛。主治风寒头痛，风湿痹痛，寒湿泄泻。

附注：该种为《中华人民共和国药典》收载品种，是贵州苗族、布依族、仡佬族常用药物，分布区域狭窄，野生资源量小，应加以保护。

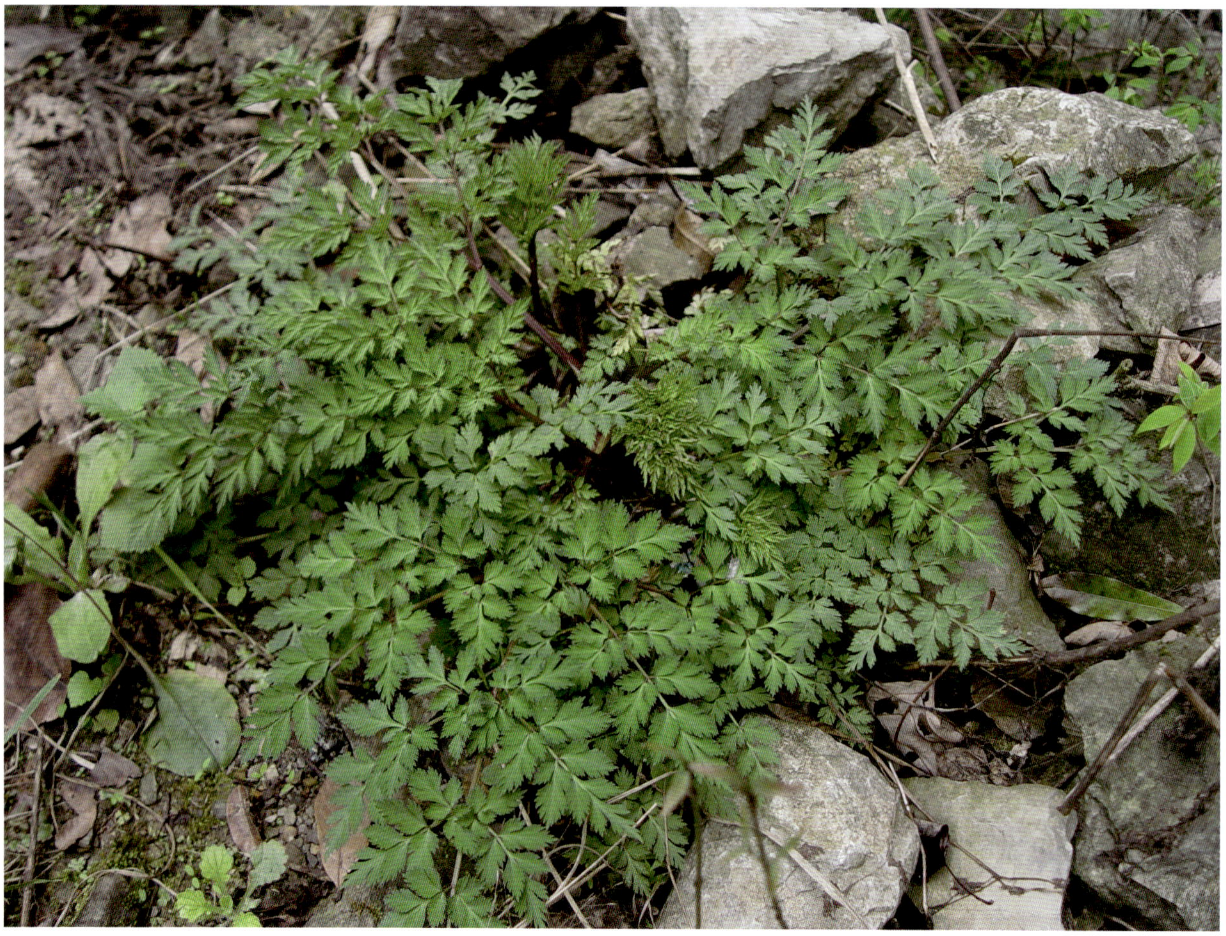

植物名称：川芎 *Ligusticum sinense* 'Chuanxiong' S. H. Qiu et al.

别称：西芎、小叶川芎

植物形态：多年生草本。根状茎发达，形成不规则的结节状拳形团块，具浓烈香气；地上茎直立，圆柱形，下部茎节膨大呈盘状。茎下部叶具柄，柄长3～10 cm，基部扩大成鞘，卵状三角形，长12～15 cm，宽10～15 cm，三至四回三出式羽状全裂，羽片4～5对，卵状披针形，末回裂片线状披针形至长卵形；茎上部叶渐简化。复伞形花序顶生或侧生；苞片3～6枚，线形；伞幅7～24个，内侧粗糙；花瓣白色，倒卵形至心形，先端具内折小尖头。幼果两侧扁平。

生境及分布：松桃、剑河、水城、惠水、湄潭、绥阳、凤冈、正安、开阳、清镇等地有栽培。

采收加工：夏季采挖，除去泥土，晒后炕干。

功能与主治：根状茎入药，活血祛瘀，行气开郁，祛风止痛。主治月经不调，胸胁疼痛，头痛，目眩，风湿痹痛，跌打损伤。

附注：该种为《中华人民共和国药典》收载品种，在贵州有广泛栽培，产藏量较大，可大量开发利用。

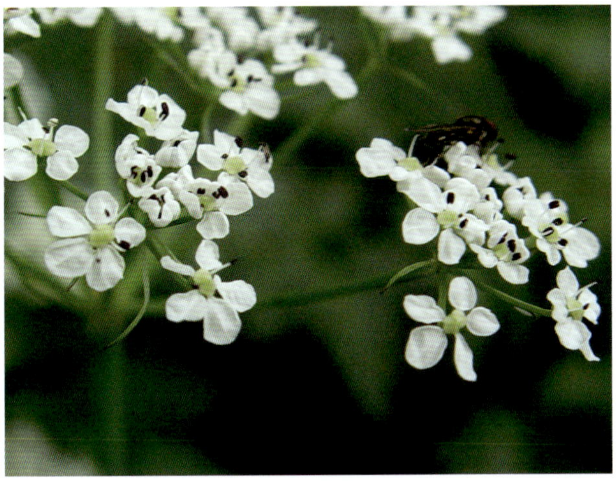
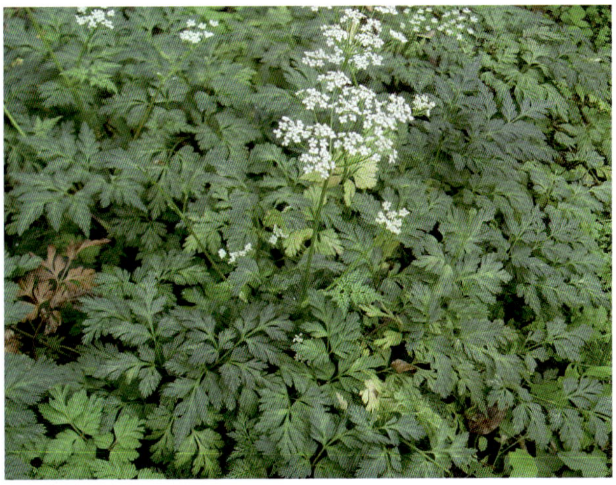
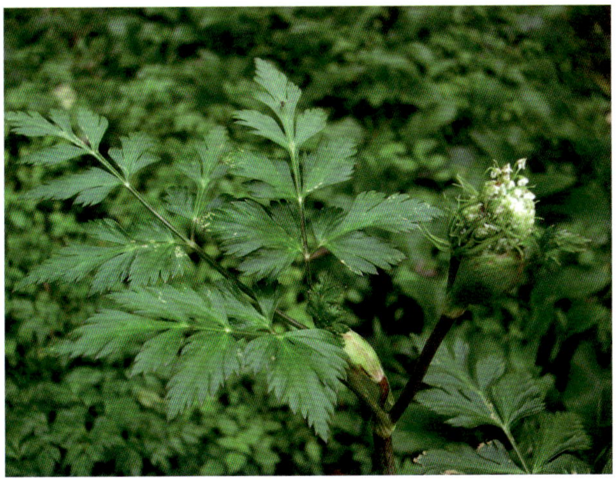
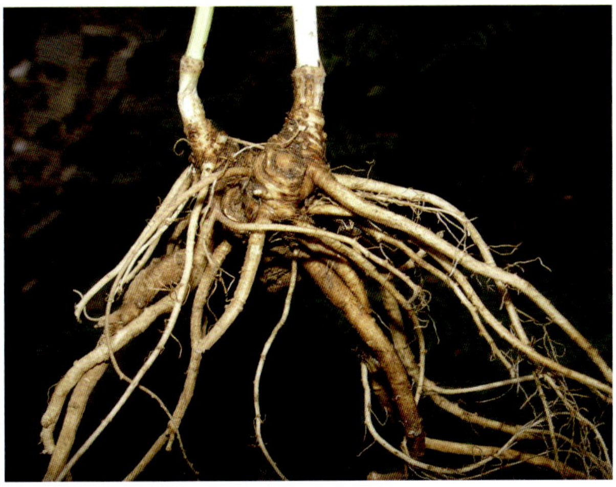

植物名称：白苞芹 *Nothosmyrnium japonicum* Miquel

别称：紫茎芹、土藁本

植物形态：多年生草本，高0.5～1.2 m。主根较短，有较多的须状支根；茎直立，分枝，有纵纹。叶卵状长圆形，长10～20 cm，宽8～15 cm，二回羽状分裂，一回裂片有柄，二回裂片有或无柄，卵形至卵状长圆形，顶端尖锐，边缘有重锯齿，下面有疏柔毛；叶柄基部有鞘。复伞形花序顶生和腋生；花序梗长5～17 cm；苞片3～4枚，披针形或卵形；伞幅7～15个，弧形开展；花白色；花梗线形。果实球形，基部略呈心形，顶端渐窄狭；果棱线形；油管多数。

生境及分布：生于海拔650～1500 m的山坡林下阴湿处或杂木林下。分布于梵净山、雷公山及榕江、安龙，以及贵阳等地。

采收加工：秋季采挖，洗净，晒干。

功能与主治：根入药，祛风散寒，舒筋活血。主治风寒感冒，头痛，风湿痹痛，骨折。

附注：该种分布区域狭窄，野生资源量小，应加以保护。

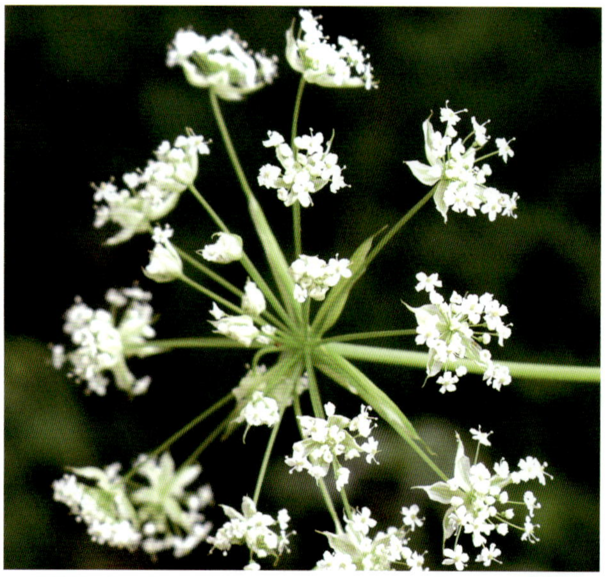

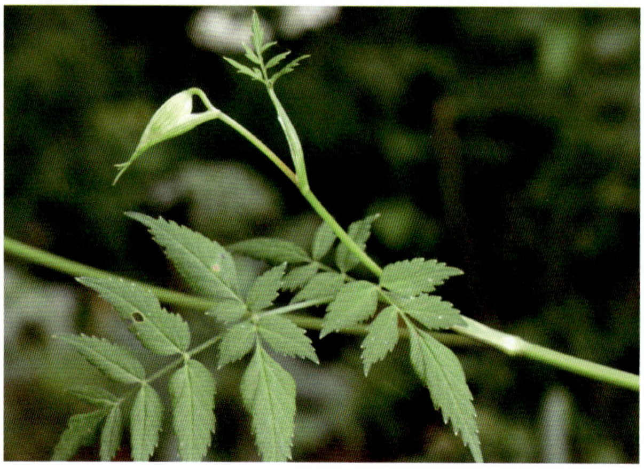

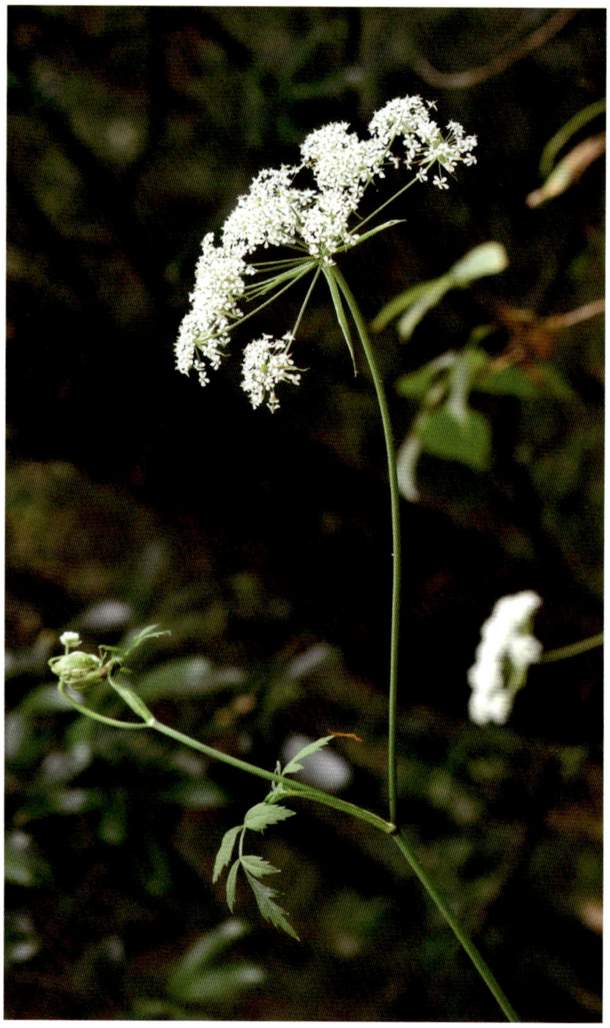

植物名称：水芹 *Oenanthe javanica* (Blume) de Candolle

别称：野芹菜、水芹菜

植物形态：多年生草本，高15～80 cm。茎直立或基部匍匐。基生叶有柄，基部有叶鞘，三角形，一至二回羽状分裂，末回裂片卵形至菱状披针形，长2～5 cm，宽1～2 cm，边缘有牙齿或圆齿状锯齿；茎上部叶无柄，裂片和基生叶的裂片相似，较小。复伞形花序顶生；花序梗长2～16 cm；无总苞；伞幅6～16个，不等长，直立或开展；小伞形花序有花20余朵；花瓣白色，倒卵形，有1枚长而内折的小舌片。果实近四角状椭圆形或筒状长圆形；侧棱较背棱和中棱隆起，木栓质；分生果横剖面近半圆形。

生境及分布：生于海拔300～1700 m的浅水低洼湿地、池沼或水沟中。分布于梵净山、雷公山及德江、松桃、石阡、赫章、赤水、罗甸，以及贵阳、安顺等地。

采收加工：9—10月采收，洗净，鲜用或晒干。

功能与主治：全草入药，清热解毒，利尿，止血。主治感冒，小便不利，血尿，月经过多。

附注：该种是贵州苗族、仡佬族常用药物，分布区域广，产藏量较大，可大量开发利用。

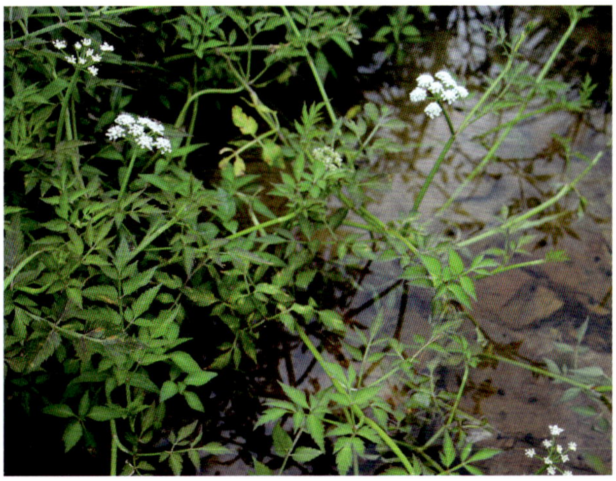
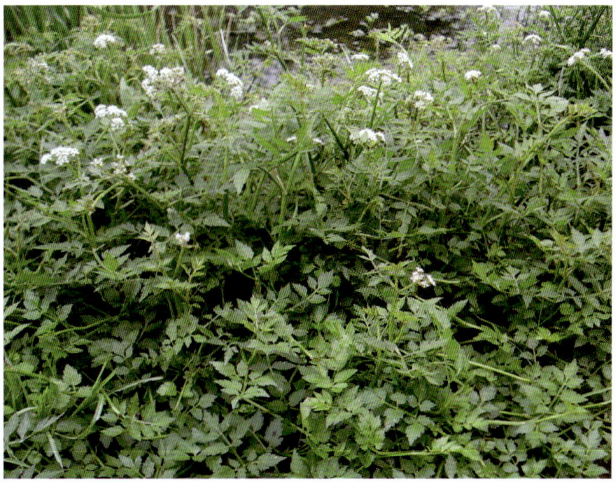
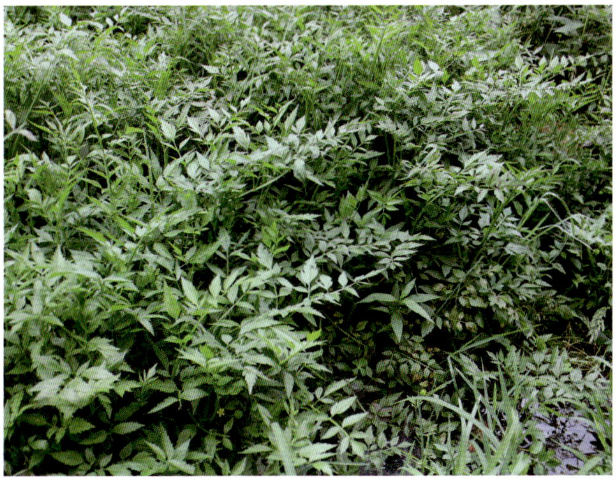
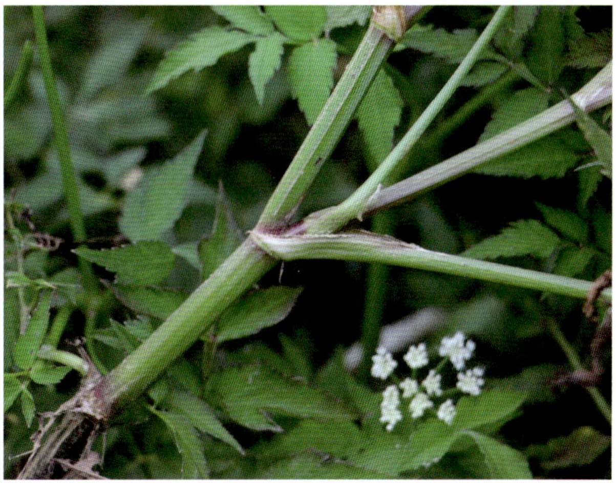

植物名称：卵叶水芹 *Oenanthe javanica* subsp. *rosthornii* (Diels) F. T. Pu

别称：大叶芹

植物形态：多年生草本，高50～70 cm，粗壮。茎下部匍匐，上部直立，有棱，被柔毛。叶广三角形或卵形，长7～15 cm，宽8～12 cm，末回裂片菱状卵形或长圆形，顶端长渐尖，边缘有楔形齿和近突尖。复伞形花序顶生和侧生；花序梗长16～20 cm；无总苞；伞幅10～24个，不等长，直立或开展；小伞形花序有花30余朵；花瓣白色，倒卵形，顶端有1枚内折的小舌片。果实椭圆形或长圆形；侧棱较背棱和中棱隆起，木栓质；分生果横剖面半圆形。

生境及分布：生于海拔1100～1800 m的水边、山谷或潮湿地。分布于印江、普安、独山、绥阳、凯里，以及贵阳等地。

采收加工：夏季、秋季采收，洗净，鲜用或晒干。

功能与主治：全草入药，补气益血，止血，利尿。主治气虚血亏，头晕目眩，水肿，外伤出血。

附注：该种分布区域广，有一定资源量，可加以开发利用。

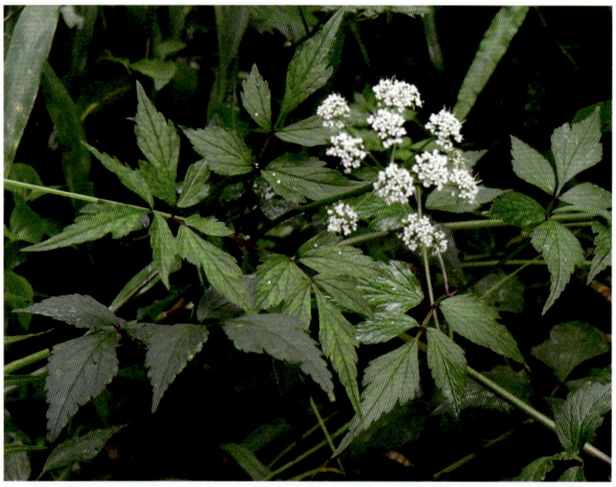

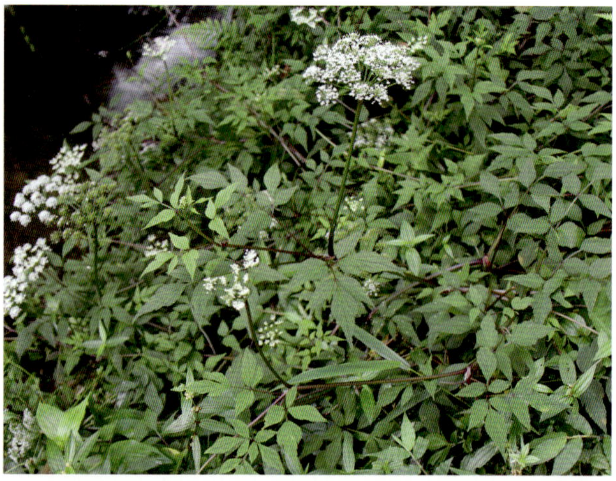

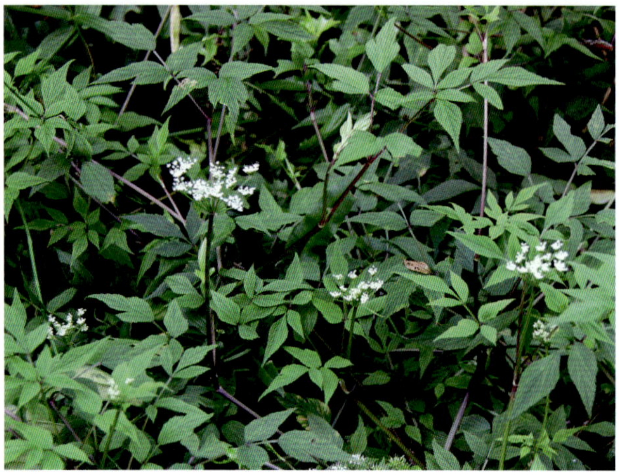

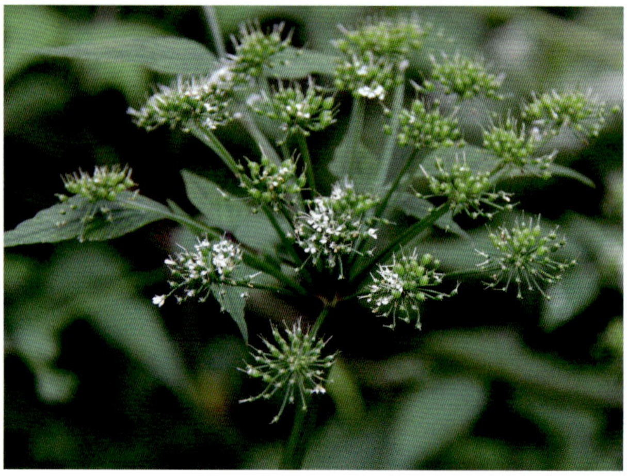

植物名称：线叶水芹 *Oenanthe linearis* Wallich ex de Candolle

别称：细叶水芹、西南水芹、中华水芹

植物形态：多年生草本，高30～60 cm，光滑无毛。茎直立，上部分枝，下部节上生不定根。叶有柄，柄长1～3 cm，基部有叶鞘，边缘薄膜质，阔卵形或长三角形，二回羽状分裂，基部叶末回裂片卵形，长约1 cm，边缘分裂；茎上部叶末回裂片线形，长5～8 cm，宽2.5～3 cm，基部楔形，顶端渐尖，全缘。复伞形花序顶生和腋生；花序梗长2～10 cm；苞片1枚或无，线形，长0.5～0.8 cm；伞幅6～12个，不等长，长0.5～2 cm；小苞片少数，线形，长2～3 mm；小伞形花序有花20余朵；小伞形花序梗长2～5 mm；萼齿披针状卵形；花瓣白色，倒卵形，顶端内折；花柱基部圆锥形，较萼齿短；花柱直立，叉式分开，长不及1 mm。果实近四方状椭圆形或球形，长约2 mm，宽约1.5 mm；侧棱较中棱和背棱隆起，背棱线形；棱槽内有油管1枚，合生面有油管2枚。花期、果期5—10月。

生境及分布：生于林下阴湿地或草丛中。分布于纳雍、盘州等地。

采收加工：夏季采收，洗净，晒干。

功能与主治：全草入药，疏风清热，止痛降压。主治风热感冒，咳嗽，麻疹，胃痛，高血压。

附注：*Flora of China*将西南水芹的拉丁名*Oenanthe dielsii* H. de Boissieu和中华水芹的拉丁名*Oenanthe sinensis* Dunn处理为线叶水芹现用拉丁名的异名。

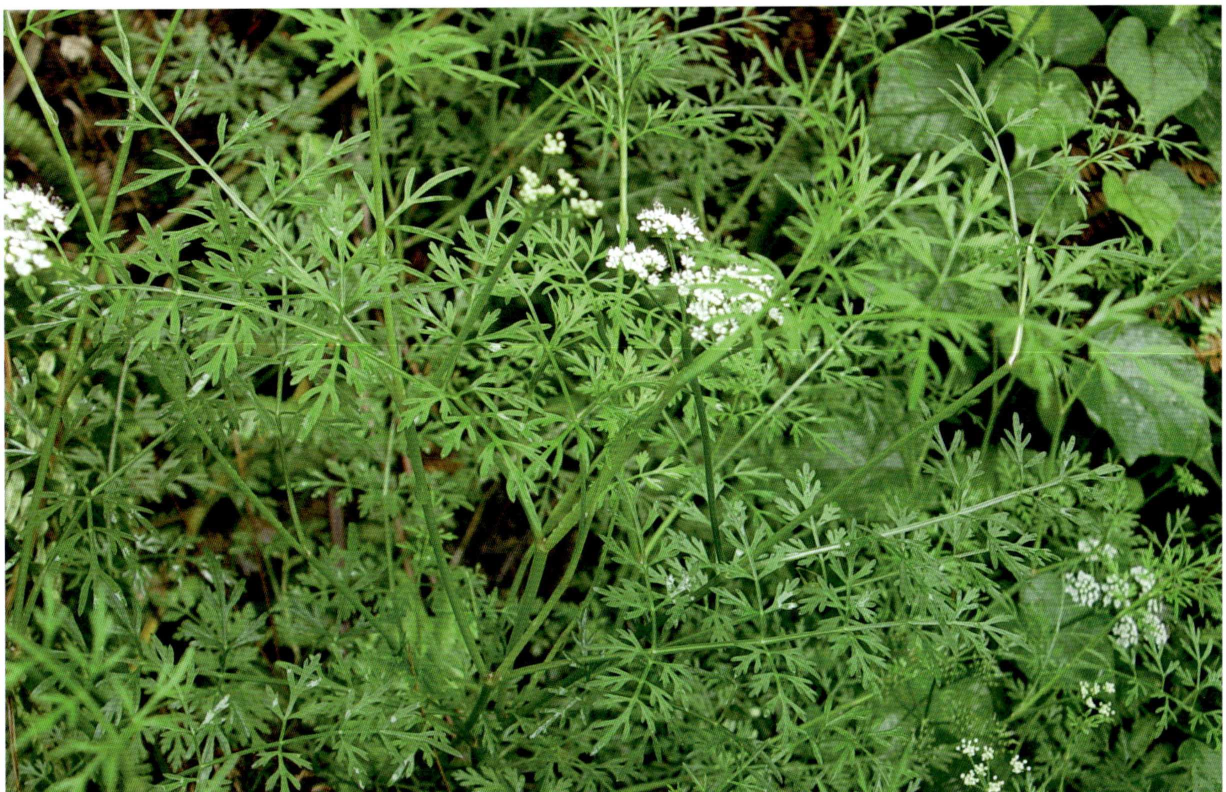

植物名称：多裂叶水芹 *Oenanthe thomsonii* C. B. Clarke

别称：紫茎芹、土藁本

植物形态：多年生草本。全株光滑无毛；茎细弱，匍匐并分枝，下部节上生根。叶有柄，柄长2～6 cm，基部有短叶鞘，三角形或长圆形，长6～17 cm，宽2.5～6 cm，三至四回羽状分裂，稀为五回羽状分裂，末回裂片线形。复伞形花序顶生和侧生；无总苞；伞幅4～8个，直立，开展；小苞片线形；小伞形花序有花10余朵；萼齿卵形；花瓣白色，倒卵形，有1枚长而内折的小舌片；花柱基部圆锥形，直立或分开。幼果近圆球形。花期8月，果期9—10月。

生境及分布：生于海拔2000～2900 m的山坡路旁、潮湿草地及溪沟旁。分布于水城等地。

采收加工：夏季采收，洗净，晒干。

功能与主治：全草入药，疏风清热，止痛降压。主治风热感冒，咳嗽，麻疹，胃痛，高血压。

附注：该种分布区域狭窄，产藏量较小，应加以保护。

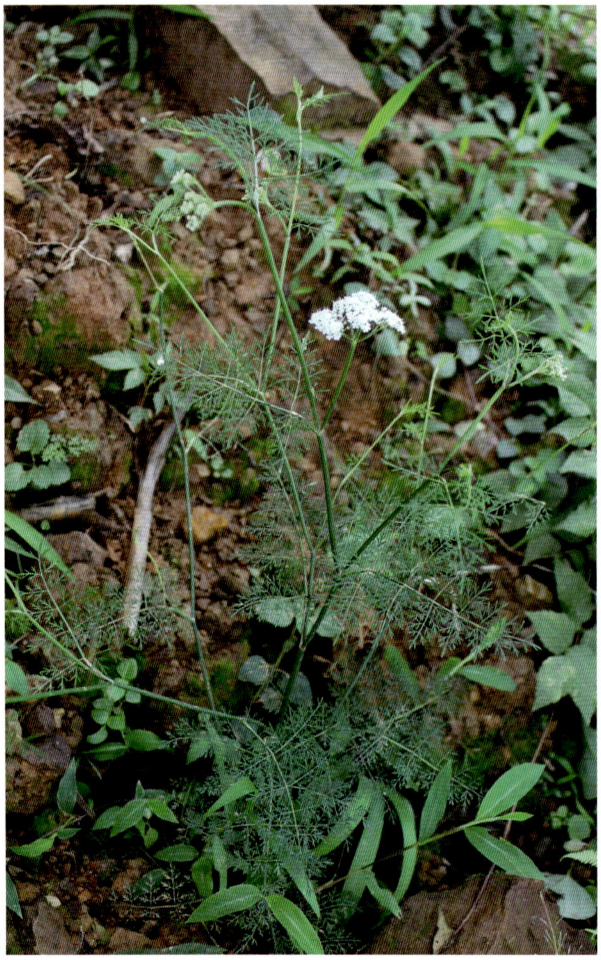

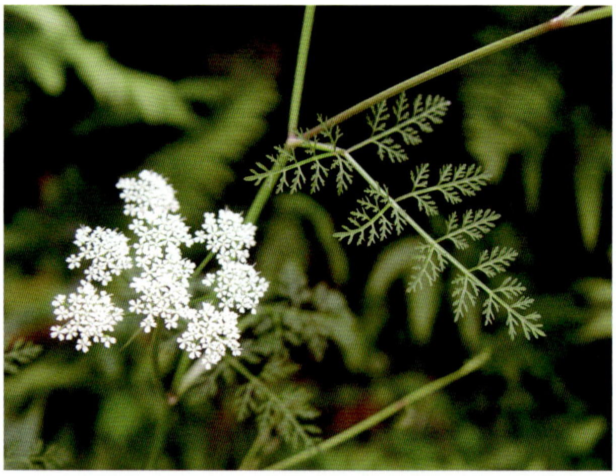

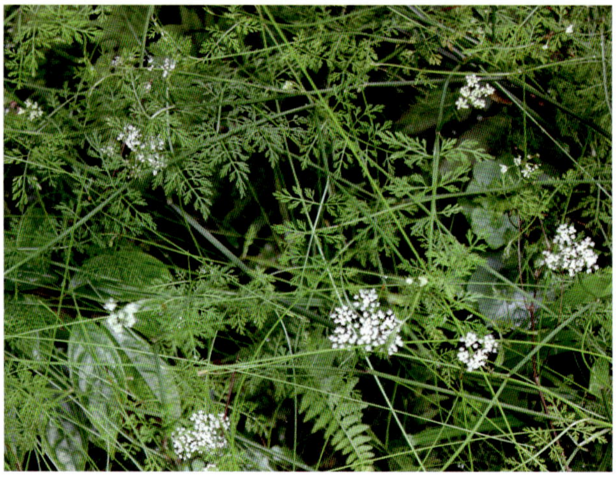

植物名称：疏叶香根芹 ***Osmorhiza aristata*** **(Thunberg) Rydberg var.** ***laxa*** **(Royle) Constance et R. H. Shan**

植物形态： 多年生草本，高25～70 cm。主根圆锥形，有香气；茎圆柱形，有分枝。基生叶阔三角形或近圆形，通常二至三回羽状分裂或二回三出式羽状复叶，羽片2～4对，二回羽片卵形或阔卵形，叶柄基部有膜质叶鞘；茎生叶的分裂形状如基生叶。复伞形花序顶生或腋生；花序梗上升而开展；苞片1～4枚，钻形至阔线形，膜质，早落；伞幅3～5个；小伞形花序有孕花1～6朵，不孕花的花梗丝状，短小；子房被白色且扁平的软毛。果实线形或棍棒状；果棱有刺毛，基部的刺毛较密；分生果横剖面圆状五角形。

生境及分布： 生于山坡林下草丛中。分布于桐梓、金沙等地。

采收加工： 夏季采挖，洗净，切片晒干。

功能与主治： 根入药，解表散寒，健胃止痛，明目。主治风寒感冒，头痛，周身疼痛，胃寒纳少，呕吐，高风雀目，鹅口疮。

附注： 该种分布区域狭窄，野生资源量小，应加以保护。

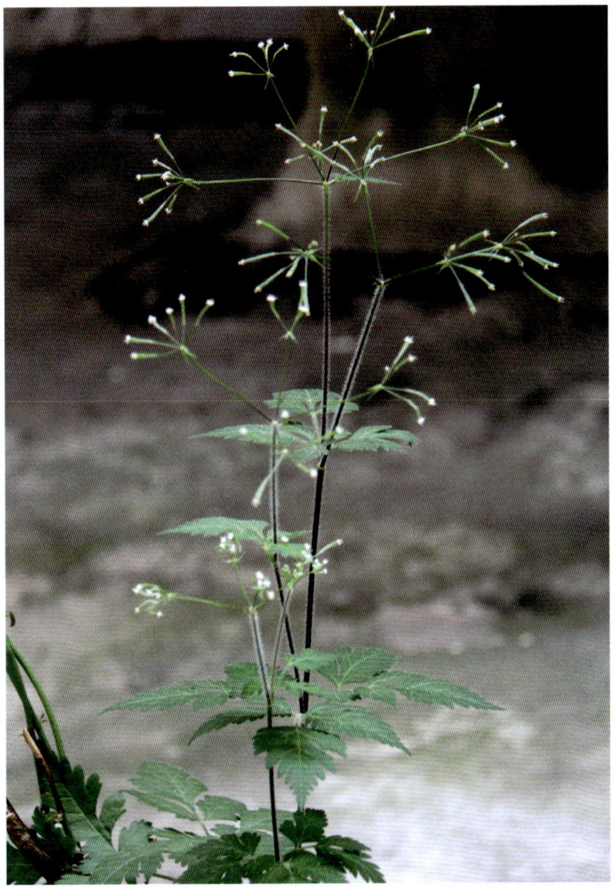

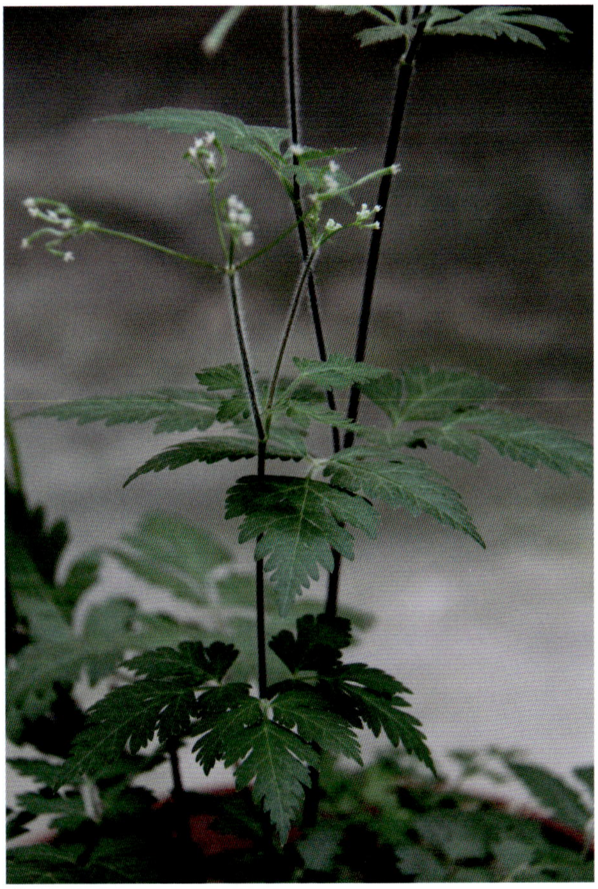

植物名称：华中前胡 *Peucedanum medicum* Dunn

别称：土前胡

植物形态：多年生草本，高0.5～2 m。根圆柱形，下部常有3～5分叉；根状茎长，圆柱形，有明显环状叶痕；地上茎圆柱形，多细条纹，光滑无毛。叶具长柄，基部有宽阔叶鞘，广三角状卵形，二至三回三出式分裂或二回羽状分裂，一回羽片3～4对，下面1对具长柄，羽片3全裂。复伞形花序很大，直径7～15 cm；伞幅15～30个或更多；总苞大，早脱落；小伞形花序有花10～30朵，伞幅及花梗均有短柔毛；花瓣白色。果实椭圆形；侧棱呈狭翅状；棱槽内有油管3个，合生面有油管8～10个。

生境及分布：生于海拔700～2000 m的山坡林缘、路旁或半阴性的山坡草丛中。分布于清镇、德江、独山、瓮安、纳雍、平坝、盘州等地。

采收加工：冬季至第二年春季采挖，洗净，晒干。

功能与主治：根入药，宣肺祛痰，降气止咳，定惊。主治感冒，咳嗽，痰喘，胸闷，风湿痹痛，小儿惊风。

附注：该种分布区域广，有一定产藏量，可加以开发利用。

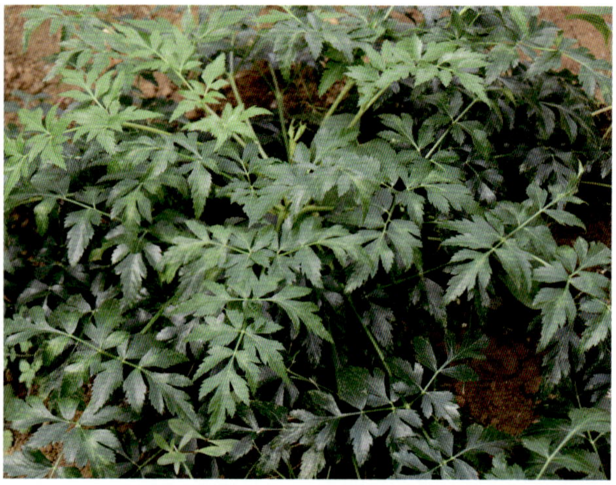

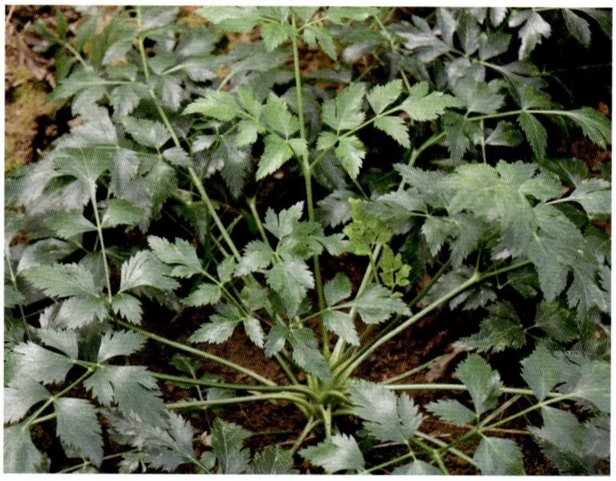

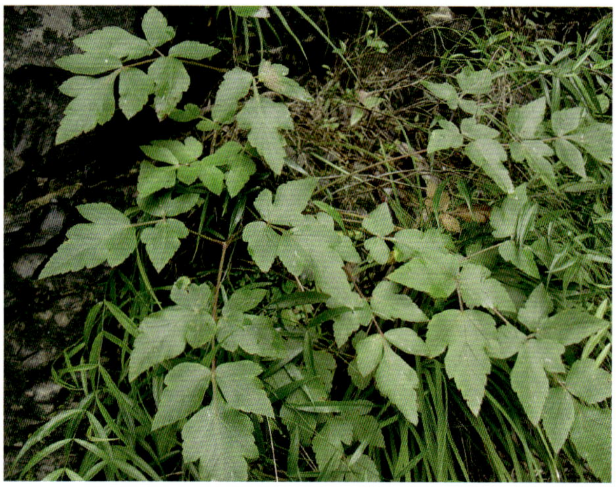

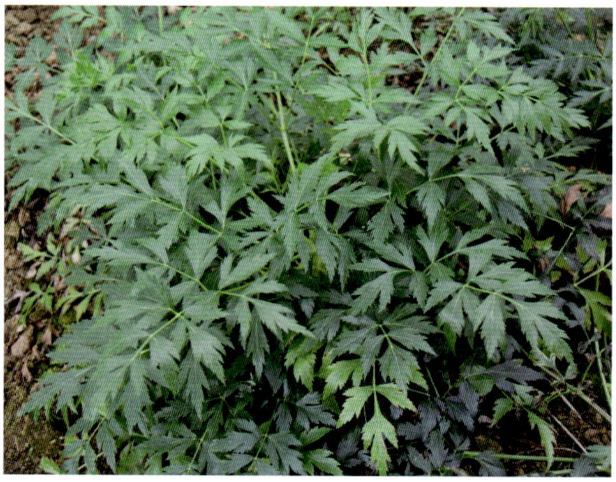

植物名称：岩前胡 *Peucedanum medicum* Dunn var. *gracile* Dunn ex R. H. Shan et M. L. Sheh

别称：光前胡

植物形态：该种与华中前胡*Peucedanum medicum* Dunn的区别在于植株较细柔；叶裂片狭窄，质地比较薄。

生境及分布：生于海拔700～2000 m的山坡草丛中或湿润的岩缝中。分布于水城等地。

采收加工：秋季、冬季地上部分枯萎时采挖，洗净，晒干或炕干。

功能与主治：根、根状茎入药，宣肺祛痰，降气止咳，定惊。主治感冒，咳嗽，痰喘，胸闷，风湿痹痛，小儿惊风。

附注：该种分布区域狭窄，资源量小，应加以保护。

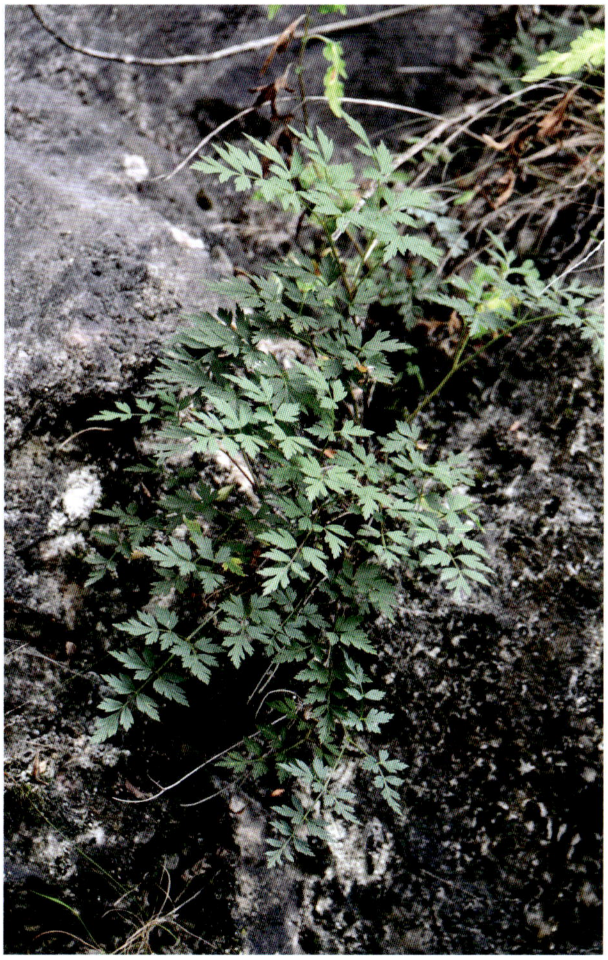

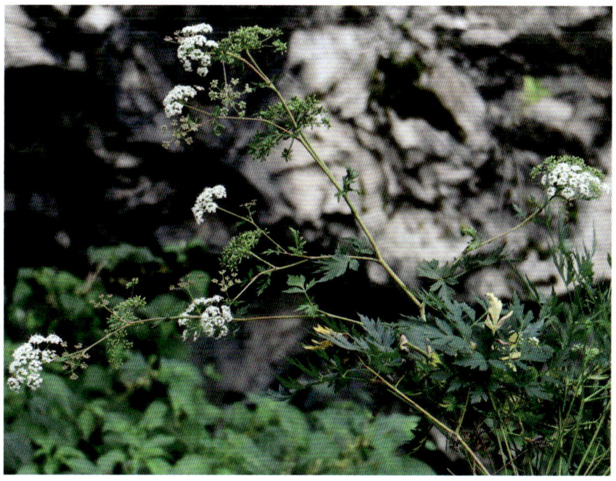

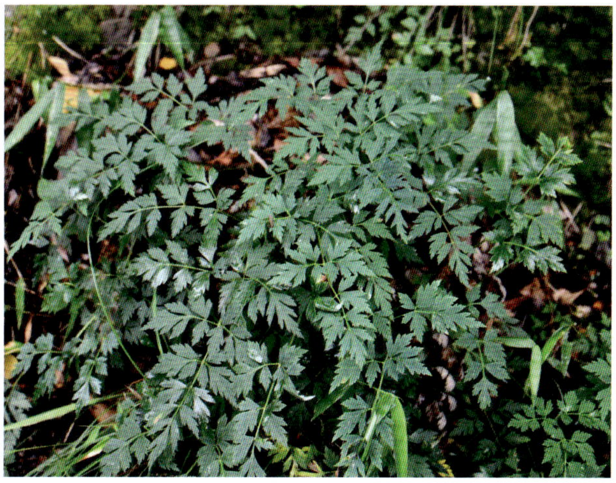

植物名称：前胡 *Peucedanum praeruptorum* **Dunn**

别称：姨妈菜、白花前胡

植物形态：多年生草本，高0.6～1 m。根圆锥形，末端细瘦，常分叉，根状茎粗壮；茎圆柱形，下部无毛，上部分枝多有短毛。叶宽卵形或三角状卵形，二至三回三出式分裂，一回羽片具柄，末回裂片菱状倒卵形，先端渐尖，基部楔形至截形；茎下部叶具短柄，形状与茎生叶相似；茎上部叶无柄，叶鞘稍宽。复伞形花序多数，顶生或侧生，直径3.5～9 cm；花序梗上端多短毛；伞幅6～15个，内侧有短毛；小伞形花序有花15～20朵；花瓣卵形，白色。果实卵圆形；侧棱呈翅状。

生境及分布：生于山坡林缘、路旁或半阴性的山坡草丛中。贵州各地有野生或栽培。

采收加工：冬季至第二年春季采挖，洗净，晒干。

功能与主治：根入药，疏散风热，降气化痰。主治外感风热，咳喘痰多，痰黄稠黏，胸膈满闷。

附注：该种为《中华人民共和国药典》收载品种，是贵州苗族、侗族常用药物，资源量大，可大量开发利用。

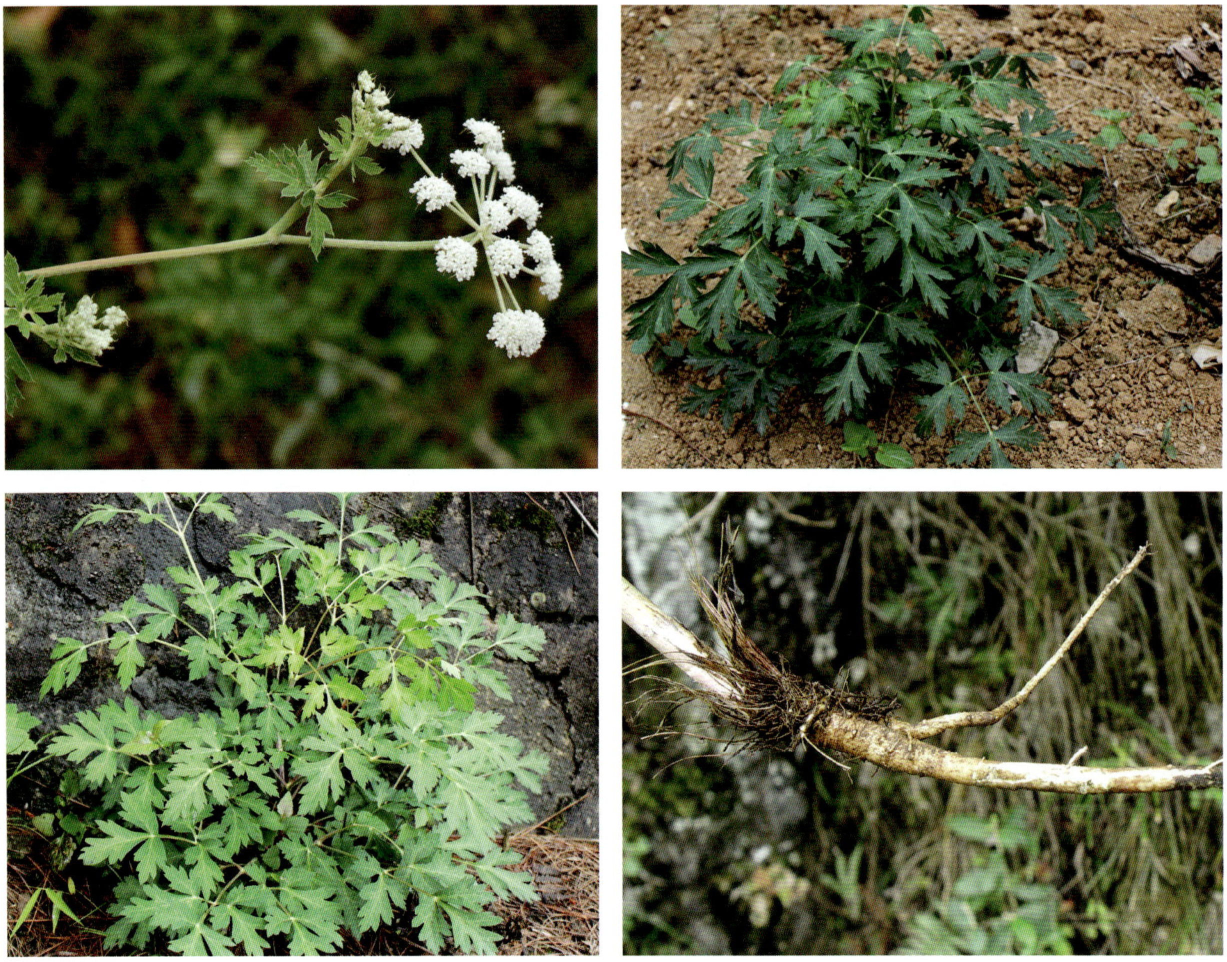

植物名称：杏叶茴芹 *Pimpinella candolleana* Wight et Arnott

别称：骚羊古

植物形态：多年生草本，高10～100 cm。根长圆锥形或圆柱形；茎直立，通常单生，稀为2条，被柔毛。基生叶4～10枚，有柄，有毛，不分裂，心形，长2～8 cm，宽2～7 cm，稀为三出式分裂，近革质；茎生叶为单叶或三出式分裂，稀为羽状分裂，上部叶较小，有短柄或无柄，3裂或一至二回羽状分裂。复伞形花序少，有长梗；伞幅(6～)10～25个，有毛；小伞形花序有花10～20朵；小伞形花序的外缘花发育，中间的花近无柄，有的不育；花瓣白色或微带红色，倒心形。果实卵球形，基部心形，有瘤状突起；果棱线形。

生境及分布：生于路旁、林下、沟边、草坡或灌丛中。贵州大部分地区有分布。

采收加工：夏季、秋季采收，洗净，鲜用或晒干。

功能与主治：根、地上部分入药，温中散寒，行气止痛，祛风活血，解毒消肿。主治胃痛，胸腹冷痛，风湿麻木，筋骨疼痛，跌打损伤，肿毒，瘰疬。

附注：该种为《贵州省中药材民族药材质量标准》收载品种，是贵州苗族常用药物，分布区域较广，产藏量较大，可加以开发利用。

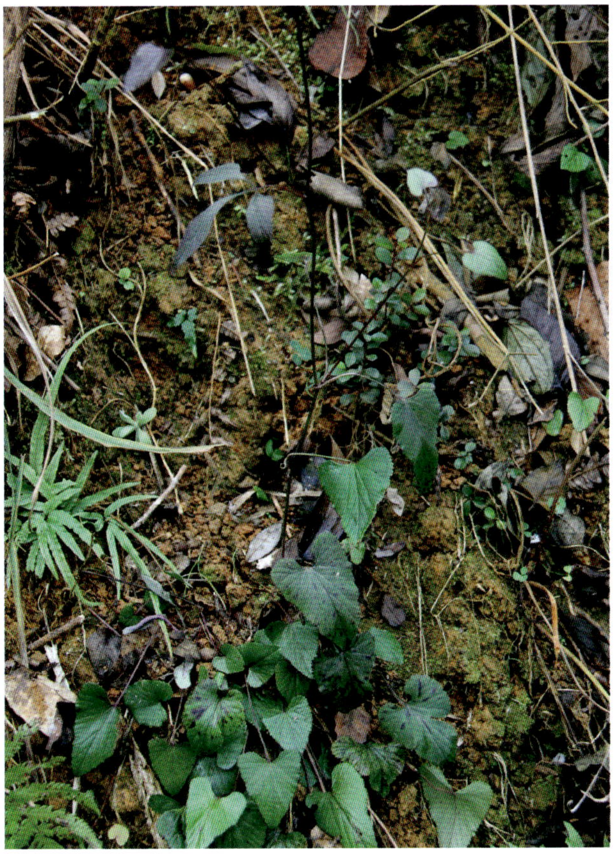

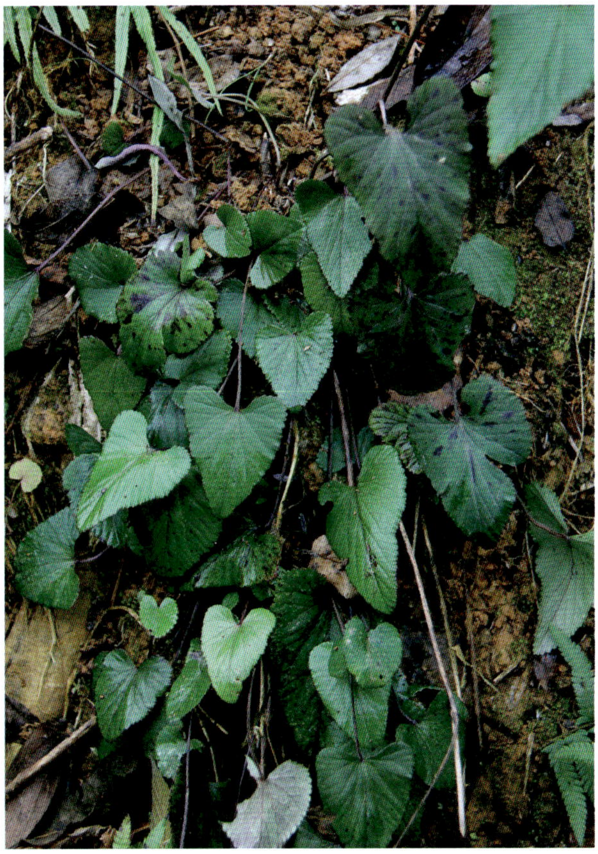

植物名称：异叶茴芹 *Pimpinella diversifoliade* Candolle

别称：鹅脚板

植物形态：多年生草本，高0.3 ~ 2 m。通常为须根，稀为圆锥状根；茎直立，有条纹，被柔毛。叶异形；基生叶有长柄，三出式分裂，裂片卵圆形，两侧的裂片基部偏斜，顶端裂片基部心形或楔形，稀不分裂或羽状分裂，纸质；茎中部、下部叶三出式分裂或羽状分裂；茎上部叶较小，有短柄或无柄，具叶鞘，羽状分裂或3裂，裂片披针形，全部裂片边缘有锯齿。通常无苞片，稀1 ~ 5枚，披针形；伞幅6 ~ 15(~30)个；小伞形花序有花6 ~ 20朵；花瓣倒卵形，白色。幼果卵形，有毛，成熟时近无毛；果棱线形。

生境及分布：生于山坡草丛、沟边或林下。分布于贵州各地。

采收加工：夏季、秋季采收，洗净，鲜用或晒干。

功能与主治：全草入药，祛风宣肺，理气止痛，消积健脾，活血通经，除湿解毒。主治感冒，咳嗽，百日咳，胃气痛，消化不良，跌打损伤。

附注：该种为《贵州省中药材民族药材质量标准》收载品种，是贵州苗族、侗族常用药物，分布区域广，产藏量较大，可大量开发利用。

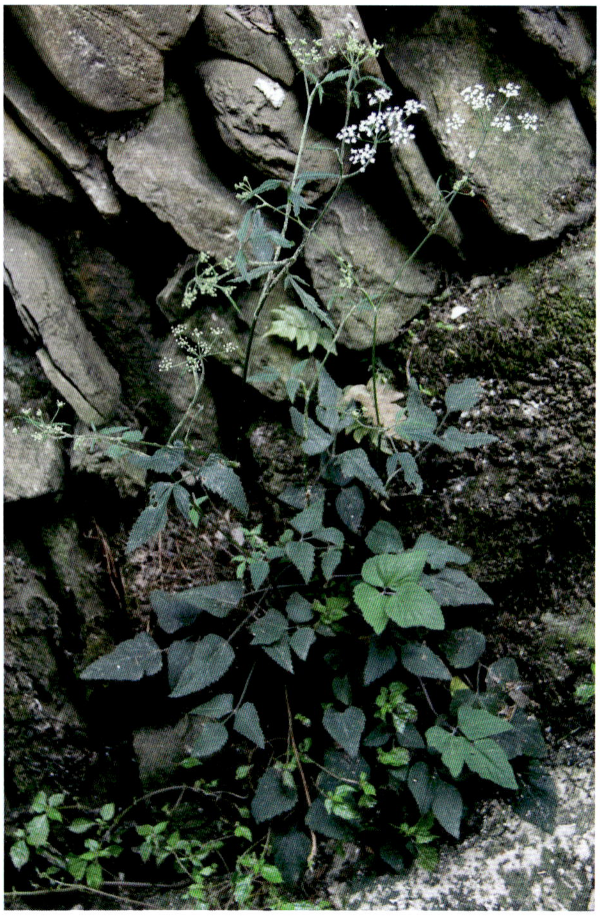
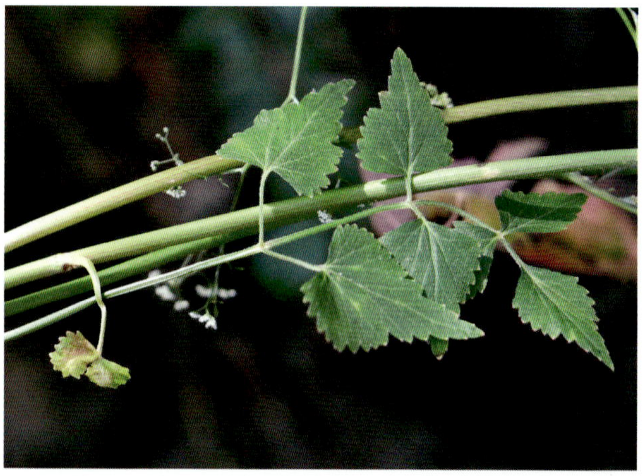
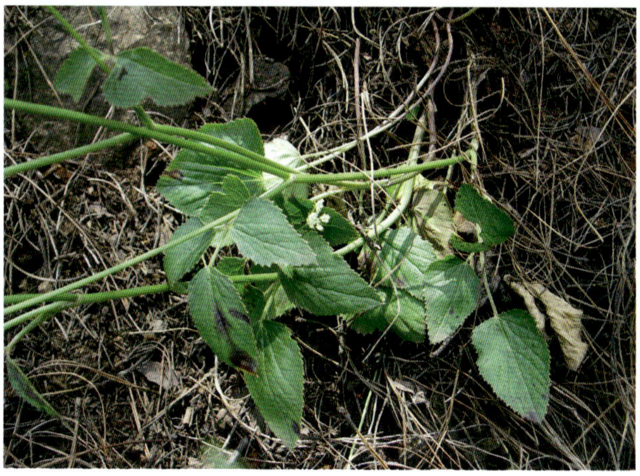

植物名称：太白棱子芹 ***Pleurospermum giraldii*** **Diels**

别称：药茴香

植物形态：多年生草本。根粗壮；茎直立，通常不分枝或有少数分枝。基生叶或茎下部叶三角状卵形，长5 ~ 8 cm，3 ~ 4回羽状全裂，末回裂片线形，长1.5 ~ 3 mm，宽0.3 ~ 0.5 mm，有长柄，基部扩展成膜质抱茎的鞘；茎上部叶有短柄或近无柄。复伞形花序通常单一；苞片5 ~ 7枚，卵状椭圆形或倒卵形；伞幅9 ~ 15个；小伞形花序有花18 ~ 30朵；花瓣白色，倒心形，顶端有尾状内曲的小舌片，基部有爪；雄蕊比花瓣长；花药紫黑色。果实长圆形；果棱有翅。花期7—8月，果期9—10月。

生境及分布：生于海拔3000 ~ 3600 m的山坡草地。分布于盘州等地。

采收加工：夏季、秋季采收，阴干。

功能与主治：全草入药，温中理气，健脾燥湿。主治胃寒腹痛，脾虚腹胀，不思饮食，带下病。

附注：该种分布区域狭窄，野生资源量小，应加以保护。

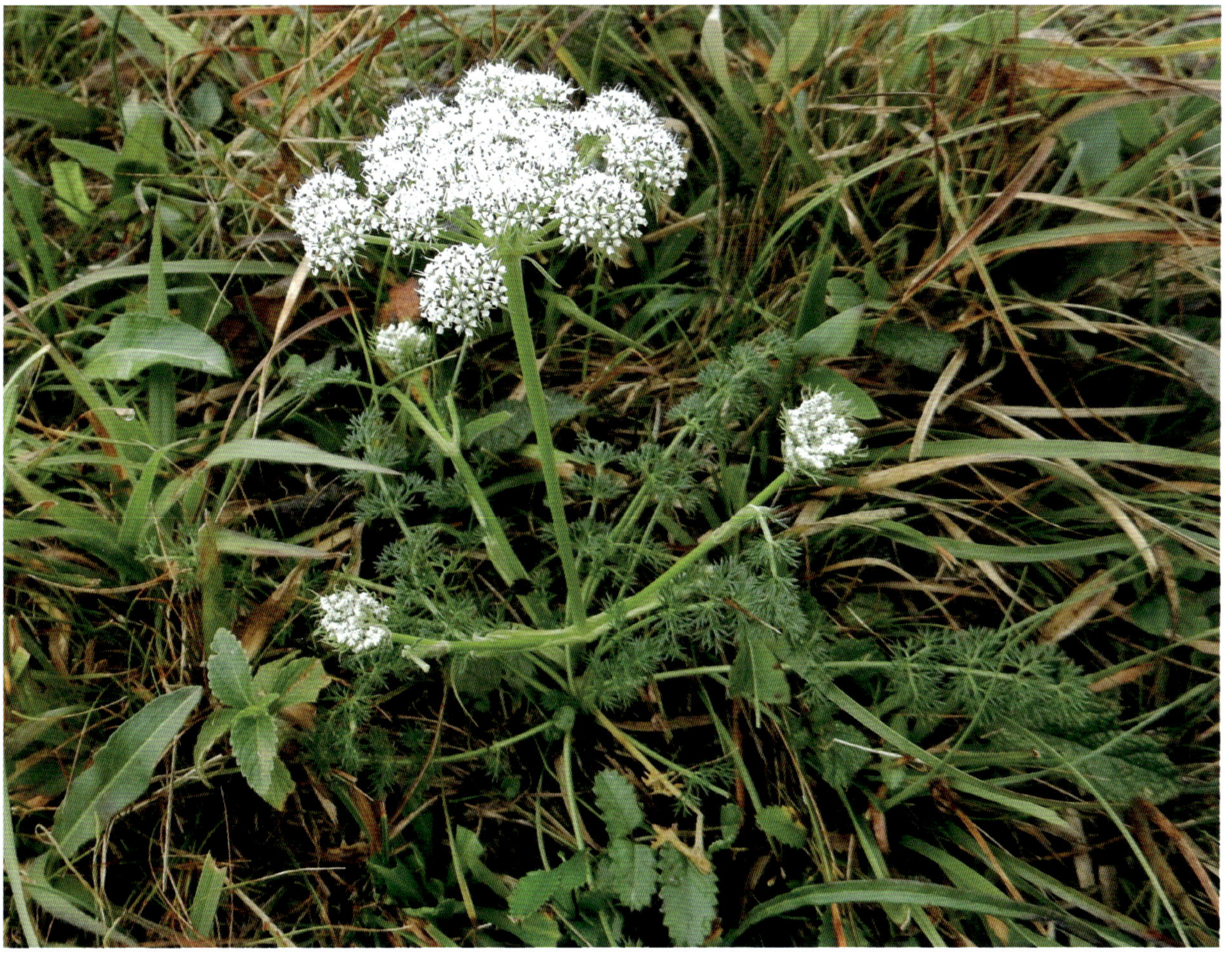

植物名称：裸茎囊瓣芹 ***Pternopetalum nudicaule*** **(H. de Boissieu) Handel-Mazzetti**

别称：药芹菜根

植物形态：茎光滑。叶全部基生，叶柄细长，基部有褐色宽膜质叶鞘，三出式分裂，小叶有短柄，卵形或菱形，长6～8.5 cm，宽3.5～5 cm，沿叶脉两侧、叶缘和小叶柄上密被粗伏毛，齿端有腺体；无茎生叶。复伞形花序无总苞；伞幅10～30个，长3～5 cm，有毛；小伞形花序有花2～3朵；萼齿钻形；花瓣白色，长倒卵形，基部狭窄，顶端凹缺内折。果实长卵形；棱槽内有油管2～3个，合生面有油管4个。

生境及分布：生于山坡阴湿沟谷中或林下。分布于镇宁、务川，以及贵阳等地。

采收加工：夏季采挖，洗净，鲜用或晒干。

功能与主治：根入药，活血通络，解毒。主治劳伤，疮毒。

附注：该种分布区域较狭窄，产藏量较小，应加以保护。

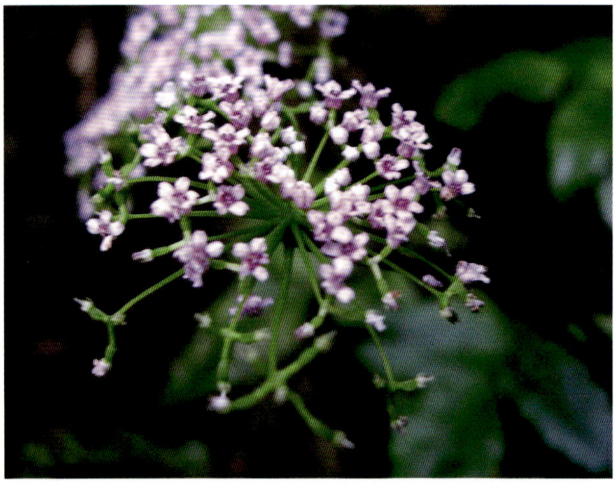

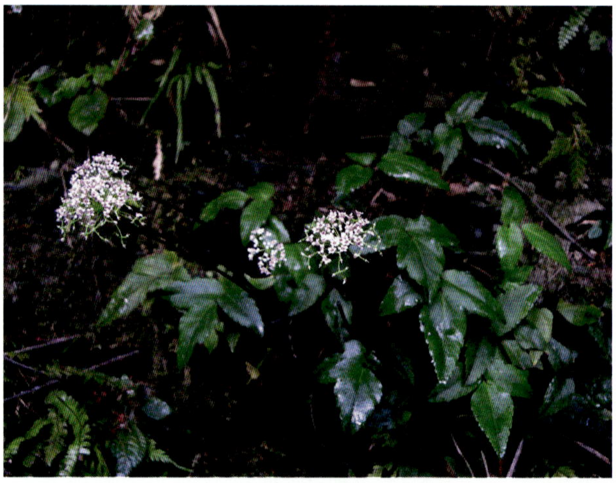

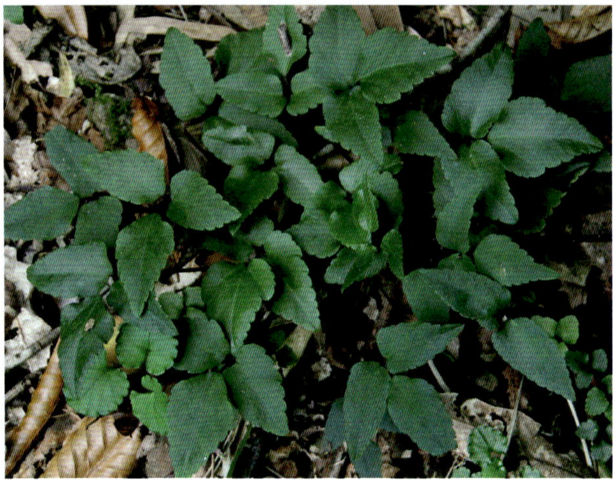

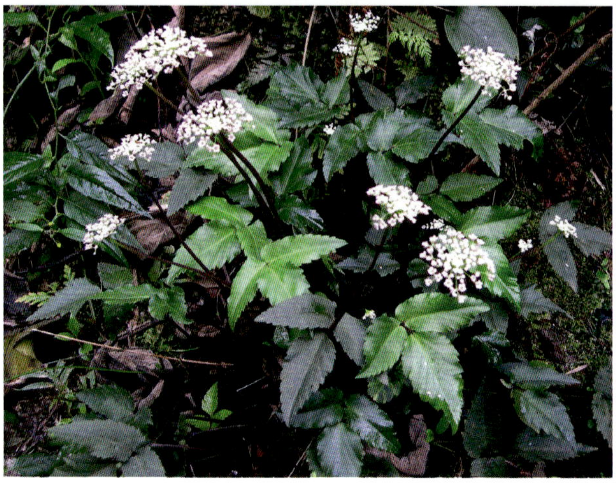

植物名称：膜蕨囊瓣芹 *Pternopetalum trichomanifolium* (Franchet) Handel-Mazzetti

别称：细沙毛、江西囊瓣芹

植物形态：多年生草本，高40 cm左右。有根状茎；地上茎有条纹，基部微被柔毛，多数不分枝，极少数有1条分枝。叶几乎全部基生，有长柄，基部有深褐色阔膜质叶鞘，菱形，近三至四回三出式羽状分裂，一回裂片有柄，末回裂片狭窄，短尖。伞幅7～40个；小伞形花序通常有花2～4朵；花梗不等长，一般中间1朵花的花梗较长；花瓣白色，倒卵形，大小不等，基部狭长。果实狭长卵形，仅1枚心皮发育；棱槽内有油管1～3个。

生境及分布：生于山坡阴湿沟谷或林下。分布于雷山、道真、绥阳、金沙等地。

采收加工：夏季采收，洗净，鲜用或晒干。

功能与主治：全草入药，清热解毒，祛风除湿，活血止血。主治胃痛，头痛，咳嗽，跌打损伤，外伤出血，蛇虫咬伤。

附注：*Flora of China*将江西囊瓣芹的拉丁名*Pternopetalum kiangsiense* (H.Wolff) Handel-Mazzetti处理为膜蕨囊瓣芹现用拉丁名的异名。

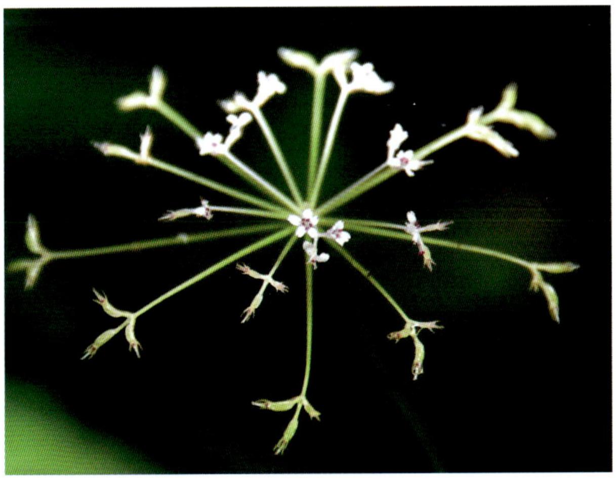

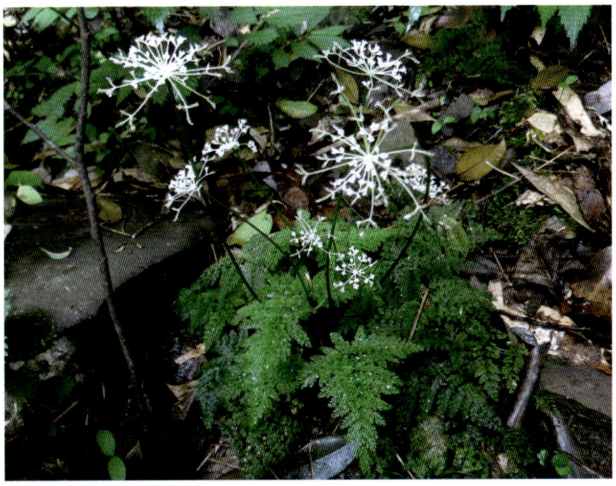

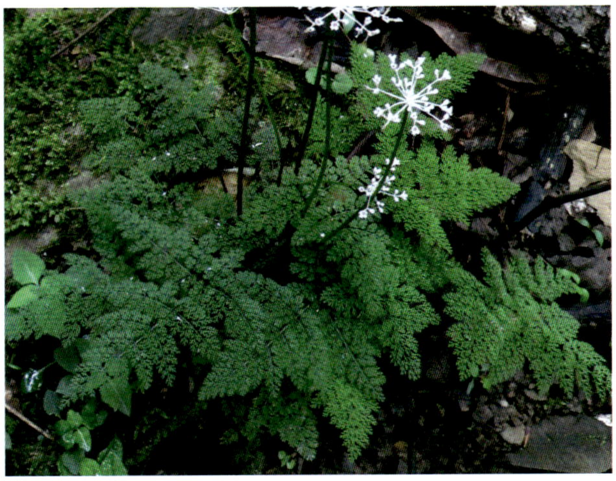

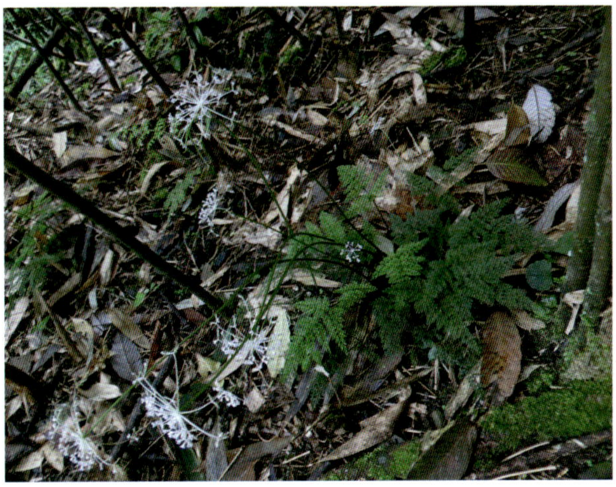

植物名称：五匹青 *Pternopetalum vulgare* (Dunn) Handel-Mazzetti

别称：囊瓣芹、紫金沙

植物形态：多年生草本，高20 ~ 50 cm。根状茎粗糙，有节，根肉质，粗线形；地上茎单生或具2 ~ 3条分枝，中空。基生叶通常2 ~ 5枚，有长柄，基部有宽膜质叶鞘，一回三出式分裂或近二回三出式分裂，裂片纸质，卵形、长卵形或菱形，常2 ~ 3裂，基部楔形或截形，全缘，中部以上有锯齿，顶端短尖，沿叶脉和叶缘有粗伏毛；茎生叶和基生叶同形，无柄或有短柄。复伞形花序无总苞；伞幅15 ~ 30个；小伞形花序有花2 ~ 5朵；花瓣白色至浅紫色，倒卵形至长圆形。果实长卵形，基部宽而钝圆；果棱微粗糙或有丝状细齿。

生境及分布：生于山坡阴湿沟谷或林下。分布于江口、印江、施秉、纳雍、金沙、镇宁、黔西，以及贵阳等地。

采收加工：秋季采挖，洗净，切片晒干。

功能与主治：根入药，散寒，理气，止痛。主治胃痛，腹痛，胸胁痛。

附注：该种分布区域广，但资源量小，开发利用的同时应加以保护。

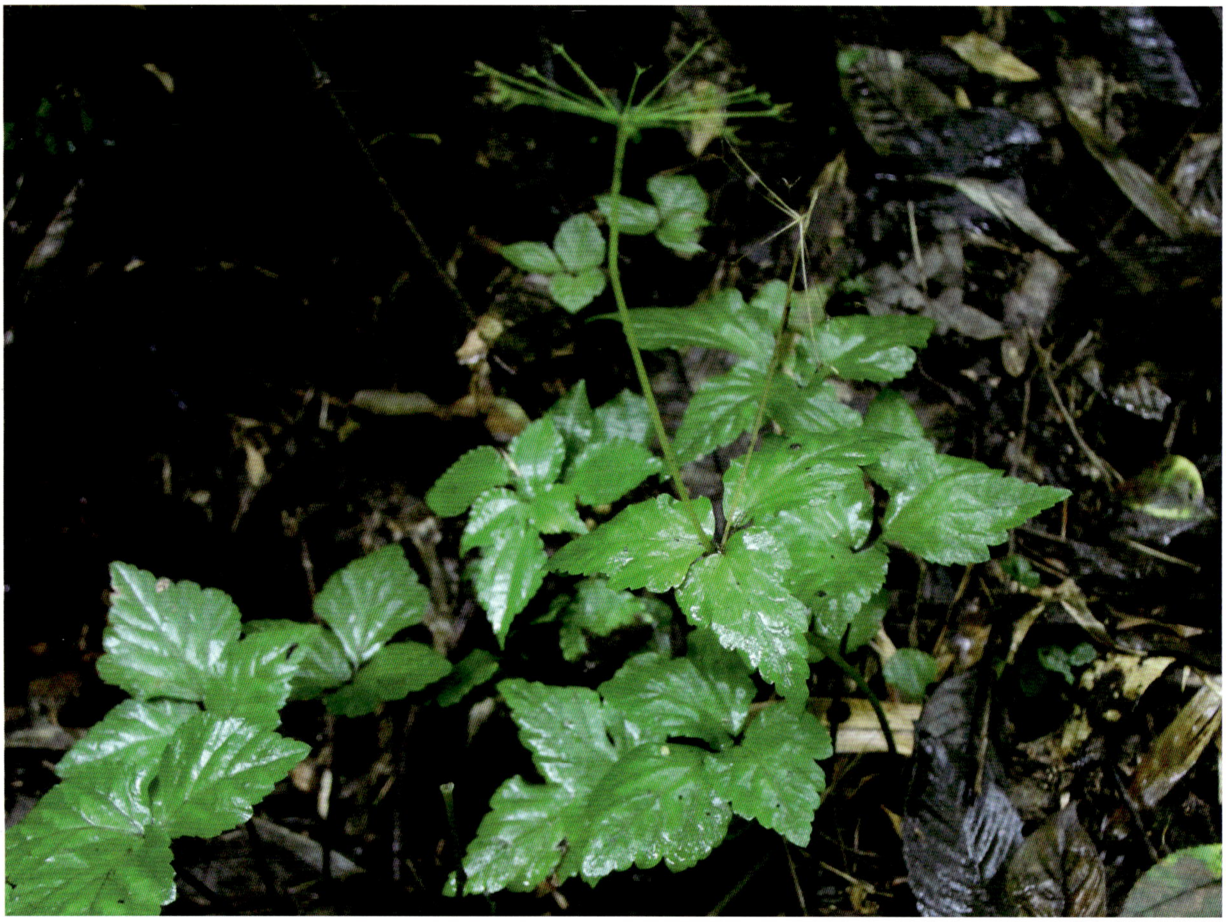

植物名称：天蓝变豆菜 *Sanicula caerulescens* Franchet

别称：散血草

植物形态：多年生草本，高15～40 cm，无毛。根状茎短，有小结节；地上茎直立，细弱。基生叶近革质或纸质，心状卵形，长3～7 cm，宽4～10 cm，掌状3裂或具3枚小叶，中间的小叶卵形或卵状披针形，基部楔形；茎生叶在分枝以下缺乏，分枝以上的叶极退化或呈鞘状。花序呈假总状花序，在花茎主枝下部的伞形花序近簇生，常1～4(～6)簇；有伞幅2～7个，顶端的伞幅4～12个；小伞形花序有花5～7朵；雄花4～6朵，通常5朵，花瓣白色或淡蓝色至蓝紫色；两性花1朵，无柄。果实球形或圆筒状卵形；表面有短而直的皮刺；油管5个。

生境及分布：生于溪边潮湿地、路旁或阴湿的杂木林下。分布于息烽、开阳、修文、清镇等地。

采收加工：夏季、秋季采收，鲜用或晒干。

功能与主治：全草入药，温化寒痰，祛风通经。主治风寒感冒，咽喉炎，百日咳，闭经。

附注：该种分布区域狭窄，资源量小，应加以保护。

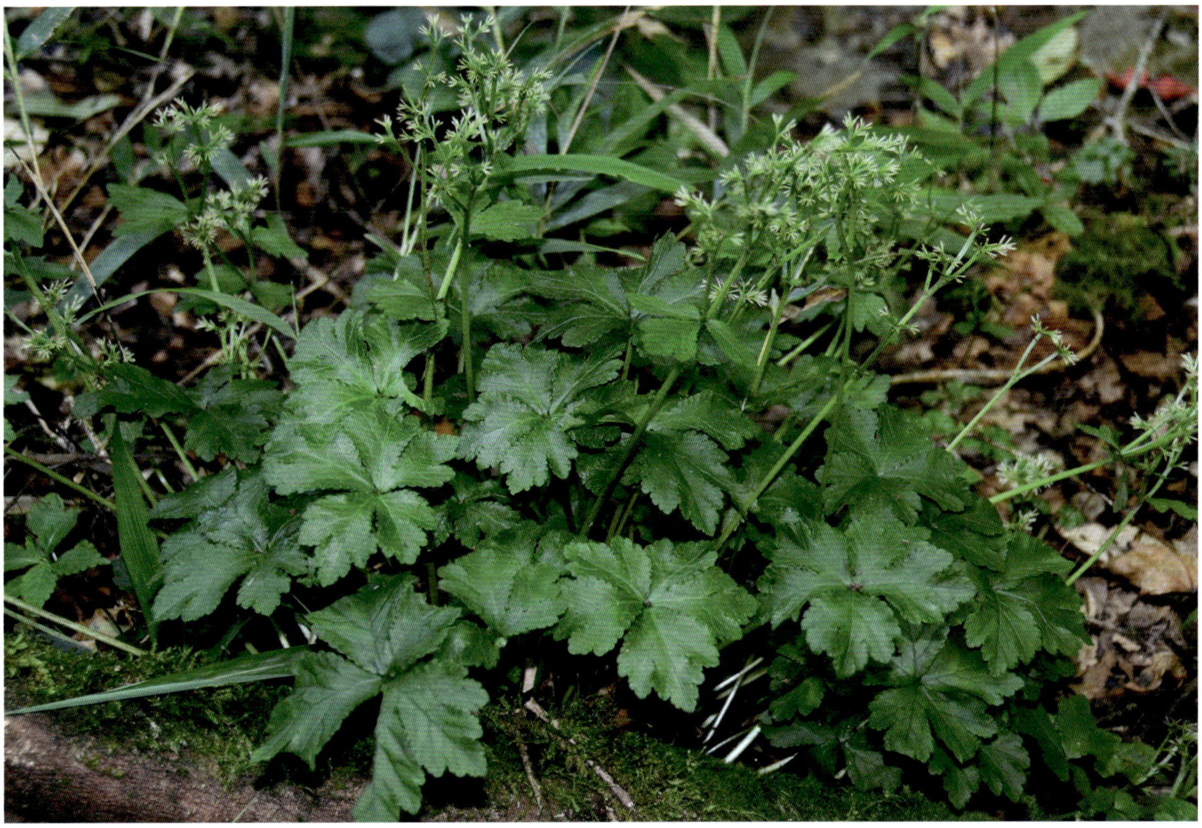

植物名称：变豆菜 *Sanicula chinensis* Bunge

别称：鸭脚板

植物形态：多年生草本，高达1 m。根状茎粗而短；地上茎直立，无毛。基生叶少数，近圆形、圆肾形至圆心形，通常3裂，少5裂，中间裂片倒卵形，基部近楔形，长3～10 cm，宽4～13 cm，两侧裂片通常各有1深裂，边缘有大小不等的重锯齿；茎生叶逐渐变小，通常3裂。花序二至三回叉式分枝；苞片叶状，通常3深裂；小伞形花序有花6～10朵；雄花3～7朵，比两性花稍短，花瓣白色或绿白色；两性花3～4朵，无柄。果实圆卵形，顶端萼齿成喙状突出，皮刺直立；油管5个，中型，合生面通常有油管2个，大而明显。

生境及分布：生于阴湿山坡路旁、杂木林下、竹园边或溪边草丛中。分布于龙里及贵阳等地。

采收加工：夏季、秋季采收，鲜用或晒干。

功能与主治：全草入药，解毒，止血。主治咽痛，咳嗽，月经过多，外伤出血，疮痈肿毒。

附注：该种分布区域狭窄，资源量小，应加以保护。

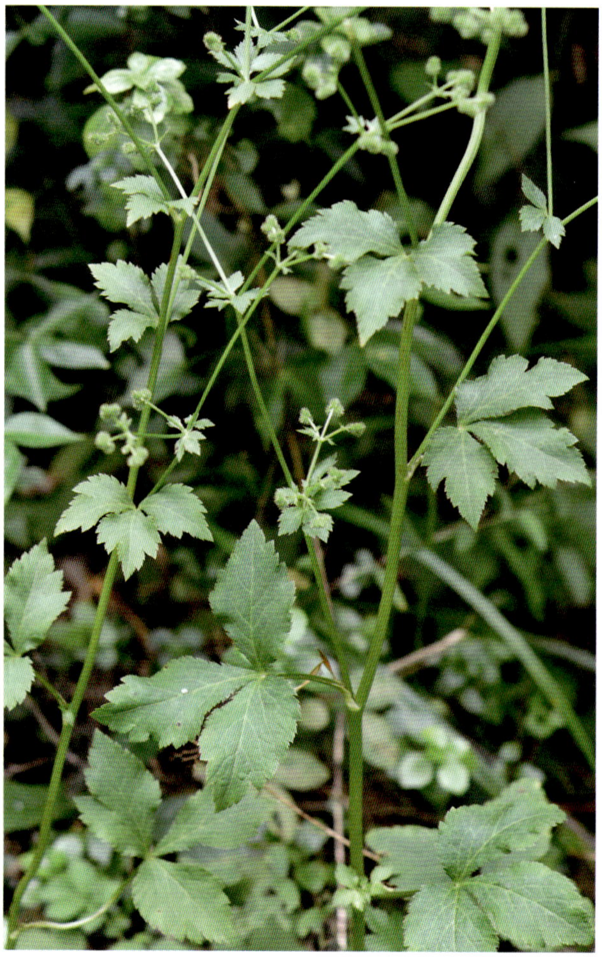

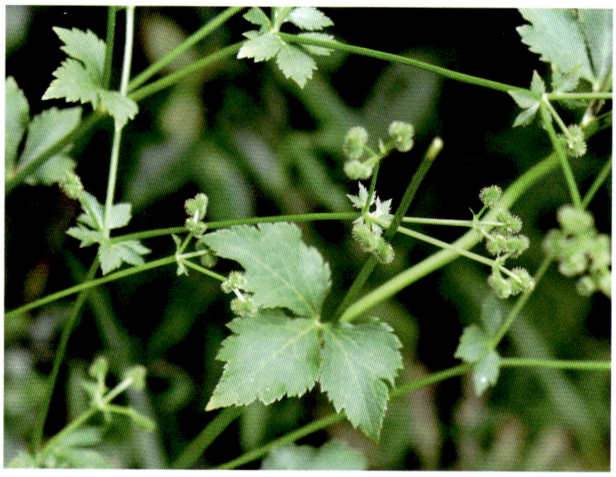

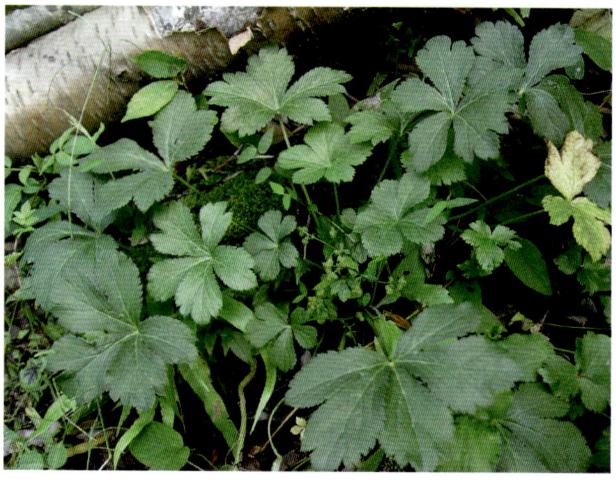

植物名称：软雀花 *Sanicula elata* Buchanan-Hamilton ex D. Don

别称：水茯苓、三叶七

植物形态：多年生草本，高20～80 cm。根圆锥形；茎通常单生，直立，无毛。基生叶宽卵状心形、圆心形或近五角形，长3～7 cm，宽4～10 cm，掌状3裂，也有5裂，中间裂片楔状倒卵形、卵形或卵状披针形，有长柄；茎生叶有短柄，掌状3～5裂，裂片的形状、大小与基生叶相似或略小。花序二至四回叉式分枝；小伞形花序有花4～8朵；雄花1～4朵，花瓣白色、淡黄色至淡蓝色；两性花通常3朵，很少为4朵。果实球状卵形；皮刺呈钩状；油管小，合生面两侧有2个较大的油管。

生境及分布：生于海拔1100～1400 m的溪边潮湿地、路旁或阴湿的杂木林下。分布于盘州、安龙、兴义等地。

采收加工：夏季、秋季采收，鲜用或晒干。

功能与主治：全草入药，温化寒痰，祛风通经。主治风寒感冒，咽喉炎，闭经。

附注：该种分布区域较狭窄，野生资源量较小，应加以保护。

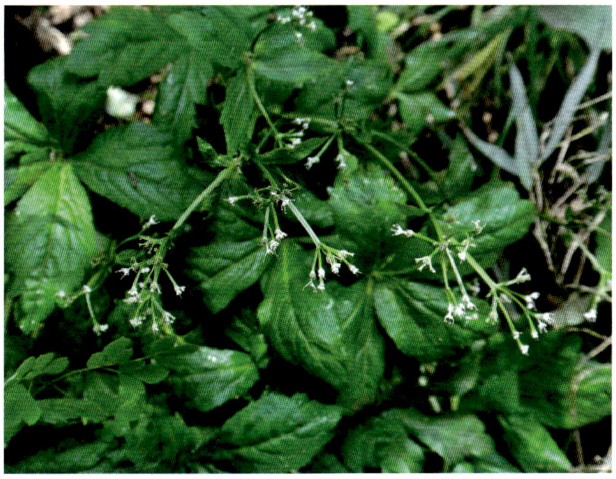

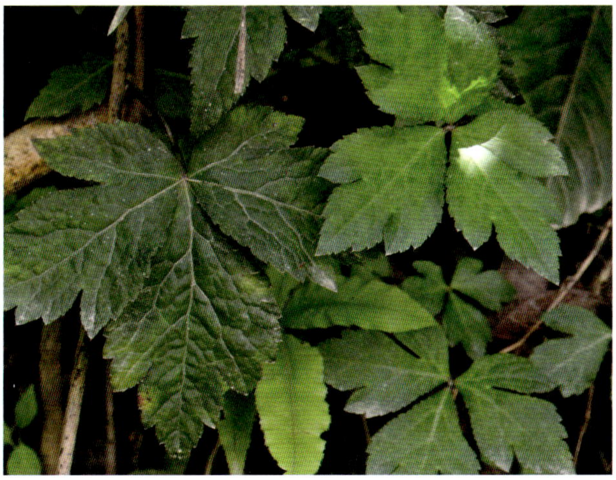

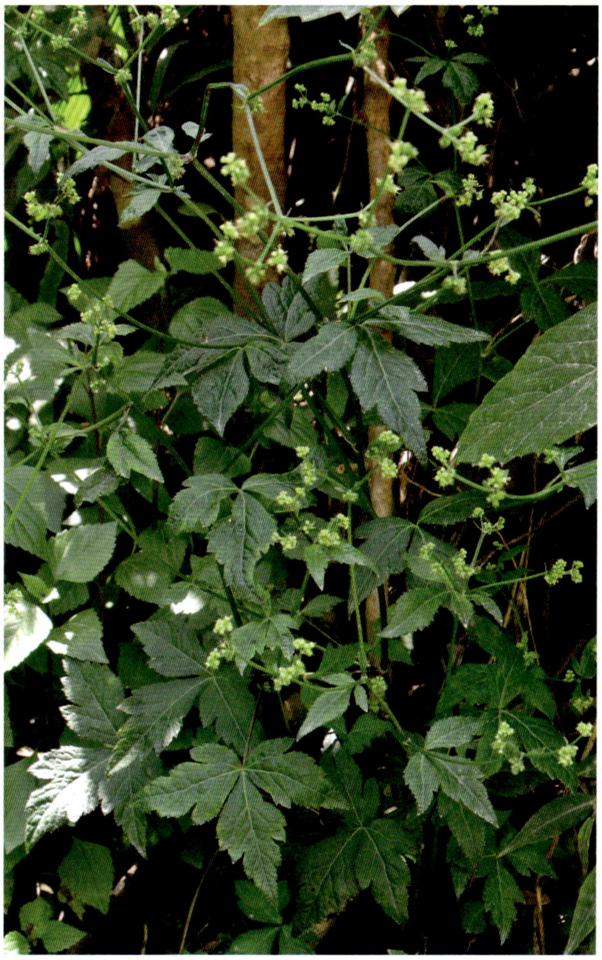

植物名称：薄片变豆菜 *Sanicula lamelligera* Hance

别称：野芹菜、山芹菜、鹅掌脚草

植物形态：多年生矮小草本，高13～30 cm。根状茎短，有结节；地上茎直立，细弱。基生叶圆心形或近五角形，长2～6 cm，宽3～9 cm，掌状3裂，基部有膜质鞘；最上部的茎生叶小，3裂至不分裂。花序通常二至四回二歧分枝或2～3叉分枝，分叉间的小伞形花序短缩；苞片细小，线状披针形；伞幅3～7个；小伞形花序有花5～6朵，通常6朵；雄花4～5朵，花瓣白色、粉红色或淡蓝紫色，倒卵形；两性花1朵，无柄。果实长卵形或卵形，幼果表面有啮蚀状或微波状的薄层，成熟后呈短而直的皮刺，刺不呈钩状；油管5个，中等大小。

生境及分布：生于海拔500～2000 m的山坡林下、沟谷、溪边或湿润的沙质土壤处。分布于雷山、江口、兴义，以及毕节、遵义、贵阳等地。

采收加工：夏季、秋季采收，洗净，鲜用或晒干。

功能与主治：全草入药，化痰止咳，祛风解表，活血调经。主治感冒咳嗽，咳嗽哮喘，月经不调，跌打损伤，风湿关节痛。

附注：该种分布区域广，产藏量较大，可大量开发利用。

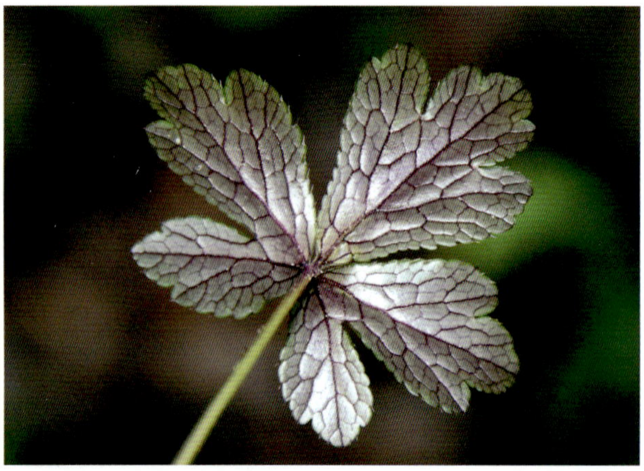

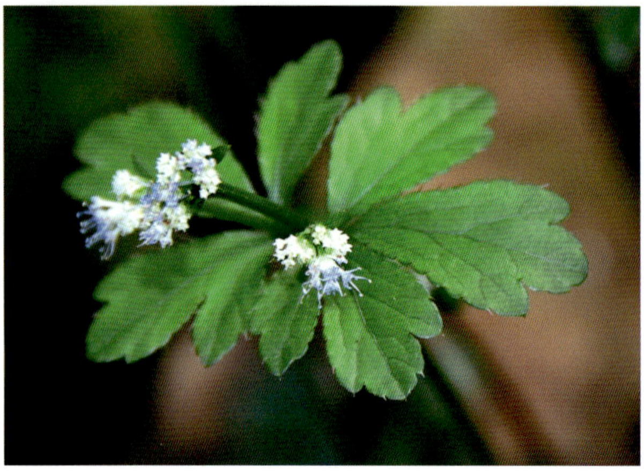

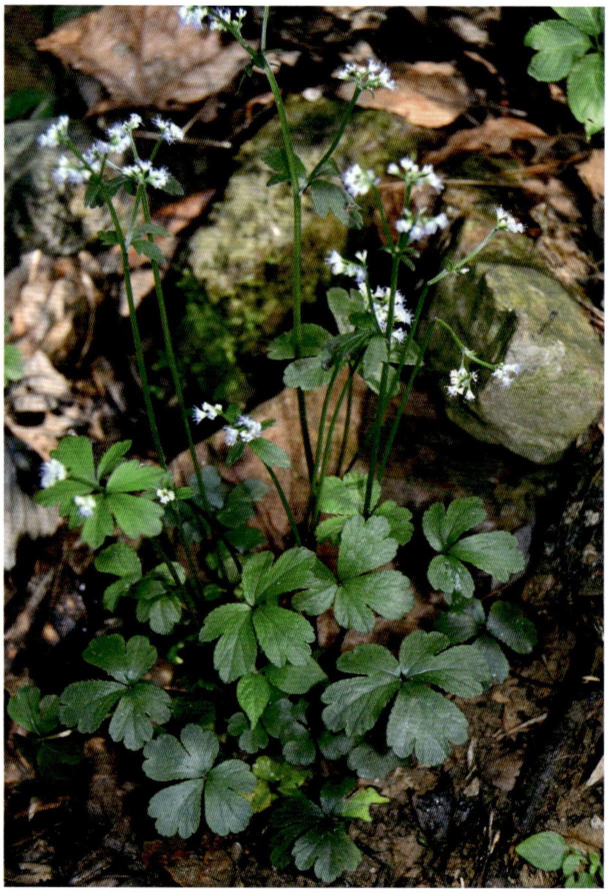

植物名称：野鹅脚板 *Sanicula orthacantha* S. Moore

别称：直刺变豆菜

植物形态：多年生草本，高8～35(～50) cm。根状茎短而粗壮，斜生；茎直立。基生叶圆心形或心状五角形，长2～7 cm，宽3.5～7 cm，掌状3全裂，中间裂片楔状倒卵形或菱状楔形，侧面裂片斜楔状倒卵形，所有的裂片上面绿色，下面淡绿色或沿脉处呈淡紫红色；茎生叶略小于基生叶，有柄，掌状3全裂。花序通常具2～3分枝；苞片3～5枚，大小不等；小伞形花序有花6～7朵；雄花5～6朵，通常5朵，花瓣白色、淡蓝色或紫红色；两性花1朵，无柄。果实卵形，外面有直而短的皮刺，皮刺不呈钩状。

生境及分布：生于山涧林下、路旁、沟谷或溪边等处。分布于务川、龙里，以及贵阳等地。

采收加工：春季、夏季采收，洗净，鲜用或晒干。

功能与主治：全草入药，清热解毒。主治麻疹后热毒未尽，皮肤瘙痒，跌打损伤。

附注：该种分布区域较狭窄，野生资源量小，应加以保护。

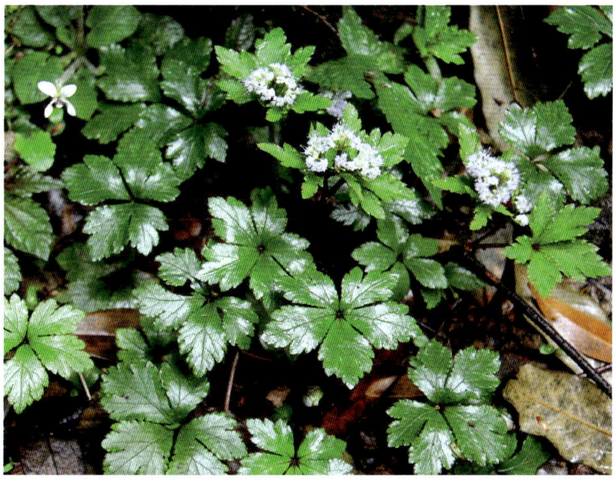
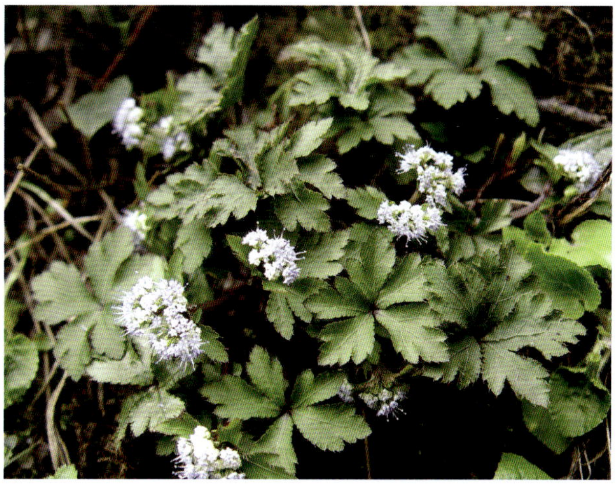
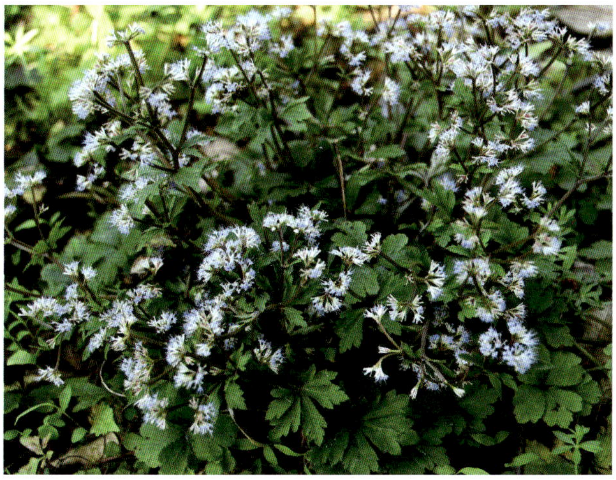
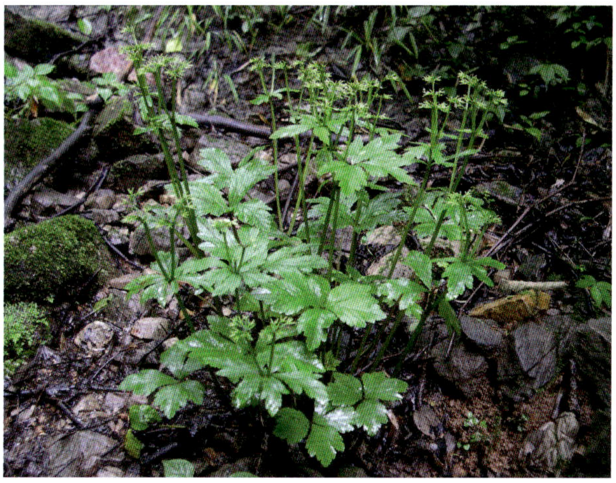

植物名称：防风 *Saposhnikovia divaricata* (Turczaninow) Schischkin

别称：北防风、关防风

植物形态：多年生草本，高30～80 cm。根粗壮，细长圆柱形，根头处被有纤维状叶残基及明显的环纹；茎单生，自基部分枝较多，有扁长的叶柄，基部有宽叶鞘。基生叶卵形或长圆形，长14～35 cm，宽6～8(~18) cm，二回或近三回羽状分裂；茎生叶与基生叶相似，但较小，顶生叶简化，有宽叶鞘。复伞形花序多数，生于茎和分枝顶端；花序梗长2～5 cm；伞幅5～7个，无毛；小伞形花序有花4～10朵；花瓣倒卵形，白色，无毛。双悬果狭圆形或椭圆形，幼时有疣状突起，成熟时渐平滑；棱槽内通常有油管1个，合生面有油管2个。

生境及分布：贵州各地均有栽培。

采收加工：秋季、冬季采挖，晒干或烘干。

功能与主治：根入药，祛风解表，除湿止痛，解痉，止痒。主治外感风寒，头痛，身痛，风湿痹痛，骨节酸痛，腹痛，泄泻，肠风下血，破伤风，风疹瘙痒，疮疡初起。

附注：该种为《中华人民共和国药典》收载品种，贵州有少量栽培，可发展种植。

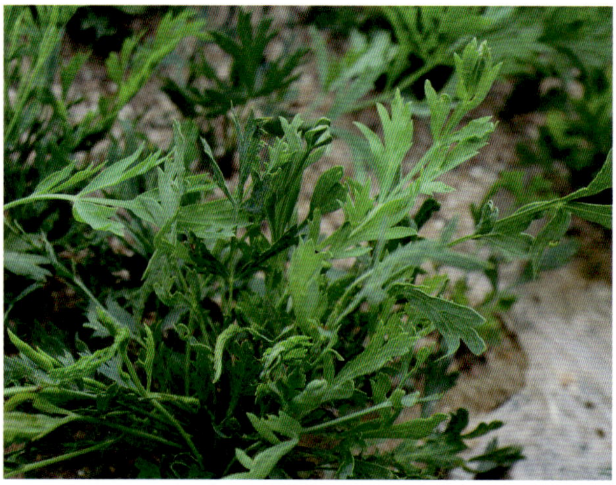
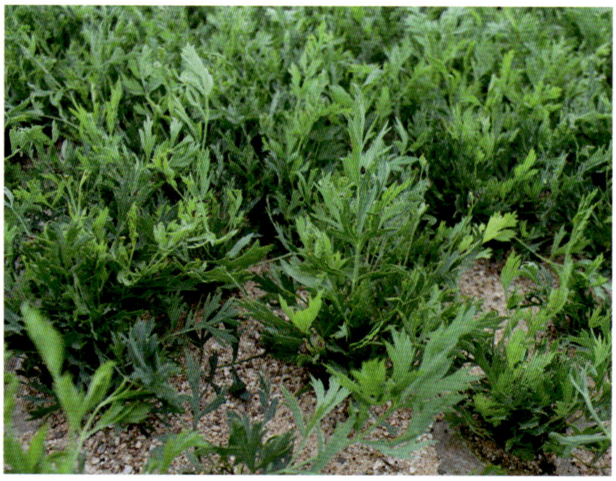
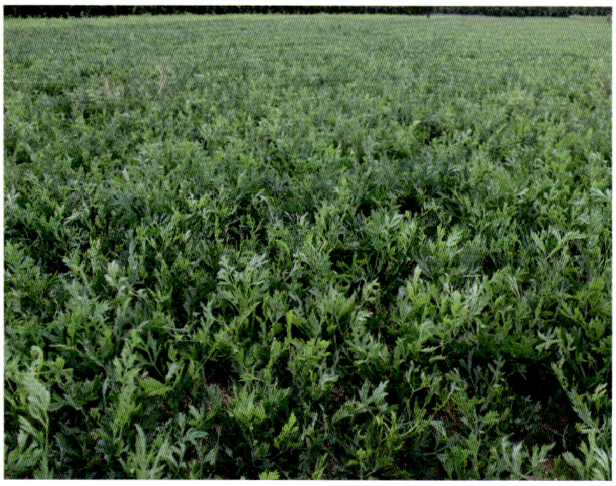
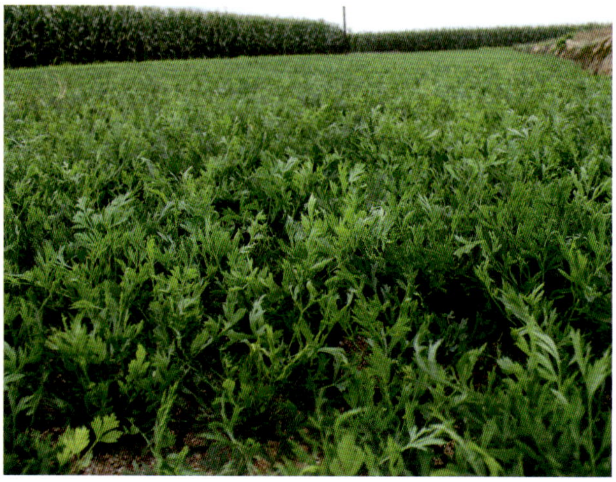

植物名称：竹叶西风芹 *Seseli mairei* H. Wolff

别称：云防风、鸡爪防风、竹叶防风

植物形态：多年生草本，高15～80 cm。根状茎粗短，有横纹，根圆柱形，末端较细；茎通常单一。基生叶稍革质，略带粉绿色，一至二回三出式全裂，一回羽片分裂处呈关节状，椭圆形、披针形或线状披针形，顶端急尖，长2～12 cm，宽2～12 mm；茎中部叶与基生叶相似，裂片稍狭；茎上部叶为线形，常不分裂。复伞形花序直径2～4.5 cm；伞幅5～7个；小伞形花序有花12～18朵；花瓣黄色或淡黄色，形状多样，有3条棕红色脉纹。分生果卵状长圆形，略带紫色，横剖面略呈五边形；棱槽内有油管1～2个，合生面有油管4个。

生境及分布：生于山坡草丛中。分布于普安、安龙、兴义、兴仁、威宁等地。

采收加工：春季、秋季采挖，晒干。

功能与主治：根入药，祛风除湿，镇痛止痉。主治感冒头痛，牙痛，胃脘胀痛，泄泻，风湿痹痛，瘫痪，破伤风，惊风，风疹，湿疹，疮肿。

附注：该种为《贵州省中药材民族药材质量标准》收载品种，分布区域狭窄，野生资源量小，应加以保护。

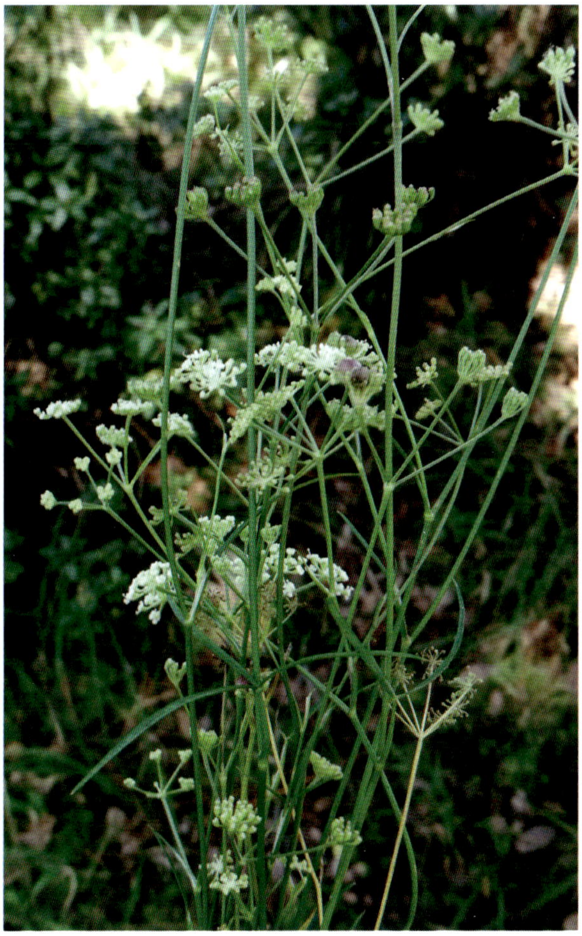

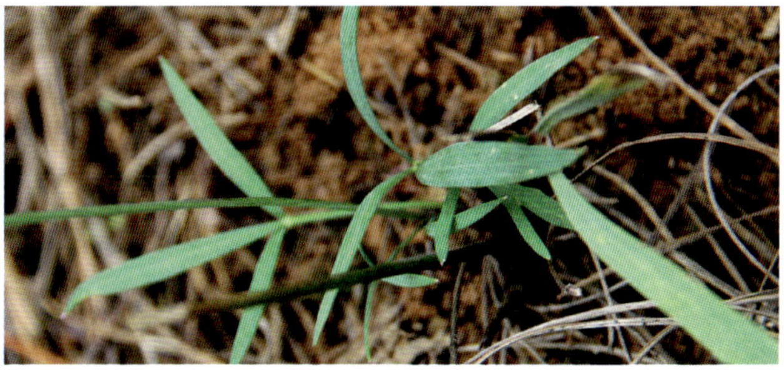

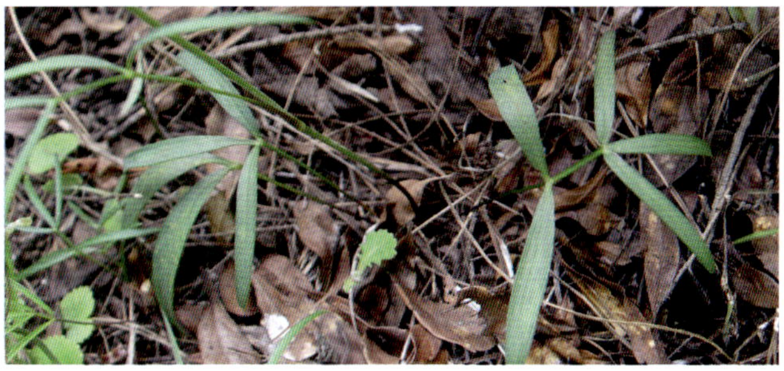

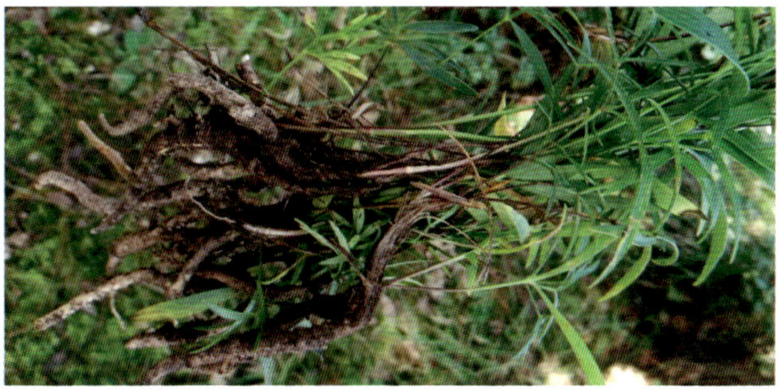

植物名称：小窃衣 *Torilis japonica* (Houttuyn) de Candolle

别称：破子草

植物形态：一年或多年生草本，高20～120 cm。主根细长，圆锥形；茎有纵条纹及刺毛。叶长卵形，一至二回羽状分裂，两面疏生紧贴的粗毛，一回羽片卵状披针形，长2～6 cm，宽1～2.5 cm，先端渐窄，边缘羽状深裂至全缘，有短柄，末回裂片披针形至长圆形。复伞形花序顶生或腋生，有倒生的刺毛；苞片3～6枚，通常线形，极少叶状；伞幅4～12个，开展，有向上的刺毛；小伞形花序有花4～12朵；花瓣白色、紫红色或蓝紫色，倒圆卵形，外面中间至基部有紧贴的粗毛。果实圆卵形，通常有内弯或呈钩状的皮刺。

生境及分布：生于杂木林下、林缘、路旁、沟边或溪边草丛中。分布于贵州大部分地区。

采收加工：果实秋季成熟时采收，去除杂质。全草夏末秋初采收，鲜用或晒干。

功能与主治：果实入药，活血消肿，收敛杀虫；主治慢性腹泻，蛔虫病，疮痈溃疡久不收口，滴虫阴道炎。全草入药，杀虫止泻，除湿止痒；主治虫积腹痛，泄泻，疮疡溃烂，阴痒，带下病，湿疹。

附注：该种分布区域广，有一定资源量，可加以开发利用。

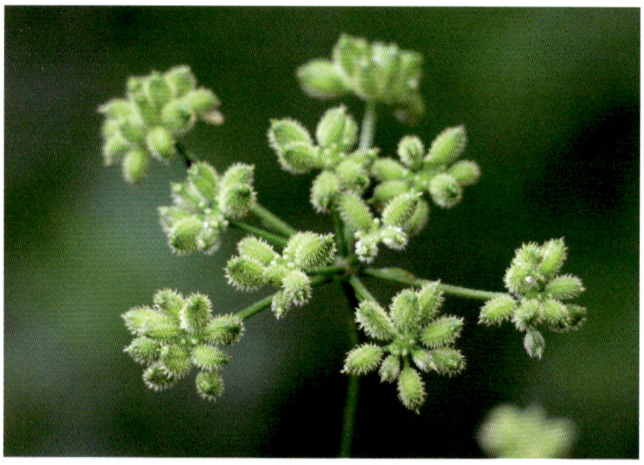
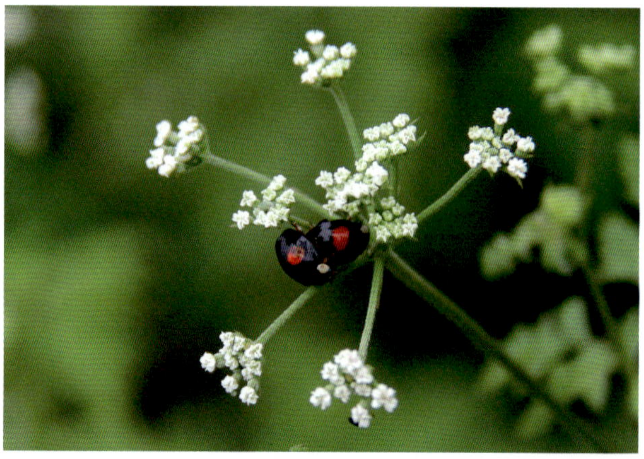
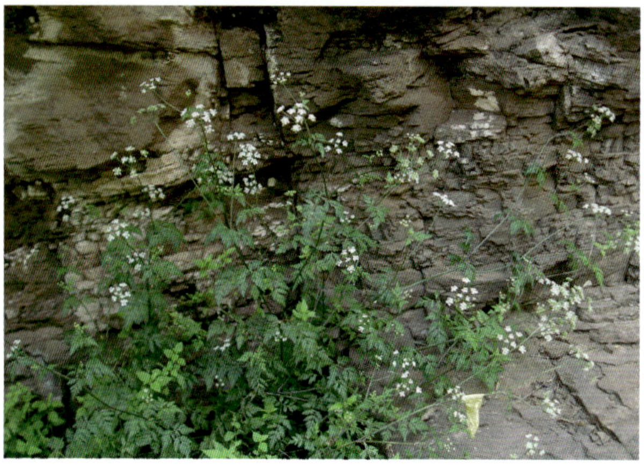
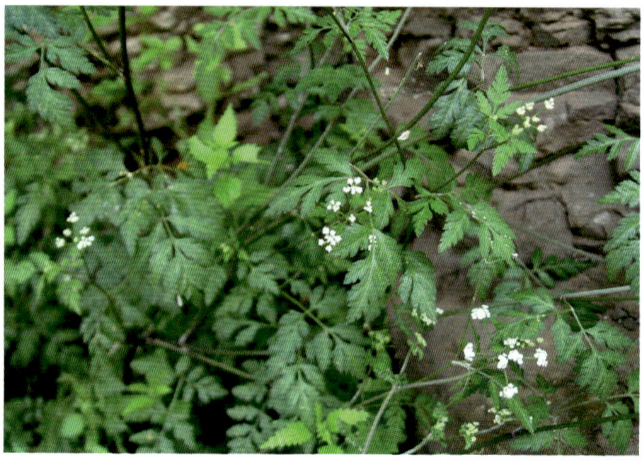

植物名称：窃衣 *Torilis scabra* (Thunberg) de Candolle

植物形态：该种与小窃衣*Torilis japonica* (Houttuyn) de Candolle的区别在于苞片通常无，很少有1枚钻形或线形的苞片；伞幅2～4个，长1～5 cm，粗壮，有纵棱及向上紧贴的粗毛。果实长圆形，长4～7 mm，宽2～3 mm。花期、果期4—11月。

生境及分布：生于杂木林下、林缘、路旁、沟边或溪边草丛中。分布于万山、剑河、册亨、罗甸，以及遵义等地。

采收加工：果实秋季成熟时采收，去除杂质。全草夏末秋初采收，鲜用或晒干。

功能与主治：果实入药，活血消肿，收敛杀虫；主治慢性腹泻，蛔虫病，溃疡久不收口，滴虫阴道炎。全草入药，杀虫止泻，除湿止痒；主治虫积腹痛，泄泻，疮疡溃烂，阴痒，带下病，湿疹。

附注：该种有一定产藏量，可加以开发利用。

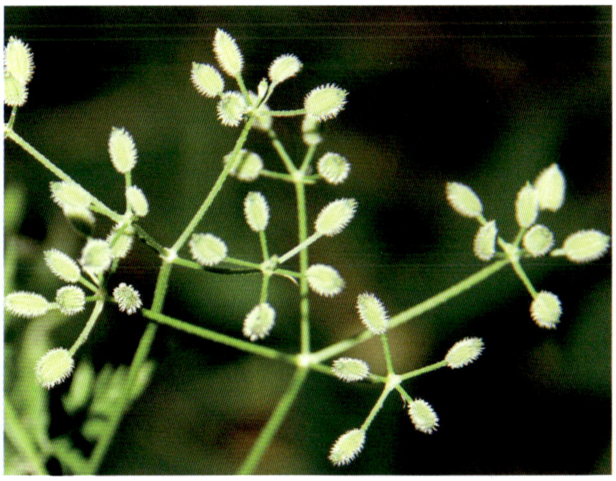

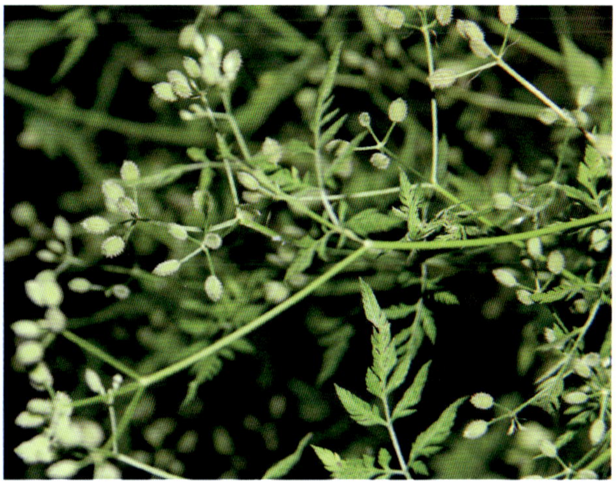

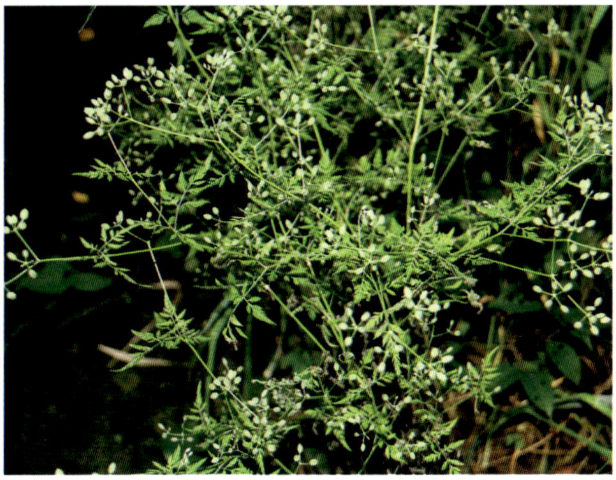

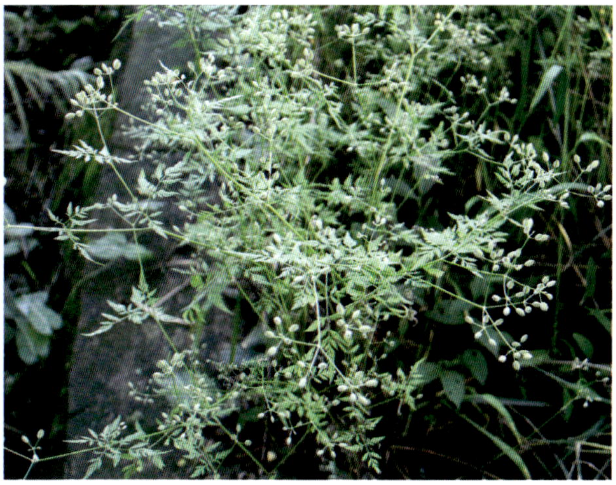

植物名称索引

卫矛科 Celastraceae

十齿花科 Dipentodontaceae

槭树科 Aceraceae

椴树科 Tiliaceae

锦葵科 Malvaceae

木棉科 Bombacaceae

梧桐科 Sterculiaceae

猕猴桃科 Actinidiaceae

山茶科 Theaceae

藤黄科 Guttiferae

旌节花科 Stachyuraceae

西番莲科 Passifloraceae

番木瓜科 Caricaceae

秋海棠科 Begoniaceae

仙人掌科 Cactaceae

瑞香科 Thymelaeaceae

胡颓子科 Elaeagnceae

千屈菜科 Lythraceae

蓝果树科 Nyssaceae

八角枫科 Alangiaceae

使君子科 Combretaceae

桃金娘科 Myrtaceae

野牡丹科 Melastomataceae

菱科 Trapaceae

柳叶菜科 Onagraceae

伞形科 Umbelliferae

中文名索引